Kursbuch Medikamente

Ivan Wolffers

Kursbuch Medikamente

Der Leitfaden

Herausgegeben und neu bearbeitet von
Andreas Heeke, Dr. Andreas von Maxen
und Dr. Hermann Schulte-Sasse

Aktualisierte Neuausgabe

Byblos Verlag Berlin

2., aktualisierte Auflage
© 1977, 1987, 1989 und 1991 Ivan Wolffers
© der deutschen Ausgabe: 1996 Byblos Verlag GmbH Berlin
Umschlag: Gijs Sierman
Typographie und Satz: LVD GmbH, Berlin
Druck: Drukkerij Bariet, Ruinen
ISBN 3-929029-43-X

Inhalt

11	*Geleitwort*
13	*Vorwort der Herausgeber*
17	*Hinweise zum Gebrauch*
19	**Einführung**
19	*Varianten der Verabreichung von Medikamenten*
21	*Arzneimittel in Schwangerschaft und Stillzeit*
26	*Medikamente für Kinder*
28	*Medikamente für ältere Menschen*
30	*Medikamente und Fahrtüchtigkeit*
31	*Was sind Nebenwirkungen?*
34	*Nebenwirkungen auf verschiedene Organe*

39	**1**	**Schmerzmittel und Mittel gegen Erkältungskrankheiten**
43		*Leichtere Mittel gegen Schmerzen und Erkältungen*
69		*Schmerzmittel, die auf das Zentralnervensystem einwirken*
73		*Mittel zur örtlichen Betäubung*
77	**2**	**Mittel gegen Rheuma und andere Beschwerden des Bewegungsapparates**
79		*Nicht-steroidale entzündungshemmende Rheumamittel (NSAID)*
94		*Synthetische Prostaglandine*
95		*Nicht-entzündungshemmende Rheumamittel (Basistherapeutika)*
98		*Äußerlich anzuwendende Rheumamittel*
99		*Nicht-medikamentöse Therapie rheumatischer Erkrankungen*
99		*Heilmittel gegen Gicht*
101		*Muskelentspannende Medikamente (Muskelrelaxantien)*

INHALT

105	**3**	**Schlaf- und Beruhigungsmittel**
113		*Schlafmittel*
124		*Mittel zum Wachbleiben*
125		*Mittel zur Beeinflussung des Bewußtseins*
127		*Tranquilizer*
137		*Diazepam-Antagonisten*
139		*Andere Beruhigungsmittel*
141	**4**	**Arzneimittel der Psychiatrie**
142		*Neuroleptika oder Antipsychotika*
152		*Antidepressiva*
167	**5**	**Mittel gegen Epilepsie und andere Krankheiten des Nervensystems**
167		*Mittel gegen die Epilepsie*
185		*Mittel gegen die Parkinson-Krankheit*
191		*Stimulierende Mittel*
195	**6**	**Nasentropfen, Ohrentropfen und Hustenmittel**
196		*Nasentropfen*
204		*Ohrentropfen*
207		*Mittel gegen Halsschmerzen*
213		*Arzneimittel gegen Husten und Erkältung*
227	**7**	**Mittel zur Behandlung des Asthmas**
241	**8**	**Mittel gegen hohen Blutdruck**
249		*Diuretika*
255		*Betablocker*
258		*ACE-Hemmer*
260		*Calciumkanalblocker*
261		*Reserpin*
262		*Zentral wirkende Blutdruckmittel*
263		*Gefäßerweiternde Mittel*
264		*Mittel gegen niedrigen Blutdruck (Hypotonie)*
267	**9**	**Herzmedikamente**
269		*Mittel zur Behandlung der Angina pectoris*
280		*Mittel zur Behandlung des Herzinfarkts*
284		*Mittel gegen Herzrhythmusstörungen*
288		*Medikamente gegen chronische Herzschwäche*

INHALT

297	**10**	**Arzneimittel mit Wirkung auf Blutgerinnung und Blutgefäße**
297		*Durchblutungsfördernde Mittel*
300		*Gerinnungshemmende und gerinnungsfördernde Mittel*
316		*Arzneimittel gegen Krampfadern (Varizen)*
321	**11**	**Arzneimittel, die den Fettgehalt des Blutes senken**
331	**12**	**Mittel gegen Migräne**
337	**13**	**Mittel gegen Magenleiden**
341		*Einfache säurebindende Mittel (Antazida)*
343		*Säurehemmende Magenmittel*
348		*Mittel zum Schutz der Magenschleimhaut*
351		*Helicobacter und Magengeschwüre*
352		*Mittel, die die Magenentleerung beschleunigen*
353		*Mittel gegen krampfartige Schmerzen*
354		*Mittel gegen Darmgase*
355	**14**	**Mittel gegen Übelkeit, Erbrechen und Schwindel**
360		*Mittel gegen Schwindel*
363	**15**	**Mittel gegen Durchfall, Verstopfung und andere Darmbeschwerden**
363		*Mittel gegen Durchfall*
371		*Abführmittel (Laxantien)*
378		*Abmagerungsmittel*
383		*Mittel gegen chronische Darmentzündungen*
385		*Mittel für die Gallenblase*
390		*Verdauungsfördernde Arzneimittel (Digestiva und Enzyme)*
391		*Wurmmittel (Anthelminthica)*
393		*Mittel gegen Hämorrhoiden*
397	**16**	**Mittel zur Empfängnisverhütung**
397		*Die Pille*
403		*Dreimonatsspritze*
404		*Andere Verhütungsmittel*

INHALT

407	**17**	**Mittel bei gynäkologischen Erkrankungen**
407		*Mittel für die Wechseljahre*
414		*Mittel gegen Menstruationsbeschwerden*
418		*Hormone zur Behandlung der Unfruchtbarkeit*
419		*Arzneimittel gegen Wucherungen der Gebärmutterschleimhaut (Endometriose)*
420		*Arzneimittel gegen Erkrankungen der Scheide*
425	**18**	**Medikamente für die Haut**
429		*Nebennierenrindenhormone zur äußerlichen Anwendung*
434		*Äußerlich anzuwendende Arzneimittel gegen Juckreiz und Allergien*
437		*Mittel gegen Akne*
442		*Hautmittel gegen Mikroorganismen*
447	**19**	**Arzneimittel gegen Erkrankungen des Auges**
449		*Augentropfen gegen Infektionen*
453		*Augenmittel, die Nebennierenrindenhormone enthalten*
456		*Mittel gegen Glaukom*
457		*Arzneimittel, die den Innendruck des Auges senken*
459		*Übrige Augenarzneimittel*
465	**20**	**Antibiotika**
477		*Penicilline*
484		*Cephalosporine*
488		*Tetracycline*
490		*Chinolone*
492		*Chloramphenicol*
493		*Aminoglycoside*
494		*Makrolide*
496		*Weitere Antibiotika*
497		*Sulfonamide*
504		*Andere Medikamente gegen Harnwegsinfekte*
506		*Antibiotika gegen anaerobe Infektionen*
508		*Mittel gegen Tuberkulose*
513	**21**	**Mittel gegen Parasitosen, Pilz- und Viruserkrankungen**
513		*Mittel gegen Malaria*
518		*Mittel gegen Amöbenruhr*

519		Mittel gegen Pilzerkrankungen
522		Mittel gegen Virusinfektionen (Virustatika)
525		Interferone
527		Aids (Erworbenes Immundefektsyndrom)
535	**22**	**Hormone**
537		Nebennierenrindenhormone oder Corticosteroide
539		Ersatz von Glucocorticoiden
540		Therapie anderer Erkrankungen mit Glucocorticoiden
545		Männliche Hormone (Androgene)
546		Anabolika (Anabole Steroide)
548		Antiandrogene
548		Heilmittel gegen Schilddrüsenerkrankungen
554		Wachstumshormon
556		Stoffe, die die Blutbildung beeinflussen
557		Mittel gegen Zuckerkrankheit
569	**23**	**Vitamine und Mineralstoffe**
571		Vitamine
584		Mineralstoffe
591	**24**	**Mittel gegen Krebs**
593		Zytostatika
597		Hormonelle Mittel
598		Mittel, die das Immunsystem beeinflussen
599		**Register der Wirkstoffe und Medikamente**

Geleitwort

Bücher wie dieses sind notwendig und haben ihren Platz. Dies festzustellen ist mir deshalb wichtig, weil diese Auffassung möglicherweise noch nicht von allen in den Heilberufen Tätigen und insbesondere noch nicht von allen ärztlichen Kollegen geteilt wird.

Die Beziehungen zwischen Ärzten und Patienten haben sich in den letzten Jahren verändert. Es wird mehr gesprochen in den Sprechzimmern, auch mehr gefragt von den Patienten. Die Packungsbeilagen der Arzneimittel werden aufmerksamer gelesen, und sie sind verständlicher verfaßt. Letzteres ist allerdings ein Prozeß, der sich nur langsam – zu langsam, wie ich finde – vollzieht.

Die Diskussion um das »richtige« Verhältnis zwischen Patienten und Ärzten wird nie beendet sein. Viele Ärzte suchen für sich selbst ein Leben lang nach der richtigen Mitte zwischen Übernahme von und Beteiligung an der Verantwortung oder – etwas überspitzt ausgedrückt – zwischen wohlmeinender Bevormundung und dem kalten Verweis an die jeweils eigene Verantwortung für Gesundheit und Krankheit. Im allgemeinen aber bewältigen die Ärzte mit einer ihnen eigenen Mischung aus Intuition und Erfahrung dieses Problem recht gut.

Patienten als Rat, Heilung und Linderung suchende Menschen sind nicht Objekte ärztlichen Handelns, »Fälle«, wie sie früher genannt wurden. Es sind vielmehr selbstbestimmte und eigenverantwortliche Subjekte, die ihre Autonomie nicht am Empfang bei der Sprechstundenhilfe oder bei der Krankenhausaufnahme abgegeben haben, auch wenn sie manchmal so behandelt werden.

Heute stellen Ärzte vielfach schon mehrere Behandlungsmethoden zur Wahl und besprechen ihre Vor- und Nachteile mit den Patienten.

Die Ärzte schreiben dann zwar eine »ärztliche Verordnung«, wie das Rezept offiziell heißt, aber ob sie tatsächlich befolgt wird, entscheiden die Patienten.

Die vielen auf Rezept bezogenen, aber nicht eingenommenen Arzneimittel zeugen jedesmal von einer Entscheidung gegen den Rat des Arztes. Der Arzt glaubt dann an einen Erfolg des Mittels, obwohl der Patient spontan genesen ist, oder er hält das Mittel für unwirksam, weil er nicht weiß, daß der Patient seinem Rat nicht gefolgt ist.

GELEITWORT

Arzneimitteln haftet etwas Unheimliches an. Kleinste Mengen einer Substanz führen im Körper zu schwer verständlichen Wirkungen, die zwar vorhersagbar sind, aber nicht mit Gewißheit, sondern nur mit Wahrscheinlichkeit. Niemand kann beschuldigt werden, wenn die erhofften Wirkungen ausbleiben und/oder wenn unerwünschte Wirkungen auftreten.

Jeder Arzneitherapie geht eine Abwägung der folgenden Art voraus: Ist die erhoffte Heilung, Linderung oder Besserung es wert, daß ich die möglicherweise auftretenden unerwünschten Wirkungen in Kauf nehme? Arzneimittel bestehen aus »Hardware« und »Software«, dem Wirkstoff und der zugehörigen Information. Letztere ermöglicht diese Abwägung. Und jeder Patient sollte in die Lage versetzt werden, sie eigenverantwortlich vorzunehmen.

Bücher wie das vorliegende sollen bei dieser Abwägung Hilfe leisten. Sie können und wollen aus Patienten keine Ärzte oder Apotheker machen, aber sie können die erwünschten und unerwünschten Wirkungen von Arzneimitteln verständlicher machen und sie gegebenenfalls mit anderen Therapiemöglichkeiten vergleichen. Sie können die Patienten befähigen, ihren Ärzten die »richtigen« Fragen zu stellen. Schließlich ist es nur vernünftig, wenn Patienten, die sich gegen ein bestimmtes Arzneimittel entscheiden, dies tun, bevor sie es zu Lasten der Krankenversicherung aus der Apotheke beziehen. Aus zahlreichen Untersuchungen ist bekannt, daß Patienten die empfohlene Arzneitherapie sehr viel konsequenter einhalten, wenn sie die Entscheidung dazu bewußt und in Kenntnis der erwünschten und der möglichen unerwünschten Wirkungen getroffen haben.

Ein solches Buch, geschrieben für ein Publikum ohne besondere Fachkenntnisse, muß in zweierlei Hinsicht eine Mitte finden: Es muß verständlich sein, ohne die manchmal komplizierten Sachverhalte unzulässig zu vereinfachen, und es muß kritisch sein, ohne zu übertreiben und den Lesern mehr Angst vor der Behandlung als vor der Krankheit zu machen.

Obwohl ich nicht alle Einschätzungen und Darstellungen in diesem Buch teile, finde ich, daß es dem Autor und den deutschen Herausgebern gut gelungen ist, diese Mitten zu finden, und ich wünsche dem Buch gute Aufnahme und breite Resonanz. Den Lesern wünsche ich, daß sie hier den Rat finden, den sie suchen.

Berlin, im Oktober 1993
Georges Fülgraff

Vorwort der Herausgeber

Seit einigen Jahren ist zu beobachten, daß das Thema Gesundheit immer stärker zum Gegenstand öffentlicher Kontroversen wird. Zur Lebensqualität gehört unter anderem – im Falle einer Erkrankung – eine möglichst schonende und doch wirksame Therapie.

Arzneimittelskandale, Presseberichte über Tierversuche und Gentechnologie haben die ursprüngliche Wertschätzung von Medikamenten ins Wanken gebracht. Auch der Glaube an die fachliche Autorität des Arztes ist vielfach der Skepsis gewichen.

Die Herstellung und der Verbrauch von Arzneimitteln provoziert ethische und ökologische Fragestellungen von bisher ungekannter Schärfe: Ist jeder Tierversuch zu rechtfertigen, auch dann, wenn er dem Test von Kosmetika oder von Medikamenten fragwürdigen Nutzens gilt? Wenn die Entsorgung nicht verbrauchter Arzneimittel plötzlich ein Giftmüllproblem darstellt – wäre es besser gewesen, dieser »Giftmüll« wäre von Millionen von Patienten in täglichen Portionen geschluckt worden, so wie es die Verordnung des Arztes vorsah?

Es werden zu viele Arzneimittel verschrieben, eingenommen und weggeworfen. Jede Statistik kann das eindrucksvoll belegen. Ärzte verschreiben gern etwas »Gutes«, um ihre Patienten zufriedenzustellen, auch wenn ein einfühlsames Gespräch, das freilich mehr Zeit kostet, nützlicher gewesen wäre. Patienten lassen sich gern ein Rezept ausstellen, weil sie eine handfeste Gegenleistung für ihre Versicherungsbeiträge erwarten. Und die Pharma-Industrie tut das Ihre, um diesen Kreislauf, der sich zu einer unabsehbaren Kostenspirale hochschraubt, mit immer neuen, angeblich besseren, stets aber teureren Medikamenten zu beschleunigen. Die Rechnung zahlen am Ende die Versicherten: Auch das teure Modepräparat, das mit einem gigantischen Werbeaufwand in den Markt gedrückt wurde und nach einem Jahr im Mülleimer der Verbraucher landet, muß – samt Werbung – durch die Versicherten finanziert werden.

Die Verbraucher von Arzneimitteln haben zweifelsohne Anspruch darauf, optimal versorgt zu werden. Sie können aber normalerweise die Qualität und den Nutzen verordneter Arzneimittel nicht sicher beurteilen und sehen sich zunehmend einem Markt künstlich erzeugter

VORWORT DER HERAUSGEBER

Bedürfnisse und manchmal auch Abhängigkeiten ausgeliefert. Das Geschäft mit der Angst vorm Kranksein ist zu lukrativ, als daß bei der Vermarktung von Arzneimitteln nur das Interesse an der Gesundheit der Verbraucher im Vordergrund stehen könnte. Dennoch darf nicht verschwiegen werden, daß Arzneimittel einen ganz wesentlichen Beitrag dazu leisten, daß Millionen von Menschen bis ins hohe Alter ein lebenswertes und weitgehend beschwerdefreies Leben führen. Viele früher tödliche Krankheiten stellen heute dank zuverlässig wirksamer Arzneimittel keine Gefahr mehr dar, und manche von ihnen sind fast in Vergessenheit geraten.

Eine verantwortliche Entscheidung darüber, welches Medikament notwendig und sinnvoll ist, muß letztlich der Verbraucher treffen, denn es ist seine Gesundheit, die zur Disposition steht, und es bleibt ohnehin ihm überlassen, ob und in welcher Weise er die verordneten Medikamente nimmt oder ob er sie nach der abschreckenden Lektüre des Beipackzettels im Arzneischränkchen liegen läßt.

Daher wäre es leichtsinnig, dem Arzt blind zu vertrauen (auch Ärzte können irren!) oder nach der Lektüre der (gesetzlich vorgeschriebenen) Warnung vor den möglichen Nebenwirkungen ganz auf ein vielleicht lebenswichtiges Medikament zu verzichten. Eine gesundheitsbewußte Lebensführung verlangt vielmehr, daß man weiß, was man zu sich nimmt und warum man es tut.

Medikamente sind chemische Wirkstoffe, die manchmal sehr massiv in den Körperhaushalt eingreifen und sich schon bei geringen Abweichungen von der empfohlenen Dosierung in gefährliche Gifte verwandeln können. Das Wissen um diese Zusammenhänge hat mittlerweile viele Patienten zu kritischen Partnern ihres Arztes gemacht. Sie fragen, wie das empfohlene Medikament wirkt, welche Nebenwirkungen zu befürchten sind und ob es keine Alternative zu dieser oder überhaupt zur medikamentösen Therapie gibt. Ärzte geben dann Auskunft, aber nicht immer fällt die Antwort befriedigend aus. Manche Ärzte empfinden solche Fragen als Einmischung in ihre Angelegenheiten, andere verfallen in ein Medizinerlatein, das dem Patienten nicht weiterhilft.

Ein Buch wie dieses will nun den Beweis antreten, daß man nicht Medizin studiert haben muß, um die Medikamente, die man einnimmt, kritisch beurteilen zu können. Der Leser erfährt in erster Linie, wie die jeweiligen Wirkstoffe in den Körperhaushalt eingreifen, was von ihnen zu erwarten ist und welche Gründe für oder gegen eine Einnahme sprechen. Dieser Ratgeber macht es sich nicht so einfach, das auch für Fachleute unüberschaubare Angebot an Medikamenten in »gute« und »schlechte« einzuteilen. Viele Arzneistoffe sind nur dann »schlecht«, wenn sie nicht richtig angewendet werden oder im konkreten Fall aus ganz individuellen Gründen nicht optimal wirken können.

Oft freilich müssen ganze Gruppen von Arzneimitteln mit einem Negativzeichen versehen werden. Für die sogenannten Stärkungsmittel oder die Kreislaufmittel zum Beispiel gibt es keinen medizinisch stichhaltigen Beweis einer positiven Wirkung. Mit anderen Worten: Man kann sie sich sparen.

Dieses Buch will dem »Normalverbraucher« eine realistische, nüchterne und anschauliche Vorstellung davon vermitteln, was die Medikamente im Körper bewirken und welche Hilfe von ihnen zu erwarten ist. In vielen Untersuchungen konnte gezeigt werden, daß dieses Wissen den wichtigsten Beitrag zum verantwortungsvollen Umgang mit Medikamenten leistet. Gut informierte Patienten achten sorgfältiger darauf, daß die Medikamente richtig angewendet werden: zur rechten Zeit in der vorgeschriebenen Dosierung. Vor allem aber verlangen sie gar nicht erst nach Medikamenten, von denen sie bereits wissen, daß sie nicht helfen oder – wie Schlaf- und Beruhigungsmittel in den meisten Fällen – nur die scheinbare Lösung eines Problems bieten. Der beste Beitrag zur Begrenzung der Gesundheitskosten und des Giftmülls ist also der Verzicht auf überflüssige Medikamente.

Natürlich kann ein Buch wie dieses den Rat des Arztes nicht ersetzen. Nach wie vor ist die Selbstmedikation nur bei Bagatellkrankheiten und nur bei vorübergehendem, sparsamem Einsatz frei erhältlicher Medikamente angebracht. Wer aber informiert genug ist, seinem Arzt oder Apotheker die richtigen Fragen zu stellen, kann auch mit den Antworten einiges anfangen.

Als die Urfassung dieses Buches 1977 in den Niederlanden veröffentlicht wurde, war der Erfolg überwältigend. Inzwischen ist es dort in vielen Auflagen verbreitet, und auch Ärzte und Apotheker benutzen es, um ein unabhängiges Urteil über dieses oder jenes Medikament einzuholen.

Der Autor Ivan Wolffers hat als praktischer Arzt Erfahrungen im Umgang mit dem »Normalpatienten« gesammelt, bevor er an der Amsterdamer Universität einen Lehrauftrag übernahm. Aus der Erkenntnis, daß auch komplizierte medizinische Zusammenhänge verständlich sind, wenn sie anschaulich genug dargestellt werden, hat er dieses Buch so verfaßt, daß es jedem Interessenten eine klare und knappe Information über Arzneimittel und ihr Wirken im menschlichen Körper bietet. Die kritische Sicht bezieht zwangsläufig auch die Pharma-Industrie und den Pharma-Markt ein, deren wirtschaftliche Interessen nicht immer in Einklang mit den gesundheitlichen Interessen der Verbrau-

VORWORT DER HERAUSGEBER

cher zu bringen sind. Das Buch bringt viele Beispiele dafür, und sie können unter anderem erklären, warum billigere Medikamente nicht unbedingt schlechter sind oder warum es so viele Medikamente gibt, die man am besten überhaupt nicht nimmt.

Die Besonderheit des deutschen Arzneimittelmarktes, nämlich eine im internationalen Maßstab erdrückende Vielzahl von Arzneistoffen und Handelspräparaten, macht es unmöglich, einen vollständigen Überblick zu bieten. Vor allem gibt es in Deutschland noch immer viele Medikamente, deren Wirkstoffe oder Zusammensetzungen nicht mehr dem heutigen Wissensstand der Medizin entsprechen. Solche Medikamente wurden meist nur dann berücksichtigt, wenn sie einen nennenswerten Umsatz erzielen, also von vielen Menschen gebraucht werden.

Ausgespart wurden überdies Medikamente für seltenere Krankheiten sowie homöopathische und andere Heilmittel besonderer Therapierichtungen.

Die Bearbeiter der deutschen Ausgabe haben langjährige Erfahrungen in der Bewertung von Arzneimitteln und in der arzneimittelpolitischen Diskussion. Andreas Heeke ist Apotheker und hat als Mitarbeiter der AOK Essen über mehrere Jahre niedergelassene Ärzte und Klinikärzte in Fragen der Anwendung von Arzneimitteln beraten. Andreas von Maxen ist Arzt mit mehrjähriger Klinikerfahrung in Innerer Medizin und zur Zeit Mitarbeiter im Institut für klinische Pharmakologie am Zentralkrankenhaus St.-Jürgen-Straße in Bremen. Hermann Schulte-Sasse ist Arzt für Innere Medizin, war mehrere Jahre Oberarzt am Institut für klinische Pharmakologie am Zentralkrankenhaus St.-Jürgen-Straße in Bremen, zwischenzeitlich beratender Arzt bei der AOK Bremen/Bremerhaven und ist seit Juni 1993 als Gesundheitsreferent der Landeshauptstadt München zuständig für die kommunale Gesundheitspolitik.

Wir danken insbesondere Dr. rer. nat. Ute Hinrichs, Michael Müller, Dr. rer. nat. Judith Günther, Dr. rer. nat. Gerd Glaeske, Dr. med. Hans Wille und Christina Burck für ihre Unterstützung bei der Bearbeitung dieses Buches.

Andreas Heeke, Apotheker, Leipzig
Dr. med. Andreas von Maxen, Bremen
Dr. med. Hermann Schulte-Sasse, München

Hinweise zum Gebrauch

Der Leser kann dieses Buch auf ganz verschiedene Weise nutzen. Wer nur an dem Medikament interessiert ist, das er gerade einnehmen muß, findet am Ende ein alphabetisches Register. Dort sind die Arzneistoffe genannt, die auf Ihrer Packung als Wirkstoff angegeben sind. Auch Handelsnamen von Medikamenten sind dort in Auswahl erfaßt, so daß Sie beispielsweise unter »Acetylsalicylsäure« (Wirkstoffname oder Freiname) oder unter »Aspirin« (Markenname) nachschlagen können. Leider ließen sich nicht alle Markennamen aufführen, weil eine solche Liste ein eigenes Buch füllen würde. Die hier getroffene Auswahl stellt keine Wertung dar und keine Empfehlung, dieses Markenprodukt anderen vorzuziehen. Sie soll lediglich das Auffinden und Wiedererkennen häufig verwendeter Medikamente erleichtern.

Es ist übrigens sinnvoll, nicht nur die Besprechung des Medikaments selbst, sondern auch die Einführung in das entsprechende Kapitel und den dazugehörenden Abschnitt zu lesen. Diese allgemeinen Informationen helfen bei der Einordnung des Medikaments.

Sie können auch von einer Beschwerde oder einer Krankheit ausgehen und dann nachlesen, welche Mittel im allgemeinen dagegen eingesetzt werden. Im Inhaltsverzeichnis zu Beginn des Buches finden Sie dazu das entsprechende Kapitel.

Die Benennung von Medikamenten ist eine schwierige Angelegenheit. Die chemischen Wirkstoffe müssen auf jeder Packung werden. Die Pharmafirmen verwenden aber für ihre Handelspräparate eigene Namen, die als Warenzeichen eingetragen werden. Läuft nun das Patent auf einen Wirkstoff ab, so kann man das betreffende Medikament oft preiswerter von anderen Herstellern erhalten. Einige dieser Hersteller verkaufen ihre Präparate unter dem Namen des Wirkstoffs.

Zu Beginn jedes Abschnitts werden alle Arzneimittel genannt, die im folgenden besprochen werden. Ganz vorne steht der Wirkstoffname in Fettdruck. Dann folgen in Klammern einige der Markennamen, unter denen das Mittel in der Apotheke zu bekommen ist.

Wollen Sie etwas über ein Medikament wissen, das in diesem Buch nicht aufgeführt ist, sollten Sie Ihren Arzt oder Ihren Apotheker fra-

HINWEISE ZUM GEBRAUCH

gen. Die meisten Ärzte sind gerne bereit, Ihnen darzulegen, wie die Medikamente wirken, die Sie einnehmen. Allerdings erraten sie nicht immer sofort, daß Sie eine Frage auf dem Herzen haben. Fragen Sie also klar und geradeheraus alles, was Sie wissen wollen. Und zögern Sie nicht nachzufragen, wenn Sie etwas nicht verstanden haben. Auch für den Arzt ist das Patientengespräch sinnvoll, denn ein Patient, der an seiner Therapie verständig mitwirkt, wird schneller gesund und braucht weniger Medikamente.

Fragen Sie auch nach möglichen Nebenwirkungen und Wechselwirkungen mit anderen Arzneimitteln, die Sie zusätzlich einnehmen.

Dieses Buch möchte Sie nicht nur informieren, sondern Ihnen auch helfen, daß Sie Ihrem Arzt selbstbewußt und mit den richtigen Fragen gegenübertreten. Auch das dient einem vertrauensvollen und Ihrer Gesundheit zuträglichen Verhältnis zum Arzt.

Einführung

Varianten der Verabreichung von Medikamenten

Die Darreichungsform des Medikaments ist entscheidend dafür, wie schnell der Wirkstoff ins Blut aufgenommen wird. Wird das Mittel direkt in die Blutbahn gespritzt (intravenös), so setzt die Wirkung natürlich sofort ein. Bei einer Injektion in den Muskel dauert der Wirkungseintritt etwas länger, weil das Medikament erst von dort in die Blutbahn aufgenommen werden muß. Werden die Mittel hingegen als Tabletten, Kapseln oder Dragees eingenommen, dauert es wesentlich länger, bis das Mittel wirkt, denn es muß erst in den Darm gelangen und von dort in die Blutbahn.

Gespritzt werden Medikamente dann, wenn eine Wirkung rasch erzielt werden muß, also beispielsweise in Notfallsituationen. Ein anderer Grund für das Spritzen von Medikamenten, sei es direkt in die Blutbahn, in den Muskel oder in die Haut, liegt vor, wenn das Mittel nicht anders zugeführt werden kann. Manche Medikamente werden im Magen von der Magensäure zerstört und können daher ihre Wirkung nicht entfalten. Ein wichtiges Beispiel ist das Insulin, das viele Zuckerkranke spritzen müssen. Insulin kann aus dem besagten Grund (bisher) nicht als Tablette eingenommen werden und muß daher täglich mehrmals in die Haut gespritzt werden.

Außer Tabletten und Spritzen gibt es jedoch noch andere Möglichkeiten der Verabreichung. Bestimmte Mittel kann man inhalieren; Asthmatiker beispielsweise können einen Teil ihrer Medikamente auf diese Art einnehmen. Die Inhalation hat den Vorteil, daß das Mittel rasch dorthin gelangt, wo es wirken soll, nämlich in die Lungen. Gleichzeitig gelangen nur geringe Mengen über die Blutbahn in den Körper, was für die Vermeidung eventueller Nebenwirkungen günstig ist. Wir gehen in den entsprechenden Kapiteln ausführlich darauf ein.

Zäpfchen werden in den Enddarm eingeführt und haben dann Sinn, wenn eine Tabletteneinnahme nicht möglich ist, zum Beispiel bei anhaltendem Erbrechen oder bei kleinen Kindern. Erstaunlicherweise ist es vorteilhaft, Zäpfchen mit dem stumpfen Ende voran einzuführen. Es läßt sich auf diese Weise besser halten, und die Prozedur ist insgesamt angenehmer. Allerding rät das Buch *Drugs for Children* (WHO 1987) nur in bestimmten Fällen zu Zäpfchen: bei Benzodiazepinen, um epileptische Anfälle zu unterbrechen; bei Mitteln gegen Erbrechen, wo Tabletten natürlich sinnlos sind; bei Diazepam zur Vorbereitung von Operationen im Krankenhaus; bei Paracetamol zur Senkung des Fiebers, wenn das Mittel nicht als Tablette genommen werden kann. In den anderen Fällen sollte man auf Zäpfchen bei Kindern verzichten.

Andere Medikamente können dadurch rasch wirken, daß sie unter die Zunge gelegt oder in den Mund gesprüht werden, wo die Blutgefäße im Mund das Mittel rasch aufnehmen. Nitrokapseln und Nitrospray, auf die Herzpatienten oftmals angewiesen sind, sind Beispiele für diese Art der Verabreichung (siehe Kapitel 9). Die Wirkung dieser Mittel tritt nach ein bis zwei Minuten ein.

Relativ neu ist die Möglichkeit, Pharmaka als Pflaster zu verabreichen. Das Mittel wird dann über die Haut langsam in die Blutbahn aufgenommen. Häufig eingesetzt werden Hormone (beispielsweise zur Behandlung von Beschwerden der Wechseljahre) in Pflasterform (siehe Kapitel 17). Salben, Cremes und Lotionen wiederum werden vielfach bei Hauterkrankungen benutzt. Es gibt aber auch Rheumasalben, Sportgels und andere, die auf verletzte oder entzündete Gelenk aufgetragen werden.

Die Nebenwirkungen, die ein Mittel verursacht, hängen zum Teil mit der Art der Darreichung zusammen. Wird ein Mittel in die Vene gespritzt, tritt die Wirkung zwar schneller ein, das gilt allerdings auch für die möglichen Nebenwirkungen, da sehr rasch hohe Konzentrationen des Mittels im Blut erreicht werden. Nebenwirkungen durch Tabletten treten demgegenüber verzögert auf. Salben und Pflaster können neben allgemeinen Nebenwirkungen an der Stelle des Auftragens lokale Unverträglichkeiten verursachen, meistens Rötungen und Juckreiz. Zäpfchen wiederum führen nicht selten zu Reizungen im Bereich des Enddarms.

Wie werden Medikamente aus dem Körper ausgeschieden? Bei der »Entgiftung« des Körpers spielen zwei Organsysteme die Hauptrolle: Die Leber und die Nieren. In der Leber werden zahlreiche Stoffe, unter anderem eben auch Medikamente abgebaut und anschließend über die Gallenwege in den Darm ausgeschieden. Andere Stoffe und Medikamente, die vorzugsweise wasserlöslich sind, werden über die Nieren direkt in den Urin ausgeschieden.

Daraus wird bereits klar, daß Menschen, die Leber- oder Nierenerkrankungen haben, bei der Einnahme von Medikamenten vorsichtig sein müssen. Funktionieren die Nieren nicht mehr ausreichend, werden auch Mittel, die normalerweise über diesen Weg den Körper verlassen, nur langsam ausgeschieden. Die Folge ist, daß sie sich im Körper anreichern und die Gefahr von Nebenwirkungen steigt. Da bei alten Menschen generell die Organfunktionen nachlassen, sind sie stärker durch derartige unerwünschte Wirkungen gefährdet als junge Leute. Wir gehen auf die Problematik noch genauer ein.

Man muß sich immer vor Augen halten, daß ein Mittel, das tatsächlich wirkt, auch mögliche Nebenwirkungen hat. Hat man einen triftigen Grund für die Einnahme eines Arzneimittels, so nimmt man das in Kauf, allerdings unter der Voraussetzung, daß der Nutzen der Einnahme größer ist als der mögliche Schaden. Liegt kein ausreichender Grund für eine Medikamententherapie vor, wiegen die Gefahren einer Behandlung natürlich um so schwerer.

Nicht selten landen Tablettenpackungen ungeöffnet im Papierkorb. Die Liste der Nebenwirkungen auf dem Beipackzettel ist für viele so erschreckend, daß sie auf eine Einnahme lieber verzichten und sich mit Hausmitteln behelfen, anstatt sich derartigen Risiken auszusetzen. Wenn Sie daher ähnliche Bedenken haben, fragen Sie Ihren Arzt unbedingt nach Nutzen und Risiko der Therapie. Letzten Endes müssen Sie selbst sich für oder gegen die Behandlung entscheiden und entsprechend gut informiert sein.

Arzneimittel in Schwangerschaft und Stillzeit

Neben Nikotin und Alkohol gehören Arzneimittel zu den Stoffen, die zu vorgeburtlichen Schäden des Kindes führen können. Untersuchungen zufolge nehmen schwangere Frauen im Laufe ihrer Schwangerschaft jedoch zwischen drei und acht Medikamente ein. In jeder fünften Schwangerschaft werden sogar Arzneimittel eingesetzt, die unter dem Verdacht stehen, das Kind zu schädigen.

Am häufigsten werden Schmerzmittel und fiebersenkende Mittel, im ersten Drittel der Schwangerschaft auch solche gegen Übelkeit angewandt. Man muß sich vergegenwärtigen, daß bei einer Therapie der Mutter das ungeborene Kind immer auch mitbehandelt wird, da die Barriere, die den Blutkreislauf von Mutter und Kind trennt, sehr durchlässig ist. Die Konzentrationen im kindlichen Blutkreislauf betragen je

EINFÜHRUNG

nach Arzneimittel zwischen zwanzig und achtzig Prozent der Konzentrationen bei der Mutter. Nur bei einem Teil der verfügbaren Medikamente ist das Risiko für die Entstehung von kindlichen Schäden bekannt. Man kennt Medikamente, die mit Sicherheit zu Mißbildungen führen können, daneben gibt es eine Gruppe von Arzneistoffen, für die diese Möglichkeit mit einiger Wahrscheinlichkeit besteht, für sehr viele Mittel jedoch fehlen ausreichende Erfahrungen, so daß keine genaue Risikoabschätzung zu geben ist. In jedem Fall sollen Arzneimittel in der Schwangerschaft nur mit großer Zurückhaltung eingenommen werden.

Kein Zweifel besteht darüber, daß schwerwiegende Erkrankungen der Mutter behandelt werden müssen, zum Beispiel schwere Infekte, Zuckerkrankheit und Krampfleiden (Epilepsie). In manchen Fällen kann auch die Zufuhr von bestimmten Vitaminen und Eisen sinnvoll sein. Bei geringen Beschwerden müssen potentielle Risiken jedoch sorgfältig gegen den Nutzen abgewogen werden. Die Empfindlichkeit des Kindes hängt unter anderem vom Entwicklungsstadium ab. Mißbildungen werden während der Entwicklung der Organe ausgelöst, die beim Menschen zwischen der dritten und zehnten Schwangerschaftswoche stattfindet. Danach, in der Fetalphase, kann es aber weiterhin zu schweren Hirnschädigungen kommen, die sich beispielsweise in verminderter Intelligenz oder in Verhaltensstörungen äußern können.

Wichtigstes Beispiel für mögliche Schäden durch Arzneimittel ist in Deutschland der Contergan-Skandal, der zugleich Sinnbild für die Gefahren des Medikamentegebrauchs geworden ist.

Häufig sind angeborene Schäden nicht so leicht zu erkennen, wie das bei den durch Contergan verursachten Mißbildungen der Fall war. Bei ungefähr zwei Prozent der neugeborenen Kinder entdeckt man Entwicklungsstörungen. Wenn man die fünfjährigen Kinder untersucht, steigt die Zahl auf acht Prozent, weil direkt nach der Geburt längst nicht alle Abweichungen festgestellt werden. Hinzu kommt, daß sehr viele Mißbildungen auch spontan auftreten und daher eine Beziehung zwischen dem Arzneimittel und der Schädigung nicht sofort hergestellt wird.

Von den angeborenen Entwicklungsstörungen werden zwanzig Prozent vererbt, fünf Prozent treten aufgrund von Infektionen der Mutter auf, fünf Prozent aufgrund von Störungen der Chromosomen und vier bis fünf Prozent werden Arzneimitteln, Chemikalien oder Genußmitteln (Alkohol) zugeschrieben. Bei einem Großteil der angeborenen Schäden jedoch läßt sich eine eindeutige Ursache nicht herausfinden.

Für das Aknemittel Isotretinoin (in Deutschland als Roaccutan auf dem Markt) ist ein Zusammenhang mit angeborenen Schäden bekannt. Es wird über Mißbildungen des Ohres, des zentralen Nervensystems und des Skeletts berichtet. In den Vereinigten Staaten kamen zwischen 1982 und 1986 schätzungsweise zwischen 900 und 1300 Kinder mit angeborenen Schäden auf die Welt, die auf die Einnahme von Isotretinoin zurückgeführt werden.

Isotretinoin ist ein Stoff, der dem Vitamin A chemisch verwandt ist. Gleiches gilt auch für das Acitretin (Neotigason), das bei der Behandlung der Schuppenflechte (Psoriasis) eingesetzt wird. Auch bei Acitretin besteht die Gefahr schwerer körperlicher Mißbildungen. Die herstellende Firma Roche reagierte darauf, indem sie die Beipackzettel änderte. Danach darf das Mittel nicht mehr an Frauen im gebärfähigen Alter verschrieben werden.

1. Medikamente während der Schwangerschaft

Häufig in der Schwangerschaft angewandte Mittel sind Eisen-, Calcium- und Vitaminpräparate. Die meisten dieser Mittel sind unproblematisch, eine andere Frage ist, ob sie in jedem Fall sinnvoll sind. Eine gefährliche Ausnahme unter den Vitaminen stellt das Vitamin A dar. Höhere Dosen (mehr als 10 000 internationale Einheiten am Tag) können zu schweren Mißbildungen beim Kind führen und dürfen daher keinesfalls eingenommen werden (siehe Kapitel 23). Vorsicht ist daher auch bei Multivitaminpräparaten geboten, die in großen Mengen Vitamin A enthalten können. Die Risiken durch die Vitamin-A-Abkömmlinge Isotretinoin und Acitretin haben wir bereits beschrieben.

Eine zweite wichtige Gruppe bilden Magenmittel (siehe Kapitel 13). Interessanterweise werden aber Magen- und Zwölffingerdarmgeschwüre durch eine Schwangerschaft günstig beeinflußt. Bei fast neunzig Prozent der Frauen, die unter einem Geschwür (Ulcus) leiden, bessern sich die Beschwerden, oder sie verschwinden vollständig nach Eintritt einer Schwangerschaft. Viele schwangere Frauen nehmen dennoch Säurebinder, da es vor allem in den letzten Wochen der Schwangerschaft häufig zu Sodbrennen kommen kann. Diese Magenmittel sind oft Kombinationspräparate, so daß die Zahl der aktiven Stoffe, welche die Frau aufnimmt, größer wird.

Säurebinder wie Aluminium-, Magnesium- und Calciumsalze richten kaum Schaden an, sofern sie nicht in überhöhter Dosis eingenommen werden. Auch für die meisten anderen Ulcusmittel und für krampflösende Medikamente sind keine nachteiligen Wirkungen auf das Kind bekannt. Das Ulcusmittel Misoprostol (Cytotec) darf jedoch nicht eingenommen werden, da es zum einen Wehen auslösen kann, zum anderen zu Mißbildungen nach hoher Dosierung führte.

Etwa ein Viertel aller Medikamente, die schwangere Frauen einnehmen, sind Mittel gegen Erbrechen. Mit ihnen bekämpft man die Übelkeit während der ersten drei Monate der Schwangerschaft. Vielfach reicht eine Umstellung der Ernährung aus (Verzicht auf fettreiche Kost). Zudem ist Übelkeit und Erbrechen in den ersten Wochen der Schwangerschaft ein gutes Zeichen, denn gerade Frauen, die von diesen Symptomen verschont bleiben, haben ein höheres Risiko für eine Fehlgeburt.

Sollte aufgrund der Übelkeit eine medikamentöse Therapie erwogen werden, so stellen Mittel aus der Gruppe der Antihistaminika (Doxylamin, Meclozin) erprobte Medikamente dar, die in der Schwangerschaft erlaubt sind (siehe Kapitel 14). Nur in wenigen Fällen ist eine Krankenhausbehandlung wegen heftigem Erbrechen notwendig.

Eine andere häufige Erkrankung während der Schwangerschaft ist eine Infektion der Harnwege. In manchen Fällen wird es notwendig sein, Antibiotika einzusetzen. Hier gibt es genügend Präparate, die ausreichend erforscht sind und die als unbedenklich in der Schwangerschaft gelten können. Bestimmte Antibiotika können jedoch zu schweren Erkrankungen des Kindes führen. Einige dieser Mittel müssen ganz vermieden werden (Tetracycline, Aminoglycoside), andere Antibiotika dürfen nur während bestimmter Phasen der Schwangerschaft eingenommen werden (Sulfonamide, Cotrimoxazol, Chloramphenicol). Wir gehen in Kapitel 20 ausführlich auf diese Mittel ein.

2. Hochdruckbehandlung in der Schwangerschaft

Sehr hohe Blutdruckwerte in der Schwangerschaft können sowohl für das Kind als auch die Mutter gefährlich sein. Die Erfahrungen mit blutdrucksenkenden Medikamenten in der Schwangerschaft sind jedoch begrenzt. Als sicher und genügend erprobt gilt das alte Mittel Alpha-Methyldopa, das ansonsten in der Therapie des hohen Blutdrucks kaum noch eine Rolle spielt. Auch für viele Betablocker gibt es mittlerweile ausreichend Erfahrungen, und sie können als weitgehend unbedenklich eingestuft werden. Auf das Problem des Bluthochdrucks in der Schwangerschaft gehen wir im Kapitel 8 genauer ein.

3. Asthmabehandlung in der Schwangerschaft

Etwa ein Prozent der schwangeren Frauen leidet unter einem Bronchialasthma, das häufig medikamentös behandelt wird. Es gibt Hinweise darauf, daß die Sterblichkeit der Mütter und der Kinder höher ist, wenn das Asthma nicht kontrolliert wird. Man wird daher auch in der Schwangerschaft nicht in jedem Fall umhin können, mit Medikamenten weiter zu behandeln. Vorteilhaft sind Mittel, die inhaliert werden können und dadurch nur in geringen Mengen in den Blutkreislauf gelangen. Dies ist möglich für Nebennierenrindenhormone (Cortison) und für bestimmte bronchienerweiternde Mittel. Nach bisherigen Kenntnissen können aber auch die anderen Asthmamedikamente (Theophyllin, Cromoglicinsäure) als sicher eingestuft werden. Bisher gibt es keine Hinweise auf eine fruchtschädigende Wirkung dieser Substanzen.

4. Behandlung der Zuckerkrankheit in der Schwangerschaft
Die Schwangerschaft bedeutet für den Körper eine Extrabelastung, wodurch sich eine bestehende Zuckerkrankheit verschlimmern kann. Verschlechterte Zuckerwerte treten bei fast allen Frauen mit einem Diabetes im letzten Drittel der Schwangerschaft auf. Bei manchen bisher gesunden Frauen treten sogar während der Schwangerschaft erstmals erhöhte Blutzuckerwerte auf, die sich nach der Geburt wieder normalisieren können. Die Zuckerwerte im Blut müssen in dieser Phase gut eingestellt sein, um Risiken für das Kind und die Mutter zu vermeiden. Dabei darf die Zuckererkrankung nicht mit Tabletten behandelt werden. Neben einer Diabetesdiät muß die Therapie mit Insulin erfolgen, das mehrmals täglich in die Haut gespritzt wird.

5. Gerinnungshemmende Mittel in der Schwangerschaft
Diese Mittel sind beispielsweise bei künstlichen Herzklappen oder bestimmten Herzfehlern notwendig. Bei schwangeren Frauen verursachen sie jedoch Probleme. Die Cumarine, die hier eingesetzt werden, können nachgewiesenermaßen zu Mißbildungen führen. Sollte eine gerinnungshemmende Therapie während der Schwangerschaft notwendig sein, stellt Heparin das Mittel der Wahl dar, auf das dann ausgewichen werden muß (siehe Kapitel 10).

6. Medikamente und Muttermilch
Zum Schluß dieses Abschnitts noch einige Anmerkungen zur Verwendung von Arzneimitteln während der Stillperiode. Die meisten Medikamente gelangen, wenn auch in unterschiedlicher Konzentration, in die Muttermilch. In den meisten Fällen ist die Konzentration des Arzneimittels in der Muttermilch sehr gering. Dennoch können Unverträglichkeiten beim Säugling auftreten, vor allem, wenn Leber und Nieren noch nicht vollständig ausgereift sind und die Entgiftungsfunktionen daher überlastet sind. Wenig Erfahrungen gibt es darüber hinaus bei der Langzeittherapie, die ja beispielsweise bei manchen chronischen Erkrankungen notwendig ist. Stillverbot besteht generell bei Einnahme der in der folgenden Liste aufgeführten Medikamente:

EINFÜHRUNG

Indometazin (Amuno)	Schmerzmittel
Metamizol (Novalgin)	Schmerzmittel
Propyphenazon (Optalidon N)	Schmerzmittel
Ergotamin (Cafergot)	Migränemittel
Clemastin (Tavegil)	Antihistaminikum
Chloramphenicol (Paraxin)	Antibiotikum
Gyrasehemmer (Tarivid, Ciprobay)	Antibiotika
einige Betablocker (Prent, Sotalex, Tenormin)	Blutdrucksenker bzw. Antiarrhythmika
Goldsalze (Tauredon)	Rheumamittel
Chlortalidon	Diuretikum
Amidaron (Cordarex)	Antiarrhythmikum
Zytostatika	Mittel zur Krebsbehandlung
Pentoxyverin (Sedotussin)	Hustenmittel
Lithium	Antidepressivum

Mittel, die hier nicht erwähnt werden, können jedoch keinesfalls automatisch als sicher eingestuft werden. Zum einen können, wie schon erwähnt, Besonderheiten beim Säugling eine gewisse Gefahr bergen (zum Beispiel Frühgeborene mit noch nicht ausreichender Leberfunktion), zum anderen gibt es für viele Mittel noch keine Erfahrungen in der Stillzeit, so daß generell, wo immer möglich, versucht werden sollte, ohne Medikamente auszukommen.

Medikamente für Kinder

Auch Kindern sollten Arzneimittel nur mit größter Zurückhaltung verabreicht werden. Die verbreitete Ansicht, daß Kinder kleine Erwachsene sind und in verringerter Dosis dieselben Medikamente einnehmen können, ist ein gefährlicher Irrtum. Bei Neugeborenen und Säuglingen sind noch nicht alle Organe voll funktionsfähig, so daß der Abbau von Medikamenten verzögert stattfindet. Die Körperzusammensetzung ist bei Kindern anders als bei Erwachsenen, was für die Verteilung der Arzneimittel im Blut bedeutsam ist. Jede kindliche Entwicklungsphase von der Geburt bis in die Pubertät hat ihre Besonderheiten, die auch bei der Arzneimitteltherapie berücksichtigt werden müssen. Die Faustregel »für Kinder die halbe Dosis« hat keine generelle Gültigkeit. Es gibt Medikamente, von denen Kinder relativ mehr benötigen, damit sie ausreichend wirken. Wohlgemerkt sprechen wir hier nicht von der Gesamtdosis, die natürlich geringer als bei Erwachsenen ist, sondern von der Menge pro Kilogramm Körpergewicht.

Die Weltgesundheitsorganisation (WHO) machte 1982 auf die Probleme aufmerksam, die mit dem Medikamentegebrauch bei Kindern verbunden sind: »Gesetze und Richtlinien für Medikamente sind in den meisten Fällen so gestaltet, daß sie für den durchschnittlichen Erwachsenen gelten. Besondere Richtlinien für den Gebrauch von Medikamenten durch Kinder fehlen bisweilen noch völlig.«

Vor allem langfristige Auswirkungen auf das Wachstum und die Entwicklung der Kinder sind schwer zu erkennen. Von einigen Mitteln wissen wir aber, daß sie die Entwicklung beeinflussen. Die langdauernde Verwendung von Nebennierenrindenhormonen (Cortison) führt zu Wachstumsstörungen; sie sollen daher nur unter sorgfältiger Abwägung des Nutzens gegeben werden. Tetracycline (Antibiotika) zum Beispiel färben die Zähne braun und erhöhen die Kariesanfälligkeit. Sie dürfen in der Wachstumsphase prinzipiell nicht gegeben werden. Auch die neuentwickelten Gyrasehemmer, ebenfalls Antibiotika zur Bekämpfung bakterieller Infektionen, dürfen während der gesamten Wachstumszeit nicht verabreicht werden, da sie zu Knorpelschäden führen können. Tabletten zur Behandlung der Zuckerkrankheit, sogenannte orale Antidiabetika, sind bei der kindlichen Zuckerkrankheit wirkungslos. In diesen Fällen muß mit Insulin behandelt werden.

Die meisten dieser Nebenwirkungen sind glücklicherweise leichter Natur. Anders sieht es bei der Behandlung schwerkranker Kinder aus. Auf einer Intensivstation für Neu- und Frühgeborene treten bei fast jedem dritten Kind Nebenwirkungen auf, die in gut der Hälfte der Fälle als schwer einzustufen sind.

Häufige Nebenwirkungen der im Kindesalter eingesetzten Medikamente seien hier kurz aufgeführt: Antibiotika sind, wie wir bereits gesehen haben, häufig verschriebene Medikamente im Kindesalter. Hautreaktionen (meist Rötungen und Juckreiz) treten oft bei der Penicillintherapie auf. Zweithäufigster Nebeneffekt sind Durchfälle und Magenschmerzen. Tetracycline dürfen im Kindesalter überhaupt nicht gegeben werden, da sie Knochen und Zähne schädigen können. Schmerzmittel und fiebersenkende Arzneien werden ebenfalls oft an Kinder gegeben.

Acetylsalicylsäure (Aspirin, ASS) war früher das gängige Mittel im Kindesalter, bis sich herausstellte, daß es, wenn auch selten, eine schwere Kinderkrankheit (Reye-Syndrom, siehe Kapitel 1) verursachen kann. Seither ist Paracetamol das wichtigste Schmerz- und Fiebermittel im Kindesalter. Paracetamol kann bei Überdosierung zu Leberschäden führen, es darf daher nur in der auf dem Beipackzettel empfohlenen Dosis (für jedes Alter unterschiedlich) verabreicht werden.

Asthmamittel spielen aufgrund der zunehmenden Häufigkeit des Asthmas in den Industriestaaten ebenfalls eine wichtige Rolle. Theophylline und sogenannte Betamimetika (siehe Kapitel 7) sind Standardmittel in der Behandlung des Asthmas. Sie können, insbesondere bei hoher Dosierung, zu Schwindel, Zittrigkeit und Herzklopfen führen. Nebennierenrindenhormone (Cortison) führen wiederum zu einer Wachstumshemmung und schwächen die körpereigene Abwehr (ausführlich in Kapitel 22).

Medikamente für ältere Menschen

Viele (chronische) Erkrankungen treten vorwiegend im höheren Lebensalter auf, so daß es nicht verwunderlich ist, daß ältere Menschen die meisten Arzneimittel nehmen. 30 Prozent aller Medikamente werden Menschen über 65 verschrieben. Häufig müssen sie wegen mehrerer Beschwerden verschiedene Arzneimittel gleichzeitig einnehmen. Aber gerade bei älteren Menschen verursachen Arzneimittel besondere Probleme. Ein einfacher Grund hierfür ist die Verschlechterung der Organfunktionen im Laufe des Lebens. Auch die Nieren und die Leber, die für den Abbau und die Ausscheidung von Medikamenten verantwortlich sind, lassen in ihrer Leistung nach. Das führt dazu, daß sich Arzneimittel auf Dauer im Körper anreichern, was zu einer vermehrten Rate an Nebenwirkungen führt. Dazu kommen Veränderungen in der Blut- und Körperzusammensetzung, eine veränderte Motorik des Darms. Manche Mittel wirken zudem bei alten Menschen anders als bei jungen. Ein wichtiges Beispiel sind Beruhigungsmittel (Tranquilizer), die älteren Menschen bei Unruhe häufig verschrieben werden. Nicht selten kommt es dann zu einer »paradoxen« Wirkung, mit der Folge, daß statt Beruhigung eine verstärkte Unruhe und Verwirrtheit eintritt, die dann vielleicht durch eine erhöhte Dosis des Beruhigungsmittels noch verschlimmert wird.

Diese Beispiele zeigen, daß beim Verschreiben von Arzneimitteln genaue Kenntnisse über die Besonderheiten des alternden Organismus notwendig sind. Teilweise müssen Dosierungen niedriger angesetzt werden, andere Mittel sollten besser gar nicht an alte Menschen verteilt werden. Eine grobe Regel besagt, daß die Dosis bei Patienten über 65 um 10 Prozent, bei Patienten über 75 um 20 Prozent und bei solchen über 85 um 30 Prozent reduziert werden sollte.

Berechnungen zufolge sollen ältere Menschen siebenmal so anfällig für Nebenwirkungen sein wie junge Leute. Die Gefahr von Nebenwirkungen steigt zudem deutlich mit der Anzahl der gleichzeitig eingenommenen Mittel.

Bei einigen häufig verschriebenen Medikamenten sind die Risiken bekannt. Wir wollen hier einige dieser problematischen Mittel aufführen:

1. Diuretika
Diuretika sind wasserausschwemmende Medikamente, die bei hohem Blutdruck oder bei schwachem Herzen verschrieben werden. Die Gefahr dieser Mittel liegt darin, daß den Patienten Flüssigkeit und bestimmte Blutsalze verlorengehen. Da das Durstempfinden bei älteren Menschen nachläßt, ersetzen sie vielfach die verlorengegangene Flüssigkeit nicht rechtzeitig. Die Folge einer solchen Austrocknung sind Schlappheit, Taumeligkeit und im Extremfall Verwirrtheit und Bewußtlosigkeit.

2. Digitalis (Herzglycoside)
Das aus der Fingerhutpflanze stammende Digitalis wird zur Kräftigung eines schwachen Herzens verschrieben, also vorwiegend an betagte Menschen, die naturgemäß häufiger unter einem schwachen Herzen leiden. Die meisten der Digitalispräparate werden durch die Nieren aus dem Körper ausgeschieden. Da aber die Nierenfunktion im Alter nachläßt, sammelt sich mit der Zeit dieser Wirkstoff an und kann leicht zu Vergiftungserscheinungen führen. Meist sind dies Übelkeit und Erbrechen, es können aber auch gefährliche Herzrhythmusstörungen ausgelöst werden.

3. Beruhigungsmittel und andere Psychopharmaka
Auf diese Medikamentegruppe sind wir bereits kurz eingegangen. Häufigste Nebenwirkung ist eine ausgeprägte Taumeligkeit und Müdigkeit. Da alte Menschen oft empfindlicher auf Beruhigungsmittel reagieren als junge Leute, kann es bereits bei »normalen« Dosen zu einer drastischen Wirkung kommen. Zudem kann eine paradoxe Umkehr des Effektes von Beruhigungsmitteln eintreten. Statt zu einer Beruhigung kommt es dann zu einer verstärkten Unruhe und Verwirrtheit.

Der Patient kann zur Kommunikation beitragen, indem er akzeptiert, daß der Arzt nicht allen Beschwerden abhelfen und man auch ohne Rezept zufrieden das Sprechzimmer des Arztes verlassen kann. Bei vielen Beschwerden können Arzneimittel wenig bewirken, weil sie mit dem Älterwerden zusammenhängen und sich nicht »wegtherapieren« lassen.

In den Vereinigten Staaten gibt es für die Vergabe von Medikamenten an ältere Patienten spezielle Beipackzettel und Instruktionen für die Ärzte. Auch in England ist das schon seit einiger Zeit Pflicht. Die Arzneimittelbehörden verschiedener Länder verlangen von Pharmabetrieben, die ein neues Mittel auf den Markt bringen möchten, immer öfter Untersuchungen mit älteren Menschen.

Ein sogenannter »Medikamentepaß« kann ebenfalls ein Instrument darstellen, falsche Verschreibungen oder Anwendungen von Medikamenten zu verhindern. Der Arzt kann auf einen Blick erkennen, welche Mittel sein Patient bereits nimmt, und kann somit leichter entscheiden, ob ein weiteres Arzneimittel überhaupt sinnvoll ist.

Medikamente und Fahrtüchtigkeit

Auf den Beipackzetteln vieler Medikamente findet man den Hinweis, daß die Fahrtüchtigkeit der Anwender eingeschränkt ist. Meist sind dies Psychopharmaka, Beruhigungsmittel oder starke Schmerzmittel; es können jedoch auch andere Medikamente ungünstige Auswirkungen haben, zum Beispiel bestimmte Blutdruckmittel. Solche Warnhinweise müssen unbedingt beachtet werden. Gleichzeitiger Alkoholgenuß kann die Fahrtüchtigkeit noch stärker herabsetzen, so daß bereits weit unter der magischen Grenze von 0,8 Promille eine absolute Fahruntüchtigkeit eintritt. Alkohol ist bekanntermaßen der Hauptverursacher von schweren Verkehrsunfällen, und es wird geschätzt, daß bei 40 Prozent aller tödlichen Verkehrsunfälle einer der Unfallbeteiligten alkoholisiert ist.

Man weiß, daß die Konzentrationsfähigkeit und das Kritikvermögen bereits bei Werten ab 0,3 Promille abnimmt. Unklarer und wenig untersucht ist hingegen die Rolle, die Medikamente im Straßenverkehr spielen. In einer Erhebung unter verletzten Unfallopfern wurde bei 37 Prozent der Fahrer Alkohol im Blut festgestellt, bei 40 Prozent konnten Spuren von Medikamenten gefunden werden. Die Hälfte der alkoholisierten Fahrer hatte zusätzlich Tabletten eingenommen. Bei einer Befragung von (unauffälligen) Autofahrern an Hamburger Tankstellen gaben bereits 1980 zwischen 28 und 42 Prozent aller Kraftfahrer an, daß sie vor der Fahrt Arzneimittel eingenommen hatten. Häufig werden Spuren von Schlaf- oder Schmerzmitteln, daneben auch Psychopharmaka im Blut gefunden, also Mittel, die die Fahrtüchtigkeit beeinflussen. Folgende Arzneimittel spielen eine Rolle bei der Beeinträchtigung des Fahrverhaltens:

MEDIKAMENTE UND FAHRTÜCHTIGKEIT

1. Beruhigungsmittel
Meist sind dies die sogenannten Benzodiazepine, die als Beruhigungsmittel, oft auch als Schlafmittel verschrieben werden. Sie wirken dämpfend und angstlösend und können zu Beginn der Behandlung die Fahrtüchtigkeit besonders deutlich herabsetzen. Ein Fahrverbot besteht also auf jeden Fall, wenn derartige Medikamente neu verschrieben wurden.
Sehr empfindlich reagieren ältere Menschen auf Beruhigungsmittel. Bei längerem Gebrauch der Tranquilizer (der allerdings nur in den seltensten Fällen sinnvoll ist) kann es zu einer Anreicherung der Mittel im Körper kommen, was ebenfalls zu vermehrter Müdigkeit führt. Auch diesbezüglich sind alte Menschen, deren Nieren nicht mehr ausreichend funktionieren, am meisten gefährdet.

2. Andere Psychopharmaka (Neuroleptika, Antidepressiva)
Zahlreiche Mittel aus diesen Gruppen führen besonders zu Beginn der Therapie zu einer Dämpfung, die fahruntüchtig macht. Bei einer langfristigen Therapie tritt eine Gewöhnung ein, so daß – gute Verträglichkeit vorausgesetzt – eine aktive Verkehrsteilnahme möglich sein kann.

3. Schmerzmittel
Gängige Schmerz- und Rheumamittel sowie fiebersenkende Arzneien haben für sich genommen selten Auswirkungen auf die Verkehrstüchtigkeit. Ausnahme ist insbesondere das Indometacin (Amuno, Indomet), das häufig zu Schwindel und Benommenheit führt.

4. Mittel gegen Krampfanfälle (Antiepileptika)
Alle Antiepileptika wirken dämpfend und beeinträchtigen daher die Verkehrstüchtigkeit. Dies trifft insbesondere zu Beginn einer Therapie zu und kann sich im Verlaufe der Behandlung bessern, wenn sich die Patienten an die Mittel gewöhnen. Gefährlich ist aber jede Dosisänderung oder Umstellung des Präparates. Allerdings gilt generell für Menschen, die ein Krampfleiden haben, daß sie drei Jahre anfallsfrei sein müssen, ehe sie eine Fahrerlaubnis erhalten.

Was sind Nebenwirkungen?

In allen Kapiteln dieses Buches wird häufig von Nebenwirkungen die Rede sein. Hierunter fallen alle unerwünschten Effekte einer Arzneimitteltherapie. Diese unerfreulichen Begleiterscheinungen beruhen auf

EINFÜHRUNG

unterschiedlichen Mechanismen, von denen wir im folgenden einige darstellen wollen.

Bevor wir das aber tun, müssen noch einige Worte der subjektiven Bewertung von Nebenwirkungen gewidmet werden.

Wie eine Nebenwirkung zu bewerten ist, hängt nicht nur von ihrer Schwere ab, sondern auch von den konkreten Bedingungen, unter denen sie auftritt. Wer zum Beispiel an kurzfristigen Kopfschmerzen leidet, die auch ohne medikamentöse Behandlung nach wenigen Stunden wieder verschwinden, wird keine schwerwiegenden Nebenwirkungen in Kauf nehmen. Wer allerdings mit einer lebensbedrohlichen Krankheit in ärztliche Behandlung kommt, wird schwerere Nebenwirkungen akzeptieren, wenn die Behandlung seine Überlebenschancen verbessert.

Die Ärzte sprechen deshalb davon, daß man vor und eventuell während einer Behandlung den zu erwartenden Nutzen und die möglichen Risiken gegeneinander abwägen muß. Selbstverständlich sollten die Patienten in solche Überlegungen mit einbezogen werden, wenn die möglichen Risiken nicht so selten sind und für die Lebensqualität des Patienten von Bedeutung sind.

Im folgenden sollen nun die unterschiedlichen Mechanismen, auf denen Nebenwirkungen beruhen, dargestellt werden:

1. Nebenwirkungen, die unmittelbar mit der Hauptwirkung des Arzneimittels einhergehen

Manche Nebenwirkungen erklären sich unmittelbar durch den Angriffspunkt des auslösenden Medikamentes. Als Beispiel seien Medikamente genannt, die auf das unwillkürliche (autonome) Nervensystem einwirken und die in vielen Bereichen eingesetzt werden. Hierunter fallen bestimmte Asthmamedikamente, die die Bronchien erweitern und die Asthmasymptome dadurch bessern.

Die Auswirkungen auf das unwillkürliche Nervensystem betreffen jedoch nicht nur die Lunge, sondern im Prinzip alle Organe, so daß bestimmte unerwünschte Begleiteffekte vorherzusehen sind: Häufig kommt es beispielsweise zu einer Beschleunigung des Herzschlags.

Ein weiteres Beispiel sind Mittel, die die Blutgerinnung hemmen. Menschen, denen künstliche Herzklappen eingepflanzt werden, müssen derartige Mittel für Monate oder gar lebenslang einnehmen, um das Risiko von gefährlichen Blutgerinnseln zu bannen. Da durch diese Medikamente die normale Blutgerinnung gehemmt wird, liegt das Hauptrisiko einer solchen Behandlung klar auf der Hand: Es kann leicht zu Blutungen kommen. Nebenwirkungen dieser Art sind oft unvermeidbar und müssen als Risiko der Therapie einkalkuliert werden.

2. Nebenwirkungen, die nicht unmittelbar mit dem erwünschten Effekt des Mittels zusammenhängen

Andere Nebenwirkungen treten unabhängig von der Hauptwirkung des verordneten Medikamentes auf. Zum Beispiel kann eine Reihe von Antibiotika zu Nierenschäden führen, weil sie sich dort in hoher Konzentration ansammeln.

3. Nebenwirkungen, die bei zu hoher Dosis des Arzneimittels auftreten

Es erscheint logisch, daß bei einer überhöhten Dosis eines Mittels leichter Nebenwirkungen auftreten können. Bei manchen Mitteln ist der Abstand von der wirksamen zur schädlichen Dosis sehr klein. Man nennt dieses Phänomen »geringe therapeutische Breite«. Herzglycoside, die zur Kräftigung des Herzens angewandt werden, und Antiepileptika sind Beispiele für Mittel mit einer solchen geringen therapeutischen Breite. Um diese Nebenwirkungen zu verhindern, muß die Dosis genau gewählt werden, bereits geringe Überdosierungen können zu unangenehmen Begleiterscheinungen führen. Dosisverringerungen, wie sie bei alten Menschen oder Kindern notwendig sind, müssen berücksichtigt werden.

4. Allergische Nebenwirkungen

Allergische Reaktionen resultieren im weitesten Sinne aus einer Überempfindlichkeit des Körpers gegenüber bestimmten Substanzen. Allergien können selbstverständlich auch gegen Arzneimittel auftreten. Etwa 30 Prozent aller Nebenwirkungen sind allergisch bedingt. Kommt der Körper mit dem Arzneistoff in Berührung, bilden bestimmte weiße Blutkörperchen Eiweißstoffe (Immunglobuline), die als Antikörper wirksam werden. Diese spezifischen Antikörper können von nun an lebenslang gebildet werden. Wird erneut zu irgendeinem Zeitpunkt, sei es auch Jahre später, dieser Stoff zugeführt, werden diese Antikörper in großen Mengen ausgeschüttet und führen zur allergischen Reaktion. Dabei reichen kleinste Mengen des Stoffes aus, um heftige Symptome zu verursachen. Man kann also nicht durch die Verringerung der Dosis eine Allergie verhindern, sondern muß das Arzneimittel vollständig absetzen.

Es entsteht häufig eine Allergie auch gegen andere Medikamente, die chemisch mit dem ursprünglich verursachenden Mittel verwandt sind. Wer beispielsweise auf Penicillin (ein Antibiotikum) überempfindlich reagiert, wird meist auch andere Antibiotika, die vom Penicillin abgeleitet sind (Ampicillin und andere), nicht vertragen.

Prinzipiell können alle Arzneimittel eine Allergie verursachen, aller-

EINFÜHRUNG

dings ist die Häufigkeit bei bestimmten Medikamentegruppen größer; so entstehen beispielsweise oft Allergien gegen Antibiotika, bestimmte Schmerzmittel, Gold (in der Rheumatherapie), Malariamittel und Röntgenkontrastmittel.

Manchmal ist gar nicht das Arzneimittel selbst an der Entwicklung der Allergie beteiligt, sondern ein Konservierungsmittel, das in dem Präparat enthalten ist. So können dann ganz verschiedene Medikamente, die lediglich das gleiche Konservierungsmittel enthalten, unerwartet zu den gleichen, heftigen Reaktionen führen.

Auch als harmlos eingestufte Hausmittel und pflanzliche Präparate können allergische Reaktionen auslösen, die zu schweren Krankheitsbildern führen. Bestimmte Personengruppen sind deutlich empfindlicher bezüglich allergischer Nebenwirkungen als andere. Wahrscheinlich ist diese Empfindlichkeit genetisch angelegt.

Eine Allergie kann sich in vielen Symptomen äußern. Manche zeigen sich schon wenige Minuten nach Injektion eines Mittels, in anderen Fällen vergehen Tage, ehe Krankheitserscheinungen deutlich werden. Am häufigsten kommt es zu Rötungen und Ekzemen der Haut, manchmal entstehen aber auch schwere Hauterkrankungen mit lebensgefährlichem Verlauf. Schwellen die Schleimhäute des Mund- und Rachenraums an, kann es zu regelrechten Erstickungsanfällen kommen.

Die Lunge reagiert häufig mit Asthmasymptomen, die ebenfalls sehr bedrohlich werden können. Schwere akute Reaktionen äußern sich auch in einem Kreislaufschock. Ist das Blutbild betroffen, kann es zu verschiedenen Formen der Blutarmut kommen, aber auch die weißen Blutkörperchen, die für die Infektabwehr verantwortlich sind, und die Blutplättchen, die für die Gerinnung wichtig sind, können sich vermindern. Eine häufige allergische Reaktion sind Gelenkschwellungen, wie sie auch beim Rheuma auftreten.

Nebenwirkungen auf verschiedene Organe

Wir werden bei der Besprechung der Arzneimittel auf die jeweils häufigsten Nebenwirkungen eingehen. Grundsätzlich kann jedes Körperorgan von Nebenwirkungen betroffen sein.

1. Nebenwirkungen an der Haut

Die Haut ist ein von Nebenwirkungen oftmals betroffenes Körperorgan. Meist kommt es zu Ausschlägen, die sich als Rötungen oder auch Blasen zeigen. Ein Großteil der Hauterscheinungen ist allergisch bedingt. Selten sind schwere Hautkrankheiten, die tödlich verlaufen können.

Eine Sonderform der Hautreaktionen ist die verstärkte Sonnenempfindlichkeit. Das UV-Licht wandelt die Arzneimittel in der Haut zu schädlichen Substanzen um, die ihrerseits dann entweder eine Allergie verursachen oder direkt toxisch wirken. Bei manchen dieser »phototoxischen« oder »photoallergischen« Reaktionen können Hautveränderungen entstehen, die nicht mehr rückgängig zu machen sind.

2. Hörschäden durch Medikamente

Hörschäden durch Medikamentegebrauch sind ernsthafte Nebenwirkungen. Die wichtigsten Verursacher sind unter den Antibiotika zu finden. Vor allem die Aminoglycoside können schädlich auf das Innenohr wirken. Eine Taubheit, die durch diese Mittel entsteht, ist nicht mehr reparabel. Aminoglycoside werden vor allem bei schweren bakteriellen Entzündungen, in der Hauptsache im Krankenhaus, eingesetzt. Man muß das Risiko derartiger Schäden durch eine exakte Dosierung und regelmäßige Kontrollen des Medikamentespiegels im Blut so gering wie möglich halten. Hörschäden, die glücklicherweise meist nicht von Dauer sind, können nach stark wirksamen wasserausschwemmenden Medikamenten (Diuretika: Furosemid, Etacrynsäure, siehe Kapitel 8) auftreten. Bei hochdosierter Gabe von Acetylsalicylsäure (Aspirin, ASS) und von Chinin sind ebenfalls Hörstörungen bekannt, die nicht in allen Fällen zurückgehen.

3. Blutbildschäden durch Medikamente

Blutbildveränderungen durch Arzneimittel sind häufige und oftmals auch schwere Nebenwirkungen. Zehn Prozent aller Nebenwirkungen betreffen das Blut, fünfzig Prozent aller durch Arzneimittel bedingten Todesfälle werden von Auswirkungen auf das Blutbild verursacht. Alle Zellen des Blutes, die im Knochenmark gebildet werden, können letztlich betroffen sein. Kommt es zur Abnahme der roten Blutkörperchen, spricht man von einer Blutarmut oder Anämie. Die Verminderung der Blutplättchen, die für die Gerinnung zuständig sind, führt zu einer verstärkten Blutungsneigung. Auch die weißen Blutkörperchen können vermindert sein, im Extremfall sogar ganz aus dem Blut verschwinden, man spricht dann von einer Agranulozytose. Da die weißen Blutkörperchen für die Infektabwehr wichtig sind, sind die betroffenen Patienten äußerst anfällig für Infektionen. Am bekanntesten sind diese Nebenwirkungen bei Verwendung von Krebsmitteln (Zytostatika), von denen sehr viele ausgesprochen giftig auf das Knochenmark wirken.

EINFÜHRUNG

Aber auch andere Mittel können Blutbildveränderungen hervorrufen, die zum Teil durch eine direkte Schädigung des Knochenmarks zustande kommen, zum Teil aber allergisch bedingt sind. Es bilden sich dann Antikörper, die sich gegen die eigenen Blutzellen richten und diese zerstören. Diese Nebenwirkung ist mit einer hohen Sterblichkeit verbunden und daher äußerst gefährlich.

Hier eine Liste der Mittel, von denen man mit Sicherheit weiß, daß sie als Nebenwirkung eine Agranulozytose auslösen können. Einige dieser Mittel dürfen aufgrund der Gefahren, die von ihnen ausgehen, nur unter bestimmten Bedingungen verschrieben werden (z. B. Clozapin). In den entsprechenden Kapiteln gehen wir auf diese Probleme ausführlicher ein.

Freiname	*Markenname*	*Verwendung*
Allopurinol	Zyloric	Gichtmittel
Metamizol	Novalgin	Schmerzmittel
Phenylbutazon	Butazolidin	Rheumamittel
Chloramphenicol	Paraxin	Antibiotikum
Indometacin	Amuno	Schmerzmittel
Diclofenac	Voltaren	Rheumamittel
Thiamazol	Favistan	Schilddrüsenmittel
Sulfonamide		Antibiotika
Mianserin	Tolvin	Psychopharmakon
Clozapin	Leponex	Psychopharmakon

4. Leberschäden durch Medikamente

Nebenwirkungen betreffen in fünf Prozent der Fälle die Leber. Die Zahl der Medikamente, die mehr oder minder schwere Leberschäden hervorrufen können, ist sehr hoch. Auch Leberschäden können entweder durch die Giftigkeit der Arzneimittel direkt oder infolge einer Arzneimittelallergie durch Antikörper entstehen.

Häufig gibt es Anstiege der Leberwerte, ohne daß die Betroffenen davon etwas merken. Diese Veränderungen werden dann bei Laborkontrollen zufällig festgestellt. Meist sind die Symptome gutartig und gehen nach Absetzen des Medikamentes wieder zurück. Durch Störung des Gallestoffwechsels in der Leber kann es zu einer Gelbsucht kommen. Seltener, aber sehr gefährlich ist ein akutes Leberversagen.

NEBENWIRKUNGEN AUF VERSCHIEDENE ORGANE

5. Magenbeschwerden durch Medikamente

Zu den am häufigsten beklagten Nebenwirkungen gehören Beschwerden wie Völlegefühl, Übelkeit, Magendrücken und Erbrechen. Die Liste der verursachenden Medikamente ist endlos, und interessant ist die Beobachtung, daß auch Scheinmedikamente (Placebos) bei jedem zweiten Patienten ähnliche Beschwerden auslösen können. Bei einer genaueren Untersuchung des Magens, zum Beispiel mittels einer Magenspiegelung, findet sich in den meisten Fällen kein krankhafter Befund. Die Beschwerden verschwinden in aller Regel nach Absetzen des Medikamentes. Ausgesprochen unangenehm sind diese Nebenwirkungen bei Anwendung bestimmter Krebsmittel, die zu erheblicher Übelkeit und Brechreiz führen.

6. Nierenschäden durch Medikamente

Nierenschäden gehören zu den sehr schwerwiegenden Nebenwirkungen. Auch hier sind in erster Linie bestimmte Antibiotika zu nennen (Aminoglycoside, Vancomycin, siehe Kapitel 20) sowie Pilzmittel (Amphotericin B, siehe Kapitel 21), aber auch die als Herz- und Blutdruckmittel verwendeten ACE-Hemmer (siehe Kapitel 8) können die Nieren schädigen.

Schmerzmittel und Mittel gegen Erkältungskrankheiten

Daß Mittel gegen Schmerzen und gegen Erkältungskrankheiten in einem Kapitel behandelt werden, mag verwunderlich erscheinen. Der Grund dafür ist, daß die Mehrzahl dieser Mittel identisch ist und Grippetabletten beispielsweise auch gegen Kopfschmerzen eingesetzt werden.

Meistens handelt es sich um die Acetylsalicylsäure, bekannt als Aspirin, und das Paracetamol unter dem Warenzeichen ben-u-ron. Diese Mittel werden gegen allerlei einfache Beschwerden von Kopfschmerzen bis zur Grippe eingenommen und sind meist rezeptfrei zu bekommen. Obwohl sie millionenfach angewendet werden, ist das Wissen über Wirkungen und Nebenwirkungen dieser Präparate oft sehr dürftig.

Da jeder von uns gelegentlich Schmerzen hat, ist das Angebot an Schmerzmitteln außerordentlich groß. Die folgende Tabelle zeigt, daß sieben der zehn meistverkauften Arzneimittel Schmerzmittel sind:

MEISTVERKAUFTE ARZNEIMITTEL 1993

Rang	Arzneimittel	Packungsmenge
1	Thomapyrin	25,1 Mio
2	Aspirin	14,2 Mio
3	Aspirin + C	13,4 Mio
4	Spalt N	13,2 Mio
6	Paracetamol-ratiopharm	10,6 Mio
8	ASS-ratiopharm	9,9 Mio
10	ben-u-ron	8,0 Mio

(Jahrbuch Sucht 1995, S. 67)

Durchschnittlich hat jeder Deutsche in seinem Arzneischrank mindestens ein Schmerzmittel liegen. 1991 konsumierten zwei Drittel (66,1 Prozent) der Bevölkerung (West) Schmerzmittel. Einer Verbraucheranalyse von 1991 zufolge liegt diese Rate in den östlichen Bundesländern um noch etwa zehn Prozent höher (*Gesundheit & Selbstmedikation 2, S. 8, 9*). Dort war das »Ostprodukt« Analgin mit dem Wirkstoff Me-

1 SCHMERZMITTEL UND MITTEL GEGEN ERKÄLTUNGSKRANKHEITEN

tamizol das bei weitem bevorzugte Schmerzmittel. Da Analgin jetzt der Verschreibungspflicht unterliegt, bleibt abzuwarten, auf welche anderen Mittel ausgewichen wird.

Es ist so bequem, bei Kopfschmerzen, Zahnweh, Menstruationsbeschwerden oder Grippe einfach zu einem Schmerzmittel zu greifen. Doch um so notwendiger erscheint es, gründlich über die Wirkungsweisen und die Nebenwirkungen dieser Mittel zu informieren.

Viele Krankheiten sind mit Schmerzen verbunden, und das hat seinen Sinn. Die normalen Körperfunktionen werden meist gar nicht wahrgenommen. Der Schmerz jedoch signalisiert uns nachdrücklich, daß wir krank sind oder uns verletzt haben. Wenn wir zufällig die heiße Herdplatte berühren, so meldet uns der Schmerz, daß etwas nicht in Ordnung ist. Bliebe dieses Signal aus, könnten wir uns, ohne es rechtzeitig zu bemerken, die schlimmsten Verletzungen zuziehen. Das ist ein ernstes Problem für Menschen mit bestimmten Nervenschäden, wie sie etwa in fortgeschrittenen Stadien der Zuckerkrankheit oder bei Lepra auftreten. Wenn die Verbindung zwischen den Sensoren und dem Gehirn unterbrochen ist, ist der Schmerz nicht mehr zu spüren, und so kann es bei den Betroffenen zu furchtbaren Verbrennungen oder Schnittwunden kommen.

Der menschliche Körper ist voller Sinneszellen oder Rezeptoren, deren Aufgabe es ist, Schmerzen, Wärme, Druck, Erschütterungen und Muskelspannung zu registrieren. Für die meisten der genannten Empfindungen gibt es besondere Rezeptorzellen. Werden sie gereizt, wird ein entsprechendes Signal ins Gehirn geleitet. Auch Informationen über Schmerzreize werden laufend ans Gehirn weitergegeben. Doch das heißt nicht, daß wir alle diese Signale als Schmerz wahrnehmen. Die Zusammenhänge sind weitaus komplizierter als hier beschrieben, aber für eine erste Orientierung mag das reichen.

Die Schmerzempfindung wird von einer ganzen Reihe von Faktoren beeinflußt. Deshalb gibt es keine starre Entsprechung von Schmerzreiz und Schmerzempfindung. Wird man beispielsweise bei einer Impfung abgelenkt, spürt man kaum den Schmerz beim Einstich der Kanüle. Andererseits kann es vorkommen, daß nur ein kleiner Schmerzreiz zu enormen Schmerzgefühlen führt. Das sehen wir bei den sogenannten Phantomschmerzen: Ein amputiertes Bein kann paradoxerweise schreckliche Schmerzen verursachen, obwohl überhaupt kein Reiz vorhanden ist.

Die Schmerzempfindung ist etwas sehr Subjektives und wird von jedem unterschiedlich wahrgenommen. Der eine verspürt sehr viel mehr Schmerz als der andere. Und sogar bei ein und derselben Person können Unterschiede auftreten. Die Psyche und das kulturelle Umfeld spie-

SCHMERZMITTEL UND MITTEL GEGEN ERKÄLTUNGSKRANKHEITEN

len bei der Schmerzwahrnehmung eine wichtige Rolle. Ein extremes Beispiel sind asiatische Feuerläufer, die über glühende Kohle laufen, ohne Schmerzen zu empfinden. Wenn man seine Aufmerksamkeit nicht so sehr auf den Schmerz richtet, wird er weniger stark empfunden. Das gilt natürlich nur bis zu einer gewissen Schmerzgrenze.

Einer Theorie zufolge wird behauptet, verschiedene Nervenimpulse würden untereinander konkurrieren, um bis ins Bewußtsein vordringen zu können. Diese Theorie könnte ein Erklärungsmuster für die Wirkungsweise der Akupunktur bieten: Durch die Nadelstiche werden möglicherweise Nerven gereizt, die ihrerseits mit den ursprünglichen Schmerzreizen »wetteifern«.

Ein weiterer wichtiger Faktor ist die Angst. In kritischen Situationen Angst vor dem Schmerz zu haben, verstärkt den Schmerz.

Wir erwähnen das hier, weil auch die Wirkung von Schmerzmitteln sehr stark durch die Psyche beeinflußt wird. Dies zeigen vergleichende Untersuchungen mit echten Schmerzmitteln und Scheinmedikamenten (Placebos). Die Scheinmedikamente wirken in vielen Fällen ebensogut. Wahrscheinlich schon deshalb, weil durch ihre Einnahme die Angst vor den Schmerzen verringert wird. Neben dieser suggestiven Wirkung üben Mittel wie die Acetylsalicylsäure, das Paracetamol und andere natürlich auch einen direkten Einfluß auf den Schmerz aus. Gleichwohl ist Suggestion ein wichtiger Beitrag zur Wirkung der Schmerzmittel. In dreißig bis vierzig Prozent der Fälle verschwindet der Schmerz nach Einnahme eines Placebos! Wenn auch der Arzt im Glauben gelassen wird, statt eines Placebos ein hochwirksames Mittel verschrieben zu haben, ist der »Placebo-Effekt« und damit die schmerzlindernde Wirkung sogar noch größer.

Schmerzmittel werden häufig zweckentfremdet, also auch gegen Beschwerden eingenommen, die von ihren Wirkstoffen gar nicht beeinflußt werden können. Aus Untersuchungen ist bekannt, daß Menschen mit psychischen Problemen oft Schmerzmittel nehmen. Sie versuchen, ihren unangenehmen Seelenzustand unter Kontrolle zu bringen, indem sie den vermeintlichen Schmerz in ihrem Körper unterdrücken. Natürlich können derartige Probleme nicht mit Tabletten gelöst werden. Dennoch fragen sich manche Fachleute, ob der wachsende Schmerzmittelkonsum nicht auch auf die illusorische Anwendung bei seelischen Beschwerden zurückzuführen ist.

In bestimmten Berufsgruppen sind Schmerzmittel besonders stark verbreitet. Sechzehn Prozent derjenigen, die in einem modern eingerichteten Büro arbeiten, schlucken regelmäßig Schmerzmittel, während dies nur fünf Prozent der Gesamtbevölkerung tun.

1 SCHMERZMITTEL UND MITTEL GEGEN ERKÄLTUNGSKRANKHEITEN

Medikamente sind selten die beste und ganz gewiß nicht die einzige Abhilfe gegen Schmerzen. Leider aber geraten die zweckmäßigeren Alternativen immer mehr in Vergessenheit. Verspannte Muskeln erzeugen oft große Schmerzen. Wer beispielsweise im Büro stundenlang in derselben Haltung verharrt, bekommt es unter Umständen heftig im Rücken zu spüren. Viel wirksamer als mit Tabletten sind solche Muskelverspannungen durch Massage in der Umgebung des schmerzempfindlichen Bereichs zu beseitigen. Eine weitere Möglichkeit sind Entspannungsübungen, die bekannteste unter ihnen das Yoga. Auch Kopfschmerzen stammen oft von verspannten Muskeln, vor allem die Nacken- und Schläfenmuskeln sind davon betroffen. Hier kann eine leichte Massage ebenfalls Wunder wirken. Da manche Beschwerden zweckmäßiger und nachhaltiger ohne Medikamente geheilt werden können, bietet zum Beispiel die AOK auch Entspannungskurse an.

Neben den gelegentlichen Schmerzen, die man für gewöhnlich mit Hausmitteln behandelt, gibt es natürlich auch solche, die uns ernstlich zu schaffen machen. Und immer wieder zeigen Untersuchungen, daß die dann folgende Schmerzbehandlung nicht immer sinnvoll durchgeführt wird. Das Wissen über Schmerzmechanismen und die möglichen Behandlungsmethoden ist oft lückenhaft.

Schmerzen? Dann ein Schmerzmittel! Oft wird eine andere Möglichkeit nicht einmal erwogen. Die Verschreibung eines Schmerzmittels ist nicht immer sinnvoll. Wenn jemand hingegen längere Zeit wiederholt über Schmerzen klagt, denkt der Arzt oft, daß er es mit einem Quengler oder Hypochonder zu tun hat. Es könnte aber auch sein, daß die einfachen Schmerzmittel, die er dem Patienten verschrieb, in ihrer Wirkung nicht ausreichen.

Ein großer Teil der Schmerzmittel wird jedoch rezeptfrei, ohne vorherige Konsultierung des Arztes, in den Apotheken gekauft. Beispielsweise bezogen 1991 über 18 Millionen Personen (Ost und West) rezeptfreie Schmerzmittel. In welchem Maß die 65 Millionen DM teure Schmerzmittelwerbung einen Mehrverbrauch verursacht, kann nur vermutet werden. Erschreckend ist, daß mehr als zwanzig Prozent der Bevölkerung ein- bis zweimal im Monat Schmerzmittel einnehmen und damit die Nebenwirkungen dieser Medikamente offensichtlich unterschätzen. Das Risiko äußert sich zum Beispiel darin, daß jeder siebente Dialysefall (künstliche Niere) durch langjährige Schmerzmitteleinnahme verursacht wird.

Wer zur Schmerztablette greift, sollte also bedenken, daß er nicht die Ursache seiner Beschwerden behebt, sondern nur die Signalfunktion der Schmerzreize unterdrückt. Außerdem nimmt er, wenn er es gar ge-

SCHMERZMITTEL UND MITTEL GEGEN ERKÄLTUNGSKRANKHEITEN

wohnheitsmäßig tut, ernsthafte Nebenwirkungen in Kauf. Damit die Anzeichen einer behandlungsbedürftigen Erkrankung nicht übersehen werden, sollte man Schmerzmittel nie länger als eine Woche lang einnehmen. Das gilt natürlich nicht für Patienten, die aufgrund einer unheilbaren Krankheit dauernd unter Schmerzen leiden.

Historisch betrachtet, waren Alkohol und Opium die ersten Schmerzmittel. Der Alkohol spielt, was diese Anwendung betrifft, heute keine Rolle mehr. Opium, Morphium und verwandte Stoffe hingegen werden noch immer in sehr schweren Fällen eingesetzt; sie unterliegen allerdings wegen ihrer suchterzeugenden Wirkung einer strengen Kontrolle. Die Verordnung dieser Stoffe wird vom Betäubungsmittelgesetz geregelt und erfolgt auf besonderen Rezepten.

Seit dem Ende des vorigen Jahrhunderts werden Schmerzmittel in größerem Umfang verwendet. Damals wurden nämlich die Acetylsalicylsäure (Aspirin) und das Phenacetin entdeckt. Die Einführung dieser Mittel markiert den Anfang der modernen Arzneimitteltherapie. Von beiden Stoffen wurden zahlreiche Varianten entwickelt, unter anderen das Paracetamol. Ebenfalls in diesem Kapitel wird das Metamizol oder Novaminsulfon behandelt sowie das Rheumamittel Ibuprofen, das in niedriger Dosierung auch als einfaches Schmerzmittel eingesetzt wird. Ein weiteres Medikament, das hier zur Sprache kommt, ist das Propyphenazon.

Diese Stoffe zählen zu den weniger starken und am häufigsten verwendeten Schmerzmitteln. Vor allem wegen ihrer Nebenwirkungen sind sie unterschiedlich zu bewerten.

Leichtere Mittel gegen Schmerzen und Erkältungen

Acetylsalicylsäure (ASS)
Ibuprofen
Metamizol (Novaminsulfonsäure)
Paracetamol
Propyphenazon
Phenazon

Metamizol und Propyphenazon können nicht als Mittel der ersten Wahl empfohlen werden. Das Metamizol, im Ausland meist Dipyron genannt, wurde nach jahrelanger Diskussion unter den Fachleuten in vielen Ländern aus dem Verkehr gezogen. Dagegen ist es in der Bundesrepublik immer noch erhältlich, wurde aber der Verschreibungspflicht unterstellt. Selbst die Arzneimittelkommission der deutschen Ärzteschaft warnte vor der Anwendung. Doch trotz der intensiven Diskussion über das Nebenwirkungsrisiko von Metamizol ist der Verbrauch auch zehn Jahre danach immer noch erheblich.

Es ist immer wieder darauf hingewiesen worden, daß das Mittel Allergien, Blutbildveränderungen und Schockreaktionen auslösen kann und daher möglichst zurückhaltend verschrieben werden sollte. Daß Metamizol hin und wieder doch notwendig sein kann, zum Beispiel bei Steinkoliken, wäre leichter zu vertreten, wenn dieses Mittel nicht auch bedenkenlos bei leichten Schmerz- und Fieberzuständen verordnet werden würde.

Auch das Propyphenazon ist mit dem Risiko einer Blutbildveränderung behaftet und bietet etwa gegenüber dem Paracetamol keinerlei Vorteile. Dieser Wirkstoff ist in vielen frei erhältlichen Schmerzmittel-Kombinationen enthalten. Nach Berechnungen der Arzneimittelkommission der Ärzte ist auch hier mit einem erhöhten Allergierisiko zu rechnen.

Wer also bei einfachen Schmerzen oder bei Grippe ein Medikament nehmen will, sollte sich zwischen Acetylsalicylsäure, Paracetamol oder Ibuprofen entscheiden.

Die meisten Präparate stellen eine Kombination mehrerer Wirkstoffe dar. Das bedeutet aber nicht, daß solche Kombinationen unbedingt wirksamer sind. Vielmehr muß man davon ausgehen, daß mehrere Inhaltsstoffe ein erhöhtes Nebenwirkungsrisiko mit sich bringen.

Die Wirkung der Acetylsalicylsäure und des Ibuprofen beruht darauf, daß sie die Bildung von Prostaglandinen hemmen. Die Prostaglandine sind Hormone, die neben ihrer schmerzvermittelnden Wirkung eine wichtige Rolle bei einer ganzen Reihe von Körpervorgängen spielen. Sie steuern beispielsweise die Arbeit der Blutgefäße, beeinflussen die Blutgerinnung, wirken in den Nieren und in der Magenwand. Bei Krankheit stellt der Körper mehr Prostaglandine her. Sie sorgen dann zum Beispiel für örtliche Gefäßerweiterungen (die zur Rötung und Schwellung führen) und dafür, daß die schmerzleitenden Nervenenden empfindlicher werden. Außerdem beeinflussen sie das Fieberzentrum im Gehirn.

Schmerzmittel, die die Bildung von Prostaglandinen hemmen, wirken also gegen Fieber, Schmerzen und entzündliche Schwellungen zugleich. Einige Prostaglandinsynthese-Hemmer werden in hoher Dosis zur Behandlung von Rheuma eingesetzt.

LEICHTERE MITTEL GEGEN SCHMERZEN UND ERKÄLTUNGEN

Am häufigsten werden Schmerzmittel, wie gesagt, in Form von Kombinationspräparaten angewendet. Und hier wiederum steht die Kombination mit Coffein an erster Stelle – eine Mischung, die vor allem, wie angenommen wird, die Entwicklung einer gewohnheitsmäßigen Schmerzmitteleinnahme begünstigt. Der Dauergebrauch einiger, möglicherweise auch paracetamolhaltiger Schmerzmittel kann zu einem Nierenversagen führen. Nicht wenige Dialyse-Patienten müssen deshalb an die künstliche Niere, weil sie über Jahre diese »milden Schmerzmittel« eingenommen haben.

(1) Paracetamol

Paracetamol (Paracetamol-Tabletten und Zäpfchen)
Paracetamol/Coffein
Paracetamol/Vitamin C
Paracetamol/Coffein/Vitamin C

Paracetamol gilt als Mittel der Wahl bei leichteren Schmerzen und zur Fiebersenkung bei Kindern, wenn die möglichen Nebenwirkungen beachtet werden. Es ist überall auf der Welt verbreitet und zählt zu den gebräuchlichsten Schmerzmitteln. In der Bundesrepublik wird die Acetylsalicylsäure am häufigsten verwendet, während die angelsächsischen Länder dem Paracetamol den Vorzug geben. Paracetamol hat bei kurzer Anwendung wenig Nebenwirkungen, und im Vergleich mit der Acetylsalicylsäure schneidet es wegen der besseren Magenverträglichkeit etwas günstiger ab. Als der Vorläufer des Paracetamols, das nierenschädigende Phenacetin, aus dem Handel genommen wurde, ist es weitgehend durch Paracetamol ersetzt worden.

Die schmerzstillende Wirkung des Paracetamols entspricht ungefähr der der Acetylsalicylsäure. Beide unterdrücken gleichermaßen das Fieber. Nur die entzündungshemmende Wirkung der Acetylsalicylsäure ist beim Paracetamol geringer ausgeprägt.

Außer bei Neugeborenen in den ersten Lebenswochen, da bei ihnen die Leber noch nicht voll ausgebildet ist, bei Alkoholkranken und Patienten mit schwerwiegenden Lebererkrankungen ist die Einnahme von Paracetamol durchaus vertretbar.

Wird es wegen seiner fiebersenkenden Wirkung eingenommen, sollte man damit nicht zu früh beginnen, denn die körpereigene Abwehr gegen Krankheiten funktioniert bei erhöhter Körpertemperatur besser. Eine Untersuchung zeigte zudem, daß die Einnahme von Paracetamol keinerlei Auswirkungen auf die Dauer des Fiebers und auf andere Krankheitserscheinungen hat. Der betreffende Forscher behauptet denn auch, daß die Vor- und Nachteile des Mittels übertrieben werden (*M. S. Kramer, Lancet 1991; 337: 591*).

Auch die vorbeugende Gabe von Paracetamol bei Impfungen im Kindesalter erscheint wenig sinnvoll (*DTB 1990; 28: 73*), um Impfreaktionen, die mit leicht erhöhter Temperatur einhergehen, zu begegnen. Die Wirkung der Impfung kann dadurch eventuell abgeschwächt werden.

Das Paracetamol soll angeblich in Kombination mit Coffein besser wirken. Um eine spürbare Wirkung zu erzielen, müßte aber eine Tablette 50–60 Milligramm Coffein enthalten. Mit anderen Worten: Eine Tasse Bohnenkaffee als Begleitung eines Einstoff-Präparats erfüllt auf bessere Weise denselben Zweck. Die fixe Kombination von Paracetamol mit Coffein kann hingegen zum Dauergebrauch verleiten. Und da die langjährige Einnahme mit einiger Wahrscheinlichkeit zu Nierenschäden führt, ist zu fordern, daß die Kombinationen mit Coffein aus dem Verkehr gezogen werden. Die Folgen der Daueranwendung – dialysepflichtiges Nierenversagen – sind fatal, und zudem belasten sie die Krankenkassen jährlich mit mehr als 600 Millionen DM.

Paracetamolhaltige Einstoffpräparate
ben-u-ron
Anaflon
Enelfa
Mono Praecimed
Paracetamol ratiopharm
Paracetamol von c.t.
Paracetamol stada
Paracetamol Selz
Sinpro N
Tylenol
Captin

Dies ist nur eine Auswahl der Präparate mit dem Wirkstoff Paracetamol. Sie unterscheiden sich lediglich durch enorme Preisdifferenzen, zum Teil von mehreren hundert Prozent. Die preiswerteren Mittel besitzen in der Regel keinen Phantasienamen, sondern werden unter dem Inhaltsstoffnamen (Paracetamol) in den Apotheken verkauft.

LEICHTERE MITTEL GEGEN SCHMERZEN UND ERKÄLTUNGEN

Paracetamol: Nebenwirkungen
Das ideale Medikament, das völlig frei ist von Nebenwirkungen, ist noch nicht gefunden. So gibt es denn auch Nebenwirkungen des Paracetamols. Sie treten vor allem bei zu hoher Dosierung, bei zu lang andauerndem Gebrauch und bei Kombination mit anderen Arzneimitteln oder Alkohol auf.

1. LEBERSCHÄDEN

Im allgemeinen wird das Paracetamol als ein komplikationsloses Schmerzmittel eingestuft. In anderen Ländern wie England dagegen wird aufgrund der Leberschäden, die durch hohe Dosen Paracetamol entstehen können, das Präparat etwas zurückhaltender beurteilt.

Vor allem Kinder sind gefährdet. Wer tagelang große Mengen Paracetamol zu sich nimmt, läuft Gefahr, sich langsam zu vergiften, weil sich der Wirkstoff im Körper anreichert. Bei Einhaltung der vorgeschriebenen Dosierung sind solche Nebenwirkungen jedoch nicht zu erwarten. Laut dem *National English Journal of Medicine* ist das »Paracetamol ein sicheres und wirksames Schmerzmittel, solange die empfohlene Dosierung eingehalten wird. Ernstzunehmende Nebenwirkungen treten selten auf. Im Vergleich mit der Acetylsalicylsäure und anderen Schmerzmitteln mit ihren großen Risiken von Blutungen und der Geschwürbildung im Magen-Darm-Kanal ist das Paracetamol sicherer für den allgemeinen Gebrauch.« (*N Engl J Med 1988; 319: 1601*)

Wie bereits erwähnt, führt eine Paracetamol-Vergiftung zu Leberschäden. Bei ihrem schleichenden Verlauf können Übelkeit und Erbrechen als erste Anzeichen auftreten. Die werden jedoch nicht immer wahrgenommen. Wird die Vergiftung innerhalb von zehn bis fünfzehn Stunden behandelt, ist meist eine völlige Genesung möglich. Die Entgiftung muß auch dann vorgenommen werden, wenn der Patient symptomfrei ist. Als Gegengift wird Acetylcystein oder auch Methionin eingesetzt. Methionin befindet sich in Kombination mit 450 Milligramm Paracetamol im Arzneimittel Dolarist. Die Aminosäure Methionin kann in der Leber die giftigen Abbauprodukte des Paracetamols inaktivieren. Die durchaus sinnvolle Kombination von Paracetamol mit einem Gegengift wie dem Methionin erscheint in diesem Fall aufgrund der zu geringen Konzentration an Methionin fragwürdig. Möglicherweise deklariert der Hersteller aus diesem Grund das Methionin nicht mehr als Inhaltsstoff, sondern als Hilfsstoff.

Alkoholkranke Menschen vertragen aufgrund einer veränderten Magenschleimhaut Acetylsalicylsäure weniger gut. Daher raten die Ärzte oft zur Einnahme von Paracetamol. Durch den langen Alkohol-

SCHMERZMITTEL UND MITTEL GEGEN ERKÄLTUNGSKRANKHEITEN

mißbrauch und den schlechten Ernährungszustand, der oft mit Alkoholismus einhergeht, ist auch die Leber schon geschädigt. Vergiftungserscheinungen können schneller auftreten. Bei Alkoholmißbrauch ist auch bei normaler Paracetamol-Dosierung mit ernsthaften Leber- und Nierenschädigungen zu rechnen. Daher ist Alkoholkranken von einer regelmäßigen Paracetamol-Einnahme abzuraten.

2. Nierenstörungen

In seiner chemischen Zusammensetzung ist das Paracetamol dem früher viel gebrauchten Phenacetin sehr ähnlich, das ernste Nierenschäden verursachen kann. Jedes Jahr starben etliche Menschen an der »Phenacetin-Niere«. In Deutschland sind 16,8 Prozent der Dialyse-Patienten Opfer von Schmerzmitteln. In Australien betrug die Zahl 1987 dreizehn Prozent, obwohl Phenacetin dort schon seit zwölf Jahren verboten ist, und in Belgien liegt sie bei achtzehn Prozent.

Als die Gefahren des Phenacetins bekannt wurden, wurde es in den meisten Ländern verboten. Bei uns dauerte es allerdings sehr lange, bis man sich zu einem Verbot durchrang. Das Mittel wurde daraufhin meistens durch Paracetamol ersetzt.

Wahrscheinlich beruht die Wirkung des Phenacetins darauf, daß es vom Körper in Paracetamol umgesetzt wird. Paracetamol beeinflußt die Nieren allerdings in geringerem Maße. Trotzdem müssen wir wegen der biochemischen Ähnlichkeit beider Stoffe annehmen, daß auch das Paracetamol die Nieren belastet. 1989 wurden die Ergebnisse einer Untersuchung bekannt, die den Einfluß von Schmerzmitteln auf Nierenerkrankungen studierte (*D. P. Sandler, N Engl J Med 1989; 320: 1238*). Bei 554 chronischen Nierenpatienten wurde untersucht, welche Schmerzmittel sie in welchen Mengen einnahmen; danach befragte man eine Kontrollgruppe. Die Untersuchung zeigt deutlich, daß Phenacetin die Nieren schädigt. Acetylsalicylsäure erscheint ungefährlich, während das Paracetamol den gleichen schädlichen Einfluß auf die Nieren zu haben scheint, vor allem in Kombinationspräparaten. Besonders die Mischung mit Coffein soll riskant sein. Da in allen Kombinationspräparaten das Phenacetin schließlich durch Paracetamol ersetzt wurde, könnte dies bedeuten, daß wir noch keine großen Fortschritte gemacht haben.

Die Untersuchung von Sandler wurde übrigens heftig kritisiert, doch in einer Reaktion darauf schreibt Sandler: »Die Beweise, die unsere Studie lieferte, rechtfertigen eine Neubewertung der allgemeinen Sicherheit des Paracetamols. Es ist eine naive Vorstellung, Paracetamol oder irgendein anderes Heilmittel sei unter allen Umständen bei jedem

LEICHTERE MITTEL GEGEN SCHMERZEN UND ERKÄLTUNGEN

Gebrauch und für alle Patienten sicher. Es ist eine kluge Maßnahme, wenn man auf den täglichen Gebrauch von Paracetamol verzichtet« (*D. P. Sandler, N Engl J Med 1989; 321: 1126*).

Wer Schmerzmittel nimmt, sollte sich am besten an Präparate mit einem Wirkstoff halten. Das bedeutet: nur Paracetamol oder nur Ibuprofen oder nur Acetylsalicylsäure. Es ist zu hoffen, daß Kombinationspräparate im Schmerzmittelsektor bald aus dem Verkehr gezogen werden, gerade weil sie so massenhaft konsumiert werden und weil es bessere Alternativen gibt.

3. Schockreaktionen

Das Bundesgesundheitsamt hat die Nebenwirkungsliste der paracetamolhaltigen Arzneimittel um den Hinweis auf anaphylaktische (das sind: allergische) Reaktionen ergänzt. Solche Reaktionen können sich als Schwellungen im Gesicht mit Atemnot, Schweißausbruch, Übelkeit, Blutdruckabfall bis hin zum Schock äußern. Selbstverständlich muß bei diesen Anzeichen das Präparat sofort abgesetzt und der Arzt aufgesucht werden.

(2) Salicylate

> **Acetylsalicylsäure** (Alka-Seltzer, Aspirin, Aspro, ASS-ratiopharm, Contradol, Godamed, Temagin ASS) , **Carbasalatcalcium** (Iromin), **Diflunisal** (Fluniget)

Das Schmerzmittel Acetylsalicylsäure wird in niedriger Dosierung auch zur Vorbeugung gegen den Herzinfarkt eingesetzt. Mehr darüber finden Sie in den Kapiteln 8 und 9.

Als infolge der von Napoleon verhängten Kontinentalsperre zu Anfang des 19. Jahrhunderts mit den anderen Kolonialwaren auch die als fiebersenkendes Mittel verwendete Chinarinde knapp wurde, entsann man sich der wohltuenden Wirkung der Silberweide. Bereits die alten Römer verwendeten die Rinde der Silberweide zur Bekämpfung des Fiebers, der griechische Arzt Hippokrates (460–370 v. Chr.) hatte ihre Wirkungen beschrieben, und auch die alten Ägypter scheinen davon gewußt zu haben. 1827 gelang es in Frankreich, den Wirkstoff Salicin aus Weidenrinde zu extrahieren. Danach begann die Suche nach fiebersenkenden, vom Salicin abgeleiteten Wirkstoffen. Einer davon war die Acetylsalicylsäure. Fast jeder kennt den Wirkstoff unter dem Namen

SCHMERZMITTEL UND MITTEL GEGEN ERKÄLTUNGSKRANKHEITEN

Aspirin, während die chemische Bezeichnung Acetylsalicylsäure (abgekürzt ASS) nur wenigen geläufig ist. Acetylsalicylsäure ist der chemische Freiname, der den Wirkstoff bezeichnet, während Aspirin der Markenname ist. Im Ersten Weltkrieg verlor der deutsche Pharmakonzern Bayer-AG das Exklusivrecht auf den Namen »Aspirine« in England, und so wurde er dort zum Freinamen.

Die Acetylsalicylsäure wurde um 1890 von dem Chemiker F. Hoffmann und dem Pharmakologen A. Eichengrün entwickelt. Das Patent auf den Wirkstoff ist natürlich längst abgelaufen. Heute produzieren neben der Bayer-AG auch andere Firmen Acetylsalicylsäure. Zur Zeit sind ungefähr 70 Produkte mit derselben Grundsubstanz auf dem Markt.

Die Acetylsalicylsäure wirkt gegen Schmerzen (analgetische Wirkung) und Fieber (antipyretische Wirkung), aber auch gegen Entzündungen (antiphlogistische Wirkung) und in sehr hoher Dosierung gegen Rheuma, außerdem wird sie zur »Blutverflüssigung« eingesetzt. Gegen starke Schmerzen, etwa nach einem Unfall oder bei Krebs, kommt sie allerdings oft nicht an.

Die fiebersenkende Wirkung ist damit zu erklären, daß die Prostaglandin-Synthese, die unter anderem den »Thermostaten« im Gehirn beeinflußt, gehemmt wird. Dieser »Thermostat« erhöht bei einer Grippe die Körpertemperatur, damit der Körper leichter mit den Krankheitserregern fertig wird. Man geht dann mit einer Aspirintablette zu Bett, um die Grippe »auszuschwitzen«. Die temperatursenkende Wirkung des Mittels besteht übrigens nur bei Fieber und nicht bei Normaltemperatur.

Nach der Einnahme von Acetylsalicylsäure empfindet man das Gefühl, krank zu sein, nicht mehr so stark. Das kann von Vorteil sein, doch gibt es dagegen auch Bedenken. Denn das typische Grippegefühl signalisiert, daß der Körper Ruhe braucht. Wenn es dank der Tabletten verschwunden ist, meinen wir, wieder Dinge tun zu können, die wir uns sonst nicht zumuten würden. Eine leichte Grippe, mit ASS unterdrückt, kann auf diese Weise schnell in schwererer Form wiederkehren. Überdies hemmt ASS bei Grippe den Genesungsprozeß, da es die Eiweißproduktion in der Leber vermindert. Eine Promotionsschrift der Universität Nijmegen (Holland) von 1987 gibt den Rat: Lieber zwei Tage richtig krank und keine Acetylsalicylsäure schlucken.

Eine Aspirintablette enthält ein halbes Gramm Acetylsalicylsäure. Zur einfachen Schmerzbekämpfung bei Erwachsenen sind drei bis sechs Tabletten pro Tag ausreichend. Zur Rheumabehandlung sind etwa sechzehn Tabletten pro Tag notwendig. Bei Kindern ist allerdings Vor-

LEICHTERE MITTEL GEGEN SCHMERZEN UND ERKÄLTUNGEN

sicht geboten. Zwar enthalten die Zubereitungen für Kinder viel weniger Wirkstoff, aber aufgrund einer seltenen, lebensbedrohlichen Nebenwirkung (Reye-Syndrom) sollte bei Kindern völlig auf dieses Mittel verzichtet werden. Das Reye-Syndrom geht mit Fieber, Leberverfettung und Hirnödem einher. Kinderärzte betrachten deshalb die Gabe von Acetylsalicylsäure gegen Grippe und Windpocken bei Säuglingen und Kindern unter zwölf Jahren als ungeeignet (*Niederhoff, H., Int Prax 27: 155–156, 1987*).

Auch ältere Menschen leiden gelegentlich unter ASS-Vergiftungen, doch werden diese oft nicht erkannt. Sie beginnen mit Benommenheit, Ohrensausen und Gehörverlust. Wenn die Vergiftung schlimmer wird, treten Erbrechen, Übelkeit, starkes Schwitzen, Durchfall, Fieber und Kopfschmerzen hinzu, und es kommt zu einer Hyperventilation: Der Patient atmet schnell und flach und nimmt daher zuviel Sauerstoff auf, was gefährliche Folgen haben kann. Gelegentlich treten Verwirrtheit, Wahnbilder, epileptische Anfälle und sogar Koma infolge von ASS-Vergiftungen auf. Ältere Menschen mit schlechter Nierenfunktion und regelmäßiger Einnahme von ASS laufen eher Gefahr, eine solche Vergiftung zu bekommen. Für den Arzt sind die Ursachen schwer zu erkennen, wenn er nichts von der Einnahme dieser freiverkäuflichen Präparate weiß.

ASS-haltige Schmerzmittel sind in verschiedenen Dosierungen und Zubereitungen erhältlich. Das »trockene« Schlucken der Tabletten sollte man zur Schonung der Magenschleimhaut tunlichst vermeiden. Am besten ist es, das Mittel in gelöster Form zu trinken. Einige Firmen machen uns das so leicht, daß wir nicht einmal mehr umrühren müssen. Sie verkaufen Brausetabletten mit Acetylsalicylsäure, die sich selbst in Wasser auflösen. Das Brausen freilich verstärkt bestenfalls die psychologische Wirkung des Mittels. Solche Brausetabletten heißen zum Beispiel Alka-Seltzer, Aspro, ASS plus C oder Aspirin plus C. Es ist natürlich viel billiger, statt der Brausetabletten eine gewöhnliche Tablette in einem Glas Wasser aufzulösen.

Die Acetylsalicylsäure wird mittlerweile nicht nur als Schmerz- und Grippemittel, sondern auch als Mittel gegen Herzinfarkt, Schlaganfall oder bei Durchblutungsstörungen als mehr oder weniger wirksam angesehen. Sogar schwangere Frauen sollen es angeblich einnehmen können, um Frühgeburten und hohem Blutdruck während der Schwangerschaft vorzubeugen. Fast hat man den Eindruck, daß man, um gesund zu bleiben, jeden Tag Acetylsalicylsäure zu sich nehmen sollte. Eine große Untersuchung unter älteren Menschen in Kalifornien relativiert allerdings diese Euphorie. Es zeigte sich nämlich, daß bei tägli-

SCHMERZMITTEL UND MITTEL GEGEN ERKÄLTUNGSKRANKHEITEN

cher Einnahme von Acetylsalicylsäure die Gefahr des Nierenkrebses und von Herzerkrankungen steigt (*Paganini-Hill, Br Med J 1989; 299: 1247*). Allerdings läßt diese Untersuchung noch einige Fragen offen. Das letzte Wort über die Vor- und Nachteile der Acetylsalicylsäure ist also noch nicht gesprochen.

Acetylsalicylsäure: Nebenwirkungen
Vierzig Prozent aller Heilmittel sind nicht älter als zehn Jahre. In einer so kurzen Zeit können natürlich nicht alle Nebenwirkungen ermittelt werden. Ein Medikament allerdings wie die Acetylsalicylsäure, die seit fast hundert Jahren von Millionen verwendet wird, hat die meisten Nebenwirkungen preisgegeben. Eine kleine Aspirintablette ist offensichtlich nicht immer harmlos, vor allem nicht bei Dauergebrauch.

1. AUSWIRKUNGEN AUF DEN MAGEN

Die auffälligsten Nebenwirkungen der Acetylsalicylsäure konzentrieren sich auf den Magen. Das Mittel reizt die Magenwand; es kann uns schlecht werden bis zum Erbrechen. Auch dies ist wahrscheinlich mit der Hemmung der Prostaglandin-Synthese zu erklären.

Über den Blutkreislauf wirkt ASS ebenfalls auf die Magenwand ein. Internisten haben errechnet, daß der Magen nach der Einnahme von ungefähr zehn Kilogramm Acetylsalicylsäure Schaden nimmt. Das klingt natürlich gewaltig. Aber man kommt leicht auf diese Menge, wenn man zehn Jahre lang dreimal täglich zwei Aspirintabletten schluckt. Je mehr ASS die Tabletten enthalten und je konzentrierter der Wirkstoff auf die Magenwand gelangt, um so eher wird der Magen geschädigt. Die Auswirkungen auf die Schleimhaut können diejenigen studieren, die meinen, eine Aspirintablette wirke am besten gegen Zahnschmerzen, wenn man sie in die Backe steckt oder mit der Zunge gegen den schmerzenden Zahn drückt. In der Wangenschleimhaut entsteht dann ein wunder Fleck von der Größe der Tablette. Weitgehend vermeiden läßt sich die Magenreizung, wenn wir das Mittel in reichlich Wasser oder Milch aufgelöst zu uns nehmen. Und wenn wir das vor dem Essen tun, können wir zudem eine stärkere und schnellere Wirkung erwarten (*Koch, PA et al., J Pharm Sci, 67, 1533–1535, 1978*). Diese Regel gilt überhaupt für alle Schmerzmittel.

In letzter Zeit wird die Gefährdung des Magens durch Acetylsalicylsäure nicht mehr so hoch eingeschätzt. Vermutlich sind normale Mengen für gesunde Menschen weitgehend harmlos. Wer jedoch bereits einen geschwächten Magen hat und zuviel ASS schluckt, geht ein höheres Risiko ein, an den genannten Symptomen zu erkranken. Die

LEICHTERE MITTEL GEGEN SCHMERZEN UND ERKÄLTUNGEN

Wirkung eines Salicylats auf den Magen ist um so größer, je stärker die entzündungshemmende Wirkung dieses Mittels ausgeprägt ist. Bei der Bekämpfung von Rheuma geht es nämlich hauptsächlich darum, Entzündungen zu unterdrücken. Wer wirksame Rheumamittel einnimmt, leidet auch häufiger an Magenbeschwerden.

Weil die Wirkdauer der Acetylsalicylsäure nicht sehr lang ist und das Blut die intakte ASS aus Tabletten individuell verschieden aufnimmt, ist die notwendige Dosis selbst zu bestimmen. Für Erwachsene normal sind zwei Tabletten bei Bedarf (bei anhaltenden Schmerzen bis dreimal täglich). Bei manchen hilft aber schon eine Tablette, während andere drei benötigen.

2. Auswirkungen auf die Blutgerinnung

Da die Acetylsalicylsäure die Blutgerinnung hemmt, sollten Frauen, die zu starken Menstruationsblutungen neigen, während der Menstruation auf ASS verzichten. Schwere Blutungen können entstehen, wenn ASS zusammen mit anderen gerinnungshemmenden Mitteln wie Coumadin, Falithrom und Marcumar eingenommen wird.

Andererseits wird der Einfluß der Acetylsalicylsäure auf die Blutgerinnung bei der Prophylaxe des Herzinfarktes therapeutisch genutzt. Aus Untersuchungen geht klar hervor, daß die Acetylsalicylsäure das Risiko eines Herzinfarktes deutlich verringert. Berichte darüber erschienen in allen Zeitungen. Vielfach wird Herzpatienten schon Acetylsalicylsäure zur Dauereinnahme verschrieben, vorzugsweise 100 bis 300 Milligramm pro Tag, wobei sich hier die 100 mg Dosierung durchsetzt. Aus einer Rotterdamer Untersuchung geht ferner hervor, daß die Acetylsalicylsäure bei der Behandlung von Schwangerschaftsvergiftungen wirksam ist, und ein Forscher möchte, daß alle schwangeren Frauen mit hohem Blutdruck das Mittel nehmen. Es zeigt sich auch, daß die Gefahr des Grünen Stars um fünfzig Prozent zurückgeht, wenn man über längere Zeit Acetylsalicylsäure zu sich nimmt. Weitere Entdeckungen stehen aus. In amerikanischen Zeitschriften erscheinen bereits Werbekampagnen mit Erfolgsberichten über das Allheilmittel ASS. »Jeden Tag ein Aspirin«, lautet die Botschaft. Bei aller Euphorie, die berechtigt ist, wenn ein Patient einem solchen Mittel verbessertes Wohlbefinden und ein deutlich vermindertes Infarktrisiko verdankt, muß doch vor dem Dauergebrauch als allgemeine Vorbeugungspille gegen alle möglichen potentiellen Erkrankungen gewarnt werden. Wie alle biochemisch wirksamen Arzneimittel greift auch dieses in den Körperhaushalt ein. Nutzen und Risiken einer Dauereinnahme kann letztlich nur der Arzt im Einzelfall anhand einer gründlichen Untersu-

1 SCHMERZMITTEL UND MITTEL GEGEN ERKÄLTUNGSKRANKHEITEN

chung abwägen. Wer rundum gesund ist, hat keinen Grund, ASS zur Vorbeugung einzunehmen, aber einen Grund mehr, die ungünstigen Nebenwirkungen des Mittels zu meiden.

Acetylsalicylsäure zur Vorbeugung gegen Herzerkrankungen wird auch in Kombination mit anderen Wirkstoffen, zum Beispiel dem Dipyridamol, angeboten. Dieser Wirkstoff ist in den Präparaten Asasantin, Persantin, Persumbran, Dipyridamol ratiopharm enthalten. Dipyridamol dient angeblich der besseren Sauerstoffversorgung des Herzmuskels. Allerdings konnte in Untersuchungen gezeigt werden, daß mit dieser Kombination keine bessere Wirkung als mit Acetylsalicylsäure allein erzielt wird. Bei hoher Dosierung des Dipyridamols ist es sogar möglich, daß der Herzmuskel schlechter durchblutet wird, also das Gegenteil des erwünschten Effekts eintritt (*Ammon HPT, 1991, Arzneimittelneben- und Wechselwirkungen, 603-604*). Persumbran enthält darüber hinaus das potentiell suchterzeugende Benzodiazepin Oxazepam. Das Präparat muß, zumindest in dieser Indikation, als nicht sinnvoll und daher negativ bewertet werden (*Greiser E., 1982, Arzneimittelindex, 2. Auflage*).

3. ÜBEREMPFINDLICHKEIT

Eine der häufigsten Nebenwirkungen von Arzneimitteln sind die Überempfindlichkeits- oder allergischen Reaktionen. Sie sind auch bei der Acetylsalicylsäure beobachtet worden. Der Patient merkt es an einem teilweise juckenden Hautausschlag oder an geschwollenen Augenlidern und Füßen. Menschen, die ohnehin überempfindlich oder allergisch reagieren – zum Beispiel Patienten mit Asthma oder Ekzemen –, leiden stärker darunter als andere. Asthmapatienten können nach der Einnahme von Aspirin in Atemnot geraten. So kennt man diese Acetylsalicylat-Trias: drei Erscheinungen in einer, nämlich Nasenpolypen, Asthma und Aspiringebrauch.

Die Überempfindlichkeit gegen Acetylsalicylsäure wird stark unterschätzt. Mindestens 25 Prozent derjenigen, die an einem juckenden Hautausschlag (Urticaria oder Nesselsucht) leiden, vertragen anscheinend keine Acetylsalicylsäure. Aus Untersuchungen wissen wir, daß die Zahl bei Asthmapatienten zwischen acht und zwanzig Prozent schwankt. Bei Asthmapatienten mit Nasenpolypen erhöht sich dieser Anteil auf dreißig bis vierzig Prozent der Fälle.

Wer überempfindlich auf ASS reagiert, verträgt leider oft auch andere Schmerzmittel nicht. In diesem Fall können ähnliche Beschwerden auftreten mit Indometacin (Amuno, Indomet-ratiopharm, Indo-Phlogont), Naproxen (Apranax, Dysmenalgit, Proxen), Ibuprofen (Ibu-vivimed, Ibuprofen Klinge), Tolmetin (Tolectin), Piroxicam (Felden) und Diclofenac (Voltaren, Diclofenac ratiopharm, Diclo ct). Wenn mit diesen Mitteln Unverträglichkeitserscheinungen auftreten, kann man ohne weiteres auf Paracetamol ausweichen.

4. DAS REYE-SYNDROM

Eine ernste Nebenwirkung der Acetylsalicylsäure bei Kindern bis etwa zwölf Jahren ist das Reye-Syndrom. Es handelt sich um eine Erkrankung der Leber und des Gehirns, die einhergeht mit langanhaltendem Erbrechen, Lustlosigkeit, Bewußtseinsstörungen (eventuell sogar Koma) und Änderungen des Verhaltens. Eins von vier erkrankten Kindern stirbt daran, und das Risiko schwerer Nervenschäden bei den Überlebenden ist sehr groß. Die Krankheit wurde 1963 von Reye beschrieben. Bereits 1965 vermutete man den Zusammenhang mit der Einnahme von Acetylsalicylsäure, konnte ihn jedoch nicht beweisen. In Australien führten Berichte über den möglichen Zusammenhang dazu, daß die Acetylsalicylsäure an Ansehen verlor und gemieden wurde; in der Folge gab es weniger Fälle des Reye-Syndroms. Ähnliches geschah in den USA. Eine große und recht solide Untersuchung (*JAMA 1987; 257: 1905–1911*) fand Gründe zur Annahme, daß eine Beziehung zwischen der Einnahme von Acetylsalicylsäure und dem Entstehen des Reye-Syndroms besteht, doch soll es auch andere Ursachen für diese Krankheit geben.

Wahrscheinlich ist an dieser Nebenwirkung nicht die Acetylsalicylsäure allein schuld, sondern das Zusammentreffen des Mittels mit einer Viruserkrankung wie Grippe oder Windpocken. Doch auch dieser Zusammenhang wird von englischen Spezialisten in Frage gestellt.

In den USA wurde 1984 das Reye-Syndrom bei 190 Kindern nachgewiesen. Man schätzt, daß, bezogen auf eine Million Kinder, die Acetylsalicylsäure eingenommen haben, drei bis neun von ihnen am Reye-Syndrom erkranken. In England ist man rechnerisch auf eine Zahl von drei bis sechs Fällen auf eine Million Kinder gekommen. In den USA beträgt das Durchschnittsalter der Erkrankten elf Jahre, in England dagegen vierzehn Monate. In der Bundesrepublik existieren dazu keine Zahlen.

Der Zusammenhang zwischen der Acetylsalicylsäure und dem Reye-Syndrom ist zwar nicht zweifelsfrei gesichert. Für die amerikanischen Behörden war er jedoch so unabweislich, daß sie davor gewarnt haben, Kindern mit Grippe oder Windpocken Acetylsalicylsäure zu verabreichen. Im Einvernehmen mit den Pharmafirmen wurde folgen-

1 SCHMERZMITTEL UND MITTEL GEGEN ERKÄLTUNGSKRANKHEITEN

der Text auf dem Beipackzettel vorgeschrieben: »Fragen Sie einen Arzt um Rat, bevor Sie dieses Heilmittel an Kinder oder auch Teenager mit Windpocken oder Grippe verabreichen.« Das überzeugendste Argument gegen die Gabe von Acetylsalicylsäure an Kinder resultiert aus dieser Maßnahme: Seit sie in Kraft getreten ist, ist auch das Reye-Syndrom viel seltener geworden.

In England wurden Kinderpackungen der Acetylsalicylsäure aus dem Handel genommen. Auch dort rät man, Kindern bei Fieber oder Schmerzen ein anderes Mittel zu geben.

In der Bundesrepublik müssen ASS-haltige Arzneimittel seit Anfang 1984 den Warnhinweis tragen: Acetylsalicylsäure soll »bei Kindern und Jugendlichen, bei denen der Verdacht auf eine Virusgrippe und Windpocken besteht, nur dann angewendet werden, wenn andere Maßnahmen nicht wirken«. Noch 1988 wurde mit dem Markennamen »Aspirin Junior« und durch ausdrückliche Empfehlung der Firma Bayer im Beipackzettel der Eindruck erweckt, dieses Mittel sei besonders für Kinder und Jugendliche geeignet. Ein Jahr darauf erfolgte, möglicherweise aufgrund des öffentlichen Drucks, eine Namensumstellung auf »Aspirin 100«.

Da als fiebersenkendes Mittel für Kinder das Paracetamol zur Verfügung steht, ist es unnötig, das Risiko einer Schädigung durch Acetylsalicylsäure einzugehen, mag es, statistisch gesehen, auch noch so gering sein.

In diesen Zusammenhang gehört das grundsätzliche Problem der übereilten und zumeist unnötigen Verabreichung von Arzneimitteln an Kinder. Nach einer Untersuchung der AOK Essen erhalten 74 Prozent aller Kinder bis fünf Jahre und 66 Prozent der Kinder bis zehn Jahre gelegentlich oder öfter Arzneimittel. Die Gesamtmenge der Mittel, die den Vorschulkindern verordnet wird, ist jedoch so groß, als wäre jedes dieser Kinder zehn Monate im Jahr krank (*Heeke A., 1992*). In dem Buch *Drugs for Children* (*WHO 1987*) ist der Rat zu lesen, man solle Kindern mit Fieber unter 39 Grad keine Arzneimittel verabreichen. Feuchte Wadenwickel sind in diesen Fällen meist zweckmäßiger. Nur bei Kindern mit Herzfehlern oder epileptischen Anfällen ist die Gabe von fiebersenkenden Mitteln sinnvoll.

Auch aus erzieherischen Gründen muß der voreiligen Verabreichung von Arzneimitteln an Kinder entgegengewirkt werden. Viele Eltern greifen bereits bei harmlosen Beschwerden in die Hausapotheke, um »nur für alle Fälle« das Richtige zu tun. In Zweifelsfällen sollte aber ohnehin der Arzt konsultiert werden. Und auch er sollte befragt werden, ob es sinnvolle Alternativen zur medikamentösen Behandlung gibt. Andernfalls liegt es nahe, daß bereits den Kindern der Arzneimittelkonsum und -mißbrauch als einzige Reaktion auf die Warnsignale des Körpers antrainiert wird.

5. Einige weitere Nebenwirkungen

Alle Salicylate können folgende Nebenwirkungen entwickeln: Magenschmerzen, Sodbrennen, Durchfall, Erbrechen, Benommenheit, Schläfrigkeit, Kopfschmerzen und Reizungen der Mundschleimhaut. Zwar treten diese Beschwerden mit unterschiedlicher Häufigkeit auf und sind zum Teil, wie oben beschrieben, durch die Art der Einnahme bedingt. Wer aber unter solchen Symptomen leidet, sollte überlegen, ob nicht die Acetylsalicylsäure die Ursache sein könnte. Langdauernder Gebrauch der ASS kann zu Benommenheit, Ohrensausen, Taubheitsgefühlen, quälendem Durst, Unpäßlichkeit, Erbrechen und Verwirrtheit führen. Auch Niedergeschlagenheit stellt sich gelegentlich ein.

Aber: Man sollte das Kind nicht mit dem Bade ausschütten. Natürlich können Sie unbesorgt hin und wieder eine ASS-Tablette schlucken. Schließlich ist die Acetylsalicylsäure, mit Bedacht eingenommen, wahrscheinlich mit geringeren Risiken behaftet als die anderen einfachen Schmerzmittel. Das gilt sicher, wenn derjenige, der das Mittel einnimmt, einen gesunden Magen hat und keine gerinnungshemmenden Arzneien einnimmt. Die Tablette sollte in Wasser aufgelöst und nicht trocken geschluckt werden; das sollte eine halbe Stunde vor dem Essen, nicht aber auf nüchternen Magen geschehen. Fragen Sie in der Apotheke nach einem Präparat mit dem Wirkstoffnamen. Die sind meist billiger als die Markenpräparate.

(3) Andere leichte Schmerzmittel

> **Diflunisal** (Fluniget), **Mefenaminsäure** (Ponalar, Parkemed), **Flufenaminsäure** (Dignodolin), **Nifluminsäure** (Actol)

Es gibt noch andere schmerzstillende Stoffe, die ähnlich wie Acetylsalicylsäure oder Paracetamol wirken, aber einen kleineren Marktanteil besitzen.

1982 wurde das Diflunisal unter der Bezeichnung Fluniget in unserem Land eingeführt. In mehreren Untersuchungen wurde Diflunisal mit der Acetylsalicylsäure verglichen. Diflunisal ist ungefähr so wirksam wie Acetylsalicylsäure. Die Wirkdauer soll etwas länger sein, aber es trifft gewiß nicht zu, daß das Mittel sicherer ist. Eine fiebersenkende Wirkung ist im Tierversuch nachweisbar, beim Menschen jedoch wesentlich schwächer als die der Acetylsalicylsäure (*ASP, 2. Erg.-Lfg. 1983*). Eine Überlegenheit der entzündungshemmenden und der schmerzstillenden Wirkung gegenüber der ASS ist nicht zweifelsfrei belegt, ohne Zweifel aber ist die ASS billiger.

Weiterentwicklungen der Anilinpräparate, zu denen auch das Paracetamol gehört, sind die Mefenaminsäure (Ponalar, Parkemed), die Flufenaminsäure (Dignodolin, Sastridex) und die Nifluminsäure (Actol), die zum Teil nur für die äußerliche Anwendung angeboten werden. Ihre Verwendung als Rheumamittel wird in Kapitel 2 behandelt. Nach Meinung von Fachleuten (*Mutschler, 1991*) haben die Mittel zum Einnehmen gegenüber ASS keine Vorteile, vielmehr sind schwere Nebenwirkungen, zum Beispiel nierenschädigende Effekte, eher häufiger. Auf die Einnahme dieser Mittel sollte daher zugunsten besser verträglicher Substanzen verzichtet werden.

(4) Ibuprofen

> **Ibuprofen** mit 200 Milligramm Wirkstoff (Aktren 200 mg, Contraneural 200, Dentigoa forte, Dimidon, Dismenol N, Dolormin, Fibraflex 200, Gynofug 200, Ibu 200, Ibu Vivimed gegen Schmerz, Ibuprofen 200, Ibutad 200, Mobilat Schmerztabl., Parsal 200, Seclodin, Togal N gegen Kopfschmerzen, Urem, Wero Ibuprofen 200)

Seit 1989 ist Ibuprofen, das schon lange in der Rheumatherapie eingesetzt wird, als Schmerzmittel in einer Dosierung bis zu 200 Milligramm pro Tablette rezeptfrei erhältlich. Der Schmerzmittelmarkt in der Bundesrepublik stand Ende der achtziger Jahre unter Druck, ein neues rezeptfreies Schmerzmittel einzuführen. Die bekannten Präparate mit Acetylsalicylsäure und Paracetamol waren damals aufgrund ihrer Nebenwirkungen in die Diskussion geraten. Es häuften sich Meldungen über Nebenwirkungen, insbesondere über das Reye-Syndrom bei der Acetylsalicylsäure oder Nierenschädigungen durch Paracetamol. Es fehlte also ein »modernes« Schmerzmittel, das sowohl in seinen Wirkungen als auch in seinen Nebenwirkungen akzeptabel sein sollte. Dies glaubte man in Ibuprofen, das in den USA häufig in der Schmerztherapie angewendet wurde, gefunden zu haben.

LEICHTERE MITTEL GEGEN SCHMERZEN UND ERKÄLTUNGEN

Bei der Einführung des Ibuprofens als Schmerzmittel erweckte die Pharmaindustrie den Eindruck, als handelte es sich um einen völlig neuen Arzneistoff. Auch die Bewertung durch die Presse war sehr unkritisch. Zu Beginn dieses Abschnitts sind die Markennamen einiger Arzneimittel aufgeführt, die Ibuprofen enthalten. Alle Tabletten oder Dragees mit bis zu 200 Milligramm können als einfache Schmerzmittel betrachtet werden. Größere Dosierungen mit etwa 600 bis 1200 Milligramm sind der Rheumabehandlung vorbehalten, dann allerdings der Rezeptpflicht unterstellt.

Ibuprofen ist seit 1969 bekannt und kann somit nicht als Neuentwicklung bezeichnet werden. Bereits vor Einführung des Ibuprofens als Schmerzmittel war abzusehen, daß das Medikament bald nicht mehr an eine Verschreibung gebunden, sondern frei verkäuflich sein würde. Mit dieser Entscheidung folgte das Bundesgesundheitsamt der englischen Gesundheitsbehörde. Wahrscheinlich steht uns mit dem Rheumamittel Naproxen, das hier in den Apotheken unter den Markennamen Apranax, Dysmenalgit und Proxen angeboten wird, ähnliches bevor. In den USA und in England kämpft die Pharma-Lobby mit allen Mitteln darum, daß Naproxen in niedriger Dosierung als Schmerzmittel für den allgemeinen Gebrauch rezeptfrei angeboten werden darf.

Ibuprofen kann im Vergleich zur Acetylsalicylsäure oder zum Paracetamol nicht als »besserer« Wirkstoff gelten. Für die einfache Schmerzbekämpfung sollte man dem Paracetamol in den meisten Fällen (siehe Abschnitt »Paracetamol«) den Vorzug geben.

Im Tierversuch lieferte Ibuprofen phantastische Ergebnisse, die beim Menschen allerdings nicht durchweg erreicht wurden. Als Rheumamittel beispielsweise mußte es stets höher dosiert werden, um eine sichere Wirkung zu erzielen. Dies wird im Kapitel 2 ausführlicher behandelt. In einer Dosierung von 200 Milligramm ist das Ibuprofen weniger wirksam als die Acetylsalicylsäure in der Standarddosis. Dies mag daran liegen, daß Ibuprofen im Gegensatz zur Acetylsalicylsäure erst im Dünndarm aufgenommen wird. Damit die Wirkung möglichst schnell eintritt, sollte auch dieses Arzneimittel vor dem Essen mit viel Flüssigkeit genommen werden. Da das Mittel gut erprobt ist, kann es auch als Alternative, insbesondere bei Regelbeschwerden, in Betracht gezogen werden. Aber auch hier gilt: Die Nebenwirkungen sollten bekannt sein.

Ibuprofen: Nebenwirkungen

Im Juli 1990 wies das Bundesgesundheitsamt auf das Risiko einer Hirnhautentzündung (Meningitis) durch Ibuprofen hin. Die genauen Mechanismen dieser Nebenwirkung sind nicht bekannt, es scheint sich

SCHMERZMITTEL UND MITTEL GEGEN ERKÄLTUNGSKRANKHEITEN

um eine Immunreaktion zu handeln. Wird das Arzneimittel abgesetzt, verschwindet die Hirnhautentzündung, bei erneuter Einnahme tritt sie wieder auf. Eine Hirnhautentzündung kann sich durch starke Kopfschmerzen, Übelkeit, Erbrechen, Schlaflosigkeit und Nackensteife ankündigen. Es ist dann selbstverständlich, dieses Mittel abzusetzen und einen Arzt zu konsultieren.

Die Nebenwirkungen des Ibuprofens sind ansonsten ähnlich denen der Acetylsalicylsäure. Es erzeugt manchmal Beschwerden im Magen-Darm-Kanal, und es treten relativ häufig Überempfindlichkeitsreaktionen auf, die allerdings selten ernsthaft ausfallen. Auch die allergischen Reaktionen bei Menschen mit Asthma gleichen einander stark. Ibuprofen kann schädlich sein für die Nieren; einige Untersuchungen beruhigen uns allerdings in diesem Punkt, während andere wiederum die gegenteilige Meinung vertreten. 1989 wurde im *New England Journal of Medicine* gefordert, daß auch Ibuprofen auf dem Beipackzettel eine Warnung mit dem Hinweis auf mögliche Nierenkrankheiten tragen müsse. Diese zeigten sich im Tierversuch mit Ratten, vor allem in Kombination mit Coffein. Mittlerweile ist die mögliche Nierenschädigung in die Nebenwirkungsliste aufgenommen.

Die heftigen Asthmaanfälle, die als Nebenwirkungen der Acetylsalicylsäure bekannt sind, kommen bei Ibuprofen ebenso vor. 1987 wurde in England der Tod eines Patienten bekannt, der nach der Einnahme von zwei Tabletten Ibuprofen einen solchen Asthmaanfall bekommen hatte. Er hatte das Arzneimittel beim Drogisten gekauft und eingenommen, obwohl im Beipackzettel vor dieser Nebenwirkung gewarnt wurde.

Wer auf Acetylsalicylsäure überempfindlich reagiert, darf nicht denken, er könne nun ohne Gefahr Ibuprofen einnehmen, da für beide Stoffe eine sogenannte Kreuzallergie besteht.

(5) Pyrazolone

> **Metamizol** (Analgin, Baralgin M, Novalgin, Novaminsulfon, Novaminsulfon-ratiopharm), **Phenazon** (Dentigoa N, Eu-Med, Migräne-Kranit mono), **Propyphenazon** (Commotional 500, Eufibron, Isoprochin P)

Phenazon, Propyphenazon und Metamizol stellen die am längsten bekannten Rheumamittel dar und waren früher auch als allgemeine

LEICHTERE MITTEL GEGEN SCHMERZEN UND ERKÄLTUNGEN

Schmerzmittel sehr verbreitet. Wegen der zum Teil sehr starken Nebenwirkungen sind sie aber aus den meisten Ländern verschwunden. In der BRD kommen Phenazon und Propyphenazon überwiegend in meist rezeptfreien Kombinationen vor. Es ist merkwürdig, daß sie hier noch geduldet werden. Im Abschnitt über die Kombinationspräparate werden wir darauf eingehen. Das Metamizol, das auch unter der Bezeichnung Novaminsulfon bekannt ist, wurde in vielen Ländern aus dem Handel genommen, nachdem die Fachleute jahrelang über die Nebenwirkungen diskutiert hatten. Bei uns ist es allerdings weiterhin erhältlich. Das Metamizol ist unter den Namen Analgin, Baralgin M, Novalgin und unter seinem Freinamen Novaminsulfon im Handel. Phenazon, Propyphenazon und Metamizol sind berüchtigt für ihre Nebenwirkungen, besonders für die Gefahr des Schocks und der Agranulozytose, die durch eine starke Verminderung der weißen Blutkörperchen gekennzeichnet ist. Solche Nebenwirkungen sind für ein einfaches Schmerzmittel unannehmbar, und in vielen Ländern sind diese Mittel deshalb aus dem Verkehr gezogen worden. Die hohen Risiken des Metamizols gelangten insbesondere durch den Tod der Siebenkämpferin Birgit Dressler in die breite Öffentlichkeit. Ihr Tod war auf die Agranulozytose, die auch eine Nebenwirkung des Metamizols ist, zurückzuführen.

Die Firma Hoechst, die das Metamizol produziert, finanzierte eine große Untersuchung, um zu beweisen, daß der Wirkstoff nicht so gefährlich ist wie behauptet. Man gestand natürlich ein, daß das Mittel eine Agranulozytose auslösen kann, doch behauptete man, mit dieser Nebenwirkung sei nur gelegentlich zu rechnen. 1986 wurden die Ergebnisse dieser Untersuchung veröffentlicht (*JAMA 1986; 256: 1749*). Danach liegt die Wahrscheinlichkeit einer Agranulozytose durch Metamizol bei eins zu 30 000, und damit ist eine breite Anwendung dieses Mittels unakzeptabel. Entsprechend unbarmherzig ging das englische medizinische Wochenblatt *The Lancet* mit dem Metamizol um. Auch in der Bundesrepublik wurden Forderungen laut, daß das Mittel vom Markt genommen werden sollte.

Aus einigen Ländern ist das Metamizol tatsächlich verschwunden, doch insgesamt bietet sich ein anderes Bild. Im Zeitraum von 1987 bis 1988 enthielten 26 Prozent der 1739 bekannten Schmerzmittel den Wirkstoff Metamizol. Nach dem Paracetamol ist es damit das am meisten gebrauchte Schmerzmittel der Welt. Angesichts des Risikos und der viel besseren Alternativen ist das nicht vertretbar. Die Organisation *Health Action International* (*HAI*) startete denn auch eine weltweite Kampagne gegen Metamizol oder Dipyron unter der Bezeich-

SCHMERZMITTEL UND MITTEL GEGEN ERKÄLTUNGSKRANKHEITEN

nung »*Dipyron – a drug no-one needs*« (»Dipyron – ein überflüssiges Medikament«).

Es ist zu hoffen, daß das Metamizol aus der Hitliste der Verordnungen verschwindet. Mittlerweile dürfte auch bekannt sein, daß eine dem Wirkstoff zugesprochene krampflösende Eigenschaft bei normaler Dosierung nicht vorhanden ist.

(6) Analgetika-Kombinationen

Paracetamol/Coffein (Azur, Sigura E plus, Octadon P, Temagin Paracetamol plus, Toximer C, Zentragress Nestmann), **Acetylsalicylsäure/Coffein** (Coffetylin, Aspirin forte, Mandros »A + C«), **Phenazon/Coffein** (Coffeemed N, Coffo-Selt), **Propyphenazon/Coffein** (Optalidon N), **Propyphenazon/Paracetamol/Coffein** (Novo Petrin, Ozabran N, Saridon Neu, Dietic Schmerz Kapseln), **Phenazon/Coffein/Zitronensäure** (Migränin), **Acetylsalicylsäure/Paracetamol/Coffein** (Alacetan N, Antineuralgie Tabletten, Boxonal Schmerztabletten, CC-forte-Tabletten, Congrippin RR, Dolomo T, Fineural N, HA-Tablinen, Herbin-Stodin, Neuralgin, Neuramag sine, Neuranidal, Rio-Josipyrin N, Thomapyrin), **Acetylsalicylsäure/Glycin** (Godasal), **Acetylsalicylsäure/Zitronensäure/Natriumhydrogencarbonat** (Alka-Seltzer), **Paracetamol/Acetylsalicylsäure/Ascorbinsäure** (ASS Kombi, ASS-Kombi ratiopharm, Thomapyrin C), **Acetylsalicylsäure/Ethenzamid** (Eu-Med S), **Salicylamid/Ethenzamid** (Glutisal), **Acetylsalicylsäure/Ascorbinsäure** (ASS + C ratiopharm, Aspirin plus C (Gerke), Aspirin plus C (Opti Arznei), Boxazin plusC, Ilvico Erkältungs-Brause, Klar Schmerztabletten, Melabon plus C, ViviRhin S Brausetabletten gegen Erkältung), **Paracetamol/Coffein/Salicylamid/Tiemoniumiodid** (Coffalon), **Paracetamol/Extr. Rhizom. Piper. methystic./Extr. Rad. Taraxaci** (Dolo ArthrosettenN), **Acetylsalicylsäure/Coffein/Ascorbinsäure** (Ring N Tabletten, Togal Kopfschmerzbrause), **Diclofenac/Thiaminnitrat/Pyridoxin-HCl/Cyanocobalamin** (Neuro Effekton, Neurofenac), **Thiaminnitrat/Pyridoxin-HCl/Paracetamol** (Dolo Neurobion N), **Paracetamol/Thiaminnitrat/Pyridoxin-HCl/Cyanocobalamin** (Dolo Neurobion forte), **Thiaminnitrat/Paracetamol** (Vivimed N), **Thiaminnitrat/Paracetamol/Propyphenazon/Coffein** (Vivimed)

LEICHTERE MITTEL GEGEN SCHMERZEN UND ERKÄLTUNGEN

Wer sich in der Küche ein bißchen auskennt, weiß, daß es Spaß macht, verschiedene Dinge miteinander zu kombinieren. Will man etwas süßer machen, so nimmt man einen Löffel Zucker oder einen Löffel Honig. Aber kein Mensch käme auf die Idee, einen halben Löffel Honig und einen halben Löffel Zucker zu kombinieren, damit das Endergebnis dann um vieles süßer wird. In der pharmazeutischen Industrie gibt es immer noch Küchenchefs, die behaupten, sie könnten ein wirksameres Schmerzmittel schaffen, indem sie mehrere Wirkstoffe miteinander kombinieren, wie die lange Liste oben zeigt. Es gibt nur eine Handvoll Wirkstoffe, die man auf unterschiedliche Weise miteinander kombinieren kann: Acetylsalicylsäure mit Paracetamol. Es darf auch etwas Coffein dabei sein, etwas Vitamin C oder Vitamin B. Man kann auch ein bißchen vom Hustenmittel Phenylephrin hinzufügen oder die etwas weniger harmlosen Schmerzmittel Phenazon oder Propyphenazon.

Diese Kombinationspräparate kann man nicht als Gewinn für die Hausapotheke bezeichnen. Paracetamol und Acetylsalicylsäure in Kombination helfen nicht besser gegen Schmerzen als jedes für sich allein. Die Chefköche der pharmazeutischen Industrie meinen, die Nebenwirkungen der Kombinationspräparate würden sich infolge der entsprechend geringeren Dosierung der Einzelkomponenten ebenfalls vermindern. Das Gegenteil ist richtig. Die Bestandteile eines solchen Kombinationspräparats treten in Wechselwirkung miteinander, und es muß davon ausgegangen werden, daß bei Kombination von Paracetamol und Acetylsalicylsäure die nierenschädigende Wirkung wesentlich größer ist als bei einem Monopräparat. Dadurch, daß die Acetylsalicylsäure die Durchblutung der Niere stört, wird die schädliche Wirkung des Paracetamols auf die Niere verstärkt. Das kann aber doch nicht der Sinn eines einfachen Mittels gegen Kopf- oder Zahnschmerzen sein! Das Risiko einer Nierenschädigung beträgt zwar nur 13 zu einer Million, aber das heißt immerhin, daß jedes Jahr eine beträchtliche Zahl von Menschen an der Niere erkranken, weil sie derartige Kombinationspräparate geschluckt haben, obwohl Paracetamol oder Acetylsalicylsäure allein sicherer und ebenso wirksam sind. Viele Pharmakologen raten denn auch seit langem schon von Schmerzmittel-Kombinationspräparaten ab (*JAMA 1984; 251: 3123*).

Nachdem das Phenacetin wegen der nierenschädigenden Wirkung verboten wurde, ist es in den meisten Medikamenten durch Paracetamol ersetzt worden. Schmerzmittel wie Gelonida, Treupel, Contraneural sind deswegen heute nicht mehr dieselben wie noch vor einigen Jahren. Damals hoffte man, die meisten Probleme im Zusammenhang

SCHMERZMITTEL UND MITTEL GEGEN ERKÄLTUNGSKRANKHEITEN

mit Kombinationspräparaten gelöst zu haben, doch erwies sich das schnell als Illusion. Neuere Studien zeigen, daß die Kombination von Acetylsalicylsäure und Paracetamol, insbesondere wenn auch Coffein noch hinzukommt, genauso schädlich für die Nieren ist und zum Nierenversagen führen kann (*N Engl J Med 1989; 320: 1269*). Die Endstation heißt dann »Künstliche Niere«.

1984 fand in Amerika eine der sogenannten Consensus-Konferenzen statt, über die das *Journal of the American Medical Association* (Juni 1984) berichtete. Diese Konferenzen sollen zu bestimmten Fragen therapeutische Richtlinien erarbeiten. In den Entscheidungen dieser Konferenzen ist gar nicht die Rede von Phenacetin; sie galten vielmehr den Gefahren, die bei der Kombination fiebersenkender Schmerzmittel entstehen. Solche Kombinationspräparate führen, wenn man sie längere Zeit in höherer Dosierung einnimmt, zu chronischen Nierenschäden und erhöhen die Wahrscheinlichkeit einer Krebserkrankung der Harnwege. Die Wirkstoffe für sich allein verursachen offensichtlich keine solchen Schäden.

BEISPIELE FÜR GEÄNDERTE ZUSAMMENSETZUNGEN VON SCHMERZMITTELN

alt	neu
Contraneural N (Acetylsalicylsäure, Paracetamol, Codeinphosphat)	*Contraneural 200* (Ibuprofen)
Spalt N (Paracetamol, Acetylsalicylsäure Phenazon, Coffein)	*Spalt ASS* (Acetylsalicylsäure)
Optalidon N (Propyphenazon, Coffein)	*Optalidon 200* (Ibuprofen)
Fibraflex (Propyphenazon, Meprobamat)	*Fibraflex 200* (Ibuprofen)

(Deutsches Ärzteblatt 1989:1207)

LEICHTERE MITTEL GEGEN SCHMERZEN UND ERKÄLTUNGEN

Man muß sich fragen, warum es das Bundesamt für Arzneimittel bisher gutgeheißen hat, daß die Pharmafirmen stillschweigend das Phenacetin durch Paracetamol ersetzten.

Aber diese Bäumchen-wechsle-dich-Spiele sind keine Seltenheit. Nicht jedes Arzneimittel, das einem vertraut erscheint, ist noch das alte. Es kann durchaus vorkommen, daß unter Beibehaltung des Markennamens Arzneistoffe ausgetauscht, kombiniert, anders deklariert oder entfernt werden, und am Ende steht ein völlig anderes Arzneimittel.

Ein weiteres Beispiel für die Produktverwirrung stellt das altbekannte Schmerzmittel Togal dar:

Togal 500 Zäpfchen
Markteinführung: 1988
Inhaltsstoff: Paracetamol

Togal ASS 400 Tabletten
Markteinführung: 1992
Inhaltsstoff: Acetylsalicylsäure

Togal Caps
Markteinführung: vor mehreren Jahrzehnten
Inhaltsstoffe: Acetylsalicylsäure
Chinindihydrochlorid
Lithiumcitrat

Togal Kopfschmerzbrause
Markteinführung: 1985
Inhaltsstoffe: Acetylsalicylsäure, Ascorbinsäure, Coffein

Togal N gegen Kopfschmerzen
Markteinführung: 1989
Inhaltsstoff: Ibuprofen

Blicken Sie da noch durch? Wenn Arzneimittelnamen geändert wurden, zum Beispiel durch Hinzufügung eines »N«, so bedeutet das noch lange nicht, daß fortan nur das neue Arzneimittel erhältlich ist. Es sind Übergangszeiten bis zu 24 Monaten vorgesehen, in denen man entweder das Arzneimittel mit dem alten oder bereits dem neuen Wirkstoff unter dem gleichen oder leicht veränderten Namen erhält. Ob durch diese Verfahrensweise die Arzneimittelsicherheit für die Patienten gewährleistet bleibt, ist mehr als fraglich. Hier scheint es sich eher um

1 SCHMERZMITTEL UND MITTEL GEGEN ERKÄLTUNGSKRANKHEITEN

eine Art Etikettenschwindel zu handeln. Anstatt diese Vorgehensweise zu verbieten, wird dem verordnenden Arzt und dem Patienten ein vermehrtes Risiko zugemutet.

Ein Land mit einer zeitgemäßen Arzneimittelkontrolle würde auch andere Kombinationspräparate, die nach wie vor erhältlich sind, kurzerhand verbieten. Es ist in den letzten Jahren zwar ein erfreulicher Trend zu den Einstoffpräparaten zu erkennen, dennoch sind die am häufigsten gekauften Schmerzmittel Kombinationspräparate. Wenn man koffeinhaltige Schmerzmittel über längere Zeit genommen hat und dann absetzen will, entwickelt sich ein Entzugskopfschmerz: Man greift wieder zur Schmerztablette – und der Teufelskreis hat begonnen. Das ist der Anfang eines durch Schmerzmittel verursachten Mißbrauchs, der allzuoft an der künstlichen Niere endet.

Schmerzmittelkombinationen gibt es in vielen Varianten, zum Beispiel Togal Caps mit Chinin und dem in der antidepressiven Therapie eingesetzten Lithium neben einem nicht sehr hoch dosierten schmerzstillenden Stoff. In höheren Dosierungen ist Chinin geeignet, malariabedingtes Fieber zu behandeln, in Schmerzmittel gehört es wegen einer relativ häufigen Chinin-Allergie nicht hinein (*Mutschler 1986*). Der Zusatz von Lithium ist wegen der möglichen Verschlimmerung einer Migräne wenig nachvollziehbar.

Vitamin B1 (Thiamin), Vitamin B6 (Pyridoxin) oder Vitamin B12 (Cobalamin) sind oft in Schmerzmitteln als Komponenten enthalten. Eine schmerzstillende Wirkung oder eine Verstärkung der anderen Wirkstoffe ist durch die B-Vitamine nicht zu erwarten. Der Zusatz von Vitamin C kann die Aufnahme von Acetylsalicylsäure verbessern, verschlechtert aber gleichzeitig die Verträglichkeit, insbesondere die Magenverträglichkeit. Der Tagesbedarf an Vitaminen ist ebensogut durch eine ausgewogene Ernährung zu decken.

Phenazon und/oder Propyphenazon, die beide zur Familie der Pyrazolone gehören, sind in vielen Schmerz- und Grippemitteln wie Vivimed, Spalt N und Optalidon enthalten. Die Pyrazolone sind vor allem deswegen berüchtigt, weil sie bisweilen Agranulozytose, eine Veränderung des Blutbildes, hervorrufen. Vor Phenazon für Kinder unter sieben Jahren wird in der *Roten Liste* (ein Arzneimittelverzeichnis der Pharma-Industrie, das jährlich kostenlos zu Werbezwecken an Ärzte und Apotheken verschickt wird und häufig als Nachschlagewerk dient) gewarnt, weil nicht genügend Erfahrungen mit diesem Stoff vorliegen. Wegen der höheren Nebenwirkungsrate sollten die Pyrazolone hinter der Acetylsalicylsäure oder dem Paracetamol zurückstehen.

Propyphenazon ist chemisch nahe verwandt mit Metamizol und

LEICHTERE MITTEL GEGEN SCHMERZEN UND ERKÄLTUNGEN

hat ähnliche erwünschte und unerwünschte Wirkungen. Aus diesem Grund ist eine immunologische Kreuzreaktion zwischen beiden Stoffen möglich. Schockreaktionen mit lebensbedrohlichem Abfall des Blutdrucks und Asthmaanfällen sind deshalb bei erworbener Überempfindlichkeit zu erwarten. Häufiger kommt es zu schwächeren allergischen Reaktionen vor allem an der Haut, zum Beispiel zu Nesselsucht. Die Arzneimittelkommission der deutschen Ärzteschaft hat sich mehrmals zu den Pyrazolonen geäußert, und nachdem sie im Januar 1992 erneut damit gescheitert ist, Propyphenazon der Verschreibungspflicht zu unterstellen, hat sie sich verpflichtet gesehen, ausdrücklich über die Nebenwirkungen aufzuklären. Empfindliche Patienten sollten davor gewarnt werden, diese Mittel einzunehmen, und Patienten, die auf Pyrazolone überempfindlich reagieren, sollte ein Allergie-Paß ausgestellt werden. Der Apotheker sollte sich vor Abgabe von propyphenazonhaltigen Arzneimitteln vergewissern, daß der Patient keine Pyrazol-Überempfindlichkeit hat (*PZ 1992: 1802*). Allerdings ist die Aufklärung über diese Wirkstoffe nicht einfach, wenn sie in freiverkäuflichen Kombinationspräparaten enthalten sind. Außer in Schmerz- und Grippemitteln kommt Propyphenazon auch in sogenannten Venentherapeutika vor.

Die in einigen Kombinationsmitteln enthaltenen Salicylsäure-Verbindungen Ethenzamid, Salacetamid und Salicylamid werden in den angelsächsischen Ländern nicht sehr günstig beurteilt. Auch diese Mittel können die Acetylsalicylsäure nicht ersetzen.

(7) Leichte Schmerzmittel, Zusammenfassung

Welches Schmerzmittel sollen wir nun wählen, wenn wir unter Kopfschmerzen oder Grippe leiden? Wenn überhaupt ein Medikament, dann das mit den geringsten Nebenwirkungen. Wer dieses Kapitel von Anfang an gelesen hat, wird zum Schluß gekommen sein, daß es zwar viele Markennamen im Handel, aber nur wenige Wirkstoffe gibt. Kombinationspräparate sollten grundsätzlich gemieden werden. Sie haben mehr Nachteile als Vorteile. So bleiben am Ende nur Acetylsalicylsäure, Paracetamol und Ibuprofen übrig. Es gibt noch keinen Wirkstoff, den man in einfachen Schmerzmitteln verwenden kann und der wirksamer ist als diese bekannten Mittel. Bei Grippe oder Kopfschmerzen sollten wir also zwischen diesen dreien eine Wahl treffen. Dabei geht es zunächst um die Wahl zwischen Paracetamol einerseits und den beiden Mitteln Acetylsalicylsäure und Ibuprofen andererseits.

SCHMERZMITTEL UND MITTEL GEGEN ERKÄLTUNGSKRANKHEITEN

Eine generelle Empfehlung für einen Wirkstoff kann man zwar nicht geben, aber ein paar Punkte sprechen eher für das Paracetamol. Zum Beispiel, daß sich die Acetylsalicylsäure mit einigen anderen Wirkstoffen schlecht kombinieren läßt. Ohne Zweifel sollten Kinder eher Paracetamol als Acetylsalicylsäure einnehmen, denn es besteht das Risiko des sehr ernsthaften Reye-Syndroms, wenn sie bei Grippe oder Windpocken Kinder-Aspirin schlucken. Bei fiebernden Kindern ist folgender Rat zu beherzigen: Paracetamol, wenn sich das Fieber und der Schmerz auf keine andere Weise, also ohne Medikamente, beseitigen lassen. Bei Erwachsenen liegen die Dinge anders. Bei Magenproblemen ist die Acetylsalicylsäure, bei Leberstörungen das Paracetamol weniger geeignet. Acetylsalicylsäure und Paracetamol haben heute schon so viele Menschen in derart großem Umfang eingenommen, daß naturgemäß sehr viele Nebenwirkungen bekannt geworden sind, wie in den jeweiligen Absätzen beschrieben. Mit Ibuprofen hat man weniger Erfahrung. Wirklich gefährlich sind aber weder Acetylsalicylsäure noch Ibuprofen, vor allem nicht bei korrektem Gebrauch.

Die Grundsätze einer effektiven und risikoverminderten Anwendung von Schmerzmitteln wurden schon 1974 durch Kuschinsky zusammengefaßt:
1. Wenn irgend möglich, Einzelsubstanzen verwenden.
2. Nur über kurze Perioden, höchstens einige Wochen lang, die gleiche Substanz zuführen.
3. Wenn nach Ablauf dieser Periode noch erforderlich, ein Präparat einer anderen Gruppe nehmen.
4. Paracetamol und Acetylsalicylsäure sind die besten einfachen Analgetika, Acetylsalicylsäure besonders dann, wenn eine entzündungshemmende Wirkung erwünscht ist.

Ein anderer Faktor, der die Wahl beeinflußt, ist der Preis des Arzneimittels. Acetylsalicylsäure und Paracetamol sind ungefähr gleich teuer, die Ibuprofen-Präparate liegen im Schnitt preislich höher. Zwischen den verschiedenen Präparaten, die diese Stoffe enthalten, bestehen aber große Preisunterschiede.

Wenn die Einnahme eines einfachen Schmerzmittels notwendig wird, sollte demnach die Wahl zwischen Acetylsalicylsäure und Paracetamol getroffen werden. Wenn diese Wahl getroffen ist, dann geht es nur noch darum, eine preiswerte Ausführung dieser Präparate zu erfragen.

Schmerzmittel, die auf das Zentralnervensystem einwirken

Neben den bereits behandelten einfachen Schmerzmitteln gibt es etwas stärker wirkende Mittel, die ihre Funktion im Zentralnervensystem entfalten. Sie sind durchweg verschreibungspflichtig und ähneln sich in Wirkung und chemischer Struktur. Opium ist das älteste, Morphin das bekannteste. Mit beiden verwandt ist das Heroin, das nicht mehr in der Medizin verwendet, sondern ausschließlich als illegale Droge gehandelt wird. Mit Methadon versucht man, heroinabhängigen Menschen zu helfen. Alle diese Mittel haben den Nachteil, daß sie mehr bewirken, als nur den Schmerz zu stillen: Sie können auch abhängig machen. Deswegen müssen sie mit der größten Sorgfalt eingesetzt werden. Doch sie sind bei starken Schmerzen, zum Beispiel bei Krebs, unverzichtbar. Bis zum Jahr 2000 wird die Zahl der Menschen, die jährlich an Krebs erkranken, um 50 Prozent zunehmen. Oft kann der Arzt nichts mehr tun, als ihre Schmerzen zu bekämpfen, und es muß alles darangesetzt werden, daß diese Patienten ihre letzten Tage einigermaßen schmerzfrei erleben können. Leider werden viele, die unter starken Schmerzen leiden, unterversorgt. Die Ärzte halten sich bei der Verschreibung schwerer Schmerzmittel oft zurück, auch wenn die Gefahr einer Abhängigkeit unter der Bedingungen zu vernachlässigen ist, daß die Mittel nach einem festen Zeitschema und nicht »nach Bedarf« gegeben werden. Der deutsche Anästhesist M. Zenz nennt verschiedene Gründe für die Zurückhaltung: mangelndes Wissen auf dem Gebiet der Schmerzbekämpfung, Fehlen angemessener Richtlinien, fehlendes Bewußtsein, daß von Krebs ausgelöster Schmerz bekämpft werden muß, Angst vor Nebenwirkungen, Vorurteile und auch gesetzliche Einschränkungen. Der zuletzt genannte Grund ist so zu erklären, daß diese starken Schmerzmittel unter das Betäubungsmittelgesetz fallen. Sie werden deshalb scharf kontrolliert und müssen auf gesonderten Rezepten verordnet werden. In Deutschland wird nur ein Viertel der eigentlich benötigten starken Schmerzmittel verschrieben (*Lancet 1991; 337: 905*), viele schwerkranke Menschen müssen daher unnötige Schmerzen erleiden. Die Hürde der Betäubungsmittelverschreibungsverordnung scheint so hoch, daß in der Hälfte der Arztpraxen, in denen Krebspatienten behandelt werden, gar keine Morphin-Rezepte ausgestellt werden! (*M. Zenz, ÄrzteZeitung 21/22/95*)

Mit einem individuell abgestimmten Stufenschema für die Schmerzbehandlung bei Krebs sind siebzig Prozent der Patienten schmerzfrei

SCHMERZMITTEL UND MITTEL GEGEN ERKÄLTUNGSKRANKHEITEN

zu halten; für die restlichen dreißig Prozent sind besondere Maßnahmen erforderlich (*B. J. Crul, Ned Tijdschr Geneeskd 1991; 135: 161*). Das Stufenschema beruht auf der schrittweisen Gabe von Schmerzmitteln mit jeweils zunehmender Wirksamkeit.

Starkwirkende Schmerzmittel (Opiate)

> **Pethidin** (Dolantin), **Methadon** (L-Polamidon), **Morphin** (MST Mundipharma), **Dihydrocodein** (DHC Mundipharm), **Pentazocin** (Fortral), **Dextropropoxyphen** (Develin retard), **Buprenorphin** (Temgesic), **Tramadol** (Tramal), **Tilidin/Naloxon** (Valoron N)
>
> *Kombinationspräparate mit Codein:*
> **Codeinphosphat/Acetylsalicylsäure** (Praecineural), **Codeinphosphat/Paracetamol** (Contraneural forte, Lonarid, Mexe, Nedolon P, Paracetamol comp., Paracetamol Cum Codein, Talvosilen Tabletten, Talvosilen forte Kapseln, Treupel comp.), **Codeinphosphat/Paracetamol/Coffein** (Azur comp. SC), **Codeinphosphat/Paracetamol/Acetylsalicylsäure** (Dolomo N, Gelonida NA, Praecimed N), **Codeinphosphat/Acetylsalicylsäure/Coffein** (Dolomo T, Miophen)

Die Opiate, teils aus natürlichen Wirkstoffen (Mohn) gewonnen, teils synthetisch hergestellt, sind sehr wirksame Schmerzmittel. Der Arzt setzt sie nur bei schweren, sonst nicht beherrschbaren Schmerzen und bei Krebspatienten in der letzten Phase ihres Lebens ein. Bei schwersten Schmerzen gibt es für diese starken Schmerzmittel keine Alternative. Dann aber ist auch die Angst vor Abhängigkeit und Sucht vollkommen unbegründet. Untersuchungen zeigen, daß ein korrekt therapierter Patient keine Abhängigkeit entwickelt, und Pharmakologen meinen, daß die Angst der Ärzte, sie könnten ihre Patienten süchtig machen, übertrieben ist. Aus dieser Besorgnis werden unnötigerweise oft zu geringe Dosen oder zu lange Einnahmeintervalle gewählt, und die Krebspatienten müssen im letzten Abschnitt ihres Lebens sinnlos Schmerzen erdulden.

Die Opiate sorgen für eine Verringerung der Schmerzreize. Allerdings reagiert nicht jeder auf diese Mittel gleich. Einige werden benommen und schläfrig, andere hingegen erregt und unruhig. Bisweilen erregen die Opiate Übelkeit, und der Patient muß sich erbrechen. Des-

SCHMERZMITTEL, DIE AUF DAS ZENTRALNERVENSYSTEM EINWIRKEN

wegen sollte der Arzt bei einer gekonnten Schmerzbekämpfung daran denken, daß der Patient eventuell auch ein Mittel gegen Übelkeit einnehmen sollte.

Man sieht einem Patienten immer an, daß er Opiate einnimmt: Seine Pupillen werden klein wie Stecknadelköpfe. Die unwillkürlichen Muskeln, auch die des Magens, des Darms und der Harnwege, ziehen sich unter der Einwirkung der Opioide zusammen. Der Patient leidet dann zusätzlich unter Verstopfung und übervoller Blase. Deswegen kann es sinnvoll sein, mit den Opiaten auch Abführmittel einzunehmen. Da sich bei Opiatgebrauch auch die Muskeln um die Luftröhre herum kontrahieren, müssen Asthmapatienten eher mit einem Anfall rechnen.

Im wesentlichen zeigen alle Opiate dieselbe Wirkung. Im Körper befinden sich vier Typen von Rezeptorzellen (Empfängermolekülen) für das Morphin. Die einzelnen Mittel unterscheiden sich lediglich darin, ob sie blockierend oder stimulierend auf die eine oder die andere Rezeptorzelle einwirken. Dadurch sind viele verschiedene Kombinationen möglich. Die Variationen bestimmen, wie wirksam das Mittel ist und wie stark es abhängig macht.

Die am häufigsten verordneten starken Analgetika sind Morphin, Dextropropoxyphen, Levomethadon, Dihydrocodein und Buprenorphin. Morphin und Dihydrocodein können in Tablettenform verabreicht werden und haben damit eine große Bedeutung für die ambulante Tumortherapie. Seit 1995 wird auch eine Tablettenform zur einmal täglichen Gabe angeboten. Unter dem Markennamen MSR wird Morphin neuerdings auch als Zäpfchen angeboten. Allerdings ist die Aufnahme des Wirkstoffs aus dem Darm unsicher und die Wirkung daher möglicherweise schwächer.

Lange Zeit meinte man vom Pentazocin, es mache weniger abhängig als andere Opiate, doch trifft das offensichtlich nicht zu. Süchtige in den USA spritzen sich dieses Mittel und berichten, daß es wie Heroin wirkt. Es ist allerdings nicht so stark wie die Mittel aus der Opiumfamilie. Es wird injiziert oder als Tablette oder Zäpfchen genommen. Langer Gebrauch führt zu Erregungszuständen. Wer zuviel von dem Mittel einnimmt, muß mit Halluzinationen rechnen.

Das Codein wird in der Schmerzbehandlung vor den Morphinen eingesetzt. Eine sichere schmerzstillende Wirkung ist zu erzielen, wenn neben dem Codein noch ein einfaches Analgetikum, zum Beispiel Acetylsalicylsäure oder Paracetamol, eingenommen wird. Wenn diese Wirkstoffe in einem Kombinationspräparat gegeben werden, muß das Codein hoch genug dosiert sein. Oft ist in Kombinationspräparaten

SCHMERZMITTEL UND MITTEL GEGEN ERKÄLTUNGSKRANKHEITEN

der Codeinanteil unterdosiert. Er sollte 30 Milligramm nicht unterschreiten; ausreichend dosiert sind zum Beispiel Azur comp, Nedolon P oder auch Paracetamol comp und Talvosilen forte.

Das Tramadol ist in der Wirkstärke dem Codein ähnlich. Die geringeren Erfahrungen mit diesem Mittel und der wesentlich höhere Preis führen zu einer weniger positiven Bewertung.

Beim Dextropropoxyphen wird das Verhältnis von Nutzen und Risiko ungünstig beurteilt. Obwohl das Bundesgesundheitsamt den Herstellern empfohlen hat, dextropropoxyphenhaltige Arzneimittel aus dem Verkehr zu ziehen (*DAZ, 10.10.1991*), ist es auch 1993 noch erhältlich. Angesichts dieser zögerlichen Haltung gegenüber offenkundig fragwürdigen Medikamenten wird das Fehlen einer Einrichtung, die sich die schnelle und verbraucherorientierte Information über Medikamente zur Aufgabe macht, besonders deutlich. Das Bundesgesundheitsamt, das kraft Gesetzes beauftragt ist, schnell und effizient einzugreifen, ist jedoch allzu häufig als »Papiertiger« in Erscheinung getreten. So sind für viele Arzneimittel untragbare Nebenwirkungen bekannt geworden, bevor geeignete Maßnahmen – von einer Gebrauchsbeschränkung bis zum Verbot – ergriffen wurden. Das Bundesgesundheitsamt wurde auch schon als »Placebobehörde« (*Die Zeit, 8.07.88*) bezeichnet, weil es die Industrie nicht wirkungsvoll kontrolliert.

In der Bundesrepublik werden während der Entbindung nur selten schmerzstillende Mittel verabreicht. In den USA finden Geburten aber meistens unter Narkose bzw. unter Schmerzmittelgabe statt. Da die Opiate die Atmung beeinträchtigen, sind sie für eine Entbindung ungeeignet. Diese nachteilige Wirkung soll bei Nalbuphin (Nubain) geringer sein, doch das Mittel passiert unverändert den Mutterkuchen und gelangt in den Körper des Kindes, das anschließend Atemstörungen bekommen kann. Eine natürliche Geburt ohne Schmerzbetäubung ist also auch aus medizinischen Gründen zu empfehlen. Ansonsten hat das Nalbuphin keine auffälligen Vor- oder Nachteile gegenüber den anderen Opiaten.

Bekämpfung schwerer Schmerzen

Die Weltgesundheitsbehörde (*WHO*) hat ein Stufenschema zur Behandlung schwerer Schmerzen, wie sie zum Beispiel im Endstadium einer Krebserkrankung auftreten, entwickelt. Doch leider sind längst nicht alle Ärzte gut genug in der Schmerzbekämpfung ausgebildet. Die erste Stufe bilden die einfachen, nicht verschreibungspflichtigen Schmerzmittel wie Paracetamol, Acetylsalicylsäure, Ibuprofen, Diclofenac und

SCHMERZMITTEL, DIE AUF DAS ZENTRALNERVENSYSTEM EINWIRKEN

Indometacin. Reichen diese nicht aus, wird auf der nächsten Stufe das stark wirkende Codein dazugegeben, oder es werden die Wirkstoffe Tilidin beziehungsweise Buprenorphin angewendet. Helfen auch diese Mittel nicht, kommt auf der dritten Stufe Morphin an die Reihe, als Lösung, Zäpfchen oder Tablette. Der letzte Schritt ist die Injektion des Morphins. Auch eine Kombination verschiedener Stufen ist möglich. Wenn der Arzt mit Geschick vorgeht und der Patient sich genau an das festgelegte Zeitschema hält, statt die Mittel »bei Bedarf« einzunehmen, können auch schwerste Schmerzen mit gutem Erfolg behandelt werden.

Mittel zur örtlichen Betäubung

Der oberste Militärarzt Napoleons entdeckte im Jahr 1812, als die französische Armee aus Moskau flüchtete, eine Möglichkeit, den Schmerz bei Amputationen zu verringern. Er sorgte dafür, daß der Körperteil, der amputiert werden mußte, eine Temperatur von null Grad Celsius aufwies. Der Patient spürte dann von der Operation kaum etwas und erholte sich schnell. Ein Jahrhundert lang blieben die Verfahren zur Unterkühlung der Haut die wichtigsten Methoden der örtlichen Betäubung. Ein Beispiel dafür ist das Aufbringen von Äther, der durch seine schnelle Verdunstung die Haut abkühlt.

Im Jahr 1884 arbeitete Koller auf Bitte seines Freundes Sigmund Freud über das Kokain, das aus Cocablättern gewonnen wird. Bolivianische und peruanische Indianer kauen heute noch die Blätter der Cocapflanze (*Erythroxylon coca*) und unterdrücken damit Hungergefühle und Müdigkeit. Im 19. Jahrhundert wurden diese Auswirkungen auch in Europa bekannt, und man begann mit Untersuchungen. Damals betrachtete man das Kokain als eine Art Coffein – als ein harmloses Aufputschmittel. So kam es, daß man das Kokain ein Vierteljahrhundert lang ohne Beschränkungen gebrauchte und es sogar Getränken (*Coca Cola*) und Wein zugab.

Koller entdeckte die örtliche schmerzstillende Wirkung des Kokains. Vor allem Augenärzte verwendeten das Mittel. Als aber klar wurde, daß Kokain süchtig macht, begannen Forscher mit der Suche nach Stoffen, die Kokain in ihrer Wirkung glichen, ohne zur Abhängigkeit zu führen. Sie stießen auf eine Reihe von Mitteln, die heute noch in Gebrauch sind. 1896 wurden das Beta-Eucain und das Orthocain entdeckt. 1902 stießen Chemiker auf das Benzocain. Dann folgte die Entdeckung des Procains.

SCHMERZMITTEL UND MITTEL GEGEN ERKÄLTUNGSKRANKHEITEN

Das Kokain ist für die örtliche Betäubung ungefährlich. Weil aber ein Mißbrauch leicht möglich ist, wird das Mittel in der Medizin kaum noch verwendet, selten noch in der Augenheilkunde zur lokalen Anästhesie.

(1) Örtliche Betäubungsmittel zur Injektion

> **Procain** (Novocain, Pasconeural-Injektopas Amp., Procadolor N Amp., Procain-Amp., Procainhydrochlorid Amp.), **Articain**, auch in Kombination mit **Epinephrin** (Ubistesin Zylinderamp., Ubistesin forte Zylinderamp., Ultracain 1% Amp., Ultracain 1% Suprarenin Injektflaschen, Ultracain D-S f. d. Zahnheilkunde Durchstechfl.), **Lidocain**, auch in Kombination mit **Epinephrin** (Heweneural 1% Amp., Lidocain Amp., Lidojekt Amp., Xylestesin-A Zylinderamp., Xylestesin cento f. d. Zahnheilkunde, Xylocain 2% Adrenalin 1:100 000, Xylocain 2% mit Epinephrin 0,001%, Xylocain 0,5 Injektfl.), **Prilocain**, auch in Kombination mit **Epinephrin** (Xylonest Injektfl., Xylonest mit Adrenalin 0,5% Injektfl.), **Mepivacain**, auch in Kombination mit **Epinephrin** (Meaverin »A« 2% mit Adrenalin 1:66 666 Amp., Meaverin neural Amp., Mepivacain 1% Injektlösung, Mepivastesin Zylinderamp., Scandicain 1% mit Adrenalin Amp.), **Bupivacain**, auch in Kombination mit **Epinephrin** oder **Glucose** (Carbostesin Amp., Carbostesin 0,25 mit Adrenalin, Carbostesin 0,5 hyperbar)

Diese Mittel dringen in die Umhüllung der Nervenfasern ein und verhindern, daß Signale weitergegeben werden. Die Auswirkungen sind schon nach drei bis acht Minuten zu spüren und halten eine bis sieben Stunden an. Die Dauer hängt vom verwendeten Mittel ab. Das Bupivacain zum Beispiel hat eine lange Wirkdauer von drei bis sieben Stunden. Die meisten anderen Mittel verlieren nach zwei Stunden ihre Wirksamkeit.

Die angeführten Kombinationspräparate enthalten lokale Betäubungsmittel mit Wirkstoffen, die die Blutgefäße verengen. So wird das Mittel nicht so schnell abtransportiert und die Wirkdauer verlängert. Am besten wäre ein Mittel, das fünf Minuten vor dem Ziehen eines Zahns eingespritzt wird und eine halbe Stunde danach seine Wirkung verliert. Leider gibt es ein solches Mittel nicht, und so müssen wir ein paar Stunden mit einer dicken Backe und einem pelzigen, gefühllosen

MITTEL ZUR ÖRTLICHEN BETÄUBUNG

Mund herumlaufen. Die blutgefäßverengenden Stoffe sorgen auch dafür, daß die Wunde nicht so stark blutet.

Wenn der Arzt diese Mittel sorgsam einsetzt, sind sie relativ harmlos. Wenn er zuviel einspritzt und vor allem, wenn die Nadel in ein Blutgefäß gestochen wird, so daß der Stoff unmittelbar in die Blutbahn gelangt, zeigen sich Vergiftungserscheinungen des Nervensystems. Im schlimmsten Fall führen sie zu einem epileptischen Anfall und zum Koma oder zum Herzstillstand, doch meistens geht es glimpflicher aus.

Procain führt offensichtlich öfter zu allergischen Reaktionen. Da es aber viele Mittel für die örtliche Betäubung gibt, die diesen Nachteil nicht aufweisen, bleibt unverständlich, warum Procain überhaupt noch gebraucht wird.

Im Gegensatz dazu hat das Lidocain etwa die vierfache Wirksamkeit, ist aber nur doppelt so toxisch wie das Procain. Auf die Zugabe von Adrenalin, Noradrenalin oder Epinephrin sollte möglichst verzichtet werden, um die Nebenwirkungen zu begrenzen. Bei der Gabe dieser Mittel muß darauf geachtet werden, daß die von der Arzneimittelkommission der Deutschen Ärzteschaft festgelegten zulässigen Grenzdosen nicht überschritten werden.

(2) Oberflächlich wirksame Betäubungsmittel

> **Lidocain** und Lidocain-Kombinationen für die äußerliche Anwendung (Anaesthecomp N Gel, Dentinox-Gel N, Dynexan A Gel, Insektengel Scarabaeus, Instillagel-Gel, Kamistad-Gel, Lidocain 2%-Gel, Polypharms Zahnungsgel, Proctoparf Salbe, Sagittaproct Gleitgel, Xylocain Gel 2%)

Die meisten dieser Mittel braucht der Arzt, wenn er einen Katheter in die Blase einführt. Das ist immer ein unangenehmes Gefühl, doch mit örtlicher Betäubung leichter auszuhalten. Auch bei anderen kleineren Eingriffen benutzt der Arzt diese Mittel. Von Hämorrhoiden- bis Zahnungsbeschwerden scheint eine lidocainhaltige Salbe zu helfen. Mediziner verschreiben sie auch bei Hautreizungen und Juckreiz. Der Hersteller des Xylocain, das Lidocain enthält, behauptet, das Mittel helfe auch gegen Schluck- und Brechreiz. Diese Wirkung ist allerdings nicht bewiesen, und Pharmakologen bezweifeln sie. Überdies gibt es bessere Mittel gegen Erbrechen.

Mittel gegen Rheuma und andere Beschwerden des Bewegungsapparates

Beschwerden an den Gelenken kommen ziemlich häufig vor. Es handelt sich dabei allerdings nicht immer um rheumatische Erkrankungen. Die Schätzungen einiger Forscher, daß sich die Zahl der Rheumakranken in unserem Land auf fünfzehn Millionen beläuft, beruhen auf einer sehr weitgefaßten Definition dieser Erkrankung. Pro Jahr werden so viele Rheumamittel – Tabletten, Kapseln, Zäpfchen und Salben – verordnet, daß rund drei Millionen Menschen ständig mit ihnen versorgt werden könnten. Dem niederländischen Institut für Rehabilitationsprobleme zufolge klagen Menschen mit rheumatischen Erkrankungen vor allem über Schmerzen (84 Prozent) und Müdigkeit (74 Prozent).

Die Ursache rheumatischer Erkrankungen ist bis heute nicht eindeutig geklärt, obwohl heute Autoimmunprozesse, das heißt die Abwehrmechanismen des Körpers richten sich gegen ihn selbst, diskutiert werden. Es gibt daher – außer beim bakteriell bedingten Rheuma – keine Therapie, die die Ursachen des Rheumas beseitigen könnte. Dennoch brauchen Rheumapatienten Medikamente zur Linderung ihres Leidens. Weil Rheuma für viele Patienten und Ärzte ein vager Begriff ist, ist ein kritischer Blick auf die Rheumamittel sinnvoll und notwendig.

Sehr viele Krankheitsbilder werden zum Rheumatismus gerechnet. Grundsätzlich jedoch ist Rheuma eine Entzündung der Gelenke. Heute wird die Bezeichnung Rheuma(tismus) verworfen und von einem »rheumatischen Formenkreis« (Krankheiten des Stütz- und Bewegungsapparates) gesprochen, von denen einige entzündlich sind, andere nicht, woraus eine differenzierte Therapie abgeleitet werden kann. Durch die Entzündung schmerzt das Gelenk, es rötet sich, wird heiß, und die Bewegungsfähigkeit ist eingeschränkt. Das Gelenk wird dicker, und auf Dauer verformt es sich. Neben dieser »echten« Gelenkentzündung (Arthritis) wird auch der Verschleiß von Gelenken (Arthrose) Rheumatismus genannt. Desgleichen werden die mehr oder minder normalen Verwachsungen infolge der falschen Belastung eines Gelenks häufig als »Rheumatismus« bezeichnet. Auch vage Krankheitsbilder wie die steife, schmerzhafte Schulter gelten als rheumatisch.

2 MITTEL GEGEN RHEUMA

Viele sprechen dann von »rheumatoiden«, also rheumaartigen Erkrankungen.

Legt man einen solch unklaren Rheumabegriff zugrunde, leiden natürlich viele Menschen an Rheuma. Die einen sprechen von fünfzehn Millionen Rheumakranken in Deutschland, andere gar von 45 Prozent der Bevölkerung. Wie auch immer: Gelenkbeschwerden der einen oder anderen Art hat fast jeder einmal. Wer ein Rheumamittel verkaufen will, neigt begreiflicherweise zu einer weitergefaßten Definition der Erkrankung, während diejenigen, die zur Vorsicht im Umgang mit solchen Mitteln mahnen, die Zahl der echten Rheumapatienten als viel geringer einschätzen. Wenn wir uns die Patienten mit Gelenkerkrankungen sorgfältig ansehen, so zeigt sich, daß höchstens drei Prozent der geschätzten Patientenzahl, also ungefähr 500 000, unter echtem, sehr schmerzhaftem Gelenkrheuma leiden. In dieser Gruppe haben 25 Prozent stark abgenutzte Gelenke und 20 Prozent Rückenschmerzen.

Die Wahl aus dem großen Angebot der Antirheumatika fällt schwer, da die Nebenwirkungen der Rheumamittel stark ausgeprägt sind. Patienten sollten sich daher immer von neuem die Frage stellen, ob sie den Schmerz ständig unterdrücken wollen oder nur dann, wenn er besonders quälend wird. Überdies wechseln einige Patienten sehr häufig die Therapien, jedesmal in der Hoffnung, nun auf ein wirksameres, aber nebenwirkungsärmeres Mittel gestoßen zu sein.

Die leichten Rheumamittel wie Ibuprofen sind häufig bei echtem Rheuma wenig wirksam. Wie die einfachen Schmerzmittel (etwa Acetylsalicylsäure oder Paracetamol) können sie Gelenkschmerzen lindern, die nicht von Rheumatismus im engeren Sinne verursacht sind. Weil aber die Definition des Rheumas auch sehr weitgefaßt werden kann, werden die stärkeren Rheumamittel viel häufiger verordnet, als es angebracht wäre.

Bei der Behandlung des Rheumas ist es wichtig, daß der Schmerz und die Entzündung gleichzeitig bekämpft werden. Es gibt verschiedene Arzneimittel, die Entzündungen hemmen. Man unterscheidet zwischen den cortisonhaltigen Mitteln (steroidale Antirheumatika) und den cortisonfreien (nicht-steroidalen) Antirheumatika. Daneben gibt es noch einige weitere Mittel, die gegen rheumatische Erkrankungen eingesetzt werden.

Die Nebennierenhormone oder Corticosteroide wurden eine Zeitlang in großem Umfang gegen Rheuma eingesetzt. Doch man stieß bald auf Nebenwirkungen.

Nicht-steroidale entzündungshemmende Rheumamittel (NSAID)

Diese Medikamente unterdrücken die Entzündung in den Gelenken, um bleibende Schäden zu verhindern, und bekämpfen gleichzeitig den Schmerz. Der Facharzt nennt sie auch NSAID (abgekürzt aus der englischen Bezeichnung *non-steroidal-anti-inflammatory drugs*). Für diese sehr große Gruppe von Arzneimitteln werden jährlich weltweit fünf Milliarden Dollar ausgegeben. In Deutschland stehen diese Mittel mit großem Abstand auf Platz eins der verordneten Medikamente; angeblich soll jeder zehnte Erwachsene solche NSAID einnehmen, 25 Prozent der Anwender sogar ständig. Zwischen 1971 und 1989 hat sich der Verkauf der NSAID in vielen Ländern vervierfacht.

Der Prototyp eines solchen nicht-steroidalen entzündungshemmenden Mittels ist das altvertraute Aspirin mit dem Wirkstoff Acetylsalicylsäure. Der breiten Anwendung in der Rheumatherapie steht allerdings entgegen, daß die Acetylsalicylsäure als Rheumamittel sehr hoch dosiert werden muß und daher eine hohe Nebenwirkungsrate besitzt. Tatsächlich wurde noch kein Rheumamittel entwickelt, das nachweislich besser wirkt als die Acetylsalicylsäure. Das leugnen natürlich die Produzenten, die die Vorteile ihrer neuen Mittel anpreisen, obwohl es sich meist um minimale und belanglose Unterschiede handelt.

Sind schon keine auffallenden Unterschiede in der Wirksamkeit festzustellen, bleiben die Nebenwirkungen abzuwägen. Daher sollte – wenn möglich – immer der Wirkstoff mit den wenigsten Nebenwirkungen gewählt werden. Für etwa 60 Prozent der Patienten ist das kein Problem, da bei ihnen jedes Rheumamittel wirkt. Für die restlichen 40 Prozent muß ein individuell geeigneter Wirkstoff ausgesucht werden.

Die Grenzen des Rheumabegriffs verschwimmen zunehmend, und damit wächst das Absatzgebiet für die Rheumamittel. Sind sie bei leichten Schmerzen wirklich notwendig? Man kann mit Fug und Recht behaupten, daß zehn Prozent aller Menschen, die NSAID einnehmen, früher oder später ein Magengeschwür bekommen. Daher ist es von großer Bedeutung, daß die Ärzte genau hinschauen und entscheiden, welche Arten von Beschwerden sie mit einfachen Schmerzmitteln wie Paracetamol behandeln und für welche ein NSAID angebracht ist. Besonders bei älteren Menschen kann die Einnahme von NSAID wegen der notwendig hohen Dosierung schwerwiegende Folgen haben.

In der Praxis werden Rheumamittel bisweilen als Schmerzmittel verschrieben. Ibuprofen beispielsweise wurde früher nur bei Rheuma eingenommen, heute ist es in Apotheken und Drogerien als allgemeines Schmerzmittel frei verkäuflich.

Bei Gelenkbeschwerden ist es wichtig, daß der Patient in Bewegung bleibt. Auf diese Weise kann das Gelenk nicht »festfahren«. Da der Schmerz aber Bewegungen behindert, ist es manchmal sinnvoll, schmerzstillende Mittel einzunehmen. Die Entzündung führt auch zu einer Versteifung des Gelenks. Der Nutzen der NSAID liegt darin, daß sie Schmerzen wirksam bekämpfen, die Gelenke beweglich halten und die Entzündung unterdrücken. Aus einer Untersuchung wissen wir, daß der Zustand der Gelenke von Rheumapatienten nach zehnjähriger Einnahme von Rheumamitteln, begleitet von regelmäßigen körperlichen Übungen, besser war als bei Patienten, die zehn Jahre lang diese Übungen durchführten, ohne Medikamente zu nehmen. Die NSAID sind aus der Praxis nicht mehr wegzudenken. Dennoch müssen die Vor- und Nachteile gut gegeneinander abgewogen werden.

Wenn das Gelenk nicht entzündet ist, muß man natürlich kein Schmerzmittel einnehmen, das auch gegen Entzündungen wirkt. Da müßte man eigentlich mit Paracetamol zum Erfolg kommen. Es scheint so zu sein, daß gerade die entzündungshemmende Wirkung der Rheumamittel auch die Nebenwirkungen auslöst.

Die entzündungshemmende Wirkung hängt mit der Blockierung der Prostaglandinsynthese zusammen (siehe auch das Kapitel über die Schmerzmittel). Noch vor zwanzig Jahren wußte niemand genau, was Prostaglandine sind. Heute wissen wir immerhin, daß sie für die Regulierung vieler Vorgänge in den Körperzellen verantwortlich sind. Sie spielen eine Rolle bei Fieber, bei Entzündungen, bei der Geburt und der Menstruation, bei der Regelung des Blutdrucks, der Funktion der Niere und der Wiederherstellung der Magenschleimhaut. Es liegt auf der Hand, daß gerade diese Vorgänge gefährdet sind, wenn die Herstellung von Prostaglandinen im Körper blockiert wird. Erst kürzlich brachte die Pharmaindustrie ein synthetisches Prostaglandin auf den Markt, das gleichzeitig mit einem NSAID eingenommen wird, so daß die Prostaglandinblockierung teilweise wieder rückgängig gemacht wird. Darauf gehen wir am Ende dieses Kapitels ein.

Rheumamittel können auch Leberstörungen verursachen sowie Überempfindlichkeitsreaktionen, die sich dann zu asthmatischen Beschwerden entwickeln können.

Über die Häufigkeit und die Schwere der Nebenwirkungen von Arzneimitteln haben Pharmaproduzenten ihre eigenen Ansichten. Sie betonen die Vorteile ihrer Präparate so sehr, daß sie den Tod einiger Patienten nach Einnahme dieser Mittel als kleines Opfer in Kauf zu neh-

NICHT-STEROIDALE ENTZÜNDUNGSHEMMENDE RHEUMAMITTEL

men scheinen. Da auch immer wieder neue Mittel der NSAID-Gruppe auf den Markt kommen, ist das Bild für Ärzte und Patienten sehr verwirrend geworden. Das englische Fernsehprogramm *Panorama* zeigte in allen Einzelheiten, wie das neue Rheumamittel Benoxaprofen eingeführt wurde. Den Herstellern zufolge handelte es sich natürlich um eine revolutionäre Neuerung. In Wirklichkeit führte das Mittel innerhalb kurzer Zeit zu mehreren Todesfällen, vor allem bei älteren Menschen, bis es wieder vom Markt genommen wurde.

Immer wieder wird auf die Nebenwirkungsproblematik der Rheumamittel hingewiesen. So hat die US-Organisation zur Arzneimittelüberwachung festgestellt, daß jährlich 10 000 bis 20 000 der 14 Millionen Rheumapatienten an Magen- und Darmblutungen sterben, die durch den Gebrauch von Rheumamitteln entstanden sind. Daneben sind noch viele andere Nebenwirkungen bekannt. Man muß also in jedem einzelnen Fall entscheiden, ob die Einnahme dieser Mittel angezeigt ist. Bei einer leichten Erkrankung ist das meist zu verneinen. Eine schwere Erkrankung hingegen macht den Einsatz geeigneter Arzneimittel notwendig und bringt dem Patienten dann auch echte Linderung. Leider verzeichnet der Absatz von Rheumamitteln in der Bundesrepublik seit einigen Jahren hohe Steigerungsraten, und ständig erscheinen neue Präparate auf dem Markt. Doch es mehren sich auch die Warnungen der Pharmakologen vor einem leichtfertigen Gebrauch. Der niederländische Arzt De Boer beispielsweise plädierte für eine strengere Eingrenzung der Indikation für diese Mittel (*Ned Tijdschr Geneeskd 1988: 154*). Im folgenden wollen wir einige Probleme der NSAID näher betrachten.

1. Magen- und Darmbeschwerden
Zuallererst verursachen NSAID Magen- und Darmbeschwerden. Die Rheumamittel blockieren die Synthese von Prostaglandinen, doch gerade diese spielen bei der Regeneration der Magenschleimhaut eine Rolle und stimulieren daneben die Schleimproduktion und die Durchblutung. Es kann daher nicht verwundern, wenn dreißig Prozent der Patienten über Schmerzen im Oberbauch, Übelkeit, Völlegefühl, Aufstoßen und Sodbrennen klagen. Bei 41 Prozent der Patienten, die Rheumamittel einnehmen, zeigen sich geschädigte Stellen im Magen. Entsprechende Klagen der Patienten sind seltener, wahrscheinlich deshalb, weil die Schmerzen durch die schmerzstillende Wirkung der Rheumamittel überdeckt werden.

Bei Gebrauch von NSAID kommt es auch eher zu Entzündungen des Dickdarmes (*Ned Tijdschr Geneeskd 1989: 883*).

MITTEL GEGEN RHEUMA

Fast 75 Prozent aller Dauerkonsumenten von Rheumamitteln leiden unter Dünndarmentzündungen. Diese bewirken einen dauernden Blut- und Eiweißverlust, der seinerseits zum Krankheitsgefühl der Rheumapatienten beitragen kann (*Lancet 1987 (II): 711*). Auch Verengungen der Speiseröhre und des Dünndarms kommen nach längerer Einnahme von NSAID vor (*Lancet 1989 (II): 600*). Außerdem steigt die Wahrscheinlichkeit eines Durchbruchs der Magenwand und von Magenblutungen, und die Heilungsaussichten erscheinen schlechter. Bei einer Untersuchung von 89 niederländischen Patienten mit einem blutenden Magengeschwür zeigte sich, daß 47 von ihnen Rheumamittel einnahmen. Sie wurden auch häufiger operiert und erhielten mehr Bluttransfusionen. Wenn nach einer Magenerkrankung weiterhin Rheumamittel eingenommen werden, ist die Wahrscheinlichkeit eines erneuten Auftretens deutlich größer.

Die Magen- und Darmprobleme, die durch Rheumamittel entstehen, sind äußerst vielfältig. Seit kurzem ist ein synthetisches Prostaglandin mit der Bezeichnung Misoprostol (Cytotec) auf dem Markt. Es soll zusammen mit den NSAID genommen werden, in der Hoffnung, daß Magen- und Darmprobleme gar nicht erst entstehen. Allerdings hat auch das Misoprostol dosisabhängig starke Nebenwirkungen, die man wieder mit anderen Mitteln behandeln könnte ... und so weiter und so weiter.

Neben dem Misoprostol wurden noch andere Prostaglandine entwickelt. Außerdem werden allerlei Arzneiformen ausprobiert, die den Wirkstoff weniger schnell freisetzen. Da dies aber keinen Einfluß auf die Blockierung der Prostaglandinsynthese hat, ist der Sinn nicht recht ersichtlich. Deutlich verstärkt werden die Nebenwirkungen auf den Magen-Darmtrakt, wenn zu den NSAID Cortisone genommen werden. Daher sollten die beiden Stoffgruppen zeitlich getrennt verabreicht werden.

2. Agranulozytose

Das Indometacin (zum Beispiel Amuno oder Indo-Phlogont) steht neuerdings stärker im Verdacht, Agranulozytose, eine krankhafte Veränderung des Blutbilds, zu verursachen. Auch vom Diclofenac (Voltaren, Effekton, Monoflam, Diclac) ist diese Nebenwirkung bekannt.

3. Nierenschäden

Auch bei den Nebenwirkungen auf die Nieren spielt die Blockierung der Prostaglandinsynthese eine Rolle. Fehlen die Prostaglandine, die für eine gute Durchblutung der Nieren sorgen, kommt es zu Funktionsstörungen, unter denen vor allem Patienten mit ohnehin geschwächten Nieren zu leiden haben. Es werden vermehrt Nebenwirkungen auf die Nieren gemeldet, was jedoch nicht überrascht, da auch der Gebrauch der Rheumamittel zunimmt. Ein völliges Nierenversagen, die Zurückhaltung von Wasser und Salzen, ein zu hoher Kaliumspiegel im Körper und entzündete Nieren können ebenfalls durch Rheumamittel verursacht werden. Die Pharmakologen haben schon vor einiger Zeit auf diese Nebenwirkungen hingewiesen, aber es dauert lange, bis die Behörden und die Ärzte solche Warnungen ernst nehmen.

Die Redaktion von *The Lancet* geht noch einen Schritt weiter. Sie weist darauf hin, daß man bei jedem Patienten, der an unklaren Nierenstörungen leidet, zuerst an NSAID als mögliche Ursache denken muß. Eine Untersuchung an einer Reihe von Patienten mit chronischen Nierenbeschwerden führte dazu, daß einige von ihnen sofort die Behandlung mit Ibuprofen abbrechen mußten (*Ann Intern Med 1990; 112: 568 und 559*). In diesem Zusammenhang kamen auch Zweifel auf, ob es klug war, den rezeptfreien Verkauf dieses Schmerzmittels zu genehmigen.

Zwei Fälle ernsthafter Nierenschäden durch die Einnahme von Diclofenac wurden in England beschrieben (*Br Med J 1987; 295: 182*). Das Risiko wird noch verstärkt, wenn man Diclofenac mit Ciclosporin (neuerdings auch als Rheumamittel verschrieben) kombiniert, da beide zusammen eine Extrabelastung für die Niere bedeuten. Diese Kombination kann aber in bestimmten Fällen sinnvoll sein. In einer niederländischen Zeitschrift heißt es, es sei eigentlich leicht voraussehbar, wer mit NSAID Nierenprobleme bekommen wird: So sollen Menschen über 75 diese Mittel ganz meiden. Auch wer Nierenmittel nimmt, unter Herzanfällen, Leberzirrhose oder anderen Nierenschäden leidet, unterliegt einem höheren Risiko derartiger Nebenwirkungen (*Ned Tijdschr Geneeskd 1991; 135: 455*).

4. Leberschäden

Wenn auch in geringerem Maße, kommen unter NSAID Leberschäden vor. In den Niederlanden wurde der Fall einer tödlichen Lebererkrankung durch Diclofenac (Voltaren und andere) beschrieben (*Ned Tijdschr Geneeskd 1987: 2088*). Obwohl das Mittel in den USA noch nicht lange verfügbar ist, wurden bereits sechs Fälle von Leberschäden gemeldet, wobei ein Patient verstarb (*JAMA 1990; 264: 2660 und 2677*). In Europa sind bisher drei Menschen an Leberschäden durch Diclofenac gestorben. Bei einem englischen Patienten führte das Piroxicam (Felden und andere) zu tödlichen Leberschäden.

MITTEL GEGEN RHEUMA

Die Firma Ciba-Geigy nahm wegen solcher Folgen das Mittel Pirprofen (Rengasil) weltweit aus dem Handel.

5. Überempfindlichkeit

Die NSAID verursachen auch eine wachsende Zahl von Überempfindlichkeitsreaktionen. Es verschlimmern sich zum Beispiel Asthmaanfälle, und sie treten auch bei Menschen auf, die nie zuvor unter Asthma gelitten haben.

Nicht alle Heilmittel dieser Gruppe zeigen gleich starke Nebenwirkungen. Das Ibuprofen verursacht die geringsten, sofern die Dosierung auf maximal 600 Milligramm pro Tag begrenzt bleibt. Wird sie überschritten, nehmen die Nebenwirkungen entsprechend zu. Man vermutet, daß die Nebenwirkungsrate dieser Heilmittel mit der Eliminationshalbwertszeit zusammenhängt. Arzneimittel, die nur kurze Zeit im Plasma verweilen und den Körper schnell wieder verlassen, bereiten offensichtlich weniger Probleme. Piroxicam (Felden), Tenoxicam (Tilcotil), Nabumeton (Arthaxan) und Phenylbutazon (Butazolidin, Delphimix, Demoplas) haben unter diesen Rheumamitteln die längsten Eliminationshalbwertzeiten und erzeugen auch – relativ gesehen – die meisten Nebenwirkungen.

6. Der Einfluß auf die Menstruation

Auch bei der Menstruation spielen Prostaglandine eine gewichtige Rolle. Wird deren Synthese durch eine einzige Tablette Proxen (gegen Menstruationsschmerzen) gehemmt, kann es bereits geschehen, daß die Menstruation aufhört (*Ned Tijdschr Geneeskd 1989; 133: 1326*). Das naproxenhaltige Dysmenalgit scheint besonders für Menstruationsbeschwerden konzipiert zu sein, aber ist diese Art der Abhilfe wirklich sinnvoll?

7. Allgemeines

Wer sich all diese Nachteile der NSAID vor Augen hält, hat wohl Grund zur Besorgnis. Da ist aber noch etwas. Ärzte fragen mich sehr häufig, ob sie ihre Patienten mit diesem Wissen belasten müssen. Ich frage dann zurück, ob es wirklich notwendig ist, die Patienten mit diesen Mitteln zu belasten. Sorgen Sie also selbst dafür, daß Sie wissen, was Sie einnehmen. Suchen Sie das Gespräch mit dem Arzt und erwägen Sie zusammen mit ihm die Vor- und Nachteile der zur Wahl stehenden Mittel. Als Leitfaden für das Gespräch mögen folgende Punkte dienen:
1. Habe ich »echtes« Rheuma? Wurde eine Gelenkentzündung tatsächlich festgestellt? Oder sind es unklare Rückenschmerzen, eine

NICHT-STEROIDALE ENTZÜNDUNGSHEMMENDE RHEUMAMITTEL

steife Schulter oder vage Gelenkbeschwerden? In solchen Fällen sind die NSAID fehl am Platze.
2. Wenn wirklich »echtes« Rheuma vorliegt: Ist es sinnvoll, nicht nur die Schmerzen, sondern auch die Entzündung zu bekämpfen? Wenn ja, welche Mittel fallen sofort weg, weil ihre Nebenwirkungen zu gefährlich sind? Magenbeschwerden muß man wohl in Kauf nehmen, nicht aber Nieren- und Leberschäden, die gelegentlich tödlich ausgehen, und auch keine Agranulozytose.
3. Sprechen Sie über die Dauer der Behandlung, denn es könnte ratsam sein, NSAID nur in der akuten Phase der Gelenkentzündung einzunehmen.

Die *Nederlands Tijdschrift voor Geneeskunde* warnt nachdrücklich vor dem unbegründeten Gebrauch dieser Mittel, weil das Risiko in den meisten Fällen zu hoch ist. Nur in Ausnahmefällen und nach einer guten Diagnose sollten sie verabreicht werden.

(1) Salicylate

Acetylsalicylsäure (Aspirin, ASS), **Carbasalat** (Iromin, Omegal)

Die bereits besprochene Acetylsalicylsäure wird erfolgreich in der Rheumatherapie eingesetzt. Sie bekämpft sowohl den schweren rheumatischen Schmerz als auch die Gelenkentzündungen. Da eine Entzündung die »gesunde« Reaktion des Körpers auf einen anhaltenden Reiz ist, müßte eigentlich nicht sie, sondern deren Ursache bekämpft werden. Leider aber ist das bei rheumatischen Erkrankungen meist nicht möglich. Die Entzündung bleibt also bestehen und führt allmählich zu irreparablen Veränderungen am Gelenk: Seine Beweglichkeit wird eingeschränkt, und mit der Zeit wird es immer steifer. Wenn dieser Prozeß mit Hilfe geeigneter Medikamente aufgehalten werden kann, ist das ein Vorzug, der viele ihrer Nachteile aufwiegt.

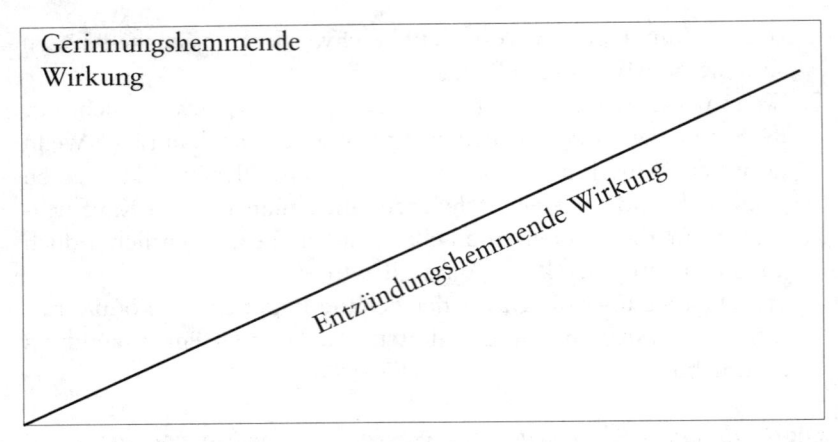

MITTEL GEGEN RHEUMA

```
Gerinnungshemmende
Wirkung
                                    Entzündungshemmende Wirkung
```

| schmerzstillend, aber unwirksam gegen Entzündungen, z. B. Paracetamol und Acetylsalicylsäure in geringen Mengen | Schmerzmittel mit mäßiger entzündungshemmender Wirkung, z. B. Ibuprofen, Diclofenac, Flurbiprofen | Schmerzmittel mit stark entzündungshemmender Wirkung, z. B. Phenylbutazon, Indometacin, Acetylsalicylsäure in hoher Dosierung |

Obiges Schema aus dem *Geneesmiddelenbulletin* (1980) zeigt uns, wie man die verschiedenen Rheumamittel einordnen könnte. Die »echten« Rheumamittel befinden sich so weit rechts wie möglich.

Die Wirkung der Acetylsalicylsäure ist offensichtlich abhängig von der Dosierung, und das gilt auch für viele andere dieser Mittel. Wer die Gelenkentzündung bekämpfen will, muß viermal am Tag vier Tabletten Acetylsalicylsäure schlucken. Es empfiehlt sich daher, das Mittel in Wasser aufzulösen und zu trinken. Auf diese Weise wird die Wirkung schneller einsetzen und stärker ausfallen. Magenprobleme sind bei einer solch hohen Dosierung meist nicht zu vermeiden. Es gibt dazu eine Regel: Je besser die Mittel gegen die Gelenkentzündung wirken, um so schlechter sind sie für den Magen. Das trifft leider auch dann zu, wenn man statt der Tabletten Zäpfchen verwendet. Sie blockieren nämlich in gleicher Weise die Synthese der Prostaglandine. Es spielt daher keine Rolle, ob die Mittel geschluckt oder als Zäpfchen genommen werden, da die Wirkstoffe über das Blut in jedem Fall auch zum Magen transportiert werden.

Die neuen synthetischen Prostaglandine (z. B. Misoprostol, das unter dem Namen Cytotec im Handel ist) haben sich bisher wohl aufgrund ausgeprägter Nebenwirkungen wie Durchfall und schmerzhafte Regelblutungen (Dysmenorrhoen) nicht durchgesetzt, zumal es ge-

NICHT-STEROIDALE ENTZÜNDUNGSHEMMENDE RHEUMAMITTEL

genüber anderen Magenmitteln keine therapeutischen Vorteile aufweist. Schwangere Frauen dürfen dieses Mittel nicht einnehmen.

(2) Arylessigsäure-Gruppe

> **Indometacin** (Amuno, Indometacin, Indo-Phlogont), **Tolmetin** (Tolectin), **Benzydamin** (Tantum Verde Lösung), **Diclofenac** (Voltaren, Diclophlogont, Allvoran, Effekton, Monoflam, Benfofen, Myogit, Dolobasan)

Das Indometacin ist eines der stärksten und am häufigsten verwendeten Rheumamittel. Pharmakologen bezeichnen es gelegentlich als ihren »goldenen Standard« zur Behandlung des Rheumas. Man kennt die Nebenwirkungen, weiß aber auch über die guten Seiten des Mittels Bescheid. Die Firma MSD hat diesen Wirkstoff entwickelt und unter dem Markennamen Amuno verkauft. Das Patent ist seit geraumer Zeit abgelaufen, daher gibt es den Wirkstoff heute unter vielen weiteren Markennamen (Indometacin-Generika).

Das Indometacin hat eine stark entzündungshemmende Wirkung. Es scheint auch bei Gichtanfällen gut zu helfen. Leider hat es auch starke Nebenwirkungen, unter denen mindestens jeder dritte Patient leidet. Ein Fünftel der Patienten verträgt es überhaupt nicht. Auch für Kinder ist es nicht geeignet. Die Nebenwirkungen betreffen unter anderm den Magen. Die Patienten können unter Kopfschmerzen leiden, es wird ihnen übel, und sie müssen erbrechen. Man fühlt sich den ganzen Tag über müde. Die Symptome können bis zu Alpträumen, Wahnvorstellungen und bleibenden Depressionen reichen. Auch die Leber ist gefährdet, doch darin unterscheidet sich Indometacin nicht von anderen Rheumamitteln.

Aus der großen Untersuchung über das Risiko der Agranulozytose, deren Ergebnisse 1986 im *Journal of the American Medical Association (JAMA)* veröffentlicht wurden, ging hervor, daß auch das Indometacin in dieser Hinsicht einige Risiken birgt. Das maßgebende englische Wochenblatt *The Lancet* schrieb in einem redaktionellen Kommentar, das Indometacin sei wie das Phenylbutazon ein Rheumamittel, das man nur in äußerster Not einsetzen dürfe. Angesichts der Häufigkeit, mit der die Ärzte noch immer Indometacin verschreiben, scheint dieser Rat auf nicht fruchtbaren Boden gefallen zu sein. Allerdings wirkt das Indometacin ziemlich gut. Wer es verträgt, leidet unter wenig

MITTEL GEGEN RHEUMA

Schmerzen, kann die Gelenke gut bewegen, und sein Zustand verschlechtert sich nicht. Doch auch in diesem günstigen Fall ist Vorsicht geboten. Bei einer Untersuchung über den Zusammenhang zwischen Indometacin und dem Zustand des Hüftgelenks erwies sich, daß Patienten, die Indometacin einnahmen, zwar weniger Schmerzen hatten, aber der Spalt zwischen dem Gelenkkopf und der Gelenkpfanne wurde mit der Zeit dünner, als dies normalerweise der Fall ist (*Lancet 1989 (II): 519*). Das könnte mit der Blockierung der Prostaglandinsynthese in Zusammenhang stehen. Die Prostaglandine fördern nämlich die Durchblutung des Hüftgelenks. Wenn sie blockiert werden, verringert sich auch die Durchblutung, und das Bindegewebe im Gelenk wird unterversorgt. Vielleicht sind diese starken Prostaglandinhemmer doch nicht immer angebracht. Und vielleicht ist es besser, sie gelegentlich abzusetzen.

Manchmal wird der Gebrauch von Zäpfchen empfohlen. Die Nebenwirkungen vor allem im Magen sollen dann geringer ausfallen. Das trifft in der Tat in geringem Maße zu und mag daran liegen, daß die Wirkstoffaufnahme aus Zäpfchen unsicherer ist als bei Tabletten. Denn die Magenstörungen werden durch die Blockierung der Prostaglandinsynthese verursacht, nicht durch die direkte Einwirkung auf die Magenschleimhaut.

Aufgrund der Nebenwirkungen wurde schon vorgeschlagen, man solle das Indometacin möglichst rasch durch neuere entzündungshemmende Rheumamittel ersetzen. Doch ein vollwertiger Ersatz ist nicht in Sicht. Das Indometacin bleibt daher weiterhin ein Mittel der ersten Wahl.

Vom Benzydamin (Tantum) behauptet der Hersteller, es eigne sich besonders für Sportverletzungen. Da stellt sich allerdings die Frage, ob entzündungshemmende Rheumamittel bei solchen Erkrankungen überhaupt angebracht sind. Rheumamittel wirken gegen rheumatische Beschwerden, und sie sind nicht so harmlos, daß man sie einfach bei allerlei Gelenkbeschwerden schlucken sollte. Zudem wird bezweifelt, ob das Benzydamin bei Schwellungen überhaupt wirkt.

Das Diclofenac, das die Firma Ciba-Geigy unter dem Namen Voltaren auf den Markt brachte, gehört zu den beliebteren sogenannten leichten Rheumamitteln. Zum Leidwesen der Schweizer Firma zeigte sich bei der großen, schon öfter zitierten Agranulozytose-Untersuchung, die durch den deutschen Konkurrenten Hoechst finanziert wurde (Boston-Studie), daß Diclofenac das Knochenmark schädigt. Hinzu kommt, daß das Diclofenac in seltenen Fällen tödlich verlaufende Leber- und Nierenerkrankungen auslöste. Dennoch gehört dieses Mittel vor allem

NICHT-STEROIDALE ENTZÜNDUNGSHEMMENDE RHEUMAMITTEL

auch wegen seiner kurzen Verweildauer im Körper zur ersten Wahl für Rheumapatienten. Voltaren steht an siebter Stelle der weltweit am meisten verkauften Mittel. 1990 betrug der Gesamtumsatz etwas mehr als eine Milliarde Dollar. In Deutschland ist der Wirkstoff Diclofenac das meistverkaufte Rheumamittel. Voltaren ist allerdings etwas ins Hintertreffen geraten, da inzwischen Generika, also Nachahmerprodukte, die weit größeren Marktanteile halten und viel preiswerter sind (Diclofenac ratiopharm, Diclophlogont, Allvoran und andere).

Hier ist wieder die vorherige Klärung wichtig, ob es sich bei dem Leiden tatsächlich um schmerzhaftes Gelenkrheuma handelt, um ein »verschlissenes« Gelenk oder um Rückenschmerzen aus anderer Ursache. Selbst wenn es wirklich Rheuma ist, sollten zunächst physiotherapeutische Maßnahmen, etwa eine Wärmebehandlung, ausprobiert werden. Wenn diese nicht helfen, kann man immer noch auf Diclofenac zurückgreifen. Wer das Mittel lange und regelmäßig einnimmt, sollte regelmäßig sein Blut untersuchen lassen, um zu verhindern, daß er plötzlich an einer Agranulozytose erkrankt. Auch die Leber- und Nierenwerte sollten bei diesem wie bei anderen Rheumamitteln in Abständen kontrolliert werden.

Voltaren ist aber auch als Gel im Handel – Voltaren Emulgel. Dies ist eins der am häufigsten verschriebenen Arzneimittel überhaupt. Der Nutzen solcher Rheumasalben wird allerdings häufig bezweifelt. Es kommt zwar zu geringeren Nebenwirkungen, die den gesamten Organismus betreffen, dafür ist das Risiko örtlicher allergischer Reaktionen größer.

(3) Pyrazol-Gruppe

> **Azapropazon** (Tolyprin), **Metamizol** (Novalgin), **Phenylbutazon** (Ambene, Butazolidin, Demoplas)

Die gefährlichste Nebenwirkung der Pyrazol-Gruppe ist die Agranulozytose, eine Veränderung des Blutbilds. Doch nicht alle Wirkstoffe aus dieser Familie sind gleich gefährlich. Einige Forscher kamen zum Schluß, daß 0,7 bis 0,8 Prozent der Patienten an Agranulozytose erkrankten, die in fünf Prozent der Fälle zum Tode führte. Einige Derivate dieser Gruppe weisen ein noch höheres Risiko auf. Es gibt auch Pharmakologen, die das alles für etwas übertrieben und weniger schlimm als dargestellt halten. Die genannten Zahlen ergeben sich aber aus Fäl-

MITTEL GEGEN RHEUMA

len, bei denen die Agranulozytose ohne Zweifel festgestellt wurde. In den weitaus meisten Fällen – besonders in Entwicklungsländern – bleiben solche Nebenwirkungen im Frühstadium aber unentdeckt und führen daher häufiger zum Tode. Längst nicht immer denkt der Arzt an diese Nebenwirkung, und auch längst nicht immer wird sie richtig erkannt. So werden zum Beispiel in den Niederlanden jährlich im Durchschnitt zwanzig Todesfälle durch Arzneimittel gemeldet, und die Pyrazol-Gruppe steht als Verursacherin ganz oben auf der Liste.

Phenylbutazon und Oxyphenbutazon werden schon seit langem gegen Rheuma eingesetzt. Das Phenylbutazon brachte die Firma Ciba-Geigy 1951 unter dem Namen Butazolidin auf den Markt. 1963 führte sie das Oxyphenbutazon unter dem Namen Tanderil ein. Von Beginn an wurden Nebenwirkungen dieser Mittel beschrieben. Kürzlich erklärte Sidney Wolfe von der amerikanischen Konsumentenschutzorganisation, seit der Einführung dieser beiden Rheumamittel seien weltweit ungefähr 10 000 Menschen durch deren Nebenwirkungen ums Leben gekommen. Für die USA schätzte er die Anzahl auf 3000. Als Grundlage diente ihm ein interner Bericht von Ciba-Geigy, in dem 1182 Fälle aufgeführt wurden. Die britische Kommission für die Arzneimittelsicherheit meldete 458 Todesfälle durch diese beiden Rheumamittel. Englische Experten meinen jedoch, es seien zwischen 1964 und 1982 über 1000 bis 1500 Menschen durch Phenylbutazon und Oxyphenbutazon gestorben. Die Ursache ist meistens eine Agranulozytose, doch wurden auch viele Magen- und Darmblutungen gemeldet. Ungefähr 21 Prozent der Agranulozytosefälle, die der Weltgesundheitsorganisation gemeldet wurden, brachte man in Zusammenhang mit den NSAID. In den meisten Fällen sind die beiden genannten Pyrazolderivate betroffen. Die Sterblichkeit im Zusammenhang mit den gemeldeten schweren Nebenwirkungen liegt bei rund dreißig Prozent.

Bei einem derartigen Risiko muß man ganz besonders sorgfältig abwägen, ob diese Mittel sich nicht durch andere ersetzen lassen, die vielleicht nicht so gut wirken, aber ein geringeres Risiko für den Patienten mit sich bringen. Und weil es diese Mittel gibt, verbot Großbritannien im Mai 1984 das Oxyphenbutazon und beschloß, daß das Phenylbutazon nur noch in Krankenhäusern angewendet werden durfte. Ciba-Geigy wurde angehalten, selbst Maßregeln zu ergreifen. Die Firma tat dies nur zögernd, schließlich stand ein relativ hoher Umsatz auf dem Spiel. Die Firma sagte zwar, es gehe nur um ein Prozent ihres Gesamtumsatzes und sie könne somit das Mittel ohne Probleme zurückziehen, doch dieses eine Prozent ist noch sehr viel. 1983 lag der Jahresumsatz

NICHT-STEROIDALE ENTZÜNDUNGSHEMMENDE RHEUMAMITTEL

mit Tanderil bei 95 Millionen Schweizer Franken, der des Butazolidins bei 48 Millionen. Ein zusätzliches Problem dieser Mittel war, daß sie nicht nur gegen Rheuma eingesetzt wurden. Bei einer Untersuchung der FDA, dem »Bundesgesundheitsamt« der USA, zeigte sich, daß 95 Prozent des Phenylbutazons und Oxyphenbutazons nicht gegen Rheuma im strengen Sinne gebraucht wurde. Die Verwendung dieses Mittels mußte also eingeschränkt werden.

In Deutschland führte dies zu folgenden Entscheidungen:
1. Phenylbutazon darf nur noch Patienten mit Bechterew-Krankheit (einer bestimmten Rheumakrankheit) verschrieben werden und auch dann nur, wenn es keine wirkliche Alternative gibt.
2. Die Behandlung darf nur durch Fachärzte mit Erfahrungen auf diesem Gebiet erfolgen.
3. Die Produktinformation dieser Mittel muß von den Pharmafirmen neu formuliert werden. Überdies widerrief die Behörde die Zulassung für eine Reihe von Kombinationspräparaten, die diese Wirkstoffe enthielten.

Inzwischen hat Ciba-Geigy das Tanderil weltweit aus dem Handel genommen. Damit ist das Problem aber noch nicht gelöst. Schließlich geht es um einen alten Wirkstoff, den jeder herstellen und als Arzneimittel vermarkten kann, der über eine entsprechende Fabrik und eine Herstellererlaubnis verfügt. So sind denn auch eine Reihe weiterer Präparate auf dem Markt (Mofesal und andere), die diese Wirkstoffe enthalten. In manchen Ländern wird auf den Beipackzetteln sogar empfohlen, diese Mittel Kindern mit Fieber zu verabreichen. Das ist angesichts der heutigen Kenntnisse nicht verantwortbar. Man mag vielleicht meinen, daß dies nur in Entwicklungsländern geschieht. Es ist aber nicht lange her, daß Ciba-Geigy ihr Tanderil bei Sportverletzungen empfahl.

Das Azapropazon (Prolixan) fällt immer wieder durch besonders viele Nebenwirkungen auf. In England steht es in der Spitzengruppe der Rheumamittel mit häufigen Nebenwirkungen (zum Beispiel auch Lichtüberempfindlichkeitsreaktionen). Es sollte eigentlich ganz vom Markt verschwinden.

(4) Propionsäure-Gruppe

> **Ibuprofen** (Aktren, Ibuhexal, Urem), **Naproxen** (Proxen), **Ketoprofen** (Orudis), **Flurbiprofen** (Froben), **Tiaprofensäure** (Surgam)

MITTEL GEGEN RHEUMA

Das Ibuprofen hat einen großen Marktanteil. Es wird auch in Dosierungen bis 200 Milligramm als Schmerzmittel verwendet. Die empfohlene Dosis für echtes Rheuma liegt bei drei- bis sechsmal täglich 400 Milligramm. In dieser Dosierung ist das Ibuprofen nicht mehr so nebenwirkungsarm. Die Tabletten mit 200 Milligramm sind in der Apotheke ohne Rezept zu kaufen, die »Rheuma-Dosierung« ist rezeptpflichtig. Über eine Reihe von Nebenwirkungen wurde bereits im Kapitel über die Schmerzmittel berichtet.

Vom Flurbiprofen (Froben) erwartet der Hersteller, daß es bei Sportverletzungen günstige Wirkungen entfaltet. Es soll vor allem Schwellungen begrenzen und den Schmerz mindern. Eine Untersuchung über den Einfluß des Flurbiprofens auf Knöchelverletzungen bewies jedoch, daß dieses Mittel keine überzeugende Wirkung zeigte. Deswegen wird auch von seiner Verwendung bei Sportverletzungen abgeraten (*Ned Tijdschr Geneeskd 1989: 449*).

Das Naproxen der Firma Syntex (Proxen) bringt es auf einen beträchtlichen Umsatz. In den USA ist es das meistgebrauchte Rheumamittel. Es hat eine längere Wirkdauer als das Diclofenac.

Auch das Naproflex enthält als Wirkstoff Naproxen, desgleichen das Schmerzmittel Dysmenalgit. Der letzte Name verrät schon, daß dieses Mittel vor allem für Frauen gedacht ist. Es soll gegen Menstruationsbeschwerden helfen. Will man sie als Rheumamittel verwenden, muß man große Mengen davon schlucken, und dann nehmen natürlich auch die Nebenwirkungen zu. Will man sie als Schmerzmittel verwenden, nimmt man sehr viel weniger. Die Nebenwirkungen sind dann auch geringer, aber im Prinzip besteht dann kein Unterschied mehr zwischen diesen Rheumamitteln und beispielsweise der Acetylsalicylsäure und dem Paracetamol. Der Kunde bezahlt nur viel mehr dafür.

Die Firma, die Dysmenalgit produziert, rechtfertigt dessen Verwendung durch Frauen mit Menstruationsbeschwerden mit der entzündungshemmenden Wirkung, die darin besteht, daß die Prostaglandinsynthese blockiert wird. Prostaglandine werden vor der Menstruation oft in größeren Mengen produziert. So wurde ein Zusammenhang vermutet zwischen der Prostaglandinmenge im Körper und der Stärke der Menstruationsbeschwerden. Wie bereits in der Einleitung zu diesem Kapitel gesagt, kann das Naproxen die Menstruationsbeschwerden lindern, weil es wie auch andere Schmerzmittel auf die Prostaglandine einwirkt.

Die Firma Roussel, die den Wirkstoff Tiaprofensäure produziert und unter dem Markennamen Surgam verkauft, mußte in England eine Buße von 20 000 Pfund bezahlen, weil sie irreführende Werbung betrieben hatte. Sie hatte zum Beispiel suggeriert, das Mittel schütze den Magen (was nicht bewiesen werden konnte), und die Wirkung auf die Prostaglandine erfolge nur selektiv (was ebenfalls nicht richtig war). Es war das erste Mal in der Geschichte, daß eine solche Buße auferlegt wurde.

(5) Übrige NSAID

Piroxicam (Felden), **Tenoxicam** (Tilcotil)

Das Tenoxicam (Tilcotil) wurde erst vor wenigen Jahren auf den Markt gebracht. Es hat eine sehr lange Verweildauer im Körper, die vielfach als »gefährlich lange« klassifiziert wird. Die Halbwertszeit (bis die Hälfte der verabreichten Dosis aus dem Körper verschwunden ist) beträgt rund fünfzig Stunden. Aus diesem Grunde bat die amerikanische Konsumentenschutzorganisation die Arzneimittelbehörde FDA, das Piroxicam (Felden) zu verbieten. Es soll nämlich sehr gefährlich sein für Menschen über sechzig, und es soll mehr Magen- und Darmbeschwerden auslösen als andere Mittel. Ältere Menschen brauchen mehr Zeit, um das Mittel über die Nieren auszuscheiden. Die Magen- und Darmbeschwerden steigen überdies mit der Dosis an. Weitere Nebenwirkungen tragen dazu bei, daß dieses Mittel besonders für bejahrte Menschen außergewöhnlich riskant ist. Bei der FDA wurden seit 1982 (als das Mittel in den amerikanischen Apotheken erschien) 182 Todesfälle nach der Einnahme von Piroxicam und 687 Fälle nicht tödlicher Nebenwirkungen gemeldet. Das alles erschien dem amerikanischen Konsumentenschutzbund ausreichend, um ein Verbot des Mittels zu fordern. Die FDA urteilte darüber aber anders. Man sah wenig Unterschiede zu den Risiken anderer NSAID. Das wiederum sagt sehr viel über die ganze Gruppe aus. Jedenfalls bedeutet es für den Konsumenten, daß er auch dieses Mittel nicht leichtfertig einnehmen darf und vor allem nicht häufiger und in zu kurzen Abständen.

Daß Sie in diesem Kapitel nichts Erfreulicheres über die Rheumamittel lesen können, liegt nicht am Autor, sondern an den Arzneimitteln selbst. Ein ideales Rheumamittel wurde leider noch nicht erfunden.

MITTEL GEGEN RHEUMA

Synthetische Prostaglandine

Misoprostol (Cytotec)

Es besteht die Hoffnung, daß synthetische Prostaglandine die durch die nicht-steroidalen Rheumamittel (NSAID) verringerten natürlichen Prostaglandine ersetzen können. Damit wären typische Nebenwirkungen der Rheumamittel ein für allemal beseitigt. Aus Untersuchungen wissen wir tatsächlich, daß die Prostaglandine verantwortlich sind für die ständige Regeneration der Magenwand und daß durch Blockieren der Prostaglandinsynthese – dies bewirken unter anderem die Rheumamittel – das Risiko von Magenerkrankungen sehr groß ist. Misoprostol hebt die dauernde Belastung der Magenwand wieder auf.

Untersuchungen erwiesen tatsächlich, daß das Misoprostol Magengeschwüre verhindern kann. Allerdings fehlt der Beweis, daß es auch vor Magenblutungen und -durchbrüchen schützt. Zudem gibt es Meldungen über maskierte Geschwüre: Unter Misoprostol merkt der Patient nichts von seinem Geschwür, obwohl es trotz der Behandlung vorhanden ist *(Lancet 1991; 337: 973)*.

Letztlich ist es eine naive Vorstellung zu glauben, man könne Prostaglandine unterdrücken und anschließend mit synthetischen Präparaten ersetzen. Dieses Hormon hat viel zu komplexe Aufgaben im Organismus, als daß man seine synthetische Version ohne weiteres zum Schutz der Magenschleimhaut einsetzen könnte. Daher erzeugen die künstlichen Prostaglandine auch unerwünschte Nebenwirkungen. Eine Studie weist darauf hin, daß 39 Prozent der Patienten Durchfall bekommen. Bei sechs Prozent wurde er so stark, daß das Misoprostol abgesetzt werden mußte. Bei Frauen traten schließlich auch anormale Blutungen auf, selbst noch nach der Menopause. Weitere Nebenwirkungen des Misoprostols sind Bauchschmerzen, Appetitlosigkeit, Blähungen, Übelkeit, Benommenheit und Kopfschmerzen. Eine kombinierte Therapie mit Misoprostol ergab auch Nebenwirkungen auf das Nervensystem (*Lancet 1989 (II); 1283*).

Prostaglandine werden auch zusätzlich zur Abtreibungspille gegeben. Frauen, die schwanger sind oder vermuten, gerade schwanger geworden zu sein, sollten also keinesfalls Misoprostol einnehmen. Das bedeutet eigentlich, daß junge Frauen überhaupt einen weiten Bogen um das Mittel machen sollten. Misoprostol wird daher vor allem älteren Menschen empfohlen. Vernünftigerweise sollte es vorerst auf Rheumapatienten beschränkt bleiben, denen die NSAID ernstliche Magenbeschwerden bereiten und für die keine andere Rheumatherapie in Frage kommt. In einer britischen Ärztezeitschrift steht: »Es gibt keinen Grund für die routinemäßige Verschreibung von Misoprostol zur Vorbeugung gegen Magengeschwüre bei all jenen Patienten, die NSAID einnehmen. Man sollte es nur für ältere Patienten in Betracht ziehen, die bereits chronische Magengeschwüre aufweisen.« (*DTB 1990; 28: 25*)

Auch andere Pharmafirmen werden bald mit Prostaglandin-Präparaten auf den Markt kommen. Trimoprostil, Arbaprostil und Enprostil sind schon in Warteposition.

Nicht-entzündungshemmende Rheumamittel (Basistherapeutika)

> **Chloroquin** (Resochin), **Hydroxychloroquin** (Quensyl), **Auranofin** (Ridaura), **Penicillamin** (Metalcaptase, Trolovol), **Cyclophosphamid** (Endoxan), **Azathioprin** (Imurek), **Aurothioglucose** (Aureotan)

In dieser Gruppe gibt es zahlreiche Stoffe mit vielen verschiedenen Wirkmechanismen. Man nennt sie auch »Rheumamittel im engeren Sinn« (Basistherapeutika). Sie werden vor allem dann eingesetzt, wenn die NSAID keine befriedigende Wirkung zeigen, und sie sollen den rheumatischen Grundprozeß beeinflussen. Die Wirkung der Basis-Antirheumatika setzt nur langsam ein, und deshalb werden sie zu Beginn meist mit den vorher besprochenen Antirheumatika kombiniert. Da der Erfolg nicht zwingend ist, wird mit vielen Mitteln experimentiert, von denen theoretisch eine Wirkung auf das rheumatische Geschehen vermutet werden kann. Gemeldet wurden bereits auch Versuche mit Interferon. Auch das Krebsmittel Methotrexat wurde offensichtlich schon mit Erfolg bei der Rheumabehandlung eingesetzt. Allerdings sind die Nachteile des Mittels so groß, daß man nicht daran denken kann, es in großem Umfang einzusetzen. Das Ciclosporin, das vor allem eine Abstoßung transplantierter Organe verhindert, wirkt offensichtlich ebenfalls gegen Rheuma, obwohl die richtigen Indikationen und auch die optimale Therapie noch stärker herausgearbeitet werden müssen.

Eine vorläufige Einteilung dieser Rheumamittel sieht folgende Gruppen vor:

MITTEL GEGEN RHEUMA

1. Chinolinderivate (mit dem Malariamittel Chinin verwandt)
2. Goldpräparate
3. Penicillamin (vom Penicillin abgeleitet)
4. Salazosulfapyridin (das auch Sulfasalazin genannt wird und normalerweise gegen Darmentzündungen eingesetzt wird)
5. Zellwachstumshemmer

Wir behandeln sie hier alle zusammen.

Das **Chloroquin** (1.) ist eins der Malariamittel, die lange gemieden wurden, weil sie Sehstörungen und Netzhautschäden verursachen können. Doch zur Zeit erfahren sie eine bescheidene Renaissance, weil sich die Erkenntnis durchsetzt, daß die neueren Heilmittel gegen Rheuma auch ihre Schwächen haben. Chloroquin zeigt in den meisten tierexperimentellen Entzündungsmodellen keine Wirkung. Die antirheumatische Wirkung dieses Stoffes kann über eine immunsuppressive (die Immunantwort unterdrückende) Wirkung zustande kommen. Die Wirksamkeit beim systemischen Lupus erythematodes ist belegt. Zehn Prozent der Patienten, die diese Mittel einnehmen, leiden unter Netzhautstörungen. Doch verschwinden sie in den meisten Fällen wieder, wenn die Arznei abgesetzt wird. Nur bei einem halben Prozent der Fälle bleiben Schäden zurück. Deshalb ist unter dieser Therapie eine regelmäßige Augenkontrolle und die Kontrolle des Blutbildes in vierteljährlichen Abständen notwendig. Die Wirkung der Therapie setzt nach ein bis drei Monaten ein.

Ein anderes altes Mittel sind die **Goldpräparate** (2.). Die Aurothioglucose muß einmal wöchentlich injiziert werden. Die Wirkungsweise der Goldsalze bei der rheumatoiden Arthritis ist bis heute nicht aufgeklärt. Goldsalze zeigen in den angewendeten Konzentrationen keine entzündungswidrigen Eigenschaften.

Bei jedem dritten Patienten zeigen sich Nebenwirkungen. Am häufigsten sind Hautausschlag und – auch hier – Magenbeschwerden. Die Wirkung der Goldtherapie setzt einige Wochen später ein, kann dann aber für einen bestimmten Zeitraum Besserung bringen. Neben den Ampullen gibt es auch Tabletten, die eine Goldverbindung enthalten, nämlich das Auranofin. Es ist allerdings nicht so wirksam wie die Injektionen. Nebenwirkungen sind Durchfall (selten), Hautausschlag (leicht und vorübergehend), Eiweiß im Urin (bei vier Prozent der Patienten so ernsthaft, daß das Mittel abgesetzt werden muß) und Veränderungen des Blutbildes (bei einem Prozent der Patienten so ernsthaft, daß sie auf das Mittel verzichten müssen). Bei beiden Behandlungsweisen (Injektion wie Tablette) müssen einmal monatlich Blut und Urin

NICHT-ENTZÜNDUNGSHEMMENDE RHEUMAMITTEL

untersucht werden, damit eventuelle Nebenwirkungen rechtzeitig aufgespürt werden können.

Manche Ärzte verschreiben bei Rheumatismus mit wechselndem Erfolg Nebennierenrindenhormone (Arzneimittel aus der Gruppe der Cortisone). In letzter Zeit rückt man allerdings wieder ein wenig davon ab. Die Nebennierenrindenhormone wirken zu Beginn oft spektakulär. Man kann sie aber nicht lange nehmen, da sie im Körper tiefgreifende Veränderungen bewirken. Und bisweilen kehrt das Rheuma nach dem Absetzen der Cortisone schlimmer zurück, als es vorher war.

Penicillamin (3.) wurde in den letzten zehn Jahren immer öfter gegen Rheuma eingesetzt. Der Mechanismus dieser Wirkung ist bisher noch nicht geklärt. Möglicherweise spielen bestimmte immunsuppressive Wirkungen eine Rolle. In den meisten tierexperimentellen Entzündungsmodellen zeigt Penicillamin überhaupt keine Wirkung.

Bei Patienten, die auf eine Goldtherapie nicht ansprechen, ist auch eine D-Penicillamintherapie sinnlos. Penicillamin führt bei dreißig Prozent der Patienten zu sehr ernsthaften Nebenwirkungen. Es verdient darum in der Behandlung des Rheumas weder einen ersten noch einen zweiten Platz.

Sulfasalazin (4.) wird hauptsächlich zur Behandlung von entzündlichen Darmerkrankungen eingesetzt, es hat aber auch eine begrenzte Wirkung bei der chronischen Polyarthritis. Obwohl sich eine Wirksamkeit nachweisen läßt, bestehen dennoch Unklarheiten über den eigentlichen Wirkmechanismus bei beiden Krankheitsbildern. Das Mittel sollte mit viel Flüssigkeit zu den Mahlzeiten eingenommen werden. Der Urin kann verfärbt werden. Wer an einem »Analgetika-Asthma« leidet, muß dieses Mittel meiden. Wie bei den oben aufgeführten Mitteln sollte UV-Strahlung, also Sonnenbank und starke Sonnenstrahlung, gemieden werden. Es sind phototoxische bzw. photoallergische Reaktionen, also verstärkte Hautreizung, möglich.

Das **Azathioprin** (5.) unterdrückt Immunreaktionen und wird deswegen vor allem gegen die sogenannten Autoimmunkrankheiten eingesetzt. Bei letzteren richtet sich die Abwehr gegen körpereigene Stoffe, also gegen den Organismus selbst. Da das Immunsystem auch bei rheumatischen Prozessen eine wichtige Rolle spielt, wird hier das Azathioprin – als Mittel der dritten Wahl – eingesetzt. Es hat aber ernsthafte Nebenwirkungen. Für das Cyclophosphamid liegen die Dinge ähnlich.

MITTEL GEGEN RHEUMA

Äußerlich anzuwendende Rheumamittel

Monopräparate:
(Algesalona E, Arthrex Cellugel, Diclac-Gel, Dignodolin, Dolgit Creme, Dolo-Arthrosenex, Elmetacin, Felden Top, Ibutop Creme, Indomet-ratiopharm Gel, Kytta-Gel, Lumbinon 10, Phlogont Gel, Rheumon, Target, Trauma-Dolgit Gel, Traumasenex, Traumon, Voltaren Emulgel, ZUK Rheumagel/Salbe)

Kombinationspräparate:
(ABC Wärmepflaster N, Algesal, Algesalona, Arthrodestal N, Brachont Salbe, Cuxaflex N Gel/Thermo, Dolo Mobilat Gel, Dolo-Menthoneurin, Dolobene Gel, Doloneuro-Gel, Enelbin-Paste/Salbe N, Essaven Sportgel, Etrat Sportgel, Finalgon-Salbe, Flexocutan N, Forapin E, Lasonil, Lindofluid N, Menthoneurin-Salbe, Midysalb, Mobilat Gel/Salbe, Mobilisin Salbe, Ostochont Gel/Salbe, Phardol Rheuma Balsam, Phlogont Thermal-Rheumasalbe/-gel, Reparil-Gel, Rheuma-Salbe Lichtenstein, Rubriment Öl, Salistoperm, Thermo Rheumon, Thermo-Menthoneurin Cr./Lin., Thermosenex Gel, Trauma-Puren, Traumeel S Salbe, Zeel T Salbe)

Die externe Rheumatherapie ist außerordentlich stark verbreitet. Eine pharmakologische Begründung gibt es dafür jedoch nicht. Die Vorliebe für Salben, Gels und Öle wird wahrscheinlich damit begründet, daß sie nebenwirkungsärmer sind. Tatsächlich ist eine Schädigung der Magenschleimhaut nicht zu befürchten. Dies erklärt sich freilich daraus, daß eine Wirkstoffaufnahme durch die Haut praktisch nicht stattfindet. Wenn auch für einige Wirkstoffe nach externer Anwendung gewisse Konzentrationen im Gewebe gemessen werden konnten, so sind sie doch wesentlich geringer als bei einer oralen Therapie. Die positiven Effekte können durch das Einmassieren der Salben und auch das Wärmegefühl, das von vielen Salben erzeugt wird, erklärt werden. Die externe Rheumatherapie ist zudem mit einem Risiko allergischer Reaktionen behaftet.

Die obengenannten Monopräparate enthalten als Wirkstoff meist ein Salicylsäure-Derivat, Diclofenac, Ibuprofen oder Indometacin, also Stoffe, die auch in der oralen Therapie eingesetzt werden, und das weitaus wirksamer und billiger.

Die Kombinationspräparate enthalten neben zahlreichen anderen Bestandteilen überwiegend Salicylsäure-Derivate und gefäßerweiternde Stoffe wie Nicotinsäure-Ester. Sie wirken durch eine lokale Gefäßerweiterung. Dadurch stellt sich ähnlich wie bei physikalischer Wärmeanwendung ein Wärmegefühl ein. So soll die immer wieder beobachtete schmerzlindernde Wirkung zustande kommen. Die Ergebnisse kontrollierter klinischer Studien über die Wirksamkeit der Rheumasalben sind widersprüchlich.

Der ungesicherte Wert der äußerlichen Rheumatherapie steht im krassen Gegensatz zu der massiven Verordnung dieser Mittel und hat die Krankenkassen (und damit auch die Versicherten selbst) allein im Jahr 1991 mit 500 Millionen DM belastet.

Nicht-medikamentöse Therapie rheumatischer Erkrankungen

Gelenkerkrankungen werden nicht nur mit Arzneimitteln behandelt. Mindestens ebenso wichtig sind physiotherapeutische Maßnahmen. Hierzu gehören Wärme, Kälte, Krankengymnastik oder Massagen. Diese Therapieformen werden oft vergessen, können aber sehr gute Wirkungen erzielen: Die Gelenke werden beweglicher, und oftmals erübrigt sich bei konsequenter Gymnastik eine Arzneimitteltherapie.

Heilmittel gegen Gicht

Die Gicht zeigt sich zunächst durch eine Erkrankung der Zehengelenke. Sie wird häufig mit Rheuma verwechselt, ist aber eine Stoffwechselkrankheit. Ausgelöst wird sie durch eine Störung im Harnsäurestoffwechsel, und der Schmerz in den Gelenken wird durch dort abgelagerte Harnsäurekristalle verursacht.

Bei der Gicht ist der Harnsäurespiegel im Blut über die üblicherweise 50 bis 65 Milligramm pro Liter angestiegen. Selten liegt eine erbliche Störung vor, meist wird die Gicht durch eine bewegungsarme Lebensweise, einen zu hohen Alkoholkonsum und vor allem durch Fehlernährung und Übergewicht begünstigt. Bei Gichtpatienten finden sich häufig noch andere Begleiterkrankungen wie Bluthochdruck, Störungen des Kohlenhydratstoffwechsels und Schädigungen der Nieren und der Leber. Bei dem akuten, oft sehr schmerzhaften Gichtanfall kristallisiert die Harnsäure zu spitzen Nadeln aus. Falls der Gichtan-

MITTEL GEGEN RHEUMA

fall nicht behandelt wird, klingen die Symptome erst nach Tagen wieder ab. Wenn die Gicht chronisch geworden ist, können die Harnsäureablagerungen im Gewebe, zum Beispiel an den Händen, Füßen oder Ohrmuscheln, ertastet werden. Diese fühlbaren Ablagerungen werden Tophi genannt. Die chronische Gicht ist fast immer mit dauerhaften Schmerzen verbunden. Durch diese Schmerzen in den Gelenken, zum Beispiel in den Fingern, werden die betroffenen Gelenke meist nicht mehr bewegt, mit der Zeit versteifen sie sich dadurch. Deshalb ist es für chronisch Gichtkranke zwingend notwendig, auch unter Schmerzen Gelenkbewegungsübungen zu machen. Die beste Therapie und Vorsorge ist hier die richtige Ernährung, die in den meisten Fällen einem erneuten Gichtanfall vorbeugt. Die arzneiliche Therapie sollte nur die Diät unterstützen oder dem akuten Anfall vorbehalten sein.

(1) Mittel gegen einen akuten Gichtanfall

> **Colchicin** (Colchicum-Dispert, Colchysat), **Indometacin** (Amuno, Indometacin), **Naproxen** (Proxen), **Diclofenac** (Voltaren, Diclofenac), **Piroxicam** (Felden)

Bei den Heilmitteln gegen einen akuten Gichtanfall begegnen wir wieder vielen Wirkstoffen, die wir auch bei der Behandlung des Rheumas kennengelernt haben. Für weitere Informationen verweisen wir daher auf den entsprechenden Abschnitt.

Das Colchicin ist ein pflanzlicher Wirkstoff, der häufig bei akuten Gichtanfällen eingesetzt wird und eine schnelle Wirkung zeigt. Der Wirkstoff stammt aus der Herbstzeitlose (Colchicum autumnale). Das Colchicin kann ernsthafte Nebenwirkungen auf Muskeln und Nerven haben. Weil es ein althergebrachtes Mittel ist, wird gelegentlich vergessen, daß es sich um ein starkes Gift handelt. Um Vergiftungen zu vermeiden, darf die vorgeschriebene Dosis auf keinen Fall überschritten werden.

(2) Mittel zur Vorbeugung gegen Gichtanfälle

> **Probenecid, Allopurinol,** (Allo von ct, Foligan, Remid, Uripurinol, Urtias, Zyloric), **Benzbromaron** (Narcaricin), **Benzbromaron/Allopurinol** (Acifugan, Allomaron, Allo comp., Harpagin)

Das Allopurinol blockiert den Abbau von Zellbestandteilen, den Purinen, zu Harnsäure und verhindert damit, daß sich Harnsäurekristalle in den von Gicht befallenen Gelenken bilden. Gleichzeitig lösen sich bereits bestehende Kristalle auf. Das Allopurinol wurde 1960 eigentlich zur Behandlung von Krebs entwickelt. Es scheint verhältnismäßig sicher zu sein, und die Nebenwirkungen fallen meist harmlos aus: Jucken und Hautausschlag. Es gibt allerdings auch schwererwiegende Nebenwirkungen. Bis heute sind 300 Fälle von Agranulozytose bekannt, weitere 250 Fälle werden vermutet. Wenn man aber den Therapieverlauf ausreichend beobachtet, müssen solche Nebenwirkungen keine dramatischen Folgen haben.

Regelmäßig wird vor Überbehandlung gewarnt. Wer im Blut zuviel Harnsäure hat, aber keine Gichtsymptome zeigt, sollte kein Allopurinol schlucken, weil dies sinnlos ist. Obwohl bereits öfter darauf hingewiesen wurde, wird es in solchen Fällen noch immer verschrieben (*Br Med J 1987; 294: 1504*). Dabei wird oft nicht bedacht, daß eine Ernährungsumstellung meist die wirksamste Therapie ist.

Das Benzbromaron wird meist als Kombinationsmittel mit Allopurinol (Acifugan, Allomaron, Allo comp., Harpagin) verschrieben. Da durch das Benzbromaron die wirksame Form des Allopurinols schneller ausgeschieden wird, ist der Einsatz dieser Kombination schwer zu rechtfertigen.

Muskelentspannende Medikamente (Muskelrelaxantien)

Für muskelentspannende Mittel gibt es viele Indikationen, doch spielen sie in der Therapie eher eine Nebenrolle. Hauptsächlich werden sie bei Schmerzen im unteren Rücken eingesetzt. Obwohl die Fachärzte nicht besonders dafür plädieren, hat der Gebrauch solcher Mittel unmerklich zugenommen. Ärzte und Patienten meinen, sie könnten damit Rückenschmerzen bekämpfen, die durch steife Muskeln entstehen.

Krämpfe sind äußerst lästig. Wer nachts von Wadenkrämpfen aus dem Schlaf gerissen wird, weiß, wie schlimm sie sein können. Meist weiß der Betroffene dann auch, was zu tun ist: Die Fußspitze mit den Händen festhalten und mit dem Bein kräftig drücken. Dabei werden die verkrampften Muskeln wieder langgezogen. Krämpfe können in allen möglichen Muskeln auftreten, und fast immer gelingt es, dem Krampf durch Strecken des Muskels ein Ende zu bereiten. Für

MITTEL GEGEN RHEUMA

Krämpfe gibt es zahlreiche Ursachen. Meist ist es jedoch nicht notwendig, Arzneimittel dagegen zu nehmen.

Bei einer Operation ist es von größter Bedeutung, daß die Muskeln des Patienten entspannt sind. Auch während des Schlafes reagiert der Körper immer. Deshalb gibt der Anästhesist bei der Narkose auch muskelentspannende Mittel, damit der Patient völlig entspannt daliegt.

Unter den Muskelrelaxantien gibt es verschiedene Wirkmechanismen und Darreichungsformen.

(1) Muskelentspannende Mittel, die auf das Zentralnervensystem einwirken

> **Diazepam** (Valium), **Tetrazepam** (Musaril), **Chlormezanon** (Muskel trancopal), **Tizanidin** (Sirdalud), **Baclofen** (Lioresal), **Dantrolen** (Dantamacrin), **Orphenadrin** (Norflex retard)

Zunächst gibt es Mittel, die auf das zentrale Nervensystem einwirken und sozusagen die Signalübertragung an bestimmten Knotenpunkten blockieren. Der Impuls zur Kontraktion, der die Muskelspannung erhöht und vielleicht den Krampf auslöst, wird dann einfach nicht weitergeleitet. Doch werden natürlich im ganzen Nervensystem Signale blockiert. Die Folge ist Benommenheit. Das bekannteste muskelentspannende Mittel ist ohne Zweifel auch weltweit das populärste: das Valium (Diazepam). Es gehört, wie das Tetrazepam, zur Gruppe der Benzodiazepine (zu den Nebenwirkungen siehe Kapitel 3). Tetrazepam ist allerdings wesentlich teurer als das Diazepam, ohne daß es eine bessere Wirkung entfalten würde. Bei den Benzodiazepinen muß bedacht werden, daß sie höchstens ein bis zwei Wochen lang genommen werden sollen, da sie leicht abhängig machen können.

Auch das Baclofen, das zum Beispiel unter den Namen Lioresal, Lebic oder Baclofen-ratiopharm im Handel ist, wird recht häufig verschrieben, unter anderem bei Beschwerden mit dem Gesichtsnerv. Bei plötzlichem Absetzen kann es (selten) vorkommen, daß Entwöhnungserscheinungen auftreten, die um so stärker sind, je länger der Patient das Mittel nahm. Unter den Entzugserscheinungen sind auch Halluzinationen und epileptische Anfälle möglich. Darum muß das Mittel schrittweise abgesetzt werden.

Ob diese Arzneimittel wirklich in allen Fällen von Nutzen sind, die vom Hersteller genannt werden, ist zu bezweifeln. So werden sie etwa als Mittel gegen »ruhelose Beine« angepriesen. Dieses Symptom gibt es tatsächlich, man weiß aber nicht, wodurch es verursacht wird und vor allem nicht, was man dagegen unternehmen sollte. Das Chinin wird als solches Heilmittel gegen ruhelose Beine empfohlen (z. B. in Limptar oder Limptar N).

Bei Operationen sollen die Patienten vollkommen entspannt sein. Die meisten Mittel, die bei einer Narkose zu diesem Zweck verwendet werden, blockieren aber alle Knotenpunkte der Nerven.

Da Rückenschmerzen ein verbreitetes Leiden sind – laut Untersuchungen leiden bis zu zwei Dritteln aller Erwachsenen gelegentlich unter Rückenschmerzen –, tut sich hier ein vielversprechender Markt auf. Daß die Einnahme muskelentspannender Mittel bei Rückenschmerzen aber sinnvoll ist, wurde noch nicht überzeugend nachgewiesen. Rückenschmerzen gehen in den meisten Fällen von selbst vorbei. Wir wissen nicht einmal genau, wie sie entstehen, geschweige denn, auf welche Weise die muskelentspannenden Mittel sie beheben sollen. Wir wissen nur, daß diese Mittel abhängig machen können. Als Dauertherapeutika sind sie in jedem Fall ungeeignet. Eine geeignete Therapie ist die Rückenschulung, die zum Beispiel von der AOK angeboten wird.

(2) Medikamente, die die Übertragung von Nervensignalen blockieren

> **Neostigmin** (Prostigmin, Eseral), **Pyridostigmin** (Kalymin, Mestinon), **Distigmin** (Ubretid)

Der Vollständigkeit halber seien auch diese Mittel genannt. Sie werden meist nur bei sehr spezifischen Erkrankungen der Muskeln und der Nerven oder beim Glaukom (erhöhter Augeninnendruck) verschrieben. Daneben finden einige dieser Mittel als Gegengift für zum Beispiel Tollkirschvergiftung Verwendung. Dann finden sie auch Anwendung in der Anästhesie. Nur ganz wenige Patienten bekommen sie vom Arzt verschrieben. Die Mittel gehören übrigens in die Gruppe der Cholinesteraseblocker; sie hemmen also bestimmte Stoffe, die für die Signalübertragung im Nerv von Bedeutung sind.

Pyridostigmin ist zwar schwächer wirksam als das chemisch verwandte Neostigmin, hat dafür aber eine längere Wirkdauer und ist etwas besser verträglich.

Schlaf- und Beruhigungsmittel

In der Bundesrepublik nehmen ungefähr 600 000 bis 700 000 Menschen täglich ihr abendliches Schlafmittel ein. Ohne diese Hilfe glauben sie nicht einschlafen zu können. Unter den 1993 am meisten verschriebenen Medikamenten steht zum Beispiel das Schlafmittel Rohypnol an 26. Stelle. Im Handel gibt es Dutzende von Schlafmitteln. Reformhäuser, Drogerien und Apotheken bieten direkt neben der Kasse Schlaftees an, es wurden Schlafmaschinen entwickelt. Spezialisten für Akupunktur versprechen, sie könnten mit ihren Nadeln die Blockaden aufheben, so daß die Patienten wieder ungestört schlafen können. In der Werbung werden Pyramiden angeboten, die man unters Bett stellt, um ungünstige Erdstrahlen abzulenken. – Das Geschäft mit dem Schlaf blüht.

Da Schlafschwierigkeiten meist mit innerer Anspannung einhergehen, gibt es auch viele Entspannungs- und Beruhigungsmittel zu kaufen, von Kräutertees bis zu Tranquilizern. Viele Schlafbeschwerden resultieren aber nicht aus körperlichen oder seelischen Störungen, sondern sie entstehen durch falsche Erwartungen an den Schlaf. Eltern überschätzen oft das Schlafbedürfnis ihrer Kinder. Ältere Menschen brauchen stets weniger Schlaf als jüngere und warten dann, wenn sie dies nicht wissen, stundenlang auf den Schlaf. In solchen Fällen hilft kein Schlafmittel, sondern etwas Information über altersgemäße Nachtruhe. Nicht nur, daß Schlafmittel schon nach kurzer Zeit ihre Wirkung verlieren, die die Schlaflosen dann mit immer höheren Dosierungen erzwingen wollen; stets verursachen diese Mittel auch Beschwerden, die sich mit steigender Dosis vermehren. In einigen Fällen können diese Mittel hilfreich sein, vor allem wenn sie nur kurzfristig und gezielt eingesetzt werden, die Vielzahl der langfristig behandelten Menschen stellen diese Mittel aber in ein kritisches Licht.

Es gibt verschiedene Formen von Schlafstörungen. Am häufigsten sind die Probleme mit dem Einschlafen. Viele Schläfer werden mitten in der Nacht wach, einmal oder mehrmals, und haben dann Schwierigkeiten, wieder einzuschlafen. Manche klagen darüber, daß sie die ganze Nacht kein Auge zutun können. Und sehr verbreitet ist die unbeweisbare Annahme, daß die heutige Zeit mit ihrer Hektik sehr viel mehr Schlafstörungen verursacht als früher.

3 SCHLAF- UND BERUHIGUNGSMITTEL

Vermutlich aber ist nicht die Anzahl der Schlafstörungen gewachsen, sondern nur die Zahl derer, die sich darüber beklagen. Und das hat einiges damit zu tun, daß wir glauben, frei über unseren Körper verfügen zu können, daß wir unseren natürlichen Rhythmus ignorieren und zu wenig über den Schlaf wissen. Aus Untersuchungen weiß man übrigens, daß Menschen, die behaupten, die ganze Nacht kein Auge zugetan zu haben, in Wirklichkeit etliche Stunden selig schliefen.

Während des normalen Schlafs nimmt das Gehirn Außenreize nur sehr beschränkt auf. Dieses partielle »Abschalten« wird durch komplexe Vorgänge im Gehirn reguliert, die dafür sorgen, daß der Schlaf nicht gestört wird und nur heftige oder alarmierende Reize zum Schlafenden durchdringen. Das unterscheidet den Schlaf von der Narkose oder der Bewußtlosigkeit. Wer zu viele Schlafmittel einnimmt, gelangt letztlich in einen Zustand, der mit der Narkose zu vergleichen ist.

Erwachsene benötigen durchschnittlich sieben bis acht Stunden Schlaf, ältere Menschen brauchen jedoch weniger. Ihnen reichen oft vier bis sechs Stunden. Zu Beginn schlafen wir am tiefsten. Wenn der Morgen naht, wird der Schlaf allmählich flacher. Wir können dann auch leichter geweckt werden. Der Schlaf verläuft aber nicht gleichmäßig, sondern bewegt sich stets durch verschiedene Schlafstadien: Er wird immer tiefer, bis der sogenannte REM-Schlaf auftritt. REM ist die Abkürzung für die englische Bezeichnung »*rapid eye movements*«: schnelle Augenbewegungen. Beim REM-Schlaf bewegen sich nämlich die Augen schnell hin und her. Die Forscher brachten die REM-Phase des Schlafes mit dem Ausruhen, einer Art Großreinemachen des Gehirns und dem Erledigen des sogenannten Tagesrests in Verbindung, doch ist man sich dessen nicht sicher. Kinder haben längere REM-Phasen als ältere Menschen. Ein vollständiger Zyklus der verschiedenen Schlafstadien mit Einschluß der REM-Phase dauert 80 bis 90 Minuten. In einer Nacht folgen also gewöhnlich fünf bis sechs solcher Schlafzyklen aufeinander.

Die Schlaftiefe kann man anhand sehr schwacher elektrischer Ströme messen. Dies geschieht mit einem Elektro-Enzephalogramm (EEG), einem Hirnstrombild. Offensichtlich arbeitet das Gehirn während des Schlafs nach einem wellenartigen Muster.

Der Moment des Einschlafens wird von der »inneren Uhr« bestimmt. Dabei sammeln sich, vereinfacht gesagt, schlafauslösende Botenstoffe im Nervensystem an, bis man von selbst in Schlaf fällt. Diese Ansammlung findet alle 25 Stunden statt. Wenn wir jeden Tag zur gleichen Zeit schlafen gehen, müssen wir also diesen Rhythmus jeweils um eine Stunde korrigieren. Wer mehr über Schlafbeschwerden wissen will,

SCHLAF- UND BERUHIGUNGSMITTEL

dem sei das Buch von K. Langbein, *Schlaflos* (Verlag Kiepenheuer und Witsch, Köln) empfohlen.

Die Schlafmittel werden grundsätzlich in Einschlafmittel und Durchschlafmittel unterteilt. Die Einschlafmittel müssen innerhalb kurzer Zeit wirken. Die Durchschlafmittel hingegen entfalten ihre Wirkung langsamer und auf längere Dauer. In der Praxis zeigt es sich, daß fast alle Schlafmittel eine zu lange Wirkdauer haben und sich noch am folgenden Tag auswirken: Man fühlt sich träge und benommen. Die Hälfte der eingenommenen Dosis befindet sich dann nämlich noch im Blut. Es gibt Schlafmittel, bei denen erst nach drei Tagen die Hälfte ihres Wirkstoffes aus dem Blut verschwunden ist. Wer jeden Abend eine solche Schlaftablette einnimmt, reichert also den Wirkstoff im Blut stetig an, während die Wirkung nachläßt, weil sich das Gehirn an die höheren Dosen gewöhnt.

Schlafmittel mit sehr kurzer Wirkdauer erzeugen dagegen mit um so größerer Wahrscheinlichkeit Entzugserscheinungen, wenn man sie plötzlich absetzt.

Die freudige Erwartung eines »guten« Schlafs wiegt nicht die Nachteile der Schlafmittel auf. Im folgenden wollen wir einen Blick auf die Kehrseite des Schlafmittelgebrauchs werfen.

Leistungsfähigkeit nach der Einnahme von Schlafmitteln

Eine schlechte Nacht kann den ganzen Tag verderben. Wir fühlen uns wie zerschlagen, sind gereizt und schaffen unsere Arbeit nicht. Wer das öfter erlebt, wird jedoch zugeben müssen, daß ihm der Ärger über die verpatzte Nacht weitaus mehr zu schaffen macht als der Schlafmangel selbst. Man kann sich aber getrost seinem körperlichen Rhythmus anvertrauen, auch wenn er mal Sprünge macht; an Schlaflosigkeit ist noch niemand gestorben.

Wer hingegen Schlafmittel schluckt, verschiebt seinen Traumschlaf. In den ersten Tagen der Einnahme träumen wir sehr viel weniger. Aber gerade der Traum- oder REM-Schlaf scheint wichtig zu sein, damit wir uns am nächsten Morgen gut ausgeruht fühlen. Vermutlich ist es diese Schlafphase, in der wir verarbeiten, was wir tagsüber erlebt haben, um uns dem nächsten Tag mit frischer Kraft zu stellen.

Es gibt keine Schlafmittel, die den so wichtigen Traumschlaf unbehelligt lassen. Aber auch die anderen Schlafphasen sind betroffen. Das jedenfalls kann man dem Hirnstrombild entnehmen. Die Untersuchung der Auswirkungen von Schlafmitteln auf den Tag danach hat eindeutig ergeben, daß körperliches Wohlbefinden und Leistungsfähigkeit geringer sind als nach einer schlecht durchschlafenen Nacht.

SCHLAF- UND BERUHIGUNGSMITTEL

Nitrazepam (Mogadan), Flurazepam (Dalmadorm) und andere Schlafmittel aus der Gruppe der Benzodiazepine haben eine sehr lange Wirkdauer. Diese Dauer wird durch die sogenannte Eliminationshalbwertszeit angegeben. Sie entspricht der Zeit, nach der noch die Hälfte der verabreichten Dosis im Blut vorhanden ist. Beim Flurazepam (Dalmadorm) liegt die Halbwertszeit bei 47 bis 100 Stunden. Ein Abbauprodukt des Flurazepams, das seinerseits wieder als Schlafmittel wirkt, hat eine Halbwertszeit von 100 Stunden. Übrigens besteht keineswegs immer ein deutlicher Zusammenhang zwischen der Halbwertszeit und den Nachwirkungen eines Medikaments.

Ältere Menschen sollten so wenig Schlafmittel wie möglich nehmen, weil sie bei entsprechend hoher Dosierung unter den Nebenwirkungen besonders stark zu leiden haben. Wer tagsüber zudem Tranquilizer schluckt, fühlt eine noch größere Benommenheit und Müdigkeit in den Beinen. Körperfunktionen, die im Alter ohnehin nachlassen,

---

WIRKUNGSDAUER VON BENZODIAZEPINEN INKLUSIVE AKTIVER METABOLITEN

lang wirksam	*mittellang wirksam*	*kurz wirksam*
(20 bis über 100 Stunden)	(5 bis 20 Stunden)	(bis 5 Stunden)
Bromazepam (Lexotanil)	Loprazolam (Sonin)	Midazolam* (Dormicum)
Chlordiazepoxid (Librium)	Lorazepam (Tavor)	Triazolam (Halcion)
Clobazam (Frisium)	Lormetazepam (Noctamid)	Brotizolam (Lendormin)
Clonazepam (Rivotril)	Oxazepam (Adumbran, Praxiten)	
Clorazepat (Tranxilium)	Temazepam (Planum, Remestan)	
Diazepam (Valium)	Medazepam (Nobrium)	
Flunitrazepam (Rohypnol)	Tetrazepam; (Musaril)	
Flurazepam (Dalmadorm)		
Nitrazepam (Imeson, Eatan)		
Prazepam (Demetrin)		

*nicht zugelassen als Hypnotikum
(modifiziert nach Schulte-Sasse, et al., Pharmakotherapie und Alter, ein Leitfaden für die Praxis, ed. Dieter Platt 1988)

SCHLAF- UND BERUHIGUNGSMITTEL

werden unter der Dauerwirkung dieser Mittel nahezu gänzlich stillgelegt. Aber gerade ältere Menschen vertrauen häufig auf diese sinnlose Kombination einer oder gar mehrerer Beruhigungstabletten für den Tag mit einer oder ebenfalls mehreren Schlaftabletten für die Nacht.

Schlafmittel haben großen Einfluß auf die Verkehrssicherheit. Rechtsmediziner vermuten, daß etwa zwanzig Prozent aller Verkehrsunfälle mit Sach- und Personenschäden unter der Einwirkung von Arzneimitteln – insbesondere von Benzodiazepinen – zustande kommen. Das sollte Grund genug sein, daß auch die Gesundheitsbehörden diesem Punkt mehr Aufmerksamkeit widmen.

1. Kategorie: kurz- oder ultrakurz wirkende Benzodiazepine
   Mittel, die nur kurze Zeit im Blut bleiben. Unter den in der Tabelle genannten spielt Midazolam (Dormicum) keine große Rolle, da es nur bei chirurgischen und diagnostischen Eingriffen eingesetzt wird. Zehn Stunden nach der Einnahme kann man wieder Auto fahren. Die pharmakologische Bewertung dieser Mittel erfolgt weiter unten.
2. Kategorie: mittellang wirkende Benzodiazepine
   Strenggenommen kann man sich zehn Stunden nach der Einnahme wieder ans Steuer setzen, doch ist es sicherer, wenn man dies nicht tut.
3. Kategorie: langwirkende Benzodiazepine
   Wer diese Mittel einnimmt, muß 20 bis über 100 Stunden, also bis zu vier Tagen (!) nach der Einnahme vorsichtig sein und sollte am besten überhaupt nicht Auto fahren.

Es ist offensichtlich, daß Patienten zu wenig über ihre eingeschränkte Verkehrstauglichkeit informiert werden. Der Hinweis auf dem Beipackzettel findet meist keine Beachtung, und Ärzte und Apotheker weisen wahrscheinlich zu selten eindringlich genug darauf hin, das Auto stehen zu lassen.

Entzugserscheinungen

Der Körper gewöhnt sich an Schlafmittel und braucht sie dann. Wer sie plötzlich absetzt, muß mit allerlei Unannehmlichkeiten rechnen. Man unterscheidet kleine und große Entzugserscheinungen. Zu den kleinen zählen Angst, leichtes Zittern, vor allem der Finger und Hände, ein zunehmendes Schwächegefühl, Benommenheit, Übelkeit, Erbrechen, Schlaflosigkeit, Gewichtsverlust, hoher Blutdruck, Schwindel bei plötzlichem Aufstehen und erhöhter Puls. Die großen Entwöhnungserscheinungen: Muskelkrämpfe, Gehirnstörungen, die psychi-

SCHLAF- UND BERUHIGUNGSMITTEL

schen Krankheiten ähneln, epileptische Anfälle und Erhöhung der Körpertemperatur.

Auch die viel gebrauchten Benzodiazepine führen bei plötzlichem Absetzen des Medikaments zu Entzugserscheinungen. Wer 21 Tage lang täglich 120 Milligramm Diazepam (eine große Dosis) einnimmt, leidet mit fünfzigprozentiger Wahrscheinlichkeit an geringen und mit achtprozentiger Wahrscheinlichkeit an stärkeren Entzugserscheinungen. Bei der Besprechung der einzelnen Mittel werden wir noch auf die entsprechenden Unterschiede zurückkommen.

Es vergehen mindestens zwei Wochen, bis sich nach dem Absetzen eines Schlafmittels der normale Schlaf wieder einstellt. In diesen Wochen träumt man besonders viel, und es sieht aus, als müßte man alle Traumphasen, die man unter der Einwirkung der Schlafmittel versäumt hat, nachholen. Einige Menschen finden das unangenehm, und es ist für sie ein Grund, wieder Schlafmittel zu nehmen. Wenn der Arzt schon bei der Erstverordnung der Schlafmittel mit dem Patienten eine Zeitbegrenzung über die Verordnungsdauer, zum Beispiel von vierzehn Tagen abspricht, können viele Probleme, die durch die Langzeitverordnungen auftreten, vermieden werden. Oft bekommen die Patienten ihr erstes Schlafmittel im Krankenhaus. Ungefähr ein Drittel aller Patienten in der allgemeinen Abteilung eines Krankenhauses bekommt Schlafmittel. Aus einer britischen Untersuchung wissen wir, daß siebzehn Prozent der Patienten bei ihrer Aufnahme in die Klinik Schlafmittel nahmen und daß dieser Anteil nach ihrer Entlassung auf 34 Prozent gestiegen war.

Viele Menschen, die Benzodiazepine nehmen, klagen dennoch über Schlafprobleme. Chronische Schlaflosigkeit ist aber in zehn bis fünfzehn Prozent der Fälle durch Alkohol und/oder Schlafmittel verursacht. Auch Alkohol allein ist als Schlafmittel nicht geeignet. Zwar hat Hopfen im Bier eine beruhigende Wirkung, doch der Alkohol macht den Schlaf wesentlich unruhiger: Es fehlen die für einen ausgeglichenen Schlaf notwendigen REM-Phasen. Unter Alkohol schläft man wie betäubt, wird nachts häufiger wach und fühlt sich am nächsten Tag wie gerädert. Der beste Weg, um wieder zu einem guten Schlaf zu gelangen, ist somit der Verzicht auf Alkohol – und auf Beruhigungsmittel.

Wer über die Wirkungsweise von Schlafmitteln gut informiert ist, geht deswegen sehr zurückhaltend mit ihnen um. »Wenn ein Arzt mit den Beschwerden schlafloser Patienten konfrontiert ist, wird er oft dazu verleitet, Schlafmittel zu verschreiben. Ihre Anwendung ist aber bei chronischen Schlafstörungen deutlich kontraindiziert«, steht in

SCHLAF- UND BERUHIGUNGSMITTEL

einem zusammenfassenden Beitrag über Schlafprobleme älterer Menschen (*N Engl J Med 1990; 323: 520*).

Da sich der Körper an die Schlafmittel gewöhnt, braucht er immer mehr davon, wenn die gewünschte Wirkung eintreten soll. Manchmal tritt dieser Gewöhnungseffekt sofort ein, gewöhnlich aber nach ungefähr zwei Wochen. Dann muß man die Dosis erhöhen oder zu einem andersartigen Schlafmittel übergehen. Jedenfalls sind die Geschichten von Menschen, die jahrelang mit Erfolg dasselbe Schlafmittel einnehmen, allesamt falsch.

Schlafmittelabhängigkeit

Viele glauben, sie könnten ohne Schlafmittel nicht mehr schlafen. Dabei handelt es sich um eine seelische Abhängigkeit, zu der jeder Dauergebrauch von Schlafmitteln führt. Wer davon loskommen will, muß unter Umständen eine Entziehungskur in einer Klinik machen. Jahrelang wurde dieses Problem ignoriert, doch heute sollte es hinlänglich bekannt sein. Die Schätzungen über die Zahl derer, die von Schlafmitteln und Tranquilizern abhängig sind, gehen weit auseinander. Aber wahrscheinlich gibt es rund 800 000 Schlafmittelabhängige in Deutschland. Für die meisten ist es sehr schwer, von dieser Abhängigkeit loszukommen. Vor allem ältere Menschen nehmen Schlafmittel, und das ist aus verschiedenen Gründen merkwürdig. Zum ersten benötigen ältere Menschen weniger Schlaf, zum zweiten verursachen Schlafmittel gerade bei älteren Menschen die größten Probleme. Sie führen zu Verwirrung, Unsicherheit beim Gehen, Angstzuständen tagsüber und Schlaflosigkeit beim Absetzen des Mittels. Überdies brauchen ältere Menschen auch eine geringere Dosis als junge. Eine britische Untersuchung zeigte, daß sechzehn Prozent der über 65jährigen Schlafmittel einnehmen. 73 Prozent von ihnen tun dies länger als ein Jahr und 25 Prozent länger als zehn Jahre (*Br Med J 1988; 296: 601*). In der BRD ist das nicht anders. Zum Beispiel nehmen etwa zwanzig Prozent aller Frauen über sechzig ständig Schlafmittel ein. 1980 noch empfahl das britische *Committee on the Review of Medicines*, Schlafmittel nur für kurze Zeit und erst nach ernsthafter Überlegung zu verschreiben.

Schlafmittel und Atemstörungen

In einer amerikanischen Untersuchung aus den fünfziger Jahren unter Tausenden von Versicherten zeigte sich, daß die Einnahme von Schlafmitteln und eine durchschnittlich geringere Lebenserwartung auf die

SCHLAF- UND BERUHIGUNGSMITTEL

eine oder andere Weise miteinander zusammenhängen. Welche Beziehung genau besteht, wurde nicht deutlich. Ein paar mögliche Gründe dafür kann man allerdings nennen. Man könnte sich zum Beispiel vorstellen, daß Menschen, die unter Schlafbeschwerden leiden, auch weniger gesund sind. Wenn dies der Fall wäre, würde sich der Zusammenhang bei einer solchen Untersuchung zeigen. Es besteht aber keine Beziehung zwischen Schlafproblemen und schlechter Gesundheit. Es muß eine andere Erklärung geben, und am meisten akzeptiert wird die, daß die Schlafmittel einen schlechten Einfluß auf die Atmung ausüben. Von Barbituraten ist dies schon seit langem bekannt, doch seit kurzem wissen wir, daß auch Benzodiazepine die Atmung negativ beeinflussen. Besonders schlimm ist das bei Menschen, die am sogenannten Schlafapnoe-Syndrom leiden. Wir verstehen darunter einen plötzlich auftretenden Atemstillstand mitten im Schlaf; kurzzeitig ist der Luftweg verschlossen. Meist sind Schnarcher davon betroffen. Im typischen Fall beschreiben Eheleute den Schlafapnoe-Anfall ihres Partners folgendermaßen: Er oder sie schnarcht, doch ist dann auf einmal für längere Zeit kein Atemgeräusch mehr zu hören, bis die Atmung mit einem fremden Geräusch wieder einsetzt. Das muß keine Folgen haben, doch Menschen mit einem schwachen Herzen können an einer solchen Schlafapnoe sterben. Als diese Erscheinung größere Beachtung fand, wurde man sich bewußt, daß sie häufig vorkommt und nicht unterschätzt werden darf. Bisweilen ist sogar eine eingreifende Behandlung zu empfehlen. Es soll hier deutlich ausgesprochen sein, daß für solche Menschen Schlafmittel, sowohl Barbiturate als auch Benzodiazepine, eine potentielle Gefahr darstellen. Schlafmittel sollten also auf dem Beipackzettel die deutliche Warnung tragen: Wer unter Schlafapnoen leidet, darf dieses Mittel nicht einnehmen.

Wer nicht weiß, ob er gelegentlich einen solchen Atemstillstand hat, für den sollte schon die Tatsache, daß er schnarcht, eine Warnung sein.

Neben den Atemstörungen können auch Brüche des Hüftgelenks die Folge des Schlafmittelkonsums sein. Besonders ältere Menschen sind dafür anfällig, wenn sie in ihrer Benommenheit stürzen. Die Folge sind lange Klinikaufenthalte, da Knochenbrüche bei alten Menschen sehr langsam heilen.

Die Auffassung, daß man Benzodiazepine bei Patienten über sechzig nicht mehr abzusetzen braucht, sollte unter den genannten Gesichtspunkten kritisch überdacht werden.

Schlafmittel

(1) Benzodiazepine

> **Bromazepam** (Lexotanil 6, Bromazanil 6, Bromazepam-Neurax 6, Durazanil 6, Gityl 6, Neo-Opt, Normoc, bromazep 6 von ct), **Brotizolam** (Lendormin), **Chlordiazepoxid** (Librium, Radepur), **Clobazam** (Frisium), **Clonazepam** (Rivotril, Antelepsin), **Clorazepat** (Tranxilium), **Diazepam** (Valium, Diazepam-Lipuro, duradiazepam, Faustan, Lamra, Neurolytril, Valiquid, Diazepam Desitin), **Flunitrazepam** (Rohypnol, Fluninoc, Flunitrazepam-Neurax), **Flurazepam** (Dalmadorm, Flurazepam Riker), **Loprazolam** (Sonin), **Lorazepam** (Tavor, Bonatranquan, Duralozam, **Laubeel**, Lorazepam-Neurax, Pro Dorm, Punktyl, Somagerol, Tolid), **Lormetazepam** (Noctamid, Ergocalm, Loretam), **Medazepam** (Rudotel), **Nitrazepam** (Mogadan, Imeson, Eatan N, Dormo Puren, Nitrazepam-Neurax, Novanox, Radedorm), **Oxazepam** (Adumbran, Azutranquil, Durazepam, Noctazepam, Oxa-10 L.U.T., Oxa-Puren, oxa von ct), **Prazepam** (Demetrin), **Temazepam** (Planum, Remestan, Temazep von ct), **Triazolam** (Halcion)

Die wichtigsten Schlafmittel gehören zu der Gruppe der Benzodiazepine, zu der auch die Tranquilizer zu zählen sind. Bitte lesen Sie daher unbedingt auch den Abschnitt »Tranquilizer« weiter hinten in diesem Kapitel.

Es verwundert nicht, daß die Benzodiazepine das Einschlafen leichter machen. Sie entspannen nämlich, und das ist eine der ersten Voraussetzungen für das Einschlafen. Wen der vergangene Tag beschäftigt, wer Sorgen hat oder lange gearbeitet hat, befindet sich noch in einem Zustand erhöhter Aktivität und fällt nicht so bald in Schlaf. Dann gibt es zwei Möglichkeiten: Entweder man lernt, wie man sich entspannt, oder man nimmt Schlafmittel. Das erste ist nicht schwierig, und beim zweiten riskiert man allerlei Beschwerden. Vor allem ältere Menschen klagen oft darüber, daß sie nachts lange wach liegen. Eine Aufklärung darüber, daß sie gar nicht so viel Schlaf brauchen, ist hier schon die beste Behandlung.

Gespannte Muskeln werden von den Benzodiazepinen entspannt – eine wichtige Voraussetzung für das Einschlafen. Dieselbe Wirkung erreicht man aber, indem man kurz vor dem Schlaf die Halsmuskeln massiert oder ein paar Yogaübungen macht. Wer die Muskeln ent-

3 SCHLAF- UND BERUHIGUNGSMITTEL

spannen kann, fällt bald in Schlaf. Diese Kurse werden auch von der AOK angeboten.

Die Schweizer Firma Roche entwickelte die Benzodiazepine. Viele Schlafmittel stammen denn auch aus den Labors von Hoffmann-La Roche. Das Mogadan (internationaler Freiname: Nitrazepam) war jahrelang ein erfolgreiches Produkt von Roche. Es übt wie alle Benzodiazepine einen schlechten Einfluß auf die REM-Phase aus, und man kann auch vom Nitrazepam seelisch abhängig werden. In einer Tablette befinden sich fünf Milligramm Nitrazepam, für viele Patienten bereits die verträgliche Maximaldosis. Untersuchungen zeigten, daß viele ältere Menschen noch 36 Stunden nach der Einnahme von zehn Milligramm ihres Schlafmittels unter den typischen Nebenwirkungen leiden. Dabei haben Ältere ein solches Schlafmittel viel weniger nötig, und ihr Wohlbefinden leidet eher unter den Nachwirkungen.

Die amerikanische *Food and Drug Administration (FDA)*, die über die Zulassung von Arzneimitteln bestimmt, hat alle Arzneien, die Stickstoffdioxid enthalten, verboten. Sie vermutet nämlich, daß dadurch Krebs entsteht. An Versuchstieren wurde dies nachgewiesen. Nitrazepam enthält Stickstoffdioxid. Deswegen entwickelte Roche für den amerikanischen Markt ein anderes Schlafmittel ohne Stickstoffdioxid. Es handelt sich um das Flurazepam, das Roche unter dem Markennamen Dalmadorm anbietet. Die Lacktablette enthält 30 Milligramm, doch sie kann geteilt werden, so daß auch 15 Milligramm eingenommen werden können. Das Flurazepam hat eine lange Halbwertzeit, das heißt, das Mittel bleibt lange Zeit im Blut. Daher eignet es sich überhaupt nicht für Menschen, die am folgenden Tag frisch an der Arbeit sein müssen. Es empfiehlt sich auch nicht, am folgenden Tag am Straßenverkehr teilzunehmen.

Im Lauf der Jahre kamen Benzodiazepine mit immer kürzerer Halbwertszeit auf den Markt. Damit schien das Problem des enormen Katers am Folgetag einigermaßen gelöst. Allerdings muß man auch bei den Benzodiazepinen mit kurzer Wirkdauer mit Nachwirkungen rechnen. Neben der Gefahr der Abhängigkeit entsteht bei übermäßigem Gebrauch eine merkwürdige Vergeßlichkeit und Aggressivität.

Das Schlafmittel Lorazepam bewirkt unter anderem eine starke Abhängigkeit. Aus einer Untersuchung im Rahmen des Projekts »Alkohol und Drogen« der Universität Utrecht geht hervor, daß fünfzehn Prozent der Ärzte das Mittel nicht verschreiben, weil es zu einer Abhängigkeit führt. Sie haben ihre Fachzeitschriften aufmerksam gelesen. Die Hälfte der Ärzte kennt die Gefahr der Abhängigkeit und verschreibt das Lorazepam nur dann, wenn es unbedingt erforderlich ist.

SCHLAFMITTEL

1979 gab es in Holland den Halcion-Skandal. Er betraf den Wirkstoff Triazolam, der als sicheres Schlafmittel eingeführt wurde. Es begann mit einem Zeitungsbericht über erhebliche Nebenwirkungen des Mittels. Einige Benutzer fühlten sich sehr depressiv und ihrer Realität entrückt. Der Bericht führte zu einer Lawine von Reaktionen, so daß die Arzneimittelbehörde eingreifen mußte und das Triazolam (Halcion) für ein halbes Jahr vom Markt nahm. Das war im Juli 1979. In anderen Ländern, auch in Deutschland, wo das Mittel seit 1980 im Angebot war, nahmen es Tausende ein, hatten aber nicht mehr Probleme damit als mit anderen leichten Schlafmitteln. Nach Ablauf der halbjährigen Sperre mußte die holländische Behörde etwas unternehmen. Sie forderte die Pharmafirma Upjohn, die das Halcion produziert, auf, den Beipackzettel umzugestalten und alle bis dato gemeldeten Nebenwirkungen zu vermerken. Überdies durfte nur die geringstdosierte Version des Mittels verkauft werden. Upjohn zog darauf sein Produkt vom niederländischen Markt zurück. Weltweit war es aber inzwischen zum bestverkauften Schlafmittel überhaupt geworden. Man konnte es in 83 Ländern bekommen. In der Folge ließ sich Upjohn richterlich bestätigen, daß die Einwände der Arzneimittelbehörde gegen das Triazolam unbegründet seien und setzte die Wiederzulassung in den Niederlanden durch. Die Firma beruft sich auf 117 kontrollierte Untersuchungen an über 6000 Patienten, bei denen nach insgesamt 40 Millionen Patientenmonaten nirgendwo solche Nebenwirkungen wie in den Niederlanden aufgetreten seien.

Inzwischen ist erst die Tablette mit einem Milligramm Wirkstoff, die in Holland zu vielen Problemen geführt hatte, dann auch die Tablette mit 0,5 Milligramm weltweit aus dem Handel genommen worden. In England wurden diese beiden hohen Dosierungen noch nie gutgeheißen. Seit 1990 ist das Mittel nur in Dosierungen von 0,125 und 0,25 Milligramm erhältlich, und auf dem Beipackzettel stehen ausführliche Warnhinweise.

Viele Anzeichen sprechen dafür, daß Triazolam (Halcion) ernsthaftere Nebenwirkungen verursacht als die anderen Benzodiazepine, zumal es häufig in ziemlich hoher Dosierung verwendet wurde. Bei einem Vergleich zwischen Temazepam (Remestan, Planum), Triazolam (Halcion) und einem Placebo-Präparat zeigte sich, daß bei Temazepam und dem Placebo kein Gedächtnisverlust auftrat. Die Störungen durch Triazolam hingegen reichten vom Gedächtnisverlust und der Verwirrung bis zu Halluzinationen und einem Gefühl des Realitätsverlustes (*Lancet* 1991; 337: 827).

Der einstige Spitzenreiter nimmt heute nur noch eine Randposition ein, die Verordnungshäufigkeit ist deutlich zurückgegangen. Aus den in der Bundesrepublik vorliegenden Meldungen ergab sich kein überzeugender Hinweis auf ein Risiko von Triazolam, sofern die empfohlenen Dosierungen beachtet werden.

Das Flunitrazepam (Rohypnol) ist eines der bekanntesten Präparate der Firma Roche. Pharmaproduzenten suchen in der letzten Zeit vor allem nach Benzodiazepinen mit kurzer Wirkungsdauer. Sie sind als Schlafmittel geeigneter, da sie am nächsten Tag keinen Kater bewirken und auch die Verkehrstauglichkeit der Konsumenten nicht so stark beeinträchtigen. Ein Nachteil dieser Benzodiazepine mit kurzer Wirkdauer ist aber, daß sie heftige Nebeneffekte haben. Vor allem Gedächtnisverlust und maßlose Selbstüberschätzung spielen bei der Einnahme von Flunitrazepam eine Rolle, und wahrscheinlich ist es gerade deshalb auch bei Drogenabhängigen beliebt. Psychiater, die mit Drogenproblemen zu tun haben, glauben denn auch, daß einige ernsthafte Gewaltdelikte dem Mißbrauch dieses Mittels anzulasten sind. Es wurden bereits Forderungen laut, das Mittel ganz zu verbieten.

Natürlich ist es nicht die Schuld der Pharmafirma Hoffmann-La Roche, daß ein blühender Schwarzhandel mit dem Mittel Rohypnol entstand: Hier muß das Ministerium eingreifen.

Als die Nebeneffekte des Rohypnols bekannt waren, verschrieben die niederländischen Hausärzte etwas weniger (nicht mehr 23 Rezepte pro 10 000 Patienten, sondern nur 14 Rezepte). Dennoch muß man sich fragen, ob sie überhaupt etwas verschreiben sollten. Heroinsüchtige schlucken packungsweise Rohypnol als Suchtersatzstoff. Um diesem Mißbrauch zu begegnen, hat die Firma Hoffmann-La Roche 1992 in einem ungewöhnlich scharfen Schreiben an alle Ärzte darauf hingewiesen, daß Rohypnol unter keinen Umständen an Drogenabhängige oder Patienten mit Abhängigkeitsanamnese abgegeben werden darf (*Deutsches Ärzteblatt 1992:3029*). Die Zahl der Rohypnolverordnungen auf Kassenrezept ging von 1992 zu 1993 deutlich zurück.

Eine der zentralen Fragen der Medizin der letzten Jahren gilt der Stellung der Schlafmittel bei der Behandlung von Patienten. Was tragen sie zu seinem Wohlbefinden bei? Ist es medizinisch verantwortbar, sie zu verschreiben? Angesichts unserer veränderten Einstellung gegenüber den Nebenwirkungen der Benzodiazepine erhebt sich die Frage, ob jedes Schlafproblem mit einem Schlafmittel bekämpft werden muß. Die hohe Zahl von Schlafmittelabhängigen müßte eigentlich andere Lösungsstrategien nahelegen. Ohnehin stellte das britische *Committee on the Review of Medicines* nach Untersuchungen in Schlaflaboratorien fest, daß die meisten Schlafmittel ihre Wirkung innerhalb von drei bis vierzehn Tagen verloren. Der längste Effekt von Benzodiazepinen auf das Einschlafen dauerte gerade zwölf Wochen.

Angesichts dieser Probleme ist die Besorgnis über den enormen Konsum von Schlafmitteln nur zu gerechtfertigt. Offerhaus schreibt in der *Nederlands Tijdschrift voor Geneeskunde*: »Wir wissen nicht, was Schlaflosigkeit eigentlich ist, wir wissen nicht, ob sie schädlich ist, wir wissen nicht, ob wir durch das Verschreiben von Schlafmitteln den Patienten angemessen helfen, und wir wissen nicht, welchen Patienten man Schlafmittel verschreiben kann. Was wir aber gründlich kennen, sind die Risiken.« (*Ned Tijdschr Geneeskd 1984; 819*)

Vor zwanzig Jahren noch schnitten die Benzodiazepine im Vergleich mit den Barbituraten gut ab. Inzwischen ist aber deutlich geworden, daß alle Nebenwirkungen, die früher bei den Barbituraten gesehen wurden, zu einem großen Teil auch bei den Benzodiazepinen anzutreffen sind. Eine Abhängigkeit bildet sich genausogut heraus. Nach dem Absetzen leiden die Patienten unter Entwöhnungserscheinungen. Wer die Mittel schluckt, leidet tagsüber an außergewöhnlicher Benommenheit. Benzodiazepine und Alkohol verstärken sich gegenseitig in Wirkung und Nebenwirkungen. Und der Mißbrauch, auch in Kombination mit illegalen Drogen, ist weit verbreitet.

Benzodiazepine: Nebenwirkungen
Neben den allgemeinen Nebenwirkungen, wie sie weiter oben beschrieben wurden (Mittel mit langer Wirkdauer: gefährlich für Verkehrsteilnehmer am Folgetag; Mittel mit kurzer Wirkdauer: große Gefahr der Abhängigkeit und ernsthafte Entzugserscheinungen), weisen Schlafmittel noch einige andere Nachteile auf. Weitere Informationen über die Benzodiazepine finden Sie im Abschnitt über die Tranquilizer.

Sehr selten führt der Gebrauch von Benzodiazepinen zu Leberstörungen. Wenn allerdings eine Leber- oder Nierenfunktionsstörung vorliegt, kann die Wirkung der Mittel erheblich verlängert sein.

Da diese Schlafmittel auch muskelentspannend wirken, knicken vor allem ältere Menschen immer wieder in den Knien ein. Das ergibt einen unsicheren Gang. Aus einer Untersuchung wissen wir, daß ältere Menschen, die Benzodiazepine einnehmen, häufiger stürzen und einen Oberschenkelhalsbruch erleiden (*JAMA 1989; 262: 3303*).

Jeder zehnte Benutzer bekommt von diesen Schlafmitteln eine Depression, und vor allem bei älteren Menschen zeigen sich ab und zu paradoxe Reaktionen. Sie werden durch die Benzodiazepine nicht ruhiger, sondern erregt, ruhelos und wirken verwirrt.

Man darf Benzodiazepine nicht zusammen mit Alkohol einnehmen.

3 SCHLAF- UND BERUHIGUNGSMITTEL

Man wird nach einem Glas betrunken und verliert die Kontrolle über sich.

(2) Cyclopyrrolone und Imidazopyridine

> Zopiclon (Ximovan), Zolpidem (Stilnox, Bikalm)

Diese Mittel sind die neuesten Entwicklungen im Schlafmittelboom. Als Kommentar dazu steht in einem redaktionellen Kommentar der englischen Fachzeitschrift *The Lancet*: »Trotz des schlechten Rufs der Schlafmittel fühlte sich die pharmazeutische Industrie getrieben, neue Stoffe mit ungefähr derselben Wirkung und einem etwas geringeren Risiko herzustellen, anstatt die Finger von dieser Gruppe von Heilmitteln zu lassen.« (*Lancet 1990; 335: 507*)

Möglicherweise haben diese Substanzen geringe Vorteile gegenüber den Benzodiazepinen. Sie sollten aber nicht überbewertet werden: ein kleinerer Kater am Folgetag (obwohl dies völlig von der eingenommenen Dosis abhängt) und weniger Probleme bei gleichzeitigem Alkoholgenuß. Die Gedächtnisstörungen sind nicht so ernsthaft. Nach Einnahme von Zopiclon kann sich ein metallischer Geschmack einstellen. Wichtig scheint vor allem zu sein, daß diese Mittel nach jetzigem Kenntnisstand nicht so schnell süchtig machen wie die Benzodiazepine. Doch ist nicht sicher, ob dies auch wirklich zutrifft. Nach dreiwöchiger Einnahme traten zum Beispiel Entwöhnungserscheinungen auf, auch Abhängigkeit wird beschrieben. Die Herstellerfirma hat bislang noch nicht ausreichend genug die Möglichkeit einer körperlichen Abhängigkeit untersucht, und diese Mittel sind erst zu kurz auf dem Markt, als daß sie abschließend beurteilt werden könnten. Mittlerweile gibt es auch Untersuchungen, die eher negative Unterschiede zu den Benzodiazepinen gezeigt haben. So kam es unter der zugelassenen Dosis von Zolpidem häufiger zu Stürzen als unter dem Doppelten der zugelassenen Dosis eines Benzodiazepins (*E. Müller, DAZ 1992:520*). Dies macht den Einsatz gerade bei älteren Menschen bedenklich.

Daß nach dem Absetzen von Zopiclon Entzugserscheinungen auftreten, verwundert nicht besonders, denn die Moleküle heften sich an dieselben Rezeptoren wie die Benzodiazepine. Die Erwartung einer »Revolution des Benzodiazepin-Marktes« scheint eher unwahrscheinlich, da die Wirkmechanismen dieser Mittel denen der Benzodiazepine zu ähnlich sind. *The Lancet* bezeichnet sie denn auch als einen neuen Waggon am Ende des Benzodiazepin-Zuges.

Die neuen Schlafmittel kommen allerdings im günstigsten Augenblick auf den Markt: Die Klagen über die Benzodiazepine werden immer lauter. Viel mehr aber ist zu hoffen, daß es sich endlich durchsetzt, Schlafbeschwerden nicht unnötig mit Tabletten zu bekämpfen.

(3) Barbiturate (Einzelpräparate)

Phenobarbital (Lepinal, Lepinaletten)

Solche Schlafmittel können zu einer starken Abhängigkeit führen. Den Schlaf beeinflussen sie auf Dauer nur wenig. In Dänemark sind Barbiturate nicht mehr als Schlafmittel zu bekommen; in Deutschland sind viele von ihnen vom Markt genommen worden.

Barbiturate gibt es seit mehr als hundert Jahren. Ihre Blütezeit haben sie längst hinter sich. Immer weniger Menschen nehmen Barbiturate als Schlafmittel, und anscheinend sind die heutigen Konsumenten vor allem Drogenabhängige. Barbiturate kommen vor allem noch in Kombinationspräparaten vor, die aus zwei oder mehr verschieden wirkenden Schlafmitteln zusammengesetzt sind. Vom Darm gelangen die Barbiturate recht schnell ins Blut und wirken dort sofort. Die Wirkdauer ist jedoch nicht gleich lang. Es gibt Barbiturate, die nur kurze Zeit wirksam sind. Um gut schlafen zu können, muß man dann soviel einnehmen, daß man am folgenden Tag noch benommen ist. Einige Wirkstoffe aus der Gruppe der Barbiturate sind als Schlafmittel überhaupt nicht zu verwenden. Nach drei bis sieben Tagen haben die Barbiturate keinen Einfluß mehr auf Schlafstörungen.

In Amerika waren die Barbiturate eine Zeitlang beliebt als Genußmittel. In hoher Dosierung führen sie nämlich zur Enthemmung, vergleichbar mit den Auswirkungen einer Überdosis Rohypnol. Wie bei übermäßigem Alkoholgenuß tut man nach der Enthemmung all das, was man schon immer wollte, aber nicht durfte. Schlimm für diese Art »Genuß« ist, daß die Barbiturate gefährlich sind. Es kommt immer wieder zu Vergiftungen.

Barbiturate: Nebenwirkungen
Die Barbiturate haben starken Einfluß auf das Gehirn. Das Atemzentrum kann bereits bei normaler Dosis beeinträchtigt werden. Bei älte-

SCHLAF- UND BERUHIGUNGSMITTEL

ren Menschen und bei einer asthmatischen Bronchitis ist das sehr gefährlich. Nimmt man zu viele Barbiturate ein, tritt die Atemstörung immer mehr in den Vordergrund. Auch an die Barbiturate gewöhnt man sich schnell, und ihre gewünschten Auswirkungen auf die Schlafdauer werden immer geringer. In gleichem Maße aber wird die Atmung gehemmt.

Wer Barbiturate plötzlich absetzt, muß mit Entzugserscheinungen rechnen. Sie können ebenso stark sein wie beim Alkoholdelirium. Der Patient leidet wochenlang unter Schlafstörungen, die stärker sind als jene, gegen die er dieses Schlafmittel einnahm.

Die Entzugserscheinungen nach dem Konsum von Barbituraten hängen von der Dosierung und der Dauer der Einnahme ab. Es gibt zwei Formen: Den »kleinen Entzug« erkennt man an Magen-Darm-Störungen, Schlafbeschwerden, zitternden Händen, Reizbarkeit, Angstgefühlen, niederem Blutdruck, Schwitzen und Blasen auf den Händen. Diese Erscheinungen beginnen etwa 24 Stunden nach dem Absetzen der Barbiturate. Die »große« Form tritt 24 bis 72 Stunden nach der letzten Barbiturateinnahme auf. Es kommt zu epileptischen Anfällen, Muskelzuckungen und Wahnvorstellungen.

Bei langdauerndem Gebrauch gerät der natürliche Tag-Nacht-Rhythmus völlig durcheinander, vor allem bei alten Menschen. Eine Untersuchung wies sogar darauf hin, daß die Sterblichkeit bei älteren Menschen deutlich höher ist, wenn sie Barbiturate einnehmen. Denn für Menschen mit schwachem Herzen kann ein nächtlicher Atemstillstand unter der Einwirkung des Mittels leicht tödlich enden.

Barbituratvergiftungen sind lebensgefährlich. Man kann sie kaum behandeln. Alkohol verstärkt den Effekt noch. Barbiturate darf man nicht zusammen mit blutgerinnungshemmenden Mitteln (zum Beispiel Marcumar) einnehmen. Bei gleichzeitiger Einnahme der »Pille« kann die schwangerschaftsverhütende Wirkung herabgesetzt sein. Ohne Zweifel sind Barbiturate als Schlafmittel ungeeignet. Keine Schlafstörung kann so schwerwiegend sein wie die möglichen Folgen des Barbituratkonsums. Müssen wir heute noch auf solche Mittel aus dem vorigen Jahrhundert zurückgreifen? Es würde gewiß niemandem schlaflose Nächte bereiten, wenn die Barbiturate aus dem Arzneimittelmarkt verschwänden.

(4) Übrige Schlafmittel

> Promethazin (Atosil), **Chloralhydrat** (Chloraldurat Pohl), Metaqualon (Normi-Nox), Metaqualon/Carbromal/Bromisoval (Rebuso), Carbromal/Bromisoval/Acecarbromal/Benzylmandelat/Diphenhydramin (Prosadormal), Carbromal/Kalifornischer Mohn-Trockenextrakt/Baldrianwurzel-Trockenextrakt (Somnium forte)
>
> *Barbiturate in Kombination:*
> Phenobarbital/Chinin/Chinidin/Chinidinsulfat-2-Wasser/Cinchonin/Cinchoninsulfat/Cinchonidin (Sedovegan), Phenobarbital/Mutterkorn-Extr./Belladonna-Extr./Procain-HCl (Bellaravil)

Nach den Benzodiazepinen werden Kombinations-Schlafmittel in Deutschland am meisten verwendet. Zwei oder drei Wirkstoffe sind dabei in einer Tablette enthalten. Barbiturathaltige werden zum Glück nur noch selten verordnet. Kombinationspräparate helfen bei Schlafstörungen nicht besser, doch das Risiko von Nebenwirkungen nimmt deutlich zu.

Nach der Deutschen Hauptstelle gegen die Suchtgefahren kann auf die Verschreibung von Barbiturat-Mischpräparaten völlig verzichtet werden.

Vor hundert Jahren war das Chloralhydrat (zum Beispiel Chloraldurat) eines der ersten Schlafmittel. Es kann als Tablette, Zäpfchen oder Klistier verabreicht werden. Chloralhydrat wirkt schnell, aber nicht sehr lange. Nachwirkungen am Folgetag sind nicht ausgeprägt. Nach zwei Wochen hilft das Chloralhydrat allerdings nicht mehr gegen Schlafstörungen. Menschen mit Herzbeschwerden dürfen kein Chloralhydrat einnehmen. Bei langdauerndem Konsum gewöhnt sich der Patient an das Mittel. Menschen, die gerinnungshemmende Mittel nehmen, sollten auf Chloralhydrat verzichten. Es gibt eine rote und eine blaue Kapsel mit Chloralhydrat. Die rote (Chloraldurat rot) ist für das Einschlafen und löst sich im Magen auf. Die blaue (Chloraldurat blau dünndarmlöslich) Kapsel wandert nach vier Stunden in den Dünndarm und bewirkt, daß wir besser durchschlafen.

Carbromal und Bromisoval haben ein hohes Mißbrauchspotential. Bei längerer Einnahme kommt es zu einer Bromvergiftung (Bromismus). Meprobamat kann bei Überdosierung zum Tod führen. Das Mißbrauchspotential ist etwas größer als das der Benzodiazepine. Da es

3 SCHLAF- UND BERUHIGUNGSMITTEL

bessere Alternativen gibt, sollten diese »Altlasten« aus der Frühzeit der Arzneitherapie nicht mehr verordnet werden. Diphenhydramin besitzt eine ausgeprägte Wirkung als Beruhigungsmittel, gegen Erbrechen, Hustenreiz und Krämpfe. Daher wird es allein und in weit über hundert Kombinationen gegen diese Beschwerden und gegen Allergien eingesetzt. Als rezeptfreies Schlafmittel wird das Diphenhydramin günstig beurteilt, da die suchterzeugende Wirkung wesentlich geringer als die der rezeptpflichtigen Benzodiazepine ist. Die Wirkung tritt nach etwa einer Stunde ein.

(5) Alternativen zu Schlafmitteln

Meist ist die Angst, nicht schlafen zu können, die Triebfeder für die Einnahme von Schlafmitteln. Das wird oft zur langjährigen Gewohnheit, und viele reagieren dann verschreckt auf den Vorschlag des Arztes, sie sollten es einmal ohne Schlafmittel probieren. Das Schlafmittel ist ein »Rettungsring«, den sie sich nicht so leicht abnehmen lassen.

Die Mediziner unterscheiden zwischen verschiedenen Schlafstörungen, doch herrscht darüber keine Einigkeit. Im allgemeinen werden sie nicht als selbständige Krankheit betrachtet, sondern nur als Symptom, als Hinweis auf anderweitige Störungen des Wohlbefindens unterschiedlichster Ursache. Üblich ist die folgende Unterteilung:

Vorübergehende Schlafstörungen
Dazu zählen etwa die Schlafstörungen, die bei Fernreisen auftreten. Berühmt ist der sogenannte Jet-lag. Er zeigt sich bei Flugreisen über mehrere Zeitzonen hinweg. So kann es sein, daß der Körperrhythmus nach Schlaf verlangt, obwohl im Ankunftsland schon früher Morgen ist. Im allgemeinen sagt man, daß man so viele Tage braucht, um den Jet-lag zu überwinden, wie die Zeitverschiebung in Stunden beträgt. Schlaflosigkeit durch Schichtdienst ist ganz ähnlich. Natürlich kann man diese Störungen ohne Schlafmittel und mit etwas Geduld überwinden.

Kurzfristige Schlafstörungen
Solche Störungen gehen meist auf äußere Probleme und nicht auf körperliche Ursachen zurück, zum Beispiel Schwierigkeiten in der Schule oder am Arbeitsplatz, Ärger in der Familie, der Tod eines Angehörigen und vieles andere. In solchen Fällen ist es wichtig, sich der Situation zu stellen und Geduld zu haben. Wer dennoch ein Schlafmittel nehmen

SCHLAFMITTEL

will, sollte es niedrig dosieren. Unter den Benzodiazepinen sollte eines mit kurzer bis mittellanger Halbwertszeit gewählt werden, damit man nicht am nächsten Tag benommen zur Arbeit gehen muß. Und überdies darf man das Mittel höchstens ganz kurze Zeit einnehmen und auch dann nicht jeden Abend. Denken Sie daran, daß bereits Entwöhnungserscheinungen auftreten können, wenn Sie das Mittel nach sechs Wochen plötzlich absetzen. Und nach einer Frist von sechs bis acht Monaten bildet sich mit ziemlicher Wahrscheinlichkeit eine Abhängigkeit aus.

Langfristige Schlafstörungen
Bei langfristigen Schlafstörungen muß man den Ursachen gründlich nachgehen. Vor allem sollte man seine Gewohnheiten überprüfen. Kaffee- und Alkoholgenuß, ein Mittagsschläfchen, zu früh ins Bett gehen, sich nicht entspannen können – das alles können Gründe sein, warum man nicht einschlafen kann. Schlafprobleme dieser Art kann man in der Regel nicht mit Schlafmitteln lösen.

Es gibt mehrere Verhaltensweisen, die den Schlaf fördern. Ein regelmäßiger Lebensrhythmus mit genügend Bewegung tagsüber oder eine sportliche Betätigung sind dabei sehr wichtig. Gerade ältere Menschen leiden unter Bewegungsmangel und folglich auch unter Schlafstörungen. Daneben gibt es noch eine ganze Menge von Tricks.

Autogenes Training oder Yoga sind gute Methoden, aber nicht alle Yoga-Übungen eignen sich. Viele von ihnen aktivieren nämlich den Körper. Leider haben nur wenige Menschen gelernt, wie man sich entspannt. Die erste Forderung lautet, sich schwer zu machen, so daß der Rücken an allen Punkten aufliegt. Dann konzentrieren wir uns auf den rechten Fuß, danach auf den rechten Unterschenkel. Nach und nach gehen wir auf diese Weise alle Körperteile durch, bis wir völlig entspannt daliegen.

Es ist bei Schlafstörungen nicht sinnvoll, viel Kaffee oder Alkohol zu trinken und zu rauchen. Wenn die Gedanken um die Dinge des Tages kreisen und nicht von ihnen loskommen, muß man den Tag besser einteilen und sich am Abend Zeit für eine ablenkende und entspannende Beschäftigung nehmen. Meist wollen wir an einem Tag auch viel zu viel schaffen.

Oft ist es sehr schwer, von den Schlafmitteln wieder loszukommen. In einigen Fällen ist sogar ein Entzug unter ärztlicher Betreuung im Krankenhaus nötig. Man sollte nicht plötzlich mit der Einnahme aufhören, weil man dann eine Zeitlang sehr schlecht schläft und zu Alpträumen neigt. Es ist, als müßte man den ganzen unter dem Schlafmittel versäumten Traumschlaf nachholen. Setzen Sie also das Mittel nach und nach ab. Nehmen Sie erst jeden Tag eine Tablette, wenn es vorher zwei waren. Nach einer Woche gehen sie auf eine Tablette alle drei Tage über. Nach einer weiteren Woche verringern Sie auf zwei Tabletten pro Woche, und danach hören Sie ganz auf. Auf diese Weise gelingt es meistens, das Mittel abzusetzen.

Die meisten Schlafstörungen resultieren aus nicht verarbeiteten Problemen, auch wenn es manchen Menschen schwerfällt, diesen Zusammenhang selbst zu erkennen. Schlafmittel lösen solche Probleme aber auf keinen Fall. Sie schalten vielmehr den Traumschlaf aus, der für einen erholsamen Schlaf notwendig ist. Im Traum verarbeiten wir das Tagesgeschehen. So kann es sein, daß der Zustand nur noch ärger wird. Wer ernsthafte Probleme hat und nicht mit ihnen fertig wird, muß darüber sprechen, denn Arzneimittel sind keine Problemlöser!

Mittel zum Wachbleiben

Einige Menschen leiden darunter, daß sie regelmäßig tagsüber einschlafen oder den ganzen Tag schläfrig sind. Die häufigste Ursache dafür sind kurze Atemstillstände während des Schlafes (Schlafapnoe), die zur Folge haben, daß die Patienten tagsüber nicht ausgeruht sind. Auch die Narkolepsie (Schlaffallsucht) kann eine Ursache sein. Sie ist längst nicht so häufig, doch das Krankheitsbild ist sehr auffällig. Die Narkolepsie ist eine Funktionsstörung des Gehirns, die der leichten Form der Epilepsie (siehe Kapitel 5) ähnelt. In mehr als achtzig Prozent der Fälle sind die Schlafanfälle kürzer als eine Minute. Der Umgebung wird nicht immer deutlich, wenn jemand an Narkolepsie leidet. Während der Arbeit sind solche Anfälle natürlich lästig und im Straßenverkehr sogar lebensgefährlich. Oft werden sie durch Lachen ausgelöst. Es können auch boshafte Regungen oder amüsante Gefühle, Erregungen oder Anstrengungen einen Anfall auslösen. Leider ist wenig darüber bekannt, wie oft diese Anfälle auftreten. In Israel soll die Narkolepsie bei einem von 500 000 Menschen vorkommen, in Japan bei einem von 600. In Europa schätzt man die Zahl zwischen eins auf 1000 und eins auf 10 000.

Im allgemeinen wird geraten, die Narkolepsie nicht zu behandeln, wenn sie dem Patienten keine Probleme bereitet. Wenn die Krankheit aber nicht mit der Arbeit zu vereinbaren ist oder zu gefährlichen Situationen im Straßenverkehr führt, können Weckamine verabreicht werden. Sie sind vor allem als Doping-Mittel unter Radrennfahrern und als Aufputschmittel der sechziger Jahre bekannt. Daneben haben sie selbstverständlich auch einen therapeutischen Effekt.

Menschen mit Herzerkrankungen sollten besser keine Weckamine schlucken. Chronischer Gebrauch kann zu ernsthaften Depressionen führen. Übrigens sind längst nicht alle Pharmakologen vom Nutzen der Weckamine bei Narkolepsie überzeugt. Wer solche Mittel einnimmt, muß versuchen, mit einer möglichst niedrigen Dosis auszukommen. Die Nebenwirkungen und die hohe Gefahr der Abhängigkeit sind nicht zu unterschätzende Nachteile.

Es gibt Narkolepsie-Patienten, die viele Jahre lang ohne spürbare Nachteile Amphetamin einnehmen, um wach zu bleiben. Wenn Sie sich an das Mittel gewöhnt haben, setzen Sie es eine Zeitlang ab. Dann kann sich der Körper erneut darauf einstellen (N Engl J Med 1990; 323: 389). Gegen Narkolepsie wird häufig das Methylphenidat verwendet. Aus wissenschaftlichen Gründen kann man aber nicht behaupten, dieses Amphetamin sei besser geeignet für die Behandlung der Narkolepsie als andere.

Gegen Narkolepsie werden auch oft die tricyclischen Antidepressiva (siehe Kapitel 4) verschrieben. Da die Mittel bei Narkolepsie oft und lebenslang eingenommen werden müssen, sind schwere Nebenwirkungen zu befürchten. Unter anderem ist Impotenz eine ziemlich lästige Wirkung dieser Antidepressiva. Einige Patienten nehmen diese Arzneimittel nur jede zweite Woche, in der Hoffnung, daß diese Auswirkungen nicht eintreten.

Mittel zur Beeinflussung des Bewußtseins

Vor 1950 hatte die Psychiatrie nur wenige Arzneimittel zur Verfügung. Die Barbiturate beruhigten zwar, machten die Patienten aber sehr benommen. Es gab allerlei Apparaturen, um stark erregte Patienten zu beruhigen, zum Beispiel eine Badewanne mit einem Deckel, aus dem nur der Kopf des Patienten hervorschaute. Die Badewanne hatte einen Zufluß und einen Abfluß für das kalte Wasser, das den erregten Patienten »abkühlte«. Wenn diese und andere Marterinstrumente wie Zwangsjacken und Isolierzellen nichts halfen, griff man auf den Elektroschock zurück. Diese Methode wird noch an einigen Kliniken angewendet und scheint zur Zeit sogar wieder populärer zu werden. Daß die Elektroschocks aus der Mode kamen, lag sicherlich auch am wachsenden Angebot von Medikamenten.

Im Jahr 1950 fanden französische Forscher bei Experimenten mit

SCHLAF- UND BERUHIGUNGSMITTEL

dem Chlorpromazin heraus, daß es neben der gewünschten Wirkung gegen Allergien auch einen starken Beruhigungseffekt hatte. Aus diesem Grundstoff wurde im Lauf der Jahre eine große Gruppe von Psychopharmaka abgeleitet, die alle ungefähr auf dieselbe Weise wirken. Ihr Hauptvorteil gegenüber den Barbituraten besteht darin, daß sie beruhigen, ohne benommen zu machen.

Zur gleichen Zeit wurde im Westen die beruhigende Wirkung der indischen Pflanze Rauwolfia bekannt. Ihr Wirkstoff heißt Reserpin, und er wird auch als blutdrucksenkendes Mittel verwendet. Leider werden Patienten, die Reserpin in höherer Dosierung als 0,25 Milligramm pro Tag einnehmen, oft sehr depressiv. Die Ärzte verschreiben es deswegen immer seltener. Vor allem ältere Menschen, die es seit Jahren mit Erfolg gegen ihren Bluthochdruck nehmen (zum Beispiel Briserin), halten aber daran fest.

Seit den fünfziger Jahren verwendet die Psychiatrie immer mehr Medikamente. In jenen Jahren gewannen auch Mittel gegen Niedergeschlagenheit und Depression (Antidepressiva) an Bedeutung.

Anfangs blieb ihre Verwendung im wesentlichen auf die klinische Psychiatrie beschränkt, und das änderte sich erst, als Beruhigungsmittel wie Chlordiazepoxid (zum Beispiel Librium) und Diazepam (zum Beispiel Valium) entwickelt wurden. Wir bezeichnen sie auch als Tranquilizer. In Deutschland nimmt etwa jeder zehnte Erwachsene gelegentlich oder häufiger solche Mittel. Hunderttausende jedoch sind von ihnen abhängig. In den sechziger und siebziger Jahren erfuhren die Tranquilizer eine kaum gebremste Ausbreitung. Weltweit sollen 75 Millionen Menschen diese Mittel ständig einnehmen.

Der Stellenwert der Psychopharmaka in der Medizin ist unbestritten. Aus der Psychiatrie sind diese Psychopharmaka heute auch nicht mehr wegzudenken. Sie machen die Behandlung ebenfalls kostengünstiger. Ein Schweizer Wirtschaftswissenschaftler hat denn auch ausgerechnet, daß die Vergabe von Psychopharmaka ökonomisch weit günstiger ist als eine psychiatrische Betreuung in Heilanstalten. Eine vollwertige psychiatrische Behandlung mit einer Gesprächstherapie kann zwanzigmal so teuer werden. Es muß allerdings auch gesagt werden, daß der wohlüberlegte Einsatz von Psychopharmaka für viele Psychiatriepatienten sehr hilfreich ist. Deshalb ist eine generelle Ablehnung dieser Mittel unangebracht.

Die Psychopharmaka können ihren Hauptwirkungen nach in drei Gruppen eingeteilt werden. Die erste und größte Gruppe umfaßt Mittel, die geistige Aktivitäten unterdrücken. Zu ihr gehören die Barbiturate, die früher als Beruhigungsmittel dienten, und die Neuroleptika, die in der Psychiatrie verwendet werden. Auch die Tranquilizer, die in großem Umfang geschluckt werden, unterdrücken geistige Aktivitäten.

Die zweite Gruppe besteht aus Mitteln, die geistige Aktivitäten anregen. Zu ihnen zählen die amphetaminartigen Stoffe, also die Weckamine oder Aufputschmittel. Außer in Fällen von Narkolepsie werden sie kaum mehr als Arzneimittel gebraucht, sind aber leider noch immer als Abmagerungsmittel beliebt. Zu dieser Gruppe stimulierender Mittel zählen auch neue Antidepressiva wie zum Beispiel Fluctin.

Zur dritten und letzten Gruppe zählen jene Mittel, die das Bewußtsein verändern, also Haschisch, LSD, Psilocybin und Mescalin. Nur in einzelnen Fällen, vor allem gegen Neurosen, wird das LSD in einigen Ländern eingesetzt, um alte Erlebnisse neu erfahrbar zu machen. Der Gebrauch und der Besitz der Mittel, die unter diese dritte Gruppe fallen, ist in der Bundesrepublik verboten.

Tranquilizer

Die Entdeckung der Tranquilizer leitete eine neue Epoche der Arzneimitteltherapie ein. Zuvor hatte es keine Arzneimittel gegeben, die so vielseitig einsetzbar waren. 1950 stießen die Forscher auf das Meprobamat. Rund zehn Jahre später wurden die Benzodiazepine entwickelt: 1960 kam das Chlordiazepoxid (Librium) in den Handel, 1963 das Diazepam (Valium). Es dauerte allerdings eine weitere Reihe von Jahren, bis der Wirkmechanismus der Benzodiazepine bekannt war.

Vor allem Menschen über vierzig nehmen über kürzere oder längere Zeit einen Tranquilizer oder ein Schlafmittel ein. Etwa zwei Prozent der Bevölkerung schlucken diese Mittel ständig. Da Tranquilizer und Schlafmittel überwiegend diese Benzodiazepine enthalten, müssen wir sie als eine einzige Gruppe betrachten. Was macht es schon für einen Unterschied, ob man vor dem Schlafen oder tagsüber etwas Diazepam (zum Beispiel im Valium) einnimmt? Die Folgen sind dieselben: Benzodiazepine machen vielfach abhängig, und medizinische Artikel sprechen dann verharmlosend von einem »chronischen Gebrauch«. Die Frage, warum mit der Einnahme überhaupt begonnen wurde, wird kaum noch gestellt.

Frauen sind doppelt so häufig von dieser Abhängigkeit betroffen wie Männer. In der Mehrzahl sind es Frauen zwischen vierzig und sechzig: Rund zehn bis fünfzehn Prozent von ihnen sind Dauerkonsumenten der Benzodiazepine, übrigens auch fast jede(r) vierte verwitwete Frau oder Mann.

3 SCHLAF- UND BERUHIGUNGSMITTEL

Selbst junge Menschen nehmen schon oft Beruhigungsmittel. Aus Untersuchungen in der Bundesrepublik geht hervor, daß rund fünf Prozent der Kinder bis zu zwölf Jahren schon einmal ein Beruhigungsmittel (meist Diazepam, vielfach als Mittel gegen Fieberkrämpfe) bekommen haben. Junge Menschen suchen besonders während der Prüfungszeit den Arzt auf und verlangen ein Mittel gegen den Streß. Die beruhigende Wirkung kann von mangelnder Konzentrationsfähigkeit begleitet sein, im schlimmsten Fall schläft man während der Prüfung ein. Darüber, wie verbreitet dieser Mißbrauch unter Kindern und Jugendlichen ist, wird nach wie vor diskutiert. Klar ist jedoch, daß Tranquilizer ein völlig ungeeignetes Mittel gegen Prüfungsangst sind und daß Kinder und Jugendliche derartige Medikamente überhaupt nicht einnehmen sollten (Ausnahme: Diazepam bei Fieberkrämpfen, Epilepsie, Operationsvorbereitungen). Deswegen organisierte die Weltgesundheitsorganisation 1984 in Hamburg ein spezielles Symposium über den Tranquilizergebrauch durch Kinder und wollte damit die Aufmerksamkeit auf dieses Thema richten.

Es geht vor allem um die Gesundheit der Patienten. Die Vorteile dieser Mittel wiegen die Nachteile oft nicht auf, und über diese Nachteile erfahren wir immer mehr. Daher muß nach den Arzeimittelrichtlinien der Ärzte und Krankenkassen die langfristige Verordnung solcher Mittel (über mehr als zwei Monate) in der ärztlichen Dokumentation begründet werden. Auch in anderen Ländern (Holland, Frankreich) versucht man, die Ärzte zur Zurückhaltung zu bewegen. In Frankreich werden übrigens die meisten Beruhigungsmittel in Europa geschluckt. Aus einer nationalen Untersuchung geht hervor, daß in den letzten Jahren 25 bis 30 Prozent der Bevölkerung ein Benzodiazepin eingenommen hatten. 1990 wurde die Verschreibung von Benzodiazepinen limitiert, und es wurden auch Richtlinien für den Gebrauch erlassen. 1990 mußten die New Yorker Ärzte drei Kopien ihrer Benzodiazepin-Rezepte anfertigen. Eine ging an die Apotheke, eine an die eigene Buchhaltung und eine an die öffentliche Gesundheitsbehörde. Ferner durfte eine Behanlung nicht länger als 30 Tage dauern, und Wiederholungsrezepte waren verboten. Der Anteil der Benzodiazepine unter den Tranquilizern fiel daraufhin von 80 auf 53 Prozent, allerdings stieg der Konsum anderer Beruhigungsmittel (Meprobamat) an.

Tranquilizer oder Beruhigungsmittel erscheinen auf den ersten Blick ziemlich ungefährlich. Anfänglich zeigten sich keine auffälligen Nebenwirkungen, und tatsächlich sind körperliche Störwirkungen oder Vergiftungen durch diese Mittel sehr selten. Doch die Abhängigkeit und die damit verbundenen Entzugserscheinungen bereiten den

TRANQUILIZER 3

Pharmakologen und Medizinern immer mehr Sorgen. Wahrscheinlich hat das Fehlen auffälliger Nebenwirkungen manche Ärzte dazu verführt, Tranquilizer mit ruhigem Gewissen und in beliebiger Menge zu verschreiben.

Ein Mittel dieser Beliebtheit muß wirklich besondere Wirkungen haben. Die haben die Benzodiazepine auch. Sie nehmen Unruhe, Spannung und Angst weg und sind etwas milder als die schweren Beruhigungsmittel der Psychiatrie, die Neuroleptika.

Angespannt und nervös ist jeder einmal. Deswegen finden sogar gesunde Menschen es gelegentlich angenehm, einen Tranquilizer zu schlucken. Sie würden jedoch kaum auf die Idee verfallen, Neuroleptika oder Antidepressiva einzunehmen. Aber auch die milderen Tranquilizer bewirken, daß man seine Gefühle nicht mehr richtig wahrnimmt: Man baut eine Mauer aus Gleichgültigkeit um sich herum. Angst, Unruhe und Spannung sind aber natürliche und gewissermaßen lebensnotwendige Signale, die nicht unterdrückt werden sollten. Wenn ein Tier Gefahr wittert, gerät es in einen gespannten Zustand. Sein Atem geht schneller, die Muskeln sind zur Reaktion bereit. Verteidigung und Flucht werden vorbereitet. Diese körperlichen Symptome sind sehr wichtig – sowohl beim Tier wie beim Menschen. Sie zeigen uns, daß wir reagieren müssen und können. Natürlich können wir diesen Streß schnell und wirkungsvoll durch Tranquilizer übertünchen. Vor einem Begräbnis schlucken wir zum Beispiel Valium, um nicht die Fassung zu verlieren: Gefühlsausbrüche könnten peinlich sein. Wenn aber solche Regungen wie Trauer oder Angst erstickt werden, können wir das Problem, das ihnen zugrunde liegt, seelisch nicht mehr bewältigen. Es wird immer größer und verlangt immer stärker nach Betäubung. Psychiater raten daher, gerade in einer Zeit der Trauer keine Tranquilizer zu verschreiben. Wer eine schwere Zeit mit wachen Sinnen durchsteht, muß zwar mehr leiden, findet aber um so schneller den Weg zurück zu einer ausgeglichenen Gemütsverfassung, indem er etwas gegen seinen Kummer tut: Viel Bewegung an frischer Luft und ein Gespräch mit Freunden wirken entlastend und machen neuen Mut. Der langfristige Gebrauch von Tranquilizern dagegen macht passiv und stumpf, und so wird auch die Fähigkeit, Lebensprobleme zu bewältigen, mehr und mehr geschwächt.

Tranquilizer versetzen Patienten in einen Zustand, der es ihnen unmöglich macht, angemessen zu reagieren. Deswegen darf man sich mit Beruhigungsmitteln auch nicht hinters Steuer setzen. Wer viele Tranquilizer schluckt (vor allem jene mit langer Wirkdauer), unterscheidet sich in seiner Reaktionsfähigkeit kaum von einem Betrunkenen.

3 SCHLAF- UND BERUHIGUNGSMITTEL

Es ist nicht klar festgelegt, wann Tranquilizer sinnvoll sind und wann nicht. Ärzte verschreiben sie bisweilen, wenn eine Untersuchung keine Hinweise auf körperliche Krankheiten ergeben hat: »Es werden wohl die Nerven sein.« Andererseits gibt es Menschen, die unter quälenden Ängsten leiden oder die durch ihre Unruhe wirklichen körperlichen Schaden nehmen (Herzneurose, Magen-Darm-Geschwüre). Wem ein Herzinfarkt infolge seiner Unruhe droht, sollte Entspannungsübungen erlernen, vielfach werden auch »streßabschirmende« Betablocker verschrieben.

Die Benzodiazepine treten immer mehr in den Vordergrund als angstlösende Mittel. Daher werden sie auch als Anxiolytika bezeichnet. In ihrer Wirkung unterscheiden sie sich wenig voneinander. Es gibt aber auch Psychiater, die meinen, man müsse endlich klarmachen, daß diese Mittel in der Behandlung der Angst keinen Platz haben, weil es viel bessere langfristige Behandlungsmethoden gibt.

(1) Benzodiazepine

> *Als Beruhigungsmittel*:
> **Diazepam** (Valium), **Chlordiazepoxid** (Librium), **Aprazolam** (Tafil), **Bromazepam** (Lexotanil, Normoc), **Metaclazepam** (Talis), **Oxazepam** (Adumbran, Praxiten, Sigacalm), **Chlorazepinsäure** (Tranxilium), **Clobazam** (Frisium), **Lorazepam** (Tavor), **Nordazepam** (Tranxilium N), **Prazepam** (Demetrin, Mono Demetrin), **Clotiazepam** (Trecalmo)
>
> *Als Schlafmittel*:
> **Flunitrazepam** (Rohypnol), **Triazolam** (Halcion), **Lormetazepam** (Noctamid), **Flurazepam** (Dalmadorm, Staurodorm Neu), **Nitrazepam** (Eatan N, Mogadan, Imeson, Novanox), **Temazepam** (Planum, Remestan), **Lorazepam** (Pro Dorm), **Loprazolam** (Sonin)

Wenn wir über Tranquilizer reden, meinen wir meistens die Benzodiazepine. Fast immer werden sie als Beruhigungsmittel oder Schlafmittel verschrieben. Dem Verbrauch nach sind sie ohne Zweifel die erfolgreichsten Arzneimittel der Geschichte. Den ersten Stoff dieser Art, das Chlordiazepoxid, fand Sternbach 1957; 1958 stieß man auf die medizinischen Wirkungen der Verbindung, 1960 brachte die Pharmafirma Roche das Mittel unter dem Namen Librium auf den Markt. Die For-

TRANQUILIZER 3

scher von Roche suchten in der Folge nach ähnlichen Stoffen. 1959 stießen sie auf das Diazepam, das nach seiner Zulassung 1963 unter dem Markennamen Valium zum meistverwendeten Arzneimittel der Welt wurde. Seit jener Zeit wurden noch Dutzende von Benzodiazepinen aufgefunden; die meisten sind auch in deutschen Apotheken vorrätig.

Erst 1977 erkannten die Forscher den Wirkmechanismus der Benzodiazepine. Sie verstärken die Wirkung des körpereigenen Beruhigungsstoffes Gamma-Amino-Buttersäure (GABA) mit der Folge, daß die Reizbarkeit des Nervensystems sinkt. Die Benzodiazepine passen nämlich in die Rezeptorzellen der Nervenoberfläche wie ein Schlüssel in ein Schloß. Es stellt sich hier natürlich die Frage, warum solche Rezeptorzellen vorhanden sind. Sicherlich nicht, um zufällig zu den Benzodiazepinen zu passen. Es muß also Stoffe im Körper geben, die den Benzodiazepinen ähneln. Die Suche nach solchen Stoffen ist immer noch im Gang. Es gibt allerdings Hinweise darauf, daß der Körper selbst zu seiner Entspannung Benzodiazepine herstellt. In Pflanzen, in der Muttermilch und der Kuhmilch wurden tatsächlich benzodiazepinartige Stoffe gefunden, allerdings in äußerst geringen Mengen. Viele Benzodiazepine werden im Körper in andere Benzodiazepine umgesetzt. Für die Wirkdauer muß man deswegen nicht nur den verabreichten Wirkstoff selbst, sondern auch die umgewandelten Stoffe in Betracht ziehen.

Librium und vor allem Valium erwiesen sich als Renner für die Herstellerfirma Roche. Auf der ganzen Welt wurden sie geschluckt, auch in den Entwicklungsländern. In Deutschland hat das Diazepam (Valium) etwas an Popularität eingebüßt; das Präparat Lexotanil desselben Herstellers trat an seine Stelle. Lorazepam (Tavor) und Oxazepam (Praxiten) von der Firma Wyeth oder Adumbran von der Firma Thomae sind gleichermaßen beliebt, obwohl gerade Lorazepam zu den am schnellsten süchtig machenden Mitteln gehören soll. Auch der ehemalige Ministerpäsident von Schleswig-Holstein, Uwe Barschel, war offensichtlich abhängig von Tavor.

Lorazepam ist wie Flunitrazepam (Rohypnol) ein Medikament mittlerer Wirkdauer, aber mit relativ schnell einsetzender Wirkung. Gerade diese Mittel sind bei Drogensüchtigen auf der ganzen Welt beliebt, weil sie offenbar das Rauschgift kurzzeitig ersetzen können. In illegalen Kreisen werden diese Benzodiazepine teuer gehandelt.

Die Verkaufszahlen der Benzodiazepine in der Bundesrepublik lassen sich relativ gut an den Verordnungsmengen abschätzen. Addiert man zu diesen verordneten Mengen zehn bis fünfzehn Prozent, bekommt man eine gute Vorstellung von den verkauften Packungsmengen: 40 bis 50 Millionen Packungen pro Jahr.

Die kurzzeitig wirksamen Benzodiazepine haben den Vorteil, daß sie weniger Benommenheit verursachen (sofern sie nicht dreimal am Tag genommen werden), doch besteht Grund zur Vermutung, daß sie heftige Entwöhnungserscheinungen verursachen und deswegen besonders stark süchtig machen. Bei den langfristig wirksamen Benzodiazepinen liegen die Dinge umgekehrt: Die Entwöhnungserscheinungen sind weniger heftig, doch das Mittel verbleibt länger im Blut, so daß der Patient sich längere Zeit benommen fühlt.

Benzodiazepine: Nebenwirkungen
Die wichtigsten unerwünschten Auswirkungen und Nebenwirkungen der Benzodiazepine seien hier noch einmal zusammengefaßt:

1. KATER ODER HANGOVER

Viele Beruhigungsmittel wirken ziemlich lange nach: Je nach Alter des Patienten kann die Hälfte des verabreichten Wirkstoffs noch drei bis vier Tage nach der Einnahme im Körper nachgewiesen werden. Entsprechend lange halten auch die Hauptwirkungen und Nebenwirkungen der Tablette an. Wer ein langwirkendes Benzodiazepin als Schlafmittel verwendet, wird am folgenden Tag noch ziemlich benommen sein, obwohl das ja eigentlich nicht erwünscht ist.

Jeder reagiert individuell auf Tranquilizer, mit Benommenheit oder Müdigkeit. Das Konzentrationsvermögen läßt für gewöhnlich nach, und die Muskeln werden schlaffer. Ältere Menschen knicken deshalb oft in den Knien ein und stürzen auch öfter. Damit wächst auch das Risiko von Verletzungen, besonders von Oberschenkelfrakturen, die bei alten Menschen ohnehin häufig sind, aber unter der Einwirkung von Beruhigungsmittel vermehrt auftreten.

Einige bekommen durch Benzodiazepine eine schwere Zunge, und es hört sich an, als seien sie betrunken. Andere können mit dem Reden überhaupt nicht mehr aufhören oder äußern sich ungewöhnlich aggressiv. In Einzelfällen führt eine Schwächung der Augenmuskeln sogar zum Schielen; solche Patienten sehen doppelt oder verschwommen.

Diese Nebenwirkungen verschwinden nach einiger Zeit. Langfristige Nebenwirkungen sind jedoch Gewichtszunahme durch vermehrten Appetit. Ferner kann der Monatszyklus der Frau unterdrückt werden.

2. NEBENWIRKUNGEN BEI ÄLTEREN MENSCHEN

Vor allem Ältere leiden unter oft unangenehmen Nebenwirkungen, doch gerade sie nehmen in der Regel zu viele Tranquilizer ein. Die Analyse einer amerikanischen Krankenversicherungsgesellschaft aus der Zeit

TRANQUILIZER

zwischen 1980 und 1982, veröffentlicht 1987 im *New England Journal of Medicine*, wies nach, daß ältere Menschen mit Oberschenkelbrüchen in drei von vier Fällen kurz vor dem Unglücksfall ein Rezept für einen Tranquilizer erhalten hatten. Diesen Befund bestätigte eine spätere Untersuchung (*JAMA 1989; 262: 3303*).

Ältere Menschen reagieren oft unerwartet auf Benzodiazepine. Statt sich zu entspannen, werden sie beispielsweise erregt. Überdies reagieren sie empfindlicher als jüngere Menschen auf ein plötzliches Absetzen der Benzodiazepine. Sie bekommen ernsthafte Schlafstörungen und werden verwirrt. Deswegen sollten vor allem ältere Menschen die Benzodiazepine stets langsam absetzen und die Dosierungsmenge »ausschleichen«, das heißt, die tägliche Dosis allmählich verringern. Überdies brauchen Ältere vergleichsweise geringere Dosen, da Nieren und Leber altersbedingt langsamer arbeiten.

3. Nebenwirkungen auf andere Organe

Früher meinte man, Benzodiazepine würden das sexuelle Verlangen von Frauen stimulieren, doch scheint das Gegenteil der Fall zu sein. Ein Orgasmus stellt sich nicht mehr so leicht ein. Wenn die Frau die Tabletten absetzt, kehrt das sexuelle Interesse bisweilen in verstärktem Maße zurück.

Nach Einnahme von Benzodiazepinen entwickelten sich bei einem Mann Brüste. Auch Leberschäden sind vorgekommen. Veränderungen des Blutbildes sind ebenfalls möglich, und zehn Prozent der Patienten leiden unter starken Depressionen. Einige werden verwirrt, vor allem in fortgeschrittenem Alter.

Kinder wie ältere Menschen leiden unter sogenannten paradoxen Reaktionen. Sie werden unruhig und feindselig und entwickeln damit genau die entgegengesetzten Reaktionen. Oft konstatiert man ein schroffes Auftreten und verletzende Ausdrücke, als hätten die Patienten ihre Höflichkeit verloren.

Benzodiazepine werden auch häufig bei Epilepsie eingesetzt. Das ist bisweilen vom Säuglingsalter an notwendig. In diesem Alter können aber die Nebenwirkungen sehr ernsthafter Natur sein (*Ned Tijdschr Geneeskd 1990; 134: 1708*). Vorsicht ist daher angebracht.

Über das autonome Nervensystem können weitere Nebenwirkungen auftreten. Beispiele sind Herzklopfen, Verstopfung und geringe Atmung. Vor allem bei der Verwendung als Schlafmittel kann die Blockierung der Atmung Bedeutung erlangen (siehe dazu den Abschnitt über Schlafmittel weiter vorn in diesem Kapitel).

Man darf Tranquilizer nie zusammen mit Mitteln nehmen, die auf

SCHLAF- UND BERUHIGUNGSMITTEL

das Gehirn oder zentrale Nervensystem einwirken. Vor allem den Alkohol sollte man stehen lassen. Alkohol verstärkt die Wirkung von Beruhigungsmitteln. Das Aminophyllin, das viele Asthma- und Herzpatienten gegen ihr Gefühl der Beengtheit einnehmen, scheint dem Diazepam entgegenzuwirken. Viele Menschen verwenden aber sowohl das eine wie das andere Mittel.

Schwedische und amerikanische Studien stellten eine Verbindung zwischen angeborenen Störungen und der Einnahme von Benzodiazepinen her. Im britischen Unterhaus wurde der Gesundheitsminister mit diesem Sachverhalt konfrontiert. Dieser erläuterte, daß der Nebenwirkungsbehörde 103 Berichte über Schäden an Kindern vorliegen, die möglicherweise in Zusammenhang mit der Einnahme von Benzodiazepinen stehen. Es müßten aber weitere Untersuchungen folgen, um zu einer gut abgesicherten Aussage zu gelangen. Daraus ergibt sich aber der Rat an alle schwangeren Frauen, keine Benzodiazepine einzunehmen, wenn sie nicht absolut notwendig sind. Und die Benzodiazepine sind außer in Fällen von Epilepsie nur selten wirklich notwendig.

4. Die Entzugserscheinungen

Das Lorazepam (Tavor) erfreut sich, auch als Schlafmittel, großer Beliebtheit. Der Grund dafür ist die kurze Wirkdauer. Sie sorgt dafür, daß sich das Mittel mit seinen Wirkungen im Körper nicht anhäuft (»kumuliert«). Andererseits führt Tavor wahrscheinlich zu stärkeren Entzugserscheinungen als die anderen Benzodiazepin-Tranquilizer, wenn man das Medikament absetzt. Einer Untersuchung zufolge litten 44 Prozent der Menschen, die Lorazepam einnahmen, unter Entzugserscheinungen, als sie auf das Mittel verzichten wollten. Selten sind sie ernsthafter Natur, etwa in Form epileptischer Anfälle, von Verwirrung und völliger Verrücktheit, wie es vor allem bei kurzfristig wirksamen Benzodiazepinen vorkommen kann. Die Reaktionen nach dem Absetzen sind meist allgemeinerer Natur: Angst, Panik, Zittern der Hände und Muskeln, Überempfindlichkeit gegenüber Licht und Lärm und das Gefühl, nicht in sich selbst zu sein (Depersonalisation). Wer also das Medikament absetzen will, muß dies schrittweise tun und die gewohnte Dosis nach jeweils mehreren Tagen halbieren. Solche Entzugserscheinungen können im Prinzip auch bei allen Benzodiazepinen auftreten. Bei den kurzfristig wirksamen Mitteln ist die Wahrscheinlichkeit jedoch größer, weil der Wirkstoffgehalt im Blut schneller absinkt. Um Entzugserscheinungen vorzubeugen, kann man nach dem Absetzen kurzwirkender Benzodiazepine erst eine Zeitlang ein langwirkendes einnehmen und auch damit dann langsam, aber sicher aufhören.

5. Abhängigkeit von Tranquilizern

Es dauerte lange, bis man die Tücken dieser so harmlos scheinenden Medikamente zur Kenntnis nahm. Die Benzodiazepine galten als vollkommen sichere Mittel. 1984 schrieb das britische Fachblatt *The Lancet*: »Die Medizin brauchte fast zwanzig Jahre nach der Einführung der Benzodiazepine, um offiziell anzuerkennen, daß diese leichten Tranquilizer und Schlafmittel zur Sucht führen.« Glücklicherweise warnen immer mehr Pharmakologen vor übermäßigem Konsum von Benzodiazepinen und ähnlichen Mitteln und weisen darauf hin, daß auch kurzzeitiger Gebrauch und niedrige Dosierungen zur Sucht führen können. So das britische *Committee on Safety of Medicines* in der Zeitschrift *Current Problems 21/1988*. Wenn überhaupt, wird zur kurzen Anwendung mit der niedrigsten Dosis geraten. Schlafmittel sollte man nicht jeden Abend einnehmen! Je länger man sie schluckt, um so stärker werden Abhängigkeit und Entzugserscheinungen. Für das genannte Komitee gibt es keine überzeugenden Argumente für die Annahme, daß in dieser Hinsicht Unterschiede zwischen den einzelnen Benzodiazepinen bestehen. Sie alle machen süchtig. Pharmakologen ergänzten diese Feststellung damit, daß die kurzfristig wirksamen Benzodiazepine heftigere Entzugserscheinungen verursachen und deswegen wahrscheinlich noch stärker abhängig machen.

Nach sechs- bis achtmonatiger Einnahme sind vierzig bis fünfzig Prozent der Benutzer süchtig. Wenn wir bedenken, daß vierzehn bis dreißig Prozent aller Benutzer diese Benzodiazepine langjährig (länger als zwölf Monate) einnehmen, wird deutlich, wieviele Menschen von Benzodiazepinen abhängig sind. In den alten Bundesländern schätzt man diese Zahl auf 800 000, an der ältere Frauen den größten Anteil haben.

Die Abhängigkeit ähnelt der Alkoholsucht. Es ist nicht leicht, davon loszukommen. Aus einer kürzlich durchgeführten Untersuchung geht hervor, daß nur jedem zweiten Lorazepam-Konsumenten, der von dem Mittel loskommen wollte, der Versuch gelang.

Weil das Thema der Abhängigkeit von Tranquilizern und Schlafmitteln heute sehr viel Aufmerksamkeit erfährt, sprechen einige von einer »Entzugsneurose«. Sie wollen damit sagen, daß es sich keineswegs um Abhängigkeiten und Entzugserscheinungen handelt, sondern nur um Einbildungen, die von der öffentlich gewordenen Kritik an den Tranquilizern geschürt werden. In Wirklichkeit würden die Probleme übertrieben. In einer medizinischen Zeitschrift wurde auch behauptet, die Abhängigkeit sei nicht so sehr die Schuld des Mittels, sondern der Persönlichkeitsstruktur jener, die das Mittel einnehmen (*Br Med J 1989*;

298: 103). Wer aber jemals mit benzodiazepinabhängigen Menschen zu tun hatte, kann ganz andere Geschichten erzählen.

Die für Deutschland genannte Zahl von rund 800 000 Benzodiazepinabhängigen ist zudem mit Unsicherheiten behaftet, denn sie läßt eine recht groß zu veranschlagende Dunkelziffer außer acht.

Die Vereinten Nationen nahmen die Benzodiazepine 1984 in ihre Liste der Suchtmittel auf. Damit ist für jedermann deutlich erkannbar, daß eine der weltweit am meisten mißbrauchten Wirkstoffgruppen streng kontrolliert werden muß.

Die Liste hat verschiedene Kategorien: Heroin steht in einer anderen Gruppe als die Benzodiazepine. Diese gelangten in die Kategorie der Mittel, deren Vergabe strenger Kontrolle unterstehen muß und die nicht ohne Rezept erhältlich sein dürfen. Außerdem muß der Produktionsumfang jährlich dem Bundesgesundheitsamt mitgeteilt werden.

In einigen Städten, zum Beispiel in Hamburg, entstanden Organisationen und Gesprächsgruppen benzodiazepinabhängiger Menschen. Gegenseitige Unterstützung macht es leichter, die Entwöhnungsperiode durchzustehen. Überdies lernt man dort Betroffene kennen, mit denen man auch über die Lebensprobleme reden kann, die überhaupt erst zum Schlafmittelmißbrauch geführt haben.

6. Einige Regeln für den Gebrauch von Benzodiazepinen

Wenn wirklich eine Situation entstanden ist, die den Gebrauch eines Tranquilizers sinnvoll erscheinen läßt, dann denken Sie bitte an das folgende:

– Verwenden Sie das Mittel nicht leichtfertig, also niemals gegen Beschwerden unklarer Natur, zur Regulierung von Alltagsängsten oder gegen allgemeines Unwohlsein.
– Nehmen Sie stets nur kleinste Mengen ein.
– Trinken Sie nie gleichzeitig Alkohol.
– Wenn Sie das Mittel gegen Schlafstörungen nehmen, dann höchstens zwei Wochen lang. Nehmen Sie nur ab und zu abends eine Tablette.
– Wenn Sie das Mittel gegen anfallsweise auftretende Angstzustände einnehmen, dann höchstens vier bis sechs Wochen.
– Setzen Sie den Tranquilizer langsam und nicht plötzlich ab, denn selbst nach sechs Wochen kann es schon zu quälenden Entzugserscheinungen kommen.
– Die Einnahme des Tranquilizers sollte andere therapeutische Möglichkeiten (wie Psychotherapie, Gesprächsgruppen) nicht ersetzen.

Zum Schluß ein Wort an alle, die glauben, ohne Benzodiazepine das Leben nicht bewältigen zu können: Das *British Journal of Psychiatry* veröffentlichte 1984 die Ergebnisse einer Untersuchung. Die Behandlung mit Benzodiazepinen wurde dort einer Behandlung ohne Arzneimittel (Zuhören, Erörtern der Beschwerden, Beruhigen) gegenübergestellt, und die letztere erbrachte keine schlechteren Ergebnisse. Auch wurde nicht auf andere Mittel ausgewichen, und der Arzt mußte nicht mehr Zeit für den Patienten aufwenden. Der eindeutige Vorteil: Es gab kein Suchtproblem. Da fragt man sich wirklich, wozu solche Mittel gut sein sollen.

(2) Weitere Tranquilizer

> **Meprobamat** (Visano-mini-N, Visano-N-Dragees), **Hydroxyzin** (Atarax), **Buspiron** (Bespar)

Hydroxyzin ist ein relativ schwach wirkendes Beruhigungsmittel, es darf während der Schwangerschaft nicht eingenommen werden.

Das Meprobamat ist recht veraltet. Vor allem ältere Ärzte verschreiben es noch gelegentlich. Es muß gleichfalls während der Schwangerschaft gemieden werden. Auch eine Allergie kann sich entwickeln.

Das Buspiron ist ein ziemlich neuer Stoff, der sich im Gehirn an die Empfängermoleküle für bestimmte Botenstoffe heftet. Damit blockiert er die normalen Auswirkungen eines Botenstoffs. Auf diese Weise sollen sich Angstgefühle verringern. Es ist allerdings möglich, daß bereits nach einer einzigen Dosis panikartige Anfälle und hoher Blutdruck entstehen (*Lancet 1989 (II): 46*). Nebenwirkungen sind außerdem Schwindel, Kopfschmerzen, Nervosität, schwitzende Hände, Übelkeit und Magenbeschwerden. Wer an Leber- und/oder Nierenstörungen leidet, darf kein Buspiron einnehmen. Es ist sehr teuer und scheint im Vergleich mit anderen Mitteln gegen Angstzustände keine Vorteile zu haben.

Diazepam-Antagonisten

> **Flumazenil** (Anexate)

SCHLAF- UND BERUHIGUNGSMITTEL

Erst 1977 gewann man Einblick in die Wirkungsweise der Benzodiazepine. Sie beeinflussen die Zellen der Hirnrinde und des limbischen Systems, also jenes Teils des Gehirns, das die Kontrolle über unsere Emotionen ausübt. Benzodiazepine gleichen dem Stoff, der Signale im Nervensystem weiterleitet. Dieser Stoff heißt Gamma-Amino-Buttersäure (GABA). Die Benzodiazepine heften sich an dieselbe Stelle wie die GABA und haben deswegen vergleichbare Auswirkungen.

Die Firma Roche suchte jahrelang nach einem Mittel, das sich an dieselbe Stelle heftet, die betreffenden Auswirkungen aber blockiert. Man spricht dann von einem Antagonisten (Mittel mit entgegengesetzten Wirkungen). Das Flumazenil ist ein solcher Stoff. Auf den Markt kam es unter dem Namen Anexate. Man verwendet es, um Patienten schnell aus einer Narkose zu holen. Es wird nur als Injektion verabreicht. Wenn das Mittel seine Wirkung verliert, der Antagonist also die Rezeptoren verläßt, wird der Patient plötzlich wieder benommen.

Science-fiction-Fans und Kaffeesatzleser sehen hier natürlich glänzende Möglichkeiten, um dem Menschen einen künstlichen Rhythmus zwischen Wachen und Schlafen aufzuzwingen. Am Morgen einen Antagonisten, um für die Arbeit fit zu sein, abends ein Benzodiazepin für den Schlaf.

In mehreren Untersuchungen haben Ärzte geprüft, ob sie Flumazenil einsetzen können, um Benzodiazepinabhängige von ihrer Sucht zu befreien. Die Resultate sind allerdings nicht ermutigend. Das Flumazenil sorgt aber offensichtlich dafür, daß sich der Körper nicht an die Benzodiazepine gewöhnt. Eine geplante Studie will untersuchen, inwieweit es für benzodiazepinabhängige Epileptiker von Nutzen ist. Der gelegentliche Wechsel von Benzodiazepinen zu Flumazenil kann die Gewöhnung vielleicht einschränken. Andererseits besteht das Risiko, daß das Flumazenil epileptische Anfälle in gleichem Maße auslöst, wie die Benzodiazepine sie unterdrücken. Eine weiterer Nebeneffekt, der mit dem Wirkmechanismus dieses Mittels in Zusammenhang steht, sind Angstzustände. Flumazenil führt auch zu Übelkeit und Erbrechen.

Leider hat das Flumazenil nur eine sehr kurze Halbwertszeit, bereits nach einer Stunde ist die Hälfte dieses Mittels aus dem Blut verschwunden. Daraus folgt, daß die Benzodiazepine wieder an den Rezeptoren »andocken«. Und weil sie oft lange Halbwertszeiten aufweisen, tritt die Benommenheit beim Patienten schnell wieder auf.

Flumazenil wird vor allem in der Chirurgie angewendet. Bei kleinen Operationen erhält der Patient vor der Narkose ein Benzodiazepin. Nach der Operation kann man dann Flumazenil geben, damit der Patient rasch wieder zu sich kommt. Vor dieser Anwendung hat die Arzneimittelkommission der deutschen Ärzteschaft gewarnt: Es sei – von Ausnahmen abgesehen – nicht zu rechtfertigen, routinemäßig nach Injektionen von Benzodiazepinen das Aufklaren durch Flumazenil zu beschleunigen. Das Wachwerden kann auch durch einfaches Abwarten erzielt werden. (*Dt. Ärzteblatt 86, 25.5.1989*)

Andere Beruhigungsmittel

Pflanzliche Hypnotika und Sedativa, Monopräparate:
Baldrian-Extrakte (Baldrian-Dispert, Valdispert, Kneipp Baldrian Pflanzendragees, Nervipan), **Passionsblumenkraut-Extrakt** (Passiflora Cararina)

Kombinationspräparate:
Baldrian-Hopfen-Extrakte (Luvased, Ardeysedon N, Hovaletten N), **Passionsblumen-Baldrian-Hopfen-Extrakte** (Bunetten N), **Baldrian-Hopfenzapfen-Melissenblätter-Extrakt** (Sedatruw S), **Schafgarbenkraut/Süßholzwurzel/Melissenblätter/Pfefferminzblätter/Lindenblüten/Kamillenblüten/Baldrianwurzel/Brombeerblätter/Wermutkraut-Extrakte** (Nervosana), **Baldrian/Weißdorn/Hopfen/Melissen/Mistel-Trockenextrakte** (Herz plus Nerven), **Hopfen/Johanniskraut-Extrakte** (Phytogran), **Passionsblumen/Baldrian-Extrakte** (Plantival N Tropfen), **Lerchenspornwurzel/Kaliforn. Mohnextrakt** (Phytonoxon N), **Kaliforn. Mohn/Hafer-Extrakt** (Requiesan), **Melissenöl/Alantöl/Angelikaöl/Ingweröl/Nelkenöl/Enzianwurzelöl/Pfefferminzöl/Galgantöl/Muskatnußöl/Pomeranzenschalenöl/Zimtöl/Kardamomenöl/Sennesblütenöl** (Klosterfrau Melissengeist), **Dl Kavain/Kavakava-Trockenextrakt** (Kavain Harras)

Manche Mediziner unterscheiden zwischen Tranquilizern und Beruhigungsmitteln, doch gibt es keine deutliche Trennung. Die hier genannten Arzneimittel aus Pflanzenextrakten sind meist älteren Datums und haben seit der Einführung der Benzodiazepine an Bedeutung verloren. Einige milde pflanzliche Mittel wie das Baldrian sollten durchaus im Angebot bleiben, denn sie schaden längst nicht so viel wie die modernen Tranquilizer.

In den Kombinationsmitteln sind Stoffe mit geringer oder ohne Wir-

SCHLAF- UND BERUHIGUNGSMITTEL

kung enthalten, aber auch solche, die verboten werden müßten: Barbiturate, Brom und andere Stoffe. Im allgemeinen sind sie frei verkäuflich. Einige dieser Präparate wurden bereits in Zusammenhang mit den Schlafmitteln behandelt.

Baldrian gilt seit altersher als beruhigend. Man nimmt die aus den Baldrianwurzeln hergestellte Tinktur (alkoholhaltig!) tröpfchenweise ein. Im Vergleich mit den Tranquilizern ist die Wirkung allerdings gering. Doch beweisen Untersuchungen, daß Baldrian mehr ist als ein Placebo-Präparat. Er hat den Vorteil, daß er kaum Nebenwirkungen verursacht, obwohl man auch von ihm ein wenig benommen wird und einen leichten Konzentrationsverlust hinnehmen muß.

Wenn Sie sich für pflanzliche Präparate entscheiden wollen, sollten sie Hopfen, Baldrian oder Melisse enthalten. Die große Zahl von Pflanzenextrakten in manchen Präparaten hat keine erkennbaren Vorzüge. Nicht zuletzt sollte auch der Preis bei der Wahl eine Rolle spielen. Klosterfrau Melissengeist besteht aus einer ganzen Reihe von Kräuterextrakten und – das ist das interessanteste – aus hochprozentigem Alkohol (79 Prozent!). Im Glauben, etwas Gutes für ihre Gesundheit zu tun, trinken viele diesen »Kräuterschnaps«.

Arzneimittel der Psychiatrie

Als im Jahr 1950 in Frankreich das Chlorpromazin entwickelt wurde, war den Erfindern nicht bewußt, daß sie damit den ersten einer ganzen Reihe von Arzneistoffen gefunden hatten, die die Psychiatrie revolutionieren sollten. Eigentlich hatte der französische Marinearzt Dr. Laborit nach neuen Antihistaminika gesucht, die eine bessere Wirkung gegen den Schock haben sollten als die bisher bekannten. Die neuen »Anti-Schock-Mittel« wurden vor chirurgischen Eingriffen verabreicht. Dabei bemerkte Dr. Laborit, daß die Patienten die Operationsvorbereitungen erstaunlich entspannt und desinteressiert über sich ergehen ließen. Aufgrund dieser Beobachtung überredete er seine psychiatrischen Kollegen, das neue Mittel doch auch einmal bei ihren Patienten zu probieren. Dazu kam es dann am 19. Januar 1952, als ein stark erregter manischer Patient die erste Injektion von Chlorpromazin erhielt. Kurz darauf war der Patient beruhigt und blieb es für mehrere Stunden. Drei Wochen später konnte er aus der psychiatrischen Abteilung entlassen werden.

In Deutschland wurde Chlorpromazin unter dem Handelsnamen Megaphen eingeführt. Zwar ist es hier nicht mehr im Handel, doch wird es in anderen Ländern immer noch in psychiatrischen Kliniken eingesetzt. Vor der Entdeckung dieser Substanz hatte die psychiatrische Praxis nicht viele Heilmittel zur Verfügung. Heute hingegen sind Medikamente aus der psychiatrischen Therapie nicht mehr wegzudenken. Ihre Vorzüge lassen sich allein schon daran ablesen, daß die Elektroschocks, die früher den Alltag der Psychiatrie beherrscht haben, heute fast gänzlich aus der Praxis verbannt sind.

Es wäre allerdings falsch, zu schnell zum Rezeptblock zu greifen, um damit die notwendige Zuwendung zu ersetzen. Eine Arbeitsgruppe plädierte deshalb vor wenigen Jahren für »giftfreie Hilfe« und rief zu »mehr Zuwendung und weniger Heilmitteln« auf. Ein besonders trauriges Kapitel war die früher häufigere Verordnung von Arzneimitteln mit einem dem Chlorpromazin vergleichbaren Wirkstoff bei Frauen in den Wechseljahren. Überdies klären viele Psychiater ihre Patienten nur ungenügend über die Mittel auf, die sie verschreiben.

Neuroleptika oder Antipsychotika

Neuroleptika sind Mittel zur Dämpfung von Angst, Erregung, Spannung und Aggressivität. Da sie auch Wahnideen und psychotische Störungen des Erlebens wie zum Beispiel Entfremdungs- und Beeinflussungserlebnisse zum Verschwinden bringen können, nennt man sie auch Antipsychotika. Die Mittel werden fast ausschließlich von Psychiatern verschrieben, obwohl die Hersteller nach Anwendungsmöglichkeiten Ausschau hielten, die in der Zuständigkeit des Hausarztes liegen. So wurden sie in den sechziger Jahren in etwas niedrigerer Dosierung auch als Tranquilizer und als Mittel gegen Depressionen empfohlen.

Neuroleptika haben den Vorteil, daß sie nicht süchtig machen; nachteilig sind jedoch die häufigen Störungen des Bewegungsapparates. Würden Neuroleptika im gleichen Umfang wie Benzodiazepine verschrieben, müßte man damit rechnen, daß viele Menschen unter Bewegungsstörungen leiden. Das ist natürlich nicht akzeptabel. Neuroleptika sollten deshalb nur verschrieben werden, wenn es sich um schwerwiegende psychische Störungen handelt.

Natürlich ist ein Arzneimittel zur Beruhigung eines Patienten einer Zwangsjacke oder der Isolierzelle vorzuziehen. Doch wenn diese Mittel bedenkenlos zur Ruhigstellung eingesetzt werden, muß man sich fragen, ob das im wohlverstandenen Interesse des Patienten liegt. Offenkundig ist allerdings, daß ein solches Vorgehen für das betreuende Klinikpersonal von Vorteil ist.

Solche Probleme kommen oft im Zusammenhang mit einem erschreckenden Personalmangel in Einrichtungen für geistig Behinderte zur Sprache. Aus Sicht des dann häufig überforderten Personals ist es verständlich, daß mehr Arzneimittel verabreicht werden, als dies aus streng therapeutischer Sicht angebracht wäre. Wenn nämlich die Patienten benommen in ihrem Bett sitzen, kann die anfallende Arbeit von weniger Personal bewältigt werden. Diese Folge des Pflegenotstands beschneidet die Menschenwürde der geistig Behinderten und stellt für verantwortungsbewußtes Pflegepersonal eine schwere Belastung dar.

Daß die Neuroleptika in akuten Nervenkrisen enorme Vorteile bieten, ist über jeden Zweifel erhaben. Sie können durch ihre beruhigende Wirkung, zum Beispiel bei unkontrollierbaren Angstzuständen, den Patienten vor der Einweisung in eine psychiatrische Abteilung bewahren. Die Auswirkungen einer Dauertherapie auf den Patienten sind aber dennoch problematisch. Zwar kann auch die Dauertherapie die psychotischen Symptome meist dämpfen oder beseitigen. Ein Problem

NEUROLEPTIKA ODER ANTIPSYCHOTIKA

der Neuroleptika ist es aber, daß sie nicht nur Wahnideen oder Angstzustände abschwächen, sondern auch die vitale und aktive Teilhabe am Leben vermindern. Die Patienten scheinen eine Wesensveränderung durchzumachen: Sie wirken eher stumpf und gleichgültig und vernachlässigen ihre sozialen Obliegenheiten, was wiederum ihre psychische Anfälligkeit verstärkt. Die intellektuellen Fähigkeiten und die Bewußtseinslage bleiben jedoch weitgehend erhalten.

Die Auswirkungen von Neuroleptika auf die Lebensqualität der Patienten war im August 1994 Thema einer internationalen Fachkonferenz über Schizophrenie in Vancouver, Kanada. Auch wenn die Kenntnisse über diese unerwünschten Behandlungsfolgen für die unterschiedlichen Wirkstoffe noch nicht systematisch erarbeitet wurden, lassen sich nach dem Vortrag eines Experten doch Unterschiede zwischen einzelnen Wirkstoffen feststellen. Demnach sind die negativen Folgen auf die Lebensqualität für die Wirkstoffe Fluphenazin und Clozapin vergleichsweise stark, für die Wirkstoffe Haloperidol, Risperidon und Pimozid dagegen eher geringer. Trotz dieser Unterschiede haben aber alle Neuroleptika eine negative Wirkung auf die Lebensqualität.

In jedem Einzelfall muß der Arzt deshalb genau abwägen, ob er derartige Mittel über längere Zeit hinweg verordnen sollte, denn er übernimmt damit eine große Verantwortung. Um so wichtiger ist es, daß der betroffene Patient über das Für und Wider einer solchen Entscheidung gut informiert wird und dann die Entscheidung mitträgt. Für die Dauerbehandlung im begründeten Fall spricht die Tatsache, daß viele Patienten, die früher zwangsweise in psychiatrischen Kliniken untergebracht wurden, heute im Kreis ihrer Familie leben können.

Zwar hat die Einführung der Neuroleptika einen grundlegenden Wandel in den psychiatrischen Kliniken herbeigeführt, aber nicht allen psychotischen Patienten kommt die Wirkung der Neuroleptika voll zugute. Zu Beginn der Behandlung sprechen nur etwa 70 Prozent der Patienten wie gewünscht auf das Mittel an. Mit erhöhten Dosen oder dem Wechsel auf ein anderes Neuroleptikum kann dann noch einiges erreicht werden, aber die Erfahrung lehrt, daß zehn bis zwanzig Prozent der Patienten auch darauf nicht ansprechen. Ein weiteres Problem ist es, daß ein anfänglicher Behandlungserfolg nicht immer Bestand hat. Bei zwanzig bis dreißig Prozent der Patienten, also recht häufig, stellen sich die psychotischen Symptome nach ein bis zwei Jahren wieder ein.

Neuroleptika sind in zwei weiteren Anwendungsbereichen von Bedeutung. In der Anästhesie werden sie vor Operationen zur Ruhigstellung, aber auch während Operationen als Narkosemittel eingesetzt. Darüber hinaus sind sie von Nutzen gegen anhaltenden Brechreiz. Der den Neuroleptika verwandte Arzneistoff Metoclopramid (siehe Kapitel 14) wird nur zur Behandlung von Brechreiz und Übelkeit eingesetzt. Die derzeit verfügbaren Neuroleptika gehören mehreren unterschiedlichen chemischen Gruppen an. Die drei wichtigsten Gruppen sind die Phenothiazine, die Thioxanthene und die Butyrophenone. Mit Risperidon ist inzwischen ein neues Neuroleptikum verfügbar, das keiner dieser drei Gruppen angehört. Wenn die Neuroleptika in der gleichen Wirkstärke dosiert werden, ähneln sie sich in ihren erwünschten und unerwünschten Wirkungen sehr. Eine Ausnahme bildet nur das atypische Neuroleptikum Clozapin, bei dem es nicht zur Ausbildung für die Neuroleptika typischen Bewegungsstörungen (siehe unten) kommt. Auch einige den Neuroleptika verwandte Arzneistoffe, die in anderen als psychiatrischen Indikationen eingesetzt werden, können die von den Neuroleptika bekannten Nebenwirkungen hervorrufen.

Man teilt die Neuroleptika üblicherweise nach ihrer Wirkstärke ein. Fachlich wird diese als »neuroleptische Potenz« bezeichnet. Jedes Neuroleptikum hat eine eigene neuroleptische Potenz. Damit ist die Dosis eines Neuroleptikums gemeint, mit der die neuroleptische »Schwelle« überschritten wird und auffällige Nebenwirkungen wie zum Beispiel Bewegungseinschränkungen in Erscheinung treten. Je niedriger bei einem Neuroleptikum die »Schwellen-Dosis« ist, um so höher ist seine neuroleptische Potenz. Üblicherweise werden die Neuroleptika als schwach-, mittel- und hochpotente Neuroleptika charakterisiert. Als Laie erkennt man die Zuordnung an der Wirkstoffmenge, die für jede Tablette oder Kapsel in Milligramm angegeben wird. Je höher die Menge, desto schwächer die neuroleptische Potenz des Mittels.

Die Phenothiazine und Thioxanthene gehören fast sämtlich den schwach- und mittelpotenten Neuroleptika an, während die Butyrophenone hochpotente Neuroleptika sind. Patienten, bei denen Krankheitszeichen wie Wahnideen, Halluzinationen und Denkstörungen im Vordergrund stehen, sprechen im allgemeinen gut auf hochpotente Neuroleptika an. Erregungszustände, Gleichgültigkeit, Reizbarkeit und andere Störungen der Stimmungslage sind hingegen besonders günstig mit niederpotenten Neuroleptika zu behandeln.

Eine seltene, aber sehr schwerwiegende Nebenwirkung aller Neuroleptika ist das »maligne neuroleptische Syndrom«. Das Wort »maligne« bedeutet bösartig. Bei diesem Krankheitsbild bekommt der Patient brettharte Muskeln, gleichzeitig schießt die Körpertemperatur in die Höhe. Das Bewußtsein ist bis zum Koma gestört, und der Blutdruck steigt. Es tritt vor allem bei jungen Männern nach starker Ermüdung oder Austrocknung (sportliche Betätigung an heißen Tagen)

NEUROLEPTIKA ODER ANTIPSYCHOTIKA

auf. In erster Linie sind die stark wirksamen Neuroleptika die Auslöser dieser schweren, glücklicherweise aber sehr seltenen Störwirkung. Einige Neuroleptika werden heute auch als sogenannte Depot-Präparate eingesetzt. Mit einer einzigen Injektion in die Muskulatur kann der Arzt eine so große Dosis in den Körper einbringen, daß die Wirkung über eine bis vier Wochen anhält. In dieser Zeit nimmt der Patient den Wirkstoff langsam aus dem Muskeldepot in seinen Blutkreislauf auf. Diese Verabreichungsform sollte aber für besondere Fälle reserviert bleiben, da man bei unvorhersehbaren Fehlwirkungen nicht mehr verhindern kann, daß der Körper noch weiter mit dem Arzneistoff belastet wird.

(1) Phenothiazine und Thioxanthene

Phenothiazine:
Alimemazin (Repeltin, Theralene), **Levomepromazin** (Neurocil, Tisercin), **Promazin** (Protactyl), **Promethazin** (Atosil, Eusedon mono Lösung), **Triflupromazin** (Psyquil), **Thioridazin** (Melleril), **Fluphenazin** (Dapotum, Lyogen), **Perazin** (Taxilan), **Perphenazin** (Decentan), **Trifluoperazin** (Jatroneural retard)

Thioxanthene:
Chlorprothixen (Truxal), **Clopenthixol** (Ciatyl), **Flupentixol** (Fluanxol), **Zuclopenthixol** (Ciatyl-Z)

Die Phenothiazine und die Thioxanthene sind von Arzneimitteln abgeleitet worden, die auch heute noch gegen Allergien verwendet werden und als Antihistaminika bezeichnet werden. Diese Arzneistoffgruppe ist sehr groß und wird ständig durch neue Wirkstoffe erweitert. Inzwischen gibt es so viele Arzneistoffe aus der Gruppe der Phenothiazine, daß ein Überblick kaum noch möglich ist. Manche Psychiater behaupten, daß es allerlei Unterschiede zwischen diesen Neuroleptika gebe. Tatsache ist jedoch, daß zahlreiche Untersuchungen gezeigt haben, daß diese für die Entscheidung, mit welchem Wirkstoff man behandeln sollte, zu vernachlässigen sind.

Man kann Phenothiazine oder Thioxanthene als Tablette oder als Kapsel schlucken. Auch in Tropfenform werden sie angeboten. Damit können sie sehr individuell dosiert werden. Einzelne sind auch als Depotpräparate im Handel. In akuten Fällen, wenn eine schnelle Wirkung erzielt werden soll, können zahlreiche Präparate auch direkt von einem Arzt in die Vene gespritzt werden.

Auf dem Markt dieser Arzneimittel, die nur in der Psychiatrie Verwendung finden und schon so lange Zeit bekannt sind, ist natürlich wenig Bewegung. Jeder Psychiater zieht gewisse Mittel vor und kennt deren Auswirkungen und wichtigste Nebenwirkungen. Die Ärzte gehen deshalb nicht allzu schnell auf ein anderes Mittel über.

Phenothiazine und Thioxanthene: Nebenwirkungen
Wie alle Neuroleptika haben auch die Phenothiazine eine Reihe von möglichen Nebenwirkungen.

1. STÖRUNGEN DES BEWEGUNGSAPPARATES

Neuroleptika beeinflussen die Bereiche im zentralen Nervensystem, welche die Koordination der Bewegung steuern. Ein Drittel der Patienten, die Neuroleptika einnehmen, leiden unter solchen Störungen. Von den älteren Menschen ist etwa jeder zweite betroffen. Insgesamt sind diese Störungen bei den Phenothiazinen und Thioxanthenen etwas seltener als bei den Butyrophenonen.

Man kann bei den durch Neuroleptika ausgelösten Bewegungsstörungen vier verschiedene Phasen und Störungstypen beobachten:
1. Schon zu Behandlungsbeginn, in der ersten Woche, kann es zu auffälligen Bewegungsstörungen kommen, die der Patient nicht willentlich beeinflussen kann: Blickkrämpfe und Krämpfe des Zungenschlundes sowie Drehkrämpfe des Halses. Besonders häufig sind diese Störungen bei Kindern, jungen Männern sowie Drogenabhängigen. Es ist ein ärztlicher Fehler, wenn die Patienten und ihre Angehörigen nicht bereits vor Beginn der Behandlung auf diese Möglichkeit hingewiesen werden. Grund zur Angst besteht allerdings aus medizinischer Sicht nicht, da diese Störungen sofort und zuverlässig verschwinden, wenn auf ein anderes Medikament ausgewichen wird. In Deutschland wird dafür meistens das Biperiden benutzt, das sein wichtigstes Einsatzgebiet in der Behandlung der Parkinson-Erkrankung hat. Auch ohne spezielle Maßnahme verschwinden diese Störungen bei der Weiterbehandlung schnell von allein.
2. Frühestens eine bis zwei Wochen nach Behandlungsbeginn, häufig aber erst im Laufe der ersten Behandlungsmonate, kann es zu Bewegungsstörungen kommen, die der Parkinson-Erkrankung zum Verwechseln ähnlich sehen: Bewegungsarmut, Muskelstarre, Zittern und ein maskenhaftes Gesicht. Besonders anfällig sind Frauen

und ältere Patienten. Der Arzt kann versuchen, die Störung zu beseitigen, indem er die Dosierung des Neuroleptikums reduziert. Meistens aber wird auch in diesem Fall der Arzneistoff Biperiden gegeben. Eine längere Begleitbehandlung mit Biperiden sollte man vermeiden, da sie möglicherweise andere Probleme verursacht. Aus diesem Grund wird der Arzt regelmäßig einen Absetzversuch für Biperiden einplanen, um festzustellen, ob das »Parkinson-Syndrom« überhaupt noch auftritt. In jedem Fall ist es jedoch abzulehnen, daß Biperiden und vergleichbare Mittel schon vor dem Auftreten dieser Bewegungsstörung, sozusagen vorbeugend, verordnet werden.
3. Eine in den ersten Behandlungsmonaten oder aber auch später auftretende weitere Störung ist die Sitzunruhe, die in der Fachliteratur auch Akathisie genannt wird und die mit einem ständigen Bewegungsdrang einhergeht. Die einzig mögliche Gegenmaßnahme ist die Verminderung der Dosis, so daß die antipsychotische Wirkung gerade noch erhalten bleibt. Aber auch die Dosisreduktion führt häufig nicht zur ersehnten Befreiung von diesem als quälend empfundenen Bewegungsdrang. Biperiden oder andere Ausweichmittel können hier so gut wie keine Besserung bringen.
4. Eine weitere lästige Bewegungsstörung ist die sogenannte Spätdyskinesie, die meistens erst nach langdauernder Behandlung auftritt. Diese Patienten können vorwiegend im Mundbereich ihre Muskeltätigkeit nicht mehr steuern. Der Umgebung fällt ein ständiges Grimassieren, Schmatzen, Schnalzen und Kauen auf, das die Patienten selbst allerdings wenig beunruhigt. Zur Spätdyskinesie kann es noch lange nach Behandlungsende kommen, und eine vorhandene Spätdyskinesie kann sich noch verstärken, obwohl die Behandlung abgebrochen wurde. Oft bleibt die Störung für immer bestehen. Eine Behandlung ist praktisch nicht möglich. Allenfalls eine Erhöhung der Dosis kann zu einer Besserung führen, sollte aber unterlassen werden, um weitere Schäden zu vermeiden.

2. Psychische Nebenwirkungen

Die meisten Phenothiazine und Thioxanthene erzeugen Müdigkeit; besonders ausgeprägt ist sie zu Beginn der Behandlung. Für Patienten, die über Schlafstörungen klagen, ist das durchaus von Vorteil. In diesen Fällen empfehlen die Ärzte, den Hauptanteil der Tagesdosis vor dem Schlafengehen einzunehmen. Wenn sich die Patienten an die Behandlung mit dem Neuroleptikum gewöhnen, geht die Schläfrigkeit meist von allein zurück.

Ein ernsteres Problem ist das vor allem bei langfristiger Therapie immer wieder zu beobachtende Auftreten von Depressionen. Sie können so schwer sein, daß sie zu Selbstmordversuchen führen. Auffällig ist, daß die Depressionen bei einer Behandlung mit injizierbaren Depot-Präparaten häufiger als sonst auftreten. Auch hier empfiehlt es sich für den Arzt, es mit einer geringeren Tagesdosis zu versuchen, wenn damit nicht die antipsychotische Wirkung selbst gefährdet wird. Erst wenn die geringstmögliche Dosierung erreicht ist, ohne daß die Depression verschwindet, kann an eine zusätzliche Behandlung mit einem antidepressiven Mittel gedacht werden.

Paradoxerweise lösen Neuroleptika bei manchen Patienten Angstzustände, Panikreaktionen oder aggressives Verhalten aus, obwohl ja gerade diese Symptome mit Neuroleptika in der Regel gut bekämpft werden können. Es hat keinen Zweck, die Dosis dann zu erhöhen, da es nur zu einer weiteren Verschlimmerung kommen kann.

3. Nebenwirkungen auf das autonome Nervensystem

Die Funktion des unwillkürlichen, autonomen Nervensystems, das unter anderem den Herzschlag, die Darmtätigkeit und den Blutdruck regelt, kann vor allem durch Phenothiazin- und Thioxanthen-Neuroleptika gestört werden. Es kommt dann zu Verstopfungen, Schwierigkeiten beim Wasserlassen, Sehstörungen, Mundtrockenheit und Ejakulationsstörungen. Häufig sind auch die Begleiterscheinungen des niedrigen Blutdrucks, die sich besonders beim Aufstehen oder Hinlegen als Schwindelgefühle bemerkbar machen.

4. Überempfindlichkeit

Jedes Arzneimittel kann zu allergischen Reaktionen führen. Neuroleptika verursachen bisweilen einen Hautausschlag und eine allergisch bedingte Blutarmut (weiße Blutkörperchen). Diese Blutarmut tritt fast ausschließlich in den ersten acht Behandlungswochen auf, weshalb gerade zu Beginn der Behandlung die meisten Ärzte regelmäßige Blutbildkontrollen durchführen. Grundsätzlich handelt es sich bei dieser Nebenwirkung um ein schwerwiegendes Krankheitsbild. Störungen oder Ausfälle bei der Bildung der weißen Blutkörperchen müssen immer dann befürchtet werden, wenn der Patient in den ersten zwei Monaten der Behandlung einen fieberhaften Infekt durchmacht. Dann sollte er umgehend seinen Arzt aufsuchen, der eine Kontrolle des Blutbildes veranlassen wird. Ein besonders bedrohliches Warnzeichen ist eine Mandelentzündung in diesem Zeitraum. Der Patient muß das Neuroleptikum sofort absetzen und seinen Arzt oder dessen Vertreter aufsuchen.

NEUROLEPTIKA ODER ANTIPSYCHOTIKA

Einige Patienten leiden unter einer Überempfindlichkeit gegenüber Licht. Wenn sie sich in die Sonne begeben, werden die der Sonne ausgesetzten Körperteile rot und beginnen zu jucken. Einer von etwa 30 Patienten reagiert so auf das Sonnenlicht. Medikamentös kann man kaum etwas unternehmen, weil die Mittel, die gegen Allergien wirken, chemisch aus derselben Gruppe stammen.

Besonders häufig sollen allergische Hautreaktionen bei Chlorpromazin gewesen sein. Dieses in anderen Ländern immer noch viel eingesetzte Neuroleptikum ist aus diesem Grunde in deutschen Kliniken schon vor Jahren durch andere Neuroleptika ersetzt worden, da insbesondere auch das Pflegepersonal von solchen allergischen Hautreaktionen betroffen gewesen sein soll. Vor wenigen Jahren hat der deutsche Hersteller sein Chlorpromazin-Präparat vom Markt zurückgezogen, was ihm um so leichter fiel, da er mehrere andere Neuroleptika im Angebot hatte.

5. Andere Nebenwirkungen

Häufig kommt es bei Patienten, die mit Neuroleptika behandelt werden, zu einer sichtbaren Gewichtszunahme. Nicht nur bei Frauen, sondern auch bei Männern kann es zur Milchbildung in den Brustdrüsen mit Milchausfluß kommen. Auffallend ist die häufige Erkrankung der mit Neuroleptika behandelten Patienten an der Zuckerkrankheit (Diabetes mellitus).

6. Wechselwirkungen

Die müde machende Wirkung der meisten Phenothiazine und Thioxanthene kann durch zahlreiche andere Substanzen verstärkt werden: Schlafmittel, Alhohol, manche Mittel zur Behandlung des hohen Blutdrucks und die meisten Antihistaminika. Man sollte beachten, daß fast allen sogenannten »Grippemitteln« ein Antihistaminikum beigemischt ist.

Der bei Neuroleptika mögliche Blutdruckabfall kann durch die gleichzeitige Behandlung mit Arzneimitteln, die gegen Bluthochdruck eingesetzt werden, verstärkt werden.

(2) Butyrophenone

> **Benperidol** (Glianimon), **Bromperidol** (Impromen, Tesoprel), **Haloperidol** (Buteridol, Duraperidol, Haldol, Sigaperidol), **Melperon** (Eunerpan), **Pipamperon** (Dipiperon), **Trifluperidol** (Triperidol)

ARZNEIMITTEL DER PSYCHIATRIE

Butyrophenone gehören zu den sehr stark antipsychotisch wirkenden Neuroleptika. Es genügen meist schon kleine Wirkstoffmengen, um den gewünschten Effekt zu erzielen.

Die meisten Neuroleptika aus der Gruppe der Butyrophenone sind Produkte der Firma Janssen. Dr. Paul Janssen, ein belgischer Chemiker, ist einer der kreativsten pharmazeutischen Wissenschaftler dieses Jahrhunderts. Zuvor bei einer anderen Pharmafirma beschäftigt, hat sich Dr. Janssen vor mehr als zwanzig Jahren selbständig gemacht und eine eigene Firma gegründet, die seinen Namen trägt. Für seine bahnbrechenden Arbeiten erhielt er zahlreiche Ehrendoktortitel.

Haloperidol ist das bekannteste Neuroleptikum von Janssen. Da inzwischen der Patentschutz abgelaufen ist, wird Haloperidol von verschiedenen Herstellern mit unterschiedlichen Handelsnamen angeboten.

Butyrophenone: Nebenwirkungen

Die Nebenwirkungen sind im Prinzip dieselben wie bei den Phenothiazinen und Thioxanthenen. Da die antipsychotische Wirkung der Butyrophenone sehr stark ist, beobachtet man die schon im Abschnitt der Phenothiazine beschriebenen Bewegungsstörungen bei ihnen auch besonders häufig. Dagegen sind die müde machende Wirkung wie auch die anderen vegetativen Störwirkungen auf das autonome Nervensystem weit weniger ausgeprägt.

Bei Kindern können die Mittel allerdings zu »Schlafanfällen« führen, wobei es abwechselnd zu Krämpfen und Kraftlosigkeit kommt. Das ist ein Grund, bei der Verabreichung an Kinder sehr vorsichtig zu sein.

(3) Übrige Neuroleptika

> **Fluspirilen** (Imap), **Pimozid** (Antalon, Orap), **Clozapin** (Leponex), **Sulpirid** (Arminol, Dogmatil, Meresa, Neogama), **Risperidon** (Risperdal)

Diese Arzneistoffe gehören anderen als den bisher besprochenen chemischen Gruppen an.

Sulpirid ist ein Neuroleptikum mit allenfalls mittelstarker antipsychotischer Potenz und bietet keine Vorteile gegenüber den schon besprochenen Stoffen. Der Hersteller von Sulpirid behauptet zwar, das Mittel würde zu geringeren Bewegungsstörungen führen, was aber von zahlreichen Experten bezweifelt wird. Ein Problem von Sulpirid liegt darin, daß es besonders stark zur Milchbildung in den Brustdrüsen führt. Da in einzelnen Fällen auch bösartige Tumoren der Brustdrüsen beobachtet wurden, wird von Experten eine zurückhaltende Anwendung des Arzneistoffs empfohlen. Auf diese Zusammenhänge hat zuletzt auch das Bundesgesundheitsamt 1993 hingewiesen.

Clozapin wurde schon vor langer Zeit entwickelt. 1975 kam es auf den Markt, aber kurze Zeit danach wurden aus Finnland acht Todesfälle durch Agranulozytose (Zusammenbruch der Bildung weißer Blutkörperchen) gemeldet. Aufgrund der finnischen Daten (eine Agranulozytose auf hundert behandelte Patienten) wurde das Risiko einer Agranulozytose sehr hoch angesetzt. Da andere Neuroleptika mit weniger schwerwiegenden Risiken im Handel waren, wurde Clozapin wieder aus dem Handel genommen. Inzwischen sind aber Zweifel aufgekommen, ob die finnischen Erfahrungen auf andere Länder übertragen werden können. Diskutiert wurde zum Beispiel, ob genetische Unterschiede aufgrund der ethnischen Besonderheit der finnischen Bevölkerung für das auffallend hohe Risiko in Finnland von Bedeutung sein könnten. Tatsächlich ist die Mehrheit der finnischen Bevölkerung nicht indoeuropäischen, sondern finno-ugrischen Ursprungs.

Inzwischen wurde Clozapin in zahlreichen Ländern wieder zugelassen. Auch in Deutschland ist es unter strengen Auflagen verfügbar. Die Produktinformation enthält den deutlichen Hinweis, daß man das Blut anfangs wöchentlich und später monatlich untersuchen lassen muß. Wenn die Zahl der weißen Blutkörperchen plötzlich sinkt, ist in der Regel noch genügend Zeit, schwerwiegende Folgen zu vermeiden.

Grund für die positive Neubewertung von Clozapin sind Erfahrungen, daß die Substanz auch noch bei einem Teil jener zwanzig Prozent der psychotischen Patienten wirksam ist, die auf die anderen Mittel nicht reagieren. In einer neueren Studie konnte bei einem Drittel dieser Patienten ein therapeutischer Erfolg erzielt werden. In einem Übersichtsartikel zur Schizophrenie in der führenden medizinischen Fachzeitschrift *New England Journal of Medicine* vom März 1994 wird sogar die These vertreten, daß die Einführung von Clozapin der wichtigste Fortschritt in der Behandlung der Schizophrenie war seit der Markteinführung von Chlorpromazin.

Worauf diese therapeutische Überlegenheit von Clozapin gegenüber den anderen Neuroleptika beruht, ist bis heute nicht bekannt. Da Clozapin auch nicht die typischen Nebenwirkungen der anderen neuroleptischen Mittel besitzt, muß man davon ausgehen, daß Clozapin einen anderen Wirkmechanismus als die übrigen Neuroleptika besitzt. Wegen der schwerwiegenden und häufigen Nebenwirkungen der übrigen Neuroleptika haben mehrere Firmen begonnen, durch Molekülveränderungen am Clozapin nach verwandten Substanzen zu suchen, die bei gleicher Wirksamkeit kein oder doch zumindest ein deutlich geringeres Risiko der Agranulozytose tragen. Nach wie vor gilt Clozapin aber auch in Deutschland nur als Mittel der zweiten Wahl und darf nur eingesetzt werden, wenn der Patient auf andere Neuroleptika nicht anspricht oder diese nicht verträgt.

Neben der Agranulozytose sind weitere bekannte Nebenwirkungen von Clozapin Müdigkeit, Gewichtszunahme, Darmstörungen, Benommenheit, Kopfschmerz und hoher Blutdruck.

Seit kurzem ist mit Risperidon eine weitere antipsychotische Substanz im Handel. Da es sich dabei um eine dem Patentschutz unterstehende neue Substanz handelt, sind die Behandlungskosten deutlich teurer als bei den älteren Neuroleptika. Obwohl dieser neue Wirkstoff in mehreren Studien untersucht und vor allem mit Haloperidol verglichen wurde, sind nur wenige Studien veröffentlicht und damit der kritischen Würdigung der Fachwelt zugänglich gemacht worden. Die bekanntgemachten Studienergebnisse lassen vermuten, daß Risperidon nicht wirksamer ist als Haloperidol. Möglicherweise kommt es unter einer Behandlung mit Risperidon zu weniger ausgeprägten Bewegungsstörungen als unter Haloperidol, aber mit höheren Dosierungen verschwindet dieser mögliche Vorteil. Etwa jeder vierte Patient klagt über Müdigkeit, jeder fünfte Patient über Kopfschmerzen und jeder zehnte Patient über Übelkeit. Erregungs- und Angstzustände sowie Schlaflosigkeit sollen seltener als unter Haloperidol auftreten.

Das erst Anfang 1991 zugelassene Remoxiprid (Roxiam) wurde Ende 1993 wieder vom Markt zurückgezogen, da es nach der Markteinführung zu mehreren Fällen einer schweren, akut lebensbedrohlichen Blutbildungsstörung bei Patienten kam, die mit Remoxiprid behandelt wurden.

Antidepressiva

Etwa fünf Prozent der männlichen und zehn Prozent der weiblichen Bevölkerung leiden an depressiven Erkrankungen. Einer Untersuchung zufolge erhöht sich diese Zahl bei den über 65jährigen auf fünfzehn bis zwanzig Prozent. Depressionen bestehen nicht nur in Störungen des Erlebens und Verhaltens, sondern haben auch ihre körperliche Komponente. Typische Zeichen einer Depression sind der Verlust des Selbstwertgefühls, Selbstmordgedanken, Hemmung des Denkens und des

ANTIDEPRESSIVA 4

Handelns, Mattigkeit und Schwermut, Schlaflosigkeit, Verlust des sexuellen Begehrens und unbestimmte Angstgefühle. Körperliche Symptome sind unter anderem Gewichtsabnahme und Ausbleiben der Monatsblutung.

Bis heute ist nicht bekannt, wie es zur Depression kommt und auf welchen biologischen Phänomenen sie beruht. Deshalb gibt es auch keinen medizinischen Test zur Diagnose der Depression. Der Arzt muß vom Patienten auf die Depression aufmerksam gemacht werden, wenn er die Anzeichen nicht von sich aus feststellt. Diese werden dann nach einem international anerkannten Kriterienkatalog bewertet. Da sich Depressionen in einer Vielzahl von Formen äußern, ist die Diagnose nicht leicht, und sehr oft bleiben die Patienten aus diesem Grunde ohne Behandlung.

Geeignete Arzneimittel können zu einer deutlichen Besserung der depressiven Erkrankung führen. Üblicherweise unterscheidet man Depressionen, die von äußeren Umständen oder körperlichen Erkrankungen ausgelöst werden, von Depressionen, für die ein solcher Anlaß nicht erkennbar ist. In der Fachliteratur spricht man von exogenen (von außen verursachten) und endogenen (innerlich verursachten) Depressionen. Äußere Anlässe können der Verlust eines Freundes oder Angehörigen sein, Krankheit oder dauernde Mißerfolge im Berufsleben. Exogene Depressionen schwinden gewöhnlich mit ihren Anlässen und können durch eine Änderung der Lebensumstände günstig beeinflußt werden. Hier ist die Verordnung von Antidepressiva meist nicht oder nur vorübergehend sinnvoll. Bei den endogenen Depressionen dagegen konzentriert sich die Behandlung auf die Verordnung von Antidepressiva und gegebenenfalls auf eine Psychotherapie.

Aber bei weitem nicht jedes Stimmungstief ist Ausdruck einer Depression. Die körperlichen Funktionen und seelischen Befindlichkeiten eines jeden Menschen laufen in Form von Rhythmen ab. Die Bildung von Hormonen in den körpereigenen Drüsen schwankt im Tages- und Jahresverlauf zum Teil beträchtlich. Am bekanntesten sind diese rhythmischen Schwankungen beim Menstruationszyklus der Frau. Vor der eigentlichen Menstruation kommt es häufig zum sogenannten prämenstruellen Syndrom (PMS). Phasen überschäumender Fröhlichkeit wechseln ab mit Zeiten, in denen man nicht einmal genug Kraft hat, um sich auf den Beinen zu halten. Vor allem im Herbst und im Frühjahr wird das bei vielen Menschen deutlich. Tatsächlich ist es nachgewiesen, daß Sonnenlicht und Stimmungslage in einem direkten Zusammenhang stehen. Diese Beobachtung ist die Grundlage für eine Variante der antidepressiven Therapie, bei der Licht gezielt eingesetzt wird.

4 ARZNEIMITTEL DER PSYCHIATRIE

Meistens ist Niedergeschlagenheit eine normale Reaktion auf bedrückende Lebensumstände. Als Krankheit kann man sie dann nicht bezeichnen, denn es handelt sich ja um eine sinnvolle, weil den Umständen angemessene Reaktion. Daß man sich ein wenig aus dem Leben zurückzieht und auf sich selbst besinnt, dient im günstigen Fall der kreativen Neuorientierung, die dann mit frischer Energie in die Tat umgesetzt wird. Ein Antidepressivum wäre hier mit Sicherheit fehl am Platz.

Ziel der Behandlung einer Depression ist die Beseitigung oder Linderung der qualvoll erlebten Symptome, die viele Patienten in den Selbstmord treiben. Darüber hinaus erhofft man sich durch die Behandlung eine Verbesserung des Krankheitsverlaufs selbst, insbesondere eine Minderung des Rückfallrisikos und die Verhinderung einer dauerhaften depressiven Erkrankung.

Im Jahr 1930 wurde der Elektroschock als eine erfolgreiche Behandlungsmethode eingeführt. Viele depressive Menschen schöpften damals neue Hoffnung, daß ihr Leiden ein Ende haben würde. Zum Glück aber sind wir heute auf diese brachiale Methode nicht mehr angewiesen. In den fünfziger Jahren entdeckte ein australischer Arzt, daß das chemische Element Lithium eine antidepressive Wirkung hat. Seine bahnbrechenden Untersuchungen wurden von dem dänischen Arzt Mogens Schou weitergeführt, so daß mit Beginn der sechziger Jahre erstmals ein wirksames Medikament gegen Depressionen verfügbar war. Lithium ist auch heute noch ein wichtiger Arzneistoff zur Behandlung der manisch-depressiven Form einer Depression.

1957 wurde auf einer Konferenz amerikanischer Psychiater berichtet, daß Tuberkulose-Patienten, die mit dem antituberkulösen Arzneimittel Iproniazid behandelt wurden und gleichzeitig an einer Depression litten, auch in dieser Hinsicht eine Besserung zeigten. Da Iproniazid in Einzelfällen zu einer Gelbsucht führte, wurde es 1961 vom amerikanischen Arzneimittelmarkt zurückgezogen. Ebenfalls in der Mitte der fünfziger Jahre beobachtete ein Schweizer Psychiater, daß ein Arzneistoff, der chemisch zur Gruppe der Antihistaminika gehörte, bei Patienten mit endogener Depression zu einer deutlichen Besserung der Krankheitszeichen führte. Der neue Arzneistoff erhielt den Namen Imipramin und wurde unter dem Warennamen Tofranil bald darauf in Umlauf gebracht. Imipramin war der erste Arzneistoff aus der Gruppe der wegen ihrer chemischen Struktur trizyklisch genannten Antidepressiva. Als sich das Imipramin bewährt hatte, bemühten sich bald andere Pharmahersteller, eigene, dem Imipramin verwandte Arzneistoffe zu entwickeln. So dauerte es nicht lange, bis sich der Markt mit weiteren trizyklischen Antidepressiva wie Clomipramin, Desipramin und

ANTIDEPRESSIVA   4

Trimipramin füllte. Auch heute sind die Antidepressiva aus dieser Gruppe die wichtigsten Arzneimittel zur Behandlung der Depression.

Wenn man depressive Menschen beobachtet, kann man grob drei verschiedene Formen der Depression unterscheiden. Bei manchen führt die Niedergeschlagenheit zu einer starken Erregung. Sie sind wütend auf sich selbst und auf die anderen, sie schimpfen und fluchen und reden viel über Selbstmord. Andere Depressive zeigen das entgegengesetzte Verhalten, sie versinken in ihrem Kummer. Sie kommen nicht mehr aus dem Bett, leiden unter Verstopfung, und ihr Herzschlag verlangsamt sich. Die dritte Gruppe ist weder erregt, noch zieht sie sich zurück, sie ist einfach nur niedergeschlagen.

Obwohl die Unterschiede zwischen den Antidepressiva nicht besonders groß sind, werden sie ebenfalls in drei Gruppen eingeteilt. Diese Einteilung beruht auf der klinischen Erfahrung, daß jeweils eine Gruppe für eine der drei Formen der Depression vorteilhaft ist. Die wichtigsten Wirkungsqualitäten der Antidepressiva sind nämlich Steigerung des Antriebs, Aufhellung der Stimmung sowie Dämpfung des Antriebs und der Angst. Jedes Antidepressivum verfügt darüber hinaus über ein bestimmtes Wirkungsprofil, was für die Auswahl des geeigneten Mittels von Bedeutung ist.

Alle Antidepressiva verbessern die Grundstimmung. Einige Mittel führen zu einer vergleichsweise starken Verbesserung des Antriebs. Man setzt sie bei Patienten ein, die an einer gehemmten Form der Depression leiden und eine Antriebssteigerung benötigen. Andere Mittel verbessern die Grundstimmung und dämpfen den Antrieb. Man verwendet sie bei stark erregten Depressiven. Und dann gibt es noch die Mittel, bei denen die Stimmungsaufhellung ganz im Vordergrund steht, während die Wirkung auf den Antrieb unbedeutend ist.

Die folgende Tabelle gibt einen Überblick, zu welcher Gruppe die wichtigsten Antidepressiva zählen.

1. Vorwiegend antriebssteigernd
Desipramin
Nortriptylin
Protriptylin

2. Vorwiegend antriebsdämpfend und angstlösend
Amitriptylin
Doxepin
Trimipramin

ARZNEIMITTEL DER PSYCHIATRIE

3. Vorwiegend stimmungsaufhellend ohne wesentlichen Effekt auf den Antrieb
Imipramin
Clomipramin
Dibenzepin
Maprotilin
Opipramol
Viloxazin

Wer an einer Depression erkrankt ist, kann sich von diesen Mitteln Hilfe versprechen. Wer aber gerade eine schlechte Phase hat oder bedrückende Erlebnisse verarbeiten muß, sollte besser darauf verzichten, sich künstlich in eine »ausgeglichene« Stimmung zu versetzen.

Antidepressiva sind Arzneimittel für Menschen mit echten Depressionen und nicht dazu da, die emotionalen Folgen familiärer oder beruflicher Probleme zu beseitigen. In solchen Fällen ist die Niedergeschlagenheit eine sinnvolle Reaktion und hat keinen eigenständigen Krankheitswert. Sie ist ein »normales« Gefühl, das früher oder später dazu führt, daß man auf die Probleme vernünftig reagiert.

(1) Die trizyklischen Antidepressiva

> **Imipramin** (Pryleugan, Tofranil), **Amitriptylin** (Amineurin, Laxoxyl, Novoprotect, Saroten), **Opipramol** (Insidon), **Clomipramin** (Anafranil, Hydiphen), **Nortriptylin** (Nortrilen), **Dibenzepin** (Noveril), **Doxepin** (Aponal, Sinquan), **Lofepramin** (Gamonil), **Trimipramin** (Herphonal, Stangyl), **Desipramin** (Pertofran, Petylyl)

Die ersten modernen Heilmittel gegen die Depression waren die oben beschriebenen trizyklischen Antidepressiva. Sie nehmen noch immer den ersten Platz ein und sind relativ sicher im Gebrauch. Die in neuerer Zeit entwickelten Mittel bilden der Fachpresse zufolge die zweite Wahl.

Das älteste stimmungsaufhellende Mittel ist das Imipramin. Noch immer stellt es den Prototyp der Antidepressiva dar. Am häufigsten wird jedoch Amitriptylin verwendet. Es hellt die Stimmung auf und dämpft den Antrieb. Auch die häufig verordneten Arzneistoffe Dox-

ANTIDEPRESSIVA

epin und Trimipramin haben ein dem Amitriptylin vergleichbares Wirkprofil.

Von den vorwiegend stimmungsaufhellenden Antidepressiva, die wenig Einfluß auf den Antrieb nehmen, werden meist die Arzneistoffe Maprotilin, Opipramol, Dibenzepin, Clomipramin und Imipramin verordnet. Die vorwiegend antriebssteigernden Antidepressiva werden vergleichsweise selten eingesetzt. Maprotilin hat insofern eine Sonderstellung, als es chemisch ein tetrazyklisches Antidepressivum, also eines mit vier statt drei Ringstrukturen ist. Es ist den trizyklischen Antidepressiva aber sowohl in bezug auf die Wirkung wie auch die unerwünschten Wirkungen so nah verwandt, daß der Arzneistoff zusammen mit den trizyklischen Mitteln behandelt werden kann.

Zwischen den Antidepressiva bestehen wenig Unterschiede, was ihre Wirksamkeit angeht, aber es gibt etliche bei den Nebenwirkungen. Einige Firmen behaupten, ihr Mittel wirke schneller, ohne daß dafür überzeugende Belege vorliegen.

Antidepressiva sind für mehr als die Hälfte aller tödlichen Arzneimittelvergiftungen bei Kindern verantwortlich. In den meisten Fällen kommt es dazu, weil diese Mittel leichtfertig aufbewahrt werden. Die Wirkstoffmenge, die man einnehmen muß, um den gewünschten Effekt zu erzielen, liegt nahe an der Menge, die zu einer Vergiftung führt. Was für einen Erwachsenen als normale Dosis gilt, kann bei einem Kind bereits tödlich wirken.

Problematisch ist die Empfehlung, trizyklische Antidepressiva Kindern zu verordnen, die an Bettnässen leiden. Da diese Störung mit psychischen, familiären und sozialen Problemen des Kindes zusammenhängt, ist einer Psychotherapie absoluter Vorrang einzuräumen.

Man sollte die Behandlung mit einem trizyklischen Antidepressivum einschleichend, also mit anfänglich niedrigen und dann steigenden Wirkstoffmengen, beginnen. Diese Mittel besitzen nämlich ausgeprägte Nebenwirkungen, die sich besonders zu Behandlungsbeginn äußern. Die einschleichende Dosierung kann diese Nebenwirkungen verringern. Und mit der allmählichen Steigerung der Dosis stellt sich dann die Wirkung des Mittels ein. In der ersten Woche nimmt man zum Beispiel eine Tablette pro Tag, in der folgenden Woche täglich zwei. So wird die Dosis gesteigert, bis der therapeutische Erfolg eintritt. Das Einschleichen hat auch den Vorteil, daß es bei gehemmten depressiven Patienten nicht so schnell zu einer vorzeitigen Antriebssteigerung kommt, die eine Selbstmordgefahr mit sich bringt. Man sollte aber nicht mehr als vier Tabletten pro Tag nehmen. Grundsätzlich muß man beachten, daß Antidepressiva nicht sofort wirken. Es dauert mindestens zwei oder drei Wochen, bis der erwünschte Effekt eintritt. Bleibt er aus, muß die Dosis vorsichtig weiter erhöht werden. Auf diese Weise führt die Behandlung bei drei Vierteln der Patienten zum Erfolg. Die Erfolgsrate kann verbessert werden, wenn Patienten, die auf trizyklische Antidepressiva allein nicht ansprechen, zusätzlich mit Lithium behandelt werden. Aber auch dann bleiben noch fünfzehn bis zwanzig Prozent übrig, die auf keines der verfügbaren Antidepressiva reagieren.

Antidepressiva verkürzen nicht die Dauer der Erkrankung, sondern bessern nur die Symptomatik. Da nie vorhersehbar ist, wie eine Depression verläuft, sollte der Arzt in gewissen Abständen einen Auslaßversuch machen. Aber auch das Absetzen des Mittels muß schleichend erfolgen, indem die Dosis langsam reduziert wird. Werden die Tabletten plötzlich abgesetzt, kommt es schneller zu einer neuen Aktivierung der Depression.

Manchmal muß man diese Mittel auch über längere Zeit, eventuell jahrelang einnehmen, um weiteren Schüben der Depression vorzubeugen.

Es handelt sich bei den Antidepressiva also nicht um Medikamente, auf die man mal für ein paar Wochen zurückgreift. Die Entscheidung zur Einnahme ist sehr einschneidend, denn neben dem Patienten sind auch seine Angehörigen betroffen.

Trizyklische Antidepressiva: Nebenwirkungen
Antidepressiva verteilen sich im ganzen Körper. Deshalb kann es auch an verschiedenen Organen zu Nebenwirkungen kommen. Allerdings treten viele Nebenwirkungen nur in den ersten Tagen und Wochen auf und verschwinden dann. Sie sind im übrigen meist leichter Natur.

Die lästigsten Nebenwirkungen betreffen das autonome Nervensystem. Mit steigenden Dosierungen werden sie häufiger und gravierender. Im Vordergrund steht eine Mundtrockenheit, über die etwa ein Drittel der Patienten klagt. Etwa jeder zehnte Patient bemerkt Sehstörungen, und jeder fünfte klagt über Schwitzen vor allem im Kopfbereich ohne gleichzeitiges Hitzegefühl. Viele Patienten leiden unter Darmträgheit mit Verstopfung und unter Schwierigkeiten beim Wasserlassen. Des weiteren wird über Schwindelgefühle und sexuelle Störungen berichtet.

Eine sehr lästige Nebenwirkung ist Impotenz. Sie tritt bei nahezu der Hälfte aller Männer auf, und weil Antidepressiva gewöhnlich über lange Zeit eingenommen werden, ist dies für viele Männer eine große Belastung. Impotenz ist oft ein Grund, warum männliche Patienten von sich aus die Behandlung abbrechen. Deswegen sollten Männer vor Beginn der Behandlung ein offenes Gespräch mit dem Arzt führen. Er muß

ANTIDEPRESSIVA

die möglichen Konsequenzen klar darlegen und dabei auch unterscheiden zwischen eher harmlosen, stärker belastenden und gefährlichen Nebenwirkungen.

Häufig sind Störungen der Blutdruckregulation mit Blutdruckabfall bei körperlichem Lagewechsel. Besonders lästig ist diese Störung in den ersten Tagen und Wochen der Behandlung. Danach verschwindet sie meist. Störend kann auch eine leichte Beschleunigung des Herzschlags empfunden werden, die sich manchmal in Herzklopfen bemerkbar macht. Harmlose Veränderungen des EKG werden bei etwa der Hälfte aller Patienten beobachtet. Bei einigen kann es allerdings auch zu lästigen Herzrhythmusstörungen kommen, die manchmal auch gefährlich sind. Deshalb sollten regelmäßig Kontrollen des EKG durchgeführt werden.

Neurologische Nebenwirkungen bestehen in einem anhaltenden feinschlägigen Zittern der Hände. Emotionale Belastungen oder körperliche wie das Heben oder Tragen von Gegenständen können das Zittern verstärken. Selten aber wird das Zittern grobschlägig. Auch Muskelkrämpfe und epileptische Krampfanfälle können vorkommen, sind jedoch sehr selten.

Vor allem die trizyklischen Antidepressiva mit antriebsdämpfender Wirkung aus der Amitriptylin-Gruppe führen zu verstärkter Müdigkeit, die auch die Fähigkeit zum Autofahren beeinträchtigen kann. Die antriebssteigernden Antidepressiva vom Desipramin-Typ führen eher zu stärkeren Angstgefühlen und Erregungszuständen sowie Schlafstörungen.

Insbesondere bei älteren Patienten und bei vorbestehender Hirnschädigung können Verwirrtheitszustände und Delirien beobachtet werden. Kommt es zu solchen Störwirkungen, dann sollte man die Tabletten sofort absetzen. Eine besondere Gefährdung tritt dann ein, wenn gleichzeitig Grippemittel eingenommen werden.

Vergiftungen durch zu große Mengen eines Antidepressivums kommen häufig vor. Schon eine normale Dosis kann bei manchen Patienten Vergiftungszeichen auslösen. Wer zu viele Tabletten auf einmal schluckt, wird erregt, verwirrt, bisweilen schläfrig, und im schlimmsten Fall fällt er ins Koma. Weitere Vergiftungszeichen sind Fieber und hoher Blutdruck.

Patienten, die mit einem Antidepressivum behandelt werden, nehmen im Mittel 2 bis 2,5 Kilo an Gewicht zu.

(2) Neuere, nicht-trizyklische Antidepressiva

> **Mianserin** (Prisma, Tolvin), **Trazodon** (Thombran), **Viloxazin** (Vivalan), **Fluvoxamin** (Fevarin), **Fluoxetin** (Fluctin), **Paroxetin** (Seroxat, Tagonis)

Da die trizyklischen Antidepressiva mit häufigen und lästigen Nebenwirkungen einhergehen, suchte man nach anderen Wirkstoffen. Anfangs schien es auch, als hätte man mit den neuen, nicht-trizyklischen Wirkstoffen endlich ideale Antidepressiva gefunden. Inzwischen sind einige der neuen Mittel aber wieder vom Markt verschwunden, da sich schließlich zeigte, daß sie mit anderen, wenn auch selteneren Nebenwirkungen einheringingen, die aber sehr viel schwerwiegender waren. Bekannte Beispiele sind die nicht-trizyklischen antidepressiven Arzneistoffe Zimeldin (Normud) und Nomifensin (Alival und Psyton), die wegen schwerer, zum Teil tödlich verlaufener allergisch bedingter Nebenwirkungen vom Markt genommen werden mußten.

Mianserin, Trazodon und Viloxazin sind antidepressive Wirkstoffe, die bereits seit mehreren Jahren für die ärztliche Verordnung zur Verfügung stehen. Sie sind den trizyklischen Antidepressiva verwandt, wirken in den Spalträumen zwischen zwei Nervenzellen im Gehirn auf die dort vorhandenen Botenstoffe aber in anderer Weise ein.

Eine neue Gruppe von antidepressiven Arzneistoffen bilden die Wirkstoffe Fluvoxamin, Fluoxetin und Paroxetin. Während die älteren trizyklischen Antidepressiva die Wiederaufnahme von zwei Botenstoffen (Noradrenalin und Serotonin) in die Nervenzelle hemmen, üben die drei neuen Wirkstoffe eine solche Hemmwirkung nur auf den Botenstoff Serotonin aus. Sie werden deshalb in der Literatur auch als Selektive Serotonin-Wiederaufnahmehemmer bezeichnet.

Neuere Antidepressiva: Nebenwirkungen

Auch wenn die neueren Antidepressiva weit weniger Auswirkungen auf das autonome Nervensystem und das Herz haben, sind sie aufgrund ihrer eigenen Nebenwirkungsprofile doch weit davon entfernt, ideale Antidepressiva zu sein.

Bei einer Behandlung mit Viloxazin muß man mit Magenschmerzen, Übelkeit und Erbrechen rechnen. Eine besonders auffällige Nebenwirkung sind migräneartige Kopfschmerzen, von denen auch solche Patienten befallen werden können, die bisher nicht unter Migräne-Attacken gelitten haben. Während es bei trizyklischen Antidepressiva

ANTIDEPRESSIVA   4

fast immer zu einer Gewichtszunahme kommt, verlieren mit Viloxazin behandelte Patienten eher an Gewicht. Bis heute ist allerdings unklar, ob Viloxazin ebenso wirksam ist wie die klassischen Antidepressiva.

Auch beim Trazodon bezweifeln die Experten, ob seine antidepressive Potenz ausreichend ist. Trazodon macht ebenfalls müde und teilt mit den trizyklischen Antidepressiva die unerwünschten Wirkungen auf das autonome Nervensystem. Eine Besonderheit besteht darin, daß es bei der Behandlung mit Trazodon zu anhaltenden, schmerzhaften Erektionen des Penis kommen kann.

Sehr problematisch ist der Arzneistoff Mianserin. Im schlimmsten Fall entsteht eine Agranulozytose – die Produktion der weißen Blutkörperchen bricht zusammen, und es droht die Gefahr einer Blutvergiftung durch Infekte, die der Körper nicht mehr bekämpfen kann. Mianserin erzeugt vor allem in den ersten Behandlungstagen eine ausgeprägte Müdigkeit, die durch Alkohol und andere dämpfende Medikamente verstärkt wird. Zumindest einige Wochen lang sollte man sich nicht ans Steuer setzen, da das Reaktionsvermögen eingeschränkt ist. In einzelnen Fällen wurden darüber hinaus Krämpfe beschrieben.

Es fällt auf, daß bei uns einige der neueren Antidepressiva vom Markt verschwanden, während Mianserin immer noch erhältlich ist. Mit einer Agranulozytose muß schätzungsweise bei einem von 5000 bis 10 000 mit Mianserin behandelten Patienten gerechnet werden. Eine Studie aus Neuseeland berichtete, daß die Erkrankung bei einem von 1015 Patienten zu erwarten ist.

Zwanzig Prozent der Patienten, die mit Fluoxetin behandelt werden, klagen über Übelkeit. Weitere Nebenwirkungen sind Appetitlosigkeit, Schlaflosigkeit und Zittern der Hände. Die Appetitlosigkeit ist vielleicht einer der wichtigsten Gründe für die Popularität des Fluoxetins in den USA (unter dem Namen Prozac), denn vielfach wird es als Abmagerungsmittel mißbraucht.

Dort übt eine Patientenorganisation heftige Kritik an Fluoxetin. Es sollen etwa 1000 Fälle bekannt sein, in denen das Mittel starke Aggressionen ausgelöst hat, die sich sowohl gegen den Patienten selbst (Selbstmordgedanken) wie auch gegen andere Menschen richteten. Tatsächlich wurde inzwischen eine Patientin, die einen Mord beging, aufgrund ihres Fluoxetin-Konsums wegen mangelnder Zurechnungsfähigkeit freigesprochen. Die amerikanische Zulassungsbehörde FDA ist allerdings nach wie vor der Ansicht, daß ein Zusammenhang zwischen diesen Vorfällen und der Behandlung selbst nicht bewiesen sei, und sieht deshalb keinen Grund, das Mittel zu verbieten. Die Ergebnisse einer neueren Studie, in der die verschiedenen Antidepressiva miteinander verglichen wurden, stützen die Position der amerikanischen Zulassungsbehörde.

(3) Kombinationspräparate

> **Amitriptylin/Chlordiazepoxid** (Limbatril Tabs)

Die Weltgesundheitsorganisation warnt vor dem Gebrauch von Kombinationspräparaten. Die antidepressive Wirkung wird durch sie nicht verbessert, das Risiko der Nebenwirkungen aber erhöht. Das gilt auch für diese beiden Kombinationspräparate.

Die feste Verbindung eines Antidepressivums mit einem Neuroleptikum wie Perphenazin ist unerwünscht. Besonders unverständlich ist die Empfehlung, dieses Mittel auch gegen funktionelle Störungen bei psychosomatischen Erkrankungen einzusetzen. Die Kombination ist nur in Ausnahmefällen und nur kurzfristig sinnvoll, wenn es sich um Depressionen mit schweren Erregungszuständen handelt. Dann aber kann man die beiden Arzneimittel getrennt verabreichen und ist nicht auf die Kombinationspräparate angewiesen.

Auch die fixe Kombination des Antidepressivums Amitriptylin mit dem Tranquilizer Chlordiazepoxid hat keine Vorteile, aber wesentliche Nachteile. Amitriptylin hat so gut wie keine antriebssteigernden Effekte. Deshalb gehört der Arzneistoff zu denjenigen klassischen Antidepressiva, die noch mit dem geringsten Risiko einer Selbstmordgefährdung zu Beginn der Behandlung einhergehen. Wenn überhaupt, wäre ja nur bei Behandlungsbeginn die gleichzeitige Verordnung eines Tranquilizers erforderlich, um die frühzeitige Aktivierung des depressiven Patienten vor Beginn der Dämpfung der depressiven Symptomatik zu bremsen. Das Problem der Fixkombination besteht nun aber darin, daß viele Patienten damit über längere Zeiträume behandelt werden. Jede längere Behandlung mit dem Tranquilizer Chlordiazepoxid erhöht aber die Gefahr einer Abhängigkeit.

(4) MAO-Hemmer

> **Tranylcypromin** (Jatrosom, Parnate), **Moclobemid** (Aurorix)

ANTIDEPRESSIVA 4

Bereits in den fünfziger Jahren wurden Substanzen bekannt, die über eine Blockierung der Monoaminooxidase (MAO) zu einer Besserung der depressiven Krankheitszeichen beitrugen. Das in mehreren Organen vorkommende MAO-Enzym baut im Gehirn chemische Botenstoffe ab. Die Hemmung des Enzyms führt dann dazu, daß sich die Konzentration der chemischen Botenstoffe erhöht, worauf die antidepressive Wirkung dieser Stoffe beruht. In Deutschland ist bis vor kurzem nur der Arzneistoff Tranylcypromin verfügbar gewesen.

Das Hauptproblem von Tranylcypromin liegt darin, daß auch der Abbau des in einigen Nahrungsmitteln wie Käse und Rotwein enthaltenen Tyramins behindert wird. Ein Anstieg von Tyramin führt aber zu gefährlichen Blutdrucksteigerungen. Aufgrund dieser problematischen Nebenwirkung hat Tranylcypromin nur bei einigen Sonderformen der Depression Bedeutung erlangt.

Gegen Ende der sechziger Jahre wurde erkannt, daß im menschlichen Organismus zwei verschiedene Typen der Monoaminooxidase vorliegen, die seitdem als MAO-A und MAO-B bezeichnet werden. Tranylcypromin blockiert beide Typen in gleicher Weise. Für die antidepressive Wirkung ist aber nur die Blockade der MAO-A von Bedeutung. Vor einigen Jahren begannen zahlreiche Firmen mit der Suche nach Substanzen, die nur MAO-A blockieren. Inzwischen wurde mit dem Arzneistoff Moclobemid der erste selektive Hemmstoff der MAO-A auf den Markt gebracht. Im Gegensatz zu Tranylcypromin verursacht Moclobemid keine Komplikationen mit Nahrungsmitteln.

Die bisherigen Erfahrungen mit Moclobemid zeigen, daß der Arzneistoff nicht wirksamer ist als die klassischen Antidepressiva. Als unerwünschte Wirkungen wurden bisher Schlafstörungen, Schwindel, Übelkeit, Kopfschmerzen, Verwirrtheitszustände, innere Unruhe und Erregung beobachtet. In der Regel waren diese Störwirkungen vorübergehend, oder sie verschwanden rasch nach Absetzen der Substanz. Die für die klassischen Antidepressiva typischen Nebenwirkungen wie Mundtrockenheit, Schwindel, Schwitzen, Verstopfung, Zittern der Hände, Sehstörungen und Kreislaufstörungen treten während einer Behandlung mit Moclobemid weit seltener auf. Über Schlafstörungen wurde aber häufiger als bei den trizyklischen Antidepressiva geklagt.

Da auch für Moclobemid nur begrenzte Erfahrungen vorliegen, empfehlen die Experten Zurückhaltung. Moclobemid ist wie andere nicht-trizyklische Antidepressiva für den Fall geeignet, daß trizyklische Antidepressiva nicht zum Erfolg führen oder wegen schwerer Nebenwirkungen nicht eingesetzt werden können.

(5) Lithium

> Lithium (Hypnorex, leukominerase, Quilonum)

Bevor die klassischen Antidepressiva verfügbar waren, wurden viele depressive Patienten mit Lithium behandelt. Das Mittel war zwar schon im vorigen Jahrhundert üblich, wurde damals aber vorwiegend bei Epilepsien, Gicht und Krebserkrankungen angewandt. Erst Ende der vierziger Jahre entdeckte ein australischer Arzt die erstaunliche Wirksamkeit bei einem erregten Patienten mit einer manischen Depression. Auch heute noch ist die Lithium-Therapie sowohl zur Vorbeugung bei manisch-depressiven Erkrankungen wie zur Behandlung von Manien von entscheidender Bedeutung. Wie Lithium wirkt, wissen wir jedoch nicht.

Lithium ist ein besonders nebenwirkungsreicher Arzneistoff. Da der Abstand zwischen der therapeutisch sinnvollen und der giftigen Dosis nur sehr klein ist, muß die Dosierungsempfehlung äußerst genau befolgt werden. Durch Blutkontrollen muß die richtige Dosis individuell bestimmt werden, da ein und dieselbe Dosis bei verschiedenen Menschen zu ganz unterschiedlichen Blutspiegeln führen kann. Bei erhöhten Blutspiegeln kann es zu schweren, auch lebensbedrohenden Folgen kommen. Der Blutspiegel muß aus diesen Gründen alle vier bis acht Wochen kontrolliert werden. Dabei ist von großer Wichtigkeit, daß die Blutprobe exakt zwölf Stunden nach der letzten Tabletteneinnahme genommen wird.

Bis neunzig Prozent der Patienten leiden unter einer oder mehreren Nebenwirkungen, doch sind diese bei korrekter Dosierung meistens leichter Natur. Nahezu die Hälfte aller Patienten klagt über ein Zittern der Hände und Durstgefühl. Bei einem Teil kommt es zu vermehrtem Wasserlassen. Ein Problem sind die bei zu hohen Dosen möglichen Nierenschäden. Bei etwa fünf Prozent der Patienten vergrößert sich die Schilddrüse. Dabei kann es auch, vor allem bei Frauen, zu einer Unterfunktion der Schilddrüse kommen. Viele verspüren eine meistens nur zu Beginn auftretende Muskelschwäche in Armen und Beinen. Ein Drittel der Patienten klagt über Übelkeit und Erbrechen sowie Durchfall. Auch Gewichtszunahme wird häufiger beobachtet. Typisch für die Behandlung mit Lithium ist der metallische Geschmack im Mund.

Schwangere Frauen sollten frühzeitig mit der Einnahme aufhören, denn das Mittel kann Herzschäden beim heranwachsenden Kind verursachen. Besonders hoch ist dieses Risiko in den ersten drei Monaten der Schwangerschaft. Vom vierten Monat an ist Lithium weniger problematisch.

Es gibt Hinweise darauf, daß eine gleichzeitige Behandlung mit Neuroleptika zu Nervenschäden führen kann.

In einer wissenschaftlichen Arbeit wurden die seit 1977 in einer Klinik gesammelten Erfahrungen mit der Lithium-Therapie ausgewertet. Bei Depressiven ist die Sterblichkeit meistens hoch, da sich fünfzehn Prozent der Patienten selbst töten. Die mit Lithium behandelten Patienten zeigten demgegenüber keine höhere Sterblichkeit als nichtdepressive Menschen.

(6) Andere Methoden zur Bekämpfung von Depressionen

Bei der Aufzählung der wichtigsten Arzneimittel gegen Depressionen haben wir fast vergessen, daß es auch andere Verfahren gibt, um Depressionen zu bekämpfen.

Laufen ist anscheinend eine gute Methode: Möglicherweise beruht der antidepressive Effekt des Joggens darauf, daß bei ausdauerndem Laufen im Gehirn die sogenannten Endorphine frei werden. Es handelt sich dabei um körpereigene Stoffe, die ähnlich wie das Morphium wirken und Untersuchungen zufolge eine stimmungsaufhellende Wirkung haben.

Bis vor kurzem war noch ein ganz anderes Verfahren zur Bekämpfung von Depressionen im Gebrauch. Es bestand in der Einnahme der natürlichen Aminosäure Tryptophan. 1989 berichteten dann Zeitungen erstmals über Probleme mit diesem Stoff. In den USA erkrankten nämlich über 400 Menschen an ernsthaften Allergien, von denen einige starben. Auch in Deutschland wurden dann eine ganze Reihe von Fällen gemeldet, die man vorher nicht mit dem Arzneimittel in Verbindung gebracht hatte. Da das Erkrankungsbild von Muskelschmerzen und einem auffallenden Anstieg der Eosinophilen, einer bestimmten Art der weißen Blutzelle, begleitet war, wurde es auch Eosinophilie-Myalgie-Syndrom genannt.

Diese Probleme waren überraschend, da der menschliche Körper doch größere Mengen dieser Aminosäure enthält. Zunächst dachte man an die biotechnologischen Verfahren zur Herstellung der Aminosäure. Dabei werden gentechnische Methoden angewandt. Man hatte ein Gen zur Produktion dieser Aminosäure in das Erbgut einer Bakterie eingeschleust und diesen Stamm dann weiter vermehrt. Doch dann bestärkte sich der Verdacht, daß nicht das gentechnische Verfah-

ARZNEIMITTEL DER PSYCHIATRIE

ren selbst, sondern Verunreinigungen in den Grundstoffen einer Herstellerfirma daran schuld sein könnten. Endgültig geklärt sind die Vorgänge immer noch nicht. Das Bundesgesundheitsamt hat Ende 1989 wegen dieser Probleme das vorläufige Ruhen der Zulassung für die Tryptophan-Präparate angeordnet.

Mittel gegen Epilepsie und andere Krankheiten des Nervensystems

In diesem Kapitel werden Arzneimittel besprochen, die bei Erkrankungen des Nervensystems zum Einsatz kommen, sofern es sich nicht um psychiatrische Erkrankungen handelt. Die wichtigste Gruppe in diesem Zusammenhang sind die sogenannten Antiepileptika, also Mittel zur Behandlung der Epilepsie. Vielen dieser Arzneimittel sind wir bereits bei der Besprechung der Schlafmittel und Tranquilizer begegnet. Gemeinsam ist ihnen eine Dämpfung der Aktivität des Nervensystems. Was bei der einen Anwendung als Nebenwirkung gilt (z. B. die Schläfrigkeit bei den Medikamenten gegen Epilepsie), wird in anderen Fällen als gewünschte Wirkung genutzt (z. B. Schlafförderung bei Schlafstörungen).

Neben den Antiepileptika werden in diesem Kapitel auch die Medikamente gegen die Parkinson-Krankheit behandelt. Kurz soll auch von Aufputschmitteln die Rede sein.

Mittel gegen die Epilepsie

Man weiß bis heute nicht genau, wie eine Epilepsie entsteht und was bei einem Anfall vor sich geht. Deshalb hat sich noch keine einheitliche Definition des Begriffes »Epilepsie« durchsetzen können. Kurz gesagt spricht man von Epilepsie immer dann, wenn ein Mensch innerhalb eines bestimmten Zeitraums mehr als einen Anfall hat. Typisch für die epileptischen Anfälle ist, daß sie plötzlich und unvermittelt auftreten, gewöhnlich nicht lange dauern und von selbst wieder aufhören. Nur ein Teil der an Epilepsie Erkrankten hat ein sogenanntes großes Anfallsleiden, bei dem es zu Krämpfen und Zuckungen der Arme und Beine kommt. Da solche Anfälle unvermittelt auftreten und die Betroffenen, wo immer sie gerade sind, sich plötzlich zu Boden werfen, ist diese Form der Epilepsie im Volksmund auch als Fallsucht bekannt. Viele Patienten sind nach einem Anfall benommen und wissen nicht, wie ihnen geschah.

Ungefähr ein halber bis ein Prozent der Bevölkerung leidet unter einer Form der Epilepsie, und das heißt, daß einer von 100 bis 200 Men-

MITTEL GEGEN EPILEPSIE

schen im Laufe seines Lebens an Epilepsie erkrankt. Damit gehört sie zu den häufigsten Krankheiten überhaupt. Voraussetzung dieser Diagnose ist aber, daß es mehr als einmal zu einem Anfall kommt. Die Zahl derer, die irgendwann in ihrem Leben von einem vereinzelten Anfall betroffen werden, liegt viel höher, nämlich bei zwei bis fünf Prozent der Bevölkerung. Solche einmaligen Anfälle können aber nicht als epileptisches Leiden gewertet werden. Erfahrungsgemäß ist daher jede siebente Diagnose einer Epilepsie unbegründet.

Insgesamt ist unser Wissen über den Verlauf von nichtbehandelten Anfallsleiden sehr lückenhaft. Von zentraler Bedeutung für den Verlauf ist die Zahl der Anfälle. Psychische Reaktionen auf das Leiden können den Verlauf komplizieren. Die Experten unterscheiden drei verschiedene Verlaufsvarianten:
1. Der Patient wird ohne Behandlung anfallsfrei.
2. Durch eine medikamentöse Behandlung oder einen neurochirurgischen Eingriff werden weitere Anfälle auch nach Behandlungsende auf Dauer verhindert.
3. Weitere Anfälle können nur durch medikamentöse Dauerbehandlung unterdrückt werden.

Unklar ist bis heute, ob eine frühzeitige medikamentöse Behandlung tatsächlich den Verlauf des Anfallsleidens günstig beeinflußt. Patienten, die durch die medikamentöse Behandlung schnell anfallsfrei wurden, haben aber erfahrungsgemäß gute bis sehr gute Aussichten, auch ohne Medikamente von weiteren Anfällen verschont zu bleiben.

Anfallsleiden gab es zu allen Zeiten der Menschheitsgeschichte. Während manche Kulturen den Epileptikern übernatürliche Fähigkeiten zuschrieben und ihnen eine ehrenhafte Sonderstellung einräumten, war und ist in vielen anderen Gesellschaften das Leiden mit einem Makel behaftet. Der von dem nationalsozialistischen Regime verfügte »Halbierungserlaß«, der psychisch Kranke und Epileptiker diskriminierte, überdauerte die Zeit des Faschismus um mehrere Jahrzehnte. Das *Deutsche Ärzteblatt* schrieb im Januar 1992: »Selbst heute, in einer Zeit, in der so viele Tabus gefallen sind, berichten psychiatrisch und neurologisch Kranke ihren Ärzten, daß sie wegen ihrer Störungen und Defizite nicht als gleichberechtigte Bürger anerkannt werden, ja, daß sie, etwa nach einem erlittenen Hirntrauma wegen danach auftretender Anfälle oder wegen phasenhaft auftretender Psychosen manchmal nicht nur stillschweigend, sondern sogar öffentlich abgelehnt und diskriminiert werden.«

Informationen über die Epilepsie gibt es bei der *Deutschen Sektion der Internationalen Liga gegen Epilepsie,* Postfach 6, 77604 Kehl-Kork.

Was bei einer Epilepsie geschieht, kann man sich so vorstellen: Es kommt aus verschiedenen Ursachen zu einem plötzlichen elektrischen »Kurzschluß« in der Zentrale des Nervensystems, dem Gehirn. Genaugenommen handelt es sich dabei um eine Störung des Gleichgewichts zwischen erregenden und hemmenden Nervenimpulsen. Findet der Kurzschluß nur an einer Stelle im Gehirn statt, spricht man von einem fokalen oder partiellen Anfall. Der Patient zuckt dann nur mit einem Arm oder Bein. Die Ursachen für diese örtliche Reizung im Gehirn können eine Geschwulst sein, eine Entzündung (z. B. eine Hirnhautentzündung), vorübergehende Störungen nach einem Unfall und auch einige Arzneimittel, die bei zu hoher Dosierung oder beim Absetzen epileptische Anfälle als Nebenwirkung auslösen. Es kommt vor, daß ein Anfall selbst bei normaler Dosierung zu den Nebenwirkungen eines Medikaments gehören kann. Ein Beispiel dafür ist das Antidepressivum Maprotilin.

Das Gehirn kann auch als ganzes einen Kurzschluß erleiden. Dann bekommt der Patient einen klassischen epileptischen Anfall: Schlagende und zuckende Arme und Beine, verdrehte Augen, Schaum vor dem Mund, eine durchbissene Zunge und nasse Hosen durch einen spontanen Urinabgang. Ein solcher Anfall geht immer mit einer beeinträchtigten Bewußtseinslage einher. Dieser klassische Anfall, der schon in der Bibel beschrieben ist und in den Romanen des russischen Schriftstellers Dostojewski immer wieder dargestellt wird, ist auch unter der französischen Bezeichnung *Grand mal* bekannt. Nach einem solchen Anfall leidet der Patient gewöhnlich unter fürchterlichen Kopfschmerzen.

Eine andere Form der Epilepsie sind die sogenannten Absencen: Plötzlich ist der Patient »weggetreten«. Er starrt vor sich hin, ist nicht ansprechbar und reagiert nicht auf Reize der Umgebung. Eine solche Absence kann wenige Augenblicke, aber auch bis zu zehn Minuten dauern. Meistens setzt der Patient dabei automatisch seine vorherige Tätigkeit fort, was hochgefährlich ist, wenn er zufällig gerade am Steuer sitzt.

Vielfach können die Anfälle mit einer medikamentösen Behandlung wirksam unterdrückt werden. Aber in mindestens der Hälfte der Fälle bleibt der Behandlungserfolg eher unbefriedigend. Wenn trotz fachärztlicher Betreuung auch weiterhin Krampfanfälle auftreten oder die wirksamen Dosierungen so hoch sind, daß es zu unverträglichen Nebenwirkungen kommt, sollte man sich einer eingehenden Untersuchung in einem Fachzentrum für Epilepsie unterziehen. Unter den ca. 600 000 geschätzten Epileptikern in Deutschland zeigen etwa 120 000 trotz einer fachgerechten medikamentösen Behandlung kein befriedigendes Ergebnis. Wenn auch eine medikamentöse Therapie unter optimalen Bedingungen die Anfälle nicht verhindern kann, ist an eine neurochirurgische Behandlung zu denken. Die Erfahrung zeigt, daß dann etwa 70 bis 80 Prozent der Patienten anfallsfrei werden, auch wenn einige weiterhin Medikamente benötigen.

Um die Erfolgsrate der medikamentösen Behandlung zu verbessern, wird intensiv nach wirksameren Mitteln gegen Epilepsie gesucht. Die Medikamente, die man gegen Epilepsie, Absencen und Fieberkrämpfe einsetzt, unterdrücken die Aktivität des Gehirns. Das Gehirn wird sozusagen auf Sparflamme gesetzt. Früher wurde dies meistens mit Hilfe von Barbituraten oder mit Phenytoin erreicht. Letzteres ist noch heute, zusammen mit dem Arzneistoff Carbamazepin, das wichtigste Medikament zur Dauerbehandlung. Diese beiden Arzneistoffe haben weniger beeinträchtigende Nebenwirkungen als die Barbiturate und Benzodiazepine, deren bekanntester Vertreter das Diazepam (Valium und andere) ist. Die Benzodiazepine werden aber nach wie vor zur Unterbrechung von schweren epileptischen Krampfanfällen (Status epilepticus) verwendet. Von therapeutischer Bedeutung ist auch die Valproinsäure, von der man bisher nicht sicher weiß, worauf ihre Wirkung beruht. Besonders gut wirkt Valproinsäure bei Absencen. Sie wurde 1963 durch Zufall entdeckt und 1967 als Antiepileptikum auf den Markt gebracht. Schon vorher war sie als Lösungsmittel in vielen Arzneimitteln enthalten. Einen festen Platz in der Behandlung von Absencen hat auch der Arzneistoff Ethosuximid. In den letzten Jahren sind mit Vigabatrin und Lamotrigin zwei neue Wirkstoffe zugelassen worden. Bisher dürfen sie nur als Zusatztherapie bei der fokalen Epilepsie eingesetzt werden, wenn die bisherige Behandlung mit einem der älteren Mittel erfolglos blieb. Bei etwa jedem fünften bis jedem zweiten Patienten, die mit einem dieser beiden Mittel in Kombination mit einem älteren Mittel behandelt werden, geht die Häufigkeit und Schwere der Anfälle zurück, bei einigen wenigen kommt es auch ganz zur Anfallsfreiheit.

Ein großes Problem der antiepileptischen Behandlung sind die Nebenwirkungen. Da für eine erfolgreiche Unterdrückung der Anfälle oft hohe Dosierungen gewählt werden müssen, weichen viele Patienten von den ärztlichen Empfehlungen ab und reduzieren ihre Dosis, um den entsprechend massiven Nebenwirkungen zu entgehen. Damit wird aber das Risiko eines neuen Anfalls entscheidend erhöht. Um so wichtiger ist das offene Gespräch mit dem Facharzt, der für dieses Problem Verständnis hat und nach einem besser verträglichen Mittel suchen wird. Eine Kombinationstherapie mit mehreren antiepileptischen Arzneistoffen ist jedoch meist ungünstig, weil sich die Wirkstoffe gegenseitig beeinträchtigen, ihre Nebenwirkungen aber summieren können. Gefährlich ist das plötzliche Absetzen eines antiepileptischen Medikaments, weil es einen neuen Anfall geradezu provoziert. Der Arzt spricht in diesem Zusammenhang von einem Rebound-Effekt. Um diesen zu vermeiden, ist es notwendig, über mehrere Monate hinweg unter ärztlicher Anleitung die Dosis langsam zu verringern.

Die richtige Behandlung der Epilepsie ist eine Kunst für sich. Der Experte wird immer versuchen, die gleichzeitige Einnahme verschiedener antiepileptischer Mittel möglichst zu vermeiden und nur die etwa 20 Prozent der Epileptiker mit zwei Mitteln behandeln, deren Anfälle unter einer Monotherapie nicht befriedigend kontrolliert werden können. Bei einer unnötigen Kombinationsbehandlung kann es zu komplizierten und schwer einschätzbaren Körperreaktionen kommen, so daß auch die gewünschten Wirkungen nicht mehr sicher beurteilt werden können. Ein Epilepsie-Spezialist schrieb in der englischen Fachzeitschrift *The Lancet*: »Wer sich beim gleichzeitigen Verschreiben mehrerer Antiepileptika Zurückhaltung auferlegt, kann oft das Befinden und die Lebensqualität des Patienten verbessern, ohne daß sich die Kontrolle über die Anfälle vermindert.« Gegen jede Form der Epilepsie gibt es mehrere Mittel der ersten Wahl. Man beginnt mit einer kleinen Dosierung und erhöht sie je nach therapeutischem Effekt und Verträglichkeit. Bleibt das Medikament trotz erhöhter Dosen wirkungslos, sollte erst das eine oder andere passende Ausweichmittel versucht werden, bevor an eine Kombination zweier Epilepsiemittel gedacht wird.

Mittel gegen Fieberkrämpfe
Vier Prozent aller Kinder (überwiegend Jungen) bis zu fünf Jahren haben einen oder mehrere Fieberkrämpfe durchgemacht. Von den Betroffenen waren 90 Prozent älter als sechs Monate und jünger als drei Jahre. Ein Fieberkrampf im Kindesalter, so sehr er die Eltern natürlich beängstigt, ist aber kein Anzeichen einer sich entwickelnden Epilepsie. Wie der Name schon sagt, tritt dieser Krampf immer zusammen mit Fieber auf. Früher erhielten Kinder in solchen Fällen ein Mittel gegen Epilepsie. In einer Veröffentlichung der Weltgesundheitsorganisation über Arzneimittel für Kinder (*WHO 1987*) steht aber Beruhigendes zu lesen: »Gewiß nicht alle Kinder, die Fieberkrämpfe haben, müssen mit Mitteln gegen Epilepsie behandelt werden. Die Einnahme solcher Mit-

5 MITTEL GEGEN EPILEPSIE

tel führt zu einer Reihe von Problemen. Antiepileptika treten nämlich stärker als alle anderen Heilmittel bei Kindern in Wechselwirkung mit anderen verabreichten Medikamenten. Sie haben zudem zahlreiche Nebenwirkungen, die oft mit der Konzentration des Mittels im Blut in Zusammenhang stehen.« Vorsicht also mit antiepileptischen Mitteln bei Kindern!

Fieberkrämpfe bekämpft man am besten durch Senkung der Körpertemperatur. Das Kind darf im Gegensatz zu einer weitverbreiteten Meinung nicht warm eingepackt werden! Bei Zimmertemperatur kann es ohne Bettdecke und dünn bekleidet bleiben, bis der Anfall vorüber ist. Das Fieber kann zusätzlich mit einem feuchten Stirntuch oder Wadenwickeln gesenkt werden. Wenn das kalte Wasser vom Kind als unangenehm empfunden wird, ist ein Bad in körperwarmem Wasser sinnvoll, notfalls kann auch ein fiebersenkendes Mittel verabreicht werden. Am besten eignet sich dafür das außerdem schmerzstillende Paracetamol, das es für Säuglinge in flüssiger Form (Saft, Sirup oder Tropfen) oder als Zäpfchen gibt. Es ist aber von extremer Wichtigkeit, daß nicht zuviel und nicht zu häufig Paracetamol verabreicht wird, da es sonst zu lebensbedrohenden Vergiftungen der Leber kommen kann. Für die flüssigen Formen gilt, daß pro Dosis nicht mehr als zehn Milligramm Paracetamol pro Kilogramm Körpergewicht verabreicht werden dürfen. Da Zäpfchen etwas weniger Wirkstoff in den Körper abgeben, kann hier die Dosis fünfzehn Milligramm pro Kilogramm Körpergewicht betragen. Insgesamt dürfen diese Dosen dreimal täglich verabreicht werden. Werden diese Regeln beachtet, dann ist Paracetamol auch im Kindesalter ein ausgesprochen sicheres und verträgliches Arzneimittel! Sollte Ihr Kind eine zu hohe Dosis Paracetamol bekommen haben, muß es unverzüglich in die Klinik gebracht werden, wo Arzneimittel gegen ein drohendes Leberversagen eingesetzt werden können.

Wenn bei Kindern Krämpfe ohne Fieber auftreten, besteht schon ein stärkerer Grund zur Besorgnis. Das Risiko eines zweiten Anfalls liegt dann bei ungefähr fünfzig Prozent. Mit antiepileptischen Arzneimitteln kann man die Kinder meistens anfallsfrei halten. Wegen der Nebenwirkungen muß man diesen Schritt aber sorgfältig erwägen. Manche Ärzte raten dazu, erst abzuwarten, ob überhaupt ein zweiter Anfall auftritt, und überdies die Zeitspanne zu berücksichtigen, die zwischen dem ersten und dem zweiten Anfall liegt. Liegen zwischen beiden Anfällen mehr als zwölf Monate, sollte man nach der Empfehlung von Experten auf die Verordnung von Medikamenten verzichten.

Die langfristige Einnahme von Antiepileptika führt zu leichten Charakterveränderungen, die sich nachteilig auf die Entwicklung und die schulischen Leistungen auswirken. Dies gilt vor allem für den Arzneistoff Phenobarbital. Berüchtigt sind die aggressiven Ausbrüche bei Kindern, die dieses Mittel einnehmen. Deswegen sollte die Entscheidung darüber in Zusammenarbeit mit einem Spezialisten getroffen werden, der die Vor- und Nachteile sorgfältig abwägt. Sachkundige Ärzte legen von sich aus größten Wert darauf, die Eltern bestmöglich zu informieren und an der Entscheidung teilnehmen zu lassen.

Erfahrungsgemäß sind siebzig Prozent der Kinder, die mit antiepileptischen Medikamenten behandelt wurden, mindestens vier Jahre nach Beendigung der Therapie anfallsfrei. Doch sind sich die Experten nicht darüber einig, ob man die Medikamente wirklich absetzen sollte. Die meisten vertreten die Meinung, man sollte nach zwei Jahren die Antiepileptika langsam absetzen und den weiteren Verlauf beobachten.

Ein akuter Krampfanfall kann mit einem Tranquilizer wie Diazepam (Valium u.a.) oder Clonazepam (Rivotril) beendet werden. Am geeignetsten ist eine Injektion, obwohl es natürlich manchmal schwierig ist, einem Kind während eines Krampfanfalls eine Spritze in die zarten Adern zu geben. Alternativ kann man dann ein paar Tropfen Clonazepam unter die Zunge tupfen, auch dann tritt die Wirkung rasch ein.

Die Entscheidung für oder gegen ein Antiepileptikum fällt auch Spezialisten nicht immer leicht. Die Aufzeichnung der Hirnströme, das sogenannte Elektroenzephalogramm (EEG), kann im Zweifelsfall von Nutzen sein. Hirnstrombilder sind jedoch häufig schwer zu interpretieren, weil auch bei Menschen ohne jedes Anfallsleiden auffällige Abweichungen vorkommen können. Wer nur vage über epilepsieähnliche Beschwerden klagt, könnte infolgedessen unnötig mit Antiepileptika behandelt werden, weil das EEG zufällig vom »normalen« Bild abweicht. Andererseits zeigen Patienten mit einem eindeutigen Anfallsleiden manchmal ein ganz normales EEG-Bild. Daraus muß gefolgert werden, daß das EEG eine Epilepsie-Diagnose zwar stützen kann, aber als entscheidendes diagnostisches Mittel nicht geeignet ist.

Epilepsie und Schwangerschaft
Ein besonderes Problem entsteht, wenn Frauen mit einem Epilepsie-Leiden schwanger werden. Angeblich bringen Frauen, die während einer Schwangerschaft Antiepileptika einnehmen, häufiger ein Kind mit angeborenen Schädigungen zur Welt. Ob diese Beobachtung aber wirklich zutrifft, ist zur Zeit noch umstritten. Möglicherweise ist die Erkrankung selbst und nicht ihre Behandlung die Ursache. Mißbildungen wurden vor allem bei einer Behandlung mit Phenytoin und

MITTEL GEGEN EPILEPSIE

Valproinsäure beschrieben. Die häufigste Schädigung betraf die Wirbelsäule der Kinder (fehlender Schluß der Wirbelkörper mit Ausbildung eines Wirbelspalts). Dieses Risiko soll einer Untersuchung zufolge zehn- bis zwanzigmal größer sein als bei sonstigen Geburten.

Eine Studie in den Niederlanden zeigte, daß Frauen, die während der Schwangerschaft antiepileptische Mittel nehmen, öfter ins Krankenhaus müssen, mehr Komplikationen während der Entbindung haben und daß die neugeborenen Kinder häufiger in die Kinderabteilung verlegt werden mußten. Ein Beitrag der englischen Fachzeitschrift *British Medical Journal* rät epileptischen Frauen, die eine Schwangerschaft wünschen, ihr Medikament langsam abzusetzen. Wenn das zu Anfällen führt, sollten sie sich an der unteren Grenze der wirksamen Dosis bewegen, vor allem während der ersten drei Monate, weil in dieser Zeit die Organe des Kindes entstehen und auch am leichtesten geschädigt werden können. In jedem Fall sollen laufend Blutkontrollen durchgeführt werden.

Ein Rückblick auf die vergangenen Jahre zeigt, wie sehr sich die Bewertung von Arzneimitteln verändern kann. Anfang der siebziger Jahre war man noch fest davon überzeugt, daß antiepileptische Mittel während der Schwangerschaft keine Schäden anrichten. Man verdoppelte damals sogar die Dosis, um das Risiko eines epileptischen Anfalls für die schwangere Frau so gering wie möglich zu halten. Heute denkt man ganz anders darüber. Schwangere Frauen bekommen eine möglichst niedrige Dosis, vorwiegend ein Monopräparat, und überdies wird ihr Blut regelmäßig untersucht. Wenn der Arzt dies unterläßt, sollte man ihn genau nach seinen Gründen fragen.

Während der Schwangerschaft können Frauen eine Krankheit bekommen, die nur während einer Schwangerschaft auftritt, die Eklampsie. Diese Krankheit geht einher mit einem oder mehreren Krampfanfällen sowie einem Bluthochdruck und dem Verlust von Eiweiß über den Harn. Die Anfälle können nicht nur während der Schwangerschaft auftreten, sondern auch unter der Geburt, kurz nach der Geburt, aber auch noch im Wochenbett. Bei etwa einer unter 2000 Geburten kommt es zu Komplikationen wegen der Eklampsie. Zur Behandlung solcher Anfälle werden üblicherweise entweder Phenytoin, Diazepam oder Magnesiumsulfat eingesetzt. Eine im Juni 1995 von der englischen Fachzeitschrift veröffentlichte Untersuchung hat erstmals den Nachweis liefern können, daß im Falle der Eklampsie die Behandlung der Krampfanfälle am besten mit Magnesiumsulfat durchgeführt wird.

MITTEL GEGEN DIE EPILEPSIE 5

Ein Leben lang schlucken

Leider haben die Medikamente gegen Epilepsie noch weitere ernsthafte und lästige Nebenwirkungen. Deshalb sollte sich der Arzt bei jedem Patient über die Diagnose sicher sein, bevor er zum Rezeptblock greift.

Forderte man früher eine anfallsfreie Zeit von fünf Jahren, so soll jetzt nach zwei Jahren ohne Anfälle ein Auslaßversuch ratsam sein. Bei mehr als der Hälfte der Patienten bleiben die Anfälle nach Behandlungsende aus. Allerdings sollte jeder behandelte Epileptiker diese Entscheidung selber treffen. Man hat nämlich gefunden, daß ein Wiederauftreten von Anfällen dann besonders häufig ist, wenn die Patienten von ihren Ärzten zu einem Auslaßversuch gedrängt wurden. In jedem Fall muß der Auslaßversuch unter kontinuierlicher ärztlicher Kontrolle erfolgen und darf niemals von dem Patienten in eigener Regie betrieben werden.

Heute verschreiben Ärzte Antiepileptika weit zurückhaltender als früher. Dazu gehört auch die Beschränkung auf ein einziges Mittel in den meisten Fällen. Dieses eine Medikament reicht in 70 bis 80 Prozent der Fälle aus, um den Patienten vor Anfällen zu bewahren. Wird nur ein Mittel verschrieben, verringert sich die Gefahr von Nebenwirkungen beträchtlich.

MITTEL GEGEN EPILEPSIE UND ANDERE ERKRANKUNGEN DES NERVENSYSTEMS

Mittel	Einnahme	Nebenwirkungen
Barbiturate: Phenobarbital Primidon	bei Anfällen mit unklarer Ursache	Benommenheit, allergische Reaktionen, Kalkmangel, Erregungszustände
Benzodiazepine: Clonazepam Diazepam	bei Anfällen mit unklarer Ursache	Benommenheit, Schwindel, Reizbarkeit, Schwächeanfälle, übermäßige Schleimproduktion bei Kleinkindern

MITTEL GEGEN EPILEPSIE

Hydantoine: Phenytoin	bei epilepsieartigen Anfällen	Magen-Darm-Beschwerden, Hautausschlag, Sehstörungen, Agranulocytose, Leberschäden, Leukämie, Zahnfleischschwellung
Succinimide: Ethosuximid Mesuximid	bei Absencen	Blutbildveränderungen, Verwirrungszustände
Carbamazepin	bei epilepsieartigen Anfällen	Benommenheit, Schwindel, Knochenmarkschäden, Leberschäden, Sehstörungen
Natriumvalproat Valinsäure Valpromid	bei epileptischen Anfällen unklarer Ursache	Gewichtszunahme, Magenbeschwerden, Müdigkeit, Benommenheit, Haarausfall, Reizbarkeit, Leberschäden bei Kleinkindern
Vigabatrin Lamotrigin	Zusatztherapie bei fokalen Anfällen	Benommenheit, Gewichtszunahme, Schwindel, Depression, Sehstörungen, Hautreaktionen

Umstritten ist noch, ob die Empfehlung für einen Auslaßversuch auch für Kinder gültig ist. Zwar hat das englische *Drug and Therapeutics Bulletin*, das die britischen Ärzte regelmäßig berät, ebenfalls empfohlen, man solle das Mittel bei Kindern, die es zwei Jahre lang eingenommen haben und in dieser Zeit anfallsfrei blieben, langsam abset-

MITTEL GEGEN DIE EPILEPSIE

zen, vorher aber die Eltern gut darauf vorbereiten. In einer amerikanischen Studie waren zwei Jahre nach Behandlungsende noch immer drei von vier Kindern anfallsfrei. Der Ehrlichkeit halber müssen wir aber darauf hinweisen, daß nicht alle Experten für einen frühzeitigen Auslaßversuch plädieren. In einem Beitrag der englischen Zeitschrift *The Lancet* wurden 1991 die Befürworter der Medikamenteabsetzung als »Falken« und diejenigen, die für eine Fortsetzung der Behandlung eintreten, als »Tauben« bezeichnet. In einem deutschsprachigen Fachbuch über die Grundlagen der medikamentösen Behandlung wird ebenfalls im Sinne der Tauben klar ausgesagt: »Während der Pubertät darf der Versuch nicht unternommen werden.« Es ist deshalb wichtig, diese Dinge mit dem behandelnden Neurologen zu besprechen und vielleicht auch einen zweiten Arzt aufzusuchen, von dem bekannt ist, daß er eine andere Meinung vertritt.

Im folgenden wollen wir die am weitesten verbreiteten Mittel gegen Epilepsie vorstellen.

(1) Barbiturate

> **Phenobarbital** (Lepinal, Luminal), **Primidon** (Liskantin, Mylepsinum, Resimatil)

Der Arzneistoff Phenobarbital wurde 1912 entwickelt, und obwohl eine ganze Reihe anderer Barbiturate entwickelt wurden, gibt es bis heute kein geeigneteres gegen Epilepsie. Vor allem wird es bei Grand-mal-Anfällen eingesetzt, auch bei einem Status epilepticus, der auf andere Maßnahmen nicht reagiert.

Primidon wird im Körper teilweise zu Phenobarbital umgewandelt. Da aber beide Mittel nicht immer in gleicher Weise wirken, beruht der antiepileptische Effekt des Primidons offenbar nicht allein auf seiner Umwandlung zu Phenobarbital. Allerdings hat Primidon das gleiche Spektrum an Nebenwirkungen wie Phenobarbital.

Phenobarbital: Nebenwirkungen
Wegen ihrer starken Nebenwirkungen werden die früher viel häufiger verordneten Barbiturate heute fast nur noch beim Grand-mal-Anfall eingesetzt. Auch bei Kindern mit regelmäßigen Fieberkrämpfen wird das Mittel noch verordnet, obwohl es nicht zur ersten Wahl gehört. Bei hoher Dosierung werden die Patienten müde und benommen, Gangun-

MITTEL GEGEN EPILEPSIE

sicherheit und Sprachschwierigkeiten stellen sich ein. Darüber hinaus kann es auch zu Hautausschlägen kommen.

Der größte Nachteil des Phenobarbitals besteht aber darin, daß Kinder, die dieses Mittel über längere Zeit einnehmen müssen, in ihrer intellektuellen und charakterlichen Entwicklung beeinträchtigt werden können, worauf die Ärzte 1990 in einem Artikel der amerikanischen Fachzeitschrift *New England Journal of Medicine* noch einmal eindringlich hingewiesen wurden. Für weitere Informationen über die Barbiturate verweisen wir auf das Kapitel 3.

Kinder brauchen verhältnismäßig viel Phenobarbital, wenn das Mittel wirklich wirksam sein soll. Die aggressiven Ausbrüche, die das Mittel dann zur Folge hat, wurden bereits genannt. Ferner werden über 50 Prozent der Kinder übermäßig zappelig, und ihre Konzentrationsfähigkeit läßt deutlich nach. Das wiederum wirkt sich negativ auf das Verhalten und den Erfolg in der Schule aus. Vor allem aus diesen Gründen wird das Mittel kaum mehr an Kinder verschrieben. Da aber auch die anderen antiepileptischen Mittel nicht ideal sind, geht die Suche nach neuen Medikamenten weiter.

(2) Phenytoin

Phenytoin (Epanutin, Phenhydan, Zentropil)

Dieses vielverwendete Mittel wurde 1938 entwickelt, und seitdem wird versucht, verwandte, doch besser wirksame Substanzen zu finden. Aber keiner der vom Phenytoin abgeleiteten Wirkstoffe erwies sich als effizienter.

Phenytoin wird zur Behandlung von Grand-mal-Symptomen, des Status epilepticus und vor allem bei Fokalepilepsien (siehe oben) eingesetzt. Zwei phenytoinhaltige Präparate (Epanutin parenteral und Phenhydan) sind als Injektionsmittel im Handel. Sie werden vor allem bei langdauernden Anfällen eingesetzt, dem Status epilepticus.

Phenytoin: Nebenwirkungen

Man unterscheidet grundsätzlich drei verschiedene Formen von Nebenwirkungen des Phenytoins: Nervenschäden, allergische Symptome und Störungen, die vor allem den Stoffwechsel betreffen. Während die Störwirkungen auf das Nervensystem und den Stoffwechsel vorwiegend dosisabhängig sind und mit steigenden Dosierungen immer häu-

MITTEL GEGEN DIE EPILEPSIE

figer auftreten, sind die allergischen Probleme unabhängig von der Dosierung und deshalb unvorhersehbar.

Nach höheren Dosen kommt es zu unruhigen Augenbewegungen, die Nystagmus genannt werden, und die Patienten gehen unsicher. Zittern der Hände und Sprachschwierigkeiten sind weitere Störwirkungen. Häufig bemerkt der Patient bei zu hohen Dosierungen eine »innere Unruhe« oder ein »inneres Zittern«. Dann sollte in jedem Fall die Konzentration von Phenytoin im Blut ermittelt werden, um zu prüfen, ob die Dosis gesenkt werden kann.

Phenytoin kann wie Phenobarbital zu psychischen Veränderungen führen, die in einer Verschlechterung der intellektuellen Fähigkeiten, in Konzentrationsstörungen und Gleichgültigkeit bestehen. Es ist aber meistens sehr schwer zu entscheiden, ob diese Phänomene Nebenwirkung der Behandlung oder selbst Folge der Grunderkrankung sind.

Das Zahnfleisch schwillt bei mehr als der Hälfte der Patienten an und entzündet sich. Wer seine Zähne nicht regelmäßig putzt, beschleunigt diese Veränderungen am Zahnfleisch. Bei etwa einem Drittel der Patienten kommt es zu einer Vergröberung der Gesichtszüge.

Für Frauen problematisch ist das Auftreten von Vermännlichungszeichen mit verstärktem Haarwuchs auch im Gesicht. Häufig kommt es zu Akne. Auch Übelkeit und Erbrechen gehören zu den bekannten Nebenwirkungen. Phenytoin kann außergewöhnlich aggressiv, aber auch völlig benommen machen. Manche Patienten leiden an Gedächtnisverlust, andere werden depressiv. Als Ursache der depressiven Verstimmung wird ein unter der Behandlung auftretender Mangel an Folsäure diskutiert, der auch zu Störungen der Blutbildung führen kann. Es kommt dann zu einer bestimmten Form der Blutarmut, obwohl kein Eisenmangel besteht.

Einige Menschen leiden unter leichten bis ernsthaften allergischen Reaktionen. Bisweilen kommt es zur Knochenmarkschädigung, nach längerer Behandlung häufiger auch zu Knochenschäden. In den letzten Jahren wurden einige Fälle von bösartigen Lymphomen beschrieben, die offenbar in einem unmittelbaren Zusammenhang mit der Phenytoin-Behandlung standen.

Nach langer Einnahme von Phenytoin kommt es bei Männern zu Hormonstörungen. Diese äußern sich durch Vergrößerung der Brüste, vermindertes sexuelles Interesse und Verlust der Fruchtbarkeit.

Bei Schwangerschaft sollten Frauen den Arzt benachrichtigen und, wenn immer möglich, auf ein anderes Mittel übergehen. Die Einnahme während der Schwangerschaft kann zu Mißbildungen beim Kind führen.

MITTEL GEGEN EPILEPSIE

Deshalb sollte sich die Patientin bei einem Kinderwunsch unbedingt vorher mit dem Neurologen beraten.

Ein weiterer Nachteil des Phenytoins besteht darin, daß häufig Komplikationen mit anderen Arzneimitteln auftreten, weil das Phenytoin mit diesen Mitteln um die Bindung an Bluteiweiße konkurriert und damit deren freie Konzentration im Blut erhöht. Folge einer solchen Situation können Vergiftungen sein. Ein weiteres Problem ist, daß Phenytoin die Stoffwechselaktivität der Leber verändert. So wird zum Beispiel bei gleichzeitiger Behandlung mit Primidon sehr viel mehr Phenobarbital aus dem Primidon gebildet als sonst, was wiederum zu Vergiftungszeichen führen kann. Weitere Arzneimittel, auf die Phenytoin einen schwer kontrollierbaren Einfluß hat, sind gerinnungshemmende Mittel, Nebennierenrindenhormone, Ciclosporin (das die Abstoßungsreaktionen des Körpers nach Transplantationen verhindert), die Pille zur Empfängnisverhütung, Theophyllin (gegen asthmatische Beschwerden), Allopurinol (gegen Gicht), Chloramphenicol (ein Antibiotikum), Cimetidin (ein häufig verschriebenes Mittel gegen Magengeschwüre), Imipramin (gegen Depressionen), Metronidazol (gegen bestimmte Bakterien und Parasiten), Phenothiazine (in der Psychiatrie verwendete Mittel), Sulfonamide (gegen Infektionen) und Zytostatika (gegen Krebserkrankungen).

(3) Succinimide

> Ethosuximid (Petnidan, Pyknolepsinum, Suxilep, Suxinutin), Mesuximid (Petinutin)

Bei diesen beiden Arzneistoffen handelt es sich um Mittel, die bei Absencen oder Petit-mal-Anfällen eingesetzt werden. Wie der Name sagt, handelt es sich um eine »kleine« Form der Epilepsie, die ohne die für die Grand-mal-Anfälle typischen Krämpfe verläuft.

Gelegentlich kommt es zu Magen- und Darmbeschwerden wie Übelkeit und Appetitmangel. Andere unerwünschte Wirkungen können Unruhe, Benommenheit, Müdigkeit und Kopfschmerzen sein. Bei etwa jedem zehnten Patienten kommt es zu einem Absinken der Zahl der weißen Blutkörperchen und manchmal der Blutplättchen. Diese Störwirkungen zwingen aber nur selten zum Absetzen der Therapie. In jedem Fall ist es auch hier wieder ratsam, die Entscheidung über eine medikamentöse Behandlung in einem ruhigen Gespräch mit dem Neurologen zu treffen.

(4) Weitere antiepileptische Mittel

> Clonazepam (Antelepsin, Rivotril), **Diazepam** (Valium), **Carbamazepin** (Finlepsin, Tegretal, Timonil), **Valproinsäure** (Convulex, Convulsofin, Ergenyl), **Acetazolamid** (Diamox)

Carbamazepin ist das weltweit am meisten verwendete Antiepileptikum. Chemisch den trizyklischen Antidepressiva (siehe Kapitel 4) ähnlich, gehört es zu den Mitteln der ersten Wahl bei großen Anfällen. Zwar ist die müde machende Wirkung von Carbamazepin geringer als bei Phenytoin, Phenobarbital und Primidon. Dafür entwickeln sich aber bei vielen Patienten Doppeltsehen und Benommenheit sowie Schwindel. Bei etwa jedem zwanzigsten Patienten beobachtet man ein meist vorübergehendes Absinken der Zahl der weißen Blutkörperchen. Manchmal kann es aber auch zu schwerwiegenderen Knochenmarkschädigungen kommen, die medizinisch als Agranulozytose bezeichnet werden und die mit einer erhöhten Infektanfälligkeit einhergehen. Eine gefürchtete Komplikation der Agranulozytose ist die noch immer lebensgefährliche Blutvergiftung. Das war für die amerikanische Arzneimittelbehörde ein Grund, die Zulassung des Carbamazepins jahrelang aufzuschieben.

Wer mit Carbamazepin behandelt wird, sollte ab und zu sein Blut untersuchen lassen. Ein besonders bedrohliches Warnzeichen ist das plötzliche Auftreten von Halsschmerzen. In diesem Fall sollte man sofort den Arzt aufsuchen.

Immer wieder kommt es auch zu allergischen juckenden Hautreaktionen (bei fünf Prozent der Patienten). Wie bei den trizyklischen Antidepressiva auch kann es zu Schläfrigkeit und einem schwankenden Gang sowie Kopfschmerzen kommen. Nebenwirkungen treten besonders zu Beginn der Behandlung auf, etwa ein Viertel aller Patienten ist davon betroffen. Jeder zehnte Patient muß die Carbamazepin-Behandlung wegen der Nebenwirkungen aufgeben, die meisten wegen der allergischen Reaktionen der Haut. Selten kommt es zu einer rheumaartigen Erkrankung, die dem sogenannten Lupus erythematodes (LE) ähnelt. Die LE-Erkrankung ist eine Systemerkrankung mit Befall der Haut (Hautausschläge, typisch ist der schmetterlingsartig sich ausbreitende Ausschlag im Gesicht), der Gelenke (Schmerzen und Entzündung) und der verschiedensten inneren Organe (besonders häufig der Nieren). Bei der Firma Ciba-Geigy, die ein viel verkauftes Carbamazepin-Präparat (Tegretal) herstellt, waren vor einiger Zeit bereits fünfzehn solcher Fälle bekannt.

MITTEL GEGEN EPILEPSIE

Carbamazepin hat wie Phenytoin den lästigen Nachteil, daß es bei der Kombination mit anderen Arzneimitteln Komplikationen verursachen kann. Zum Beispiel kann die Wirkung der Pille für die Empfängnisverhütung beeinträchtigt werden. Auch sollte die gleichzeitige Behandlung mit Nebennierenrindenhormonen, Theophyllin (ein Asthma- und Herzmittel) und Erythromycin (ein Antibiotikum) vermieden werden.

Carbamazepin kann zu Schädigungen des ungeborenen Kindes führen, wenn die Frau das Mittel während der Schwangerschaft einnimmt. Der bereits seit 1980 bestehende Verdacht wurde inzwischen erhärtet.

Früher war Carbamazepin nur unter dem Markennamen Tegretal erhältlich. Dann produzierten einige andere Firmen kostengünstigere Carbamazepin-Präparate. In Medizinerkreisen wurde viel darüber diskutiert, ob diese dem Tegretal vorzuziehen seien. Manche fürchteten, der geringere Preis könnte mit einer schlechteren Qualität einhergehen. Auch in der Zeitschrift *The Lancet* wurde geraten, nicht an der falschen Stelle zu sparen und den Patienten damit eventuell in Schwierigkeiten zu bringen. Inzwischen zeigen aber Untersuchungen, daß diese Bedenken gegenstandslos waren.

Carbamazepin wird nicht nur gegen Epilepsie eingesetzt, sondern findet heute auch Verwendung in der antidepressiven Therapie. Bei Menschen, die an einer schmerzhaften Trigeminus-Neuralgie im Gesichtsbereich leiden, kann Carbamazepin zu einer deutlichen Linderung der Beschwerden führen.

Da der Körper von Kindern den Arzneistoff Carbamazepin schneller abbaut als der Körper von Erwachsenen, sind ihre Dosierungen vergleichsweise höher.

Carbamazepin kann einen Schwangerschaftstest stören. Das Medikament muß trocken und kühl aufbewahrt werden. In feuchter Umgebung kann der Stoff ein Drittel seiner Wirksamkeit verlieren. Carbamazepin-Präparate gehören also nicht ins Badezimmer.

Valproinsäure wird sowohl bei generalisierten Epilepsien mit Krampfanfällen als auch bei Absencen eingesetzt. Es sind heute mehrere Präparate auf dem Markt verfügbar, ohne daß es bedeutsame Unterschiede zwischen ihnen gibt.

Oft auftretende Nebenwirkungen der Valproinsäure sind akute Magen-Darm-Störungen, vor allem Übelkeit und Erbrechen zu Beginn der Behandlung. Zahlreiche Patienten haben einen gesteigerten Appetit und nehmen an Gewicht zu, andere wiederum verlieren eher den Appetit. Benommenheit, Haarausfall und Juckreiz sind weitere Störwirkungen. Störungen bei der Blutgerinnung aufgrund eines Absinkens

MITTEL GEGEN DIE EPILEPSIE

der Zahl der Blutplättchen treten auf, sind aber häufig nur vorübergehend.

Eine seltene Nebenwirkung ist das Absterben von Leberzellen, das vor allem kleine Kinder zu betreffen scheint. Diese Nebenwirkung ist so gefährlich, daß Menschen, die regelmäßig Valproinsäure einnehmen, auch in regelmäßigen Abständen ihre Leberwerte kontrollieren sollten. Einer Untersuchung zufolge treten solche Leberschäden bei einem von 5000 Patienten auf; andere sprechen von einem Zahlenverhältnis von 1 zu 10 000. Da bei Alkoholikern fast immer bereits ein Leberschaden vorliegt, sollte man bei ihnen ganz auf eine Behandlung mit Valproinsäure verzichten.

Auch bei Valproinsäure besteht die Möglichkeit von Schädigungen der ungeborenen Kinder, wenn die Mutter es während der Schwangerschaft einnimmt. Am häufigsten ist die Spina bifida, der Wirbelspalt. Dieser Schaden soll bei ein bis zwei Prozent der Schwangerschaften auftreten, doch wird zur Zeit noch darüber diskutiert, ob das Ergebnis der Untersuchung zuverlässig ist.

Clonazepam und Diazepam gehören zur Familie der Benzodiazepine, über die wir schon einige Male ausführlich berichtet haben. Benzodiazepine fördern die Wirkung des Botenstoffs Gamma-Amino-Buttersäure (GABA) im Gehirn, der eine beruhigende Wirkung auf die Hirnaktivitäten hat. Bei der Behandlung der Epilepsie spielen beide Stoffe eine wichtige Rolle. Nach dem Absetzen des Clonazepams kehren bei fünfzig Prozent der Patienten die Epilepsieanfälle zurück. Das ist für die Mediziner nicht überraschend, denn auch Patienten, die nie zuvor epileptische Anfälle hatten, können nach dem plötzlichen Absetzen einer Benzodiazepin-Behandlung einen solchen Anfall bekommen. Aber es gibt weitere Gründe, weshalb die Benzodiazepine in der Dauerbehandlung der Epilepsie keine Rolle spielen. Viel wichtiger ist die Erfahrung, daß es bei längerer Benzodiazepin-Einnahme zu einer »funktionellen Toleranz« kommt. Das bedeutet, daß mit der Dauer der Behandlung die Wirkung des Mittels abnimmt. Deshalb beschränkt sich die Anwendung der Benzodiazepine auf akute Krampfanfälle.

Benzodiazepine sind recht gut verträglich, führen aber häufig zu Schläfrigkeit und gelegentlich zu Übelkeit.

(5) Vigabatrin

Vigabatrin (Sabril)

MITTEL GEGEN EPILEPSIE

Von großem Interesse für die Forschung sind die Gamma-Amino-Buttersäure (GABA), ihre Bindungsstelle (Rezeptor) im Gehirn und die verschiedenen Möglichkeiten, ihre Wirkung zu beeinflussen. Ein Arzneimittel aus dieser Forschungsrichtung, die Substanz Vigabatrin, ist 1991 vom Bundesgesundheitsamt zugelassen worden und steht bereits für die ärztliche Verordnung zur Verfügung. Vigabatrin hemmt den Abbau der GABA und erhöht so deren Konzentration im Gehirn. Dies führt zu einer Beruhigung der Hirnaktivität, was sich im Falle der Epilepsie nutzen läßt. Eingesetzt wird Vigabatrin vor allem zur Zusatzbehandlung fokaler Epilepsien, die mit den anderen antiepileptischen Mitteln nicht ausreichend kontrolliert werden können. Wird in diesen Fällen zusätzlich Vigabatrin gegeben, dann scheint es bei etwa der Hälfte dieser Patienten zu einer weiteren Abnahme der Zahl der Anfälle um ca. 50 Prozent zu kommen. Die bisherigen Erkenntnisse lassen darauf schließen, daß sich Vigabatrin nicht zur Behandlung der generalisierten Epilepsie und von Absencen eignet. Bei Kindern mit einer tonisch-klonischen Epilepsie wurden sogar Verschlechterungen der Symptome beobachtet.

Zwar ist Vigabatrin bisher nur als Zusatzmittel für die Epilepsie-Behandlung zugelassen. Eine Vergleichsstudie mit Carbamazepin hat aber ergeben, daß die Behandlung mit beiden Mitteln als Monotherapie zu einem vergleichbaren Behandlungserfolg führt. Sollte sich diese Beobachtung bestätigen, dann ist damit zu rechnen, daß Vigabatrin in Zukunft auch für die Monotherapie zugelassen werden wird.

Die Nebenwirkungen von Vigabatrin betreffen wie bei den anderen Antiepileptika vor allem das Gehirn. Bei etwa jedem zehnten Patienten kommt es zu Schläfrigkeit und Müdigkeit, bei etwa jedem zwanzigsten zu Kopfschmerzen. Auch Depressionen, Nervosität, Gedächtnisstörungen, Halluzinationen und Verfolgungswahn wurden berichtet. In den ersten 6 Monaten nach Behandlungsbeginn kommt es bei fast der Hälfte der Patienten zu einer zum Teil erheblichen Gewichtszunahme. Bei Kindern überwiegen eine übersteigerte Aktivität mit aggressivem Verhalten und Reizbarkeit. Solche hyperaktiven Zustände sollen bei etwa 15 Prozent der behandelten Kinder auftreten.

(6) Lamotrigin

Lamotrigin (Lamictal)

MITTEL GEGEN DIE EPILEPSIE

Diese neue Substanz ist Mitte 1993 zugelassen worden zur Zusatzbehandlung bei Patienten mit fokalen und sekundär generalisierten tonisch-klonischen Anfällen, die unter einer Standardtherapie mit älteren Antiepileptika nicht anfallsfrei wurden. Der genaue Wirkungsmechanismus dieser Substanz ist bis heute nicht bekannt. Bei klinischen Studien zeigte sich, daß bei einer zusätzlichen Behandlung mit Lamotrigin bei etwa jedem fünften Patienten mit bisher schlechter Anfallskontrolle die Zahl der Anfälle um etwa die Hälfte verringert werden konnte. Auch soll durch die Behandlung bei vielen Patienten die Schwere der Anfälle rückläufig gewesen sein.

Auch Lamotrigin wurde inzwischen in einer klinischen Studie als Monotherapie mit Carbamazepin bei Patienten mit fokaler und generalisierter tonisch-klonischer Epilepsie verglichen. Wie bei Vigabatrin waren auch in dieser Studie die Behandlungserfolge in den beiden Gruppen etwa gleich, wobei aber die Verträglichkeit von Lamotrigin besser abschnitt als die von Carbamazepin.

Ein besonderes Problem von Lamotrigin sind die häufigen Hautreaktionen. Etwa jeder zehnte Patient entwickelt, meist innerhalb der ersten vier Therapiewochen, allergische Hautausschläge, die nach Beendigung der Einnahme wieder verschwinden. Viele Patienten haben in den klinischen Studien wegen dieser Hautreaktionen die Behandlung mit Lamotrigin abgebrochen. In seltenen Fällen kommt es zu schweren Hautreaktionen, die eine Krankenhausbehandlung erforderlich machen. Wie bei den anderen Antiepileptika kann es auch während einer Lamotrigin-Behandlung zu Störwirkungen im Gehirn kommen. Jeder zehnte bis zwanzigste Patient klagt über allgemeine Schwäche, Doppeltsehen, Kopfschmerzen, Schläfrigkeit und Störungen der Körperbewegung. Schwindel und Übelkeit kommen immer wieder vor. Seltener sind vermehrte Reizbarkeit, Depressionen, Verwirrtheit, Halluzinationen und Psychosen.

Mittel gegen die Parkinson-Krankheit

Biperiden (Akineton), **Trihexyphenidyl** (Artane), **Metixen** (Tremarit), **Bornaprin** (Sormodren), **Procyclidin** (Osnervon), **Benzatropin** (Cogentinol), **Levodopa/Carbidopa** (Isicom, Nacom), **Levodopa/Benserazid** (Madopar), **Bromocriptin** (Pravidel), **Pergolid** (Parkotil), **Lisurid** (Dopergin), **Amantadin** (PK-Merz), **Selegilin** (Deprenyl, Movergan)

5 MITTEL GEGEN EPILEPSIE

Schon in der Antike haben griechische Ärzte die Zeichen einer Parkinson-Erkrankung beschrieben. Die erste umfassende Darstellung geht aber auf den Londoner Chirurgen James Parkinson zurück, der 1817 eine Monographie über diese Krankheit veröffentlichte.

Nach Untersuchungen in den USA muß man davon ausgehen, daß in den Industrieländern etwa 150 von 100 000 Menschen an der Parkinson-Krankheit leiden. Pro Jahr erkranken etwa 15 Menschen von 100 000 Einwohnern neu. Mit zunehmendem Alter wächst die Anfälligkeit kontinuierlich, und bei Menschen über sechzig muß mit einem Parkinsonkranken unter 100 Personen gerechnet werden. Tatsächlich ist die Parkinson-Krankheit die häufigste chronische Erkrankung des Nervensystems in höherem Alter. Sie beginnt meistens zwischen dem vierzigsten und dem fünfundsechzigsten Lebensjahr. Früher betrug die Lebenserwartung nach Entdeckung der Krankheit um neun Jahre. Mit den heutigen Behandlungsmethoden kann ein tödlicher Verlauf fast immer vermieden werden.

Die Parkinson-Krankheit ist Folge von Funktionsstörungen in jenem Abschnitt des Gehirns, der die Bewegungen steuert. Genauer gesagt, resultiert sie aus einem Mangel an dem Botenstoff Dopamin, der für die Weiterleitung der elektrischen Signale in Teilen des Gehirns sorgt. Warum Dopamin nicht mehr in ausreichender Menge gebildet wird, weiß man nicht.

Kennzeichnend für das Parkinson-Syndrom sind eine Bewegungsarmut, die sowohl die willkürliche wie die unwillkürliche Muskelbewegung betrifft, eine erhöhte Muskelanspannung und ein Zittern der Hände in Ruhe. Die Parkinson-Patienten haben Schwierigkeiten, wenn sie sich in Bewegung setzen wollen, und sind kaum in der Lage, gleichzeitig zwei verschiedene Bewegungen auszuführen. So fällt es ihnen zum Beispiel sehr schwer, vom Stuhl aufzustehen und dabei einem Besucher die Hand zu geben. Obwohl alle Bewegungen verlangsamt sind, kann die einmal begonnene Bewegung kaum gestoppt oder geändert werden. Das führt dann dazu, daß die Patienten viel häufiger stürzen als Gesunde. Für die Umgebung sind besonders die leise, monotone Sprechweise, die kleinen Schritte beim Gehen und das starre »Maskengesicht« auffallend. Beim Schreiben werden die Buchstaben immer kleiner. Bis zu fünfzig Prozent der Patienten leiden auch unter einer Depression und gleichzeitigen Störung des autonomen Nervensystems. Diese führen zu einer Überproduktion der Talgdrüsen, die sich in dem typischen »Salbengesicht« äußert. Auch Verstopfungen bei gleichzeitigem Völle- und Übelkeitsgefühl, Entleerungsstörungen der Harnblase trotz starken Harndrangs und vermehrtes Schwitzen im Bereich des

MITTEL GEGEN DIE PARKINSON-KRANKHEIT

Oberkörpers sind Ausdruck der Störungen im autonomen Nervensystem.

Bei neunzig Prozent der Patienten ist die Ursache der Erkrankung nicht zu ermitteln. Die Mediziner sprechen dann von einem idiopathischen Parkinson-Syndrom. Man vermutet, daß bei einem Teil dieser Patienten genetische Faktoren, also eine angeborene Erkrankungsbereitschaft, eine Rolle spielen. Während noch zu Beginn des Jahrhunderts der Erkrankung häufig eine Entzündung des Gehirns vorausging, ist diese Ursache heute nahezu völlig verschwunden. Manche Experten glauben, daß eine Verkalkung der Hirnarterien zu einem Parkinson-Syndrom führen kann, andere aber lehnen diese These ab.

Vielfach wird übersehen, daß das Parkinson-Syndrom durch Arzneimittel verursacht werden kann. Daran sollte man aber immer denken, wenn man ein Mittel gegen Bluthochdruck erhalten hat, das den Arzneistoff Reserpin enthält. Besonders häufig betroffen sind auch Patienten, die mit Neuroleptika (siehe Kapitel 4) behandelt werden. Nur sehr selten ist die Parkinson-Krankheit Folge einer Vergiftung mit chemischen Substanzen wie Quecksilber, Kohlenmonoxid, Zyanid und Lösungsmittel. Aufsehen erregte vor Jahren in den USA die Beobachtung, daß zahlreiche junge Suchtkranke ein Parkinson-Syndrom entwickelten. Heute weiß man, daß bei der Rauschgiftherstellung ein giftiges Nebenprodukt entstand, das im Gehirn zum Absterben von Zellen führte.

Früher war ein hirnchirurgischer Eingriff ins Zentrum für die Feinabstimmung der Bewegungen in Mode, mit dem das Zittern ausgeschaltet werden konnte. Heute wird diese Operation nur noch durchgeführt, wenn trotz medikamentöser Behandlung ein einseitiges schweres Zittern fortbesteht. Bei Patienten aber, die an schweren Hirnveränderungen mit psychischen Störungen, an Bluthochdruck, der Zuckerkrankheit oder an Herzrhythmusstörungen leiden, verbietet sich ein neurochirurgischer Eingriff. In den letzten Jahren wurden in mehreren Ländern Versuche unternommen, durch die Transplantation von dopaminproduzierenden Zellen in die geschädigte Hirnregion die Krankheit quasi »an der Wurzel« zu behandeln. Obwohl die Berichte darüber teilweise hoffnungserweckend sind, bleibt doch eine Reihe von ungeklärten Fragen, vor allem aber das ethische Problem, daß das zu transplantierende Gewebe den Gehirnen abgestorbener Embryonen entnommen werden muß.

Die Behandlung der Parkinson-Krankheit erfolgt heute überwiegend medikamentös. Entweder wird auf die eine oder andere Weise das Dopamin-System beeinflußt, oder es wird die mit dem Dopamin-

5 MITTEL GEGEN EPILEPSIE

mangel einhergehende gesteigerte Aktivität von Acetylcholin, eines weiteren Botenstoffs im Gehirn, gedämpft.

L-Dopa
Am wirksamsten wird das Parkinson-Syndrom mit der Substanz Levodopa oder L-Dopa behandelt, das sich im Gehirn zu Dopamin umwandelt und den natürlichen Botenstoff ersetzt (substituiert). Um zu verhindern, daß die Substanz schon vor dem Eintritt ins Hirngewebe abgebaut wird, werden heute nur Kombinationspräparate mit zusätzlichen Substanzen wie Carbidopa und Benserazid eingesetzt, die den vorzeitigen Abbau verhindern. L-Dopa wirkt besonders gut gegen die Bewegungsarmut und die erhöhte Muskelspannung, weniger gut gegen das Zittern. Am besten nimmt man die Mittel in möglichst kleinen Dosen über den Tag verteilt ein, um zu große Schwankungen in der Blutkonzentration zu vermeiden. Eiweißreiche Kost kann die Aufnahme des Wirkstoffs aus dem Darm in den Blutkreislauf stören.

Dopaminagonisten
Eine weitere wichtige Arzneimittelgruppe sind die sogenannten Dopaminagonisten mit den Namen Amantadin, Pergolid, Bromocriptin, Lisurid und Selegilin. Diese Gruppe enthält verschiedenartige Arzneistoffe, die entweder selbst die Funktion von Dopamin übernehmen oder die körpereigene Bildung von Dopamin verbessern oder den Abbau von Dopamin im Gehirn hemmen.

Einer der ältesten Arzneistoffe aus dieser Gruppe ist das Bromocriptin, das auch von stillenden Müttern zum Abstillen eingesetzt wird. Meistens wird es nicht allein, sondern in Kombination mit L-Dopa verordnet. Diese Kombinationstherapie hat den Vorteil, daß man vor allem für L-Dopa niedrigere Dosierungen wählen kann, was sich für die Erfolgsdauer der Behandlung als vorteilhaft erwiesen hat. Eine neuere Substanz, die dem Bromocriptin sehr ähnlich ist, ist das Lisurid.

Das Amantadin, ursprünglich als Mittel gegen Viruserkrankungen entwickelt, wird heute vor allem dann eingesetzt, wenn die Parkinson-Krankheit noch nicht besonders stark ausgeprägt ist. Auch wenn es hier in die Gruppe der Dopaminagonisten eingeordnet wird, ist seine Wirkung tatsächlich nicht ganz geklärt. Da dieser Stoff fast ausschließlich über die Nieren ausgeschieden wird, muß man bei einer Nierenschwäche besonders vorsichtig sein. Eventuell ist dann eine Verminderung der Dosis notwendig. Andernfalls droht die Gefahr von schweren psychischen Störungen (Psychosen), die über lange Zeit anhalten können.

MITTEL GEGEN DIE PARKINSON-KRANKHEIT

Eine neue Substanz ist das Selegilin. Selegilin hemmt den Abbau von Dopamin im Gehirn. Einige Beobachtungen geben zu der Hoffnung Anlaß, daß das Mittel das Fortschreiten und die Verschlimmerung der Krankheit verzögert. Läßt sich diese Hoffnung in den kommenden Jahren bestätigen, kann eventuell auch die später notwendig werdende L-Dopa-Behandlung hinausgezögert werden.

Bevor es L-Dopa gab, war es um die Patienten schlecht bestellt. Fünf Jahre nach dem Ausbruch der Krankheit waren damals 25 Prozent der Patienten invalide oder bereits gestorben; nach neun Jahren hatte dieses Schicksal 66 Prozent der Erkrankten ereilt. Dank dem Einsatz von L-Dopa kann vor allem in den ersten Jahren eine deutliche Besserung der Beschwerden erzielt werden. Leider hält dieser Erfolg aber nicht unbegrenzt an, und nach ungefähr sechs Jahren ist der Zustand der Parkinson-Patienten meist wieder wie zu Beginn.

Anticholinergika

Die zweite Gruppe von Arzneimitteln zur Behandlung des Parkinson-Syndroms sind die sogenannten Anticholinergika: Biperiden, Trihexyphenidyl, Metixen, Benzatropin, Procyclidin und Bornaprin. Die ihnen eigene Dämpfung der »cholinergen« Aktivität (durch Hemmung des Botenstoffs Acetylcholin) soll das durch den Dopaminmangel gestörte Aktivitätsgleichgewicht zwischen Dopamin und Acetylcholin auf einem niedrigeren Niveau wieder zum Ausgleich bringen. Diese Substanzen werden vor allem bei leichteren Formen des Syndroms eingesetzt und wirken günstig auf die Muskelstarre und das Zittern.

Kombinationen

Am schwierigsten ist mit den heute üblichen und hier besprochenen Medikamenten das für den Patienten besonders lästige Zittern der Hände zu unterdrücken. Wenn der Erfolg ausbleibt, sollte man einen Versuch mit einem Betablocker (siehe Kapitel 9) unternehmen, sofern nicht andere medizinische Gründe dagegen sprechen. Besonders gut eignen sich dafür die Substanzen Propranolol und Metoprolol.

Häufig leiden Parkinson-Kranke zusätzlich an einer depressiven Verstimmung. Gegen diese Begleiterscheinungen haben sich antidepressive Mittel vom Typ des Imipramin oder Amitriptylin am besten bewährt (siehe Kapitel 4).

Die Wahl der richtigen Therapie ist schwierig, und deswegen wird viel über die Behandlung der Parkinson-Krankheit diskutiert. Das Hauptproblem besteht darin, daß die günstigen Wirkungen der verfügbaren Mittel nicht auf Dauer anhalten. L-Dopa beispielsweise und die anderen Dopaminagonisten können schon nach zwei bis fünf Jahren in ihrer Wirkung nachlassen. Tatsächlich beobachtet man dies bei etwa zwei Dritteln der Patienten. Nach acht Jahren sollen nur noch dreißig Prozent der Patienten ausreichend auf die Behandlung mit L-Dopa ansprechen. Amantadin wirkt schon nach acht Monaten nicht mehr.

Ein weiteres Problem sind die nach drei bis fünf Jahren Behandlungszeit bei zahlreichen Patienten auftretenden unwillkürlichen Bewegungsstörungen. Dabei kann es kurz nach der Tabletteneinnahme oder auch erst längere Zeit danach oder auch ganz unabhängig von der Einnahme zu manchmal »zahnradartigen« Bewegungshemmungen kommen. Am Anfang steht meist die Beobachtung, daß das Mittel immer öfter genommen werden muß, um seine Wirkung zu erhalten. Dann bemerkt der Patient am Morgen eine Unfähigkeit, sich zu bewegen und das Bett zu verlassen. Nur mit einer ersten L-Dopa-Dosis eine halbe Stunde vor dem Aufstehen gelingt es ihm, diese Blockade zu überwinden. Manche Patienten können vor engen Türen oder Türschwellen nicht weitergehen und bleiben wie angewurzelt stehen. Es ist auch möglich, daß sich verstärkt unkontrollierte Bewegungsabläufe einstellen, bei denen plötzlich Arme und Beine in langsam geschraubte Bewegungen verfallen. Bei zahlreichen Patienten kommt es zu »On-Off-Phänomenen«: Phasen der Bewegungsarmut werden plötzlich von Phasen gesteigerten Bewegungsdrangs abgelöst. Manchmal kann man diese sehr belastenden Krankheitszeichen noch beeinflussen, indem man die Tagesdosis verkleinert, die Gesamtdosis auf mehrere kleinere Einzeldosen verteilt oder das L-Dopa durch einen anderen Dopaminagonisten ersetzt.

Einzelne Untersuchungen haben die Annahme bestärkt, daß eine möglichst von Beginn an erfolgende Kombination von L-Dopa mit einem Dopaminagonisten, bei der die erforderliche Dosis von L-Dopa niedriger liegt, eine günstige Auswirkung auf den Krankheitsverlauf hat. Neue Hoffnungen, diese Probleme besser beherrschen zu können, wurden durch Berichte aus den letzten Jahren verstärkt, daß eine frühzeitige Kombination von L-Dopa mit Selegilin ebenfalls einen günstigen Einfluß auf den Krankheitsverlauf hat.

Hier ist noch eine kurze Bemerkung über den Zusammenhang des Parkinson-Syndroms mit anderen Arzneimitteln am Platz. Anders als früher sprechen sich viele medizinische Autoritäten heute gegen die routinemäßige Kombination von Neuroleptika mit Mitteln gegen die Parkinsonsche Krankheit aus. Einige sind sogar überzeugt, daß das Händezittern der Parkinson-Patienten teilweise auf diese Mittel selbst zurückzuführen ist, die eigentlich das Zittern unterdrücken sollen. Ihrer

MITTEL GEGEN DIE PARKINSON-KRANKHEIT

Meinung nach sollte man Neuroleptika niemals mit Arzneimitteln gegen die Parkinson-Krankheit kombinieren.

Nebenwirkungen
L-Dopa kann zu Magen-Darm-Störungen wie Appetitlosigkeit, Übelkeit, Erbrechen und Durchfall führen. Da diese unerwünschten Wirkungen vor allem zu Behandlungsbeginn auftreten und dosisabhängig sind, sollte man die Behandlung immer mit langsam steigenden Dosen beginnen. Schlaflosigkeit und Alpträume werden immer wieder von den Patienten berichtet. Erregungen des Gehirns können zu Verwirrtheitszuständen und Wahnbildern führen. Weitere bekannte Nebenwirkungen sind Herzrasen und Blutdrucksenkung.

Für Bromocriptin und Lisurid sind ebenfalls Schlafstörungen, Übelkeit und Blutdrucksenkung bekannt. Häufiger kommt es zu Schwindel, Verstopfung, manchmal auch zu Steigerungen des sexuellen Verlangens. Gelegentlich wird über verschwommenes Sehen, über Funktionsstörungen der Harnblase und über Wassereinlagerungen im Bereich der Knöchel geklagt. Meistens ist nur der Behandlungsbeginn durch Nebenwirkungen belastet, die im weiteren Verlauf verschwinden oder sich abschwächen.

Auch Amantadin führt zu Störungen des Schlafs. Dazu kann es zu Reizbarkeit und Konzentrationsstörungen kommen. Blutdruckerniedrigung und Entleerungsstörungen der Harnblase sind weitere beschriebene Nebenwirkungen. Bei schweren Nieren- und Leberschäden darf Amantadin nicht verordnet werden. Psychosen werden durch Amantadin verstärkt. Beschrieben wurden auch Schwellungen im Bereich der Handgelenke und Knöchel.

Die Anticholinergika wie Biperiden und andere verursachen fast regelmäßig Mundtrockenheit, Darmträgheit, Sehstörungen, Entleerungsstörungen der Harnblase und häufiger Sprachstörungen.

Zur Vermeidung oder zur Abschwächung von Nebenwirkungen sollte man Parkinson-Mittel vorsichtig auf die nötige Dosis erhöhen und auch nicht plötzlich absetzen. Oft ist es notwendig, zur Beseitigung der Krankheitszeichen verschiedene Medikamente zu kombinieren.

Stimulierende Mittel

Für stimulierende Mittel gibt es in der Medizin nur sehr eng begrenzte Anwendungsgebiete. Früher wurden sie im Sport und für Vergnügungszwecke stark mißbraucht. Radrennfahrer, die schon einen ganzen

MITTEL GEGEN EPILEPSIE

Tag im Sattel verbracht hatten, nahmen mit dem letzten Schluck Wasser ein solches Wundermittel ein, um zusätzliche Energie für den Endspurt zu haben. Sie spürten dann ihre Müdigkeit und die Schmerzen nicht mehr und konnten Grenzen überschreiten, vor denen sie ohne diese Mittel hätten haltmachen müssen. Oftmals überforderten die Sportler ihren Körper damit, und mehrere Radrennfahrer starben infolge dieses Mißbrauchs. Deshalb wurden strenge Kontrollen eingeführt, und heute müssen Radrennfahrer eine Urinprobe abliefern, die auf solche Dopingmittel untersucht wird.

In den sechziger Jahren war das »Speed« sehr populär, mit dessen Hilfe man die ganze Nacht durchfeiern konnte, ohne müde zu werden. In der letzten Zeit hat sich »Ecstasy« als stimulierendes Mittel in der Jugendkultur vor allem im Zusammenhang mit Techno-Parties breitgemacht. Stimulierende Mittel verringern den Appetit. Das nutzten manche aus, die abmagern wollten, obwohl eine kontrollierte Gewichtsabnahme mit einer Reduktion von Kalorien weit sinnvoller ist. Auch Ecstasy, das den Wirkstoff 3,4-Methylendioxy-N-methylamphetamin (MDMA) enthält, wurde 1914 von der Firma Merck als Appetitzügler entwickelt, wurde aber nie auf den Markt gebracht.

Es gibt wenige gute medizinische Gründe für die Verwendung stimulierender Mittel. Menschen, die unter kurzdauernden Schlafanfällen mitten am Tage (Narkolepsie) leiden (siehe Kapitel 3) und Kinder mit bestimmten Hirnstörungen werden mit solchen Arzneimitteln behandelt.

Natürlich kommt es auch bei begründetem Gebrauch zu unerwünschten Wirkungen. Dazu gehören Kopfschmerzen, Erregungen, Herzklopfen und Halluzinationen, die auch mal Anlaß zur Einweisung in eine psychiatrische Klinik geben können.

Weckamine

> **Dextroamphetamin, Pemolin** (Senior, Tradon), **Methylphenidat** (Ritalin)

Mediziner verschreiben den Arzneistoff Methylphenidat gelegentlich Kindern, die bei der Geburt einen kleinen Hirnschaden erlitten haben sollen. »Minimale zerebrale Dysfunktion« nennt man diesen Hirnschaden in der medizinischen Fachsprache. Die betroffenen Kinder zeigen eine verzögerte Entwicklung, sind jedoch reizüberempfindlich,

STIMULIERENDE MITTEL 5

impulsiv, aggressiv und überaktiv. Sie sitzen nie still, lassen sich von ihren Eltern nicht beruhigen, hören nicht auf die Lehrer und sind schwer zu erziehen. Drei Prozent der Schulkinder sollen heute diesem Bild entsprechen. Schon der Arzt und Schriftsteller Heinrich Hoffmann hat im letzten Jahrhundert mit dem Zappelphilipp in seinem *Struwwelpeter* diesen Kindern ein literarisches Denkmal gesetzt.

Ob es sich bei diesen Störungen tatsächlich um ein geschlossenes Krankheitsbild handelt, wird von Experten bezweifelt. Als mögliche Ursachen solcher Verhaltensstörungen werden auch organische Faktoren, angeborene Ursachen und allergische Reaktionen auf Nahrungsmittelzusätze diskutiert.

Grundsätzlich muß die Behandlung dieser Kinder auf mehreren Füßen stehen. Es konnte gezeigt werden, daß Therapieprogramme mit der Kombination verschiedener Behandlungselemente einzelnen, isolierten Behandlungsmethoden überlegen sind. Von großer Bedeutung sind strukturierte Tagesabläufe, die den Kindern den Erwerb fester Gewohnheiten erlauben. Fähigkeiten wie Händewaschen, Zähneputzen, An- und Ausziehen sowie das Einhalten von Regeln des Zusammenlebens lassen sich so systematisch einüben. Da ihr Empfinden für das Verhalten und die Bedürfnisse anderer Kinder oder Erwachsener nur gering ausgeprägt ist, muß diese Fähigkeit, etwa mit Hilfe der Verhaltenstherapie, systematisch geschult werden. Sehr wichtig sind auch fachgerechte Beratungen von Eltern, Kindergärtnerinnen und Lehrern über das Krankheitsbild selbst und den richtigen Umgang mit den Kindern. Nur im Rahmen dieses Gesamtkonzepts hat die medikamentöse Behandlung ihren Platz.

Methylphenidat gehört wie die Amphetamine zu den Arzneistoffen, die das Gehirn stimulieren. Diese Substanzen wirken auf die Freisetzung der sogenannten Katecholamine, die wichtige Botenstoffe im zentralen und peripheren Nervensystem sind. Amphetamin wurde bereits 1887 erstmals hergestellt. In den dreißiger Jahren erkannte man, daß die Substanz zu einer Blutdrucksteigerung und zur Erweiterung der Bronchien führt. Aus dieser Zeit stammt auch die Entdeckung, daß man sie gut zur Behandlung der zwanghaften Schlafanfälle einsetzen kann. 1937 wurde erstmals über die Erfahrungen mit einem Amphetamin-Abkömmling in der Behandlung von Kindern mit aggressivem Verhalten und schulischen Leistungsproblemen berichtet. Aber schon damals warnten die Mediziner, die die Studie durchführten, vor einer rein medikamentösen Beeinflussung des Verhaltens der Kinder. In einer 1957 veröffentlichten Studie wurde dann erstmals der Nutzen der Amphetamine bei hyperaktiven Kindern beschrieben. Methylphenidat, 1944 erstmals hergestellt, wurde zu Beginn der sechziger Jahre gezielt zur Behandlung der hyperaktiven Kinder eingesetzt. 1968 wiesen Experten aufgrund einer Studie darauf hin, daß die Kinder auf Stimulanzien durchaus unterschiedlich ansprechen. Die Dosierung muß in jedem Fall individuell ermittelt werden.

Ob die Behandlung von Kindern mit Mitteln wie Methylphenidat wirklich so ein enormer Gewinn ist, wird in der Öffentlichkeit sehr kontrovers diskutiert.

Richtig eingesetzt, können Stimulanzien zu einer verbesserten Aufmerksamkeit und zur Verminderung der Unruhe und Impulsivität der Kinder beitragen. Verschiedene Untersuchungen haben gezeigt, daß es bei einer Behandlung mit Methylphenidat zu einer deutlichen Besserung des Mutter-Kind- und des Lehrer-Schüler-Verhältnisses kommt.

Anders als zu erwarten, entwickeln hyperaktive Kinder trotz mehrjähriger Behandlung mit Stimulanzien keine Sucht. Euphorisierende Wirkungen wurden bei diesen Kindern bisher nicht beobachtet. Schwerwiegend ist allerdings, daß es zu wahnhaften seelischen Störungen kommen kann. Dann muß die medikamentöse Behandlung sofort beendet werden, und die Wahnvorstellungen schwinden vollständig. Bei zu schneller Dosissteigerung kommt es besonders häufig zu Appetitstörungen, Kopfschmerzen und Einschlafstörungen.

6

Nasentropfen, Ohrentropfen und Hustenmittel

Jeder fünfte Patient, der in die Sprechstunde des Arztes kommt, hat Probleme mit den Luftwegen, sei es eine laufende Nase, ein lästiger Reizhusten oder gar eine asthmatische Bronchitis. Der Möglichkeiten sind viele, und entsprechend zahlreich ist das Angebot an einschlägigen Arzneimitteln. Es gibt allerdings kaum eine Gruppe Medikamente, die so viele fragwürdige Mittel enthält. Das betrifft nicht die Asthmamittel, sondern vor allem Hustensäfte, Nasentropfen, Mittel zum Einreiben und zum Inhalieren. Wer aber von einem Schnupfen geplagt wird, ist schnell bereit, allerlei Mittelchen dagegen einzunehmen. Die Weltgesundheitsorganisation (WHO) rechnet Hustensäfte, Nasentropfen und Grippemittel nicht zu den essentiellen, das heißt notwendigen, Medikamenten. Dennoch gaben 1994 allein die Krankenkassen über eine Milliarde DM für solche Mittel aus. Weit mehr noch werden allerdings nicht per Rezept, sondern durch Kauf in Apotheken erworben. Insgesamt haben 1991 in den alten und neuen Bundesländern deutlich mehr als 25 Millionen Menschen Husten- oder Erkältungsmittel gekauft. Diese große Verbrauchergruppe wurde 1990 mit Werbeausgaben von knapp 72 Millionen DM auf den Gebrauch dieser Medikamente eingestimmt (*Verbraucher-Analyse '91, Verlagsgruppe Bauer, Heft 3*).

Einige dieser Mittel können ganz hilfreich sein, weil grobe Beschwerden gelindert werden könne, wie zum Beispiel bei laufender Nase durch Nasentropfen.

Natürlich werden bei Erkältungskrankheiten auch essentielle, sehr wirksame Medikamente eingesetzt, unter anderem deshalb, weil der Arzt keine einfachen Erkältungsmittel (Bagatellmittel) auf Rezept verordnen darf. Man nennt dies einen irrationalen Medikamentegebrauch. Die wichtigsten Arzneimittel in dieser Beziehung sind die Antibiotika, denen in diesem Buch ein gesondertes Kapitel gewidmet ist. Antibiotika wirken nur gegen Entzündungen, die von Bakterien ausgelöst wurden. Der größte Teil der Luftwegsinfektionen geht aber auf Viren zurück, gegen die Antibiotika unwirksam sind. Und da es hundert verschiedene Arten von Schnupfenviren gibt, ist eine Immunisierung gegen sie kaum zu erreichen.

6 NASENTROPFEN, OHRENTROPFEN UND HUSTENMITTEL

Die Luftwege sind ganz von Schleimhaut bedeckt. Sie ist viel empfindlicher als die Außenhaut. Auf Reizungen reagieren Schleimhäute, indem sie große Mengen von Feuchtigkeit absondern. Jeder Schnupfen ist eine Demonstration dieser Tatsache. Weil die Schleimhäute der Nase und des Halses direkt mit der Außenluft in Berührung kommen, reagieren sie sehr schnell: Wir merken es beim Zwiebelschneiden.

Wenn die körperlichen Abwehrkräfte geschwächt sind – wenig Schlaf, wenig Bewegung in frischer Luft, viel Alkohol und Zigaretten –, kann schon der geringste Reiz eine Erkältung auslösen. Geht man dann zum Arzt, ist guter Rat teuer, denn eigentlich gibt es kein wirksames Gegenmittel. Die meisten Erkältungskrankheiten, gewöhnlich begleitet von leicht erhöhter Temperatur, Kopfdruck und einem allgemeinen Krankheitsgefühl, gehen von selber vorüber. Viele Mediziner stellen sich auch die Frage, ob man überhaupt von Krankheit sprechen kann. Eher handelt es sich um normale Reaktionen auf einen harmlosen Virusinfekt.

Hustensäfte, Nasentropfen und Lutschtabletten gegen Halsschmerzen haben gewöhnlich keinerlei Einfluß auf die Ursache der Beschwerden. Sie können die Symptome mildern, und vielleicht glaubt der Patient an ihre Heilkraft, wenn die Erkältung nach ein paar Tagen verflogen ist.

Bei den üblichen und harmlosen Erkrankungen der Luftwege ist Geduld das Wichtigste, was Sie brauchen. Hustensäfte, Lutschtabletten, Schmerzmittel und Gurgelmittel sind in den meisten Fällen nicht notwendig. Und starkwirkende Medikamente sollte man nur verwenden, wenn es einen zwingenden Anlaß dafür gibt.

Nasentropfen

Die Wahl der Nasentropfen hängt sehr stark von der Art und der Ernsthaftigkeit der Beschwerden ab. Zunächst ist allerdings festzuhalten, daß es gar nicht so viele Möglichkeiten zur Behandlung von Schnupfen gibt. Bei einer echten Bakterieninfektion muß am Ende doch ein Antibiotikum eingenommen werden. Antibiotika in Tropfen oder Sprays sind nicht sinnvoll, weil sie nicht oder nur in geringem Maße in die Blutbahn gelangen und damit eine ungenügende Wirkung entfalten.

Mit Nasentropfen gelingt es einigermaßen, die Symptome des Schnupfens zu unterdrücken. Nasentropfen wirken aber nur zeitweilig und ändern nichts an den Ursachen der Beschwerden. Das gilt für alle Mittel, die wir hier besprechen. Ein Nachteil aller Nasentropfen ist überdies, daß sie die natürliche Abwehr des Körpers stören. Die Nasenschleimhaut ist nämlich von Flimmerhaaren besetzt, die sich alle in eine Richtung bewegen und so den Schleimstrom nach außen befördern. Kommt er zum Erliegen, ist der Körper in der Abwehr der Viren und Bakterien behindert. Mittel, die auf die Nasenschleimhaut getropft werden, stören den Schleimtransport. Man sollte deswegen nicht leichtfertig zu Nasentropfen greifen.

(1) Mittel, die die Schleimhäute abschwellen lassen (Sympathomimetika)

Monopräparate:
Naphazolin (Piniol-Dosierspray, Privin-Nasentropfen, Rhinex S Nasentropfen), **Oxymetazolin** (Em-Eukal Nasenspray, Larylin Nasenspray N, Nasivin Gel/Spray/Tropfen, Nasivinetten), **Tetryzolin** (Caltheon N, Rhinopront-Nasenspray/-tropfen, Tyzine Nasenspray/-tropfen), **Tramazolin** (Ellatun 1/2-Nasentropfen, Ellatun N Nasentropfen, Rhinospray), **Xylometazolin** (Olynth, Schnupfen Endrine, Balkis-Nasentropfen/-gel/-spray, Dorenasin-Nasentropfen/-spray, Nasan Nasentropfen/-gel/-spray, Otriven für Sgl./Erw.)

Kombinationspräparate:
(Nasenöl-ratiopharm-Nasentropfen, Rhinovasogen, Siozwo N Nasensalbe, Vibrocil, Wick Sinex Nasentropfen/Schnupfenspray)

Schon beim Zwiebelschneiden sondern die Nasenschleimhäute mehr Feuchtigkeit ab. An einer laufenden Nase sind also nicht immer nur Krankheitserreger schuld. Wenn die Körperabwehr geschwächt ist, kann sich aber sehr wohl ein Krankheitserreger in den Schleimhäuten einnisten und dort vermehren. Meist handelt es sich um ein Virus. Beginnt dann die Nase zu laufen, ist das der Versuch, mit dem Krankheitserreger fertig zu werden. Es gibt kleine Hausmittelchen, um die Nasenschleimhäute zur Schleimproduktion zu ermuntern, zum Beispiel Zwiebelsirup oder heiße Hühnerbrühe.

Die Schleimhäute der Körperhöhlen, die mit der Nase in Verbindung stehen, können anschwellen und dann ebenfalls mehr Feuchtigkeit absondern. Zu diesen Hohlräumen zählen die Nasennebenhöhlen, das Mittelohr und die Kieferhöhlen. Häufig sind sie bei einem Schnup-

6 NASENTROPFEN, OHRENTROPFEN UND HUSTENMITTEL

fen mitbetroffen. Dies macht sich durch heftige Kopfschmerzen bemerkbar, und man hat den Eindruck, daß der ganze Kopf verstopft ist. Das Anschwellen der Schleimhäute kann vor allem bei Kindern dazu führen, daß die engen Zugänge zu den Höhlen verschlossen werden. In diesen verschlossenen Höhlen wiederum kann sich eine Bakterieninfektion sehr gut entwickeln. Das ist der Grund, warum aus einer Erkältung, die sich erst in der Nase äußert, auch eine Entzündung der Nasennebenhöhlen und des Mittelohrs entstehen kann. Im ersten Stadium wird sie nicht durch Bakterien verursacht. In einem späteren Stadium kann dies aber sehr wohl geschehen. Das nennt man dann Sekundärinfektion.

Um einer Nebenhöhlenentzündung oder einer Mittelohrinfektion infolge eines Schnupfens vorzubeugen, kann man für einen begrenzten Zeitraum zu Nasentropfen greifen, besonders zu jenen Mitteln, die die Schleimhaut abschwellen lassen. Diese Sympathomimetika sorgen dafür, daß die Blutgefäße in den Schleimhäuten sich verengen. Durch die geringere Durchblutung wird nicht mehr soviel Schleim gebildet, und damit verringert sich die Dicke der Schleimhaut. Die Zugänge zur Nasennebenhöhle und zum Mittelohr öffnen sich wieder. Ist die Entzündung bereits im Gange, kann der entstandene Schleim zumindest ablaufen. Ist noch keine Infektion entstanden, können die Nasentropfen sie mit einiger Sicherheit verhindern.

In der Praxis verwendet man die Nasentropfen vor allem, um das lästige Gefühl einer verstopften und ständig laufenden Nase loszuwerden. Die Tropfen werden somit zur Behandlung der Symptome verwendet, während gegen die Ursachen nichts unternommen wird. Das ist allerdings auch nicht so schlimm, denn eine solche Erkältung ist im allgemeinen nach ungefähr drei Tagen vorbei. Bevor man Nasentropfen verwendet, sollte man sich gut schneuzen.

Nasentropfen gibt es in halber Stärke für Kinder. Aber auch diese sollten sehr kurzfristig angewendet werden. Geeignet für Säuglinge ist auch wäßrige Kochsalzlösung, die unten beschrieben wird.

Normalerweise haben Nasentropfen wenig Nebenwirkungen. Wer sie allerdings regelmäßig oder zu häufig verwendet, kann die Schleimhäute schädigen. Wenn die Blutgefäße der Nasenschleimhaut durch Dauergebrauch von Nasentropfen ständig verengt werden, bildet sich die Nasenschleimhaut bleibend zurück. Man spricht dann von einer Atrophie. Deshalb sollte man Nasentropfen nie länger als fünf bis vierzehn Tage verwenden. Da die Medikamente frei erhältlich sind, müßte diese Warnung eigentlich in großen Buchstaben auf der Verpackung stehen (*Br Med J 1986; 293: 1258*).

NASENTROPFEN

Eine weitere, nicht unwichtige Nebenwirkung, die sich bei längerem Gebrauch ergibt, ist Benommenheit oder Schläfrigkeit, da dann Wirkstoff vom Körper aufgenommen wurde.

Schließlich gibt es noch den »Rebound-Effekt«: Sobald wir diese abschwellenden Mittel absetzen, schwillt die Nasenschleimhaut wieder an. Wir denken dann, daß wir uns erneut erkältet haben, und nehmen weiter Nasentropfen. Die Schwellung verschwindet, und wir setzen die Nasentropfen wieder ab; doch danach kommt die Schwellung wieder, so könnte es bis zum letzten Atemzug weitergehen. Dieses Krankheitsbild hat den englischen Namen »Nose-Drop-Nose« und geht auf die Daueranwendung von Nasentropfen zurück. Xylometazolin kommt als Ursache weniger in Betracht, wohl aber das Naphazolin. In einigen Ländern wurde es aus dem Handel genommen, nicht jedoch in der Bundesrepublik. Will man die Nasentropfen oder das Spray absetzen, sollte man sie nur noch in ein Nasenloch geben. Die Nase läuft dann zwar auf einer Seite, aber auf der anderen bekommt man Luft. Wenn sich nach ein paar Tagen die Schleimhäute auf der unbehandelten Seite normalisiert haben, können die Nasentropfen ganz abgesetzt werden.

Ein viertes, allerdings sehr seltenes Problem mit Nasentropfen betrifft ebenfalls die Daueranwender. Es kann zuviel Wirkstoff ins Blut aufgenommen werden, und das hat vor allem Auswirkungen auf das Herz.

Kombinationen von Tropfen oder Sprays enthalten vielfach neben den abschwellenden Wirkstoffen noch ätherische Öle wie Kampfer, Menthol oder Eukalyptusöl. Von diesen Zusatzstoffen sind keine ernsthaften Nebenwirkungen zu erwarten, allerdings auch kein gewaltiger Beitrag zur Gesundung. Man könnte sie sehr wohl weglassen, doch wirken sie wegen ihres suggestiven Duftes durchaus beruhigend und schaffen eine kurzzeitige, eher subjektiv empfundene Atemerleichterung. Werden die ätherische Öle zu hoch dosiert, können sie ihrerseits die Schleimhaut reizen.

Wie kann man einem Schnupfen vorbeugen? Neben regelmäßigem Sport und »Abhärtung« ist das Raumklima in der Wohnung oder im Büro ein entscheidender Faktor. Zu trockene Luft reizt die Schleimhäute. Gerade im Winter sollten daher beheizte Räume häufig gelüftet werden. Auch Luftbefeuchter, die an die Heizung gehängt werden, sind nützlich, elektrische Luftbefeuchter hingegen eher bedenklich, da oft die Hygiene bei ihrem Gebrauch mißachtet wird. Werden sie nicht regelmäßig gereinigt, siedeln sich schnell Bakterien an, für die der Luftbefeuchter einen idealen Nährboden darstellt. Mit der befeuchteten

6 NASENTROPFEN, OHRENTROPFEN UND HUSTENMITTEL

Luft gelangen sie schließlich in die Atemwege und können zu einer chronischen Erkrankung führen.

Zur Linderung eines akuten Schnupfens hat sich die Dampfinhalation bewährt. Der Verschnupfte hält den Kopf über eine mit heißem Kamillenaufguß gefüllte Schüssel, deckt den Kopf und die Schüssel mit einem Handtuch ab und inhaliert die mit dem Wasserdampf aufsteigenden ätherischen Öle der Kamille. Die Industrie bietet dafür eine Reihe von Kleininhalatoren an, mit denen bei geringerem Aufwand der gleiche Effekt zu erzielen ist. Die Zusätze in Inhalationspräparaten spielen keine wichtige Rolle, da der Wasserdampf allein bereits den gewünschten Linderungseffekt bringt. Die zur Brusteinreibung oder zur Inhalation angebotenen Medikamente enthalten meist ätherische Öle. Vor allem bei Säuglingen und Kleinkindern ist hier Zurückhaltung geboten, da Kampfer und Menthol bei ihnen zu schweren Reaktionen wie Krämpfen oder Atemversagen führen können. Daher gibt es spezielle Zubereitungen für Säuglinge und Kleinkinder.

Schnupfen ist für Säuglinge, die mit der Flasche ernährt werden, sehr unangenehm, da sie bei einer zugeschwollenen Nase während des Trinkens nicht mehr atmen können. Um eine Abschwellung zu erreichen, sind kochsalzhaltige Nasentropfen zu empfehlen, die vor dem Trinken in die Nasenlöcher des Säuglings getropft werden. Dadurch verflüssigt sich der Schleim, und die Nase wird frei. Die Kochsalzlösung kann in Apotheken hergestellt werden. Ihre Haltbarkeit ist jedoch beschränkt, da sie keine Konservierungsmittel enthält.

Rezeptur wäßriger Nasentropfen (physiologische Kochsalzlösung):
Kochsalz 0.09
destilliertes Wasser ad 10.00

Wenn Erwachsene Sprays anwenden, sollten sie sich für Dosiersprays entscheiden. Die noch oft gebrauchten Knautschsprühflaschen können nicht genau dosiert werden, so daß man leicht eine zu große Ladung abbekommt; sie sind daher zu meiden. Bei der Anwendung von Nasentropfen sollte darauf geachtet werden, daß pro Nasenloch nicht mehr als ein Tropfen genommen wird, um eine Überdosierung zu vermeiden. Auf ölige Nasentropfen, die Paraffin enthalten – wie Emser Jod Nasenöl, Nasenöl-ratiopharm oder Rhino Vasogen –, sollte man verzichten, da zum einen durch das Öl die Flimmerhaarbewegung in der Nase zu stark behindert wird und zum anderen das Öl in die Lunge gelangen und zu einem dauernden Schaden führen kann.

(2) Orale Schnupfenmittel

> **Triprolidin/Pseudoephedrin** (Actifed), **Diphenylpyralin** (Arbid N), **Chlorphenamin/Etilefrin** (Balkis), **Chlorphenamin/Phenylpropanolamin** (Contac 700), **Carbinoxamin/Phenylephrin** (Rhinocaps, Rhinopront Kaps.), **Carbinoxamin/Phenylpropanolamin** (Rhinopront Saft)

Die oralen Schnupfenmittel enthalten als Wirkstoff fast alle einen Stoff aus der Antihistaminikagruppe, ein Sympathomimetikum oder diese in Kombination. Die Antihistaminika werden unter anderem als Antiallergika oder als Schlafmittel eingesetzt. Sie bewirken eine zentrale Dämpfung, man wird müde, und das Reaktionsvermögen kann erheblich eingeschränkt sein. Dies gilt vor allem in Verbindung mit Alkohol. Die aufputschenden Sympathomimetika sollen auch die Nebenwirkungen, wie die müde machende Wirkung, etwas mindern. Solche Arzneimittel sollten bei Schnupfen gemieden werden, denn es soll ja nur die Nase und nicht der gesamte Organismus beeinflußt werden. Zudem treten bei den oralen Schnupfenmitteln eher Nebenwirkungen wie deutliche Blutdruckerhöhungen auf.

(3) Cortisonhaltige Nasentropfen

> **Beclometason** (Beclorhinol, Beclomet, Beconase), **Budesonid** (Pulmicort Topinasal), **Flunisolid** (Syntaris), **Oxytetracyclin/Polymyxin B/Hydrocortison** (Terracortril Gel/Steraject)
>
> *Cromoglicinsäurehaltige Nasentropfen gegen Allergien*: (Allergocrom-Nasenspray, Otriven H Nasenspray), **Cromoglicinsäure/Xylometazolin** (Lomupren compositum, Vividrin comp.)

Alle diese Stoffe ähneln sich mehr oder minder. Es sind vorwiegend Cortisone, auch Corticosteroide oder Nebennierenrindenhormone genannt, die allergische Reaktionen des Körpers unterdrücken. Nur die Cromoglicinsäure hat einen anderen Wirkmechanismus. Sie verhindert, daß im Körper allergieauslösende Stoffe freigesetzt werden. Die genaue Wirkungsweise der Cromoglicinsäure ist noch nicht ganz klar. Sie stabilisiert die Membran der Mastzellen, welche die allergieauslösenden Stoffe bei Kontakt mit einem Allergen freisetzen. Die Allergiestoffe, allen voran das Histamin, werden dadurch nicht mehr in größeren Mengen in der Nase frei, und so bleibt die allergische Reaktion, die laufende Nase, aus. Damit diese Nasentropfen wirken, muß man sie anwenden, bevor sich die allergische Reaktion eingestellt hat, und das mehrmals am Tag, da die Wirkung nur kurze Zeit anhält. Wer auf bestimmte Pollen überempfindlich reagiert, sollte genau wissen, zu welcher Jahreszeit sie zu erwarten sind und dann rechtzeitig mit der regelmäßigen Anwendung der Tropfen beginnen. Dazu gibt es im Rundfunk oder telefonisch von März bis Oktober unter (0)11601 die Pollenflugvorhersage. Baumpollen fliegen vor allem in den Monaten Februar bis Mai, Graspollen haben den Höhepunkt ihres Auftretens von Mai bis August.

Die anderen Mittel aus dieser Gruppe sind, wie bereits gesagt, Nebennierenrindenhormone (Corticosteroide): Dexamethason, Beclometason, Flunisolid, Budesonid und Tixocortol. Diese Stoffe wirken immer entzündungshemmend. Allergische Reaktionen in der Nase sollen sie wirksam unterdrücken. Da die Nebennierenrindenhormone als Sprays verwendet werden, gelangen sie fast nicht ins Blut, so daß keine unerwünschten systemischen Auswirkungen zu erwarten sind. Dies gilt zumindest für Budesonid und Beclometason. Bei Dexamethason (Dexa-Rhinospray und Dexa-Siozwo) verhält es sich aber anders. Von dieser Substanz ist bekannt, daß sie vom Körper aufgenommen wird und mit Nebenwirkungen zu rechnen ist. Da es nebenwirkungsärmere Cortisone gibt, ist der Einsatz von Dexamethason nicht mehr zu rechtfertigen. Da diese Mittel dennoch in zunehmendem Maße verordnet werden, wird vermutet, daß die Kombination mit dem angenehm riechenden Pfefferminzöl beim Dexa-Siozwo N dafür verantwortlich ist (*AVR 1992, S. 376*). Weil Nebennierenrindenhormone auch Infektionen unterdrücken, maskieren sie bisweilen eine bereits bestehende bakteriell bedingte Krankheit. Diese wird dann durch die Gabe von Cortison nicht ursächlich behandelt, weil der Patient die Auswirkungen der Infektion nicht mehr spürt. Deswegen sollte man Nebennierenrindenhormone in Form von Nasentropfen oder Nasensprays nicht über einen zu langen Zeitraum benutzen, meistens ist das auch nicht nötig. Für die Corticosteroide gilt dasselbe wie für die Cromoglicinsäure: Man verwendet sie nur zu jenen Zeiten im Jahr, in denen man unter der laufenden Nase zu leiden hat. Die Nebennierenrindenhormone sind nicht vorbeugend wirksam wie die Cromoglicinsäure, sondern sie bekämpfen effizient die Beschwerden. Die Cromoglicinsäure muß allerdings frühzeitig angewendet werden, da die Wirkung nicht sofort, sondern mit ein paar Tagen Verzögerung einsetzt. Wenn also der allergische Schnupfen voll ausgebrochen ist, kann die Cromoglicinsäure nicht helfen. Sie ist nur prophylaktisch wirksam und ungeeignet zur Behandlung akuter Anfälle von Atemnot. Bei gleichzeitiger Anwendung mit einem Asthmaspray oder einem glucokortikoidhaltigen Arzneimittel können oft niedrigere Dosierungen gleiche Effekte erzielen. Die Kombination mit Xylometazolin vermindert die bei einer allergischen Rhinitis auftretende Schwellung der Nasenschleimhaut. Die feste Kombination ist jedoch abzulehnen, da durch Dauergebrauch von Xylometazolin oder ähnlichen Stoffen die Nasenschleimhaut krankhaft verändert werden kann.

(4) Übrige Nasentropfen (Kombinationspräparate)

Corticosteroidhaltige Rhinologika-Kombinationen:
Tramazolin/Dexamethason (Dexa-Rhinospray N), **Dexamethason/Naphazolin/Pfefferminzöl** (Dexa-Siozwo N), **Oxytetracyclin/Polymyxin B/Hydrocortison** (Terracortril Gel/Steraject) **Cromoglicinsäure/Xylometazolin** (Lomupren compositum, Vividrin comp.)

Wie bei vielen anderen Medikamenten hat auch hier die Industrie allerlei Kombinationspräparate entwickelt. Ein Bedarf dafür besteht nicht, denn im gesamten Arzneimittelangebot gibt es nur wenige Medikamente, bei denen eine Kombination verschiedener Wirkstoffe auch sinnvoll ist. In den meisten Fällen ist die Behandlung mit Kombinationspräparaten komplizierter und oft auch riskanter.

Es hat wenig Sinn, Antibiotika in die Nase zu bringen. Im Mittel Terracortril befindet sich zum Beispiel das Antibiotikum Oxytetracyclin, das Antibiotikum Polymyxin B und das Nebennierenrindenhormon Hydrocortison. Auch Kombinationsmittel, die Cromoglicinsäure und einen nasenschleimhautabschwellenden Wirkstoff in fester Kombination enthalten (Comupren comp., Vividrin comp.), sind nicht sinnvoll, da durch den meist längeren Gebrauch die Nasenschleimhaut Schaden nehmen kann und man zum Schluß nicht mehr einen allergischen Schnupfen, sondern einen medikamentös bedingten Schnupfen behandelt. Glücklicherweise sind in den letzten Jahren einige dieser Mittel verschwunden.

Ohrentropfen

Die bereits besprochenen Mittel, die zur Abschwellung von Schleimhäuten führen, können auch einer Mittelohrentzündung vorbeugen oder sie verkürzen. Die Tropfen bewirken, daß die Schleimabsonderungen in den Verbindungsgängen zur Mittelohrhöhle dünnflüssiger werden. Die Verbindung zwischen dem Rachen und dem Mittelohr heißt Eustachische Röhre. Ist sie verstopft, muß das nicht zwangsläufig zu einer Entzündung führen. Ist sie aber längere Zeit verschlossen, so stellen sich Ohrenschmerzen ein. Man spürt einen Ohrendruck, wie er sich kurzzeitig beim Start eines Flugzeugs einstellt. Die Luft im verstopften Mittelohr wird durch die Blutgefäße aufgesaugt. Dadurch entsteht ein schmerzhafter Unterdruck, der das Trommelfell nach innen wölbt. Oft verschafft ein wenig lauwarmes Olivenöl, in das schmerzende Ohr geträufelt, Erleichterung. Sie können auch versuchen, Luft ins Mittelohr zu blasen: Man hält sich die Nase zu und schließt den Mund. Dann drückt man kräftig die Atemluft in den Rachen, ohne sie aus Mund oder Nase entweichen zu lassen. So wird sie in die Eustachische Röhre gezwungen. Wenn das gelingt, hört man im Ohr etwas knacksen. Der Druckausgleich ist hergestellt, und für eine Weile ist man das unangenehme Gefühl los.

Wenn das Mittelohr längere Zeit verschlossen ist und sich dort Bakterien entwickeln, wird daraus eine Mittelohrentzündung. Dann kann es sinnvoll sein, Antibiotika einzunehmen. Wenn ein hoher Druck auf dem Trommelfell lastet, kann der Schmerz unerträglich werden. Dieser verschwindet sofort, wenn ein Arzt das Trommelfell durchsticht. Dann kann zumindest der Eiter abfließen. Das Trommelfell kann übrigens bei hohem Druck von selbst zerstört werden. Dann spricht man von einer durchgebrochenen Mittelohrentzündung. Die Auswirkungen sind dieselben wie beim Durchstechen. Nur dauert der Schmerz etwas länger.

Einige hatten noch nie eine Mittelohrentzündung, andere bekommen sie jedes Jahr. Das kann so schlimm sein, daß bleibende Löcher ins Trommelfell gesetzt werden müssen, damit ein dauernder Zugang zum Mittelohr gewährleistet ist. Normalerweise aber wächst ein durchlöchertes oder durchbrochenes Trommelfell in kurzer Zeit wieder zu. Vor allem Kinder leiden unter Mittelohrentzündungen, weil bei ihnen die Eustachische Röhre noch verhältnismäßig kurz ist. Nach dem zehnten oder elften Lebensjahr läßt die Anfälligkeit nach.

Zur Verdeutlichung ein Querschnitt durch das Ohr. Hier zeigt sich klar, daß man mit Ohrentropfen nicht bis zum Mittelohr (B) und ganz

OHRENTROPFEN

QUERSCHNITT DURCH DAS OHR

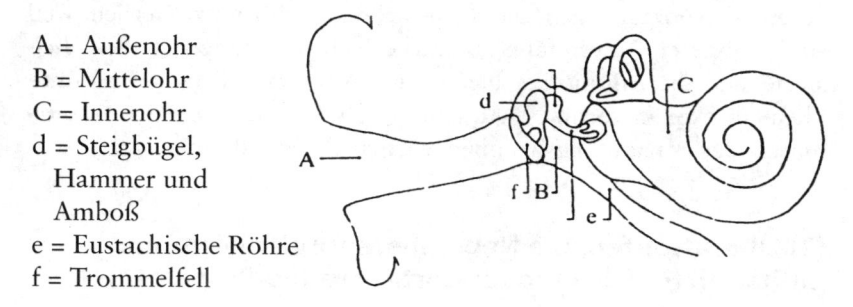

A = Außenohr
B = Mittelohr
C = Innenohr
d = Steigbügel, Hammer und Amboß
e = Eustachische Röhre
f = Trommelfell

sicher nicht bis zum Innenohr (C) kommt. Das Trommelfell schließt das Mittelohr vom Außenohr ab.

Am häufigsten sind Mittelohrentzündungen. Wie schon oben beschrieben, haben sie ihren Ursprung im Nasengang. Ohrentropfen sind ungeeignet, eine akute Mittelohrentzündung zu behandeln, da sie das Trommelfell nicht durchdringen können. Auch Antibiotika von außen scheinen nicht wirksam zu sein. Wenn wir im folgenden Ohrentropfen gegen Entzündungen behandeln, so geht es nur um Mittel, die gegen Entzündungen des Außenohrs (A) verwendet werden.

(1) Mittel gegen Entzündungen des Außenohrs

> Ethanol, Chlorhexidin-Lösung, Isopropanol, Antibiotika, Cortison

Bei offenem Trommelfell infolge Mittelohrentzündung kann die Entzündung auch ins Außenohr vordringen: Am Morgen finden sich Spuren von Eiter auf dem Kopfkissen, und bisweilen ist auch etwas Blut dabei. Diese Krankheit zieht man sich leicht im Wasser eines Schwimmbads zu. Neben der Entzündung kann sich auch ein bisweilen sehr hartnäckiges Ekzem im äußeren Gehörgang bilden. Alle diese Erkrankungen werden mit Ohrentropfen behandelt.

Eine hartnäckige Entzündung des Außenohrs kann man jeden Tag desinfizieren, zum Beispiel mit Jodtinktur. Mit der Zeit verschwindet die Entzündung oder das Ekzem. Aber es werden auch Ohrentropfen angeboten oder in der Apotheke hergestellt. Viele der in ihnen enthaltenen Wirkstoffe werden auch in anderen Kapiteln dieses Buches behandelt.

Einige Ohrentropfen enthalten desinfizierende Stoffe, andere Ohrentropfen enthalten Mittel zur Abtötung von Bakterien oder Pilzen. Zu diesem Zweck verwendet man meistens Antibiotika und andere Mittel gegen Mikroorganismen, die sonst nicht so viel benutzt werden, weil sie bei innerer Anwendung zu starke Nebenwirkungen haben. Beispiele sind die Antibiotika Neomycin, Polymyxin B oder Chloramphenicol (Aquamycetin N, Aquapred). Zudem ist in einigen Arzneimitteln das entzündungshemmende Cortison enthalten.

(2) Ohrentropfen, die Nebennierenrindenhormone enthalten (Cortison- oder Corticosteroid-Präparate)

> Dexamethason/Cinchocain (Otobacid N)

Diese Ohrentropfen verdanken ihre Wirkung den entzündungshemmenden Nebennierenrindenhormonen. Sie werden gegen Entzündung des Außenohres oder gegen hartnäckige Ekzeme im Gehörgang eingesetzt. Allerdings gibt es bessere Therapien, denn die Hormone unterdrücken nur die Entzündung. So ist es leicht möglich, daß sie eine Infektion, die dahintersteht, maskieren. Diese kann sich dann unbemerkt weiterentwickeln. Auch Ohrentropfen, die Corticosteroide mit desinfizierenden oder bakterientötenden Stoffen kombinieren, sollten vermieden werden. Wenn das eine Medikament nicht hilft, kann immer noch auf ein anderes ausgewichen werden.

(3) Kombinationspräparate

> *Antibiotika-Corticosteroid-Kombinationen:*
> **Polymyxin-B/Fludrocortison/Lidocain** (Panotile N), **Polymyxin B/Neomycin/Hydrocortison** (Otosporin) **Oxytetracyclin/Polymyxin B/Hydrocortison** (Terracortril Gel/Steraject)

Die Kombinationspräparate sind die größte Gruppe der Ohrentropfen (oder -salben), die bei Ohrenzündungen verwendet werden. Wirkstoffkombinationen müssen jedoch, wenn sie einen Sinn haben sollen, gut durchdacht und auf den Einzelfall abgestimmt sein. Bei den Ohrentropfen werden meist Antibiotika mit Nebennierenrindenhormonen kombiniert. Doch diese Kombination hat fast nie einen Sinn. Sie kann sogar gefährlich sein, weil sie andere Infektionen maskiert,

OHRENTROPFEN

zum Beispiel Herpes oder Infektionen durch bestimmte Pilzerkrankungen.

Die verschiedenen Ohrentropfen scheinen sich in ihrem Gehalt an Wirkstoffen übertreffen zu wollen. Panotile, das häufig eingesetzt wurde, enthielt zwei Antibiotika, ein lokales Schmerzmittel und ein Nebennierenrindenhormon. Im März 1991 wurde es durch das Panotile N ersetzt, aus dem das potentiell ohrschädigende Neomycin entfernt wurde. Salben und Tropfen, die Neomycin enthalten, können zur Entstehung eines Kontaktekzems führen; der Körper reagiert dann allergisch auf diesen Stoff.

(4) Übrige Ohrentropfen

Analgetika-Kombinationen:
Phenazon/Procain/Glycerol (Otalgan, Otodolor)

Ohrenschmalzlösende Tropfen:
Ölsäure-Polypeptid/Propylenglycol (Cerumenex N), Docusat-Natrium/Ethanol/Glycerol (Otowaxol, Otitex)

Das Cerumenex ist eine Flüssigkeit, die Pfropfen aus Ohrschmalz löst, damit diese leichter vom Arzt entfernt werden können. Auch gewöhnliches Olivenöl erweicht einen solchen Schmalzpfropfen und ist natürlich viel preiswerter.

Eines der am häufigsten verordneten Ohrenmittel ist das Otalgan. Die Wirkung des Otalgans beruht zum größten Teil auf dem Procain, das zu örtlicher Betäubung führt. Dadurch verschwindet manchmal der Schmerz. Ferner enthält das Mittel Glycerin zur Aufnahme der Flüssigkeit, die sich bei Entzündung bildet. Wenn es mit rechten Dingen zuginge, würde sich das Otalgan auf das Glycerin beschränken und auf Procain und Phenazon (ein überholtes Schmerzmittel, in dieser Kombination wenig sinnvoll) verzichten. Schmerzmittel kann man im Bedarfsfall gesondert anwenden.

Mittel gegen Halsschmerzen

Halsschmerzen treten meist in der Übergangszeit oder nach starken Temperaturschwankungen auf. Eine einfache Reizung des Halses muß

6 NASENTROPFEN, OHRENTROPFEN UND HUSTENMITTEL

nicht viel bedeuten; schwere Mittel wie Antibiotika sind deswegen nicht nötig. Es kann aber leicht eine echte Halsentzündung daraus entstehen. Meist entzünden sich die Mandeln, sofern der Patient sie noch hat. Es gibt drei Mandeln: Zwei sitzen seitlich und eine hoch oben in der Kehle beim Verbindungsgang zur Nase. Die Funktion der Mandeln ist noch immer nicht völlig geklärt. Anscheinend dienen sie der Abwehr von Bakterien und Viren. Zumindest sind sie aus Zellen aufgebaut, die mit dieser Körperabwehr zu tun haben. Was sie aber genau bewirken, wissen wir nicht – nur daß sie gelegentlich Probleme machen. Wenn Kindern die Mandeln entfernt werden, haben sie in den meisten Fällen nur Nutzen davon, und es wird kein Mangel spürbar. Bei einer Entzündung schwellen die Rachenmandeln an und werden feuerrot. Bisweilen kann der Arzt Pfropfen darauf erkennen. Wenn sie sich gelblichweiß färben, handelt es sich um Bakterienkolonien, gegen die der Arzt eventuell ein Antibiotikum verschreibt. Für die Halsentzündung selbst ist das nicht unbedingt notwendig, wohl aber im Hinblick auf die möglichen Komplikationen der Halsentzündung. Zu diesen gehören Entzündungen der Herzklappen (akutes Rheuma), Gelenkentzündungen und Nierenschäden. Zwar sind diese Komplikationen seltener geworden, doch dies kann ein positiver Effekt des insgesamt hohen Antibiotika-Verbrauchs sein.

Der echten Halsentzündung geht eine starke Reizung des Halses voraus. Das Schlucken erzeugt Schmerzen. Oft ist die Reizung von einer Erkältung und einer leichten Bronchitis begleitet. Der Schmerz strahlt bisweilen nach einem oder nach beiden Ohren aus. Gurgelwässer und Lutschtabletten, die desinfizierende Stoffe enthalten, sollen verhindern, daß aus dieser Situation eine echte Halsentzündung wird. Doch wurde bisher noch keine ordentliche Untersuchung durchgeführt, die diese Hypothese beweist. Es steht also nicht fest, ob die desinfizierenden Stoffe tatsächlich etwas bewirken. Immerhin aber lösen sich durch das Gurgeln Schleimpfropfen auf. Einige der Mittel enthalten ätherische Stoffe, die, indem sie langsam verdunsten, ein kühles Gefühl erzeugen. So spüren wir den Schmerz weniger.

(1) Gurgelwässer, Lutschtabletten, Mundspülmittel

Chlorhexidin und Zusätze: (Chlorhexamed, Chlorhexidindigluconat, Corsodyl, Lemocin CX, Ondrony 0,1, Vigravit) **Hexetidin** und Zusätze: (Doreperol N Spray, Hexetidin-ratiopharm,

MITTEL GEGEN HALSSCHMERZEN 6

> Hexoral), **Wasserstoffperoxidlösung**, **Dequalinium** (Maltyl), **Cetylpyridinium** (Dobendan)

Das älteste Verfahren zur Bekämpfung von Halsschmerzen ist wahrscheinlich das Gurgeln. Damit sollen klebrige Schleimpfropfen aus dem obersten Halsabschnitt aufgelöst werden, die man dann ausspuckt. Wenn sich im Gurgelwasser ein desinfizierender Stoff befindet, sollte man erwarten, daß auch dieser zur Wirkung beiträgt. Bewiesen ist das allerdings nicht.

Das einfachste Gurgelmittel ist Salzwasser (ein gestrichener Teelöffel Salz in einem Glas lauwarmem Wasser). Das schmeckt aber nicht besonders. In der Apotheke kann man Mundwässer kaufen. Sie enthalten zum Beispiel den desinfizierenden Stoff Wasserstoffperoxid in einer Konzentration von drei Prozent. Von dieser Lösung gibt man einen Eßlöffel in ein Glas und füllt es mit Wasser auf. Da das Wasserstoffperoxid stark oxidierend wirkt, kann es möglicherweise Krankheitserreger abtöten. Die Wirkung hält allerdings nicht lange an, da der Stoff sehr schnell zersetzt wird.

Die Lutschtabletten sind zur Zeit viel beliebter und haben die Gurgelwässer verdrängt. Von ihnen gibt es eine große Auswahl recht unterschiedlicher Zusammensetzungen. Sie enthalten als Einzelstoff oder in Kombination desinfizierende oder abschwellende Stoffe, ätherische Öle, lokale Schmerzmittel, Antibiotika und Enzyme, die den Schleim zersetzen sollen, oder Wundbehandlungsmittel.

Das oberflächenbetäubende Benzocain (Anaesthesin, Dolo-Dobendan, Dorithricin, Flavamed, Imposit N, Tyrosolvetten) oder Lidocain (Lemocin, Trachisan, Trachitol) soll die Halsschmerzen betäuben. Allerdings ist die Gefahr einer allergischen Reaktion gegeben. Zudem können die Symptome einer behandlungsbedürftigen bakteriellen Infektion verschleiert werden, da die Schmerzen nicht mehr wahrgenommen werden.

Enzymhaltige Halstabletten (Frubienzym, Laringo) sollen die Bakterienwände auflösen und so zu einer schnelleren Heilung führen. Das in einigen Tabletten enthaltene Enzym Lysozym ist ohne nachgewiesene Wirksamkeit (*PZ 1990, 3166*).

Bei den antibiotikahaltigen Halstabletten (Dorithricin, Enzym-Tyrosolvetten, Laringo, Lemocin, Tonsilase N) muß man sich fragen, wie sie überhaupt wirken sollen. Wenn die Halsentzündung bakteriell bedingt ist, kann das Antibiotikum nicht dort ins Gewebe eindringen, wo sich die Bakterien befinden, sondern nur oberflächlich wirken. Man kann also nicht davon ausgehen, daß eine bakterielle Infektion des Rachenraums durch diese Mittel verkürzt werden kann. Wenn Antibiotika gegeben werden müssen, sollte gleich ein Penicillin verordnet werden, damit ausreichend hohe Wirkspiegel erreicht werden.

Zusammenfassend muß gesagt werden, daß bisher kein wissenschaftlicher Beweis für den medizinischen Nutzen der Lutschtabletten geführt werden konnte. Es sind überdies fast immer Kombinationspräparate. Dennoch scheinen solche Mittel einen Zweck zu erfüllen: Wir haben gerne das Gefühl, daß wir etwas gegen unsere Beschwerden unternommen haben.

Die desinfizierende Wirkung von Lutschtabletten erscheint nur auf den ersten Blick günstig. Die Wissenschaftler in den Pharmafirmen bejahen natürlich deren Nutzen, aber die Pharmakologen, die in dieser Hinsicht nicht gebunden sind, sehen keinerlei Sinn in der Desinfektion des Halses! Sie kostet den Patienten nur Geld. Was muß in unserem Mund desinfiziert werden? Bakterien sind immer vorhanden, und das ist in Ordnung so. Der Körper lebt friedlich mit ihnen zusammen. Im Speichel finden sich genügend Stoffe, die der Abwehr von Krankheitserregern dienen. Desinfizierende Mittel gegen Halsschmerzen einzusetzen sind überflüssig. Noch einmal: Das Gurgeln mit Salzwasser ist am einfachsten und billigsten.

Lutschtabletten werden frei in Apotheken und Drogerien verkauft. Einige positive Auswirkungen verdanken wir dem Lutschen. Es stimuliert nämlich den Blutkreislauf im Hals. Eine gut durchblutete Schleimhaut fördert die Abwehr gegen Krankheitserreger. Der Speichelfluß wird angeregt, und in ihm finden sich, wie wir bereits gesagt haben, Abwehrstoffe. Daher gibt es in anderen Kulturen die Sitte, bei Halsschmerzen an einem Steinchen zu lutschen. Die Wirkung ist vergleichbar mit der einer Lutschtablette, nur natürlich viel billiger zu haben. Eine Rolle saurer Drops erfüllt den Zweck ebensogut, denn auf einem Stein zu lutschen ist nicht besonders lecker.

Sieht man sich die Wirkstoffe, die in vielen Mund- und Rachentherapeutika enthalten sind, an und liest die Bewertungen dazu, die vom Bundesgesundheitsamt oder von Pharmakologen geäußert werden, ergibt sich ein klares Bild. Cetylpyridiniumchlorid ist in einer Monographie des Bundesgesundheitsamtes 1990 negativ bewertet worden: Die Wirksamkeit gegen Bakterien sei nicht gesichert. Der Chlorhexidinlösung wird eine gewisse unterstützende Wirkung gegen Paradontose nachgesagt, sie führt zu einer deutlichen Reduzierung der Bakterien im Rachenraum, kann die Zähne braun färben und den Geschmackssinn deutlich beeinträchtigen (*Bundesgesundheitsamt 1990*), was die An-

MITTEL GEGEN HALSSCHMERZEN

wendung problematisch macht. Lokalantibiotika oder Antiseptika, desinfizierende Mittel, sind unwirksam, da sich die Erreger in den tiefen Furchen der Mandeln befinden und dort nicht von Gurgelmitteln oder Halstabletten erreicht werden können (*AMB, 1/88, S.8*).

(2) Rachen- und Halsmittel, die Nebennierenrindenhormone enthalten

> **Triamcinolonacetonid** (Ledermix), **Prednisolon** (Corti-Dynexan, Dontisolon D, Legased, Pulpovital)

Die Hersteller von Mundwässern oder Salben, die Nebennierenrindenhormone (Corticosteroide) enthalten, behaupten, ihre Mittel würden gegen kleine Geschwüre im Mund wirken: Gegen Reizungen aufgrund einer schlechtsitzenden Prothese und gegen Aphthen (jene schmerzhaften Bläschen, die sich hie und da im Mund bilden). Das beste Mittel gegen schlechtsitzende Prothesen ist der Gang zum Zahnarzt. Nebennierenrindenhormone helfen nicht gegen Aphthen und sind somit sinnlos. Die Krankenkasse ersetzt diese Mittel nicht.

(3) Mittel zum Betupfen (Zahnungsmittel) und künstlicher Speichel

> **Zitronensäure/Glycerin** (Pagavit), **Kamillenblütentinktur/Lidocain/Polidocanol** (Dentinox), **Rhabarberextrakt/Salicylsäure** (Pyralvex), **Dialysekonzentrat aus Kälberblut/Polidocanol** (Solcoseryl Dental Adhäsivpaste), **Kamillenauszug** und andere Pflanzenauszüge (Kamillosan)

Die genannten Wirkstoffe sollen die Schleimhaut des Mundes schützen, doch gibt es dafür keinen Beweis, und erfahrene Ärzte zweifeln denn auch am Wert dieser Mittel. In den Kombinationspräparaten Dentinox und Dentiform befindet sich unter anderem ein örtlich schmerzstillendes Mittel (Lidocain, Polidocanol). Es soll den Schmerz stillen, der beim Durchbrechen eines Zahns bei Kleinkindern auftritt. Das Lidocain wird zur örtlichen Betäubung verwendet. Ferner sind einige Stoffe enthalten, die aus Pflanzen stammen, das Zahnen aber nicht weiter erleichtern.

Das Pyralvex enthält einen Extrakt aus Rhabarber, der eine sogenannte adstringierende Wirkung ausübt: Er zieht die Mundschleimhaut zusammen. Man kann das Mittel bei Blutungen im Mund (nach dem Ziehen eines Zahnes) und bei kleinen Entzündungen verwenden. Die Wirksamkeit des Kälberblutextraktes in Solcoseryl ist umstritten. Auf die Zugabe solcher Bestandteile sollte zur Sicherheit der Patienten verzichtet werden. Die vierzehn (!) Inhaltsstoffe des Salviathymols können nur unter die Rubrik »viel hilft viel« verbucht werden, eine Wirkung ist jedoch weniger zu erwarten, weil die Konzentration für einen desinfizierenden Effekt zu gering ist.

Artisial und Glandosane werden als künstlicher Speichel eingesetzt. Es handelt sich um einen viskösen Stoff, der über ein Mundspray appliziert wird; das Pagavit wird aufgestrichen. Es gibt einige Arzneimittel, von denen man einen trockenen Mund bekommt: Medikamente gegen die Parkinson-Krankheit, gegen Epilepsie, gegen Depression und gegen Krebs. In solchen Fällen können diese Mittel hilfreich sein.

(4) Mittel gegen Entzündungen des Mundes

> **Amphotericin B** (Ampho-Moronal), **Nystatin** (Candida Lokalicid, Moronal, Nystaderm Mundgel), **Miconazol** (Daktar), **Natamycin** (Pimafucin), **Dequalinium salicylat** (Soor Gel Amykon)

Diese Arzneimittel werden nur bei bestimmten, örtlich begrenzten Pilz- oder Soorinfektionen im Mund oder Magen-Darm-Trakt angewandt. Die anderen Mittel gegen systemische Pilzerkrankungen wie Ketoconazol, Itraconazol werden im Kapitel 21 besprochen. Die Pilz- oder Soorinfektionen im Mund treten im Gegensatz zu den Hautpilzerkrankungen allerdings nicht sehr häufig auf, so daß die Anwendung der oben aufgeführten Arzneimittel selten notwendig ist. Man ist gegen Pilz- oder Soorinfektionen empfindlicher, wenn man mit bestimmten Arzneimitteln behandelt wird, so zum Beispiel mit Antibiotika oder Cortisonpräparaten. Das zeigt sich gelegentlich an Kindern, die bei einer Mandelentzündung mit Antibiotika behandelt werden: Es entwickelt sich ein weißer Belag im Mund. Dies können dann die Zeichen einer Soorinfektion sein. Wenn die Diagnose gesichert ist, darf ein solches Mittel gebraucht werden.

Die obigen Medikamente werden in Form von Lutschtabletten, als Gel oder als Suspension verwendet. Damit der Wirkstoff gegen die Hefen oder Pilze auf die Mundschleimhaut einwirken kann, sollten die Mittel möglichst lange im Mund behalten werden. Stillende Mütter von soor-erkrankten Säuglingen müssen gelegentlich mitbehandelt werden, damit folgender Ping-Pong-Effekt verhindert wird: Das Kind wird behandelt, hat aber vorher schon die Mutter angesteckt. Nachdem das Kind ausgeheilt ist, wird es von der Mutter erneut angesteckt – und so weiter. Stillende Mütter erkrankter Kinder sollten sich vor dem Stillen die Brust mit dem Soormittel einstreichen, um eine Infektion zu verhindern. Von den genannten Wirkstoffen wird am häufigsten das Nystatin verordnet. Die nystatinhaltigen Arzneimittel werden kaum vom Körper aufgenommen, so daß Nebenwirkungen bei normalen Dosierungen verhältnismäßig selten sind. Für Mundsoor, Candida und Pilzerkrankungen im Magen-Darm-Bereich gilt daher das Nystatin als Mittel der Wahl (*Wegmann 1985*).

Arzneimittel gegen Husten und Erkältung

Husten ist eine normale Reaktion auf Reizungen der Luftröhre und der Lunge. Wer sich verschluckt hat, weiß den Nutzen des Hustenreflexes zu schätzen: Die Luft wird explosiv ausgestoßen, während sich der Kehlkopf zusammenzieht. Der Hustenreflex bläst die Lunge frei. Bei einer Ohnmacht merkt der Patient nicht, wenn ein Fremdkörper in die Lunge gelangt, und kann daran ersticken. Dasselbe kann geschehen, wenn eine Lähmung den Hustenreflex unterbindet.

Ein langdauernder Husten ist so lästig, daß viele nach einem Hustenmittel greifen, um den Reflex zu dämpfen. Das beste Mittel gegen Raucherhusten ist aber der Verzicht auf die Zigarette. Der Rauch sorgt für eine dauernde Reizung der Schleimhäute in den Luftwegen. Sie kann so weit gehen, daß sich die Schleimhaut auf Dauer verändert. Normalerweise ist sie von kleinen Flimmerhärchen besetzt, die den Schleim wie auf einem Fließband in Richtung Mund transportieren. Mit dem Schleim verschwinden auch Fremdkörper, die in die Luftwege gelangten und auf der Schleimschicht kleben blieben.

Eine der ersten Veränderungen der Schleimhaut in den Luftwegen infolge des Rauchens besteht darin, daß die Flimmerhärchen ihre Bewegungen einstellen. Der Schleim bleibt hängen und führt zum Raucherhusten. Vor allem morgens staut sich der Schleim in den Luftwegen und muß abgehustet werden.

Wenn nur die Bronchien gereizt sind, handelt es sich um einen trockenen Husten, der zuweilen Schmerzen verursacht. Die erste Reaktion der Luftröhre auf eine Reizung ist die Produktion von mehr Schleim. Dann wird auch mehr abgehustet. Wir sagen, der Husten löst sich – zu unserer Erleichterung. Bei solchen einfachen Erkältungen der Luftröhre werden die meisten Hustensäfte verwendet. Die Mittel sollten den Husten mildern. Es gibt aber natürlich auch andere Ursachen für den Husten: Echte Infektionen der Luftwege, meistens durch Viren oder seltener durch Bakterien, Geschwülste, asthmatische Beschwerden, Herzbeschwerden. Auch psychische Faktoren haben Einfluß auf den Husten.

Das Hustenmittel, das wirklich Beschwerden im Hals und in den Luftwegen heilt, muß erst noch gefunden werden. Sie führen zu keiner echten Heilung und meist nicht einmal zu einer wirklichen Erleichterung der Beschwerden.

Erkältungen, die die häufigste Ursache des Hustens bilden, werden vor allem durch Viren ausgelöst. Wenn ein bestimmtes Virus gerade stark verbreitet ist, kann man sich eventuell dagegen impfen lassen. Leider hilft das dann nicht gegen die vielen anderen Viren, die ebenfalls Erkältungen verursachen. Es gibt eine kleine Gruppe von Patienten, die enorm unter ihrem Husten leiden, weil er sehr schmerzhaft ist: Bei Lungenkrebs erzeugt der Tumor einen dauernden Hustenreiz. In diesen und anderen Fällen von Dauerhusten muß der Patient ein Mittel zur Unterdrückung des Hustenreizes einnehmen.

Wirkstoffe, denen ein günstiger Einfluß auf den Husten zugeschrieben wird, lassen sich grob in die folgenden Gruppen einteilen:
1. Mildernde Mittel
2. Mittel, die den Schleim verdünnen, lösen oder die Schleimproduktion fördern (Expektorantien, Sekretolytika, Mukolytica, Sekretomotorika)
3. Mittel, die den Hustenreiz dämpfen oder unterdrücken (Antitussika, Hustenblocker)

Wir können dieser Systematik nur annäherungsweise folgen, weil die meisten Hustenmittel Kombinationen darstellen, die verschiedene Wirkungen miteinander verbinden sollen. Doch grundsätzlich läßt sich von fast allen Hustenmitteln sagen, daß ihre Wirkung mehr als fraglich ist.

Expektorierende (hustenlösende) Mittel sind zum Beispiel auf ausreichende Flüssigkeitszufuhr angewiesen. Trinkt man einige Liter Tee oder Wasser, kann das Sekret schon verflüssigt werden und ist dadurch besser abhustbar. Inwieweit das Medikament darüber hinaus hilft, ist unklar. Patienten mit einer Herzinsuffizienz oder auch Asthma sollten diese Flüssigkeitsmengen besser nicht zu sich nehmen.

ARZNEIMITTEL GEGEN HUSTEN UND ERKÄLTUNG 6

Es gibt wenig gute Untersuchungen über Hustensäfte. Bei einigen Medikamenten wurden aber die Auswirkungen unter anderem mit Hilfe von Tonbandgeräten gemessen. Der Husten wird bei den Versuchspersonen durch Inhalation von Zitronensäure ausgelöst. Das Tonbandgerät nimmt jedes Hustengeräusch auf. Es scheint so zu sein, daß die Patienten nach der Einnahme eines Hustenmittels nicht weniger husten, sondern sich besser fühlen. Die Wissenschaftler registrierten nicht nur, wie oft gehustet wurde, sondern sie untersuchten auch den Schleim. Wird er wirklich dünner durch den Hustensaft? Schließlich untersuchte man auch, ob das Hustenmittel den Schleimtransport fördert. Die Resultate sind widersprüchlich.

(1) Mittel zur Linderung des Hustens

(Babix-Inhalat, Bronchoforton infant, Bronchoforton Kinderbalsam, Bronchoforton N Salbe, Erkältungsbalsam-ratiopharm, Pinimenthol N, Pinimenthol-S mild Salbe, Soledum Balsam Lösung, Pulmotin-Salbe, Sanopin N Inhalat, Stas (mild) Salbe, Thymipin N Balsam, Transpulmin Balsam, Tussidermil N Emulsion)

In all diesen Mitteln befinden sich sogenannte ätherische oder flüchtige Öle. Es handelt sich um Stoffe wie Kampfer, Eukalyptusöl, Menthol, Bergkiefernöl, Zedernöl, Thymianöl, Terpentinöl, Majoranöl, Zypressenöl, Kajaputiöl, Wacholderöl und Öl von Gaultheria-Arten. Diese Öle sind in unterschiedlichen Kombinationen und Mengenverhältnissen in den obengenannten Markenprodukten vertreten. Die Öle verdunsten schnell und breiten sich im Zimmer aus, wo sie einen angenehmen Duft entfalten. Hustenreize, Entzündungen und Erkältungen der Luftwege assoziieren viele Menschen mit der Luft. Wenn man die Luft durch guten Duft »erfahrbar« macht, entsteht der Eindruck, daß der Duftstoff auch »Luft verschafft«. Anders ist die wohltuende Wirkung dieser Mittel nicht zu erklären. Auch wissenschaftliche Untersuchungen helfen da nicht weiter.

Die ätherischen Öle in Salben und Emulsionen verdunsten nach dem Verreiben auf der Haut und breiten sich im Raum aus. Dabei wirken sie angenehm kühl auf der Haut. Wir können diese Stoffe auch inhalieren, indem wir sie tropfenweise zu einem Dampfbad hinzugeben. Solche Dampfbäder können den Schleim in den Luftwegen etwas verdünnen, und so verschaffen sie uns eine gewisse Erleichterung. Bei Kindern unter zwei Jahren sollte man aber auf die Inhalationen von Hustenmitteln verzichten, da die Luftröhre mit einem Krampf reagieren kann, der Erstickungsgefahr mit sich bringt. Das trifft vor allem für Menthol zu, welches in vielen Zubereitungen für Erwachsene und ältere Kinder enthalten ist. Daher dürfen Kleinkinder und Säuglinge nie mit Erkältungseinreibungen, die von den Eltern vielleicht noch im Arzneischrank liegen, behandelt werden. Unbedenklich und genauso wirksam sind jedoch Dampfbäder aus reinem Wasser.

(2) Medikamente, die Schleim lösen und verdünnen (Mucolytica, Sekretolytika, Sekretomotorika)

> **Ambroxol** (Ambril, Bronchopront, Lindoxyl, Mucosolvan), **Bromhexin** (Bisolvon, Bromhexin), **Acetylcystein** (ACC Hexal, Azubronchin, Muciteran, Siran), **Carbocistein** (Pectox, Pulmoclase, Transbronchin), **Myrtol** (Gelomyrtol), **Efeublätterextrakt** (Prospan), **Cineol** (Soledum Kapseln), **Eprazinon** (Eftapan), **Diphenhydramin** (Benadryl Infant N), **Thymianfluid** (Aspecton N Hustentropfen), **Island-Moos** (Isla-Moos), **Guajacol** (Fagusan), **div. Pflanzenextrakte** (Bronchicum, Sinupret, Prospan, Menthymin N, Melrosum)

Schleimverdünnende Stoffe oder Mukolytica sind vor allem nützlich für Menschen mit Asthma. Diese Patienten leiden stark unter dem zähen Schleim, der sich in ihrer Luftröhre ansammelt und pfeifende Atemgeräusche erzeugt. Ein Mittel, das den Schleim verdünnen kann, wäre natürlich ideal. Es gibt mehrere Stoffe, denen man diese Wirkung zuschreibt, zum Beispiel das Bromhexin, das unter diesem und vielen anderen Namen wie Bisolvon erhältlich ist, oder das stärker wirkende Stoffwechselprodukt des Bromhexins, Ambroxol. Das Bromhexin ist im Gegensatz zum Ambroxol in den meisten Medikamenten deutlich zu niedrig dosiert. Bei der Einnahme von Ambroxol sollte beachtet werden, daß allergische Reaktionen ausgelöst werden können (*Bundesgesundheitsamt, 1987*).

Auch das Acetylcystein und das Carbocistein sollen den Schleim in der Luftröhre verdünnen. Der letztgenannte Wirkstoff ist in den Markenpräparaten Transbronchin und Pectox enthalten. Zwar gibt es kontrollierte Studien, die eine Wirksamkeit des Acetylcysteins zeigen. Inwieweit ein Langzeiteffekt zu erwarten ist, bleibt dennoch fraglich (*Imhof et al., 1988; Braga und Allegra, 1989*).

ARZNEIMITTEL GEGEN HUSTEN UND ERKÄLTUNG

Der häufige Einsatz dieser Mittel beruht wohl eher auf Tradition als auf gesicherten Erkenntnissen. Ihre Wirksamkeit, auch die der Pflanzenextrakte, wird durch die Wissenschaft bestritten. Im *Geneesmiddelenbulletin*, einer Ärztezeitschrift, die vom niederländischen Ministerium für Gesundheitswesen herausgegeben wird, können wir lesen: »Es gibt keine tauglichen Kriterien, um die Wirkung von Mukolytica auf die Menge und die Zusammensetzung des Bronchussekrets (des Schleims in den Luftwegen) zu beurteilen. Ferner gibt es keine Hinweise dafür, daß Mukolytica mehr Wirkungen auf die Lungenfunktion ausüben als Placebos (Scheinmedikamente). Deswegen sind diese Mittel bei Beschwerden in den unteren Luftwegen eigentlich unangebracht« (*GEBU 1984:13*). In einer anderen medizinischen Zeitschrift steht dasselbe: »Es konnte bisher nicht überzeugend nachgewiesen werden, daß diese Mittel bei den herkömmlichen Dosierungen Auswirkungen haben« (*Ned Tijdschr Geneeskd 1987: 1652*).

Dazu kommt noch folgendes: Sollten diese Stoffe tatsächlich wirksam sein, würden sie bei einer großen Gruppe von Patienten Schaden anrichten, nämlich bei den starken Rauchern und jenen, die schon viele Infektionen der Luftwege hatten. Wenn, wie es bei diesen Patienten der Fall ist, das Flimmerhaarepithel der Luftwege nicht mehr funktioniert, wandert der verflüssigte Schleim nicht nach oben, sondern hinab in die Lungen.

(3) Hustenmittel mit Antibiotika

> **Fusafungin** (Locabiosol), **Ambroxol/Doxycyclin** (Mucotectan, Ambrodoxy, Terelit), **Bromhexin/Erythromycin** (Bisolvonat, Synergomycin), **Myrtol/Oxytetracyclin** (Tetra-Gelomyrtol), **Bromhexin/Cephaclor** (Muco Panoral)

Antibiotika haben überhaupt nur Sinn, wenn eine bakterielle Infektion für den Husten verantwortlich gemacht werden kann.

Die Dosierung der Antibiotika bei den genannten Mitteln ist hoch genug, allerdings sind die Kosten meist höher als bei einer Monotherapie. Da die Einnahme von Antibiotika, wenn sie denn notwendig ist, sehr genau und ausreichend lange vorgenommen werden muß, sind »verharmlosende« Zusätze abzulehnen.

Das Dosier-Aerosol-Antibiotikum Fusafungin wird vom Hersteller als Monopräparat bei Infektionen der Atemwege empfohlen. Es ist gegen einige wichtige Erreger, zum Beispiel Chlamydien (Bakterien der sogenannten Papageienkrankheit) auf keinen Fall ausreichend wirksam und überhaupt nicht gegen Viren. Der neueste Arzneiverordnungsreport, herausgegeben vom *Wissenschaftlichen Institut der AOK*, besagt eindeutig, daß Fusafungin (Locabiosol) unter den genannten Umständen unsinnig ist. Trotzdem hat der Umsatz dieses Mittels in den letzten Jahren aufgrund einer sehr aggressiven und intensiven Werbung erheblich zugenommen (*I.P. 1991, S. 556 f.*).

(4) Hustenmittel mit kombinierten Wirkungen (Antitussiva/Expectorantien, Sekretolytika/Sekretomotorika)

> **Ammoniumchlorid** in Kombination: (Broncho-Tyrosolvetten, Optipect N Tropfen), **Anethol** in Kombination: (Pinimenthol Oral N), **Benproperin** (Tussafug), **Butamirat** (Sinecod), **Dropropizin** (Larylin), **Pipazetat** (Transpulmin Hustensaft), **Clobutinol** (Silomat), **Codein** (Codeinum phosph. Compretten, Codicompren, Benadryl mit Codein, Optipect Kodein forte, Dicton retard), **Dihydrocodein** (Paracodin, Remedacen, Tiamon, Paracodin retard), **Dextromethorphan** (Arpha, Neo Tussan, Wick Formel 44 plus, Contac H, Rhinotussal), **Noscapin** (Capval), **Pentoxyverin** (Sedotussin)

Diese Mittel umfassen das ganze Spektrum von den mildernden bis zu den hustenreizdämpfenden Wirkungen. Leider ist die Wirksamkeit nur bei einigen bewiesen. Weil die Produzenten ihre Mittel mit diesen Wirkungen anpreisen, lassen wir diese Behauptungen einmal so stehen, melden aber unsere Vorbehalte an.

Schleimstoffe und Sirups gelten von vornherein als Hustenmittel. Sie wirken mildernd. Wahrscheinlich geht dieser Eindruck darauf zurück, daß der Reiz im oberen Teil der Luftröhre nachläßt. Sitzt der Hustenreiz tiefer, kommt fast kein einziges Hustenmittel mehr heran. Deswegen hat eine Dampfbehandlung oft mehr Erfolg, denn die winzigen Wassertröpfchen können tief in die Luftröhre hineingelangen.

Ferner sollen auch die Mittel, die ins Blut aufgenommen werden, oft wirksam sein. Das Codein beispielsweise wird geschluckt und gelangt in die Blutbahn.

Hustensirup besteht vor allem aus Zucker. Wir könnten deswegen ebensogut Honig oder Zuckersirup verwenden. Kinder wissen das sehr

ARZNEIMITTEL GEGEN HUSTEN UND ERKÄLTUNG   6

zu schätzen. Vergleichbare Methoden, die wir von früher her kennen, sind das Lutschen an Kandiszucker und das Essen von zuckergefüllten Rettichen. Eine gute Mischung ist auch die in Apotheken hergestellte »Mixtura solvens«. Zuckerkranke dürfen solche Hustensirups natürlich nicht einnehmen, und sie müssen ihren Hausarzt immer daran erinnern.

Ein Teil der Hustenmittel enthält Alkohol, ohne daß der am Husten etwas ändern könnte. Einige Hustensäfte mit fünf Prozent Alkohol – das entspricht dem Alkoholgehalt von Bier – sind eigens für Kinder gedacht.

Viele der einst beliebten Hustensäfte unserer Apotheker sind durch die Konkurrenz der fix und fertigen Kombinationspräparate aus der Fabrik in Vergessenheit geraten. So erging es auch den Hustenmitteln aus Eibisch und Thymian. Sie gehören zur Gruppe der schleimhaltigen Stoffe. Der Vorteil dieser Mittel besteht darin, daß sie keine Nebenwirkungen haben. Deswegen sind sie ideal für Kinder und schwangere Frauen.

Ursprünglich waren alle Hustensäfte pflanzliche Präparate, doch unser chemisches Zeitalter ist auch an ihnen nicht vorbeigegangen. So kommt es, daß pflanzliche Stoffe angereichert werden mit chemischen Präparaten, die etwas benommen machen oder den Hustenreiz unterdrücken. Streng wissenschaftlich betrachtet, bewegen diese pflanzlichen Extrakte nicht sehr viel. Die Liste der gebräuchlichsten Stoffe ist sehr lang: Eibisch (Althaea), Anis, Tollkirsche (Belladonna), Latschenkiefernöl, Kanadabalsam, Sonnentau (Drosera), Tausendgüldenkraut, Echinacea, Schachtelhalm oder Zinnkraut, Eukalyptus, Huflattich, Efeu, Bilsenkraut (Hyoscyamus), Ysop, Wacholderbeeren, Kamille, Kirschlorbeer, Lindenblüten, Malzextrakt, Orangenblüten, Mohnsirup, Pfefferminze, Bibernelle, Primel, Lungenkraut, Rosenblätter, Rosenöl, Weidenrinde, Salbei, Blaustern, Kreuzkraut, Tolubalsam, Baldrian, Holunderbeeren und viele andere mehr.

Die Antihistaminika Diphenhydramin (Benadryl N) und Doxylamin (Ditenate Retard, Wick MediNait) wirken sedierend und unterdrücken damit von einem bestimmten Punkt an auch den Hustenreiz. Das war dann wohl auch der Gedanke, der hinter diesen Hustenmitteln steckt. Die etwas stärkeren Mittel dieser Gruppe sind meist Kombinationen, die zum Teil Codein enthalten, so daß man wirklich annehmen kann, daß sie den Husten dämpfen. Die amerikanischen Gesundheitsbehörden überprüfen zur Zeit, ob die Antihistaminika nicht aus Hustenmitteln herausgenommen werden sollen, da sie diese Zusätze als nutzlos oder sogar als schädlich einstufen.

NASENTROPFEN, OHRENTROPFEN UND HUSTENMITTEL

Wenn der Husten richtig unterdrückt werden muß, bleibt uns nichts anderes übrig, als nach Stoffen aus der Morphingruppe zu suchen. Die rezeptpflichtigen, starkwirkenden Stoffe Dihydrocodein und Codein sind die am häufigsten verordneten hustendämpfenden Mittel, da sie ihre Wirkung über das Gehirn entfalten. Dies hat auch seine Berechtigung, da das Codein ein nachgewiesenermaßen hochwirksames Hustenmittel ist. Abgesehen davon, daß sie den Hustenreiz dämpfen, wirken sie auch schmerzstillend und beruhigend. Nebenwirkungen wie Benommenheit, Übelkeit, Erbrechen und Verstopfung können vorkommen. Bei Kindern sind sie häufiger, doch sollten sie ohnehin nicht oft Codein einnehmen. Im Prinzip kann Codein süchtig machen, doch ist die Gefahr beim Einsatz als Hustenmittel sehr gering.

Eine Variante innerhalb der Codeinfamilie ist das Noscapin. Die Wirkung des Noscapins ist schwächer als die des Codeins. Das Bundesgesundheitsamt hat die Hersteller von noscapinhaltigen Arzneien aufgefordert, die Packungsbeilagen zu ändern. Demnach muß vor Behandlung mit noscapinhaltigen Arzneien eine Schwangerschaft ausgeschlossen sein; während der Stillzeit sollte während und 24 Stunden nach dem Ende der Behandlung auf Flaschennahrung umgestellt werden. Das Risiko einer genverändernden Wirkung durch Noscapin ist wahrscheinlich. Da es besser wirkende Substanzen mit weniger gravierenden Nebenwirkungen gibt, sollte man auf die Anwendung dieser Mittel verzichten.

(5) Kombinationen zur Unterdrückung des Hustenreizes (Antitussiva)

Codein/Phenyltoloxamin (Codipront), **Dextromethorphan /Phenylephrin/Carbinoxamin** (Rhinotussal Kaps.), **Codein/ Chlorphenamin** (Codicaps), **Dextromethorphan/Phenylpropanolamin/Carbinoxamin** (Rhinotussal Saft), **Pentoxyverin/Chlorphenamin** (Sedotussin plus Kaps.), **Doxylamin/Ephedrin/Dextromethorphan/Paracetamol/Anethol** (Wick MediNait)

Antitussiva-Kombinationen mit Expectorantien:
Codein (Optipect mit Kodein-Tropfen), **Dihydrocodein** (Makatussin forte), **Codein** (Codipront Kaps), **Pentoxyverin** (Sedotussin Expectorans Tr.), **Codein** (Longtussin Duplex), **Pentoxyverin** (Sedotussin Expectorans Sirup), **Codein** (Codipront), **Codeinphosphat/Mel** (Melrosum Codein)

ARZNEIMITTEL GEGEN HUSTEN UND ERKÄLTUNG 6

> *Weitere Antitussiva-Expectorantien mit zwei bis elf(!) Bestandteilen:*
> (Bronchialtee 400, Bronchicum, Bronchocedin, Liniplant, Melrosum Sirup, Monapax Saft/Supp./Tropfen, Optipect Tropfen, Ozothin Drag./Tropfen, Sinupret Tropfen, Solubifix N, Transpulmin Kinderbalsam N)

Wie lassen sich Kombinationsmittel gegen Husten bewerten? Das einfachste Kombinationsmittel stellt der Apotheker selber her: Mixtura solvens. Sie besteht aus Lakritze und Anis. Der wichtigste Stoff darin ist Ammoniumchlorid, dessen Wirkung noch nie bewiesen wurde. Die Lakritze schmeckt sehr gut, hat aber keinen Einfluß auf den Husten. Die südamerikanische Brechwurzel oder Ipecacuanha wird ebenfalls gegen Husten eingesetzt. Auch ihre Wirkung hat man nie nachgewiesen.

Zur Zeit sind mehrere hundert verschiedene Husten- und Erkältungsmittel im Markt, die meisten darunter Kombinationspräparate. Die in den Kombinationspräparaten enthaltenen Wirkstoffe wurden bereits im Abschnitt über die einfachen, nicht kombinierten Mittel besprochen.

Mit Hilfe dieses Buches kann jeder sein eigenes Hustenmittel analysieren. Wir sehen auf der Verpackung nach, welche Stoffe enthalten sind, da die Hersteller zur Deklaration verpflichtet sind. Wir nennen hier einige Stoffe, die in Hustenmitteln enthalten sind, ohne dem Husten abzuhelfen, in alphabetischer Reihenfolge:

Acetylsalicylsäure
Alkohol
Ammoniumcarbonat
Ammoniumchlorid
Ascorbinsäure (Vitamin C)
Benzoesäure (2)
Chlorphenamin (3)
Coffein
Diphenhydramin (3)
Doxylamin (3)
Eisessig
Emsersalz
Essig
Eukalyptol (1)

6 NASENTROPFEN, OHRENTROPFEN UND HUSTENMITTEL

    Glycerin
    Guajacol
    Kampfer (1)
    Milchsäure
    Menthol
    Natriumbenzoat (2)
    Natriumcitrat
    Natriumdibunat
    Paracetamol
    Phosphorsäure
    Sulfaguajacol
    Terpin
    Terpineol (1)
    Thymol (1)
    Zitronensäure

Das ist eine lange Liste. Es befinden sich zwei Schmerzmittel darunter (Acetylsalicylsäure und Paracetamol), die natürlich nichts gegen den Husten ausrichten. Die Liste enthält auch süße Stoffe, die zwar gut schmecken, aber nicht den Husten bekämpfen. Die flüchtigen ätherischen Öle (1), die bereits besprochen wurden, sind auch machtlos gegen den Husten. Dasselbe gilt für Konservierungsmittel (2). Wenn einer oder mehrere dieser Stoffe auf dem Etikett oder dem Beipackzettel des Hustenmittels genannt sind, so streichen wir sie durch. Ihre Wirkung gegen den Husten ist zu vernachlässigen.

    Was dann noch stehenbleibt, sind vielleicht Antihistaminika (3), die mit dem Husten nichts zu tun haben. Weil Asthma und ein begleitender Husten oft auf eine Überempfindlichkeit zurückgeht, meint man, mit Antihistaminika etwas bewirken zu können. Diese Mittel werden sehr oft verschrieben, jedenfalls öfter, als man aufgrund der Häufigkeit asthmatischen Hustens erwarten würde. Sie haben noch eine andere negative Eigenschaft, denn die Antihistaminika machen müde. Das gilt zwar nicht für alle Stoffe in gleichem Maße, doch die meisten Antihistaminika in Hustenmitteln sind noch von einem älteren Typ und zeigen diese nachteilige Wirkung ganz deutlich. Auf der Flasche oder dem Beipackzettel müßte stehen: »Dieses Mittel kann die Fahrtüchtigkeit beeinträchtigen.«

    Die Namen einiger Kombinationshustenmittel mit Antihistaminika lauten Benadryl N mit Codein, Tussoretard N, Ditenate Retard, Dorex Nachtelixier, Wick MediNait. Wir dürfen solche Mittel nie Säuglingen oder Kleinkindern verabreichen. In der Literatur sind Fälle von Klein-

ARZNEIMITTEL GEGEN HUSTEN UND ERKÄLTUNG

kindern beschrieben, die nach der Einnahme solcher Stoffe im Schlaf einen Atemstillstand bekamen, was übrigens von einer leichten Erkältung auch noch begünstigt wird. Es ist hier anzumerken, daß Patienten, die diese Mittel nehmen, sich besser fühlen. Wir wissen das aus Untersuchungen. Ist Ihr Husten schließlich so arg, daß Sie sich für einen solchen Hustentrank entscheiden, dann wählen Sie den billigsten mit einer einfachen Zusammensetzung, also mit einem Antihistaminikum und Zucker und nicht noch mit weiteren Bestandteilen aus der Pharmaküche.

Als lästige Nebenwirkung eines solchen Hustenmittels kann sich eine Überempfindlichkeit der Haut ausbilden. Sie verschwindet aber, wenn man das Mittel absetzt.

Weiterhin können auf der Packung Wirkstoffe verzeichnet sein, die das unwillkürliche Nervensystem beeinflussen und die auch bei Asthma und Herzbeschwerden gebraucht werden, zum Beispiel Ephedrin. Dieser Stoff ist in folgenden Präparaten enthalten: Afra, Allgäuer Hustenpastillen, Bronchipect N, Dorex, Perdiphen, Tolupect, Wick MediNait. Daß diese Mittel deutliche Vorteile haben, wurde nicht bewiesen. Für Kinder sind sie ungeeignet. Sie können auf das Nervensystem auch negativ einwirken, was der Patient dann in Form von Unruhe und Zittern verspürt. Auch Herz und Blutgefäße können betroffen sein: Herzklopfen und hoher Blutdruck. Wenn man das alles weiß, muß man sich noch einmal genau fragen, wie lästig der Husten nun eigentlich ist. Dazu kommt, daß sich die Luftröhre nicht erweitert, obwohl gerade das der Grund für die Zugabe solcher Stoffe war. Die Nebenwirkungen hingegen können sehr ernsthaft ausfallen. Aus Amerika sind Fälle hohen Blutdrucks mit tödlichem Ausgang beschrieben, die durch solche Hustenmittel ausgelöst wurden. Deswegen dürften sie eigentlich nicht frei verkauft werden. Pharmakologen und Mediziner raten davon ab, Kombinationshustenmittel mit Ephedrin zu verwenden.

Der Hustenblocker Dextromethorphan wird hierzulande überwiegend als rezeptfreie sogenannte Grippe- oder Erkältungskombination angeboten (Basoplex, Contac H-Kaps, Dorex Nacht, Em-eukal Husten/forte, Husten- und Fieber ratio, Mandrogripp, Neo Tussan, Rhinotussal, Tuss Hustenstiller, Wick Formel 44, Wick Kinder Formel 44, Wick MediNait). Als Monopräparat wurde Dextromethorphan in der Bundesrepublik schon vor Jahren aus dem Handel gezogen. Dennoch wird das dem Morphin verwandte Hustenmittel als Wick MediNait in 14,2prozentiger alkoholischer Lösung angeboten. Dextromethorphan kann Abhängigkeit, Schläfrigkeit, Bewußtseinsstörungen, Psychosen, Verwirrtheit, Halluzinationen, Erregtheit und andere unerwünschte Wirkungen hervorrufen. Diese Nebenwirkungen können durch andere oft in diesen Kombinationen enthaltene Stoffe wie Ephedrin, Doxylamin oder vor allem Alkohol verstärkt werden. Die Nebenwirkungen können als Verschlechterung der Erkältungskrankheit aufgefaßt werden, was dann zur weiteren oder gar verstärkten Einnahme des Mittels verleitet.

Sehr seltsam mutet die Mischung von hustenblockenden und hustenlösenden Wirkstoffen in einem Arzneimittel an. Da soll das Kunststück vollbracht werden, mit angezogener Handbremse Gas zu geben. Es gilt als pharmakologisches Standardwissen, Hustenblocker und Hustenlöser wegen der gegensätzlichen Wirkung nie gleichzeitig zu verabreichen.

Schließlich finden wir auf vielen Packungen der Kombinationspräparate Wirkstoffe verzeichnet, die den Hustenreiz unterdrücken, zum Beispiel Codein und Dihydrocodein. Diese Wirkstoffe nehmen eine gewisse Sonderstellung ein. Zum einen, weil sie im Unterschied zu fast allen anderen Hustenmitteln einen spürbaren Effekt zeigen, zum andern, weil sie lediglich den Hustenreiz unterdrücken, also dem natürlichen und heilsamen Reflex des Abhustens letztlich entgegenwirken, statt ihn zu unterstützen. Sinnvoll können diese übrigens verschreibungspflichtigen Mittel dann sein, wenn es sich um einen trockenen Reizhusten handelt. Das rezeptfreie Mittel Clobutinol (Silomat) gehört ebenfalls in diese Gruppe, wirkt aber nicht ganz so stark. Wer also keine schwerwiegenden Gründe hat, diese Hustenblocker zu nehmen, sondern einfach nur erkältet ist, sollte sich mit einem lindernden Mittel begnügen, zum Beispiel einen Löffel Honig in heißer Milch schlürfen...

Was hilft nun gegen Husten?
Die unzähligen Hustenmittel im Angebot der Apotheken, Drogerien und Supermärkte auch nur annähernd vollständig aufzuführen, wäre langweilig, platzraubend und verwirrend. Aber der Husten ist nun mal eines der verbreitetsten Übel und bietet der Pharmaindustrie einen enormen Markt. Es gibt unter den vielen Mitteln keines, von dem man sagen könnte, daß es wesentlich besser wirkt als die anderen. Allerdings gibt es sehr wohl Mittel, die wesentlich schlechter sind als die anderen. Wir wollen am Schluß versuchen, doch noch ein bißchen Ordnung und Orientierung in das Chaos zu bringen.

Wenn Sie unter einem lästigen Reizhusten leiden, versuchen Sie erst, mit etwas Salzwasser zu gurgeln. Hilft das nicht, nehmen Sie hin und wieder einen Löffel Honig ein. Wenn Sie unbedingt ein schleimlösen-

ARZNEIMITTEL GEGEN HUSTEN UND ERKÄLTUNG

des Medikament nehmen wollen, dann eines mit dem Wirkstoff Ambroxol. Es ist dabei wichtig, viel zu trinken, damit der Schleim sich löst. All die hübschen Fläschchen mit Hustensäften enthalten eigentlich nichts, was deutlich besser wirken würde.

Wenn der Hustenreiz unbedingt unterdrückt werden muß, ist das verschreibungspflichtige Codein sinnvoll, während als rezeptfreies Mittel Clobutinol eingesetzt werden kann. Dennoch sollten Sie in solchen Fällen Ihren Arzt konsultieren. Verwenden Sie keine Mittel mit diesen beiden Wirkstoffen, wenn Sie nur einen einfachen Reizhusten haben. Sie sind nur angezeigt bei langdauerndem, lästigem Husten, dem anders nicht beizukommen ist.

Auf die anderen Hustenmittel können wir ganz gut verzichten. In der WHO-Publikation *Drugs for Children* (Genf 1987) sind die Einwände gegenüber den Hustenmitteln mit ernüchternder Deutlichkeit formuliert: »Obwohl diese Mittel überall verschrieben werden, gibt es auch nicht einen Beweis dafür, daß sie wirksamer sind als Scheinmedikamente. Die Verwendung solcher Mittel ist irrational und nicht sinnvoll. Obwohl die Verwendung einfacher Hustenmittel als Placebos dem sinnlosen Verschreiben von Antibiotika vorzuziehen ist, kann diese Gewohnheit nicht empfohlen werden.«

Mittel zur Behandlung des Asthmas

Asthma ist eine häufige Erkrankung der Atemwege, bei der es zu einer anfallsweisen Luftnot kommt. Gerade in industrialisierten Ländern nimmt diese Erkrankung, möglicherweise aufgrund der Luftverschmutzung, zahlenmäßig zu. Ausgelöst werden kann ein Asthmaanfall durch »Allergene« (z. B. Gräser, Hausstaubmilben oder Nahrungsmittel) oder unspezifische Reize (Kälte, Rauch). Zur Behandlung werden Medikamente eingesetzt, die die Bronchien erweitern (Sympathomimetika, Theophyllin), die allergische Reaktion verhindern sollen (z. B. Cromoglicinsäure) oder antientzündlich wirken (»Cortison«). Im akuten Anfall sind die bronchienerweiternden Mittel unentbehrlich (vor allem die Sympathomimetika). Allerdings gab es in der Vergangenheit Hinweise darauf, daß ein dauerhafter hochdosierter Gebrauch dieser Medikamentegruppe ungünstig ist. Für die Dauertherapie am wirkungsvollsten sind die synthetischen Abkömmlinge des »Cortisons«, eines körpereigenen Hormons, das die Entzündung in den Bronchien am wirkungsvollsten bekämpft. Viele der gefürchteten Nebenwirkungen des Cortisons lassen sich dadurch verhindern, daß die Mittel inhaliert und nicht als Tabletten eingenommen werden. Aber auch bei Benutzung von sogenannten Dosieraerosolen zur Inhalation können im Einzelfall Nebenwirkungen auftreten, so daß vor allem bei Kindern Nutzen und Risiko abgewogen werden müssen.

Asthma ist eine weitverbreitete Krankheit. Es fehlen allerdings in der Bundesrepublik genaue Zahlen über die Häufigkeit. Das liegt unter anderem daran, daß die Diagnose nicht leicht zu stellen ist, denn im Gegensatz zur Zuckerkrankheit (Diabetes mellitus), bei der erhöhte Blutzuckerwerte die Diagnose rasch sichern, gibt es beim Asthma durchaus keine so einfachen Kriterien. Nach Untersuchungen des Instituts für Sozialwissenschaften litten 1986 etwa sechs Prozent der BRD-Bevölkerung an Asthma.

Doch was wird eigentlich als Asthma bezeichnet? Eine Definition amerikanischer Lungenspezialisten lautet, daß unter Asthma eine »Krankheit mit erhöhter Empfindlichkeit der Atemwege gegenüber verschiedenartigen Reizen mit Behinderung der Atmung« zu verstehen

7 MITTEL ZUR BEHANDLUNG DES ASTHMAS

ist. Zu diesen Reizen zählen kalte Luft, Tabakrauch, Ozon, Nahrungsmittelbestandteile, Pollen, chemische Substanzen, Medikamente. Offensichtlich gibt es eine erbliche Veranlagung für diese Erkrankung. Das heißt nicht, daß jedes Kind von erkrankten Eltern ebenfalls Asthmapatient wird, aber die Wahrscheinlichkeit ist deutlich höher als bei Kindern gesunder Eltern.

Falls ein Asthmakranker mit einer auslösenden Substanz in Kontakt kommt, stellt sich nach kurzer Zeit ein Gefühl heftiger Luftnot und Beengtheit in der Brust ein, oft verbunden mit einem erheblichen Panikgefühl. Auch für Gesunde ist dieses Gefühl durchaus nachvollziehbar; Ammoniak (»Salmiakgeist«) ist ein starker Reizstoff für die Bronchien, und wer schon einmal tief über einer Ammoniakflasche eingeatmet hat, hat einen Eindruck von den Symptomen gewonnen, unter denen ein Asthmakranker unter Umständen täglich leidet. Mit dem einen Unterschied eben, daß Asthmapatienten nicht nur auf starke Reize wie Ammoniak reagieren, sondern überempfindlich auf viele für Gesunde harmlose Stoffe.

Sicher ist, daß es in den Industriestaaten zu einem starken Anstieg der Asthmaerkrankungen gekommen ist und daß zum Beispiel in Entwicklungsländern mit beginnender Industrialisierung ebenfalls diese Erkrankung zunimmt. Welche Faktoren dabei eine Rolle spielen, ist noch nicht endgültig geklärt, wichtig scheint jedoch der Anstieg des Schwefeldioxidgehalts in der Luft zu sein, ferner Farb- und Konservierungsstoffe in der Nahrung und die zunehmende Ozonbelastung der Luft.

Früher dachte man, daß Asthma durch eine Verkrampfung der Bronchien entsteht. Es ist aber mittlerweile gesichert, daß das nur ein kleiner Teil der Erklärung ist. Durch die Aufnahme der Reizstoffe wird in den Bronchien vielmehr eine Entzündung ausgelöst, die zu einer vermehrten Schleimproduktion, zur Anschwellung der Schleimhäute und damit zu einer Verengung der Luftwege führt.

Ein charakteristischer Asthmaanfall nach Kontakt mit dem schädlichen Reiz verläuft in zwei Phasen: Es gibt eine »Sofortreaktion«, die innerhalb von 15 bis 30 Minuten auftritt und nach zwei bis drei Stunden abklingt, sowie eine »Spätreaktion«, die nach etwa vier Stunden beginnt und über 24 Stunden anhalten kann. Diese unterschiedlichen Reaktionen erklärt man sich mit zwei verschiedenartigen Entzündungsformen in den Bronchien, die zeitlich versetzt auftreten.

Andere Erkrankungen können ähnliche Symptome hervorrufen wie das Asthma, zum Beispiel eine Lungenentzündung oder die akute Herzschwäche mit Stauung von Flüssigkeit in den Lungen. Eng verwandt mit dem Asthma ist die chronische Bronchitis, eine dauerhafte Entzün-

MITTEL ZUR BEHANDLUNG DES ASTHMAS

dung der Bronchien, die asthmaähnliche Symptome verursachen kann. Eine Abgrenzung dieser beiden Krankheiten ist manchmal schwierig. Wie bereits beschrieben, werden Asthmaanfälle von verschiedenen Faktoren verursacht. Man unterscheidet daher zwischen allergischem Asthma, Anstrengungsasthma, arzneimittelbedingtem Asthma, berufsbedingtem Asthma und so weiter. Alle diese Formen haben jedoch miteinander gemein, daß ihnen eine Überempfindlichkeit gegenüber Stoffen oder Umweltsituationen zugrunde liegt. Häufig kann man zwischen diesen Formen gar nicht klar trennen. Zum Beispiel sind viele Patienten, die allergisch auf Pollen reagieren, auch überempfindlich gegen Kälte oder bestimmte chemische Substanzen.

Bei weitem nicht jedes Asthma ist also allergisch bedingt. Bei Beginn der Erkrankung im Erwachsenenalter ist nur in jedem fünften Fall eine Allergie festzustellen. Bei Kindern liegt die Sache anders, hier ist die Mehrzahl allergisch verursacht; es spielen aber häufig auch bei Kindern andere Faktoren eine zusätzliche Rolle (z. B. Kälte, Zigarettenrauch).

Beim allergisch bedingten Asthma sind häufige auslösende Stoffe (sogenannte Allergene) Pollen von Gräsern, Bäumen und Sträuchern, Tierhaare und Hausstaubmilben, die sich in Matratzen verstecken. Kommt ein empfindlicher Patient in Kontakt mit dem entsprechenden Allergen, zum Beispiel mit bestimmten Blütenpollen oder Tierhaaren, laufen die oben beschriebenen Früh- und Spätreaktionen ab.

Sehr lästig ist gerade für Kinder das »Anstrengungsasthma«: Der Anfall tritt einige Zeit nach körperlicher Betätigung auf, sehr häufig bei Kälte, die ein zusätzlicher Reiz sein kann. Oft kommt es daher zu Anfällen nach dem Schlittschuhlaufen.

Für eine durch Medikamente ausgelöste Asthmasymptomatik kommt praktisch jede Arznei in Betracht, relativ häufig sind jedoch Schmerz- und Rheumamittel verantwortlich (z. B. Aspirin, ASS).

Häufig sind auch jene Asthmaformen, die durch beruflichen Kontakt mit auslösenden Stoffen entstehen. Hier reichen die verantwortlichen Allergene vom Mehl (Bäckerasthma) über Holzstäube (Tischler) bis zu chemischen Substanzen (z. B. Formalin). Zu umgehen sind die Anfälle nur, wenn jeder Kontakt mit den auslösenden Stoffen vermieden wird. Das bedeutet, daß eine Umschulung den einzigen Ausweg bietet.

Leider ist es jedoch vielfach so, daß das Asthma bei Stellung der richtigen Diagnose bereits längere Zeit besteht und dann auch das Vermeiden aller Allergene nicht mehr zu einer vollständigen Heilung führt. Die Krankheit hat sich gewissermaßen selbständig gemacht, und

7 MITTEL ZUR BEHANDLUNG DES ASTHMAS

die Patienten sind dauerhaft auf Medikamente angewiesen. Nicht selten werden die Betroffenen arbeitsunfähig. Dies zeigt, wie wichtig es ist, die Diagnose eines Asthmas rechtzeitig zu stellen. Falls der Verdacht entsteht, es könnte sich um ein berufsbedingtes Leiden handeln, muß dem zügig nachgegangen werden, um nicht die Chance einer Ausheilung zu verpassen.

Allen Asthmaformen ist im übrigen noch eines gemeinsam: Ganz häufig kommt es in den frühen Morgenstunden, meist zwischen drei und fünf Uhr, zu Asthmaanfällen. Dem liegen verschiedene Körperreaktionen zugrunde, auf die hier nicht eingegangen werden soll. Oftmals stellt sich dies als ein großes Problem dar. Patienten, die tagsüber gut zurechtkommen, leiden regelmäßig nachts unter Luftnotattacken, und es ist schwierig, die Medikamente so zu dosieren, daß dies zuverlässig zu verhindern ist. Es sind daher Arzneimittel entwickelt worden, deren Wirkung über die gesamte Nacht anhalten soll, um einen ausreichenden Schutz zu gewährleisten. Hierauf gehen wir weiter unten genauer ein.

In diesem Kapitel wollen wir uns also mit Arzneimitteln zur Behandlung des Asthmas beschäftigen, doch sollte man nicht vergessen, daß gerade das Asthma psychosomatisch bedingt sein kann. Angst, Unruhe und Streß werden von vielen Patienten als Auslöser für einen Asthmaanfall angegeben. Manche Kinder bekommen in familiären Streitereien ihre Anfälle oder können das Familienleben durch ihre Asthmaattacken beeinflussen. Immer sollte nach Möglichkeit eine Entspannungstechnik (z. B. autogenes Training) erlernt werden, in bestimmten Fällen ist jedoch auch an sogenannte aufdeckende Therapieverfahren zu denken, in denen seelische Konflikte bearbeitet werden.

Die medikamentöse Therapie bietet grundsätzlich zwei Möglichkeiten: Mit einer Reihe von Mitteln (siehe Tabelle) kann man versuchen, die Verkrampfung der Bronchialmuskulatur zu beseitigen, oder man greift zu Medikamenten, die die Entzündung in den Bronchien bekämpfen oder verhüten sollen.

Bis vor kurzem bestand die Standardtherapie des Asthmas in der Einnahme der Beta-Sympathomimetika, oft in Kombination mit Theophyllin, und falls ein allergisches Asthma vorlag, wurde Cromoglicinsäure dazugegeben. In schweren Fällen gab man Corticosteroide (Nebennierenrindenhormone).

Hier ist mittlerweile ein Sinneswandel eingetreten. Neuerdings schätzt man die Gefahren, die von den Beta-Sympathomimetika ausgehen, weit höher ein, während die Nebenwirkungen der Nebennierenhormone offensichtlich bisher überschätzt worden sind, zumindest, wenn man

MITTEL ZUR BEHANDLUNG DES ASTHMAS

Übersicht Asthmamittel

Bronchienerweiternde Medikamente:
Beta-Sympathomimetika
Xanthingruppe (Theophyllin)
Anticholinergika

Antientzündlich und antiallergisch wirkende Medikamente:
Nebennierenhormone (Corticosteroide)
Cromoglicinsäure
Nedocromil
Ketotifen

sie zur Inhalation gibt. Diese Veränderungen im Denken sind von erheblichen Diskussionen in der Fachwelt und lautem Getöse in der Pharmaindustrie begleitet, die natürlich bei Veränderungen in der Verordnungspraxis um ihre Umsätze fürchtet.

In bestimmten Situationen kann die Verordnung von Antibiotika angebracht sein. Asthmatiker neigen oft zu bakteriellen Infekten der Bronchien, was ebenfalls mit einer deutlichen Verschlimmerung der Symptome einhergeht. Einen solchen Infekt kann man daran erkennen, daß der abgehustete Schleim gelb oder grünlich verfärbt ist. Eine Dauergabe von Antibiotika wird häufiger durchgeführt, um Infekte erst gar nicht aufkommen zu lassen. Dies erscheint jedoch nicht empfehlenswert. Die Keime, die beseitigt werden sollen, können dadurch gegenüber Antibiotika unempfindlich (resistent) werden, und bei einer wirklich bedrohlichen Infektion helfen dann die bisher verwendeten Antibiotika nicht mehr.

Einen wichtigen Teil der Asthmatherapie stellt die Mitarbeit des Patienten dar. Aus zahlreichen Untersuchungen weiß man, daß verschriebene Medikamente in der Kommode oder im Papierkorb landen, andere Patienten nehmen mehr als die verordnete Menge ein. Dabei ist die regelmäßige und richtig dosierte Einnahme der Mittel äußerst wichtig, damit die Verschlimmerung des Asthmas verhindert wird und die Nebenwirkungen der Medikamente gering gehalten werden können. Bei den Corticosteroiden ist ein plötzliches Absetzen der Medikamente unter Umständen sogar lebensgefährlich.

Eine Besonderheit in der Asthmatherapie ist es, daß ein Teil der Medikamente inhaliert werden kann. Das hat mehrere Vorteile: Das Mittel, das in der Lunge wirken soll, gelangt auch direkt dorthin, und damit

MITTEL ZUR BEHANDLUNG DES ASTHMAS

werden Auswirkungen auf den Körper weitgehend vermieden, denn nur geringe Spuren des Mittels gelangen in die Blutbahn.

Zur Inhalation werden eine Vielzahl von unterschiedlichen Zerstäuber- und Inhaliergeräten angeboten. Dabei sind zwei Systeme zu unterscheiden: Apparate, die einen »Nebel« (Aerosol) erzeugen, und Geräte, die Pulver zerstäuben. Die Handhabung der Geräte zur Inhalation ist jedoch nicht ganz einfach und wird häufig nicht ausreichend erklärt, daher soll darauf genauer eingegangen werden.

Bei den Dosier-Aerosolen muß die Flasche gut durchgeschüttelt werden. Dann sollte man zunächst ganz ausatmen und während des Sprayens tief einatmen und anschließend einige Sekunden lang die Luft anhalten, damit sich das Mittel in den Bronchien verteilen kann. Anschließend soll man langsam ausatmen.

Bei der Inhalation von Pulvern legt man in den Apparat eine Kapsel ein, die durch Druck zerkleinert wird. Das Pulver gelangt so in eine Kammer, die mit einigen Zügen leergeatmet wird.

Aus verschiedenen Gründen klappt die Inhalation oftmals nicht, denn während eines Asthmaanfalles ist es sehr schwierig, diese ruhigen und tiefen Atemzüge durchzuführen. Auch ältere Menschen sowie Kinder haben oft Schwierigkeiten damit, das Sprayen und das Atmen zu koordinieren. Es werden daher Inhalierhilfen angeboten, die die Anwendung wesentlich erleichtern (Inhalationsbox, Nebulator, Volumatic). Das Mittel wird in eine Art Plastikglocke gesprayt und kann dann ohne Probleme aus der Glocke inhaliert werden. Dennoch sollte man sich gut in den Umgang mit der Apparatur einweisen lassen und bei Unsicherheiten seine Inhalationstechnik kontrollieren lassen.

Für Kinder unter einem Jahr sind Sprays auch mit Inhalierhilfen nicht geeignet, ansonsten können auch kleine Kinder den Umgang mit Aerosolen erlernen.

(1) Mittel, die die allergische Reaktion unterdrücken sollen

> **Cromoglicinsäure** (Intal, DNCG Stada, duracroman), **Nedocromil** (Tilade, Halamid), **Ketotifen** (Zatiden, Ketotifen Stada, Astifat)

Cromoglicinsäure ist der Prototyp der sogenannten Antiallergika und entfaltet eine vorbeugende Wirkung beim Asthma bronchiale. Die Wirkung wird durch eine Stabilisierung verschiedener Entzündungs-

MITTEL ZUR BEHANDLUNG DES ASTHMAS

zellen und die Hemmung nervaler Reflexe in der Lunge erklärt. Asthmaanfälle, die aufgrund von Kälte, Chemikalien oder Medikamenten (Aspirin!) auftreten, sowie allergisch bedingte Attacken können unterdrückt werden. Die volle Schutzwirkung wird erst nach mehreren Wochen einer Dauereinnahme erreicht. Dabei ist die Inhalation als Dosier-Aerosol oder mit Pulver durch einen Zerstäuber vorteilhaft. Die Firmen liefern entsprechende Geräte zur Erleichterung der Inhalation. Es gelingt jedoch mit der Cromoglicinsäure nicht, einen akuten Anfall zu unterbrechen, es ist ein rein vorbeugendes Mittel. In etwa zwei Prozent der Fälle treten als Nebenwirkungen lokale Reizerscheinungen (Husten und Heiserkeit) auf, die nach Absetzen des Medikamentes wieder verschwinden. Das Präparat wirkt nicht bei jedem Patienten, hat aber den Vorteil einer weitgehenden Nebenwirkungsfreiheit. Es wird daher häufig bei Kindern mit allergisch bedingtem Asthma gegeben, wo man die Nebenwirkungen einer dauerhaften Cortisontherapie fürchtet.

Das noch recht neue Medikament Nedocromil hat eine ähnliche Wirkungsweise und offensichtlich keine bedeutsamen Vorteile gegenüber der Cromoglicinsäure. Zudem ist die Cromoglicinsäure länger bekannt und besser untersucht. Insbesondere Kindern sollte man dieses Medikament aufgrund fehlender Erfahrungen derzeit nicht geben.

Ähnlich wie die beiden vorangegangenen Arzneien wirkt auch Ketotifen auf die Reaktion bestimmter Entzündungszellen, die beim Asthmaanfall eine Rolle spielen. Darüber hinaus hemmt es die Wirkung eines Mittlerstoffes der Entzündungsreaktion, des Histamins, ist also ein sogenanntes Antihistaminikum. Ob dieser Effekt des Ketotifens überhaupt einen zusätzlichen Nutzen erbringt, ist umstritten. Insgesamt ist nach bisher vorliegenden Untersuchungen der Effekt des Ketotifens bei Asthmapatienten gering. Dazu kommt als unerfreuliche, häufige Nebenwirkung eine erhebliche Müdigkeit, die vor allem in den ersten Wochen der Therapie auftritt, so daß man nach Einnahme dieses Mittels nicht am Straßenverkehr teilnehmen darf. Diese Nebenwirkung wird durch Alkohol oder gleichzeitige Einnahme von Beruhigungsmitteln noch verstärkt. Darüber hinaus ist Ketotifen appetitsteigernd, so daß es nicht selten zu einer Gewichtszunahme kommt. Ketotifen wird im Gegensatz zu der Cromoglicinsäure und Nedocromil ausschließlich in Tablettenform eingenommen, kann also nicht inhaliert werden.

7 MITTEL ZUR BEHANDLUNG DES ASTHMAS

(2) Xanthingruppe

Theophyllin (PulmiDur, Theolair, Afonilum, Solosin)

1859 machte Henry Hide Slater die Entdeckung, daß sich durch Kaffee oder Tee eine Verbesserung asthmatischer Beschwerden erreichen ließ. Er nutzte diese Beobachtung zur Einführung einer »Kaffeetherapie«. 1888 wurde dann von dem späteren Nobelpreisträger Albrecht Kossel das Theophyllin aus einem Teeblätterextrakt isoliert, ein dem Coffein bzw. Thein eng verwandter Stoff. Wenige Jahre später gelang die synthetische Herstellung des Theophyllins, allerdings wurde es über lange Jahre nicht in der Therapie des Asthmas, sondern zunächst als harntreibendes Medikament, später zur Bekämpfung schmerzhafter Herzattacken eingesetzt, bis es schließlich als Asthmamittel Verbreitung fand.

Theophyllin kann zur Langzeittherapie in Tablettenform oder im akuten Notfall intravenös verabreicht werden; die ansonsten noch mögliche Verabreichung als Zäpfchen führt zu einer unangenehmen Schleimhautreizung und ist in der Wirksamkeit unsicher. Sie soll nicht mehr angewandt werden. Eine Inhalation des Theophyllins ist nicht möglich.

Theophyllin bewirkt eine Entspannung der Bronchialmuskulatur und führt so zu einer Entkrampfung der Bronchien im akuten Anfall. Gleichzeitig wird die Arbeit der Flimmerhaare in den Atemwegen und dadurch die Säuberungsfunktion der Bronchien verbessert sowie der Atemantrieb gesteigert.

Obwohl die Substanz bereits lange bekannt und gut untersucht ist, ist die Anwendung problematisch geblieben. Das liegt zum einen daran, daß die relative »Giftigkeit« des Medikaments groß ist. Das bedeutet, daß bereits bei geringer Überdosierung des Mittels unangenehme Nebenwirkungen auftreten können. Doch auch bei normaler Dosierung treten in fünf bis zehn Prozent der Fälle unerwünschte Wirkungen auf, wie zum Beispiel Zittern der Hände, Schlaflosigkeit, Übelkeit, Erbrechen. Bei sehr hoher Dosierung kann es zu Herzrhythmusstörungen und zur Störung des Bewußtseins bis hin zum Koma kommen.

Ein weiteres Problem liegt darin, daß es von Patient zu Patient große Unterschiede in der Aufnahme des Mittels aus dem Magen-Darm-Trakt gibt. Je nachdem, ob ein Patient Raucher ist oder nicht, ob gleichzeitig ein Herzleiden vorliegt oder ob das Mittel zusammen mit Nahrung oder auf nüchternen Magen oder zusammen mit anderen

MITTEL ZUR BEHANDLUNG DES ASTHMAS

Medikamenten aufgenommen wurde, ergeben sich erhebliche Unterschiede hinsichtlich des Wirkstoffgehalts im Blut (»Blutspiegel«). Insbesondere, wenn gleichzeitig andere Medikamente eingenommen werden, kann es zu einer veränderten Wirksamkeit bis hin zur völligen Unverträglichkeit des Mittels kommen.

Auch die verschiedenen Markenpräparate zeigen aufgrund ihrer unterschiedlichen Zubereitungen Differenzen bezüglich der Aufnahme des Stoffes in das Blut. Eine Kontrollmöglichkeit stellt für den behandelnden Arzt die Messung der Blutspiegel des Medikaments dar. Es gibt Erfahrungswerte, die eine gute Wirkung und wenig Nebenwirkungen anzeigen. Der Arzt kann dann nach Kontrolle der Blutspiegel die Dosis besser einstellen. Prinzipiell sollte man sich angewöhnen, das Mittel jeweils zur gleichen Tageszeit immer vor oder immer nach dem Essen zu nehmen. Auch sollte ein Wechsel des Markenpräparats nur unter Kontrolle des Blutspiegels durchgeführt werden.

Sinnvollerweise werden diese Mittel in der Langzeittherapie als sogenannte »Retard-Präparate« verschrieben. Solche Medikamente, die ihren Wirkstoff nicht auf einmal, sondern allmählich freisetzen, wirken länger und müssen nicht so oft eingenommen werden. Dies ist insbesondere bei nächtlichen Asthmaanfällen von Vorteil. Durch die abendliche Einnahme eines Retard-Medikaments gelingt es so in vielen Fällen, diese Attacken zu verhindern.

Keinen Platz in der Therapie haben Kombinationspräparate, die in einer Tablette außer Theophyllin noch andere Wirkstoffe beinhalten. Die einzelnen Arzneien der Asthmatherapie müssen individuell eingestellt werden, was bei solchen Kombinationspräparaten nicht möglich ist.

Andere, dem Theophyllin ähnliche Stoffe wie das Proxyphyllin (in: Neobiphyllin) sind in ihrer Wirkung unsicher und sollten nicht mehr verschrieben werden.

(3) Beta-Sympathomimetika

Beta-2-spezifisch:
Salbutamol (Sultanol, Salbulair, Broncho Spray), **Fenoterol** (Berotec), **Pirbuterol** (Zeisin), **Reproterol** (Bronchospasmin, Aarane), **Terbutalin** (Bricanyl, Aerodur, Arubendol), **Tulobuterol** (Atenos, Brelomax), **Carbuterol** (Pirem), **Clenbuterol** (Spiropent, Contraspasmin)

MITTEL ZUR BEHANDLUNG DES ASTHMAS

> *Unspezifisch*:
> **Isoprenalin** (Novodrin, Bellasthman), **Orciprenalin** (Alupent)

Bereits um 3000 v. Chr. wurde in China die Pflanze »Ma Huang« und deren Extrakt, das Ephedrin, zur Behandlung des Asthmas angewandt. 1923 konnte Ephedrin von dem Wissenschaftler Ku Kuei Chen isoliert werden. Das Ephedrin war in der Folgezeit eines der am häufigsten benutzten Arzneimittel und spielt in vielen Ländern immer noch eine wichtige Rolle in der Asthmatherapie. Die Entwicklung des Isoprenalins in den vierziger Jahren stellte dann den nächsten Fortschritt in der Asthmatherapie dar. Mittlerweile ist eine große Anzahl synthetischer Weiterentwicklungen des Ephedrins als Asthmamittel auf dem Markt.

Alle diese Substanzen sind Stoffe, die das autonome Nervensystem beeinflussen. Sie führen zu einer Erweiterung der Bronchien. Leider liegt es in der Natur der Sache, daß Auswirkungen auf andere Organe nicht zu vermeiden sind, und das betrifft vor allem Nebenwirkungen auf das Herz. Es kommt nach Einnahme zu einer oft unangenehmen Beschleunigung des Herzschlages. Weitere mögliche Nebenwirkungen sind: Zittern der Hände, Schwierigkeiten beim Wasserlassen, Verstopfung, Sehstörungen, Mundtrockenheit.

Um den unangenehmen Seiten der Therapie zu entgehen, wurde versucht, die Wirkung auf die Bronchien einzugrenzen und Auswirkungen auf andere Organe zu vermeiden. Das war möglich, weil die Organe unterschiedliche »Wirkungsvermittler« des Nervensystems, sogenannte Rezeptoren, besitzen. Während Ephedrin und Adrenalin unterschiedslos auf alle diese Rezeptoren wirken, zeigen Isoprenalin und Orciprenalin bereits eingegrenztere Wirkungen. Mittlerweile gibt es jedoch Wirkstoffe, die noch wesentlich gezielter die Rezeptoren in der Lunge beeinflussen, so daß auch Orciprenalin und Isoprenalin als überholt gelten müssen. Sie sollen in der Langzeittherapie nicht mehr eingenommen werden.

Ganz vermeiden lassen sich die beschriebenen Nebenwirkungen aber auch bei den neuen Stoffen nicht, so daß man die Arzneien als sogenannte Aerosole zur Inhalation entwickelte. Daß damit die Probleme mit diesen Arzneistoffen nicht beseitigt sind und wahrscheinlich sogar eine erhebliche Gefährdung bei falschem Gebrauch auch von den inhalierbaren Medikamenten ausgeht, zeigt sich in einer aktuellen Diskussion in der Fachwelt. Bereits in den sechziger Jahren kam es in einigen Ländern zu einer rapiden Zunahme von Sterbefällen bei asthmakranken Menschen. Als mögliche Ursache zeigte sich der gehäufte Gebrauch eines hochdosierten Isoprenalinsprays. Ein dramatischer Anstieg von Asthmatoten folgte in verschiedenen Ländern dann am Ende der siebziger Jahre, und es wurden zahlreiche Untersuchungen angestellt, um die Ursache zu klären. Nach neueren Veröffentlichungen scheint ein Zusammenhang zumindest mit dem in Deutschland häufig angewandten Fenoterol (Berotec) zu bestehen, und zwar dann, wenn das Mittel zur Dauertherapie eingesetzt wurde. Theoretisch könnte der gehäufte Verbrauch eines solchen Asthmamittels lediglich die Schwere der Erkrankung anzeigen. Das heißt, daß nicht das Medikament als solches schädlich wirkt, sondern der Patient es aufgrund seiner fortgeschrittenen Krankheit einfach häufiger einsetzt, letztendlich aber wegen des sich verschlimmernden Asthmas stirbt. Nach neueren Berechnungen scheint dies jedoch nicht der Fall zu sein, denn andere Medikamente wie zum Beispiel Corticosteroide wurden bei den verstorbenen Patienten nicht gehäuft angewandt, dies wäre bei schwerem Asthma aber zu erwarten. Noch sind die Zusammenhänge nicht endgültig geklärt, doch wird die Empfehlung gegeben, die Sympathomimetika nicht als erstes in der Dauertherapie einzusetzen, sondern als sogenannte Bedarfstherapie. Das heißt, daß sie nur bei einer akuten Verschlimmerung der Luftnot eingesetzt werden sollen. Das *Drugs and Therapeutic Bulletin* rät darüber hinaus vom Gebrauch des Fenoterols generell ab, solange die Zweifel an dessen Unbedenklichkeit nicht ausgeräumt sind (*DTB* 1990, 28, 65).

Falls die Wirkung nach Benutzung eines Sympathomimetikums nur kurz anhält, ist dies ein Zeichen für eine Verschlimmerung der Erkrankung, und andere Maßnahmen könnten notwendig sein. Das anhaltend gehäufte Sprayen der Sympathomimetika ist in dieser Situation aber verkehrt, denn häufiger Gebrauch verursacht einen Wirkungsverlust und führt obendrein dazu, daß die Bronchien empfindlicher auf Reize reagieren, es also zum Beispiel bei erneutem Einatmen von Allergenen schneller und dramatischer zu einem Asthmaanfall kommt. Man sollte daher seinen Arzt konsultieren, der die Medikamente umstellen und gegebenenfalls die Krankenhauseinweisung veranlassen wird.

(4) Anticholinergika

Ipratropiumbromid (Atrovent), **Oxitropiumbromid** (Ventilat)

MITTEL ZUR BEHANDLUNG DES ASTHMAS

Auch diese Mittel werden zur Inhalation verschrieben. Wie die Beta-Sympathomimetika führen sie zu einem relativen Überwiegen des sympathischen Nervensystems, allerdings wird dieser Effekt durch eine Hemmung des Gegenspielers, also des parasympathischen Systems, erreicht. Die Wirkung ist insgesamt schwächer als bei den Sympathomimetika. Das liegt vor allem daran, daß nur gewisse Abschnitte des Bronchialsystems auf diese Medikamente reagieren. Insgesamt sollen ältere Menschen eher von diesen Mitteln profitieren als jüngere Asthmatiker. Als wesentliche Nebenwirkungen treten Mundtrockenheit und schlechter Geschmack auf.

(5) Corticosteroide

> **Beclometason** (Sanasthmax, Sanasthmyl, Bronchocort), **Budesonid** (Pulmicort), **Flunisolid** (Inhacort)

Die hier aufgeführten Substanzen sind Abkömmlinge des Cortisons, eines körpereigenen Hormons, das in der Nebenniere produziert wird. Trotz der Angst vor schwerwiegenden Nebenwirkungen unter einer Therapie mit »Cortison« sind diese Stoffe in der Asthmatherapie unverzichtbar geworden. Sie sind wohl die am stärksten antientzündlich wirkenden Medikamente. Der Wirkmechanismus ist sehr komplex: So werden die Entzündungsreaktionen in den Bronchien unterbunden, die Schleimproduktion sinkt, und die Reizempfindlichkeit der Bronchien nimmt ebenfalls ab.

Auch die Corticoide sind am günstigsten als sogenannte Dosier-Aerosole, also als Inhalation, einzunehmen. Viele der Nebenwirkungen, die man sonst unter einer Cortisontherapie zu befürchten hat, können so vermieden werden. Die in den Blutkreislauf gelangende Menge ist gering, so daß wenig Auswirkungen zu erwarten sind. Allerdings wird noch diskutiert, ob es nicht doch bei Kindern zu Wachstumsstörungen auch unter Inhalation der Corticoide kommen kann; Befürworter der Therapie wenden jedoch ein, daß im Gegenteil Wachstumsstörungen, die bei Kindern häufig im Rahmen eines chronischen Asthmas auftreten, durch eine gut dosierte, inhalative Cortisongabe verhindert werden können.

Als mögliche örtliche Komplikation kann es im Rachen zu Reizungen kommen, und die Entwicklung von Pilzinfektionen in Mund und Rachen wird begünstigt. Dies läßt sich jedoch durch gründliches Ausspülen des Mundes nach der Inhalation verhindern.

MITTEL ZUR BEHANDLUNG DES ASTHMAS

Wie bei den oben beschriebenen Sympathomimetika gibt es auch für diese Substanzen Hilfen zur Inhalation, die gerade für ältere Menschen sinnvoll sind. Bis die volle Wirkung der Glucocorticoide eintritt, vergehen mehrere Wochen, man muß daher diese Mittel regelmäßig inhalieren und nicht im Anfall, sonst zeigen sie keine Wirkung. Es kann bei einer Verschlimmerung der Krankheit notwendig sein, die Dosis zu erhöhen, gegebenenfalls auch auf Tabletten umzustellen, um höhere Blutspiegel zu erreichen. Dies führt dann natürlich dazu, daß die bekannten Nebenwirkungen des Cortisons auftreten können, vorausgesetzt, diese Art der Therapie wird über längere Zeit durchgeführt. Der Arzt soll daher immer bemüht sein, so schnell wie möglich wieder auf die Inhalation umzustellen. Dabei ist es sinnvoll, für einige Tage parallel zu inhalieren und Tabletten einzunehmen. Zwei Regeln sind noch wichtig für jene Patienten, die Cortisontabletten vorübergehend oder auf Dauer einnehmen: Man darf sie nicht plötzlich absetzen, vor allem dann nicht, wenn man bereits mehrere Wochen mit ihnen behandelt wurde. Die Produktion des körpereigenen Cortisons aus der Nebenniere wird unter dieser Therapie vermindert oder sogar eingestellt, und wenn die Tablettenzufuhr wegfällt, dauert es einige Tage, bis die Nebenniere mit der Cortisonproduktion wieder beginnt. Diese Situation ist jedoch lebensgefährlich, da der Körper auf das Hormon dringend angewiesen ist. Es kann zu Kreislaufversagen bis zum Schock kommen. Man muß diese Medikamente langsam reduzieren, in einem Verfahren, das man »Ausschleichen« nennt und das mehrere Wochen dauern kann.

Eine zweite Regel betrifft den Einnahmezeitpunkt. Es ist am günstigsten, die Corticosteroide als einmalige tägliche Dosis immer morgens einzunehmen. Das hat seinen Grund im Rhythmus der körpereigenen Cortisonproduktion, die in den frühen Morgenstunden am höchsten ist. Man stört den körpereigenen Rhythmus am wenigsten, wenn man die Einnahme auf die Morgenstunden verlegt. Nur wenige Patienten sind, wenn sich die nächtlichen Luftnotattacken anders nicht beherrschen lassen, auf eine zweite Gabe in den Abendstunden angewiesen. Doch sollte auch in diesem Fall die größere Dosis morgens eingenommen werden.

8

Mittel gegen hohen Blutdruck

Erhöhte Blutdruckwerte (Hypertonus) führen auf Dauer zu Schäden an verschiedenen Organen. Betroffen sein kann beispielsweise das Herz, hier kann es durch »Verstopfung« der Herzkranzgefäße zu einem Herzinfarkt kommen, durch die Dauerbelastung aufgrund des Blutdrucks zu einer Herzschwäche. Die Nieren leiden bei stark erhöhtem Blutdruck und verlieren möglicherweise ihre Funktion, Durchblutungsstörungen an den Augen sind ebenso eine mögliche Folge eines Hypertonus wie Verkalkungen an den Blutgefäßen der Beine. Eine weitere schreckliche Folge eines erhöhten Blutdrucks kann ein Schlaganfall sein.

Zahlreiche Arzneimittel werden zur Senkung des hohen Blutdrucks angeboten und verschrieben. Für einige dieser Mittel (Betablocker und wasserausschwemmende Medikamente), die schon lange im Gebrauch sind, ist ein positiver Effekt bewiesen, neuere Mittel (z. B. Calziumantagonisten, sogenannte ACE-Hemmer) sind teurer und weniger erprobt. Wann überhaupt ein blutdrucksenkendes Mittel eingenommen werden sollte und welches dann sinnvoll ist, hängt von der Höhe des Blutdrucks und von anderen, eventuell gleichzeitig bestehenden Erkrankungen ab.

Bei jeder ärztlichen Routineuntersuchung, bei Einstellungs- oder Sportuntersuchungen wird der Blutdruck kontrolliert. Möglicherweise hat man eines Tages Pech: Der gemessene Wert liegt oberhalb des »Normalen«. Die bange Frage stellt sich: Muß jetzt behandelt werden? Ist ein erhöhter Blutdruck gefährlich? In den meisten Fällen spürt man ja nichts davon.

Zunächst einmal zur Messung des Blutdrucks: Sie sollte nicht direkt nach Anstrengungen erfolgen, weil dann die Werte naturgemäß höher ausfallen. Zwischen einer körperlichen Belastung und der Messung sollten mindestens zehn Minuten liegen. Um den Blutdruck zu messen, wird eine Gummimanschette um den Oberarm gelegt und mit einer kleinen Handpumpe aufgeblasen. Auf einer Skala kann man den auf den Arm (und entsprechend auf die Blutgefäße) ausgeübten Druck ablesen. Mit einem Stethoskop hört man in der Ellenbeuge dann beim Ablassen der Luft auf die Gefäßgeräusche. Diese sind nur in einem bestimmten Druckbereich zu hören. Den Druck, bei dem erstmalig Pulsgeräusche zu hören sind, nennt man den oberen, »systolischen« Blutdruck. Der Wert, bei dem die Geräusche wieder leiser werden, ist der untere oder »diastolische« Blutdruck. Angegeben werden diese Werte üblicherweise in Millimeter Quecksilbersäule (mm Hg). Es werden dabei beide Werte genannt, also zum Beispiel 120/80 (sprich: 120 zu 80).

Vereinfacht gilt, daß der systolische Blutdruck ein Maß für die Pumpleistung des Herzens ist, während der diastolische Wert den Widerstand der Blutgefäße mißt.

Die Messung des Blutdrucks ist einfach durchzuführen, und es empfiehlt sich, im Falle eines behandlungsbedürftigen Bluthochdrucks die Technik zu erlernen und mit einem Blutdruckgerät zu Hause regelmäßige Kontrollen vorzunehmen. Dadurch kann man ein wesentlich genaueres Bild vom Schweregrad des Hochdrucks erhalten, als es die seltenen vom Hausarzt durchgeführten Messungen ergeben.

Bei körperlicher Belastung oder Streß steigen die Blutdruckwerte an, ohne daß dies krankhaft ist. Auch andere Fehler können bei der Messung auftreten: Zum Beispiel fällt der Blutdruck, den man bei sehr dicken Oberarmen mit einer normalen Blutdruckmanschette mißt, zu hoch aus. Der Wert muß dann korrigiert werden, indem man 10 bis 15 Punkte vom gemessenen Wert abzieht.

Erhöhte Blutdruckwerte findet man in Deutschland bei etwa zwölf Prozent der Bevölkerung, in der Gruppe der über 45jährigen schätzt man die Zahl sogar auf 25 Prozent. Tatsächlich merken jedoch die meisten zunächst nichts von ihrem erhöhten Blutdruck, es sei denn, die Werte liegen sehr hoch über dem normalen Bereich. Daß der Hausarzt dennoch zu einer Behandlung rät, liegt daran, daß ein hoher Blutdruck (Hypertonus) ein sogenannter Risikofaktor ist. Das bedeutet, daß durch den Hypertonus das Entstehen von Herz- und Gefäßerkrankungen (z. B. Herzinfarkt, Schlaganfall) begünstigt oder beschleunigt wird. Andere Risikofaktoren sind beispielsweise das Rauchen und ein erhöhter Cholesteringehalt im Blut.

Die Schäden, die durch einen hohen Blutdruck verursacht werden, sind einerseits durch die vermehrte Pumpleistung des Herzens zu erklären. Die permanente Anstrengung kann auf Dauer zu einer Herzschwäche führen. Zum anderen wird auf die Blutgefäße ein verstärkter Druck ausgeübt, was wiederum zu einer rascheren Verkalkung (Arteriosklerose) führt. Folgen der Arteriosklerose sind zum Beispiel Schlaganfall und Herzinfarkt.

Mit jedem dieser Risikofaktoren steigt die Gefahr einer späteren Herz- oder Gefäßerkrankung. Das bedeutet allerdings nicht, daß un-

MITTEL GEGEN HOHEN BLUTDRUCK

weigerlich jeder Mensch mit zu hohem Blutdruck an einer Herzerkrankung leiden wird. Das Risiko oder die Wahrscheinlichkeit einer solchen Erkrankung ist rein statistisch begründet. Jeder kennt ja die anekdotischen Berichte über den Großvater, der bis zu seinem 85. Lebensjahr ein fröhlicher und kerngesunder Kettenraucher war. Die größere Chance, 85 Jahre alt zu werden und dabei gesund und fröhlich zu sein, haben allerdings die nichtrauchenden Großväter.

Seit langem gibt es ausgedehnte Untersuchungen, in denen man den Einfluß der verschiedenen Risikofaktoren auf die Entstehung von Herz- und Gefäßerkrankungen berechnete. Man kann daher die Gefahr bei Vorliegen eines oder mehrerer Risikofaktoren recht genau angeben. Ein Raucher mit zu hohem Blutdruck verbucht für sich zwei der sogenannten Risikofaktoren, und die Gefahr, später einmal an einer Herz- oder Gefäßerkrankung zu leiden, beträgt etwa das Sechsfache gegenüber gleichaltrigen »unbelasteten« Bürgern. Wenn außerdem noch ein erhöhter Cholesterinspiegel vorliegt, erhöht sich das Risiko sogar auf das Fünfzehnfache. Natürlich hängt das Risiko auch vom Ausmaß des Bluthochdrucks, des Nikotinkonsums und der Cholesterinerhöhung sowie von Alter und Geschlecht ab.

Erhöhter Blutdruck ist nicht nur als Risikofaktor für Herz- und Kreislauferkrankungen zu werten, es werden auch bestimmte Organe durch einen dauerhaft erhöhten Blutdruck geschädigt. So kann es zu Sehstörungen durch Netzhautschäden oder zu einer Beeinträchtigung der Nierenfunktion kommen.

Falls der Blutdruck extrem hoch liegt (z. B. 230/120), können sehr rasch solche Organschäden eintreten, man spricht dann von einem »bösartigen« Hochdruck. In diesem Fall ist eine rasche Senkung des Drucks notwendig. Steigt der Blutdruck sehr schnell in derartige Höhen, sind häufig Symptome damit verbunden: Kopfschmerzen, Sehstörungen, Übelkeit, Brechreiz. Die Behandlung dieser »Blutdruckkrisen« muß rasch und nach Möglichkeit im Krankenhaus erfolgen.

Erfahrungsgemäß kommt ein Übel selten allein: Menschen mit Bluthochdruck haben häufig auch einen erhöhten Cholesterinspiegel, Übergewicht oder eine Neigung zu erhöhten Zuckerwerten (Diabetes mellitus). Der erhöhte Blutdruck ist dann lediglich ein Risikofaktor unter mehreren anderen. Will man also das Risiko von Herz- und Gefäßerkrankungen verringern, müssen Maßnahmen ergriffen werden, die über eine Senkung des Blutdrucks hinausgehen: bewußter essen, Streß abbauen, Nikotinkonsum einschränken (oder besser: ihn beenden), mehr Bewegung.

Wenn wir im folgenden darauf eingehen, mit welchen Mitteln oder

Methoden ein erhöhter Blutdruck zu senken sei, müssen wir uns vor Augen halten, daß damit häufig nur einer von mehreren Risikofaktoren vermindert wird. Wenn man etwas zur persönlichen »Risikoverringerung« tun will, ist es also kaum sinnvoll, auf die blutdrucksenkende Pille am Morgen zu vertrauen und ansonsten die gewohnte, ungesunde Lebensweise fortzusetzen.

Wird in der Arztpraxis einmal ein erhöhter Blutdruck gemessen, ist das kein Grund zur Panik und auch noch kein Anlaß zu einer Behandlung. Allein die Aufregung vor der anstehenden Untersuchung und vorangegangene körperliche Belastungen (Treppensteigen) können den Blutdruck erhöhen, ohne daß dies krankhaft wäre. Man spricht in diesem Fall von einem »Situations- oder Praxishochdruck«.

Der Hausarzt wird daher nicht sofort zum Rezeptblock greifen, sondern erst einmal Kontrollen durchführen. Falls nach mehreren Kontrollen noch immer unklar ist, ob eine Behandlung nottut, empfiehlt sich eventuell eine 24-Stunden-Blutdruckmessung. Man erhält ein automatisches Blutdruckmeßgerät, das in bestimmten Abständen (alle 30 bis 60 Minuten) den Blutdruck mißt und die Werte aufzeichnet. So kann man sich ein genaues Bild vom Blutdruckverlauf über einen ganzen Tag hinweg machen und besser abschätzen, welche Maßnahmen sinnvoll sind.

Falls der Arzt nach all diesen Messungen feststellt, daß der Blutdruck wirklich zu hoch liegt und daß eine Behandlung angebracht ist, folgt der nächste Schritt, die Suche nach der Ursache des erhöhten Blutdrucks. Nur in etwa einem Fünftel der Fälle stößt man auf eine Organerkrankung als Ursache und spricht dann von einem »sekundären Hochdruck«. »Primärer Hochdruck« liegt folglich vor, wenn sich auch nach ausgiebigen Untersuchungen keine organische Ursache ermitteln läßt.

Trotzdem sollte man die Mühe einiger Untersuchungen auf sich nehmen. Denn wenn dem Hochdruck tatsächlich eine Erkrankung zugrunde liegt, muß sie behandelt werden, und in manchen Fällen (leider nicht in allen) löst sich damit das Problem des erhöhten Blutdrucks von selbst. Häufigste Ursache eines sekundären Hochdrucks sind Erkrankungen der Niere. Dies läßt sich mittels einer Urinprobe und mit einer Ultraschalluntersuchung überprüfen. Nur wenn sich daraus Anzeichen einer Nierenerkrankung ergeben, sind weiterführende, kompliziertere Maßnahmen vonnöten. Seltener kann es aufgrund hormoneller Prozesse zu einem Hochdruck kommen, zum Beispiel bei einer übermäßigen Ausschüttung von bestimmten Hormonen aus der Nebenniere; auch eine Überfunktion der Schilddrüse geht oft mit erhöhten Blut-

MITTEL GEGEN HOHEN BLUTDRUCK 8

druckwerten einher. Kann, wie in den meisten Fällen, keine erkennbare Ursache für den Bluthochdruck gefunden werden, ergibt sich die Frage, welche Maßnahme nun zu ergreifen ist.

Falls die Blutdruckwerte sehr hoch sind (z. B. über 200/115 mm Hg), ist das Risiko so groß, daß eine sofortige Behandlung notwendig ist, manchmal sogar im Krankenhaus. Diese Fälle sind jedoch selten. Meistens liegt ein sogenannter milder Hochdruck vor, der es erlaubt, das weitere Vorgehen in Ruhe zu planen. Ein Bluthochdruck wird als mild bezeichnet, wenn die unteren (diastolischen) Werte zwischen 90 und 105 Millimeter Quecksilbersäule liegen, der obere (systolische) um 160 Millimeter. Sicherlich ist es falsch, wenn aufgrund derartiger Werte sofort mit einer Tablettentherapie begonnen wird. Die Ergebnisse einer Reihe von Untersuchungen an Patienten mit solch einem milden Hochdruck waren nämlich keineswegs überzeugend, und man muß sich sehr genau vor Augen halten, daß jedes Medikament, also auch blutdrucksenkende Arzneien, mehr oder weniger ausgeprägte Nebenwirkungen besitzen.

Die Nebenwirkungen fallen um so mehr ins Gewicht, je geringer der Nutzen einer Therapie einzustufen ist. Doch um es noch einmal zu wiederholen: Welche Maßnahmen auch immer man ergreifen wird, es geht in den allermeisten Fällen darum, das persönliche Risiko einer Herz- und Kreislauferkrankung zu verringern. Im Gegensatz zu anderen Erkrankungen, die mit spürbaren Beschwerden einhergehen, ist ein erhöhter Blutdruck meist symptomfrei, kann aber Spätfolgen haben. Das bedeutet zweierlei: Zum einen behandelt man eine Erkrankung, von der man zunächst gar nicht viel spürt, zum anderen heißt das, eine dauerhafte, ja unter Umständen lebenslange Therapie einzuhalten.

Welche der oben angesprochenen allgemeinen Maßnahmen stehen dabei zur Verfügung? Zunächst einmal kann man durch eine Gewichtsabnahme nicht nur die Leibesfülle reduzieren, sondern auch erhöhte Blutdruckwerte senken. Dieser Effekt zeigt sich bereits bei den ersten Pfunden, die man verliert. Eine Reduktion des Körpergewichts um zehn Kilogramm kann im Durchschnitt die Blutdruckwerte um fünfzehn Millimeter senken. Doch ist das Leichteste oftmals das Schwierigste, und so ist dieses Ziel durchaus nicht immer erreichbar. Man weiß darüber hinaus mittlerweile sehr genau, daß ein Zusammenhang zwischen erhöhten Blutdruckwerten und der Menge des täglich konsumierten Alkohols besteht, und zwar ab einer täglich konsumierten Alkoholmenge von etwa 20 bis 30 Gramm. (Das entspricht etwa 0,3 Liter Wein oder einem halben bis einem Liter Bier.) Wenn man seinen Alkoholkonsum reduziert, kann man in gewissem Maß

MITTEL GEGEN HOHEN BLUTDRUCK

den Blutdruck senken, wie in Langzeituntersuchungen gesichert werden konnte.

Die dritte Möglichkeit besteht in einem verringerten Salzkonsum. Der Zusammenhang zwischen übermäßigem Salzgebrauch und Bluthochdruck ist seit Jahrtausenden bekannt. So ist in der ältesten medizinischen Schrift ein Zitat von Nei Ching überliefert: »Wenn zuviel Salz in der Nahrung ist, wird der Puls hart, die Gesichtsfarbe verändert sich, und es treten Tränen auf.«

Der hierzulande übliche Salzkonsum überschreitet mit durchschnittlich zehn Gramm pro Tag bei weitem das für den Körper notwendige Maß, und es wurde bisher generell die Empfehlung gegeben, den Salzkonsum zumindest auf fünf Gramm täglich einzuschränken. Doch ist dies leichter gesagt als getan, denn der Großteil des Salzes ist bereits in unseren Nahrungsmitteln enthalten (im Schnitt etwa sieben Gramm), und selbst mit großer Disziplin gelingt eine befriedigende Einschränkung des Salzgebrauchs oftmals nicht. Darüber hinaus ist der Erfolg der Salzbeschränkung durchaus unsicher; nicht jeder Patient reagiert selbst bei deutlicher Verringerung des Salzkonsums mit einer Verringerung des Blutdrucks. Man unterscheidet hier »salzempfindliche« und »salzunempfindliche« Patienten. Wer auf Salzentzug reagiert und wer nicht, läßt sich im Einzelfall schlecht vorhersagen, generell scheinen ältere Menschen eher zu profitieren als jüngere. Auf jeden Fall lohnt sich ein derartiger Diätversuch, wenn unter Umständen eine medikamentöse Therapie dadurch umgangen werden kann. Darüber hinaus kann eine salzarme Kost den blutdrucksenkenden Effekt der meisten Blutdruckmittel verstärken.

Ebenso sind Entspannungstechniken eine sinnvolle Ergänzung. Daß ein Zusammenhang zwischen Streß und Blutdruckwerten besteht, ist ja allgemein anerkannt. Entspannungskurse werden beispielsweise von der AOK angeboten.

Schließlich wird ein Mindestmaß an körperlicher Betätigung als nützlich angesehen, am besten geeignet ist Ausdauersport (Laufen, Schwimmen, Radfahren), der natürlich im richtigen Maß betrieben werden muß.

Falls das alles nicht hilft, muß das Für und Wider einer Hochdruckbehandlung mit Tabletten abgewogen werden. Dabei darf man es sich nicht zu einfach machen, denn in aller Regel handelt es sich um eine Dauertherapie und nicht um eine vorübergehende »Kur«. Man muß mit dem Hausarzt besprechen, ob man eventuell durch zusätzliche Risiken (Nierenerkrankungen, gleichzeitige Fettstoffwechselstörung, Zuckererkrankung, bereits bestehende Herzerkrankungen etwa) zu einer Behandlung gezwungen ist. Auch müssen die teilweise lästigen

MITTEL GEGEN HOHEN BLUTDRUCK

Nebenwirkungen der Medikamente gegen den Nutzen, den sie erbringen, abgewogen werden.

Eine besondere Situation besteht beim Bluthochdruck in der Schwangerschaft. Man weiß, daß mit hohen Blutdruckwerten nicht nur eine Gefahr für die Mutter, sondern auch für das Kind verbunden ist. Zudem gibt es gegen Ende der Schwangerschaft in seltenen Fällen sehr gefährliche Krankheitsverläufe, die stationär behandelt werden müssen wie die »Schwangerschaftsgestose«, die lebensgefährlich ist.

Offensichtlich vermindert sich beim Hochdruck die Durchblutung des Mutterkuchens, und es kommt daher zu Schäden beim Kind. Allerdings besteht keine Einigkeit in der Frage, welche Blutdruckwerte eine Behandlung nötig machen. Bei sehr hohen Werten über 160/100 scheint der Nutzen einer Therapie klar zu sein, bei milden Hochdruckformen ist dies jedoch noch nicht eindeutig gesichert. Anders als bei den anderen Hochdruckformen wird eine Kochsalzeinschränkung in der Schwangerschaft nicht generell empfohlen, da dies in manchen Fällen zu Verschlechterungen führen kann. Als »Basismittel« gilt dagegen die Bettruhe. An Medikamenten für Schwangere sind Alpha-Methyldopa und Betablocker am besten untersucht und können als bewährt gelten. Wir gehen in den entsprechenden Abschnitten auf diese Mittel ein.

Will man den Blutdruck medikamentös senken, stehen eine ganze Reihe von Arzneimitteln zur Auswahl. Vor wenigen Jahren noch wurde der Beginn einer Hochdrucktherapie nach einem starren Schema gestaltet: Falls durch allgemeine Maßnahmen der Blutdruck nicht ausreichend zu senken war, erhielten Patienten, die älter als fünfzig Jahre waren, zunächst ein Diuretikum (wasserausschwemmendes Mittel), jüngere Patienten dagegen einen Betablocker. Wenn der Erfolg ausblieb, wurden nach dem Prinzip des »stepped care«, der schrittweisen Behandlung, beide Mittel kombiniert. Blieb auch dies ohne Wirkung, wurden weitere Mittel eingesetzt, sogenannte »Mittel der ferneren Wahl«. Das hat sich mittlerweile geändert: Neben Diuretika und Betablockern wurden zwei weitere Gruppen als Mittel der ersten Wahl zum Behandlungsbeginn eingestuft: Calciumkanalblocker und ACE-Hemmer. Beide wirken durch eine Erweiterung der Blutgefäße blutdrucksenkend. Die Wertigkeit dieser Einteilung wird weiter unten diskutiert.

Über das Mittel der ersten Wahl sollte prinzipiell nicht nur das Alter des Patienten entscheiden, sondern es müssen stets die Gesamtumstände berücksichtigt werden. Mit entscheidend ist auch, ob gleichzeitig eine Herzerkrankung oder ein Asthma vorliegt, ob die Fettwerte erhöht sind und vieles andere. Manche Mittel können sich, zumindest

8 MITTEL GEGEN HOHEN BLUTDRUCK

theoretisch, zugleich auf bestimmte Begleiterkrankungen günstig auswirken, andere wiederum verbieten sich aufgrund ihrer im konkreten Fall besonders unerwünschten Nebenwirkungen. So sollten zum Beispiel Asthmapatienten keine Betablocker gegen Bluthochdruck einnehmen, da diese Mittel eine Verengung der Bronchien verursachen können.

Eindeutige, in Langzeituntersuchungen abgesicherte Belege dafür, daß die Entstehung von Herz- und Kreislauferkrankungen medikamentös verhindert oder hinausgezögert werden konnte, gibt es bislang nur bei den Diuretika und den Betablockern.

Eine der neuesten Medikamentegruppen, die zur Behandlung des hohen Blutdrucks eingeführt wurde, ist die der sogenannten ACE-Hemmer. Diese Mittel erweitern die Blutgefäße und führen somit zu einer Blutdrucksenkung. Gleichzeitig werden sie bei Störungen der Herzmuskeltätigkeit eingesetzt.

Nach wie vor aber liegen einzig für die wasserausschwemmenden Medikamente (Diuretika) und Betablocker ausreichende Erfahrungen vor. Langjährige Studien an älteren Menschen können tatsächlich belegen, daß eine Hochdrucktherapie mit diesen Mitteln vor akuten Herzereignissen und Schlaganfällen schützt.

Bei den ACE-Hemmern jedoch fehlen diese langjährig abgesicherten Erfahrungen noch.

Wie bereits angedeutet, haben eine Reihe der hier besprochenen Medikamente auch andere Einsatzbereiche. Auf die Kapitel, in denen sie ausführlich dargestellt sind, wird im folgenden verwiesen.

Es soll aber noch ein letzter allgemeiner Aspekt zur Sprache kommen: Wenn es gelingt, den Bluthochdruck mit Hilfe von Medikamenten innerhalb weniger Tage zu senken, fühlen sich viele Patienten zunächst einmal schlechter als vorher; sie klagen vor allem über Schlappheit, Müdigkeit, Kopfschmerzen. Die Umstellung auf einen niedrigeren Blutdruck kann dem Körper reichlich zu schaffen machen, wenn er über Jahre hinweg an einen höheren Blutdruck gewöhnt war. Diese Reaktion verschwindet aber nach einigen Wochen und sollte kein Anlaß sein, die Therapie abzubrechen. Andere Mißempfindungen bleiben jedoch manchmal unter der Tablettentherapie erhalten: Dazu gehört in erster Linie eine unangenehme Kreislaufreaktion beim Aufstehen aus liegender oder sitzender Position. Es wird einem dann leicht schwindelig oder schwarz vor Augen, und gerade bei älteren Menschen kann das auch einmal zum Sturz führen. Unter einer medikamentösen Hochdrucktherapie sollte man sich daher angewöhnen, langsam aufzustehen, damit der Kreislauf Zeit hat, »mitzukommen«. Lediglich bei Betablockern sind derartige Kreislaufreaktionen selten.

Diuretika

In dieser Gruppe werden viele verschiedene Medikamente zusammengefaßt, die eines gemeinsam haben: Sie bewirken an der Niere eine vermehrte Wasser- und Kochsalzausscheidung. Es kommt also nach Einnahme dieser Mittel zu einem Flüssigkeitsverlust (man muß öfter und mehr Wasser lassen). Das Wasser ist ein Filtrat des Blutes. Wenn es also vermehrt ausgeschieden wird, vermindert sich die Blutmenge und damit der Widerstand, den das Herz mit seiner Pumpleistung zu überwinden hat – der Blutdruck sinkt. Bei längerer Anwendung dieser Mittel spielt der Flüssigkeitsverlust wahrscheinlich keine wesentliche Rolle mehr. Über andere Mechanismen kommt es dann zu einer Gefäßerweiterung, und so bleibt die blutdrucksenkende Wirksamkeit erhalten.

Diuretika gehören zu den Medikamenten, die auch bei Herzschwäche eingesetzt werden: Das Herz schafft seine Pumparbeit nicht mehr, und es kommt zu Wasseransammlungen im Körper. Solche Ödeme sind als Anschwellung der Beine und der Füße erkennbar, und sie äußern sich auch durch starke Atemnot schon bei kleinen Anstrengungen (Wasseransammlung in der Lunge). Hier sind Diuretika von großem Nutzen.

Abgesehen davon aber werden Diuretika zu oft verschrieben. In einer Untersuchung stellte sich heraus, daß über die Hälfte der Bewohner von Altersheimen Diuretika einnehmen, nicht selten nur deshalb, weil das Herz gelegentlich unregelmäßig schlug oder weil sie von Zeit zu Zeit über leicht geschwollene Füße klagten. Doch sind das keine Gründe für eine regelmäßige Einnahme von Diuretika. Geschwollene Beine sind oftmals Ausdruck von Veränderungen der Venen, die das Blut zum Herzen transportieren (z. B. Krampfadern). Sinnvolle und ausreichende Behandlungsmethoden dafür sind elastische Strümpfe und regelmäßiges Hochlagern der Beine.

Gerade für ältere Menschen sind Diuretika keine harmlosen Medikamente. Die Flüssigkeitsverluste, die sie erzeugen, werden oftmals nicht ausreichend ersetzt, da das Durstempfinden bei älteren Menschen nicht mehr so ausgeprägt ist. Es kann daher gerade bei den stärker wirkenden Diuretika zu bedrohlichen »Austrocknungen« kommen, beispielsweise bei Fieber oder bei hohen Außentemperaturen, also prinzipiell dann, wenn der Körper durch verstärktes Schwitzen ohnehin viel Flüssigkeit verliert. Im Fall einer erheblichen Austrocknung können die Nieren versagen: Die Patienten werden schwach, schläfrig und stürzen häufig. Schwere Infektionen sind oftmals die Folge.

8 MITTEL GEGEN HOHEN BLUTDRUCK

Nicht selten werden Diuretika (zumeist von Frauen) als Schlankmacher mißbraucht. Tatsächlich bewirkt der Flüssigkeitsverlust kurzfristig eine (recht sinnlose) Gewichtsabnahme. Bei längerem Gebrauch kehrt sich jedoch die Wirkung um: es kommt zu Flüssigkeitseinlagerungen. Die Patienten müssen dann womöglich wegen ihrer »unklaren Ödeme« umständliche Untersuchungen über sich ergehen lassen.

Auf die Rolle der Salzverminderung sind wir bereits eingegangen. Daß salzarme Kost allein schon den Blutdruck senken soll, ist umstritten. Einig sind sich jedoch die meisten Spezialisten darüber, daß eine verminderte Salzaufnahme die Wirkung der Diuretika verstärkt. In den Empfehlungen wird eine Reduktion auf fünf Gramm Kochsalz pro Tag gefordert, was jedoch aufgrund der stark gesalzenen vorproduzierten Lebensmittel nur schwer möglich ist. Trotzdem sollte bei der Essenzubereitung auf Salz verzichtet werden. In der Regel kann damit die tägliche Kochsalzration von zirka zehn auf sieben Gramm reduziert werden, was bereits einen gewissen Nutzen bringt. Weitere Tips gibt es zum Beispiel bei der Ernährungsberatung der AOK.

Diuretika entfalten ihre Wirkung in den Nieren. Die Nieren wirken als Filterorgane für das Blut und regulieren den Wasser- und Salzhaushalt des Körpers. Das Blut, das durch die Nieren fließt, enthält neben den Blutzellen und Eiweißen die Blutsalze, Stoffwechsel-Endprodukte, Abbaustoffe von Medikamenten und anderes. In der Niere werden Wasser, Salze und »Abfallstoffe« herausgefiltert. Das »gereinigte« Blut mit der richtigen chemischen Zusammensetzung fließt weiter, überschüssiges Wasser, Salze und Abfallstoffe gelangen in die Harnwege und werden ausgeschieden.

Diuretika können nun an verschiedenen Stellen in dieses komplizierte Geschehen eingreifen, stets aber bewirken sie eine vermehrte Ausscheidung von Blutsalzen und Wasser. Am deutlichsten unterscheiden sich die verschiedenen Diuretika jedoch hinsichtlich ihrer Wirkstärke. Die sogenannten Thiazide gehören zu den schwach wirkenden Diuretika. Schleifendiuretika (der Name rührt daher, daß sie in einem bestimmten Bereich der Niere, der sogenannten Henle-Schleife wirken) sind wesentlich stärker und daher in besonderen Notfallsituationen unentbehrlich. Aufgrund ihrer starken Wirkung mit entsprechend größerer Gefahr von Nebenwirkungen sind sie jedoch nicht primär einzusetzen.

Da die genannten Diuretika neben einer vermehrten Kochsalz- und Wasserausscheidung auch zu Verlusten von Kalium führen, haben sich auch Diuretika etabliert, die Kaliumsalze im Körper zurückhalten (»kaliumsparende« Diuretika). Ihr Einsatz wird zusammen mit Thia-

DIURETIKA

ziden empfohlen, damit der Kaliumhaushalt stabil bleibt. Tatsächlich ist der Kaliumverlust gerade bei einem kranken Herzen riskant: er kann zu häufigeren, mitunter gefährlichen Herzrhythmusstörungen führen. Allerdings hält sich der Kaliumverlust bei richtiger, niedriger Dosierung der Thiazide meist in Grenzen. Bedenklich wird er nur bei hoher Dosierung oder bei Verwendung der Schleifendiuretika.

Eine Regel für alle Diuretika besagt, daß die Einnahme am besten morgens erfolgen soll, um zu verhindern, daß die Nachtruhe durch häufiges Wasserlassen gestört wird. Nur selten, bei schweren Krankheitsbildern, wird man gezwungen sein, auch abends eine Dosis einzunehmen.

(1) Thiazide

> **Chlortalidon** (Hydro-long, Hygroton), **Hydrochlorthiazid** (Esidrix, diu-melusin, Disalunil), **Clopamid** (Brinaldix), **Indapamid** (Natrilix), **Butizid** (Saltucin), **Mefrusid** (Baycaron), **Xipamid** (Aquaphor), **Chlorazanil** (Orpidan), **Metolazon** (Zaroxolyn)

Neben den hier genannten Handelspräparaten gibt es noch eine große Anzahl von Mischpräparaten, die neben einer Kombination verschiedener Diuretika andere blutdrucksenkende Stoffe enthalten.

Hydrochlorthiazid und Chlortalidon sind ältere und bekannte Mittel, die gut untersucht sind. Bei diesen Substanzen sind die Patente seit langem abgelaufen, und sie sind daher als billige nachgemachte Produkte (Generika) im Handel. Vorteile einer Substanz gegenüber einer anderen in dieser Gruppe sind nicht ersichtlich.

Die Nebenwirkungen haben wir teilweise schon angesprochen: Austrocknung durch Flüssigkeitsverlust und Kaliummangel mit unter Umständen bedrohlichen Herzrhythmusstörungen sind gerade für ältere Patienten gefährlich. Außerdem klagt man über Müdigkeit, Übelkeit und Magenbeschwerden (etwa 2,8 Prozent der Patienten), Schwindel und Schläfrigkeit (2,4 Prozent). Bei Männern kommen Potenzstörungen vor; diese Nebenwirkungen können häufiger zum Abbruch der Therapie zwingen.

Ein Teil der Probleme läßt sich durch eine niedrig gewählte Dosis umgehen. Man weiß von den Diuretika, daß bereits geringe Mengen blutdrucksenkend wirken und eine Steigerung der Dosis allenfalls die Nebenwirkungen vermehrt, aber nicht den erwünschten Effekt. Beim oft angewandten Hydrochlorthiazid (Esidrix) sind Dosen zwischen 12,5 und 25 Milligramm ausreichend, beim Bendroflumethiazid 1,25 bis 2,5 Milligramm. Das heißt, daß man oftmals mit einer halben Tablette täglich auskommt.

Wie schon beschrieben, sind die Langzeiterfolge einer Therapie bei mildem Bluthochdruck auch mit Diuretika nicht in allen Untersuchungen überzeugend. Insbesondere eine Senkung der Herzinfarktrate konnte nicht in allen Untersuchungen belegt werden. Ein möglicher Grund dafür ist, daß diese Mittel die Blutfettwerte erhöhen können. Somit kann der positive Effekt einer Blutdrucksenkung durch erhöhte Cholesterinwerte, die ja ebenfalls einen Risikofaktor darstellen, aufgehoben werden.

Als weitere Nebenwirkung wird den Thiaziden zugeschrieben, daß sie den Zuckerstoffwechsel ungünstig beeinflussen. Das bedeutet, daß sich bei einer Zuckerkrankheit (Diabetes mellitus) die Einstellung der Zuckerwerte unter der Diuretika-Therapie verschlechtert und bei Menschen, die eine Anlage zum Diabetes mellitus haben, das Auftreten der Erkrankung begünstigt wird. Dieser Effekt verschwindet jedoch nach Absetzen der Diuretika.

Günstig wirken die Diuretika jedoch auf den Knochenstoffwechsel. Sie erhöhen den Kalkgehalt der Knochen und verringern die Ausscheidung von Calcium über die Nieren, beugen also in gewissem Maß einer Osteoporose vor. In einer kanadischen Studie zeigte sich, daß Patienten, die Diuretika einnahmen, sich seltener Hüfte oder Oberschenkel brachen (*Lancet 1989 (I):687*). Zum gleichen Resultat kam eine Studie, die ein Jahr später erschien: Bei älteren Menschen (über 65 Jahre) war der Gebrauch von Diuretika mit einem um ein Drittel verringerten Risiko verbunden, sich die Hüfte oder den Oberschenkel zu brechen (*N Engl J Med 1990, 322:286*).

Insgesamt müssen die möglichen Nebeneffekte der Diuretika gewissenhaft gegen den Nutzen abgewogen werden. Allerdings konnte in jüngster Zeit in zwei großen Arbeiten der Nutzen der blutdrucksenkenden Wirkung durch Diuretika und Betablocker zumindest bei älteren Menschen belegt werden. Die Schlaganfallrate sank dabei ebenso wie Herzinfarkthäufigkeit und Gesamtsterblichkeit in der behandelten Patientengruppe (*Lancet 1991, 338:1299*).

Unter allen blutdrucksenkenden Mitteln gehören die Diuretika zu den am besten untersuchten mit einem vergleichsweise akzeptablen Nebenwirkungsspektrum. Sollte eine medikamentöse Therapie nötig sein, ist unter entsprechenden Kontrollen die Gabe dieser Mittel angezeigt. Insbesondere wenn neben dem erhöhten Blutdruck eine Herzschwäche vorliegt, die mit Wasseransammlungen im Körper einhergeht, haben diese Substanzen Vorteile.

(2) Starkwirkende Diuretika

> **Furosemid** (Lasix, Furosemid ratiopharm, Furosemid Stada), **Azosemid** (Luret), **Etacrynsäure** (Hydromedin), **Etozolin** (Elkapin), **Piretanid** (Arelix)

Diese Mittel wirken wesentlich stärker und schneller als die Thiazide und sind daher in Notfällen ideal. Eine solche Situation tritt ein, wenn sich die Leistung des Herzens plötzlich verschlechtert und es zu starken Wassereinlagerungen kommt. Bedrohlich ist dabei die Wasseransammlung in der Lunge (Lungenödem), die zu einer beängstigenden Atemnot führen kann. Bei chronischen und leichten Ödemen, die ebenfalls mit der schwachen Herzfunktion älterer Menschen zusammenhängen, aber auch beim Bluthochdruck, sind die schwach wirksamen Thiazide vorzuziehen.

Die Risiken des Kaliumverlustes und der Austrocknung sind bei den stark wirkenden Diuretika (Schleifendiuretika) groß, wenn sie dauerhaft eingenommen werden. Man sollte daher gerade bei älteren Menschen mit diesen Mitteln zurückhaltend sein und nur bei schweren Krankheitsbildern auf sie zurückgreifen. In der Hochdrucktherapie haben sie nur wenig Raum und werden im wesentlichen bei gleichzeitig deutlich verschlechterter Nierenfunktion eingesetzt. Dann wirken nämlich die Thiazide nicht mehr, und man muß stärkere Diuretika wählen.

Die Nebenwirkungen hängen auch bei den Schleifendiuretika von der Dosis ab, besonders im Hinblick auf den Kaliummangel und den Flüssigkeitsverlust. Kann auf Schleifendiuretika nicht verzichtet werden, sind häufigere Kontrollen des Kaliumwertes im Blut notwendig, gegebenenfalls muß das Kalium durch eine kaliumreiche Ernährung (Bananen, Trockenobst) oder mittels Kaliumtabletten ausgeglichen werden.

Die Situation ist jedoch bei schlechter Nierenfunktion unübersichtlich. Bei einem bestimmten Grad der Erkrankung ist die Niere nicht mehr in der Lage, den Kaliumhaushalt des Körpers ausreichend zu regulieren, so daß es zu einem deutlichen Anstieg der Kaliumwerte kommen kann. In diesem Fall kann nur durch häufigere Blutentnahmen über das weitere Vorgehen (Kalium zuführen oder auf Kalium verzichten) entschieden werden.

Weitere Nebenwirkungen sind Übelkeit und Magenschmerzen; ältere Menschen nässen aufgrund der starken Wirkung dieser Mittel häufig nachts ein.

Doch um es noch einmal zu verdeutlichen: In der Hochdrucktherapie werden die Schleifendiuretika seltener eingesetzt. Ihre wichtige Rolle spielen sie in der Behandlung des schwachen Herzens, und dort müssen sie gegebenenfalls auch langfristig eingenommen werden.

(3) Kaliumsparende Diuretika

> **Triamteren** (Jatropur), **Amilorid** (nur in Kombinationen)
>
> *Als Kombinationen*:
> **Amilorid/Hydrochlorthiazid** (durarese, Modu-Puren, Moduretik, Hydrocomp-Tablinen), **Amilorid/Trichlormethiazid** (Esmalorid), **Amilorid/Bendroflumethazid** (Tensoflux), **Triamteren/Hydrochlorthiazid** (Diuretikum Verla, Diutensat, Dytide H, Nephral), **Triamteren/Furosemid** (Hydrotrix), **Triamteren/Bemetezid** (dehydro tri mite), **Triamteren/Xipamid** (Neotri)

Alle kaliumsparenden Diuretika dieser Gruppe sind allein gegeben nur schwach wirksam, verstärken jedoch den Effekt der Thiazide und sollen in der Kombination mit ihnen den Kaliumhaushalt ausgleichen. Daher gibt es in dieser Gruppe vor allem feste Kombinationen, zum Beispiel mit Hydrochlorthiazid. Nebenwirkungen der kaliumsparenden Diuretika können Hautausschläge, Schmerzen in den Brustwarzen, bei den Männern Entwicklung eines Busens und Impotenz sein. Bei Frauen kann es zu unregelmäßiger Menstruation und unerwünschtem Haarwachstum kommen.

(4) Übrige Diuretika

> **Spironolacton** (Aldactone, Osyrol, Aquareduct)
>
> *in Kombinationen*:
> **Spironolacton/Butizid** (Aldactone Saltucin), **Spironolacton/Furosemid** (Osyrol-Lasix, duraspiron comp.,

DIURETIKA 8

spiro 50 (100)-D-Tablinen, Spiro-comp.), **Spironolacton/Bendroflumethiazid** (Sali-Aldopur, Spirostada comp.), **Spironolacton/ Hydrochlorthiazid** (Spironothiazid, Risicordin), **Metapyron** (Metopiron)

Metapyron und Spironolacton bewirken die Hemmung eines Hormons, das den Wasser- und Salzhaushalt mitreguliert. Es kommt dadurch zu einer vermehrten Wasserausscheidung. Die Stoffe sparen Kalium ein, und bei schlechter Nierenfunktion dürfen diese Mittel daher auf gar keinen Fall gegeben werden, da es zu dramatischen Anstiegen des Kaliumwertes kommen kann. Gleiches gilt für die Kombination der oben beschriebenen kaliumsparenden Diuretika mit Spironolacton. Relativ oft wird dieses Diuretikum bei schweren Lebererkrankungen gegeben, die mit einer Wasseransammlung im Bauch einhergehen können. Bluthochdruck ist hingegen keine Erkrankung, die mit diesem Mittel behandelt werden soll, da die Risiken hierbei zu hoch sind. Neben Impotenz, vermindertem Geschlechtstrieb, Menstruationsstörungen sind Knochenmarkschädigungen gemeldet worden. Überdies deuten zwei japanische Untersuchungen darauf hin, daß Spironolacton für Leukämiefälle verantwortlich sein könnte. Da es in der Hochdrucktherapie gute und ausreichende Alternativen gibt, sollte Spironolacton hier nicht gegeben werden. Entsprechend lautete auch die Empfehlung, die 1988 von den englischen Arzneimittelbehörden ausgegeben wurde.

Gegenüber den weit verbreiteten Kombinationen mit anderen Diuretika gibt es darüber hinaus noch prinzipielle Einwände, die im Abschnitt 3 (Betablocker/Diuretika) besprochen werden.

Betablocker

Acebutolol (Neptal, Prent), **Alprenolol** (Aptin), **Atenolol** (Tenormin, Atenolol ratiopharm, Atehexal), **Betaxolol** (Kerlone), **Bisoprolol** (Concor), **Bopindolol** (Wandonorm), **Bupranolol** (Betadrenol), **Carazolol** (Conducton), **Carteolol** (Endak), **Celiprolol** (Selectol), **Esmolol** (Brevibloc), **Mepindolol** (Corindolan), **Metoprolol** (Beloc, Prelis, Lopresor), **Nadolol** (Solgol), **Oxprenolol** (Trasicor), **Penbutolol** (Betapressin), **Pindolol** (Visken, durapindol, Pinbetol), **Propranolol** (Dociton, Beta Tablinen), **Sotalol** (Sotalex, Sotahexal, Darob), **Tertatolol** (Prenalex)

8 MITTEL GEGEN HOHEN BLUTDRUCK

Betablocker werden im 9. Kapitel ausführlicher behandelt. Sie gehören neben den Diuretika zu den am besten untersuchten Blutdrucksenkern. Ihre Wirkungsweise ist recht komplex. Sie wirken auf die Kraft des Herzmuskels, auf bestimmte Hormone in der Niere und auf Bezirke im Gehirn. Daraus, daß sie auch das zentrale Nervensystem beeinflussen, erklärt sich eine Reihe von Nebenwirkungen. Es kommt häufig zu Müdigkeit, Depression, Impotenz, Konzentrationsschwäche, Alpträumen. Da sich zumindest zu Beginn einer Therapie mit Betablockern die Blutgefäße häufig verengen, klagen viele Patienten über kalte Hände und Füße.

Jüngere Patienten, die häufig Betablocker erhalten, leiden unter den sogenannten zentralen Nebenwirkungen (Müdigkeit, Schlafstörungen, Alpträume) am meisten. Immerhin beenden etwa dreizehn Prozent der Patienten, die Betablocker einnehmen, die Therapie wegen der Nebenwirkungen von sich aus.

Bei älteren Menschen sind Nebenwirkungen auf das Herz zu beachten. Es kann zu einer Verschlimmerung einer bestehenden Herzschwäche kommen, die sich mit einer vermehrten Wassereinlagerung und mit Atemnot bemerkbar macht. Außerdem schlägt das Herz langsamer, ein Effekt, der bei jüngeren Patienten durchaus nicht unerwünscht ist, bei älteren mit vorbestehender Herzerkrankung aber fatale Folgen haben kann. Die extreme Verlangsamung des Herzschlages kann zu einer dramatischen Verschlechterung führen, und in seltenen Fällen ist dann sogar vorübergehend ein Herzschrittmacher notwendig.

Daß Betablocker bei Asthma prinzipiell nicht eingesetzt werden sollen, haben wir bereits geschildert. Es kann zu einer Verengung der Bronchien kommen, die bereits bestehende Asthmasymptome verschlimmert.

Ähnlich wie die Diuretika stehen auch die Betablocker unter dem Verdacht, daß sie sowohl den Fettstoffwechsel als auch eine Zuckererkrankung ungünstig beeinflussen. Doch sind die Belege für diese Befürchtungen nicht eindeutig, und bisher ist völlig unklar, ob die beobachteten Effekte von Bedeutung sind. Es besteht kein Grund, Betablocker wegen dieser Bedenken zu meiden.

Betablocker gehören, wie gesagt, zu den am besten untersuchten Medikamenten gegen Bluthochdruck. Zumindest was die Häufigkeit von Schlaganfällen betrifft, sind ihre günstigen Auswirkungen nachgewiesen. Ähnliches gilt wahrscheinlich für die Rate der Herzinfarkte. Die geschilderten Nebenwirkungen treten insgesamt recht selten auf, so daß diese Präparate weiterhin in der ersten Reihe der Hochdruckmittel stehen werden.

Zu den Unterschieden und den Entscheidungskriterien zwischen den zahlreichen Betablockern verweisen wir auf Kapitel 9.

BETABLOCKER

Kombinationen von Betablockern und Diuretika

> Metoprolol/Hydrochlorthiazid (Beloc comp), **Penbutolol/Piretanid** (Betarelix), **Penbutolol/Furosemid** (Betasemid), **Propranolol/Triamteren/Hydrochlorthiazid** (Diutensat comp, Manimon), **Mepindolol/Hydrochlorthiazid** (Corindocomp), **Timolol/Hydrochlorthiazid/Amilorid** (Moducrin)

In der Auflistung sind all jene Substanzen Betablocker, deren Endung »-lol« lautet, die anderen Wirkstoffe sind Diuretika. Da sehr viele Menschen Betablocker zusammen mit Diuretika einnehmen, ist es nicht erstaunlich, daß feste Kombinationen beider Stoffe entwickelt wurden. Das scheint einfacher für die Patienten zu sein: Die Gefahr, daß eines der Mittel vergessen wird, sinkt, die Bereitschaft, mehrere Mittel auf einmal einzunehmen, steigt. Dennoch vertreten viele Mediziner und unter anderen auch die Weltgesundheitsorganisation den Standpunkt, daß feste Kombinationen ungünstig sind. Die Nachteile einer festen Kombination überwiegen die Vorteile, weil eine individuelle Dosierung der einzelnen Komponenten unmöglich wird. Da aber jeder Patient anders auf die Medikamente reagiert, müssen ihre Bestandteile auch individuell dosiert werden können.

Zudem geht man bei der Verschreibung solcher Kombinationspräparate auch davon aus, daß Patienten vergeßlich und unzuverlässig sind. Man muß sich jedoch erneut klar machen, daß die Entscheidung, den erhöhten Blutdruck zu behandeln, eine persönliche ist. Wie wir gesehen haben, sollte diese Entscheidung nicht nur zur Einnahme von Tabletten führen, sondern auch andere Maßnahmen umfassen. Wer sein persönliches Risiko verringern will, muß darüber hinaus mit dem Rauchen aufhören, Diät halten und sich mehr Bewegung verschaffen. Ist diese Entscheidung erst einmal gefallen, wird man, sofern notwendig, auch die Therapie mit Medikamenten akzeptieren, selbst wenn damit die Einnahme mehrerer verschiedener Tabletten verbunden ist. Die Entscheidung und die Eigenverantwortung liegen hier beim Patienten. Mit der Verschreibung von Kombinationspräparaten ist jedoch selten das rechte Maß gefunden. Nur wenn die fixe Kombination erwiesenermaßen den Bedürfnissen des einzelnen Patienten entspricht, sollte sie zur Vereinfachung der Behandlung verschrieben werden.

ACE-Hemmer

> Captopril (Lopirin, tensobon), **Enalapril** (Pres, Xanef), **Lisinopril** (Acerbon, Coric), **Perindopril** (Coversum), **Ramipril** (Delix, Vesdil), **Quinapril** (Accupro), **Cilazapril** (Dynorm), **Fosinopril** (Fosinorm, Dynacil), **Trandolapril** (Udrik, Gopten), **Benazepril** (Cibacen)

Innerhalb weniger Jahre sind ACE-Hemmer zu der beliebtesten Stoffgruppe innerhalb der gegen Bluthochdruck eingesetzten Medikamente geworden. Die Deutsche Liga zur Bekämpfung des hohen Blutdrucks hat ACE-Hemmer mittlerweile neben Diuretika, Calciumantagonisten und Betablockern zu den Mitteln der ersten Wahl bei Beginn einer Hochdrucktherapie gestellt.

Das 1981 als erstes in dieser Gruppe entwickelte Captopril ist mittlerweile das Medikament mit dem weltweit zweithöchsten Umsatz (1990: 1,5 Milliarden Dollar). Folgeentwicklungen waren das Enalapril und das Lisinopril. Mittlerweile sind zehn ACE-Hemmer in Deutschland verfügbar, und es werden weitere Medikamente aus dieser Stoffgruppe auf den Markt kommen. Die Unterschiede zwischen den verschiedenen ACE-Hemmern sind, abgesehen von ihrer Wirkdauer, minimal. Captopril gehört zu den Stoffen, die eine recht kurze Wirkdauer haben und daher mehrfach am Tag eingenommen werden müssen, Enalapril ist der Prototyp eines langwirkenden ACE-Hemmers, bei dem man mit einer einmal täglichen Einnahme auskommt. Darüber hinaus gibt es keine wesentlichen Unterschiede zwischen den ACE-Hemmern bezüglich Wirkstärke, Nebenwirkungen oder anderen Eigenschaften.

Einen blutdrucksenkenden Effekt erreicht man mit ACE-Hemmern in etwa sechzig Prozent der Fälle, das ist etwa die gleiche Rate wie bei den Betablockern oder Diuretika. In Kombination mit Diuretika kommt man sogar in achtzig bis neunzig Prozent der Fälle zum Erfolg! Die Langzeiterfahrungen allerdings, die man mit Diuretika und Betablockern über Jahrzehnte sammeln konnte, liegen in diesem Maße für ACE-Hemmer noch nicht vor. Und so ist bisher für diese Gruppe von Medikamenten nicht nachgewiesen worden, daß die Blutdrucksenkung auch zu einer Verringerung der Folgeschäden führt. Dies kann man zur Zeit mit Sicherheit nur von Betablockern und Diuretika sagen. Aber auch mit den ACE-Hemmern verbinden sich große Hoffnungen.

ACE-HEMMER

ACE-Hemmer: Nebenwirkungen

Häufig und vor allem für ältere Menschen mit einem schwachen Herzen unangenehm sind zu starke und zu rasche Blutdruckabfälle nach der ersten Dosis, die mit Symptomen verbunden sein können (Schwindel, Schwarzwerden vor den Augen, Bewußtlosigkeit). Man muß daher bei ACE-Hemmern mit einer sehr kleinen Dosis beginnen, damit die Verträglichkeit und die Wirkung des Mittels beobachtet werden kann. (Bei Captopril muß man mit Mengen von 6,25 Milligramm beginnen, was einer Viertel Tablette entspricht, bei Enalapril mit 2,5 Milligramm, ebenfalls eine Viertel Tablette.)

Lästig, aber meistens harmloser Natur, ist ein trockener Reizhusten. Dies ist wahrscheinlich sogar die häufigste Nebenwirkung der ACE-Hemmer. Die Häufigkeit wird in verschiedenen Untersuchungen zwischen einem und vier Prozent angegeben, andere Beobachter berichten, daß sogar 21 Prozent der Patienten eine derartige Störung vermelden (*Lancet 1991; 335: 187*). Der Husten wird oft als Nebenwirkung verkannt, da er natürlich auch im Rahmen von Erkältungen oder einer Bronchitis auftreten kann. Andere regelmäßig vorkommende Nebenwirkungen sind Hautrötungen, Durchfall, Übelkeit, Kopfschmerzen, Störungen des Geschmacksempfindens und Müdigkeit.

Wichtiger sind jedoch folgende Störwirkungen, die ebenfalls nicht ganz selten sind: Bei einer vorbestehenden Nierenerkrankung, insbesondere bei ausgeprägten Gefäßverkalkungen in den Nieren, kann es zu einer deutlichen Verschlechterung der Nierenwerte kommen. Daher sollten im Verlauf einer Therapie mit ACE-Hemmern die Nierenwerte häufiger kontrolliert werden, damit diese Schädigung, die man anfangs nur durch Kontrollen der Blutwerte feststellen kann, nicht übersehen wird.

Seltener kommt es darüber hinaus zu Schwellungen im Gesicht und im Rachen. Man nennt diese Reaktion »Angioneurotisches Ödem«. Sie ist potentiell lebensgefährlich, weil durch das Anschwellen des Rachens die Atemwege verlegt werden können.

Kombinationen von ACE-Hemmern und Diuretika

> **Hydrochlorthiazid/Captopril** (Capozide, tensobon comp),
> **Hydrochlorthiazid/Enalapril** (Renacor, Pres plus)

Eine Kombination von Diuretika und ACE-Hemmern führt in einem hohen Prozentsatz zu einer deutlichen Senkung des Blutdrucks. Also lag es auch hier nahe, fixe Kombinationen anzubieten. Doch gelten die gleichen Bedenken, die wir schon im Abschnitt »Diuretika/Betablocker« geäußert haben: man kann bei fixen Kombinationen die Einzelsubstanzen nicht individuell dosieren.

Calciumkanalblocker

Auch die Calciumkanalblocker werden ausführlicher im 9. Kapitel behandelt. Sie werden ebenfalls häufig gegen Bluthochdruck verschrieben, und die Deutsche Liga zur Bekämpfung des hohen Blutdrucks führt sie (neben anderen) als Mittel der ersten Wahl auf. Insbesondere Nifedipin wirkt zuverlässig und ist recht gut verträglich, allerdings gibt es hier noch keine Langzeiterfahrungen wie mit Diuretika und Betablockern.

Sehr nützlich ist Nifedipin jedoch in der Akutbehandlung einer Hochdruckkrise (der Blutdruck steigt über 200/130, und es treten schwere Kopfschmerzen, Erbrechen, Sehstörungen und Atemnot auf). In dieser Situation ist ein rasches Eingreifen erforderlich, um ein Herzversagen oder Einblutungen in das Gehirn zu verhindern. Durch das Zerbeißen einer Kapsel Nifedipin (10 mg) kann in vielen Fällen der Blutdruck innerhalb von Minuten gesenkt werden. In letzter Zeit mehrten sich jedoch Hinweise darauf, daß es bei Menschen, die an Angina pectoris (anfallsweise Herzschmerzen) leiden, durch die Anwendung dieser Mittel zu Anfällen kommen kann.

Bezüglich der Nebenwirkungen und Auswahlkriterien siehe Kapitel 9.

Kombinationen von Calciumkanalblockern und Betablockern

> **Metoprolol/Nifedipin** (Belnif), **Atenolol/Nifedipin** (Bresben, Nif-Ten), **Acebutolol/Nifedipin** (Tredalat)

Die Kombination Betablocker/Calciumkanalblocker wird sehr oft bei Herzschmerzen (Angina pectoris) angewandt, allerdings ist die gleichzeitige Verwendung von Betablockern und Calciumantagonisten auch in der Hochdrucktherapie üblich. Dabei ist diese Kombination nicht unproblematisch und kann bei verschiedenen begleitenden Herzerkrankungen gefährlich werden. Insbesondere bei einer gleichzeitig bestehenden Herzschwäche und bei Neigung zu langsamem Herzschlag sollte auf diese Mischung verzichtet werden (*N Engl J Med 1989; 320:709*). Darüber hinaus gelten (wir wiederholen uns!) hier die gleichen Vorbehalte gegenüber Kombinationspräparaten, die wir bereits zu den Kombinationen Betablocker/Diuretika und ACE-Hemmer/Diuretika geäußert haben.

Reserpin

Reserpin (Reserpin Saar)

Kombinationen:
Reserpin/Hydrochlorthiazid (Barotonal, Disalpin), **Reserpin/Hydrochlorthiazid/Triamteren** (Calmoserpin, Resaltex, TriThiazid Reserpin Stada), **Reserpin/Butizid** (Modenol), **Reserpin/Xipamid** (Durotan), **Reserpin/Chlortalidon** (Darebon), **Reserpin/Clopamid** (Briserin), **Reserpin/Mefrusid** (Bendigon), **Reserpin/Dihydralazin/Hydrochlorthiazid** (Adelphan-Esidrix)

Dem Reserpin sei aufgrund der häufigen Verschreibung in Deutschland ein eigener Absatz gewidmet. Es leitet sich von der indischen Pflanze Rauwolfia ab und war eines der ersten Mittel gegen zu hohen Blutdruck. Es wird seit mehr als 35 Jahren in Deutschland zur Hochdrucktherapie angewandt.

Reserpin senkt den Blutdruck durch Einwirkungen auf das autonome Nervensystem. Dadurch kommt es auch zu einem langsameren Herzschlag. Häufige Nebenwirkungen sind depressive Verstimmungen (bei vier bis sechs Prozent der Patienten), verstopfte Nase, Ödeme, Potenzstörungen, Magen-Darmbeschwerden. Reserpin wird selten als Einzelsubstanz verschrieben; die Kombinationspräparate Modenol und Briserin stehen jedoch in der Liste der meistverordneten Hochdruckmedikamente ganz oben (*Arzneiverordnungsreport '94*). Vor allem zu Beginn der Hochdrucktherapie sind Kombinationspräparate (schon gar in fester Kombination) unnötig.

Zentral wirkende Blutdruckmittel

> **Methyldopa** (Presinol, Methyldopa Stada, Sembrina), **Clonidin** (Catapresan, Clonidin ratio, Clonistada), **Moxonidin** (Physiotens, Cynt), **Guanethidin** (in: Esimil), **Guanfacin** (Estulic)

Zentral wirkende Mittel beeinflussen bestimmte Überträgerstoffe im Gehirn, die an der Blutdruckregulation beteiligt sind. Methyldopa ist ein sehr altes Mittel, das vor der Betablocker-Ära weit verbreitet war. Es ist mittlerweile aufgrund der besseren Alternativen seltener geworden, allerdings mit einer Ausnahme: Es gibt für Methyldopa breite Erfahrungen in der Behandlung des Schwangerschaftshochdrucks, und hier ist es geeignet, schwere und bedrohliche Krankheitsverläufe zu bessern. Entsprechende Hinweise fehlen für die meisten anderen Hochdruckmittel. Nur die Betablocker sind ähnlich gut bei Schwangeren erprobt. Methyldopa sollte allerdings in der 16. bis 20. Schwangerschaftswoche nicht verwendet werden. Es wurden bei Gabe in dieser Zeit verringerte Kopfumfänge des Neugeborenen gesehen.

Häufigere Nebenwirkungen des Methyldopa sind Müdigkeit und Benommenheit (es entfaltet seine Wirkung ja im Gehirn), Magen-Darmstörungen, Impotenz. Selten kann es unter Methyldopa zu einer allergischen Reaktion kommen, die sich in einer ausgeprägten Blutarmut (Anämie) äußert.

Clonidin wirkt ebenfalls »zentral«, daher ähneln die Nebenwirkungen denen des Methyldopa. Darüber hinaus kommt es unter Clonidin häufig zu einer Verlangsamung des Herzschlages. Das kann in selteneren Fällen bedrohliche Ausmaße annehmen. Auch Hautausschläge und eine verschlechterte Nierenfunktion sind unter Clonidin aufgetreten. Außerdem darf dieses Mittel genau wie die Betablocker nach längerer Einnahme nicht plötzlich abgesetzt werden, da es sonst zu starken Blutdruckanstiegen kommen kann (»Rebound-Phänomen«).

In der Hochdrucktherapie ist auch das Clonidin nicht Mittel der ersten Wahl. In anderen Bereichen allerdings wird sein Nutzen gegenwärtig erprobt: Beim Alkoholentzug soll es die Entzugssymptome verhindern, auch zur Raucherentwöhnung wird es mancherorts herangezogen. Da sich besonders letztere Anwendung noch in der Erprobung befindet, kann sie derzeit nicht als Routinebehandlung empfohlen werden.

Moxonidin ist ein dem Clonidin verwandtes Medikament, das allerdings spezifischer auf die Hochdruckregulation im Gehirn wirken

ZENTRAL WIRKENDE BLUTDRUCKMITTEL

soll als das Clonidin. Man erhofft sich dadurch eine geringere Rate an Nebenwirkungen. Dennoch kommt es auch unter Moxonidin bei über zehn Prozent der Patienten zu Mundtrockenheit, bei einem bis zu zehn Prozent zu Müdigkeit, Kopfschmerzen und Schwindel. Zur Entscheidung der Frage, ob wirklich gewichtige Unterschiede im Hinblick auf die Nebenwirkungen bestehen, fehlen längerfristige Beobachtungen.

Die übrigen in der Hochdrucktherapie angewandten Mittel sind in den nun folgenden Abschnitten recht kurz dargestellt, da sie im allgemeinen lediglich bei schweren Hochdruckformen anzuwenden sind und als Reserve-Medikamente einzustufen sind. Sie werden also dann verordnet, wenn mildere Behandlungen nicht ausreichen und eine Senkung des Blutdrucks unbedingt notwendig scheint. Nebenwirkungen und Unverträglichkeiten sind bei diesen Medikamenten auch häufiger zu sehen als bei den bisher besprochenen Mitteln.

Gefäßerweiternde Mittel

Dihydralazin (Nepresol, Dihyzin, Depressan), **Minoxidil** (Lonolox), **Nitroprussidnatrium** (Nipruss), **Diazoxid** (Hypertonalum)

Diese gefäßerweiternden Mittel sind stark wirksam und für schwere, bedrohliche Hochdruckformen gedacht, bei denen man mit den anderen Mitteln nicht auskommt. Man nennt sie daher Reservemittel. Sie sollen nicht beim milden Hochdruck eingesetzt werden. Sehr oft erleidet man unter diesen Mitteln Störungen der Kreislaufregulation (Schwindel, Schwarzwerden vor den Augen). Es kommt zudem häufig zu einem beschleunigten Herzschlag.

Beim Dihydralazin ist als ernste Nebenwirkung die Entwicklung eines Lupus erythematodes zu erwähnen, eine Erkrankung mit Hautveränderungen und Befall von inneren Organen, häufig der Niere. Diese Nebenwirkung ist glücklicherweise nach Absetzen des Medikamentes rückläufig. Ebenfalls häufig sind Hautausschläge und eine Verschlechterung von bestehenden Hauterkrankungen.

Minoxidil ist ein absolutes Reservemedikament. Fast immer kommt es zu erheblichen Wassereinlagerungen und einer ausgeprägten Beschleunigung des Herzschlages, daher soll es nur zusammen mit einem Diuretikum und einem Betablocker gegeben werden. Darüber hinaus ist es bekannt für seine haarwuchsfördernde Wirkung. Es wird daher tatsächlich als Haarwuchsmittel benutzt.

Nitroprussidnatrium wird auschließlich als Infusion im Rahmen sogenannter Hochdruckkrisen gegeben, also nur im Krankenhaus in bedrohlichen Situationen verwandt. In der Dauertherapie spielt es keine Rolle.

Da es das »ideale« Hochdruckmedikament nicht gibt, muß eben in vielen Fällen ausprobiert werden, welches am wirksamsten und gleichzeitig am verträglichsten ist, wobei die Entscheidung von den Gesamtumständen (Schwere des Hochdrucks, Begleiterkrankungen, Unverträglichkeiten) abhängt. Die hier dargestellten Grundsätze können aber bei der Entscheidung für eine bestimmte Therapie helfen.

Mittel gegen niedrigen Blutdruck (Hypotonie)

> **Etilefrin** (Effortil, Confidol, Eti-Puren), **Oxilofrin** (Carnigen), **Norfenefrin** (Energona, Novadral), **Midodrin** (Gutron), **Dihydroergotamin** (Dihydergot, DET MS, Ergont, DHE-ratiopharm, Angionorm), **Gepefrin** (Pressionorm, Wintonin), **Fludrocortison** (Astonin H, Fludrocortison Squibb)

Um es gleich vorweg zu sagen: Das, was man im allgemeinen unter niedrigem Blutdruck versteht, ist keine Erkrankung. Im Gegenteil: Aus den Statistiken amerikanischer Lebensversicherer konnte ermittelt werden, daß Menschen mit niedrigen Blutdruckwerten die längste Lebenserwartung haben. Bei welchen Werten ein niedriger Blutdruck beginnt, ist schwer zu sagen. Auch wenn man die Faustregel aufstellt, daß ein Druck von 80/50 und darunter zu niedrig ist, können derartige Werte zum Beispiel für junge sportliche Menschen, aber auch für Schwangere gegen Ende der Schwangerschaft völlig normal sein.

Natürlich kann ein niedriger Blutdruck auch schwerwiegende Folgen haben, beispielsweise im Zusammenhang mit einem Herzinfarkt, bei ausgeprägter Herzschwäche oder nach Blutverlusten oder schweren Entzündungen. In diesen Fällen ist der niedrige Blutdruck Ausdruck der Grunderkrankung, und man spricht von einem »Kreislaufschock«, der gezielt behandelt werden muß. Hierbei müssen auch häufig blutdruckstabilisierende Mittel als Infusionen im Krankenhaus gegeben werden.

Die hier zu besprechende harmlose Form der Hypotonie wird als »konstitutionell« bezeichnet. Das heißt, hier ist der niedrige Blutdruck

MITTEL GEGEN NIEDRIGEN BLUTDRUCK (HYPOTONIE)

nicht Ausdruck einer anderen schweren Erkrankung und nicht mit gefährlichen Krankheitssymptomen verbunden.

Doch ist auch die konstitutionelle Hypotonie gelegentlich mit Beschwerden verbunden, im allgemeinen mit Müdigkeit, Schwindelgefühlen und Ohnmachtsanfällen. Genauere Untersuchungen zeigten jedoch, daß sehr oft andere Ursachen für diese Symptome verantwortlich waren wie etwa falsche Atmung (Hyperventilationen) oder Unterzuckerungen. Lediglich das Symptom »Müdigkeit« war offensichtlich bei Frauen mit niedrigem Blutdruck häufiger als bei denen mit normalen Blutdruckwerten.

Nicht selten kann ein abnorm niedriger Blutdruck als Nebenwirkung der oben besprochenen Hochdruckmittel auftreten, zum Beispiel dann, wenn die Dosis zu hoch gewählt wurde. Da bei vielen Hochdruckmitteln die Kreislaufregulation nicht mehr richtig funktioniert (insbesondere bei den stärker wirkenden), kann es zu ernsthaften Symptomen bis zur Bewußtlosigkeit kommen. In diesem Fall müssen die Hochdruckmittel abgesetzt oder reduziert und die Dosierung mit dem Hausarzt neu bedacht werden.

Natürlich stellt sich die Frage, ob ein niedriger Blutdruck überhaupt behandlungsbedürftig ist. Falls man Beschwerden hat und sie auf zu niedrige Blutdruckwerte zurückführt, stehen auch hier allgemeine Maßnahmen an erster Stelle, und das bedeutet zunächst einmal Kreislauftraining. Sinnvoll sind Ausdauer-Sportarten (Laufen, Schwimmen, Radfahren), Kneippsche Güsse und, im Gegensatz zum Bluthochdruck, keine Verminderung der Salzaufnahme.

Die Medikamente, die zur Behandlung angeboten werden, sind ohne bewiesenen langfristigen Nutzen. Sie können den Blutdruck nicht dauerhaft erhöhen und sind daher in der langfristigen Anwendung fragwürdig.

Einzige Ausnahme ist Fludrocortison, ein Hormon der Nebenniere, das zu einer zuverlässigen Anhebung des Blutdrucks führt, jedoch viele Nebenwirkungen hat und daher nur in wirklich schweren Fällen verordnet werden sollte. Häufigste Nebenwirkungen sind ausgeprägte Wassereinlagerungen, Kaliumverluste und Kopfschmerzen.

Die anderen Mittel teilen sich in zwei große Gruppen: Mittel, die das unwillkürliche (autonome) Nervensystem beeinflussen (Sympathikotonika) und Präparate, die sich vom Mutterkorn-Alkaloid ableiten (Ergotamine). Beide Substanzgruppen wirken gefäßverengend und sollen so den Blutdruck steigern. Als Nebenwirkungen treten häufig Kältegefühl, Herzbeschwerden, Rhythmusstörungen, Kopfschmerzen, Übelkeit und Erbrechen auf. Wegen ihres fragwürdigen Nutzens gehören sie jedoch nicht in die Hausapotheke.

Herzmedikamente

Herz- und Gefäßerkrankungen stellen in Deutschland und in vielen anderen Industrieländern die häufigste Todesursache dar, während sie vor sechzig Jahren noch eine untergeordnete Rolle spielten. Einer der Gründe dafür ist die gestiegene Lebenserwartung, denn die meisten dieser Erkrankungen treten vorwiegend im höheren Alter auf. Zum anderen sind es typische Zivilisationserkrankungen, die viel mit unserer Lebensweise zu tun haben. Bereits im vorigen Kapitel haben wir sogenannte Risikofaktoren angesprochen, die das Entstehen von Herz- und Gefäßerkrankungen begünstigen. Zu ihnen zählen das Rauchen, hoher Blutdruck und erhöhte Cholesterinwerte.

Die Gefahr einer Erkrankung steigt mit der Anzahl und der Größe der Risikofaktoren, und diese wiederum hängen von der Lebensweise ab: Fehlernährung, Bewegungsmangel, Streß spielen eine gewichtige Rolle, aber auch soziale Umstände sind von Belang. Man weiß, daß sozial schlechtergestellte Gruppen einem höheren Risiko unterliegen.

Für die nachfolgend beschriebenen Krankheitsbilder gilt also ähnliches wie für den Bluthochdruck: Arzneimittel können nur begrenzt Abhilfe schaffen. An erster Stelle muß, wenn möglich, die Änderung krankmachender Lebensgewohnheiten stehen, und dies sollte ausführlich mit dem Arzt besprochen werden.

Durch das Zusammenwirken der verschiedenen Risikofaktoren kommt es allmählich zu einer Kalkeinlagerung in die Blutgefäße und dadurch zu einer Verengung. Der Prozeß der »Verkalkung«, den man Arteriosklerose nennt, bleibt lange unbemerkt, denn der Körper kann die Veränderungen an den Blutgefäßen zunächst gut ausgleichen. Schreiten die Verkalkungen jedoch fort, wird die Blutversorgung der Organe beeinträchtigt, und es beginnen die ersten Beschwerden. Diese treten am häufigsten an drei Stellen des Körpers auf:

Im Herzen

Der Herzmuskel wird durch die Herzkranzgefäße mit Blut versorgt. Wenn die Durchblutung gestört ist, treten Schmerzen auf (Angina pectoris), im schlimmsten Fall kann es zum Herzinfarkt kommen: Ein Teil

9 HERZMEDIKAMENTE

des Herzmuskels stirbt ab. Im folgenden geht es um diese Erkrankungen und die Möglichkeiten ihrer Behandlung.

IN DEN BEINEN

Sehr häufig leiden Menschen mit fortgeschrittener Gefäßverkalkung unter Schmerzen in den Beinen, vorzugsweise in den Waden, die sich vor allem beim längeren Laufen bemerkbar machen. Die Strecken, die man beschwerdefrei zurücklegen kann, werden immer kürzer. Nach einer Ruhepause lassen die Schmerzen nach – bis zur nächsten Belastung. Die sogenannte »Schaufensterkrankheit« (man muß an jedem Schaufenster in der Stadt stehenbleiben, um sich zu erholen) resultiert aus einer mangelhaften Durchblutung der Beinmuskulatur. Sind die Muskeln nicht ausreichend mit Sauerstoff versorgt, werden sie »sauer«: Es reichern sich Stoffwechsel-Endprodukte in den Beinen an, die dann die Schmerzen auslösen.

IM GEHIRN

Kommt es zu vermehrten Kalkablagerungen in Blutgefäßen des Gehirns, können ebenfalls Symptome auftreten; sie zeigen sich als neurologische Störungen. Die schwerwiegendste Folge von Gefäßveränderungen im Gehirn ist der »Schlaganfall«. Er äußert sich häufig in halbseitigen Lähmungen, in Sprach- und Sehstörungen, auch zu Bewußtseinstrübungen kann es kommen. Ob und wieweit diese Symptome wieder verschwinden, läßt sich leider nicht vorhersagen.

Herzerkrankungen wie Herzinfarkt, chronische Herzschwäche oder Herzrhythmusstörungen werden zumeist durch Arteriosklerose verursacht. Natürlich gibt es noch viele andere Herzkrankheiten, zum Beispiel Herzklappenfehler, Entzündungen des Herzens oder des Herzbeutels. Zahlenmäßig jedoch spielen sie eine untergeordnete Rolle.

Wir stellen Medikamente vor, die bei Herzschmerzen (Angina pectoris), bei der Behandlung des Herzinfarktes, bei Rhythmusstörungen und bei der Behandlung des schwachen Herzens eingesetzt werden, aber auch Arzneien, die die Blutgerinnung beeinflussen und bei bestimmten Herzerkrankungen von Bedeutung sind. Wir werden nochmals auf eine Reihe von Substanzen eingehen, die bereits im Kapitel 8 erwähnt wurden, aber bei Herzerkrankungen ebenfalls häufig verschrieben werden, so die Betablocker, ACE-Hemmer, Calciumkanalblocker und Diuretika.

Obwohl die Herz- und Gefäßerkrankungen in den Industrieländern nach wie vor an der Spitze der Todesursachen stehen, geht ihre Zahl erfreulicherweise zurück. Dies wurde in den USA ermittelt, und der

HERZMEDIKAMENTE 9

Trend trifft auch für Deutschland zu. Über die Ursachen kann nur spekuliert werden; möglicherweise haben geänderte Lebensgewohnheiten bereits Wirkung gezeigt.

Mittel zur Behandlung der Angina pectoris

Angina pectoris bedeutet »Brustenge«, womit die Empfindungen während eines Anfalls sehr genau beschrieben sind. Viele Patienten schildern die Beschwerden als einen eisernen Ring, der sich um die Brust legt und immer enger wird. Manchmal strahlen die Schmerzen in den linken Arm, in den Unterkiefer oder in den Rücken aus. Die Intensität dieser Beschwerden reicht von kaum spürbaren Druckgefühlen bis zu heftigsten Schmerzen mit regelrechten Todesängsten.

Wodurch wird die Angina pectoris ausgelöst? Das Herz muß wie jedes andere Körperorgan mit Blutsauerstoff versorgt werden, und dies geschieht über zwei Herzkranzgefäße, ein linkes und ein rechtes. Auch sie können verkalken und sich damit zunehmend verengen. Das bleibt über lange Zeit unbemerkt, da die Ausgleichsmöglichkeiten des Körpers (die »Reserven«) recht groß sind. Ist jedoch ein bestimmtes Maß der Verengung erreicht, beginnen die ersten Beschwerden. Zunächst treten sie nur bei größeren körperlichen Anstrengungen auf. Dann nämlich muß das Herz vermehrte Arbeit leisten, um den Bedarf des Körpers an Sauerstoff zu decken. Folglich benötigt auch der Herzmuskel mehr Sauerstoff, der aber durch die verengten Kranzgefäße nicht ausreichend zugeführt werden kann. Das Resultat sind anfallartige Brustschmerzen, die typischerweise nach Anstrengungen, nach opulenten Mahlzeiten, nach Aufregung oder beim Hinausgehen in die Kälte auftreten.

Sehr vereinzelt kann es auch durch Verkrampfung der Herzkranzgefäße zu Angina-pectoris-Anfällen kommen, ohne daß Verkalkungen nachweisbar wären. Meist jedoch entstehen solche Krämpfe im Zusammenhang mit schweren Gefäßverkalkungen.

Die allgemeinen Vorbeugungsmaßnahmen gegen die Angina pectoris sind dieselben, die wir schon im vorigen Kapitel genannt haben und die der Verminderung des persönlichen Risikos gelten: Gewichtsabnahme, Nikotinverzicht, körperliche Bewegung, Vermeidung von Streß.

Falls die Beschwerden bereits aufgetreten sind, kommen drei verschiedene Medikamentegruppen in Frage.

Neben den uns bereits bekannten Betablockern und Calciumkanalblockern wird häufig Nitroglycerin verschrieben. Diese Medikamente haben eines gemeinsam: Sie sollen die Arbeit des Herzens erleichtern und so den Sauerstoffbedarf verringern. Das Herz kann dann stärker belastet werden, ohne daß gleich Schmerzen auftreten.

Wie man aus der Wirkungsweise der Mittel ersehen kann, ändern sie nichts an den Verkalkungen, die ja die Ursache der Erkrankung sind. Man bekämpft die Symptome, nicht aber das Grundübel.

Wenn in schweren Fällen die Medikamente versagen, stehen zwei operative Behandlungsmöglichkeiten zur Verfügung, die hier nur kurz angesprochen werden können:
1. Die Engstellen der Herzkranzgefäße werden durch ein anderes Blutgefäß überbrückt (»Bypass-Operation«). Die »Umleitung« soll die Durchblutung des Herzmuskels verbessern.
2. Dem gleichen Zweck dient die Aufdehnung der Engpässe in den Herzkranzgefäßen: In einem dünnen Katheter wird ein kleiner Ballon bis zur Engstelle vorgeschoben und dann aufgeblasen.

Beide Verfahren sind jedoch für Patienten vorbehalten, die auf Medikamente nicht gut ansprechen und weiter starke Schmerzen haben oder für solche, deren Beschwerdebild so bedrohlich ist, daß ein Herzinfarkt befürchtet werden muß. Ob ein solcher Eingriff im Einzelfall sinnvoll ist, muß mit dem Arzt und gegebenenfalls mit Herzspezialisten besprochen werden, denn der Erfolg und das Risiko hängen von einer Vielzahl weiterer Faktoren ab, die wir in diesem Buch nicht im Detail darstellen können (Körpergewicht, Ausmaß und Art der Engstellen an den Herzkranzgefäßen, Begleiterkrankungen und anderes).

Wir wenden uns nun den Medikamenten zu, die zur Schmerzbekämpfung und zur Verhinderung von Herzanfällen gegeben werden können.

(1) Nitrate

> **Glyceroltrinitrat** (Nitrolingual, Nitro Mack, Coro Nitro), **Isosorbidmononitrat** (Ismo, Mono Mack, Corangin), **Isosorbiddinitrat** (Isoket, Iso Mack, ISDN Stada), **Pentaerythrithyltetranitrat** (Dilcoran, Pentalong), **Nitratpflaster** (Nitroderm TTS, Deponit, Nitradisc), **Molsidomin** (Corvaton, duracoron, Molsi Hexal)

1857 wurde Amylnitrit als erster Vertreter dieser Substanzgruppe zur Behandlung von Herzschmerzen eingesetzt. Seither gehören die Nitrate (oder »Nitroverbindungen«) zu den Basismedikamenten bei Angina pectoris. Sie erweitern die Blutgefäße, die das Blut zum Herzen transportieren (Venen). Dadurch wird der Blutstrom zum Herzen verringert und das Herz entlastet. Es muß ein geringeres Blutvolumen pumpen und verbraucht daher weniger Sauerstoff. Gleichzeitig werden die Stellen am Herzen, die durch die schlechte Versorgung mit Sauerstoff besonders gefährdet sind, vermehrt durchblutet. In geringerem Ausmaß werden auch die Gefäße erweitert, die das Blut vom Herzen wegführen (Arterien). Insgesamt also verringern die Nitrate den Sauerstoffbedarf des Herzens.

Man muß bei der Behandlung mit Nitraten zwischen einer Bekämpfung des akuten Schmerzanfalls und der vorbeugenden Therapie zur Verhinderung derartiger Anfälle unterscheiden. Diese Prinzipien haben wir ja schon bei der Asthmatherapie kennengelernt. Beim Asthma können akute Beschwerden durch das Inhalieren bestimmter Medikamente gebessert werden; gleichzeitig gibt es Arzneien, die man dauerhaft einnimmt, um das Auftreten eines solchen Anfalls überhaupt zu verhindern. Ähnlich verhält es sich hier: Zur Basisbehandlung werden Tabletten verschrieben, die regelmäßig eingenommen werden und die das Auftreten von Herzanfällen verhindern sollen. Außerdem gibt es Kapseln und Sprays, die, zerbissen oder in den Mund gesprüht, sehr rasch einen Schmerzanfall unterdrücken können. Die Wirkung setzt dann bereits nach ein bis zwei Minuten ein.

Zur Behandlung akuter Schmerzen: die Nitrokapseln werden zerbissen, und die Flüssigkeit läßt man im Mund zergehen. Auch Nitrospray soll man im Mund zergehen lassen und nicht hinunterschlucken. Das »Nitro« wird von der Mundschleimhaut rasch aufgenommen und in den Blutkreislauf transportiert. So kann es viel schneller wirken, als wenn es hinuntergeschluckt und erst im Darm aufgenommen wird.

Falls nach der ersten Einnahme innerhalb von fünf bis zehn Minuten keine Besserung eingetreten ist, darf man ohne weiteres eine zweite Dosis nehmen, gegebenenfalls noch eine dritte. Wenn dann jedoch die Schmerzen fortbestehen, sollte ein Arzt gerufen werden, denn in diesem Fall ist möglicherweise ein Herzinfarkt Auslöser der Herzbeschwerden.

Für die prophylaktische (vorbeugende) Langzeitbehandlung stehen ebenfalls mehrere Nitropräparate zur Verfügung, die regelmäßig eingenommen werden müssen. Mit Hilfe dieser Mittel werden Anfälle seltener und das Herz belastbarer. Leider aber verlieren sie nach regelmäßigem Gebrauch ihre Wirkung. In der Fachsprache heißt das »Nitrattoleranz«.

Um diesen Effekt zu vermeiden, soll man die einzelnen Dosen un-

9 HERZMEDIKAMENTE

regelmäßig über den Tag verteilen. Die letzte Einnahme eines Nitrates soll nicht nach 16 Uhr erfolgen. Die Zeit bis zum nächsten Morgen ist lang genug, um einen Wirkungsverlust zu verhindern. Unabhängig vom jeweiligen Wirkstoff sollte diese Faustregel für alle Nitropräparate eingehalten werden. Die einzige Ausnahme stellen die weiter unten behandelten Retardpräparate dar, die den Wirkstoff langsam freisetzen und nur einmal täglich eingenommen werden.

Falls allerdings in den Abendstunden oder nachts Schmerzen auftreten, darf selbstverständlich nicht bis zum Morgen gewartet werden. In diesem Fall können und müssen Kapseln oder Sprays benutzt werden, die dann meist auch noch gut wirksam sind.

Kommen die Schmerzen regelmäßig in der Nacht, gibt es zwei Möglichkeiten: Man kann die Einnahme des Nitrats so verschieben, daß seine Wirkung die Nacht über anhält. Man nimmt also die Dosis nicht um 16 Uhr, sondern vor dem Einschlafen. Die Einnahme der morgendlichen Dosis muß dann ebenfalls verschoben werden. Als zweite Möglichkeit bietet sich an, ein Medikament aus einer anderen Wirkstoffreihe zum Schutz für die Nacht hinzuzugeben (Calciumkanalblocker oder Betablocker, siehe unten).

Unter den Nitropräparaten gibt es Tablettenzubereitungen, die ihren Wirkstoff langsam freisetzen. Diese sogenannten retardierten Präparate, zum Beispiel Isoket retard, Iso Mack retard sollen nur einmal täglich eingenommen werden, weil andernfalls eine Nitrattoleranz zu erwarten ist.

Seit längerem gibt es auch Nitropflaster, die auf die Brust geklebt werden. Die Haut nimmt den Wirkstoff langsam in die Blutbahn auf. Bei den Nitropflastern geht ein gewisser psychologischer Effekt allein von der Tatsache aus, daß die Pflaster »über dem Herzen« aufgeklebt werden und scheinbar direkt ihre Wirkung entfalten. Die Erfahrungen mit dieser Anwendung sind jedoch widersprüchlich: Manche Untersucher berichteten, daß innerhalb weniger Tage ein Wirkungsverlust eintrat, sich also sehr schnell eine Toleranz entwickelte. Die Liste der unten genauer beschriebenen Nebenwirkungen wird bei den Pflastern zudem um Hautreaktionen vermehrt. Sie werden jedoch mittlerweile nur noch selten verschrieben; möglicherweise ist der recht hohe Preis ein Grund für diese Tendenz (zum Vergleich: tägliche Durchschnittskosten beim Nitratpflaster: 3,33 bis 3,47 DM, beim Isosorbiddinitrat 0,48 bis 0,73 DM).

Zu den bei allen Nitropräparaten fast regelmäßig auftretenden Nebenwirkungen gehören Kopfschmerzen, weil auch die Blutgefäße im Gehirn erweitert werden und sich dies in Schmerzen äußert. Vielfach werden die Kopfschmerzen im Verlauf einiger Tage geringer oder verschwinden ganz, in manchen Fällen (fünf bis zehn Prozent) können sie jedoch so gravierend sein, daß deshalb die Therapie abgebrochen werden muß. Kopfschmerzen treten bei Pflastern sogar häufiger auf als bei anderen Zubereitungen (*Lancet 1988 (II): 4*).

Der Blutdruck kann unter einer Therapie mit Nitraten abfallen. Dies ist insbesondere bei Anwendung von Kapseln oder Sprays wichtig, die rasch wirken sollen und bei denen auch ein rascher Blutdruckabfall möglich ist. Schwindel, Schwarzwerden vor den Augen bis zur Bewußtlosigkeit können die Folge sein. Daher sollten die Kapseln und Sprays im Sitzen oder Liegen eingenommen werden: So kann der Kreislauf einen Blutdruckabfall besser verkraften.

Molsidomin gehört seiner chemischen Struktur nach zwar nicht in diese Gruppe, wirkt jedoch in gleicher Weise wie die Nitrate. Die Toleranzentwicklung soll bei Molsidomin eine geringere Rolle spielen, ebenso sind offenbar die Kopfschmerzreaktionen geringer. Es stellt daher ein Ausweichpräparat dar und kann unter Umständen auch mit Nitraten kombiniert werden, zum Beispiel bei Schmerzen während des nitratfreien Intervalls. Molsidominhaltige Lösungen standen im Verdacht, im Magen krebserregende Substanzen zu bilden, und sind daher vom Markt genommen worden.

(2) Calciumkanalblocker

a) **Nifedipin** (Adalat, Nifedipin ratiopharm, duranifin), **Nimodipin** (Nimotop S), **Nitrendipin** (Bayotensin), **Felodipin** (Modip, Monobal), **Nisoldipin** (Baymycard), **Isradipin** (Vascal, Lomir), **Nilvadipin** (Escor, Nivadil)

b) **Verapamil** (Isoptin, Verapamil ratiopharm, Veramex), **Gallopamil** (Procorum), **Diltiazem** (Dilzem)

Wir haben bereits im 8. Kapitel kurz über Calciumkanalblocker gesprochen. Sie werden auch Calciumantagonisten genannt; dies bedeutet übersetzt »Calciumgegenspieler«. Der Name beschreibt somit bereits die Wirkweise dieser Substanzen: Sie behindern den Calciumeinstrom in die Muskelzelle. Die Folge ist eine Muskelerschlaffung. Die Weite der Blutgefäße wird durch kleinste Muskelfasern gesteuert, die empfindlich auf den Calciumgehalt reagieren. Durch Calciumantago-

HERZMEDIKAMENTE

nisten steht diesen Muskelzellen weniger Calcium zur Verfügung, und die Folge ist eine Erweiterung der Blutgefäße. Dieser Mechanismus führt zu einer Blutdrucksenkung, erleichtert aber auch die Arbeit des Herzens. Zudem nimmt man an, daß auch die Herzkranzgefäße durch die Calciumantagonisten erweitert und Krämpfe dieser Gefäße beseitigt werden können. All diese Wirkungen tragen dazu bei, daß Herzschmerzen verhindert oder gebessert werden können.

Die Calciumantagonisten erfreuen sich wachsender Beliebtheit und werden zunehmend häufig verordnet, auch wegen ihres Einsatzes bei Bluthochdruck. Adalat (Nifedipin) stand 1991 auf der Liste der meistverkauften Arzneimittel in Deutschland an der siebzehnten Stelle. Die Tendenz ist weiter steigend. Gleichzeitig werden immer mehr Calciumantagonisten entwickelt, ohne daß Vorteile der neuen Substanzen gegenüber den älteren ersichtlich wären.

Die Calciumantagonisten lassen sich aufgrund unterschiedlicher Wirkungen und Nebenwirkungen grob in zwei Gruppen einteilen, wir haben sie entsprechend als Gruppe a (nifedipinartige Substanzen) und Gruppe b (verapamilartige Substanzen) gegliedert.

Gemeinsam ist allen Calciumantagonisten zunächst eine Wirkung auf den Herzmuskel. Sie verhindern auch hier den Einstrom des Calciums in die Zellen, und vor allem die verapamilartigen Substanzen können so zu einer Schwächung der Herzkraft und bei einer bereits bestehenden Herzschwäche zu einer deutlichen Verschlechterung führen. Dieser Zusammenhang wurde in letzter Zeit auch in klinischen Untersuchungen deutlich gemacht und muß bei der Verordnung von Calciumantagonisten besser beachtet werden (*Lancet 1991; 337: 885*).

Besonders eklatant ist diese Nebenwirkung bei gleichzeitiger Gabe von Betablockern, die die Herzkraft ebenfalls schwächen können. Die Kombination Calciumantagonist/Betablocker wird zwar häufig angewandt, muß unter diesem Aspekt jedoch sehr vorsichtig gehandhabt werden. Besonders kritisch ist dabei die Kombination von Calciumantagonisten vom »Verapamil-Typ« mit Betablockern zu beurteilen; die nifedipinartigen Calciumantagonisten sind demgegenüber weniger herzschwächend. Die Substanzen aus der Verapamil-Gruppe führen außerdem zu einem langsamen Herzschlag. Da die Betablocker ebenfalls diese Wirkung haben, kann eine Kombination dieser Mittel zu bedrohlichen Herzrhythmusstörungen mit extrem langsamem Herzschlag führen. Daher sollten diese Substanzen nicht gleichzeitig gegeben werden.

Die nifedipinartigen Calciumantagonisten führen besonders zu Beginn der Therapie zu einer leichten Beschleunigung des Herzschlags.

MITTEL ZUR BEHANDLUNG DER ANGINA PECTORIS

Häufig sind unter Nifedipin Anschwellungen der Beine infolge von Wasseransammlungen, bei vierzehn Prozent der behandelten Patienten sollen Augenschmerzen auftreten (*Br Med J 1988; 296: 1086*). Ebenfalls unangenehm ist ein Wachstum des Zahnfleischs bei Einnahme dieses Medikaments.

Aufgrund der gefäßerweiternden Wirkung kann es bei allen Calciumantagonisten zu Hautrötungen (vor allem im Gesicht) kommen. Die Senkung des Blutdrucks ist ebenfalls bei allen Calciumantagonisten zu beobachten. Dies ist in der Therapie des Hochdrucks erwünscht. Wenn jedoch »nur« Angina pectoris behandelt werden soll und der Blutdruck normal oder niedrig ist, können diese Effekte unangenehm sein (es kann, wie schon häufiger beschrieben, zu Schwindel, Schwarzwerden vor den Augen und Schwäche kommen).

Da den Calciumantagonisten eine krampflösende Wirkung zugeschrieben wird, werden sie häufig dann verschrieben, wenn »Gefäßkrämpfe« als Ursache der Herzschmerzen vermutet werden. Nifedipinkapseln können darüber hinaus auch zur Bekämpfung eines akuten Anfalls eingenommen werden: die Kapseln sollen dann zerbissen und der Saft (im Gegensatz zu den Nitrokapseln!) heruntergeschluckt werden. Eine Kombination mit Nitropräparaten ist im übrigen gut möglich und wird häufig angewandt.

(3) Betablocker

> **Acebutolol** (Neptal, Prent), **Alprenolol** (Aptin), **Atenolol** (Tenormin, Atenolol ratiopharm, Atehexal), **Betaxolol** (Kerlone), **Bisoprolol** (Concor), **Bopindolol** (Wandonorm), **Bupranolol** (Betadrenol), **Carazolol** (Conducton), **Carteolol** (Endak), **Celiprolol** (Selectol), **Esmolol** (Brevibloc), **Mepindolol** (Corindolan), **Metoprolol** (Beloc, Prelis, Lopresor), **Nadolol** (Solgol), **Oxprenolol** (Trasicor), **Penbutolol** (Betapressin), **Pindolol** (Visken, durapindol, Pinbetol), **Propranolol** (Dociton, Beta Tablinen), **Sotalol** (Sotalex, Sotahexal, Darob), **Tertatolol** (Prenalex)

Betablocker, im vorigen Kapitel bereits angesprochen, spielen auch bei der Behandlung der Angina pectoris eine wichtige Rolle. Um die komplexe Wirkungsweise der Betablocker in den Grundzügen zu verstehen, müssen wir noch einmal auf die Funktion des unwillkürlichen (autonomen) Nervensystems eingehen. Dieses Nervensystem reguliert

9 HERZMEDIKAMENTE

die Tätigkeit zahlreicher Organe (Magen-Darm, Lunge, Herz) und ist dabei unserer direkten Kontrolle entzogen. Es gibt einen sogenannten »sympathischen« und einen »parasympathischen« Anteil dieses Nervensystems. Beide Anteile wirken gegeneinander und stellen – normalerweise – ein Gleichgewicht her. Zum Beispiel beschleunigt das sympathische Nervensystem den Herzschlag, während der parasympathische Teil den Herzschlag verlangsamt.

Die Signale des sympathischen Nervensystems werden über Empfängermoleküle, sogenannte Rezeptoren, vermittelt. Hiervon gibt es nun wiederum Alpharezeptoren und zwei Arten von Betarezeptoren, die unterschiedliche Signale des sympathischen Nervensystems vermitteln können.

Betablocker (oder genauer: Betarezeptorenblocker) hemmen die Wirkung des sympathischen Nervensystems auf die Betarezeptoren. Am Herzen führt das zu einer Verlangsamung des Herzschlags, so daß die Herzfrequenz auch bei Anstrengungen oder Aufregungen nicht mehr so stark ansteigt. Damit wird auch der Sauerstoffbedarf des Herzens vermindert, und es tritt seltener Angina pectoris auf. (Auch Nitrate und Calciumantagonisten bewirken ja hauptsächlich eine Arbeitserleichterung des Herzens.)

Betablocker sind nicht zur Behandlung eines akuten Anfalls geeignet. Sie wirken ausschließlich vorbeugend. Das älteste Mittel dieser Gruppe ist das Propranolol, das seit 1964 verwendet wird. Seither sind zahlreiche neue Betablocker entwickelt worden, so daß in Deutschland derzeit 21 Wirkstoffe auf dem Markt sind.

Bei Angina pectoris wirken Betablocker sehr zuverlässig, allerdings sind einige Regeln zu beachten: Die Dosis muß anfangs niedrig sein und darf nur langsam über mehrere Tage auf die volle Dosis gesteigert werden, damit Nebenwirkungen vermieden werden. Ebenso behutsam ist beim Absetzen der Betablocker zu verfahren, sonst kann es zu einem regelrechten »Entzug« mit hohem Blutdruck, raschem Puls, Zittern und Schweißausbrüchen kommen. Bei einer fortgeschrittenen Herzerkrankung können diese Zustände bedrohliche Ausmaße annehmen. Daher müssen Betablocker langsam reduziert (»ausgeschlichen«) werden, indem man die Dosis von Tag zu Tag verringert.

Ohne Zweifel sind Betablocker nützliche Medikamente in der Therapie der Angina pectoris, doch auch sie haben Nebenwirkungen, die teilweise recht unangenehm sein können. Zu den häufigsten Nebeneffekten zählen Müdigkeit und schlechte Konzentrationsfähigkeit. Auch Alpträume, Depressionen und Schlafstörungen kommen vor.

Ihre Ursache liegt darin, daß Betablocker auch auf bestimmte Re-

MITTEL ZUR BEHANDLUNG DER ANGINA PECTORIS

gionen im Gehirn einwirken. Da diese Eigenschaft bei den Betablockern unterschiedlich stark ausgeprägt ist, kann manchmal ein Wechsel des Präparates diese Effekte beseitigen. Atenolol ist ein Betablocker, der nur in sehr geringen Mengen in das Gehirn gelangt und daher wenige dieser »zentralen« Nebenwirkungen verursachen soll.

Potenzstörungen nach Einnahme von Betablockern kommen ebenfalls vor und führen nicht selten dazu, daß Patienten das Mittel von sich aus absetzen.

Alle Betablocker vermindern die Herzkraft. Problematisch ist das bei Patienten, die bereits ein schwaches Herz haben. Bei ihnen kann es zu einer Verschlechterung des Zustands mit Atemnot und Wasseransammlungen in den Beinen kommen. Insbesondere eine Kombination mit Calciumantagonisten ist in dieser Situation kritisch.

Unter der Einwirkung von Betablockern schlägt das Herz langsamer, und bis zu einem gewissen Maß ist dieser Effekt erwünscht. Doch wenn die Herzfrequenz zu stark sinkt (unter 50 pro Minute), können bei herzkranken Patienten Schwindel, Atemnot und Bewußtlosigkeit auftreten. Auch diese Nebenwirkung wird durch bestimmte Calciumantagonisten (Verapamilartige) verstärkt.

Patienten mit der »Schaufensterkrankheit«, also mit Durchblutungsstörungen in den Beinen, sollten Betablocker nach Möglichkeit meiden oder zumindest sehr vorsichtig mit ihnen umgehen, denn durch die Betablocker werden die Blutgefäße verengt, was zu einer Verschlimmerung der Beinschmerzen führen kann. Generell kann es aber bei allen Patienten durch die gefäßverengende Wirkung zu kalten Händen und Füßen kommen.

Trockene, brennende Augen sind bei Einnahme von Betablockern ebenfalls beschrieben; diese Beschwerden lassen sich jedoch durch Augentropfen (»künstliche Tränen«) beheben.

Bei mehreren Patienten kam es unter Einnahme von Atenolol und Metoprolol zu einer Schuppenflechte.

Daß Menschen, die unter Asthma leiden, keine Betablocker einnehmen sollen, haben wir schon an anderer Stelle diskutiert.

Auch die Auswirkungen auf den Fett- und den Zuckerstoffwechsel haben wir im Kapitel über Bluthochdruck erwähnt. Mehrere Untersuchungen hatten Hinweise erbracht, daß Betablocker sowohl die Blutfettwerte als auch eine bestehende Zuckererkrankung verschlechtern können. Bei einer genaueren Durchsicht der vorgelegten Studien scheinen diese Effekte allerdings unsicher zu sein, und sie sind mithin kein Grund, auf die Verwendung von Betablockern zu verzichten (*DMW 1992; 117: 875*).

9 HERZMEDIKAMENTE

Auch wenn die Liste der Nebenwirkungen hier sehr lang erscheint, so ist der Nutzen der Betablocker doch bei einer Reihe von Erkrankungen groß und die Einnahme unter Abwägung der möglichen Risiken gerechtfertigt.

In zahlreichen Untersuchungen wurden Betablocker erfolgreich bei Patienten eingesetzt, die einen Herzinfarkt durchgemacht hatten. Nach zusammenfassenden Berechnungen kann so die Anzahl der Todesfälle innerhalb eines Jahres nach überstandenem Herzinfarkt um etwa zwanzig Prozent gesenkt werden.

Betablocker werden auch bei Erkrankungen verschrieben, die nicht in erster Linie das Herz betreffen: Sie wirken vorbeugend gegen Migräne (nur bei Dauereinnahme, aber nicht im akuten Migräneanfall). Möglicherweise verhindern sie Blutungen aus Krampfadern in der Speiseröhre, die bei schweren Lebererkrankungen auftreten können (Leberzirrhose). Als Augentropfen werden Betablocker in der Behandlung des erhöhten Augeninnendrucks (Grüner Star) ebenfalls oft verschrieben. Auch bei Verwendung der Augentropfen können im übrigen die oben beschriebenen Nebenwirkungen entstehen, da ein Teil des Stoffes in die Blutbahn gelangt. Man kann dem begegnen, indem man nach dem Eintropfen des Mittels den Finger ein paar Minuten lang auf den inneren Augenwinkel drückt. So wird der Abfluß des Betablockers und sein Übergang in die Blutbahn verhindert.

Bei einer Schilddrüsen-Überfunktion können Betablocker vorübergehend nützlich sein, da sie einen Teil der sehr lästigen Symptome wie Herzrasen, Zittern, Schweißausbrüche eindämmen.

Eher mißbräuchlich werden Betablocker zur Bekämpfung des Lampenfiebers eingenommen. Da sie leicht dämpfend und abschirmend gegenüber Aufregungen wirken (dies ist bei Herzerkrankungen ja oftmals zweckmäßig), dienen sie nicht selten Musikern oder Rednern als Beruhigungsmittel. Ob das sinnvoll ist, sei dahingestellt, zumal Konzentration und Leistungsfähigkeit nachlassen. Außerdem kann es auch nach kurzfristiger Einnahme zu Nebenwirkungen und sogar zu Entzugserscheinungen beim Absetzen kommen. Es erscheint daher nicht allzu klug, sich diesen Gefahren ohne Not auszusetzen.

Falls die Entscheidung für eine Therapie mit Betablockern gefallen ist, stellt sich die Frage, welchen der zahlreichen Wirkstoffe man wählen sollte. Die Vielzahl der angebotenen Präparate erschwert selbst gut informierten Ärzten den Überblick. Jedes neue Produkt wird in der Werbung als vorteilhaft gegenüber den bereits vorhandenen dargestellt.

Als weiterer Anhaltspunkt mag dienen, daß bei der Behandlung von Herzerkrankungen Betablocker vorteilhaft sind, die vorwiegend am

MITTEL ZUR BEHANDLUNG DER ANGINA PECTORIS

Herzen wirken und weniger Auswirkungen auf andere Organe wie etwa auf die Bronchien oder die Blutgefäße haben. Zu diesen »herzspezifischen« Betablockern gehören Metoprolol, Atenolol, Bisoprolol und Betaxolol.

Die meisten Erfahrungen in der Behandlung von Herzerkrankungen liegen für Metoprolol und Atenolol vor. Da Betablocker häufig zusammen mit anderen Medikamenten eingenommen werden, folgt nun eine Liste möglicher Nebenwirkungen solcher Kombinationen.

Nebenwirkungen

BETABLOCKER KOMBINIERT MIT ANDEREN HOCHDRUCKMITTELN

Der Blutdruck fällt natürlich bei der Einnahme zweier blutdrucksenkender Medikamente (auch Betablocker gehören zu den Blutdrucksenkern) stärker ab. Der Herzschlag kann sich bei Kombination mit folgenden Mitteln stark verlangsamen: Reserpin, Clonidin, Calciumantagonisten vom Verapamil-Typ, Methyldopa.

BETABLOCKER IN KOMBINATION MIT MITTELN GEGEN ZUCKERKRANKHEIT

Bei dieser Kombination kann der Zuckerspiegel im Blut stark abfallen. Es kann dann zu Unterzuckerungen kommen. Zudem werden Unterzuckerungen vom Patienten nicht mehr wahrgenommen, da die Warnsymptome unterdrückt werden.

BETABLOCKER KOMBINIERT MIT SCHLAF- UND BERUHIGUNGSMITTELN

Die müdemachende Wirkung der Schlafmittel wird durch die Betablocker noch verstärkt, gleiches gilt übrigens auch für die Wirkung von Alkohol.

BETABLOCKER, KOMBINIERT MIT NASENTROPFEN

Nasentropfen zum Abschwellen der Schleimhaut beinhalten in aller Regel Wirkstoffe, die kombiniert mit Betablockern zu starken Blutdruckanstiegen führen können. Auch Betablocker mit Augentropfen können die hier beschriebenen Wechselwirkungen verursachen.

Daneben gibt es eine Vielzahl anderer Medikamente, die, mit Betablockern kombiniert, veränderte Wirkungen entfalten können. Im Zweifelsfall also den Arzt fragen!

9 HERZMEDIKAMENTE

Mittel zur Behandlung des Herzinfarkts

Bei der Angina pectoris werden die Schmerzen durch mangelhafte Durchblutung infolge Verengung der Herzkranzgefäße ausgelöst. Die Schmerzen treten in Form von Anfällen auf und sind in aller Regel mit Nitrospray zu beseitigen. Wenn die Herzkranzgefäße jedoch nicht nur verengt, sondern völlig oder nahezu undurchlässig sind, wird der Herzmuskel von der Blutversorgung abgeschnitten. Die Folge ist ein Herzinfarkt: Der betroffene Teil des Herzmuskels stirbt ab. Solche Verschlüsse werden durch Blutgerinnsel verursacht, die sich an der verkalkten Stelle bilden und festsetzen wie ein Pfropf. Die Beschwerden ähneln denen der »einfachen« Angina pectoris. Sie sind allerdings beim Herzinfarkt meist wesentlich stärker, dauern länger an und bessern sich in aller Regel nicht durch die Einnahme von Nitro. Falls also Angina-pectoris-Beschwerden länger als 30 Minuten andauern und Nitrospray keine oder wenig Wirkung zeigt, muß an die Möglichkeit eines Herzinfarktes gedacht und der Notarzt gerufen werden. Ein Herzinfarkt ist oft äußerst schmerzhaft und immer gefährlich. Vor allem in den ersten Stunden eines Herzinfarktes kommt es oft zu lebensbedrohlichen Herzrhythmusstörungen. Eine Behandlung und Überwachung im Krankenhaus ist daher gerade in der Frühphase notwendig.

Wir beschreiben hier die wichtigsten Behandlungsmethoden und gehen dann auf die Medikamente ein, die nach einem überstandenen Herzinfarkt gegeben werden.

Die Standardbehandlung des akuten Herzinfarktes umfaßt strenge Bettruhe, schmerzstillende Mittel, Auflösung des Blutgerinnsels im Herzkranzgefäß und eventuell die Behandlung von Herzrhythmusstörungen. In den ersten Tagen wird die Herztätigkeit rund um die Uhr auf dem Monitor überwacht. Zur Entlastung des Herzens wird ein Nitropräparat in die Vene gespritzt und, falls der Blutdruck nicht zu niedrig ist, ein Betablocker gegeben. Einen großen Fortschritt in der Behandlung des Herzinfarktes brachten Stoffe, die Blutgerinnsel auflösen können. Sie werden über eine Infusion eingeleitet und setzen das körpereigene Gerinnungssystem außer Kraft. Dadurch werden neu entstandene Blutgerinnsel aufgelöst, also auch das Gerinnsel, das das Herzkranzgefäß verschließt und zu dem Herzinfarkt geführt hat.

MITTEL ZUR BEHANDLUNG DES HERZINFARKTS

(1) Mittel zur Auflösung des Blutgerinnsels

> **Streptokinase** (Streptase, Kabikinase), **Urokinase** (Urokinase HS Kabi, Ukidan, rheotromb, Actosolv), **Plasminogen-Streptokinase-Komplex** (Amistreptase), **Plasminogen-Aktivator** (Alteplas)

Diese Mittel lösen entweder direkt Blutgerinnsel auf (Alteplas), oder sie aktivieren das körpereigene gerinnselauflösende System (Streptase, Amistreptrase, Urokinase). Mit ihrer Hilfe wurde die Sterblichkeit bei Herzinfarkt deutlich gesenkt. Die Wirkung ist um so besser, je früher sie verabreicht werden. Während man ursprünglich annahm, daß die Mittel über einen dünnen Katheter direkt in das betroffene Herzkranzgefäß gespritzt werden müßten, ist mittlerweile nach ausgedehnten Untersuchungen gesichert, daß auch eine normale Infusion in die Vene wirksam ist. Das erleichtert die Handhabung der Mittel, die nun überall und nicht nur in wenigen Spezialkliniken eingesetzt werden können.

Die Substanzen unterscheiden sich im Preis deutlich voneinander. Streptokinase (Preis einer Behandlung: 350 bis 500 DM) ist lange bekannt und die billigste Substanz. Der Plasminogen-Aktivator (Actilyse) ist am teuersten (Preis einer Behandlung um 3000 DM) und wird gentechnisch hergestellt.

Von Actilyse wurde von den Herstellern behauptet, daß es viel spezifischer auf das Blutgerinnsel wirke als die anderen Medikamente dieser Gruppe und daher die Nebenwirkungen geringer seien. Den Ergebnissen einer großen Untersuchung zufolge ist jedoch das Gegenteil der Fall: Die Anzahl der Hirnblutungen war bei einer Therapie mit Actilyse etwas höher als bei einer Streptase-Therapie.

Wie steht es aber nun mit der Effektivität der verschiedenen Medikamente? In großen Untersuchungen an vielen tausend Patienten zeigte sich zunächst kein Unterschied in der Wirksamkeit der beiden Substanzen. Dem widersprechen jedoch die Ergebnisse einer neuen, ebenfalls großangelegten Studie, die bezüglich der Sterblichkeit tatsächlich einen kleinen Vorteil zugunsten des Plasminogen-Aktivators ermittelten. Ob diese Ergebnisse die Standardtherapie des Herzinfarktes verändern werden, ist ungewiß.

Da die Mittel in den Blutkreislauf gelangen, entfalten sie ihre Wirkung natürlich nicht nur an den Herzkranzgefäßen, sondern überall im Körper; das gesamte Gerinnungssystem wird beeinträchtigt. Die häufigste und auch gefährlichste Nebenwirkung ist daher die Blutung, wobei Einblutungen in das Gehirn besonders gefürchtet sind. Man muß bei etwa jeder tausendsten Behandlung mit einer derartigen Blutung rechnen. Patienten mit sehr hohem Blutdruck, mit schlecht eingestellten Zuckerwerten oder mit einem kürzlich zurückliegenden Schlaganfall sind besonders gefährdet und sollten diese Mittel daher nicht oder nur im absoluten Notfall erhalten.

Eine Nebenwirkung, die vor allem unter Streptase und Eminase auftritt, ist die Allergie, die sich in Hautausschlägen, Fieber, Atemnot und Kreislaufversagen äußern kann.

Eine andere Methode, das Blutgerinnsel zu beseitigen, ist die Aufdehnung der Engstelle mit einem kleinen Ballon. Diese Behandlung ist jedoch nur in Spezialkliniken möglich und wird nur in verzweifelten Fällen durchgeführt. Der Einsatz von Laserstrahlen zur Auflösung des Gerinnsels befindet sich noch in der Erforschung.

Den größten Effekt erreicht man in der Behandlung des Herzinfarktes interessanterweise, wenn man gleichzeitig Acetylsalicylsäure (ASS, Aspirin) gibt. Das ist eigentlich ein Schmerzmittel, doch nebenbei behindert es das Verkleben der Blutplättchen. Die Blutplättchen wiederum sind für die Gerinnselbildung mitverantwortlich. Acetylsalicylsäure kann zwar das Blutgerinnsel nicht auflösen, aber offensichtlich die Bildung weiterer Gerinnsel verhindern.

(2) Acetylsalicylsäure

> Acetylsalicylsäure (Aspirin, ASS-ratiopharm, Acesal)

Acetylsalicylsäure (abgekürzt: ASS), soll die Klebrigkeit der Blutplättchen vermindern und so einer Gerinnselbildung in den Herzkranzgefäßen vorbeugen. Die Dosis, die üblicherweise verschrieben wird, wäre für eine Schmerzbekämpfung häufig nicht ausreichend (100 bis 300 mg). Man weiß, daß die Häufigkeit von Herzinfarkten bei regelmäßiger Einnahme von ASS sinkt. Das trifft offensichtlich sowohl für die Patienten zu, die schon einen Herzinfarkt durchgemacht haben, als auch für diejenigen, die »nur« über Angina pectoris klagen.

Die häufigsten Nebenwirkungen des ASS sind Magenbeschwerden bis hin zum Magengeschwür. Allerdings treten sie fast nur bei höheren Dosen auf, wie sie zum Beispiel in der Behandlung des Gelenkrheumatismus gegeben werden.

(3) Gegenspieler des Vitamin K

> **Warfarin** (Coumadin), **Phenprocoumon** (Marcumar, Falithrom)

Eine andere Möglichkeit, auf das Gerinnungssystem einzuwirken, besteht in der Gabe von Medikamenten, die die Wirkung des Vitamins K aufheben. Vitamin K ist für die Herstellung mehrerer Bestandteile der Blutgerinnung notwendig. Durch die hier genannten Medikamente wird Vitamin K weitgehend unwirksam, und diese Gerinnungsfaktoren können nicht mehr gebildet werden. Das hat zur Folge, daß das Blut weitgehend ungerinnbar wird. Der Effekt muß durch regelmäßig durchgeführte Bluttests kontrolliert werden.

Die Mittel werden etwa bei einer Thrombose im Bein gegeben, aber auch bei bestimmten Herzerkrankungen. Zum Beispiel werden viele Patienten, denen eine künstliche Herzklappe eingepflanzt wird, mit derartigen Mitteln behandelt.

Bei manchen Infarktpatienten bildet sich ein Blutgerinnsel in einer Herzhöhle. Das ist gefährlich, da Teile des Gerinnsels abreißen und in die Blutbahn geschwemmt werden können. Wenn sie dann im Gehirn landen, verursachen sie einen Schlaganfall. Auch für Patienten mit bestimmten Herzrhythmusstörungen ist die Schlaganfallgefahr groß. Um ihr zu begegnen, werden »Vitamin K-Gegenspieler« verschrieben.

Da sie das Gerinnungssystem sehr wirkungsvoll außer Gefecht setzen, ist die häufigste und gravierendste Nebenwirkung die Blutung. Im Falle von Nierensteinen kann es zu heftigen Blutungen aus den Harnwegen kommen, bei Magen- oder Zwölffingerdarmgeschwüren ist die Gefahr einer Blutung ebenfalls sehr groß. Nach Stürzen auf den Kopf kann es zu Einblutungen in das Gehirn kommen.

Um die Therapie so sicher wie möglich zu gestalten, müssen die Tabletten streng nach Vorschrift eingenommen werden. Willkürliche Überdosierungen können zu lebensbedrohlichen Blutungen führen. Sollte es trotz aller Vorsicht zu einer Blutung gekommen sein, hilft die Einnahme von Vitamin K-Tropfen nicht schnell genug. In diesem Fall müssen im Krankenhaus die Gerinnungsfaktoren durch entsprechende, in die Vene gespritzte Konzentrate ersetzt werden.

Die Therapie mit diesen Medikamenten ist effektiv, aber mit Gefahren verbunden. Sie ist ein Beispiel dafür, daß Patienten über ihre Behandlung genau Bescheid wissen müssen. Sie müssen den Sinn der Tabletteneinnahme verstehen, den Behandlungsplan einhalten und die möglichen Nebenwirkungen kennen.

9 HERZMEDIKAMENTE

Mittel gegen Herzrhythmusstörungen

> **Chinidin** (Chinidin duriles, Optochinidin ret.), **Disopyramid** (Rythmodul, Norpace, Disonorm), **Procainamid** (Procainamid Duriles), **Ajmalin** (Gilurytmal), **Lidocain** (Xylocain), **Tocainid** (Xylotocan), **Mexiletin** (Mexitil), **Flecainid** (Tambocor), **Propafenon** (Rytmonorm, Normorytmin), **Sotalol** (Sotalex, Sotahexal, Darob), **Amiodaron** (Cordarex)

Eine große Gefahr bei einem Herzinfarkt stellen Herzrhythmusstörungen dar. Das Herz kann unregelmäßig, zu schnell, aber auch zu langsam schlagen. Bei gravierenden Rhythmusstörungen kann es zu einem Herzversagen kommen.

In Ruhe schlägt das Herz durchschnittlich 60- bis 80mal pro Minute. Die Herzschläge werden durch elektrische Vorgänge im Herzmuskel ausgelöst. An einer bestimmten Stelle im Herzen befinden sich spezialisierte Herzmuskelzellen, in denen elektrische Potentiale entstehen, die sich koordiniert über das gesamte Herz ausbreiten und den regelmäßigen Herzschlag erzeugen. Wenn diese elektrischen Vorgänge gestört werden, beginnt das Herz zu stolpern.

Beim Herzinfarkt beispielsweise können in dem Gebiet, das von der Durchblutung abgeschnitten ist (der »Infarktzone«), unkoordinierte elektrische Impulse entstehen und Extraschläge verursachen. Unter Umständen lösen sie den ursprünglichen, richtigen Rhythmus völlig ab. Auch eine Unterbrechung der normalen Fortleitung von elektrischen Impulsen kommt vor, die Folge ist dann ein verlangsamter Herzschlag oder, im Extremfall, der Herzstillstand.

Ebenso gefährlich ist das »Kammerflimmern«. Die elektrischen Impulse verlieren ihren koordinierten Rhythmus und können keinen Herschlag mehr auslösen: Der Herzmuskel »flimmert«, statt sich kräftig zu kontrahieren. Nur ein »Elektroschock« kann hier Rettung bringen. Mit einem sogenannten Defibrillator wird ein elektrischer Impuls erzeugt, der die Herzströme wieder in einen geordneten Rhythmus bringen soll.

In dieser lebensgefährlichen Situation haben Medikamente gegen Herzrhythmusstörungen ihren Sinn. Kammerflimmern kündigt sich nämlich meist durch häufige Extraschläge des Herzens an. Diese lassen sich durch Medikamente unterdrücken, die gleichzeitig auch die Gefahr des Kammerflimmerns senken. In der akuten Phase des Herzin-

MITTEL GEGEN HERZRHYTHMUSSTÖRUNGEN

farktes werden die Mittel als Infusion gegeben, in aller Regel über wenige Tage, bis sich die Situation stabilisiert hat. Gute und langjährige Erfahrungen hat man bei dieser Erkrankung mit Lidocain (Xylocain). Dies ist ein Mittel, das auch zur lokalen Betäubung bei chirurgischen Eingriffen verwendet wird. In die Vene verabreicht, wirkt es jedoch auf den Herzrhythmus.

Der Nutzen einer derartigen Behandlung in der Akutphase eines Herzinfarktes ist bei schweren Herzrhythmusstörungen wahrscheinlich. Hier können diese Medikamente lebensrettend sein. Eventuelle Nebenwirkungen dürfen in Anbetracht dessen vernachlässigt werden.

Anders verhält es sich allerdings bei Rhythmusstörungen in der Phase nach einem Herzinfarkt oder gar bei Rhythmusstörungen, die unabhängig von einem Herzinfarkt auftreten und die womöglich zufällig vom Hausarzt festgestellt wurden. Sollen Patienten in dieser Lage auf Dauer, womöglich lebenslang, Mittel dagegen einnehmen? Man kann die Antwort vor Besprechung der verschiedenen Arzneistoffe geben, und sie lautet nein. Von dieser Regel gibt es nur wenige Ausnahmen, wie wir im folgenden sehen werden.

Vereinzelte Extraschläge des Herzens treten bei allen Menschen auf und sind kein Grund zur Besorgnis. Gelegentlich kann bereits ein »Herzstolpern« leichte Mißempfindungen verursachen; in der Hälfte der Fälle sind allerdings bei subjektiv empfundenem Herzstolpern gar keine Extraschläge feststellbar. Umgekehrt werden bei ebenfalls 50 Prozent der Fälle Extraschläge nicht wahrgenommen. Als gefährlich sind sie jedenfalls nur dann einzustufen, wenn sie häufiger oder serienweise auftreten. Die Symptome sind dann meist gravierender, es kommt zu Schwindel, Atemnot, im Extremfall zu einer plötzlichen Bewußtlosigkeit. Dies ist aber bei ansonsten gesunden Menschen äußerst selten. Häufiger treten derartige Rhythmusstörungen im Zusammenhang mit schweren Herzerkrankungen auf, unter anderem nach überstandenen Herzinfarkten, bei Herzklappenfehlern, bei einer ausgeprägten Herzschwäche und bei Herzmuskelentzündungen.

Man weiß, daß die Sterblichkeit bei diesen Patienten mit schweren Rhythmusstörungen erhöht ist, während seltene Extraschläge ohne begleitende Herzerkrankung kein Risiko darstellen.

Sämtliche oben aufgeführten Medikamente können Rhythmusstörungen verhindern, doch ist mit ihnen auch das Hauptziel, nämlich die Verringerung der Sterblichkeit, erreichbar? Leider zeigte sich in mehreren Untersuchungen eher das Gegenteil der erhofften Wirkung. Die Sterblichkeit war bei Patienten, die mit einem Mittel gegen Herzrhythmusstörungen behandelt wurden, nicht selten höher als bei unbehan-

9 HERZMEDIKAMENTE

delten Patienten. Eine große und sehr gründliche Studie zu dieser Fragestellung wurde in den USA, in Kanada und in Schweden mit den Medikamenten Encainid, Moricizin (beide hier nicht zugelassen) und Flecainid (Tambocor) durchgeführt. Alle Patienten hatten einen Herzinfarkt durchgemacht und litten danach unter häufigen Rhythmusstörungen. Es zeigte sich, daß die Sterblichkeit unter Behandlung mit diesen Mitteln deutlich höher war als bei den Patienten, die ein Scheinmedikament einnahmen. Die Untersuchung wurde, da die Ergebnisse so eindeutig waren und eine Fortsetzung der Studie ethisch nicht vertretbar schien, vorzeitig abgebrochen (*N Engl J Med 1991; 324: 781*). Dies führte zu heftigen Diskussionen unter den Medizinern und in Deutschland zu einer geänderten Zulassung für Flecainid, das jetzt nur noch für bestimmte Patienten verordnet werden darf. Aber die Tragweite dieser Untersuchungen ist damit wohl nicht erschöpft. Es gibt bisher keine stichhaltigen Belege dafür, daß die Ergebnisse nicht auch für alle anderen Medikamente dieser Gruppe zutreffen. Das Hauptziel also, nämlich die Verringerung der Sterblichkeit, ist somit bei keinem der Mittel gesichert.

Woran liegt es nun, daß die Ergebnisse so schlecht sind? Zunächst einmal erscheint das unverständlich: Man kann mit diesen Mitteln gefährliche Herzrhythmusstörungen verhindern oder zumindest verringern, trotzdem ist die Sterblichkeit nicht gesenkt, sondern unter Umständen sogar höher als beim Verzicht auf solche Medikamente. Die mögliche Erklärung für dieses Phänomen liegt in den Nebenwirkungen, die alle Medikamente dieser Gruppe gemeinsam haben. Sämtliche Mittel gegen Herzrhythmusstörungen können nämlich selbst Rhythmusstörungen verursachen. Das erscheint paradox, ist jedoch bei Betrachtung der Wirkungsweise verständlich. Da diese Mittel auf die elektrischen Vorgänge des Herzens einwirken, verhindern sie nicht nur die »falschen« Impulse, sondern sie können auch die normalen elektrischen Abläufe beeinflussen und deshalb ebenso zu (genauso gefährlichen) Herzrhythmusstörungen führen. Wahrscheinlich ist dieser Effekt dafür verantwortlich, daß alle Mittel dieser Gruppe zumindest in der Langzeittherapie erfolglos sind.

In der Praxis ist es nicht einfach, diesen Effekt nachzuweisen. Die üblicherweise beim Hausarzt durchgeführten Untersuchungen des Herzens, inklusive Messung der Herzströme (EKG), reichen dafür nicht aus. Meist treten die Rhythmusstörungen nicht so schnell hintereinander auf, daß man sie in einer wenige Minuten dauernden Untersuchung feststellen kann. Etwas hilfreicher ist das sogenannte »Langzeit-EKG«. Hierbei werden dem Patienten, genau wie bei einem normalen

MITTEL GEGEN HERZRHYTHMUSSTÖRUNGEN

EKG, Elektroden auf die Brust geklebt. Die Herztätigkeit wird mit einem Apparat von der Größe eines Walkmans über 12 bis 24 Stunden aufgezeichnet. So können Rhythmusstörungen wesentlich genauer erfaßt werden. Mit dieser Untersuchung wird der Schweregrad von Herzrhythmusstörungen bestimmt und die Therapie berechnet. Daß aber auch diese Untersuchung keine sichere Gewähr für eine nebenwirkungsfreie Therapie bietet, zeigen die oben zitierten Studien, bei denen keine vermehrten Rhythmusstörungen unter einer Therapie festgestellt wurden. Trotzdem schnitten die behandelten Patienten schlechter ab, vermutlich aufgrund medikamentös erzeugter Herzrhythmusstörungen.

Eine andere Nebenwirkung ist ebenfalls allen hier besprochenen Medikamenten gemeinsam: Sie können eine bereits bestehende Herzschwäche verschlechtern. Diesen Effekt haben wir schon bei den Betablockern und den Calciumkanalblockern kennengelernt. Er ist insbesondere deshalb von Bedeutung, weil Patienten mit gravierenden Herzrhythmusstörungen häufig auch unter einer Herzschwäche leiden.

Andere Nebenwirkungen treten nicht bei allen Mitteln gleichermaßen auf: Das Chinidin führt sehr häufig (30 bis 40 Prozent) zu Störungen im Magen-Darm-Trakt (Übelkeit, Erbrechen, Durchfall), seltener kommt es zu Knochenmarkschäden mit Verminderung der weißen Blutkörperchen und der Blutplättchen, Allergien und Fieber. Auch die Zerstörung der roten Blutkörperchen durch Antikörper in der Blutbahn kommt unter Chinidin vor.

Mexiletin kann ebenfalls zu Erbrechen und Übelkeit führen, daneben treten häufig Zittern der Hände, Verwirrtheit und Potenzstörungen auf.

Tocainid kann neben Übelkeit und Erbrechen Leberschäden verursachen.

Sotalol gehört zwar in die Gruppe der Betablocker, hat aber darüber hinaus Wirkungen auf den Herzrhythmus und wird deshalb meist als Mittel gegen Herzrhythmusstörungen verordnet. Neben den typischen Betablocker-Nebenwirkungen kann es zu Hautausschlägen und Durchfällen kommen.

Propafenon kann ebenfalls zu Potenzstörungen, Müdigkeit, Leberschäden und Blutbildveränderungen führen.

Eine Substanz, auf der noch recht viele Hoffnungen ruhen, ist das Amiodaron. Für Amiodaron gibt es zumindest kleine Untersuchungen, die einen Behandlungserfolg bei Langzeittherapie zeigten. Diese Ergebnisse müssen jedoch noch in größeren Studien bestätigt werden, ehe man sich zu einer Empfehlung entschließen darf. Bisher stellt Amiodaron ein absolutes Reservemedikament dar. Und dies mit gutem Grund:

HERZMEDIKAMENTE

Es gibt eine Vielzahl von Nebenwirkungen, die teilweise sehr gefährlich sind. Während Müdigkeit, Schlafstörungen, Zittrigkeit und Schwindel noch bei vielen anderen Medikamenten auftreten und beim Absetzen wieder verschwinden, kann es unter Amiodaron auch zu schweren Lungenentzündungen kommen, die häufig zum Tode führen. Gleichfalls können schwere Blutbildveränderungen, Über- und Unterfunktionen der Schilddrüse und Ablagerungen in der Hornhaut des Auges auftreten. Schließlich werden auch Hautausschläge und eine vermehrte Empfindlichkeit auf UV-Licht beschrieben.

Die Liste aller möglichen Nebenwirkungen ist nicht vollständig und würde den Rahmen dieses Buches sprengen. Der Verordnung eines Arzneimittels gegen Herzrhythmusstörungen muß eine sorgfältige und eindeutige Diagnosestellung vorangehen. Die Arzneimittel dieser Gruppe sind keine Bagatellmedikamente, die man leichtfertig einnehmen darf.

Calciumantagonisten und Betablocker gegen Herzrhythmusstörungen

Auch diese beiden Medikamentegruppen werden zur Behandlung bestimmter Herzrhythmusstörungen eingesetzt. Wir haben bei der Besprechung dieser Substanzen bereits darauf hingewiesen, daß sie den Herzschlag verlangsamen. Diese Nebenwirkung macht man sich hier zunutze, um bestimmte Formen des Herzrasens zu behandeln. Da sie jedoch nur auf bestimmte, meist gutartige Rhythmusstörungen einwirken, sind sie keine generelle Alternative zu den anderen Mitteln. Einzige Ausnahme ist der Betablocker Sotalol, der sich als Herzrhythmusmittel von den anderen Betablockern unterscheidet und auch bei schweren Rhythmusstörungen eingesetzt wird. Aber bei Sotalol fehlt ebenfalls der Beweis für eine Sterblichkeitssenkung.

Medikamente gegen chronische Herzschwäche

Eine chronische Herzschwäche kann Folge eines Herzinfarktes sein, sie kann aber auch ohne Herzinfarkt durch Verengung der Herzkranzgefäße entstehen. Auch andere Herzerkrankungen führen zu einer Pumpschwäche des Herzens: Herzklappenfehler, Entzündungen des Herzmuskels, also im Prinzip alle Erkrankungen, die auch Herzrhythmusstörungen begünstigen. Wenn das Herz nicht kräftig genug ist,

MEDIKAMENTE GEGEN CHRONISCHE HERZSCHWÄCHE

um seine Pumpfunktion zu erfüllen, kommt es zu Wasseransammlungen im Körper. Deutlich sichtbar wird dies häufig an den Unterschenkeln: sie werden dicker, und an den Schienbeinkanten lassen sich regelrechte Dellen eindrücken. Noch unangenehmere Folgen hat eine Herzschwäche für die Atmung. Da sich auch in der Lunge Wasser ansammeln kann, tritt bereits bei geringen Belastungen Atemnot auf. Treppensteigen und Radfahren werden schwierig, mit Verschlimmerung der Erkrankung wird die Anzahl der Stufen, die hintereinander erklommen werden können, immer geringer. Im schlimmsten Fall kann es zu extremer Atemnot und Beengtheit auch in völliger Ruhe kommen. Dieser Zustand wird als »Lungenödem« bezeichnet. Die Luftnot ist in liegender Position ausgeprägter und tritt daher nicht selten nachts auf. Viele Patienten schlafen mit erhöhtem Oberkörper auf mehreren Kissen, um diese Zustände zu vermeiden.

Mittel zur Behandlung eines schwachen Herzens haben zwei Angriffsmöglichkeiten: Sie können die Kraft des Herzens verstärken (Herzglycoside, Katecholamine) oder seine Arbeit erleichtern (Diuretika, ACE-Hemmer).

(1) Herzglycoside

> **Digoxin** (Digacin, Lanicor, Lenoxin), **Metildigoxin** (Lanitop), **Acetyldigoxin** (Digotab, Beta-Acetyldigoxin ratiopharm, Novodigal), **Digitoxin** (Digimerck), **Strophantin** (Strodival)

Herzglycoside sind die wesentlichen Wirkstoffe einer großen Anzahl von Pflanzen (Rosenlorbeer, Meerzwiebeln, Fingerhut, Maiglöckchen und anderer). Während die Herzwirkung der Meerzwiebel schon in einer alten medizinischen Schrift, dem *Papyrus Ebers*, 1500 v. Chr. erwähnt wird, findet sich eine genaue Beschreibung des als Heilpflanze verwendeten Fingerhuts erst im ausgehenden 18. Jahrhundert. Der Engländer Withering arbeitete 1785 in einer berühmten Abhandlung genaue Dosierungsschemata für die Auszüge des Digitalis purpurea (roter Fingerhut) aus.

Die Digitalisglycoside (Herzglycoside des Fingerhuts) werden heute standardmäßig zur Therapie des »schwachen Herzens« verordnet.

1994 fanden sich unter den 30 in Deutschland am häufigsten verschriebenen Medikamenten zwei Digitalispräparate.

Digoxin und Digitoxin sind Wirkstoffe des Digitalis (Fingerhut),

9 HERZMEDIKAMENTE

die seit langem chemisch hergestellt werden und meist in Tablettenform, seltener als Tropfen eingenommen werden. Das Pulver getrockneter Fingerhutblätter ist nur sehr ungenau zu dosieren und wird kaum noch verwendet.

Die Wirkung der Herzglycoside besteht in einer Kräftigung des Herzmuskels. Das Herz schlägt zudem langsamer und kann wirtschaftlicher arbeiten. Vor allem in Situationen, in denen eine Herzschwäche mit einem raschen, unregelmäßigen Herzschlag einhergeht, ist Digitalis sinnvoll.

Nebenwirkungen treten im Verlauf einer Digitalistherapie bei etwa zwanzig Prozent der Patienten auf. Der Grund dafür liegt in der relativ großen »Giftigkeit« des Stoffes, die sich bereits bei geringen Überdosierungen auswirken kann. Wir haben dieses Phänomen schon im Kapitel der Asthmamittel beim Theophyllin kennengelernt. Es wird im Fachjargon als »geringe therapeutische Breite« bezeichnet. Überspitzt ausgedrückt, bewegt man sich in einem engen Bereich zwischen Wirkungslosigkeit und Vergiftungserscheinungen. Um dieses Problem besser in den Griff zu bekommen, kann man wie beim Theophyllin die Blutspiegel auch des Digoxins und des Digitoxins messen und dann die Dosierung an die ermittelten Werte anpassen. Aber wie bei allen wirksamen Mitteln kann es natürlich auch bei Digitalis trotz genau geplanter Dosierung zu unerwünschten Effekten kommen.

Die häufigsten Nebenwirkungen betreffen den Magen-Darm-Trakt mit Übelkeit und Erbrechen. Vor allem bei älteren Menschen ist andauerndes Erbrechen gefährlich, da es schnell zu einer Austrocknung kommen kann.

Andere Nebenwirkungen betreffen das Herz. Digitalis übt eine Wirkung auch auf den Herzrhythmus aus. Wir sagten ja bereits, daß es den Herzschlag verlangsamt. Das ist in manchen Situationen ein durchaus willkommener Effekt, er kann sich allerdings so stark auswirken, daß das Herz nicht mehr ausreichend Blut fördert und Schwindel, Atemnot und Bewußtlosigkeit auftreten. Umgekehrt kann Digitalis aber auch Herzrasen verursachen und alle denkbaren Herzrhythmusstörungen bis hin zum Kammerflimmern auslösen.

Ebenfalls möglich sind Schlaflosigkeit, Depressionen, Verwirrtheitszustände, und diese können Warnsignale für eine Glycosidvergiftung sein. Die Symptome werden bei älteren Menschen häufig verkannt, und der Arzt verschreibt nicht selten Psychopharmaka, ohne an die Möglichkeit einer Nebenwirkung durch Digitalis zu denken.

Die Nebenwirkungen haben übrigens häufig mit einem Kaliummangel zu tun, denn die Giftigkeit des Digitalis wird dadurch verstärkt.

MEDIKAMENTE GEGEN CHRONISCHE HERZSCHWÄCHE

Wie wir bereits gesehen haben, treten Kaliumverluste gehäuft unter einer Therapie mit wasserausschwemmenden Medikamenten auf, vor allem bei Verwendung des starkwirkenden Furosemid. Die Kombination von Furosemid und Digitalis ist bei der Behandlung der Herzschwäche aber durchaus üblich, und der Arzt muß daher an diese Komplikationsmöglichkeit denken und von Zeit zu Zeit Kontrollen des Kaliumwertes im Blut durchführen.

Neben dieser Wechselwirkung zwischen Digitalis und Furosemid gibt es noch eine große Anzahl von Medikamenten, die, zusammen mit Digitalis gegeben, zu einer verstärkten oder einer abgeschwächten Wirkung führen können.

Chinidin ist ein Mittel gegen Herzrhythmusstörungen, das ebenfalls recht oft zusammen mit Digitalis verschrieben wird. Der Blutspiegel von Digitalis steigt bei einer Chinidintherapie an, und die Gefahr von Herzrhythmusstörungen wächst.

Eine gesteigerte Wirkung von Digitalis ist auch bei gleichzeitiger Gabe der folgenden Medikamente zu erwarten: Theophyllin, Coffein, Betablocker, andere Mittel gegen Herzrhythmusstörungen, Verapamil, Tranquilizer.

Die Wirkung der Herzglycoside wird durch folgende Mittel verringert: Antibiotika, Mittel gegen Magensäure (Antazida), Abführmittel.

Digitoxin unterscheidet sich im Hinblick auf die Ausscheidung aus dem Körper von allen anderen Herzglycosiden. Während Digoxine durch die Niere ausgeschieden werden, wird Digitoxin in der Leber abgebaut. Dies ist von Bedeutung, wenn neben der Herzschwäche noch andere Erkrankungen vorliegen. Wenn beispielsweise die Nieren nicht mehr gut arbeiten, wird weniger Digoxin ausgeschieden, und die Menge des Mittels im Blut steigt an, damit allerdings auch die Gefahr von Nebenwirkungen. Diese Situation tritt bei älteren Menschen nicht selten ein. Entweder muß dann das Digoxin niedrig dosiert und die Blutspiegel müssen häufig überprüft werden, oder, was meist einfacher ist, der Arzt stellt auf Digitoxin um. Das Digitoxin kann auch bei einer schlechten Nierentätigkeit normal eingenommen werden, da es ja in der Leber abgebaut wird. Umgekehrt sollte bei schweren Lebererkrankungen auf die Gabe des Digitoxins verzichtet und ein Digoxin verschrieben werden.

Der Stellenwert einer Therapie mit Digoxin wechselte in den letzten Jahrzehnten häufig. Zu Anfang des Jahrhunderts wurden kaum Herzglycoside angewandt, weil es zu extrem häufigen Nebenwirkungen kam. Das lag aber in erster Linie daran, daß meist viel zu hoch dosiert wurde. In den dreißiger Jahren setzte sich Digitalis als Standardmittel für die Behandlung des schwachen Herzens wieder durch, bis vor einigen Jahren Zweifel an der Wirksamkeit laut wurden und andere Mittel in den Vordergrund rückten. In den Fachzeitschriften werden Herzglycoside wieder mehr geschätzt, seit es neuere Untersuchungen gibt, die die Wirksamkeit des Digitalis belegen sollen. Dennoch gilt für Digitalis, daß es offensichtlich die Symptome einer Herzschwäche lindern, ein schwaches Herz jedoch nicht »gesund machen« kann. Bisher ist nicht belegt, daß die Sterblichkeit unter einer Therapie mit Digitalis gesenkt wird. Allerdings ist dieses Ziel auch mit den meisten anderen Medikamenten zur Behandlung der Herzschwäche nicht erreichbar. Lediglich für die ACE-Hemmer gibt es neuerdings Hinweise darauf, daß sie bei der Herzschwäche lebensverlängernd wirken könnten.

Eine wichtige Besonderheit ist für das Herzglycosid Strophantin zu erwähnen. Es wird vom Darm nur sehr schlecht aufgenommen, und die Mengen, die ins Blut gelangen, sind daher verschwindend gering. Auch bei sehr hoher Dosierung weiß man letzten Endes nicht, wieviel von dem Wirkstoff ins Blut gelangen wird. Daher sollte Strophantin nicht mehr verwendet werden. In die Vene gespritzt, wirkt es selbstverständlich, doch möchte sicher niemand täglich in die Praxis seines Hausarztes laufen, um sich seine Spritze Strophantin geben zu lassen.

(2) Herzglycosid-Kombinationen

> Metildigoxin/Theophyllin (Theo-Lanitop), **Proscillaridin/Verapamil** (Taluvian)

Abzulehnen sind diese festen Kombinationen von Herzglycosiden mit anderen Mitteln. Wir haben bereits die großen Schwierigkeiten in der Dosiseinstellung für Digitalis angesprochen. Durch die Hinzufügung eines weiteren Wirkstoffes zur selben Tablette ist eine individuelle Einstellung der Einzelsubstanzen unmöglich, und Komplikationen sind somit vorprogrammiert.

(3) Diuretika

Diuretika haben wir im Abschnitt über Bluthochdruck ausführlich besprochen. Durch die vermehrte Wasser- und Kochsalzausscheidung sinkt der Blutdruck, es kommt dadurch aber auch zu einer Erleichterung der Herzarbeit.

MEDIKAMENTE GEGEN CHRONISCHE HERZSCHWÄCHE

Wenn sich beispielsweise Wasser im Körper angesammelt hat, wie es häufig bei der Herzschwäche der Fall ist, wird man also versuchen, es durch Diuretika zu beseitigen. Die schwach wirkenden Diuretika (Thiazide) sind für die Dauertherapie gut geeignet, die stark wirksamen Schleifendiuretika sind dagegen in Notfallsituationen unentbehrlich. Wenn es zu einer raschen Wasseransammlung in der Lunge kommt, tritt heftigste, beängstigende Atemnot auf. In dieser Situation können Schleifendiuretika (z. B. Furosemid) rasch Hilfe leisten. Sie werden dann meist vom Arzt in die Vene gespritzt. Für die Dauertherapie benötigt man sie nur, wenn die chronische Herzschwäche weit fortgeschritten ist und man mit den Thiaziden nicht mehr auskommt. Man kann Diuretika durchaus mit den anderen Mitteln zur Behandlung der Herzschwäche kombinieren. Bei gleichzeitiger Einnahme von Digitalis jedoch muß man auf mögliche Wechselwirkungen achten (siehe oben).

(4) ACE-Hemmer

> **Enalapril** (Pres, Xanef, Enalapril Berlin Chemie), **Captopril** (Lopirin, Tensobon, Capto ISIS), **Lisinopril** (Acerbon, Coric), **Perindopril** (Coversum), **Quinapril** (Accupro)

Die Gruppe der Medikamente, die die Blutgefäße erweitern und so zu einer Entlastung der Herzarbeit führen, haben wir bereits an anderer Stelle kennengelernt. Zu ihnen gehören die ACE-Hemmer, Calciumantagonisten, Dihydralazin, Prazosin und andere (siehe Kapitel 8). Sie werden alle bei der Behandlung des hohen Blutdrucks verschrieben, einige der Mittel sind darüber hinaus auch zur Behandlung der chronischen Herzschwäche geeignet. Von den Calciumantagonisten wissen wir allerdings, daß sie die Herzkraft eher schwächen, sie können hier nicht nützen. Man muß im Gegenteil bei bestehender Herzschwäche sehr vorsichtig mit ihnen umgehen, wenn man sie aus anderen Gründen einnehmen soll, etwa aufgrund von Herzrhythmusstörungen.

Bei der Therapie des chronisch schwachen Herzens sind dagegen immer mehr die ACE-Hemmer in den Mittelpunkt gerückt. Diese Mittel führen zu einer deutlichen Entlastung des Herzens, ohne den Herzmuskel zu schwächen und sind in der Behandlung der Herzschwäche offensichtlich äußerst effektiv. Für den ACE-Hemmer Enalapril konnte sogar nachgewiesen werden, daß man die Sterblichkeit bei bestimmten

Patienten senken konnte. Dies war ein großer Fortschritt, denn unter der bisherigen Standardtherapie mit Diuretika und Digitalis konnten zwar die Symptome gebessert werden, ob aber die Überlebenszeiten durch diese Mittel verlängert werden, ist nicht belegt. Auch ACE-Hemmer können mit Digitalis und Diuretika kombiniert werden, wenn man mit einem Mittel allein nicht auskommt. Man darf allerdings nicht die kaliumeinsparenden Diuretika nehmen, da auch die ACE-Hemmer Kalium im Blut erhöhen können und es so zu gefährlichen Anstiegen kommen kann. (Kaliumsparende Diuretika sind zum Beispiel in den vielverordneten Kombinationen Moduretik, Aquaretik, Dytide H und anderen enthalten.) Sollte man also eine chronische Herzschwäche immer sofort mit ACE-Hemmern behandeln? Eine sichere Antwort auf diese Frage ist noch nicht zu geben. Gewiß kann man Patienten mit ausgeprägten Wasseransammlungen (Ödemen) in den Beinen zunächst mit Diuretika gut helfen. Doch scheinen die ACE-Hemmer tatsächlich allmählich dem Digitalis den Rang abzulaufen. Angesichts der bisherigen Erfahrungen mag das bei dieser Erkrankung auch sinnvoll sein. Die größten Untersuchungen dazu sind mit Enalapril und Captopril durchgeführt worden.

Prinzipiell sollte man versuchen, eine chronische Herzschwäche zunächst mit einem einzigen Mittel zu behandeln, Kombinationen bergen immer die Möglichkeit unerwünschter Wechselwirkungen.

(5) Andere Mittel zur Behandlung der Herzschwäche

> **Dopamin** (Dopamin Giulini, Dopamin Fresenius), **Dobutamin** (Dobutamin Hexal, Dobutrex), **Adrenalin** (Suprarenin), **Noradrenalin** (Arterenol, Noradrenalin Jenapharm)
>
> **Milrinon** (in Deutschland nicht zugelassen), **Enoximon** (Perfan), **Amrinon** (Wincoram)

Die vier ersten Medikamente sind Überträgerstoffe des unwillkürlichen Nervensystems und haben eine ausgesprochen starke Kreislauf- und Herzwirkung. Sie werden ausschließlich in Notfällen, also bei Herz- und Kreislaufversagen als Infusionen in die Venen verabreicht und sind unentbehrlich auf der Intensivstation. Für die Dauerbehandlung einer Herzschwäche kommen sie nicht in Frage.

MEDIKAMENTE GEGEN CHRONISCHE HERZSCHWÄCHE

In der zweiten Gruppe sind Mittel aufgeführt, die neben der Stärkung des Herzens eine Blutgefäßerweiterung bewirken. Auch diese Mittel wurden und werden als Notfallmedikamente beim akuten Herzversagen auf der Intensivstation in seltenen Fällen gegeben. Milrinon wurde darüber hinaus versuchsweise als Tablette zur Dauerbehandlung der schweren Herzschwäche erprobt. Doch am Ende mit dem denkbar schlechtesten Resultat: Die Patienten, die dieses Mittel erhielten, starben im Durchschnitt früher als die unbehandelten Patienten, wahrscheinlich aufgrund tödlicher Herzrhythmusstörungen, die dieses Mittel verursachte. Somit verbietet sich die Dauerbehandlung mit Milrinon.

Arzneimittel mit Wirkung auf Blutgerinnung und Blutgefäße

Zwischen dem Herzen und dem restlichen Blutkreislauf besteht medizinisch und therapeutisch ein enger Zusammenhang. Wenn das Herz erkrankt ist, dann hat dies Auswirkungen auf die Blutgefäße, und deren Erkrankungen bleiben auf Dauer meistens nicht ohne Folgen für das Herz. Das Herz ist Teil des Blutkreislaufs und sorgt mit seinen rhythmischen Aktionen dafür, daß das Blut im Kreislaufsystem vorwärtsgetrieben wird. Trotz dieser engen Verbindung zwischen den Blutgefäßen und dem Herzen kann man zwischen beiden aus therapeutischer Sicht eine Unterscheidung machen.

Im vorigen Kapitel besprachen wir vor allem den drohenden Herzinfarkt, die Behandlung nach einem Herzinfarkt sowie chronische Herzleiden. Auch wenn diese Erkrankungen mit den Blutgefäßen in mehr oder weniger engen Zusammenhängen stehen, betreffen sie aber ganz besonders das Herz. In diesem Kapitel wollen wir die Arzneimittel behandeln, die gezielter auf den Blutkreislauf einwirken. Es handelt sich dabei um gefäßerweiternde Wirkstoffe, die wir teilweise schon früher besprochen haben, sowie zum Beispiel um Medikamente, die das Blut verdünnen.

Durchblutungsfördernde Mittel

> **Bencyclan** (Fludilat), **Calciumdobesilat** (Dexium), **Co-Dergocrin** (Circanol, Dacoren, DCCK, Defluina, Hydergin, Orphol), **Cyclandelat** (Natil, Spasmocyclon), **Dipyridamol** (Persantin), **Inositolnicotinat** (Hexanicit), **Isoxsuprin** (Duvadilan), **Moxaverin** (Kollateral), **Naftidrofuryl** (Artocoron, Dusodril, Luctor, Naftilong), **Nicotinsäure** (Nicoplectal), **Nicergolin** (Duracebrol, Memoq, Sermion), **Pentoxifyllin** (Claudicat, Duropental, Pentohexal, Trental), **Xantinolnicotinat** (Complamin)

Die Erweiterung von Blutgefäßen hätte theoretisch bei einer Reihe von Erkrankungen enorme Vorteile. Bei hohem Blutdruck etwa würde eine

Gefäßerweiterung den Druck senken, und das Herz müßte nicht mehr gegen den hohen Druck in den Gefäßen anpumpen. Für Menschen, die an Gefäßverengungen leiden, wäre eine medikamentöse Gefäßerweiterung wunderbar, weil sie auf einen Schlag alle Beschwerden los wären, die sich durch die Gefäßverengung ergeben. Tatsächlich gibt es Arzneistoffe, die zu einer Erschlaffung der Muskulatur in den Blutgefäßen führen und so deren Erweiterung bewirken. Solche gefäßerweiternden Mittel haben wir im Kapitel 8 bei den Medikamenten zur Behandlung des Bluthochdrucks bereits besprochen.

Neben den in anderen Kapiteln diskutierten Einsatzmöglichkeiten werden gefäßerweiternde Mittel aber auch bei Durchblutungsstörungen verwendet, die Folge einer Arteriosklerose (Verkalkung der Arterien) sind. Ist eine Gefäßerweiterung aber auch dann sinnvoll, wenn die Blutgefäße verkalkt und ihre Wände deshalb starr und unbeweglich sind? An verkalkten Stellen können Medikamente natürlich keine Wirkung mehr entfalten. Verkalkte Gefäße sind so gut wie nicht mehr zu erweitern. Wenn man Menschen, die an Gefäßverengungen aufgrund von solchen Kalkeinlagerungen in die Gefäßwand leiden, gefäßerweiternde Mittel gibt, dann kann dies zu erheblichen Problemen führen. Eine Gefahr gefäßerweiternder Mittel besteht nämlich darin, daß sie die Gefäße gerade dort erweitern, wo sie nicht verkalkt sind. Die dadurch herbeigeführte Drucksenkung im Kreislaufsystem hat dann zur Folge, daß der Blutdruck hinter den verengten Gefäßabschnitten noch weiter absinkt, möglicherweise unterhalb eines kritischen Punktes, bei dem das Gewebe in starke Blutversorgungsnot gerät. In vielen Fällen reicht der Blutdruck vor den Gefäßverengungen nämlich gerade aus, um genügend Blut – und damit Nährstoffe und Sauerstoff – in das tieferliegende Gewebe zu pumpen. Wird der Blutdruck vor der Gefäßenge gesenkt, dann reicht die durch die Enge gepreßte Blutmenge nicht mehr für die Gewebeversorgung aus, und es kommt zu schmerzhaften Beschwerden und Gewebeuntergängen mit Geschwürbildungen. Statt in die Krisengebiete fließt das Blut nun vermehrt in die Gewebe ohne Gefäßverengungen, die auf eine stärkere Blutversorgung gar nicht angewiesen sind. Die Mediziner benennen diese unerwünschte Umverteilung des Blutflusses mit dem englischen Begriff »*steal effect*«.

Manche Medikamente erweitern vorzugsweise die kleinen Blutgefäße, die nach mehrfacher Aufzweigung aus den größeren Blutgefäßen hervorgehen. Dies führt zu einer Absenkung des Widerstands im System der arteriellen Blutgefäße und damit des Blutdrucks, so daß das Herz leichter das Blut in den großen Kreislauf pumpen kann. Die Wirkung der Betablocker beruht im wesentlichen auf diesem Effekt. Betablocker

DURCHBLUTUNGSFÖRDERNDE MITTEL

wirken blockierend auf Nervenendigungen des sympathischen Nervensystems in der Muskulatur der Gefäßwände ein und entspannen sie so. Dadurch kommt es zu einer meßbaren Senkung des Blutdrucks. Betablocker sind vor allem bei jungen Menschen gut wirksam. Dies liegt auch daran, daß deren Gefäßwände noch nicht verkalkt und deshalb besonders elastisch sind. Wenn mit steigendem Alter die Gefäßwände starrer werden, dann können Betablocker ihre Wirkung nicht mehr so gut entfalten.

Nicotinsäure, Inositolnicotinat und Xantinolnicotinat sind vom Vitamin B6 abgeleitete Substanzen. Diese Wirkstoffe führen in der handelsüblichen Dosierung zu keiner nennenswerten allgemeinen Gefäßerweiterung. Sie wirken vor allem gefäßerweiternd an den Blutgefäßen der Haut, weshalb es bei ihrer Anwendung häufig zu einer Rötung (»Flush-Symptomatik«) an Kopf und Oberkörper kommt. Obwohl diese Mittel bei Durchblutungsstörungen in den Beinen keine meßbare Wirkung haben, werden sie immer noch für diesen Zweck verordnet. Dies gilt auch für ihre Anwendung bei Hirnleistungsstörungen im Alter.

Neben der Gesichtsrötung kommt es bei diesen Mitteln häufiger zu einem Gefühl von Wärme, zu Juckreiz und Magen-Darm-Störungen wie Sodbrennen, Erbrechen und Durchfall. Einige dieser Erscheinungen gehen bei Dauergebrauch nach einiger Zeit etwas zurück, aber bei etwa jedem zehnten Patienten bleiben diese Störungen bestehen.

Ein besonders populäres Mittel ist das ursprünglich nur von der Firma Albert-Roussel, einer Tochter der Hoechst AG, angebotene Pentoxifyllin, das unter dem Handelsnamen Trental verkauft wird. Auch diese Substanz leitet sich vom Vitamin B6 ab. In der Vergangenheit wurde es viel bei der »Schaufensterkrankheit« eingesetzt, bei der man nur eine bestimmte Strecke schmerzfrei laufen kann und eine kleine Pause einlegen muß, bis wieder genug Sauerstoff mit dem Blut jenseits der Gefäßenge angelangt ist und die Schmerzen verschwinden. Obwohl dieses Mittel auch in anderen Ländern mit einer besseren Arzneimittelkontrolle für diesen Zweck zugelassen ist, bezweifeln doch zahlreiche Experten, ob der Arzneistoff Pentoxifyllin wirklich hält, was die Firmen versprechen.

Deutsche Augenärzte verschreiben bisweilen über Jahre hinweg, vor allem bei zuckerkranken Patienten, das Arzneimittel Dexium, das den Arzneistoff Calciumdobesilat enthält. Tatsächlich ist die mit dem Alter auftretende Sehstörung bei vielen Menschen ein großes Problem. Es gibt aber keine Untersuchung, die einen Nutzen für Calciumdobesilat wirklich zweifelsfrei nachgewiesen hätte.

Eines der in Deutschland am häufigsten – besonders älteren Patienten – verschriebenen Mittel ist Co-Dergocrin oder Dihydroergotoxin, dessen bekanntester Markenname Hydergin ist. Bereits bei der Markteinführung (1949) zweifelte man an dessen Wirkung. Viele ältere Menschen mit Hirnleistungsstörungen, für die von ihren Ärzten arteriosklerotische Gefäßverengungen im Gehirn verantwortlich gemacht werden, erhalten über viele Jahre Medikamente mit diesem Arzneistoff. »Verkalkung der Hirngefäße« ist aber fast immer nur eine Verlegenheitsdiagnose, und ältere Menschen, die an Schwindelgefühlen, Ohrensausen und Vergeßlichkeit leiden, müssen überhaupt nicht an Gefäßverkalkungen im Gehirn erkrankt sein.

Eine amerikanische Studie fand zum Beispiel keinerlei Hinweise dafür, daß Co-Dergocrin das psychische Befinden älterer Patienten verbessert, deren geistige Fähigkeiten eingeschränkt sind. Die Besserung körperlicher Funktionen sei so gering, daß ihnen keine Bedeutung zukomme.

Auch die Hoffnungen, daß Co-Dergocrin bei der Alzheimer-Krankheit von Nutzen sein könnte, haben sich nicht bestätigt. Eine 1990 in der renommierten amerikanischen Fachzeitschrift *New England Journal of Medicine* veröffentlichte Untersuchung hat jedenfalls keinen Nutzen finden können.

Schon seit mehr als zwanzig Jahren stellen Fachleute den Nutzen der gefäßerweiternden Medikamente in Frage, leider ohne große Auswirkungen auf die Verschreibungspraxis der Ärzte. Nach wie vor sind diese Medikamente sehr beliebt.

Auch der Arzneistoff Isoxsuprin bewirkt einer Untersuchung zufolge keinerlei Verbesserung der Durchblutung. Die Aussagekraft von Studien, die eine verbesserte Durchblutung des Gehirns belegen, ist außerordentlich umstritten. Denn zahlreiche Untersuchungen, die von der pharmazeutischen Industrie selbst durchgeführt wurden, waren von vornherein so angelegt, daß die Ergebnisse den kommerziellen Interessen dienstbar gemacht werden konnten. Solche Studien halten aber einer sorgfältigen Analyse nicht stand.

Gerinnungshemmende und gerinnungsfördernde Mittel

Blutgerinnsel, auch Thrombosen genannt, sind gefährlich. Sind sie groß genug, dann verstopfen sie an einer Stelle ein Blutgefäß und verhindern, daß das Blut weiterfließt. Reißen sich Teile eines an der Gefäß-

GERINNUNGSHEMMENDE UND GERINNUNGSFÖRDERNDE MITTEL

wand anhaftenden Blutgerinnsels los, treiben sie im Blutstrom mit, bis sie in einem engeren Blutgefäß hängenbleiben und es verstopfen. Solche mit dem Blut fließenden Blutgerinnsel werden Embolie genannt. Die hinter der Verstopfung liegenden Gewebe sterben ab, weil sie nicht mehr mit Nährstoffen und Sauerstoff versorgt und die Abfallprodukte des Stoffwechsels nicht mehr abtransportiert werden.

Sind die Herzkranzgefäße betroffen, kommt es zu einem Herzinfarkt. Gelangt ein Gerinnsel in die Lungengefäße, so spricht man von einer Lungenembolie. Im Gehirn führt die Verstopfung von Gefäßen zum Schlaganfall. Anscheinend gehen zwanzig Prozent der Verschlüsse von Blutgefäßen im Gehirn auf kleine Gerinnsel zurück, die aus dem Herzen stammen.

In einem gesunden Körper kommt es nicht zu Blutgerinnungen in den Gefäßen. Bei einer Verletzung der Haut dagegen ist die Gerinnung ein notwendiger Schutz vor dem Ausbluten. Für die Blutgerinnung sorgt ein kompliziertes System von Reaktionen zwischen verschiedenen Molekülen. Dieses System der Blutgerinnung kann durch unterschiedliche Faktoren ausgelöst werden. Wenn es zu einem Stillstand des Blutes kommt oder wenn es nur langsam fließt, dann erhöht sich die Gerinnungsfähigkeit des Blutes. So ausgelöste Blutgerinnsel beobachten wir vor allem bei bettlägerigen Patienten, etwa nach Operationen. Die sogenannte postoperative Thrombose ist in Krankenhäusern eine gefürchtete Komplikation.

Aber auch bei Patienten mit einem sogenannten Vorhofflimmern des Herzens kann es zu Blutgerinnseln in den Vorhofkammern kommen. Aus diesen Blutgerinnseln lösen sich Teile, die dann – wie schon erwähnt – zu einem Schlaganfall führen können.

Eine andere Ursache für die Entstehung von Thrombosen ist die Arteriosklerose. Sind die Gefäßwände nicht mehr glatt, sondern durch Verkalkungen verändert, dann können sich an diesen Stellen ebenfalls leicht Blutgerinnsel bilden.

Die Gerinnung des Blutes ist ein komplizierter Vorgang, bei dem zahlreiche Stoffe ein dynamisches Gleichgewicht bilden. Neben gerinnungsfördernden Abläufen stehen gerinnungsauflösende Prozesse, die im Normalfall dafür sorgen, daß es nicht spontan zur Blutgerinnung kommt oder daß bereits vorhandene Blutgerinnsel schnell wieder aufgelöst werden.

Der Arzt kann in dieses komplizierte System an verschiedenen Stellen eingreifen. Neben Arzneimitteln, die eine Blutgerinnung behindern, verfügt er auch über solche, die ein Gerinnsel auflösen können. Heparin wirkt direkt auf die Vorgänge ein, die bei der Gerinnung eine Rolle spielen, und hemmt so die Blutgerinnung. Auch die Cumarinderivate hemmen die normale Blutgerinnung und verlängern so die Blutungszeit.

Ein besonderer Arzneistoff ist Ancrod, das aus dem Gift der malaiischen Grubenotter gewonnen wird. Ancrod verändert Fibrinogen, einen Baustein der Blutgerinnung, so, daß die normale Gerinnung des Blutes vermindert wird. Thrombolytika beziehungsweise Fibrinolytika führen zu einer Auflösung bereits bestehender Gerinnsel.

(1) Heparine

> **Heparin** (Calciparin, Liquemin), **Niedermolekulares Heparin** (Fragmin, Fraxiparin, Mono-Embolex)

Heparin ist ein Naturstoff, der zusammen mit dem Hormon Histamin in den sogenannten Mastzellen vorkommt. Seine normale biologische Funktion ist bis heute unklar. Für die Therapie hat Heparin eine überragende therapeutische Bedeutung, da es die Fähigkeit des Blutes zur Gerinnung erheblich herabsetzen kann. Die gerinnungshemmende Eigenschaft des Heparins ist bereits seit 1916 bekannt. Wie bereits dargestellt, wird die Blutgerinnung durch ein kompliziertes System ineinandergreifender Gerinnungsfaktoren kontrolliert. Neben gerinnungsfördernden Faktoren gibt es auch solche, die die Blutgerinnung hemmen. Ein solcher hemmender Faktor ist das sogenannte Antithrombin III, auch AT III genannt. Heparin beschleunigt die Anlagerung von AT III an gerinnungsfördernde Faktoren um das Tausendfache. Durch diese Anlagerung wird die Gerinnung gehemmt.

Heparin wird aus tierischem Gewebe gewonnen, in Europa meist aus der Schleimhaut von Schweinedärmen, in den Vereinigten Staaten vorwiegend aus Rinder- und Schaflungen.

Heparin muß injiziert werden. Meist wird es unter die Haut, am häufigsten unter die Bauchhaut, gespritzt. Vor allem bei schweren Krankheitsfällen, vorwiegend auf Intensivstationen, wird Heparin auch direkt in das Blut injiziert. Es wird verwendet, um einer Thrombose oder Embolie vorzubeugen oder deren Weiterwachsen zu verhindern. Ohne eine Behandlung mit Heparin kommt es bei etwa der Hälfte aller Patienten, die sich einem größeren orthopädischen Eingriff unterziehen mußten, und bei etwa einem Viertel aller Patienten mit einer größeren allgemeinchirurgischen Operation zu einer Thrombose in den tiefliegenden Beinvenen. Mit einer Heparin-Behandlung läßt

GERINNUNGSHEMMENDE UND GERINNUNGSFÖRDERNDE MITTEL

sich die Häufigkeit postoperativer Thrombosen um etwa siebzig Prozent reduzieren.

Heparin ist auch Mittel der Wahl zur Gerinnungshemmung beim Einsatz von Herz-Lungen-Maschinen während Herzoperationen und bei der Blutwäsche von Nierenkranken.

Die Tatsache, daß Heparin in den Mastzellen vorkommt, hat viele Untersuchungen über seine normale Funktion im Organismus veranlaßt. Man weiß zwar, daß es mit zahlreichen Körpervorgängen in Wechselwirkung steht, hat aber seine spezifische Rolle noch immer nicht erkannt.

Eine interessante Beobachtung wurde 1993 im *New England Journal of Medicine* veröffentlicht. Möglicherweise wird jetzt, fast ein Jahrhundert nach der Entdeckung der gerinnungshemmenden Eigenschaften des Heparins, ein neues therapeutisches Feld für den Einsatz dieses Stoffes eröffnet. Die betreffende Arbeitsgruppe konnte nämlich nachweisen, daß Heparin, mit der Luft eingeatmet, die Symptome des sogenannten Anstrengungsasthmas bessert. Diese Beobachtung ist auch deshalb interessant, weil seit langem bekannt ist, daß die Mastzellen eine wichtige Rolle beim Asthma spielen.

Obwohl Heparin im Organismus natürlich vorkommt, kann es während der Behandlung unerwünschte Wirkungen erzeugen. Die häufigste Nebenwirkung, die Blutung, ist eine direkte Folge der gerinnungshemmenden Wirkung des Heparins. Je höher die Dosierung, desto häufiger sind die Blutungen. Schwere Blutungen kommen mit einer Häufigkeit von etwa zehn Prozent vor, leichte Blutungen weit häufiger. Rechnen muß man mit dem spontanen Auftreten von Blutergüssen, länger anhaltendem Nasenbluten, blutigem Urin und anderem. Kommt es zu solchen schwereren Blutungen während einer Heparin-Therapie, dann verfügt der Arzt über ein Gegenmittel (Protamin), mit dem die Blutung rasch zum Stillstand gebracht werden kann.

Manchmal kommt es im Krankenhaus aufgrund von Unachtsamkeit zu vermeidbaren Komplikationen. Patienten, die mit Heparin behandelt werden, dürfen grundsätzlich keine Spritzen in die Gesäßmuskulatur bekommen, da die dabei erfolgenden kleinen Gewebeverletzungen, die im Normalfall völlig belanglos sind, jetzt zu schweren Einblutungen in die Gesäßmuskulatur führen können. Es kommt im Krankenhaus immer mal wieder vor, daß einem heparinbehandelten Patienten eine intramuskuläre (i. m.) Spritze verabreicht wird.

Eine weitere, immer wieder auftretende Nebenwirkung des Heparins ist ein Abfall der Zahl der Blutplättchen (Thrombozyten). Dies kommt bei Heparin aus Rinderlungen häufiger vor als bei Heparin aus

10 ARZNEIMITTEL MIT WIRKUNG AUF BLUTGERINNUNG

Schweinedärmen. Der gleich nach der Injektion zu beobachtende Abfall der Thrombozytenzahl ist ohne gesundheitliche Bedeutung; eine bis zwei Stunden später ist die Thrombozytenzahl meist wieder so hoch wie vor der Injektion.

Auch der bei einem Viertel der Patienten zwei bis neun Tage nach Behandlungsbeginn auftretende Abfall der Thrombozytenzahl ist in der Regel problemlos und verschwindet trotz Weiterführung der Behandlung normalerweise nach einem bis fünf Tagen. Dagegen ist der meist erst nach zehn bis vierzehn Tagen auftretende Abfall der Thrombozytenzahl weit gefährlicher, tritt aber glücklicherweise nur selten, bei etwa jedem hundertsten Patienten, auf. Dieser späten Reaktion liegt eine Bildung von Antikörpern gegen das Heparin zugrunde, was zu zahlreichen kleinen Blutgerinnseln führt. In diesem Fall muß die Heparin-Behandlung sofort beendet werden, da sonst das Leben des Patienten akut gefährdet ist. Für etwa jeden vierten Patienten, bei dem diese zum Glück seltene Nebenwirkung auftritt, ist diese Störwirkung tödlich, wobei es keine Rolle spielt, ob das Heparin direkt in die Blutgefäße oder unter die Haut gespritzt wurde und in welcher Dosierung dies geschah.

Damit solche Reaktionen möglichst früh erkannt werden, muß der Arzt regelmäßige Kontrollen der Thrombozytenzahl veranlassen. Dann kann er frühzeitig, bevor die Thrombozytenzahl unter einen kritischen Wert abgesunken ist, die weitere Behandlung mit Heparin stoppen.

Eine lästige Nebenwirkung von Heparin ist der Haarausfall, der etwa vier bis zwölf Wochen nach Behandlungsbeginn auftreten kann. In der Regel wächst das Haar aber später wieder nach. Übrigens ist auch der Haarausfall bei höheren Dosierungen häufiger als bei niedrigeren. Wird ein Patient über längere Zeit, nämlich mehr als vier Monate, mit hochdosiertem Heparin behandelt, dann besteht die Gefahr einer Knochenentkalkung (Osteoporose).

Eher selten kommt es zu einem Brennen der Fußsohlen, Kopfschmerzen, Fieber oder Hautausschlag. In sehr seltenen Fällen kann es zu kleinflächigen Gewebsuntergängen in der Haut mit Geschwürbildungen kommen. Wissen muß man auch, daß Heparin zu einer geringen Erhöhung der Blutzuckerwerte bis um 30 Milligramm/Prozent führt.

Seit einigen Jahren sind mehrere Heparin-Präparate im Handel, die aus niedermolekularem Heparin bestehen. An diese sind ursprünglich viele Erwartungen geknüpft worden, die sich inzwischen zumeist als unrealistisch erwiesen haben. Die Mehrzahl der vorliegenden Studien hat nämlich gezeigt, daß sowohl in bezug auf die Wirksamkeit (Verhinderung von Thrombosen) wie auf das Blutungsrisiko kein nennens-

GERINNUNGSHEMMENDE UND GERINNUNGSFÖRDERNDE MITTEL

werter Unterschied zwischen dem Standard-Heparin und den niedermolekularen Heparinen besteht. Nur bei größeren orthopädischen Operationen scheinen die niedermolekularen Heparine einen besseren Schutz vor Thrombosen nach der Operation zu bieten als die Standard-Heparine. Auch bei Patienten mit Schlaganfall scheint sich ein Vorteil der niedermolekularen Heparine anzudeuten. Bei dem weit häufigeren Einsatz in der Allgemeinchirurgie dagegen konnten keine Vorteile nachgewiesen werden.

Trotz dieser eindeutigen Erkenntnisse ist es den Herstellern der niedermolekularen Heparine mit einer groß angelegten Werbekampagne gelungen, viele Krankenhausärzte davon zu überzeugen, daß ein Wechsel von den älteren Standard-Heparinen zu den neuen niedermolekularen Heparinen notwendig sei. Der Vorteil für die Hersteller ist offensichtlich, da die neuen Heparine weit teurer sind als die Standard-Heparine. Dabei haben die niedermolekularen Heparine durchaus ihre besonderen Nachteile. Da sie länger im Körper verweilen und nur schlecht mit dem Heparin-Gegenmittel Protamin zu neutralisieren sind, ist eine Blutungskomplikation unter einer Therapie mit niedermolekularen Heparinen schlechter in den Griff zu bekommen als bei Verwendung der Standard-Heparine. Eine 1992 in *The Lancet* veröffentlichte Auswertung der veröffentlichten Studien kam zum Ergebnis, daß die niedermolekularen Heparine dasselbe Risiko einer Blutungskomplikation haben wie die Standard-Heparine. Auch die meisten anderen Nebenwirkungen des Heparins sind inzwischen bei den niedermolekularen Heparinen beobachtet worden.

(2) Cumarine

Phenprocoumon (Falithrom, Marcumar), **Warfarin** (Coumadin)

Das Vitamin K spielt für die Blutgerinnung eine wichtige Rolle. Ohne Vitamin K wäre die Leber nicht in der Lage, eine Reihe für die Blutgerinnung wichtiger Faktoren herzustellen. Der Körper bezieht das Vitamin K aus verschiedenen Quellen: aus Grünpflanzen und aus Darmbakterien. Damit das Vitamin K aus dem Darm in den Körper aufgenommen werden kann, bedarf es der Anwesenheit von Gallensäuren. Normalerweise ist der menschliche Körper so gut mit Vitamin K versorgt, daß keine Probleme für die Produktion der Gerinnungsfaktoren in der Leber entstehen.

10 ARZNEIMITTEL MIT WIRKUNG AUF BLUTGERINNUNG

Die Cumarine sind dem Vitamin K strukturell sehr verwandt. Man kann sie deshalb auch als »falsches Vitamin K« bezeichnen. Tatsächlich können sie in der Leber an die Stelle von Vitamin K treten, ohne daß sie die Fähigkeit besitzen, selbst die Herstellung der Gerinnungsfaktoren in Gang zu setzen. Sind ausreichende Mengen von Cumarinen in der Leber vorhanden, dann verdrängen sie das Vitamin K und hemmen die Produktion der Vitamin-K-abhängigen Gerinnungsfaktoren. Im Endergebnis wird die Gerinnungsfähigkeit des Blutes vermindert.

Für jeden Patienten muß genau herausgefunden werden, welche Menge eines Cumarins er braucht, damit genug Vitamin K verdrängt wird. Andernfalls wäre der gerinnungshemmende Effekt nicht ausreichend.

Je nach Krankheit ist das Ausmaß der anzustrebenden Gerinnungshemmung übrigens unterschiedlich. Die Arzneimittelkommission der Deutschen Ärzteschaft hat die Ärzte in einer Beilage zum *Deutschen Ärzteblatt* vom 9.7.1993 darüber informiert. Diese Kontrolle geschieht mit dem sogenannten Quick-Wert.

Die Arzneimittel dieser Gruppe werden in der Praxis von Hausärzten und Internisten ziemlich häufig verordnet. Das bekannteste Präparat ist das Arzneimittel Marcumar. Bei vielen, aber nicht bei allen Patienten ist diese Verordnung notwendig.

Welche Patienten profitieren eindeutig davon, daß die Gerinnungsfähigkeit ihres Blutes medikamentös herabgesetzt wird? Die gegenüberliegende Tabelle gibt eine Übersicht über die heute allgemein anerkannten Anwendungen der Cumarine.

Die Meinungen über den Nutzen einer Therapie mit gerinnungshemmenden Mitteln haben sich im Laufe der Jahre immer wieder geändert. Besonders die Diskussionen über die Vorgänge bei der Entstehung des Herzinfarkts haben die wechselnden Ansichten zur Rolle der Gerinnungshemmer bestimmt. Wenn nämlich der Herzinfarkt vor allem durch ein Blutgerinnsel in den Herzkranzgefäßen entsteht, dann erscheint eine Behandlung mit Gerinnungshemmern logisch. Liegt die Ursache aber eher in der krampfartigen Verengung eines Blutgefäßes, dann ist der Einsatz von Gerinnungshemmern weniger naheliegend. Letztlich läßt sich die Frage natürlich nur durch eine klinische Untersuchung entscheiden.

Eine 1980 veröffentlichte Untersuchung an Menschen über 60 Jahre zeigte, daß das Absetzen einer Behandlung mit Cumarinen ungünstige Auswirkungen hatte. Daraus folgte natürlich nicht automatisch, daß die Behandlung mit gerinnungshemmenden Mitteln auch zu Recht begonnen wurde. 1990 erbrachte eine weitere große Untersuchung, daß

GERINNUNGSHEMMENDE UND GERINNUNGSFÖRDERNDE MITTEL

Störung	Dauer der gerinnungshemmenden Behandlung
tiefe Thrombose	3 bis 6 Monate
sich dauernd wiederholende Thrombose	3 Monate (bis lebenslang)
Lungenembolie	3 bis 6 Monate
sich dauernd wiederholende Lungenembolien	lebenslang
Vorbeugung einer Thrombose nach der Operation	bis der Patient wieder auf den Beinen ist
Herzrhythmusstörungen	unterschiedlich je nach Art
Herzklappenstörungen	lebenslang
künstliche Herzklappen	lebenslang
Herzinfarkt	in der Anfangsphase
nach Herzinfarkt	fraglich
Angina pectoris	fraglich

die Behandlung mit gerinnungshemmenden Mitteln für die Patienten vorteilhaft war. Die Wissenschaftler schlossen daraus, daß jeder Patient, der die akute Phase eines Herzinfarkts überlebt hat, eine gerinnungshemmende Behandlung erhalten sollte.

Die Rolle einer Behandlung mit Cumarinen bei Herzinfarkt und Angina pectoris wird auch heute noch nicht von allen Experten positiv gesehen. Manche Fachleute lehnen sie rundweg ab. Man muß noch weitere Studien abwarten, bis eindeutige Ergebnisse vorliegen.

Cumarine müssen individuell genau dosiert werden, da es sonst zu schweren Blutungskomplikationen kommen kann. Der regelmäßig durchgeführte Quick-Test gibt dem Arzt und Patienten die Sicherheit, daß man sich im gewünschten Bereich befindet. Falls der Quick-Wert nicht im gewünschten Bereich liegt, muß die Cumarin-Dosierung sofort korrigiert werden. Vor allem zu Beginn der Behandlung sind engmaschige Kontrollen notwendig.

Unmittelbar nach dem Beginn der Behandlung ist eine gerinnungshemmende Wirkung der Cumarine noch nicht nachweisbar. Tatsächlich dauert es eineinhalb bis zwei Tage, bis sich eine nachweisbare Wirkung einstellt. Aus diesem Grunde werden alle Patienten, für die sofort eine verringerte Blutgerinnung angestrebt wird, zuerst mit dem unmittelbar wirkenden Heparin behandelt. Dem schließt sich dann eine überlappende Behandlung mit einem Cumarin-Präparat an. Sobald eine ausreichende Hemmwirkung des Cumarin-Präparats auf die Blutgerinnung nachgewiesen werden kann, wird die Heparin-Behandlung beendet.

Die beiden bei uns eingesetzten Cumarine sind das Phenprocoumon (Marcumar) und das Warfarin (Coumadin), wobei das erste bei weitem bevorzugt wird, während in England und in den Vereinigten Staaten Warfarin das bevorzugte Cumarin-Derivat ist. Die beiden Substanzen unterscheiden sich vor allem in ihrer Halbwertszeit, das heißt der Zeitdauer, bis die Konzentration der Substanz im Blut auf die Hälfte des höchsten Ausgangswerts abgefallen ist. Die Halbwertszeit ist deshalb ein Maß für die Verweildauer eines Arzneistoffs im menschlichen Körper. Je größer die Halbwertszeit, um so länger ist der Arzneistoff im Blut nachweisbar.

Während Phenprocoumon mit einer Halbwertszeit von 150 Stunden sehr lange im menschlichen Körper verweilt, ist die Verweildauer des Warfarins mit einer Halbwertszeit von 40 bis 50 Stunden weit kürzer.

Wir haben bereits dargestellt, daß die Wirkung der Cumarine darauf beruht, daß sie als »falsches Vitamin K« das richtige Vitamin K daran hindern, seine natürliche Rolle bei der Produktion von Gerinnungsfaktoren zu spielen. Je mehr »falsches Vitamin K« dem Körper zugeführt wird, um so stärker ist die Verdrängung des richtigen Vitamin K. Erhält der Körper zuviel »falsches Vitamin K«, kann es daher zu spontanen Blutungen kommen. In diesem Fall muß das Gleichgewicht wiederhergestellt und dem Körper in ausreichender Menge richtiges Vitamin K (bekanntestes Präparat: Konakion) zugeführt werden. Nun verdrängt das richtige Vitamin K seinen täuschend ähnlichen Gegenspieler.

Allerdings dauert es auch in diesem Fall mindestens einige Stunden bis zu zwei Tagen, bis das alte Gleichgewicht wiederhergestellt ist. Muß aber eine Blutung sofort gestillt werden, gibt es zur direkten Zufuhr von Gerinnungsfaktoren keine Alternative.

Die wichtigste Nebenwirkung der gerinnungshemmenden Mittel ist ein Ergebnis der gerade beschriebenen Überdosierung, nach der das Blut zu langsam oder fast gar nicht mehr gerinnt. Kommt es zu einer großen Blutung, kann das tragische Folgen haben. Magenblutungen etwa sind fast nicht zu stoppen. Werden gleichzeitig andere blutungsfördernde Arzneimittel wie die Acetylsalicylsäure eingenommen, dann ist

GERINNUNGSHEMMENDE UND GERINNUNGSFÖRDERNDE MITTEL

die Gefahr besonders groß. Die Acetylsalicylsäure stört nämlich nicht nur die gerinnungsfördernde Funktion der Blutplättchen, sondern greift auch die Magenwand an, wodurch es zu Magenblutungen kommen kann. Muß man während einer gerinnungshemmenden Behandlung ein Schmerzmittel einnehmen, dann kann man ohne weiteres auf ein Präparat mit dem Arzneistoff Paracetamol zurückgreifen, da es diese Probleme nicht verursacht.

Es gibt aber noch weitere Arzneimittel, die man nicht gleichzeitig mit diesen gerinnungshemmenden Medikamenten einnehmen soll. Dennoch verwenden zehn Prozent der Patienten solche Mittel. Die Liste der Arzneimittel, die auf die Cumarine einwirken, ist lang. Jeder Patient sollte sich deshalb von seinem Arzt genau aufklären lassen, worauf er zu achten hat, damit es nicht zu unnötigen Komplikationen kommt. Im Zweifelsfall kann man die Informationen auch dem Beipackzettel entnehmen, der unter dem Stichwort »Wechselwirkung« oder »Interaktionen« die Namen der in Frage kommenden Arzneistoffe enthält.

Auch bei den Cumarinen kann es ähnlich wie beim Heparin zu einem verstärkten Haarausfall kommen, der meistens zwischen der dritten und der zwanzigsten Behandlungswoche eintritt und sich in der Regel wieder zurückbildet. Selten kommt es zwischen dem zweiten und fünften Behandlungstag zu geröteten Knötchen in der Haut, die innerhalb eines Tages dann Einblutungen zeigen. An diesen Stellen entwickeln sich dann geschwürige Hautdefekte. Treten solche Hautveränderungen auf, sollte man sogleich seinen Hausarzt aufsuchen. In jedem Fall muß die Behandlung mit dem Cumarin-Präparat unverzüglich beendet werden. Der Arzt wird eine Gegentherapie mit Vitamin K und Heparin beginnen.

Als weitere unerwünschte, aber seltene Wirkungen einer Cumarintherapie wurden Schwindel, Fieber, Übelkeit, Erbrechen, Durchfall und eine entzündliche Leberveränderung berichtet, die auch zu einer Gelbfärbung der Haut führen kann.

Phenprocoumon ist gefährlich bei Patienten, die an schwereren Leberschäden, bestimmten Blutkrankheiten, hohem Blutdruck (unterer Wert über 100 mm/Hg) und an Magen- oder Darmgeschwüren leiden. Auch schwangere Frauen dürfen Cumarine nicht einnehmen, da es während der Schwangerschaft zu Schädigungen der ungeborenen Kinder kommen kann.

Im folgenden werden Lebensumstände genannt, bei denen eine Behandlung mit gerinnungshemmenden Mitteln problematisch ist:
1. Wenn die Blutgerinnung nicht regelmäßig überprüft werden kann (Arbeiten im Ausland, Seefahrt).

2. Wenn Sie nicht motiviert sind, bei der Behandlung mitzuarbeiten.
3. Hoher Blutdruck (diastolisch über 100 mm/Hg), der trotz Behandlung nicht zu senken ist.
4. Blutungen im Magen-Darm-Kanal.
5. Bluterkrankheit.
6. Vor kurzem erlittene Gehirnblutung (Apoplex).
7. Komplikationen am Auge bei der Zuckerkrankheit.

Daneben gibt es noch eine Reihe von Situationen, die zur besonderen Vorsicht mahnen: Alter, Schwangerschaft, ernsthafte Nierenstörungen, Magen- und Darmgeschwüre.

Am sichersten ist es, wenn man die Cumarine immer zur selben Tageszeit einnimmt. Damit kann man am besten vermeiden, daß es größere Schwankungen in der Gerinnungsfähigkeit des Blutes gibt. Wenn Sie an einem Tag eine Tablette vergessen, sollten Sie nicht am folgenden Tag zum Ausgleich zwei Tabletten einnehmen. Besser eine Tablette zu wenig als eine zuviel. In jedem Fall ist es dann richtig, mit einer Blutkontrolle beim Arzt sicherzustellen, daß die Gerinnungsfähigkeit des Blutes im gewünschten Bereich liegt.

(3) Acetylsalicylsäure (Aspirin)

Acetylsalicylsäure, auch ASS genannt, ist vor fast hundert Jahren als Schmerz- und fiebersenkendes Mittel in den Handel gekommen (siehe Kapitel 1). Hier sollen uns nur die Auswirkungen der Acetylsalicylsäure auf die Blutgerinnung interessieren. Die sind aber viel später, nämlich fast ein halbes Jahrhundert nach der Markteinführung des Aspirin, wie das erste ASS-Präparat hieß, entdeckt worden. Tatsächlich hatte aber bereits gegen Ende des letzten Jahrhunderts der Leiter des pharmakologischen Instituts an der Universität Bonn, Professor Carl Binz, Beobachtungen veröffentlicht, daß Personen, die Salicylsäure, einen engen chemischen Verwandten der ASS, eingenommen hatten, starke Blutungen entwickeln konnten. Aber erst Anfang der vierziger Jahre erinnerte sich ein deutsch-amerikanischer Forscher, Karl Link, an diese alte Veröffentlichung und untersuchte nun die Wirkung auf die Blutgerinnung genauer. Nach Abschluß dieser Studien konnte es keinen Zweifel mehr daran geben, daß ASS direkt durch eine Verringerung der Gerinnungsfähigkeit des Blutes Blutungen auslösen konnte. Aber nicht an eine therapeutische Nutzung dieser Wirkung dachte man, sondern an die schädlichen Auswirkungen eines massenhaften

GERINNUNGSHEMMENDE UND GERINNUNGSFÖRDERNDE MITTEL 10

Gebrauchs des populären Schmerzmittels. Karl Link warnte auf seinen Vorträgen: »Fast acht Millionen Pfund Acetylsalicylsäure (was der Ladekapazität von 57 Güterwaggons entspricht) wurden 1943 in den Vereinigten Staaten konsumiert. Es wäre interessant zu wissen, inwieweit der Gebrauch beziehungsweise Mißbrauch dieses Schmerzmittels zu Blutungen beitrug, die nicht auf die üblichen anerkannten Ursachen zurückzuführen sind.«

Wie so häufig in der Medizin war es der Scharfsinn eines Arztes, der auf die richtige Spur führte. 1950 berichtete ein kalifornischer HNO-Arzt in einer kleinen medizinischen Fachzeitschrift von seiner Beobachtung, daß einige seiner Patienten nach der operativen Entfernung der Rachenmandeln stark aus der Wunde bluteten, nachdem sie reichlich ASS-haltige Schmerztabletten gekaut hatten. Da er davon ausging, daß dem eine verminderte Blutgerinnung zugrunde lag, spekulierte er auf einen Nutzen von ASS bei der Vorbeugung gegen Erkrankungen der Herzkranzgefäße, die häufig die Ursache von Herzinfarkten sind. 1953 war es ihm gelungen, fast 1500 männliche Patienten zur vorbeugenden Einnahme von Aspirin zu bewegen, drei Jahre später waren es bereits 8000. Nach einem Bericht des Arztes war, »soweit die Patienten sich treulich an diese Verordnung gehalten haben, kein einziger Fall einer nachweisbaren Thrombose in den Herzkranzgefäßen oder den Hirnarterien aufgetreten«.

Da es sich nicht um eine wissenschaftlich aufbereitete Information handelte und der spekulative Charakter der Schlußfolgerung offensichtlich war, wurde die Veröffentlichung von der Wissenschaft ignoriert.

Heute wissen wir, daß der kalifornische Arzt mit seinen voreiligen Schlußfolgerungen auf dem richtigen Weg war. Es ist allgemein akzeptiert, daß die Behandlung mit ASS bei Verkalkung der Herzkranzgefäße (koronare Herzkrankheit) die Wahrscheinlichkeit eines Herzinfarkts verringert. Auch beim akuten Herzinfarkt haben neuere Studien gezeigt, daß ASS in Begleitung einer gerinnungsauflösenden Therapie die Wahrscheinlichkeit von weiteren Herzinfarkten und Schlaganfällen senkt und deutlich weniger Patienten noch während der Krankenhausbehandlung versterben. ASS sollte Patienten mit Herzinfarkt auch langfristig gegeben werden.

Früher wurde ASS gern in Kombination mit dem Arzneistoff Dipyridamol verordnet. Dipyridamol ist ein seit vielen Jahren von der deutschen Pharmafirma Boehringer Ingelheim unter dem Warennamen Persantin verkauftes Medikament. Bei der Markteinführung informierte die Firma die Ärzte, daß es sich bei dieser Substanz um einen gefäßerweiternden Wirkstoff handele. Da die Verkalkung der Herzkranzge-

10 ARZNEIMITTEL MIT WIRKUNG AUF BLUTGERINNUNG

fäße eine Verengung mit sich bringt, schien es sinnvoll, ein Medikament zu verabreichen, das eine Erweiterung der Blutgefäße bewirkt. Heute weiß man, daß diese Annahme ein Trugschluß war. Denn verkalkte Bezirke in den Blutgefäßen sind so starr, daß sie auch nicht mehr mit einem Medikament erweitert werden können. Statt der erkrankten Gefäßabschnitte erweitern sich vielmehr die gesunden, und die Folge ist dann, daß das Blut in die gesunden Gefäße abfließt, während die verengten Gefäßabschnitte noch schlechter durchblutet werden (»steal effect« – siehe Beginn dieses Kapitels). Tatsächlich sind zahlreiche Fälle berichtet worden, in denen Patienten mit einer koronaren Herzkrankheit unter einer Dipyridamol-Behandlung einen Herzinfarkt erlitten haben. Selbst in Tierexperimenten wird diese Substanz eingesetzt, um eine Durchblutungsstörung der Herzkranzgefäße auszulösen.

Tatsache ist jedenfalls, daß bei vergleichenden Untersuchungen zwischen ASS allein und ASS in Kombination mit Dipyridamol die alleinige Therapie mit ASS genauso wirksam war wie das Kombinationspräparat.

Unklarheit besteht noch darüber, welche Menge von ASS für die gerinnungshemmende Wirkung notwendig ist. Während für die Schmerzstillung und Fiebersenkung Dosierungen von 500 Milligramm und mehr eingesetzt werden, reichen für die Gerinnungshemmung 300 Milligramm aus. Wahrscheinlich genügen auch schon 100 Milligramm, was aber in klinischen Untersuchungen noch genauer geklärt werden muß.

Anfang 1988 hat ein im *New England Journal of Medicine* erschienener Artikel weltweit für Aufsehen gesorgt. Über die Ergebnisse dieser Arbeit hatte die Tagespresse bereits vor der Veröffentlichung in reißerischer Manier berichtet. Demnach sollte es vorteilhaft sein, wenn man als gesunder Mensch sein ganzes Leben lang ASS einnahm, um sich vor einem Herzinfarkt zu schützen. Aber kluge Fachleute wissen aus Erfahrung: »Ein einziger Beweis ist kein Beweis«. Man sollte überraschenden Untersuchungsergebnissen immer mit Skepsis begegnen, bis weitere Untersuchungen die Ergebnisse bestätigen. Häufig nämlich bleibt diese Bestätigung trotz aller Bemühungen aus. Irgendwelche Zufälle sind dann für den Ausgang der Untersuchung entscheidend gewesen. Tatsächlich kam auch eine nur zwei Tage später in der englischen Fachzeitschrift *British Medical Journal* veröffentlichte gleichartige Studie zu dem Ergebnis, daß zwischen einer Behandlung mit ASS und der Gabe eines Scheinmedikaments (Placebo) kein Unterschied bestand.

GERINNUNGSHEMMENDE UND GERINNUNGSFÖRDERNDE MITTEL

(4) Arzneimittel zur Auflösung von Blutgerinnseln (Thrombolytika)

> **Streptokinase** (Kabikinase, Streptase), **Urokinase** (Actosolv, Alphakinase, Ukidan), **t-PA** (Actilyse)

Arzneimittel zur Auflösung von Blutgerinnseln wurden bereits bei der Behandlung des akuten Herzinfarkts besprochen. Mit diesen Medikamenten kann man die Gerinnsel in den Herzkranzgefäßen schnell auflösen. Gelingt dies nicht, dann stirbt das hinter dem Verschluß liegende Herzmuskelgewebe ab, da es nicht mehr durchblutet wird. Mit der gerinnselauflösenden Therapie beugt man also dem Absterben des Herzmuskels vor.

Gerinnselauflösende Arzneimittel werden nicht nur bei akutem Herzinfarkt eingesetzt, sondern auch bei anderen Gefäßverschlüssen durch Blutgerinnsel wie zum Beispiel der Thrombose in den großen Venen der Oberschenkel oder der Lungenembolie. Bei einer venösen Oberschenkelthrombose besteht ein Risiko von 60 bis 80 Prozent, daß sich ein Teil des Gerinnsels löst, in die Lungen gelangt und dort eine Lungenembolie verursacht. Eine solche Lungenembolie verläuft für 20 Prozent der Patienten tödlich. Die gerinnselauflösenden Arzneimittel sind deswegen wichtige Medikamente, die so schnell wie möglich nach einem Gefäßverschluß injiziert werden müssen.

Die gerinnselauflösenden Arzneimittel nennt man Thrombolytika oder Fibrinolytika. Fibrin ist eine Art »Klebstoff«, der die verschiedenen Anteile eines Blutgerinnsels zusammenhält. Dieser Klebstoff wird von den hier besprochenen Arzneimitteln aufgelöst, was zum Zerfall des Blutgerinnsels führt. Die Bezeichnung »Fibrinolytika« setzt sich aus »Fibrin« und dem aus dem Griechischen stammenden Wort »Lyse« zusammen, was soviel wie Auflösung heißt.

Das bekannteste und älteste Fibrinolytikum ist die Streptokinase. Diese Substanz ist ein Eiweiß und kommt natürlicherweise in der Bakterienfamilie der Streptokokken vor. Schon seit den dreißiger Jahren ist bekannt, daß eine bestimmte Gruppe der Streptokokken in der Lage ist, Blutgerinnsel aufzulösen. Aufgrund dieser Eigenschaft werden diese Streptokokken auch hämolysierende Streptokokken genannt.

Damals beobachteten zwei amerikanische Ärzte bei einer Frau, die wegen einer schweren Lungenentzündung in Behandlung war, daß ihr Blut nicht mehr gerann. Diese eigenartige Beobachtung setzten sie mit einem anderen Laborbefund in Beziehung, nämlich dem Nachweis von

Streptokokken als Erreger der Lungenentzündung. Weitere Untersuchungen bestätigten dann die Vermutung, daß dieser spezielle Streptokokkenstamm die Gerinnungsfähigkeit des Blutes beeinträchtigen konnte. 1945 gelang es dem dänischen Arzt Tage Astrup, diese Substanz zu isolieren, der er in Anlehnung an das Bakterium den Namen Streptokinase gab. Danach dauerte es noch einmal mehrere Jahre, bis ein ungefährlicher Stamm der Streptokokken gefunden war, der die Streptokinase in so großen Mengen produzierte, daß sich eine industrielle Ausbeute lohnte. 1962 schließlich brachten die deutschen Behringwerke ein Streptokinase-Präparat unter dem Handelsnamen Streptase auf den Markt.

Da die Streptokinase ein Eiweiß ist und von Streptokokken gewonnen wird, ist sie im menschlichen Körper ein sogenanntes Fremdeiweiß. Auf Fremdeiweiße reagiert der Körper mit der Herstellung von Antikörpern, um sich der fremden Substanz zu entledigen. Ist man durch einen früheren Kontakt mit der Streptokinase bereits sensibilisiert worden, kann es zu allergischen Abwehrreaktionen kommen. Diese Abwehrreaktionen äußern sich in Unverträglichkeitsreaktionen wie Schüttelfrost, Fieber und Hautrötungen, führen in schweren Fällen auch zu einem Kreislaufschock.

Aber nicht nur eine frühere Behandlung mit der Streptokinase kann zu allergischen Reaktionen führen, auch eine kurz zurückliegende Infektion mit Streptokokken führt zur Bildung von Antikörpern und kann Ursache einer allergischen Unverträglichkeit der Streptokinase sein. Um solche Probleme zu vermeiden, wird allgemein empfohlen, daß eine wiederholte Behandlung mit Streptokinase nicht vor Ablauf von sechs Monaten nach der letzten Behandlung und nicht unmittelbar nach einer Streptokokken-Infektion durchgeführt werden sollte. Diese Vorsichtsmaßnahmen sind nicht nur zur Vermeidung von Unverträglichkeitsreaktionen einzuhalten, sondern auch, um sicherzustellen, daß die Behandlung mit Streptokinase ausreichend wirksam ist. Möglicherweise sind die angegebenen Fristen noch zu kurz. Die Antikörper gegen Streptokinase sind nämlich auch in der Lage, die gerinnselauflösende Wirkung der Streptokinase erheblich zu beeinträchtigen, so daß es nicht mehr zu einer ausreichenden Auflösung der Gerinnsel kommen kann.

Eine 1992 veröffentlichte englische Untersuchung hat nachweisen können, daß noch zwei Jahre nach einer Streptokinase-Therapie wegen akuten Herzinfarkts bei 75 Prozent der Patienten eine »Streptokinase-Resistenz« (Unempfindlichkeit) vorlag.

Für Patienten, die wegen einer drohenden allergischen Reaktion oder wegen einer Streptokinase-Resistenz nicht mit der Streptokinase

GERINNUNGSHEMMENDE UND GERINNUNGSFÖRDERNDE MITTEL

behandelt werden können, steht alternativ die 1947 entdeckte Urokinase zur Verfügung. Im Gegensatz zu der aus Bakterien gewonnenen Streptokinase ist die Urokinase ein aus dem menschlichen Urin – deshalb der Name – gewonnener Stoff, weshalb sich nur sehr selten Antikörper im Blut des Patienten bilden. Trotz dieses Vorteils der Urokinase wird grundsätzlich die Streptokinase bevorzugt, da sie schneller zur Auflösung von Gerinnseln führt und auch deutlich kostengünstiger ist.

Vor wenigen Jahren ist die Palette der gerinnselauflösenden Arzneimittel durch sehr teure Neuheiten erweitert worden. Diese Neuheiten enthalten als Arzneistoff den »Gewebe-Plasminogen-Aktivator«, der nach der englischen Übersetzung auch t-PA (tissue-Plasminogene Activator) genannt wird. t-PA ist eine körpereigene Substanz, die bei der Kontrolle des Gerinnungsverhaltens des menschlichen Bluts eine Schlüsselrolle spielt. Für den Einsatz als Arzneimittel wird t-PA gentechnisch hergestellt.

Da es sich bei der t-PA um eine Substanz handelt, die im Gegensatz zur Streptokinase und Urokinase bereits natürlich gegen die Gerinnselbildung im Blut wirkt, haben viele Experten anfangs geglaubt, daß t-PA doppelt so wirksam sei wie Streptokinase und auch Blutungskomplikationen weit seltener auftreten würden. Die zahlreichen klinischen Vergleichsstudien mit Streptokinase und t-PA haben diesen ursprünglichen Optimismus inzwischen aber gedämpft. Diese Ernüchterung hatte erhebliche finanzielle Konsequenzen für das amerikanische Unternehmen Genentech, da die Umsätze für t-PA-Arzneimittel weit hinter den Erwartungen zurückblieben. Tatsächlich ist die Gefahr einer Hirnblutung während einer Behandlung mit t-PA vor allem bei alten Menschen sogar höher als bei einer Behandlung mit Streptokinase. Deshalb sollte bei älteren Menschen aus Gründen der Risikovermeidung die Streptokinase bevorzugt werden.

(5) Gerinnungsfördernde Mittel

Tranexamsäure (Anvitoff, Cyklokapron, Ugurol)

Antihämophiliefaktor:
Aminocapronsäure

Prothrombinkomplex:
Aprotinin (Antagosan, Trasylol)

10 ARZNEIMITTEL MIT WIRKUNG AUF BLUTGERINNUNG

Diesen Arzneimitteln ist gemeinsam, daß sie die Gerinnungsfähigkeit des Blutes erhöhen. Dabei greifen die verschiedenen Mittel an unterschiedlichen Stellen der komplizierten Gerinnungskaskade ein, weshalb sie auch bei unterschiedlichen Gerinnungsstörungen zur Anwendung kommen. Der Antihämophiliefaktor zum Beispiel wird bei Patienten mit einem angeborenen Mangel eines Gerinnungsfaktors eingesetzt. Diese Patienten leiden schon bei kleinsten Verletzungen unter starken Blutungen, weshalb sie im Volksmund auch als Bluter bekannt sind.

Die Tranexamsäure wie auch Aprotinin werden bei solchen Gerinnungsstörungen eingesetzt, die mit einer überschüssigen Auflösung des Klebstoffs Fibrin einhergehen. Die Tranexamsäure ist deshalb auch ein Gegenmittel für solche Patienten, bei denen während einer Behandlung mit Fibrinolytika eine zu starke Wirkung eingetreten ist.

Arzneimittel gegen Krampfadern (Varizen)

Nach einer größeren Studie, die in Basel durchgeführt wurde, sollen etwa sechs Prozent der Bevölkerung an ausgeprägten Krampfadern leiden. Krampfadern sind ausgeweitete, oberflächlich unter der Haut liegende Venen. Viele Menschen empfinden Krampfadern als eine ästhetische Katastrophe und versuchen, sie mit geeigneter Kleidung zu verbergen. Vorwiegend sind Frauen betroffen. Das ist auch nicht verwunderlich, da Schwangerschaft ein »Risikofaktor« für das Entstehen von Krampfadern ist. Das rührt daher, daß während der Schwangerschaft die von Monat zu Monat größer werdende Gebärmutter auf die große Hohlvene drückt. Dabei kommt es dann zu einem Stau des abfließenden Blutes in den Beinen. Dieser Stau führt schließlich zu Aussackungen der Venenwände, die als Krampfadern sichtbar werden. Ein weiterer Risikofaktor ist Übergewicht.

Meistens beschränkt sich der Venenschaden aber nicht nur auf die oberflächlichen Venen, sondern betrifft auch die tieferen, in der Beinmuskulatur verlaufenden Venen. Diese tiefersitzenden, nicht sichtbaren Aussackungen der Venenwände sind meistens Spätfolge einer früher abgelaufenen Thrombose. Während die oberflächlichen Krampfadern unter Umständen heilbar sind, stellen die tieferliegenden »postthrombotischen« Venenschäden in der Regel einen lebenslangen Dauerschaden dar. Diese Schäden führen häufig zu einer gestörten Venenfunktion. In der medizinischen Fachsprache wird diese Situation auch als »chronisch-venöse Insuffizienz« bezeichnet. Unter Insuffizienz versteht man die ungenügende Funktion oder Leistungsfähigkeit eines Organs.

ARZNEIMITTEL GEGEN KRAMPFADERN (VARIZEN) 10

In den gesunden Beinvenen fließt das Blut langsam aufwärts und sammelt sich in der unteren Hohlvene, bevor es in die rechte Herzkammer und von dort in das Lungengewebe gelangt. Durch die Beinmuskulatur wird das Blut in den tieferen Venen immer dann aufwärts gepumpt, wenn sich der Muskelmantel, zum Beispiel beim Gehen, um die Venen zusammenzieht. Damit das Blut auch wirklich nach oben und nicht nach unten weggedrückt wird, sind im Verlauf der Venen Klappen als Schleusen eingebaut, die das Blut nur in Richtung Herz durchlassen. Fließt das Blut rückwärts, dann schließen sich die Klappen und verhindern den Abfluß in die falsche Richtung. An Stellen, wo die Venenwand weit ausgesackt ist, können sich die Klappen nicht mehr dicht schließen. Es kommt deshalb zu einem Rückfluß des Blutes, der die normale Entsorgung des Gewebes von den Stoffwechselschlacken stört. Gleichzeitig erhöht der Rückfluß des Blutes aber auch den Blutdruck in den weiter unten liegenden Abschnitten. Überschreitet diese Druckerhöhung einen kritischen Wert, dann kommt es zu Flüssigkeitsaustritten aus dem Blut ins Gewebe, was sich als Schwellung der Beine (Ödem) bemerkbar macht. Auf Dauer führen solche Störungen und ihre Folgen zu erheblichen Gewebeveränderungen mit Verhärtungen der Haut und Verfärbungen und schließlich zu nur noch schlecht heilenden Hautgeschwüren, da die Blutversorgung eben nicht mehr richtig funktioniert. Im Volksmund werden solche Hautgeschwüre auch als »offene Beine« bezeichnet.

Im Zentrum der Therapie von Krampfadern stehen operative, verödende und »konservative« Maßnahmen, während Arzneimittel so gut wie keine Rolle spielen. Die wichtigste Maßnahme bei der tiefen Veneninsuffizienz ist die Kompressionstherapie. Dabei wird durch Verbände oder durch elastische Strümpfe der Druck auf die Beine und damit auf die ausgesackten Venen erhöht. Dieser Außendruck verbessert nicht nur die Funktion der Venenmuskelpumpe, sondern wirkt auch der Flüssigkeitseinlagerung ins Gewebe entgegen.

Die Erfahrung zeigt leider, daß viele Verbände falsch angelegt werden und einschnüren oder die verordneten Strümpfe nicht passen. In diesen Fällen wird man vergeblich auf Besserung hoffen. Zur rechten Wirkung kommt die Kompressionstherapie zudem erst dann, wenn der Patient möglichst viel mit dem Verband oder Strumpf umhergeht. Denn nur dann ergänzt er den Außendruck durch den Druck der Muskelpumpe. Man muß unbedingt auch darauf achten, daß die Verbände oder Strümpfe auf keinen Fall unterhalb des Knies einschnüren, da es sonst zu einer Abpressung von Flüssigkeit ins Gewebe kommt.

Bei größeren oberflächlichen Krampfadern, vor allem im Oberschenkelbereich, ist der Chirurg gefragt. Eine Verödung ist dagegen bei kleineren Krampfadern, die netzartig oder wie Besenreiser aussehen, die beste Methode der Behandlung. Bei vielen Patienten wird der Arzt eine Kombination beider Methoden vorschlagen.

(1) Arzneimittel zum Veröden der Krampfadern

> **Polidocanol** (Aethoxysklerol), **Jod-Jodid** (Varigloban)

Die radikalste Lösung bei oberflächlichen Krampfadern bietet der Chirurg, indem er sie einfach entfernt. Auch mit dem Veröden oder »Sklerosieren« werden die Venen faktisch entfernt, diesmal nur auf chemischem Wege. Der Arzt bringt dazu eine Substanz in die Venen, die letztlich zu einer lokalen Thrombose, möglicherweise aber auch zu einer unmittelbaren Verbindung der gegenüberliegenden Venenwände, führt. Als Folge kommt es zu einer Vernarbung (Sklerose) und damit zu einem Verschluß der Venenwände.

Während der Behandlung muß der Arzt größte Sorgfalt darauf verwenden, daß die sklerosierenden Mittel nicht neben die Vene gelangen. Kommt es dazu, dann muß mit einem Absterben des betroffenen Gewebes gerechnet werden.

Zur Verödung von Krampfadern sind meist mehrere Sitzungen erforderlich. Die Verödungsmittel liegen in unterschiedlicher Konzentration vor, und der Arzt muß erst für jeden Patienten die geeignete Konzentration herausfinden. Nach der Verödung soll der Patient mit einem Kompressionsverband umhergehen.

(2) Arzneimittel zur Behandlung von Krampfadern

> **Aescin** (Venostasin, Venoplant), **pflanzliche Glykoside** (Venoruton), **Calciumdobesilat** (Dexium), **Troxerutin** (Pherarutin)

Die weite Verbreitung von Krampfadern bietet der pharmazeutischen Industrie ein lukratives Betätigungsfeld. 1994 haben die gesetzlichen Krankenkassen für Venenmittel über 500 Millionen DM ausgegeben. Der Arzneistoff aber, der tatsächlich bei Krampfadern hilft, muß erst noch gefunden werden. Viele Mittel zur Behandlung von Krampfadern

ARZNEIMITTEL GEGEN KRAMPFADERN (VARIZEN)

und anderen Venenleiden sind Kombinationspräparate, die gleich mehrere Substanzen enthalten, frei nach dem zweifelhaften Motto: »Viel hilft viel.«.

Besonders verbreitet sind Extrakte aus dem Roßkastaniensamen (Aescin) und andere pflanzliche Stoffgemische wie Flavonoide, Rutoside und Ruscusglykoside. Aber auch synthetische Arzneistoffe wie Calciumdobesilat und Troxerutin erfreuen sich großer Beliebtheit. Der therapeutische Effekt ist zweifelhaft.

Auch die Anwendung von Salben und Cremes ist sehr umstritten. Viele von ihnen enthalten Heparin. Es ist bis heute aber völlig unklar, ob die Haut wirksame Mengen von Heparin überhaupt aufnehmen kann. Fachleute vermuten, daß die Popularität dieser Mittel vor allem darauf beruht, daß sie eine angenehm kühlende Wirkung entfalten, was aber auch jede andere Salbe tut. Es wäre dann jedenfalls sehr viel billiger, eine neutrale Salbe anzuwenden. Eine Studie an der Universität Wien hat zudem gezeigt, daß die Salben und Cremes eine starke psychologische Wirkung haben, da nächtliche Beinkrämpfe in 66 Prozent der Fälle und Juckreiz in 45 Prozent der Fälle zurückgingen, obwohl die Salben keinen Arzneistoff enthielten.

An dieser Stelle muß zum wiederholten Male der Hinweis angebracht werden, daß man bei Arzneimitteln immer mit Nebenwirkungen rechnen muß. Im Oktober 1992 hat das Bundesgesundheitsamt einen Vertriebsstopp für einige Venenmittel angeordnet, die den Arzneistoff Benzaron enthielten. Grund dieser Aktion der staatlichen Aufsichtsbehörde war das Bekanntwerden mehrerer Fälle von Lebervergiftungen während einer Benzaron-Behandlung, in mindestens einem Falle mit tödlichem Ausgang.

Arzneimittel, die den Fettgehalt des Blutes senken

Aus den vielen Untersuchungen an großen Bevölkerungsgruppen wissen wir, daß drei Faktoren besonders häufig mit der Verkalkung von Blutgefäßen und den daraus entstehenden Folgeerkrankungen des Herzens einhergehen: Bluthochdruck, Rauchen und erhöhter Cholesterinspiegel im Blut. Man kann nicht oft genug darauf hinweisen, daß es sich bei diesen Beobachtungen um statistische Aussagen handelt. Denn es ist kein zwingendes Gesetz, daß ein starker Raucher mit einem hohen Cholesterinspiegel im Blut und erhöhtem Blutdruck dann auch wirklich einen Herzinfarkt bekommt. Sein statistisches Risiko (die Wahrscheinlichkeit), daß er im Laufe seines Lebens einen Herzinfarkt erleidet, ist aber höher als bei Nichtrauchern, deren Cholesterinspiegel im Normalbereich liegt und die keinen hohen Blutdruck haben. Andererseits kann auch jemand, der nicht raucht und einen normalen Blutdruck sowie Cholesterinspiegel hat, einen Herzinfarkt bekommen.

Kein Experte kann heute genau sagen, welche Bedeutung diese Risikofaktoren einzeln oder in ihrer Gesamtheit bei der Entstehung der Arterienverkalkung haben. Tatsächlich wird die Liste der mit der Arterienverkalkung in einer statistischen Beziehung stehenden Risikofaktoren von Jahr zu Jahr länger. Als weitere Risikofaktoren sind die Zuckerkrankheit (Diabetes mellitus), Vorkommen der Arterienverkalkung in der Familie, erhöhter Fibrinogengehalt im Blut (Fibrinogen ist ein Vorprodukt des Blutklebestoffs Fibrin), erhöhte Lipoprotein-(a)-Werte im Blut (Lipoprotein besteht aus einer Verbindung von Fett und Eiweiß), regelmäßig hoher Alkoholkonsum, Bewegungsmangel und andere Faktoren bekannt geworden.

Einige Wissenschaftler schlagen inzwischen vor, den Begriff »Risikofaktor« durch den Begriff »Risikomarker« zu ersetzen, um den vorschnellen Eindruck zu vermeiden, daß ein Risikofaktor in einer ursächlichen Beziehung zur Gefäßerkrankung steht. Der Begriff »Risikomarker« würde nur darauf hinweisen, daß es zwischen einem bestimmten Wert oder einem bestimmten Verhalten und der Gefäßerkrankung einen statistischen Zusammenhang gibt.

Tatsächlich »erklären« alle bekannten Risikofaktoren zusammen nur etwa die Hälfte aller Fälle der koronaren Herzkrankheit, bei der die

11 ARZNEIMITTEL, DIE DEN FETTGEHALT DES BLUTES SENKEN

Herzkranzgefäße verkalkt sind. Und etwa ein Drittel bis die Hälfte aller Patienten mit Herzinfarkten und einer koronaren Herzkrankheit haben Cholesterinwerte, die niedriger sind als diejenigen Werte, die nach Meinung der Fettexperten angestrebt werden sollten (unter 200 mg/dl).

Es kann aber keinen Zweifel daran geben, daß es sinnvoll ist, bestimmte Lebensgewohnheiten zu ändern, da dies das Risiko von Herz- und Gefäßerkrankungen mindern würde. Tatsache ist, daß Krankheiten des Herz-Kreislauf-Systems aufgrund einer Arterienverkalkung die häufigste Todesursache in den Industrieländern sind. In der Bundesrepublik starben 1987 etwa 150 000 Männer und 200 000 Frauen an solchen Krankheiten. Das bedeutet, daß 46 Prozent aller verstorbenen Männer und 53 Prozent aller verstorbenen Frauen an Krankheiten des Herz-Kreislauf-Systems infolge einer Gefäßverkalkung verstorben sind.

Würden alle Menschen mit dem Rauchen aufhören, für einen normalen Blutdruck sorgen und sich cholesterinarm ernähren, würde es deutlich seltener zum Herzinfarkt kommen: Raucher erleiden fast viermal so häufig wie Nichtraucher einen Herzinfarkt. Nur ein Jahr nach dem Aufhören hat sich das Herzinfarktrisiko der Ex-Raucher schon halbiert, nach fünf Jahren ist es dem der Nichtraucher angeglichen. Wird ein erhöhter Blutdruck normalisiert, dann vermindert sich die statistische Wahrscheinlichkeit für einen Schlaganfall bis um die Hälfte, das Risiko für einen Herzinfarkt fast um ein Viertel.

Tatsächlich haben eine häufigere körperliche Betätigung (Laufen, Wandern, Radfahren, Schwimmen oder Tennis dreimal 30 Minuten pro Woche), eine Normalisierung des Gewichts durch eine kalorienärmere, vollwertige Mischkost und ein mäßiger Alkoholgenuß einen positiven Effekt auf den Blutdruck und den Cholesterinwert. Auch die Zuckerkrankheit kann positiv beeinflußt werden.

Es ist also eine wichtige Frage, ob und wann bei Meßwerten, die ein statistisch erhöhtes Risiko anzeigen, ohne daß schon eine Erkrankung eingetreten ist, mit Medikamenten eingeschritten werden sollte. Diese Frage ist nur auf der Grundlage gut geplanter, groß angelegter Studien zu beantworten. Für das Cholesterin haben mehrere Untersuchungen mit einzelnen Arzneimitteln zweifelsfrei gezeigt, daß eine Senkung des Cholesterinwerts statistisch zu einem verringerten Risiko für Gefäßkrankheiten führt. Die Studien blieben jedoch den Nachweis schuldig, daß die behandelten Patienten insgesamt länger überlebten als die nicht behandelten. Mit anderen Worten: Sowohl die behandelten als auch die nicht behandelten Patienten hatten ein gleich großes Risiko, innerhalb eines bestimmten Zeitraums zu sterben. Nur starben die behandelten

ARZNEIMITTEL, DIE DEN FETTGEHALT DES BLUTES SENKEN

Patienten jetzt weniger häufig an den Folgen einer Gefäßkrankheit, sondern an anderen Krankheiten.

Über diese ernüchternden Ergebnisse der großen Untersuchungen reden die Cholesterin-Experten und die Arzneimittelhersteller so gut wie gar nicht. Statt dessen versucht man, die Erfolge bei der Senkung der Sterblichkeit an Herzinfarkten größer erscheinen zu lassen, als sie tatsächlich sind. Ein typisches Beispiel ist die in Fachkreisen berühmte »Helsinki-Herz-Studie«, die bei rund 4000 Männern mit mäßig hohen Cholesterinwerten über fünf Jahre die Wirkung des Arzneistoffs Gemfibrozil auf die Häufigkeit des Herzinfarkts untersuchte. Das Ergebnis dieser Studie wurde von der Herstellerfirma mit der Schlagzeile unter die Ärzte gebracht: »34 Prozent weniger Herzinfarkte«.

Ein so gutes Ergebnis kann eigentlich nur den Schluß erlauben, daß man alle Menschen mit erhöhten Cholesterinwerten mit Gemfibrozil behandeln sollte. Würden tatsächlich alle Ärzte diesem Rat folgen, müßte der Mehrheit unserer Bevölkerung dieses Arzneimittel verschrieben werden. Die Firma würde riesige Gewinne machen – zumindest bis zum Ablauf des Patentschutzes.

Ein nüchterner Blick auf die »Helsinki-Herz-Studie« offenbart aber, daß für Euphorie kein Anlaß besteht. In der Gruppe der Patienten mit mäßig hohen Cholesterinwerten, die ohne Behandlung blieben, erlitten 41,4 von 1000 im Verlauf von fünf Jahren einen Herzinfarkt oder einen plötzlichen Herztod, während es in der Gruppe der behandelten Patienten nur 27,3 von 1000 waren. Rein rechnerisch bedeutet dies in absoluten Zahlen, daß 1000 Patienten fünf Jahre lang mit Gemfibrozil behandelt werden müssen, damit 14,1 Patienten (die Differenz zwischen 41,4 und 27,3) davon profitieren. Diese Darstellung ist weit weniger eindrucksvoll als die Werbung des Herstellers von Gemfibrozil: 27,3 von 1000 ist gegenüber 41,4 von 1000 eine Verringerung um 34 Prozent. Das Jonglieren mit Prozentzahlen ist eine beliebte Methode, um eher bescheidene Testergebnisse in ein günstiges Licht zu setzen. Übrigens hat auch die vielzitierte »Helsinki-Herz-Studie« für die Sterblichkeit insgesamt keinen Vorteil für die behandelten Patienten gegenüber den nicht behandelten erbracht.

Würde man der Empfehlung etlicher Cholesterin-Experten folgen, dann müßten tatsächlich regelmäßig die Cholesterinwerte großer Bevölkerungsgruppen im Rahmen eines jährlichen Gesundheits-TÜV überprüft werden. Man bezeichnet eine solche Überprüfung mit dem englischen Wort »Screening«. Gerade heute, wo viel über die Grenzen der Finanzierbarkeit des deutschen Gesundheitswesens geredet wird, muß um so genauer gefragt werden, ob dieser gewaltigen Investition

11 ARZNEIMITTEL, DIE DEN FETTGEHALT DES BLUTES SENKEN

ein angemessener Nutzen entgegensteht. Der an der Universität Frankfurt arbeitende Kardiologe Harald Klepzig hat im Januar 1993 in der *Deutschen Apotheker Zeitung* dazu ausgeführt: »Es ist aus heutiger Sicht nicht mehr zu rechtfertigen, das Cholesterin-Screening auf junge Menschen und Patienten im höheren Lebensalter auszudehnen. Für diese Patientengruppen gibt es nicht einmal Ansätze eines Beweises, die eine medikamentöse Therapie rechtfertigen [...] Die wissenschaftlichen Aktivitäten müssen sich umgehend darauf konzentrieren, die wenigen Patienten zu definieren, die möglicherweise von cholesterinsenkenden Maßnahmen profitieren, damit dem größten Teil der Bevölkerung eine teure und offenbar nicht ungefährliche fettsenkende Behandlung erspart wird.«

Tatsächlich weisen die Verordnungszahlen für fettsenkende Arzneimittel darauf hin, daß bei uns zu viele Patienten mit solchen Medikamenten behandelt werden. Allein die Verordnungen im Jahr 1991 sind so hoch gewesen, daß ständig über eine Million Menschen mit den fettsenkenden Medikamenten zu behandeln gewesen wären. Experten schließen daraus, daß es bereits jetzt eine erhebliche Übermedikation mit diesen Mitteln gibt. Erstaunlich ist insbesondere, daß vor allem ältere Männer (über 60 Jahre) und Frauen mit diesen Arzneimitteln versorgt werden, obwohl für keine der beiden Gruppen bis heute belegt ist, daß sie von einer fettsenkenden Therapie profitieren würden.

Bleibt also die Frage, für welche Patienten fettsenkende Arzneimittel in Betracht kommen. Die Experten sind sich darin einig, daß eine medikamentöse Therapie von Fettstoffwechselstörungen sinnvoll ist, wenn ein hoher Cholesterinwert (mehr als 300 mg/dl) vorliegt. Meistens stammen diese Patienten aus Familien, in denen erhöhte Cholesterinwerte gehäuft vorkommen und in denen es oft zu gefäßbedingten Erkrankungen kommt. In solchen Fällen liegt eine angeborene Stoffwechselstörung vor.

Menschen mit einer »familiären Hypercholesterinämie« unterliegen einem deutlich erhöhten Risiko: Die Sterblichkeit zwischen dem 20. und 39. Lebensjahr ist gegenüber der normalen Bevölkerung um das Zehnfache erhöht. Auch Medikamente können diese erhöhte Sterblichkeit nicht völlig beseitigen, erreichen läßt sich nur eine Minderung des Risikos. Unbedingt ist aber in diesen Fällen darauf zu achten, daß Übergewicht abgebaut wird, das Rauchen eingestellt wird und regelmäßige körperliche Aktivitäten erfolgen. Sonst gilt: Diätetische und eventuell medikamentöse Maßnahmen gegen mäßig erhöhte Cholesterinwerte sind nur dann sinnvoll, wenn gleichzeitig andere Risiken, vor allem eine koronare Herzkrankheit, auf eine echte, angeborene Gefährdung des Patienten schließen lassen.

ARZNEIMITTEL, DIE DEN FETTGEHALT DES BLUTES SENKEN

Im folgenden wollen wir nun über die Arzneimittel sprechen, mit denen der Fettgehalt im Blut zu senken ist. Die Blutfette, insbesondere das Cholesterin, werden von der medizinischen Wissenschaft für Ablagerungen an den Gefäßwänden, die dann nachträglich verkalken können (Arteriosklerose oder Atherosklerose), verantwortlich gemacht. Bei Bluthochdruck und einer Zuckerkrankheit wird das Risiko einer Arteriosklerose zusätzlich verstärkt.

Folgen der Arteriosklerose sind vor allem die koronare Herzkrankheit einschließlich der Herzinfarkte, Schlaganfälle und Durchblutungsstörungen in den Beinen. Unter der Vorstellung, die Entstehung oder das Fortschreiten der Arteriosklerose verhindern zu können, entwickelten die Pharmafirmen Stoffe, die den Blutfettspiegel senken.

Es gibt verschiedene Typen von Blutfetten, zum Beispiel die Triglyceride und das Cholesterin. Die Fette liegen meistens als Verbindungen zwischen Fett und Eiweiß (Lipoproteine) vor. Nach ihrer physikalischen Dichte unterscheidet man die Low-density- (LDL) und die High-density-Lipoproteine (HDL). Während man dem HDL eine vor der Gefäßverkalkung schützende Wirkung zuspricht, bedeuten steigende Werte für LDL mit ein erhöhtes Risiko für die Arteriosklerose. Die Very-low-density-Lipoproteine (VLDL) mit einer besonders niedrigen Dichte signalisieren ein besonders starkes Risiko für die Verkalkung der Arterien.

Die Arzneimittel zur Senkung der Blutfette haben auf die einzelnen Untergruppen der Blutfette einen unterschiedlichen Einfluß. Man nennt solche Mittel übrigens in der medizinischen Fachsprache auch Antilipämika.

(1) Mittel zur Hemmung der Cholesterinbildung in den Zellen

> **Fluvastatin** (Cranoc, Locol), **Lovastatin** (Mevinacor), **Pravastatin** (Liprevil, Pravasin), **Simvastatin** (Denan, Zocor)

Die Cholesterinsynthesehemmer sind die neuesten Arzneimittel zur medikamentösen Senkung von Cholesterinwerten im Blut. Entdeckt wurden sie in Pilzen. Ihr Wirkprinzip ist ausgesprochen elegant: Cholesterin ist ein wichtiger Baustein im Stoffwechsel aller Zellen. Um sich ausreichend mit Cholesterin zu versorgen, entziehen die Zellen dem Blut Cholesterin und stellen einen Restbedarf in ihrer zelleigenen »Fabrik« selbst her. Diese doppelte Versorgung ist gut abgestimmt. Je

ARZNEIMITTEL, DIE DEN FETTGEHALT DES BLUTES SENKEN

mehr Cholesterin aus dem Blut entnommen wird, um so geringer ist die Eigenproduktion. Je mehr sich die Zelle selbst mit Cholesterin versorgt, um so geringer sind die dem Blut entzogenen Cholesterinmengen.

Mit den neuen Medikamenten kann man nun die zelleigene Herstellung von Cholesterin blockieren und die Selbstversorgung der Zelle mit Cholesterin unterbinden. Damit die Zelle nun trotzdem genug Cholesterin für ihren Stoffwechsel zur Verfügung hat, muß sie mehr Cholesterin aus dem Blut aufnehmen. Die Folge dieser vermehrten Aufnahme ist ein Absinken der Cholesterinkonzentration im Blut – der Cholesterinwert sinkt.

Das erste Arzneimittel dieser Gruppe, das in Deutschland auf den Markt gebracht wurde, war das Lovastatin. Danach wurden das Simvastatin eingeführt. In einer Langzeitstudie wurde die Wirksamkeit dieses Therapieprinzips für die Vorbeugung bei Patienten mit koronarer Herzerkrankung und erhöhtem Cholesteringehalt im Blut bestätigt.

Die Cholesterinsynthesehemmer sind teure Medikamente. 1994 wurden Arzneimittel dieser Gruppe bereits im Wert von 440 Millionen DM verordnet.

Lovastatin, Simvastatin und Pravastatin sind erst so kurz auf dem Markt, daß das gesamte Spektrum der möglichen Nebenwirkungen noch nicht überschaubar ist. Bereits heute bekannt sind gelegentlich auftretende Störungen im Magen-Darmbereich, Kopfschmerzen, Hautausschläge, Müdigkeit und Muskelschmerzen. Patienten, die mit einem Cholesterinsynthesehemmer behandelt werden, sollten darauf achten, daß sie nicht gleichzeitig die ebenfalls fettsenkenden Arzneistoffe Gemfibrozil oder Nicotinsäure erhalten. Bei diesen oder verwandten Arzneistoffen kann es zu einem Untergang von Muskelgewebe kommen. Da sich auch die Leberwerte erhöhen können, sind aktive Lebererkrankungen eine Gegenanzeige für die Behandlung mit diesen Arzneistoffen. Ebenfalls nicht eingenommen werden dürfen sie während der Schwangerschaft und Stillzeit.

(2) Andere Mittel, die den Fettgehalt des Blutes senken

> **Clofibrat** (Regelan N), **Bezafibrat** (Cedur), **Fenofibrat** (Lipanthyl, Normalip pro), **Etofibrat** (Lipo-Merz), **Acipimox** (Olbemox), **Nicotinsäure** (Complamin spez., Xantinol-nicotinat ratiopharm), **Colestyramin** (Lipocol-Merz, Quantalan), **Colestipol** (Cholestabyl, Colestid), **Gemfibrozil** (Gevilon)

ARZNEIMITTEL, DIE DEN FETTGEHALT DES BLUTES SENKEN — 11

Clofibrat war vor über zehn Jahren das fettsenkende Arzneimittel, das am häufigsten verordnet wurde. Eine Wende trat ein, als die Ergebnisse einer großen (15 000 Patienten), von der Weltgesundheitsorganisation WHO initiierten Studie mit Clofibrat bekannt wurden. Zwar konnte nachgewiesen werden, daß die Häufigkeit nichttödlicher Herzinfarkte während der Behandlung deutlich zurückging, aber ein ähnlicher Effekt für die Sterblichkeit an einer koronaren Herzkrankheit konnte nicht nachgewiesen werden.

Viel überraschender und katastrophaler für Clofibrat war ein anderer Befund: Die mit dem Medikament behandelten Patienten starben insgesamt mit einer um 47 Prozent erhöhten Wahrscheinlichkeit häufiger als die nicht behandelten. In den folgenden Jahren gab es eine heftige Kontroverse über diesen Befund, mit dem niemand gerechnet hatte. Aufgrund dieser Ergebnisse wurde Clofibrat 1979 vom Bundesgesundheitsamt vorübergehend sogar verboten.

Bis heute ist umstritten, ob die Ergebnisse der Clofibrat-Studie eher ein Produkt des Zufalls sind oder doch ernstgenommen werden müssen. Jedenfalls haben auch spätere Studien erbracht, daß eine Behandlung das Sterberisiko an einer Krankheit, die nicht im Bereich des Herz-Kreislauf-Systems liegt, erhöht. Andererseits konnte in diesen späteren Studien auch gezeigt werden, daß die Behandlung zu einer eindeutigen Minderung des Sterberisikos an einer koronaren Ursache führt.

Clofibrat gehört zur Arzneimittelgruppe der Fibrate. Die beiden in Deutschland am häufigsten verordneten Fibrate sind heute das Bezafibrat und das Gemfibrozil. Zwar weiß niemand genau, ob sich eine Behandlung mit den Fibraten günstig auf die Überlebenswahrscheinlichkeit der Patienten auswirkt. Bekannt ist aber, daß die Fibrate bevorzugt erhöhte Triglyceridspiegel senken und auf das Cholesterin nur eine geringer ausgeprägte Wirkung haben. Bezafibrat, das dem Clofibrat chemisch sehr verwandt ist, und auch Fenofibrat haben eine stärkere Wirkung auf das Cholesterin als das Clofibrat. Etofibrat, das ebenfalls dem Clofibrat chemisch verwandt ist, hat gegenüber Clofibrat keine gesicherten Vorteile.

Die Fibrate haben als häufige Nebenwirkungen vor allem Übelkeit und Durchfall. Bei jedem hundertsten Patienten muß die Behandlung wegen Bauchbeschwerden abgesetzt werden. Häufig kommt es auch zu Schwächegefühl und Kopfschmerzen. Bei höheren Dosierungen ist mit Lebervergrößerungen zu rechnen, bei gleichzeitiger Verwendung gerinnungshemmender Mittel aus der Cumaringruppe wird deren Wirkung, also die Hemmung der Blutgerinnung, verstärkt. daher ist eine sorgfältige und kontrollierte Anpassung der Dosis nötig. Ist die Nie-

11 ARZNEIMITTEL, DIE DEN FETTGEHALT DES BLUTES SENKEN

renfunktion eingeschränkt, kann es zu akuten Muskelentzündungen kommen.

Colestyramin und Colestipol sind Kunstharze, die nicht vom Körper aufgenommen werden können und nach der Einnahme im Darm verbleiben. Ihre Wirkung besteht darin, daß sie die Gallensäure im Darm an sich binden und sie daran hindern, wieder vom Körper aufgenommen zu werden. Damit vermindern sie die Menge des Cholesterins, die aus dem Darm in den Blutkreislauf gelangt. Ihr Nachteil ist, daß etwa die Hälfte der Patienten während der Behandlung unter einer lästigen Verstopfung leidet, die durch viel Flüssigkeitsaufnahme und Umstellung auf faserreiche Kost gebessert werden kann. Bis zu fünfzehn Prozent der Patienten klagen darüber hinaus über allgemeine Magen-Darm-Beschwerden.

Wichtig ist, daß die Einnahme anderer Medikamente entweder eine Stunde vor oder zwei Stunden nach der Einnahme der Kunstharze erfolgt, da die Möglichkeit besteht, daß auch die anderen Medikamente von den Kunstharzen im Darm gebunden werden und dann nicht mehr aufgenommen werden können.

Für die Nicotinsäure und ihre Abkömmlinge wurde ebenfalls nachgewiesen, daß sich die Sterblichkeit an Krankheiten des Herz-Kreislauf-Systems durch eine Cholesterinsenkung bessern läßt. Aber auch in diesem Fall sind die Ergebnisse auf den ersten Blick überzeugender als bei nüchterner Betrachtung. Acipimox ist ein 1987 eingeführter Arzneistoff, der sich von der Nicotinsäure ableitet. Diese Mittel senken neben dem Cholesterin auch die Triglyceride und das Lipoprotein (a), das als eigenständiger Risikoindikator für Gefäßverkalkungen inzwischen anerkannt ist.

Der Nachteil dieser Präparate ist ihre schlechte Verträglichkeit, da sie häufig mit Hautrötungen, einem lästigen Juckreiz und anderen Mißempfindungen der Haut einhergehen. Gelegentlich kommt es auch zu Durchfällen und Erbrechen. Die relativ schlechte Verträglichkeit der Arzneimittel aus dieser Gruppe ist der Grund, warum viele Patienten eine längere Behandlung mit ihnen nicht durchhalten. Acipimox soll besser verträglich sein als die anderen Präparate der Gruppe. Wegen dieser Probleme sollte die Behandlung in langsam steigender Dosierung erfolgen, womit die Beschwerden meist gemildert werden können. Aber bei etwa jedem zehnten Patienten sollen die Beschwerden auch dann bestehen bleiben. Patienten mit früheren Magengeschwüren bekommen unter einer Behandlung mit Präparaten dieser Gruppe leichter wieder ein neues Geschwür.

Neben den genannten Gruppen gibt es noch eine Reihe anderer Prä-

ARZNEIMITTEL, DIE DEN FETTGEHALT DES BLUTES SENKEN 11

parate, die aus den verschiedensten Gründen nicht zu empfehlen sind. Das Präparat Sedalipid – eine Verbindung aus Magnesium, Vitamin B6 und Glutaminsäure – erzielt einen beträchtlichen Umsatz. Die Herstellerfirma warb mit der Botschaft: »Diese Tablette wird immer häufiger verordnet. Weil sie umfassend gegen Arteriosklerose wirkt. Und weil sie risikoarm ist.«

Tatsache ist, daß es ein solides wissenschaftliches Fundament für diese weitreichende Behauptung nicht gibt. Eine fettsenkende Wirkung des Präparats ist nicht ausreichend belegt. Der Verkaufserfolg von Sedalipid spiegelt deshalb mehr den Erfolg der Werbung wider als die therapeutische Bedeutung des Präparats.

Mittel gegen Migräne

Der genaue Ablauf der Ereignisse beim Migräneanfall ist noch immer nicht aufgeklärt, aber sicher ist, daß beim Migräneanfall die Blutgefäße des Kopfes mitbeteiligt sind. Darüber hinaus spielen offenbar die Botenstoffe des zentralen Nervensystems eine wichtige Rolle. Nach neueren Untersuchungen soll etwa einer von acht Erwachsenen mit Migräne zu tun haben. Frauen sind doppelt so häufig betroffen wie Männer. Migränekranke sind häufig in ihrer Familie nicht die einzigen mit diesem Leiden. Meist beginnt das Leiden vor dem vierzigsten Lebensjahr.

Warum es zur Erkrankung kommt, ist bis heute völlig unklar. Man weiß aber, daß bestimmte Faktoren einen Migräneanfall auslösen können: Schokolade, Käse, Alkohol (vor allem Rotwein), Zitrusfrüchte, Aufregungen, Streß, Licht, Lärm und große Hitze. Auch zuviel Schlaf kann zu Migräneattacken führen. Manche erleiden ihre Attacken fast immer am Wochenende: Das Ausschlafen wirkt dann möglicherweise als Auslöser.

Typisch für den Migräneanfall ist der quälende, häufig pulsierende und einseitige Kopfschmerz, der zwei Stunden bis drei Tage anhalten kann. Kopfbewegungen führen leicht zu einer Verschlimmerung, weshalb sich viele Kranke gleich ins Bett legen. Meist ist der Migräneanfall von Übelkeit und Erbrechen begleitet. Für viele sind Licht und Lärm während der Attacke unerträglich.

Etwa die Hälfte der Migräniker wird bereits Stunden vor Beginn der eigentlichen Attacke durch bestimmte Zeichen vorgewarnt: Mattigkeit und Reizbarkeit, Sprechschwierigkeiten, anhaltendes Gähnen und Gier nach Süßigkeiten. Da diese Vorzeichen aber eher schwach ausgeprägt sind, werden sie vielfach nicht recht wahrgenommen. Einer bis zwei von zehn Migränikern durchlebt in der Stunde vor dem Beginn des Anfalls eine Aura: Lichtblitze mit gleichzeitiger Sehschwäche und vorübergehende Schmerzempfindungen und Taubheitsgefühle in den Gliedern.

Die Migräne ist typischerweise eine anfallsartig auftretende Erkrankung. Zwischen den Anfällen treten keine Beschwerden auf. Menschen mit ständigen oder so gut wie jeden Tag auftretenden Kopfschmerzen haben meist keine Migräne. Zu denken ist eher an einen durch übermäßigen Gebrauch von Schmerzmitteln verursachten Dauerkopfschmerz oder an Erkrankungen, die durch weitergehende ärztliche Untersuchungen abgeklärt werden müssen.

Offenbar nimmt nur ein kleiner Teil der Migräniker die Hilfe eines Arztes in Anspruch. Statt dessen greifen sie zu Schmerzmitteln, oft zu Kombinationspräparaten, die sie rezeptfrei kaufen können. Wie schon im Kapitel 1 ausführlich dargestellt wurde, sind aber gerade die Kombinationspräparate mit besonderen Gefahren verbunden, vor allem bei Dauergebrauch.

(1) Mittel zur Behandlung eines Anfalls

> **Metoclopramid** (MCP-ratiopharm, Paspertin), **Acetylsalicylsäure** (Aspirin), **Paracetamol** (ben-u-ron), **Ergotamintartrat** (Ergo-Kranit Mono), **Dihydroergotamin** (Angionorm, DET MS, Ergont), **Sumatriptan** (Imigran)

Für die Behandlung einer Migräne gelten einige Grundregeln, deren Befolgung die Zahl der Fehlschläge vermindern kann. Zuerst gilt es, leichte bis mittelschwere von den schweren Anfällen zu unterscheiden. Bevor man Schmerzmittel nimmt, ist es ratsam, zuerst die Übelkeit und den Brechreiz zu beseitigen. Dafür empfiehlt sich ein sogenanntes Antiemetikum wie Metoclopramid, das den Brechreiz und die Übelkeit innerhalb von zwanzig Minuten so weit lindert, daß der Magen für die Aufnahme weiterer Arzneimittel bereit ist. Dann werden Tabletten oder Tropfen auch besser vom Körper aufgenommen.

Bei leichten bis mittelschweren Migräneanfällen helfen entweder ein Gramm Acetylsalicylsäure (zwei Tabletten zu 500 Milligramm) oder ein Gramm Paracetamol. Die Pharmaindustrie hat inzwischen eine Kombination von Metoclopramid und Paracetamol (Migräne-Neuridal und Migränerton) auf den Markt gebracht. Zwei Tabletten dieser Fixkombinationen entsprechen der empfohlenen Wirkstoffmenge bei der Einzeleinnahme. Der Nachteil ist, daß die einzelnen Wirkstoffe nicht, wie es sinnvoll wäre, zeitlich versetzt genommen werden können.

Wenn diese Schmerzmittel auch nach einer Stunde noch ohne Wirkung bleiben, dann hilft in der Regel ein Zäpfchen mit zwei Milligramm Ergotamintartrat. Ist der Migräneanfall schwerer Natur, dann sollte man auf die Schmerzmittel verzichten und etwa fünfzehn Minu-

MITTEL GEGEN MIGRÄNE

ten nach dem Metoclopramid gleich zwei Milligramm Ergotamintartrat einnehmen. Ergotamintartrat gibt es auch als Zäpfchen, die bei starker, anhaltender Übelkeit vorzuziehen sind.

Auf keinen Fall darf man Ergotamintartrat-Zäpfchen aber häufiger benutzen, da sie dann zu schweren Durchblutungsstörungen in der Darmschleimhaut führen können. Diese unerwünschte Wirkung ist seit langem bekannt.

Die Nebenwirkungen des Ergotamins sind ebenfalls direkte Folge dieser zusammenziehenden Wirkung auf die Blutgefäße. Manche Patienten bemerken eine kalte Nase und kalte Hände. Leiden sie an Gefäßkrankheiten wie einer Verkalkung der Herzkranzgefäße (koronare Herzkrankheit), können während einer Ergotamin-Einnahme Probleme auftreten, etwa ein Angina-pectoris-Anfall. Es empfiehlt sich also, mit ergotaminhaltigen Arzneimitteln sehr vorsichtig umzugehen. Die Tagesdosis sollte niemals sechs Milligramm, die Wochendosis niemals zehn Milligramm überschreiten! Übrigens können Betablocker und Antibiotika aus der Makrolid-Gruppe, wie Erythromycin, die Wirkung von Ergotamin auf die Blutgefäße verstärken.

In der Behandlung der Migräne hat sich in den letzten Jahren einiges Neue getan. Eine Schlüsselrolle bei der Migräne scheint im Gehirn der Botenstoff Serotonin zu spielen, der in der Fachliteratur auch als 5-Hydroxytryptamin (5-HT) bezeichnet wird. Für diesen Botenstoff besitzt das Gehirn Zellen mit besonderen Empfängerstellen, die wir 5 HT-Rezeptoren nennen. Sumatriptan (Imigran), ein neuer, von der britischen Pharmafirma Glaxo entwickelter Arzneistoff, ist die erste Substanz, die als Stimulator dieses Rezeptors bei der Behandlung des akuten Migräneanfalls mit Erfolg eingesetzt werden kann. Bei einer Vergleichsuntersuchung mit Ergotamin führte die Behandlung mit Sumatriptan bei mehr Patienten zu einer Besserung als mit Ergotamin. Auch bei einem Vergleich zwischen Sumatriptan und Metoclopramid plus ASS schnitt Sumatriptan besser ab.

Ein besonderes Problem von Sumatriptan ist es, daß es nur für kurze Zeit die 5-HT-Rezeptoren stimuliert und daher nur kurzzeitig wirkt. Deshalb kehrt bei bis zu vierzig Prozent der Patienten die Migräne innerhalb von 24 Stunden zurück. Eine erneute Behandlung mit Sumatriptan beseitigt den Anfall dann meist endgültig. Nur Patienten, bei denen die Standardtherapie mit Metoclopramid plus ASS/Paracetamol oder Ergotamin nicht wirksam ist, sollten mit Sumatriptan behandelt werden.

Natürlich ist auch Sumatriptan nicht frei von Nebenwirkungen. Am häufigsten kommt es zu Übelkeit und einem bitteren Geschmack.

MITTEL GEGEN MIGRÄNE

Um diese Nebenwirkungen abzuschwächen, hat der Hersteller die ursprünglich lösbare Tablette mit einem Überzug versehen. Typisch für Sumatriptan sind darüber hinaus ein vorübergehendes Kribbeln, Hitzegefühle, Schweregefühle und ein Druck- und Engegefühl in der Brust. Patienten, die unter einer Herzkrankheit oder unter Bluthochdruck leiden, dürfen Sumatriptan nicht einnehmen.

(2) Mittel zur Vorbeugung eines Migräneanfalls

> **Metoprolol** (Beloc, Lopresor, Prelis), **Propranolol** (Dociton, Efektolol, Indobloc), **Pizotifen** (Sandomigran), **Methysergid** (Deseril), **Lisurid** (Cuvalit, Dopergin), **Clonidin** (Dixarit, Catapresan), **Flunarizin** (Sibelium)

Manche Patienten leiden häufig unter plötzlichen Migräneanfällen. Muß ein Patient erfahrungsgemäß mit zwei oder mehr Attacken pro Monat rechnen oder dauert eine Attacke regelmäßig länger als vier Tage, dann sollte man Maßnahmen zur Vorbeugung treffen. In diesem Fall empfiehlt sich eine sogenannte Intervalltherapie. Bei der Intervalltherapie nimmt der Patient das Medikament zwei bis sechs Monate lang ein.

Die bevorzugten Arzneimittel zur Vorbeugung der Migräne sind die beiden Betablocker Metoprolol und Propranolol. Man muß nach Beginn der Behandlung mit einem der beiden Betablocker mindestens zwei Wochen warten, bevor man überhaupt mit einer vorbeugenden Wirkung rechnen kann. Ob die weitere Einnahme dann sinnvoll ist, kann man erst nach sechs bis acht Wochen beurteilen. Erfahrungsgemäß hilft einer der beiden Betablocker in 60 bis 80 Prozent der Fälle. Warum Betablocker eine solche vorbeugende Wirkung haben, ist bis heute unbekannt.

Noch vor wenigen Jahren war Flunarizin ein zur Vorbeugung häufig verordnetes Arzneimittel. Das hat sich inzwischen geändert, nachdem schwere Fälle von Depressionen als Nebenwirkung von Flunarizin bekannt wurden. Abgesehen von Depressionen kann es zu zitternden Händen und Koordinationsstörungen kommen. In Deutschland wird das früher viel verordnete Präparat Sibelium nicht mehr zur Vorbeugung gegen Migräne angeboten. Auch die Europäische Arzneimittelkommission CPMC sah sich im März 1991 zu der Empfehlung veranlaßt, Flunarizin nur noch dann als Migränemittel zu verwenden,

MITTEL GEGEN MIGRÄNE

wenn nichts anderes mehr helfe oder wenn die anderen Mittel wegen ihrer Nebenwirkungen nicht gut vertragen würden.

Methysergid und das verwandte Lisurid, die ebenfalls zur Vorbeugung angeboten werden, eignen sich nicht zur Dauertherapie. Methysergid sollte nicht länger als drei Monate eingenommen werden, da sonst mit ernsthaften Nebenwirkungen gerechnet werden muß. Besonders gefürchtet sind bindegewebige Umwandlungen und Wucherungen. Methysergid kann auch bei nur kurzfristiger Einnahme zu Übelkeit, Erbrechen und Magen- und Muskelschmerzen führen.

Pizotifen ist ein weiterer Arzneistoff, der zur Vorbeugung von Migräneattacken eingesetzt werden kann. Die Erfahrungen zeigen, daß bei 40 bis 80 Prozent der Patienten mit einer guten Wirksamkeit zu rechnen ist, vor allem, wenn die Migräne in einem Zusammenhang mit Nahrungsfaktoren zu stehen scheint. Pizotifen macht als Nebenwirkung müde und führt zu gesteigertem Appetit, was die Herstellerfirma dazu veranlaßt hat, den Arzneistoff unter einem anderen Handelsnamen auch noch als Appetitanreger auf den Markt zu bringen.

Clonidin ist in auffällig blauen, etwas süßlich schmeckenden Tabletten mit dem Markennamen Dixarit enthalten. Sie haben eine große Anziehungskraft auf Kinder. Deswegen gab es schon etliche Vergiftungen mit Clonidin. Man muß sie wie alle Medikamente an einem sicheren, für Kinder nicht erreichbaren Ort aufbewahren. Clonidin, unter einem anderen Handelsnamen als Arzneimittel zur Behandlung des Bluthochdrucks im Markt, hat keine sicher nachgewiesene Wirksamkeit als Vorbeugungsmittel gegen die Migräne. Zumindest ist es weit weniger wirksam als Propranolol, Metoprolol, Pizotifen, Methysergid oder Lisurid.

Mittel gegen Magenleiden

Magen- und Zwölffingerdarm-Geschwüre sind häufige, oftmals chronische Erkrankungen. Bei ihrer Behandlung haben sich in den letzten Jahren entscheidende Verbesserungen ergeben. Führte früher ein trotz zahlreicher Therapieversuche nicht abheilendes Geschwür zu einer Operation, bei der zwei Drittel des Magens entfernt werden mußten (und dadurch wiederum Probleme auftreten konnten), wurden bereits durch die Einführung von Mitteln, die die Produktion von Magensäure hemmten (H-2-Blocker), die Erfolge deutlich verbessert. In den letzten Jahren zeichnet sich ein weiterer Fortschritt in der Behandlung dieses Leidens ab: War lange Zeit im wesentlichen die Magensäure der Angriffspunkt der Tablettentherapie, weiß man mittlerweile, daß ein Bakterium (Helicobacter), das sich im Magen einnistet, nicht nur an der Entstehung der Erkrankung wesentlichen Anteil hat. Dieser Keim führt offenbar auch dazu, daß Geschwüre in Magen und Zwölffingerdarm immer wiederkehren. Durch die Bekämpfung dieses Keimes mit antibakteriellen Mitteln (Antibiotika) kann man Geschwüre zum Abheilen bringen und weitere Krankheitsschübe verhindern. Welche Antibiotika in welcher Kombination letztendlich die besten Resultate erbringen, ist noch nicht endgültig geklärt. Man darf sich aber nicht wundern, wenn zur Behandlung eines Zwölffingerdarmgeschwürs neben säurehemmenden Mitteln gleichzeitig Antibiotika verordnet werden!

Zehn Prozent der Bevölkerung erkranken im Laufe ihres Lebens an einem Magen- oder Zwölffingerdarm-Geschwür. Jährlich bekommen etwa eine Million Menschen in Deutschland ein solches Geschwür (Ulkus).
An der Entstehung sind mehrere Faktoren beteiligt. Erwähnenswert ist allerdings, daß Eßgewohnheiten als Krankheitsursache lange überschätzt wurden und in Wirklichkeit eine Nebenrolle spielen. In einem redaktionellen Kommentar der medizinischen Zeitschrift *The Lancet* wird dies so beurteilt: »Für den Uneingeweihten ist die Beziehung zwischen Eßgewohnheiten und Magenbeschwerden selbstverständlich gegeben und logisch. Wer aber nur ein wenig über dieses Thema weiß, hat erfahren, daß sich ein solcher Zusammenhang nicht nachweisen

läßt. Es gibt keinen überzeugenden Beweis dafür, daß die Art des Essens, die Anzahl und die Menge der Mahlzeiten mit dem Auftreten eines Magengeschwürs ursächlich zusammenhängen.« (*Lancet 1990; 335: 142*) Dies ließ sich auch in lange andauernden Verlaufsbeobachtungen bestätigen, in denen selbst bei Kaffeetrinkern kein erhöhtes Risiko festgestellt wurde. Früher galt es als gesichert, daß sehr heißes Essen schädlich sei. Doch selbst diese Annahme ist unbewiesen.

In neuerer Zeit wurde ein hoher Kohlenhydratanteil als Mitauslöser ebenso ins Spiel gebracht wie ein zu geringer Anteil an bestimmten ungesättigten Fettsäuren. Die Untersuchung dieser Zusammenhänge ist sehr schwer.

Andere Faktoren als die der Ernährung scheinen auf jeden Fall weit wichtiger zu sein. Strenge Diätvorschriften für Patienten mit Magengeschwür entfallen somit weitgehend und spielen in der Therapie kaum eine Rolle. Man sollte allerdings keinen Kaffee trinken und auf Alkohol verzichten, da beide Genußmittel zu Magenbeschwerden führen können, selbst wenn sie die Abheilung der Geschwüre nicht verzögern. Auch sehr scharfe, salzige und süße Speisen können Beschwerden verursachen. Darüber hinaus gilt die Regel: Was man verträgt, kann man auch essen.

Häufige Auslöser für Magenbeschwerden sind Schmerz- und Rheumamittel. Im Prinzip können alle Rheumamittel und die meisten der sogenannten schwachwirkenden Schmerzmittel ein Ulkus verursachen. Der bekannteste Übeltäter ist die Acetylsalicylsäure (Aspirin, ASS). Lange Zeit standen auch Nebennierenrindenhormone (Cortison) im Verdacht, für Magenprobleme verantwortlich zu sein, doch konnte dieser Verdacht nicht belegt werden. Eine Schädigung des Magens ist hauptsächlich bei gleichzeitiger Einnahme von Schmerzmitteln und von Cortison zu erwarten. Diese Kombination ist in manchen Fällen bei Rheumapatienten notwendig, die dann in der Tat oft unter einem Ulkus leiden.

Psychologische Faktoren gelten seit langem als bedeutungsvoll für die Entstehung von Magenbeschwerden. Streß kann »auf den Magen schlagen«. Bei Menschen, die extremen Belastungen ausgesetzt sind, ist die Häufung von Streßgeschwüren offensichtlich. Menschen, die beispielsweise nach schweren Unfällen operiert werden müssen und lange auf der Intensivstation liegen, neigen deutlich zu Magengeschwüren.

Es fällt auch auf, daß Menschen, die sich nicht ausreichend äußern können, schneller erkranken. Viele Einwanderer leiden darunter, die Sprache des Gastlandes nicht richtig zu beherrschen und bekommen häufig Magenprobleme.

MITTEL GEGEN MAGENLEIDEN

Erbliche Veranlagung kann ebenfalls für die Entstehung von Magen und Zwölffingerdarm-Geschwüren von Bedeutung sein.

Bei der Ulkuserkrankung spielt der Nikotinkonsum eine wichtige Rolle. Es ist gesichert, daß Zigarettenrauchen die Abheilung eines Geschwürs deutlich verzögert und das erneute Auftreten (nach Abheilung) begünstigt.

Entscheidende Veränderungen in der Therapie von Magengeschwüren hat die Erkenntnis gebracht, daß ein Krankheitskeim wesentlich an der Entstehung von Magen- und Zwölffingerdarm-Geschwüren beteiligt ist. Es handelt sich um ein Bakterium mit dem Namen Helicobacter, das Magenschleimhautentzündungen verursachen kann und die Entstehung eines Geschwürs begünstigt. Wie sich aufgrund dieses neuen Wissens die Therapie gewandelt hat, wird weiter unten beschrieben.

Um sich gegen schädigende Einflüsse zu wehren, besitzt der Magen eine Reihe von Abwehrmechanismen. Die Zellen der Magenwand produzieren einen Schutzfilm, der vor den Angriffen der Magensäure schützt, kleinere Schädigungen der Magenwand können rasch »repariert« werden. Normalerweise befinden sich Angriffs- und Verteidigungsmechanismen in einer Balance. Kommt es jedoch zu einem Überwiegen der schädigenden Faktoren, kann ein Magengeschwür entstehen. Wichtig in diesem Zusammenhang ist die Magensäure. Sie erleichtert die Verdauung und wehrt Krankheitskeime ab. Sind aber die Abwehrmechanismen des Magens überfordert oder außer Kraft gesetzt, kann die Magensäure die Magenwand »anfressen«: ein Magengeschwür entsteht. Wird durch ein solches Geschwür ein Blutgefäß verletzt, kommt es zu einer Magenblutung. In seltenen Fällen frißt sich ein Geschwür durch die gesamte Magen- oder Darmwand, so daß es zu einem »Durchbruch« (Perforation) kommt.

Etwa 90 Prozent aller Ulkuspatienten klagen über Bauchschmerzen, wenn sie zum Arzt gehen, etwa 50 Prozent leiden unter Übelkeit und Brechreiz. Manch einer aber bemerkt überhaupt nichts und reagiert erst, wenn es zu einer Magenblutung kommt. Dies geschieht beispielsweise Menschen, die regelmäßig Rheuma- und Schmerzmittel einnehmen.

Selbstverständlich hat nicht jeder, der über Bauchschmerzen klagt, ein Magengeschwür. Die Diagnose läßt sich am sichersten durch eine Magenspiegelung sichern, der man sich beim Verdacht auf ein Geschwür unterziehen sollte.

Wenn ein Magen- oder Zwölffingerdarm-Geschwür festgestellt

13 MITTEL GEGEN MAGENLEIDEN

wurde, ergibt sich die Frage, wie der oder die Erkrankte selbst zur Heilung beitragen kann. Sicherlich sind Ruhe und Entspannung wichtig. Streß haben wir bereits als schädigenden Faktor kennengelernt. Von der Empfehlung, viel Milch zu trinken, sind die Fachleute jedoch abgekommen. Auch wenn sie im ersten Moment lindernd wirkt, kann Milch als Reaktion zu einer Übersäuerung des Magens führen und letztendlich die Beschwerden verschlimmern.

Sinnvoll dagegen ist es, statt der üblichen drei Mahlzeiten öfter am Tag – und entsprechend weniger – zu essen, damit der Magen immer etwas gefüllt ist. Da Nikotingenuß den Heilungsprozeß deutlich verzögert, sollte man auf jeden Fall mit dem Rauchen aufhören. Wenn Medikamente (z. B. Schmerzmittel) an der Auslösung eines Geschwürs beteiligt sind, muß man zusammen mit dem Arzt überlegen, ob diese Mittel nicht abgesetzt werden können.

In den meisten Fällen (bei 80 Prozent) heilen Geschwüre auch ohne Therapie innerhalb von zwei Monaten folgenlos ab. Trotzdem ist für viele das Ulkus eine chronische Erkrankung, denn bei immerhin 40 bis 80 Prozent aller Patienten kommt es nach ein bis zwei Jahren zu einem erneuten Geschwür! Die Behandlung eines erstmalig aufgetretenen Ulkus verläuft daher gewöhnlich ohne Probleme, und die meisten Mittel sind in ihrer Wirkung gleich gut. Die Komplikationen beginnen jedoch, wenn es im Laufe der nächsten Monate immer wieder zu Geschwüren kommt. Man spricht dann von »Ulkusschüben«.

Bei der Entstehung dieser langwierigen Verläufe spielt der bereits erwähnte Krankheitskeim Helicobacter die entscheidende Rolle.

Es gibt mittlerweile eine Vielzahl von Medikamenten, die die Abheilung eines Geschwürs beschleunigen sollen. Die meisten von ihnen bekämpfen die aggressive Wirkung der Magensäure. Das kann dadurch geschehen, daß die Säure mit Hilfe bestimmter Salze, sogenannter Antazida, neutralisiert wird. Andere Präparate verhindern bereits die Produktion der Magensäure. Die größte Gruppe derartiger Mittel sind die Histaminblocker (Histaminantagonisten). Das Histamin ist ein organischer Stoff, der die Magensäureproduktion fördert. Durch die Hemmung der Histaminwirkung nimmt daher die Menge der Magensäure ab. Als 1976 das erste Mittel aus dieser Substanzreihe auf den Markt kam (Cimetidin), hat sich die Therapie des Ulkusleidens sehr rasch geändert. Neben Cimetidin sind innerhalb einiger Jahre vier weitere Histaminblocker entwickelt worden und auf den Markt gekommen.

Ebenfalls hemmend auf die Säureproduktion wirkt das Omeprazol, das die Säureproduktion noch wesentlich stärker vermindert, als es die Histaminblocker tun.

Das Pirenzepin wiederum ist säurehemmend, indem es auf das unwillkürliche Nervensystem einwirkt. Andere Mittel sollen die Abwehrmechanismen der Magenwand unterstützen, ohne wesentlichen Einfluß auf die Säuremenge zu nehmen. Hierzu zählen das Misoprostol, Wismut und das Sucralfat.

Bis in die Mitte der siebziger Jahre wurde häufig operiert, wenn Geschwüre nicht abheilten oder regelmäßig wiederkehrten. Seit der Einführung der Histaminblocker 1977 ist die Zahl der Ulkusoperationen dramatisch gesunken. Eine Operation ist heute fast ausschließlich nur in Notfällen angebracht, zum Beispiel bei blutenden oder durchgebrochenen Geschwüren.

Einfache säurebindende Mittel (Antazida)

> **Aluminiumhydroxid** (Aludrox), **Magaldrat** (Riopan), **Aluminium-Magnesium-Silicathydrat** (Gelusil, Megalac), **Hydrotalcit** (Talcid), **Aluminiumhydroxid/Calciumcarbonat** (Solugastril), **Magnesiumtrisilikat/Aluminiumhydroxid/Calciumcarbonat** (GastroTeknosal), **Aluminiumhydroxid/Magnesiumhydroxid** (Maalox 70), **Aluminiumnatriumcarbonat** (Kompensan), **Aluminium-Magnesium-Silicathydrat/Milchpulver** (Gelusil-Lac), **Aluminiumhydroxid/Magnesiumhydroxid/Calciumcarbonat** (Trigastril)

Längst nicht alle säurebindenden Mittel sind hier aufgeführt; es gibt noch eine Vielzahl von Kombinationen, zum Teil mit anderen Säurebindern, zum Teil mit krampflösenden Mitteln, mit pflanzlichen Inhaltsstoffen und anderem.

Das Prinzip aller säurebindenden Arzneimittel besteht in der Neutralisation der vorhandenen Magensäure. Daneben spielen noch andere Wirkungen eine Rolle. Zum Beispiel werden weitere Verdauungssäfte (Gallensäuren) neutralisiert, die ebenfalls die Magenwand schädigen können.

Diese Mittel können die Abheilung von Magen- und Zwölffingerdarm-Geschwüren beschleunigen und wirken schmerzlindernd. Sie werden am besten etwa eine Stunde nach jedem Essen und vor dem Schlafengehen eingenommen. Die Wirkung hält dann zwei bis drei Stunden an. Man sollte sie keinesfalls direkt vor oder nach dem Essen einnehmen, da bereits die Mahlzeiten säurebindend wirken und der Nutzen der Antazida dann verlorengeht. Falls man das Medikament in

13 MITTEL GEGEN MAGENLEIDEN

Form von Tabletten nimmt, muß man darauf achten, diese gut zu zerkauen, da sie sich sonst im Magen nicht schnell genug auflösen und somit auch keine Wirkung entfalten können. Die Dosierung der Antazida ist ein schwieriges Thema und immer noch Gegenstand von Kontroversen.

Man nahm lange Zeit an, daß die Wirksamkeit der Mittel von ihrer Fähigkeit abhängt, Säure zu neutralisieren. Das bedeutete, daß man sehr hohe Dosen dieser Mittel alle zwei Stunden einnehmen mußte, um einen durchgängigen Effekt zu erzielen. Durch diese Erschwernisse ist die Therapie mit Antazida in den Hintergrund gerückt. Mittlerweile gilt als sicher, daß man auch mit niedrigeren Dosen auskommt, da noch andere Effekte (Neutralisation der Gallensäuren, direkter Schleimhautschutz) bei der Abheilung der Geschwüre mitwirken.

Hauptbestandteile der heute üblichen Antazida sind Aluminiumhydroxid, Magnesium- und Calciumsalze, seltener wird auch Natriumhydrogencarbonat (doppeltkohlensaures Natron) benutzt. Letztere Substanz hat einige Nachteile, die einem dauerhaften Gebrauch entgegenstehen. Die Wirkung des Natriumhydrogencarbonats tritt zwar schnell ein, dauert allerdings auch nur sehr kurz an. Zudem entsteht bei der Reaktion mit der Magensäure Kohlendioxid, das ein erhebliches Völlegefühl verursacht. Schließlich wird ein Teil des Natriums in das Blut aufgenommen, was für Menschen mit hohen Blutdruckwerten oder einem schwachen Herzen ungünstig ist. Zur Dauerbehandlung eines Ulkus ist das Natriumhydrogencarbonat daher ungeeignet.

Aluminium- und Calciumsalze führen häufig zu Verstopfung, Magnesiumsalze zu Durchfällen. Hauptnachteil der Calciumsalze ist, daß es nach Abklingen der Wirkung zu einer um so stärkeren Übersäuerung des Magens kommt, da die säureproduzierenden Zellen angeregt werden (sogenanntes »Rebound-Phänomen«). Wenn Calciumsalze in höheren Dosen über längere Zeit eingenommen werden, kann der Calciumspiegel im Blut gefährlich ansteigen. Menschen mit einer schlechten Nierenfunktion reagieren sehr empfindlich. Bei ihnen kann es verhältnismäßig rasch zu derartigen Calciumanstiegen kommen. Calciumsalze sollen aufgrund dieser gravierenden Nebenwirkungen nicht mehr in der Dauerbehandlung eingesetzt werden.

Magnesiumsalze können bei Menschen mit fortgeschrittenen Nierenerkrankungen ebenfalls zu erheblichen Anstiegen des Magnesiumwertes im Blut führen. Aluminiumsalze beeinträchtigen, zumindest in höherer Dosierung, den Knochenstoffwechsel. Sie führen zu einem Phosphatverlust und infolgedessen zu einer Entkalkung der Knochen. Auch nierenkranke Patienten müssen mit aluminiumhaltigen Mitteln vor-

EINFACHE SÄUREBINDENDE MITTEL (ANTAZIDA)

sichtig sein, da diese zu schweren Störungen der Hirnfunktionen führen können.

Ein weiterer Effekt aller Antazida besteht darin, daß gleichzeitig verabreichte Medikamente schlechter vom Körper aufgenommen werden. Dies ist der Fall bei bestimmten Antibiotika wie den Tetrazyclinen, den Herzglycosiden, bei manchen Schmerzmitteln und anderen. Um diesem Problem aus dem Weg zu gehen, sollte man sich angewöhnen, keine anderen Mittel zusammen mit Antazida einzunehmen.

Kombinationen
Unter allen Kombinationen verschiedener Substanzen ist lediglich die Mischung von Aluminiumhydroxid und Magnesiumhydroxid sinnvoll, sie ist effizient und gleichzeitig ohne bedeutsame Nebenwirkungen. Allerdings heben sich die abführende und die stopfende Begleitwirkung der beiden Bestandteile nicht immer auf, und es kommt häufig (bei bis zu 66 Prozent) zu Durchfällen.

Säurehemmende Magenmittel

(1) Histaminrezeptorenblocker

> **Cimetidin** (Tagamet, H-2-Blocker ratiopharm, Altremat), **Ranitidin** (Sostril, Zantic), **Famotidin** (Ganor, Pepdul), **Nizatidin** (Gastrax, Nizax), **Roxatidin** (Roxit)

Histamin ist eine organische Substanz, die unter anderem im Magen gebildet wird und die Magensäureproduktion anregt. Diese Wirkung des Histamins wird über sogenannte Rezeptoren (Empfängermoleküle) vermittelt, die an bestimmten Zellen des Magens sitzen. Wenn nun die Vermittlung an den Rezeptoren unterbrochen wird, entsteht weniger Magensäure. Genau dies ist der Mechanismus, über den die hier genannten Medikamente ihre Wirkung entfalten. Die Rezeptoren im Magen, die für die Magensäureproduktion verantwortlich sind, heißen Histamin-2-Rezeptoren (oder kurz: H-2-Rezeptoren). Die hier besprochenen Medikamente werden H-2-Blocker (oder: H-2-Antagonisten) genannt.

Die jahrelange Suche nach Substanzen, die die Histamin-2-Rezeptoren blockieren, führte Mitte der siebziger Jahre zur Entwicklung des Cimetidins. Fast wäre das Projekt gescheitert, denn bis zu diesem Zeit-

13 MITTEL GEGEN MAGENLEIDEN

punkt waren bereits über 200 verschiedene Substanzen hergestellt worden, von denen keine die gewünschte Wirkung zeigte. Die Entwicklung und Einführung des Cimetidins erwies sich endlich als Erfolg. Es wurde rasch als erstes Mittel bei Patienten mit einem Ulkus eingesetzt. Die Therapien, die bis dahin zur Verfügung standen, waren nicht ideal. Säurebindende Mittel sind zwar wirksam, müssen aber in großen Mengen eingenommen werden, was unbequem ist. Der Erfolg der neuen Substanzen läßt sich auch daran bemessen, daß seit ihrer Benutzung weitaus weniger Patienten wegen eines Magengeschwürs operiert werden.

Wenige Jahre nach der Einführung des Cimetidins kam die Nachfolgesubstanz Ranitidin auf den Markt. Mittlerweile sind insgesamt fünf H-2-Blocker verfügbar.

Alle H-2-Blocker unterdrücken die Bildung der Magensäure. Das führt zwar nicht zu einer sofortigen Heilung, aber innerhalb von vier Wochen sind 78 Prozent, nach acht Wochen 92 Prozent aller Zwölffingerdarm-Geschwüre verschwunden. Dabei reicht die einmalige abendliche Einnahme einer Dosis des H-2-Blockers aus. Auch die Heilung von Magengeschwüren kann mit diesen Medikamenten beschleunigt werden, wenngleich sie generell länger dauert.

Ein großes Problem bei der Behandlung eines Ulkus besteht darin, daß es nach erfolgreicher Heilung in vielen Fällen wiederkehrt. Nach unterschiedlichen Berechnungen erleiden 80 bis 90 Prozent aller Patienten innerhalb von ein bis zwei Jahren einen erneuten Ulkusschub. Ein Ulkus ist also leider sehr oft chronisch. Vor allem Raucher sind gefährdet. Man schätzt, daß bei allen Menschen, die mehr als zwanzig Zigaretten am Tag rauchen, innerhalb eines Jahres ein neues Geschwür auftritt. Bei einem Konsum von mehr als dreißig Zigaretten kommt es sogar schon nach drei Monaten bei allen Patienten zu einem erneuten Geschwür.

Andere Faktoren, die ebenfalls ungünstig wirken, sind Streß, ein schlechter sozialer Status, erbliche Veranlagung und der Krankheitskeim »Helicobacter«.

Man weiß, daß durch eine Langzeitgabe von H-2-Blockern Rückfälle vielfach verhindert werden können. Patienten, die einen H-2-Blocker über ein Jahr lang einnahmen, hatten wesentlich seltener einen Rückfall (11 bis 30 Prozent) als diejenigen, die ein Scheinmedikament (Placebo) einnahmen (65 bis 90 Prozent). Es reicht dabei die Hälfte der »normalen« Dosis aus: zum Beispiel eine abendliche Tablette (400 mg) Cimetidin, Ranitidin (150 mg) oder Famotidin (20 mg). Wie lange man diese Therapie durchhalten soll, ist noch nicht endgültig geklärt, vermutlich muß die Einnahme aber über mehrere Jahre erfolgen, wenn man nicht das Risiko eines erneuten Rückfalls eingehen will.

SÄUREHEMMENDE MAGENMITTEL

Gegen eine solche Langzeit-Einnahme haben einige Forscher Bedenken geäußert, weil sie einen Zusammenhang mit bösartigen Gewächsen vermuteten, die bei diesen Patienten gehäuft auftreten. Nach neueren Untersuchungen ist allerdings sehr wahrscheinlich, daß diese Krebsgeschwüre bereits vor Beginn der Therapie bestanden und als »einfache« Magengeschwüre angesehen wurden; die Behandlung mit Cimetidin spielte also keine Rolle dabei.

Generell muß man bei einem Magengeschwür, das nach drei Monaten konsequenter Behandlung nicht abheilt, die Möglichkeit eines Krebsleidens in Betracht ziehen und entsprechende Untersuchungen einleiten. Im Zwölffingerdarm kommt es hingegen fast nie zu bösartigen Wucherungen.

Die regelmäßige Einnahme von Tabletten zur Prophylaxe ist jedoch nicht nur lästig, sie kann, wenngleich bei den H-2-Antagonisten relativ selten, auch zu Nebenwirkungen führen. Daher ist diese Langzeitbehandlung nur dann angebracht, wenn erfahrungsgemäß innerhalb kurzer Zeit neue Geschwüre entstehen. Für die anderen Patienten ist die bedarfsweise Einnahme vorzuziehen. Das bedeutet, daß erst bei erneutem Auftreten der typischen »Ulkusschmerzen« mit einer Behandlung begonnen wird. Es wird jedoch in Zukunft immer seltener zu Rückfällen kommen, wenn es durch geeignete Therapien gelingt, den Krankheitskeim Helicobacter aus dem Magen zu beseitigen.

Histamin-2-Blocker: Nebenwirkungen

Generell sind alle H-2-Blocker gut verträglich und haben wenig Nebenwirkungen. Am häufigsten werden beobachtet: Durchfall (1 bis 3 Prozent), Kopfschmerzen (2 bis 3 Prozent), Schwindel (1 bis 2 Prozent), Müdigkeit (2 Prozent), Muskelschmerzen (2 Prozent) und Verstopfung (1 Prozent). Da die Mittel über die Nieren ausgeschieden werden, müssen sich Patienten mit einer schlechten Nierenfunktion auf eine geringere Dosis beschränken, da sonst die Gefahr von Nebenwirkungen steigt. Bei älteren Menschen und bei Patienten, die schwer krank sind, kommt es recht häufig zu Halluzinationen und Verwirrtheit unter der Einnahme von H-2-Blockern. So kam es in einer Untersuchungsserie auf einer Intensivstation bei 33 Prozent der Patienten zu Verwirrtheitszuständen. Wenn die Niere oder die Leber geschädigt waren, war dies sogar bei 80 Prozent aller Patienten der Fall und somit weit häufiger als bei Patienten, die säurebindende Arzneimittel erhielten. Bei ambulant behandelten Patienten, die »nur« unter einem Ulkus leiden, sind derartige psychische Störungen allerdings sehr selten.

Seltene Nebenwirkungen (unter einem Prozent), die nur bei Einnahme von Cimetidin auftreten, sind eine Anschwellung der Brust bei Männern und Impotenz. Beide Nebenwirkungen verschwinden nach Absetzen des Mittels innerhalb einiger Wochen.

Histamin-2-Blocker: Wechselwirkungen mit anderen Medikamenten

Bei gleichzeitiger Einnahme von Cimetidin mit anderen Mitteln kann es zu einer veränderten Wirksamkeit kommen. Ein wichtiges Beispiel sind gerinnungshemmende Mittel (Vitamin K-Gegenspieler). Wenn man diese Mittel zusammen mit Cimetidin einnimmt, wird der Blutspiegel der Gerinnungshemmer ansteigen, die Blutgerinnung also über das gewünschte Maß hinaus außer Gefecht gesetzt, womit die Gefahr von Blutungen steigt. Man muß also die Dosis der Vitamin-K-Gegenspieler entsprechend verringern. Eine verstärkte Wirkung gibt es auch für einige Herzrhythmusmittel (Lidocain, Chinidin, Procainamid), Mittel gegen Krampfanfälle (Phenytoin, Carbamazepin), Theophyllin (siehe Kapitel 5), Propranolol (siehe Kapitel 9), Beruhigungsmittel (siehe Kapitel 3) und Mittel gegen Depressionen (Desipramin, Imipramin, siehe Kapitel 4). Diese Wechselwirkungen sind besonders häufig beim Cimetidin, wesentlich seltener bei Ranitidin, und sie haben bei Nizatidin und Famotidin wahrscheinlich gar keine Bedeutung.

Die gleichzeitige Einnahme von säurebindenden Medikamenten (Antazida) zusammen mit allen H-2-Blockern führt zu einer verminderten Wirksamkeit. Wenn man tatsächlich beide Mittel benötigt, so sollte man sie zeitlich versetzt (um etwa zwei Stunden) einnehmen.

Eine Wechselwirkung der besonderen Art gibt es zwischen Ranitidin bzw. Cimetidin und Alkohol. Offenbar erhöhen diese beiden H-2-Blocker die Blutalkoholspiegel; bei Famotidin konnte dies nicht nachgewiesen werden. Das bedeutet, daß man bei einer Therapie mit Cimetidin und Ranitidin mit Alkohol vorsichtig sein muß, da die Wirkung stärker als erwartet ausfallen kann.

Welches Mittel sollte man in der Therapie auswählen? Zur Zeit herrscht ein großer Konkurrenzkampf zwischen Ranitidin und Cimetidin. Die Wirksamkeit beider Medikamente ist als etwa gleich gut einzuschätzen. Es genügt eine abendliche Dosis eines H-2-Blockers vor dem Schlafengehen. Für die meisten Patienten stellt Cimetidin nach wie vor eine gute und sichere Wahl dar. Bezüglich der Nebenwirkungen mag Ranitidin ein wenig besser abschneiden als das Cimetidin, was aber meist nicht von Bedeutung ist. Vorteile bietet das Ranitidin allerdings für Patienten, die noch andere Mittel einnehmen, weil Ranitidin die Wirkungen weiterer Medikamente nicht so stark beeinflußt wie Cimetidin. Famotidin und Nizatidin bieten keine Verbesserungen. Sie haben die gleiche Wirksamkeit und die gleichen Nebenwirkungen wie die älteren Mittel.

(2) Protonenpumpenblocker

> **Omeprazol** (Antra, Gastroloc), **Pantoprazol** (Pantozol, Rifun), **Lansoprazol** (Agopton)

Auch diese Mittel hemmen die Säureproduktion im Magen. Sie erreichen dieses Ziel allerdings auf andere Weise, indem sie ein Enzym blockieren, das für den Transport der Säure von der »Produktionsstätte« (bestimmte Magenzellen) in den Magen verantwortlich ist. Die Säurehemmung verläuft mit ihnen wesentlich wirksamer als mit den H-2-Blockern. Allerdings ist es ihnen damit keineswegs automatisch überlegen. Das erste Mittel dieser Reihe war das Omeprazol, das innerhalb weniger Jahre eines der bestverkauften Ulkusmittel wurde. Die beiden anderen Substanzen sind Nachahmerpräparate, die bezüglich Wirkungen und Nebenwirkungen gleich zu bewerten sind.

Die Ergebnisse mit Omeprazol bei der Behandlung von Magen- und Zwölffingerdarm-Geschwüren sind sehr gut. In klinischen Untersuchungen zeigte sich bei Kontrollen nach zwei und vier Wochen, daß die Abheilung der Geschwüre mit Omeprazol sogar etwas schneller verlief als mit den H-2-Blockern. Nach zwei Monaten waren allerdings keine Unterschiede in den Behandlungsgruppen mehr festzustellen. Einen deutlichen Vorteil gegenüber allen anderen Mitteln hatte Omeprazol bei der Behandlung schwerer Entzündungen in der Speiseröhre, die durch aufsteigende Magensäure ausgelöst werden. Wie bei den H-2-Blockern genügt eine einmalige Einnahme (20 bis 40 mg Omeprazol) täglich.

Die Nebenwirkungen sind bei einer kurzen (höchstens dreimonatigen) Therapie gering und treffen hauptsächlich den Magen-Darm-Trakt: Durchfall, Verstopfung, Übelkeit und Bauchschmerzen, selten Schwindelgefühl und Kopfschmerzen. In letzter Zeit wurden vermehrt Hautausschläge beobachtet. Auswirkungen auf die Wirksamkeit anderer Medikamente wurden auch bei Omeprazol beobachtet: so muß bei einer Behandlung mit Vitamin K-Gegenspielern, bestimmten Mitteln gegen Krampfanfälle und Tranquilizern aufgepaßt werden. In einer Untersuchung über Auswirkungen des Omeprazols im Tierversuch zeigte sich, daß sehr hohe Dosen bei Ratten einen bestimmten Tumortyp auslösten. Seither wurde eine krebsauslösende Wirkung des Omeprazols diskutiert. Wissenschaftler der Firma Glaxo (Hersteller des H-2-Blockers Ranitidin) legten dann weitere Untersuchungen vor, die diese Behauptung stützen sollten. Diese Experimente wurden allerdings aus methodischen Gründen in der Fachwelt scharf kritisiert, und die Firma Glaxo wurde 1989 von der amerikanischen Arzneimittelbehörde wegen derartiger Werbeaktivitäten verwarnt. Derzeit war in den USA Omeprazol noch nicht zugelassen, und die Firma hoffte, auf diese Weise Einfluß auf die Entscheidung ausüben zu können. Die Wahrscheinlichkeit, daß durch Omeprazol ein Tumor ausgelöst werden kann, ist äußerst gering. Manche Patienten werden aufgrund einer seltenen Erkrankung, die mit einer extremen Vermehrung der Magensäure einhergeht und zu zahlreichen, immer wiederkehrenden Zwölffingerdarm-Geschwüren führt (Zollinger-Ellison-Syndrom), dauerhaft mit Omeprazol behandelt. Auch bei diesen Patienten haben sich bislang keine Tumoren gebildet. Trotzdem sollte man weiterhin Vorsicht walten lassen und die Behandlung, wenn möglich, nicht über mehr als zwei Monate ausdehnen.

Mittel zum Schutz der Magenschleimhaut

(1) Sucralfat

Sucralfat (Ulcogant, Duracralfat, Sucrabest)

Sucralfat gehört zu einer Gruppe von Arzneimitteln, die nicht die Magensäure vermindern, sondern die Magenschleimhaut vor Schäden schützen sollen. Sucralfat ist ein Aluminiumsalz, das sich wie ein Pflaster über das Geschwür legen soll und somit die Magenschleimhaut vor Angriffen bewahrt. Offenbar spielen dabei eine Vielzahl unterschiedlicher Mechanismen eine Rolle. Die Erfolgsraten sind bei der Behandlung von Zwölffingerdarm- und Magengeschwüren denen der H 2-Blocker vergleichbar. Auch nach Abheilung eines Zwölffingerdarm-Geschwürs ist Sucralfat zur Langzeitbehandlung geeignet, um einen erneuten Ulkusschub zu verhindern. Bei Magengeschwüren ist die Langzeittherapie noch nicht ausreichend untersucht. Die Hoffnung, daß Sucralfat besonders für Raucher geeignet sei, da bei Rauchern H 2-Blocker wirkungslos bleiben, ist leider vergeblich. Geschwüre hei-

MITTEL ZUM SCHUTZ DER MAGENSCHLEIMHAUT

len bei Rauchern schlechter ab, egal welches Ulkusmittel eingenommen wird.

Auch Sucralfat hat sehr wenig Nebenwirkungen. Allerdings kann bei bis zu fünfzehn Prozent der Anwender Verstopfung auftreten, seltener (bis maximal fünf Prozent) kommt es zu trockenem Mund, Übelkeit, Kopfschmerzen, Hautausschlag.

Wechselwirkungen mit anderen Medikamenten werden vor allem dadurch verursacht, daß diese nicht vollständig aufgenommen werden. Nachgewiesen ist das für einige Antibiotika, Herzglycoside, Asthmamittel (Theophyllin) und Phenytoin. Da Sucralfat aluminiumhaltig ist, gelten für Nierenkranke die gleichen Vorsichtsregeln wie bei aluminiumhaltigen Antazida.

Nicht selten wird Sucralfat zusammen mit H-2-Blockern verschrieben. Dies ist ganz offensichtlich sinnlos, denn Sucralfat benötigt Magensäure, um wirken zu können. Mit den H-2-Blockern vermindert man nun aber gerade die Säure. Dementsprechend konnte auch in keiner Untersuchung ein Vorteil der Kombination von Sucralfat und H-2-Blockern gegenüber der alleinigen Gabe einer Substanz gesichert werden.

(2) Wismut

> **Wismutnitrat** (Ulkowis, Angass), **Wismutcitrathydroxid** (Telen), **Wismutaluminat** (Ultin), **Wismutcarbonat** (Dignodenum), **Wismutsalicylat** (Jatrox)

Wismut-Verbindungen werden seit dem 18. Jahrhundert zur Behandlung von Durchfallerkrankungen und Magenbeschwerden eingesetzt. Wismut (in neuer Schreibung: Bismut) ist ein Schwermetall, dessen Salze in Deutschland als Arzneimittel erhältlich sind. Da Wismutsalze eine bakterientötende Wirkung haben, werden sie beispielsweise zur Behandlung des »Reisedurchfalls« verschrieben. In der Therapie von Magen- oder Zwölffingerdarm-Geschwüren sind sie durch die Entwicklung der Histaminblocker zunächst in den Hintergrund gerückt, obwohl ihre Wirksamkeit mit diesen durchaus vergleichbar ist. Das lag an den unerwünschten Nebenwirkungen: Harmlos, aber unangenehm ist es, daß Wismut eine Schwarzfärbung der Zunge verursacht. Auch der Stuhl färbt sich schwarz. Gravierende Nebenwirkungen traten bei langfristigem, sehr hoch dosiertem Gebrauch auf. Es kam zu schweren neurologischen Störungen mit Gangunsicherheit, Gefühlsstörungen und Bewußtseinstrübungen. Dennoch werden Wismutpräparate seit einigen Jahren wieder häufiger verschrieben. Grund hierfür ist die Tatsache, daß die Wismutverbindungen auch bei der Abtötung des bereits mehrfach angesprochenen Helicobacters mitwirken.

(3) Pirenzepin

> Pirenzepin (Gastrozepin, durapirenz, Pirehexal)

Pirenzepin ist ein Ulkusmittel, das über eine Beeinflussung des unwillkürlichen Nervensystems zu einer Abnahme der Säureproduktion und der anderen Magensäfte führt. Die Erfolgsraten sind bei einer Dosis von 100 bis 150 mg pro Tag denen des Cimetidins vergleichbar. Aufgrund der häufigen Nebenwirkungen hat es jedoch Nachteile gegenüber den Histaminblockern. Mundtrockenheit, Sehstörungen, Müdigkeit und Kopfschmerzen sind oft beschriebene Begleiterscheinungen einer Therapie mit Pirenzepin. Patienten mit grünem Star (Glaukom) sollten Pirenzepin nicht einnehmen, da es zu einem starken Anstieg des Augeninnendrucks kommen kann. Bei Männern, die unter einer vergrößerten Prostata leiden, kann das Mittel zu erheblichen Problemen beim Wasserlassen führen. Aufgrund dieser Einschränkungen sollte es nicht als Mittel der Wahl verordnet werden.

(4) Misoprostol

> Misoprostol (Cytotec)

Auch dieses Mittel soll die Magenschleimhaut vor Angriffen schützen. Es ist ein Abkömmling des Prostaglandins, einer Substanz, die naturgemäß im Magen gebildet wird und einen Schleimhautschutz darstellt. Die Heilung von Geschwüren geschieht jedoch offensichtlich mit Misoprostol langsamer als mit den Histaminblockern. Allerdings kann mit Misoprostol das Entstehen von Geschwüren unter einer Therapie mit Schmerzmitteln (zum Beispiel bei Rheumapatienten) verhindert werden.

Der entscheidende Nachteil des Medikaments liegt in seiner schlechten Verträglichkeit. Etwa dreißig Prozent der Patienten erleiden Durchfälle; Magen-Darm-Krämpfe treten bei vier Prozent der Behandelten

MITTEL ZUM SCHUTZ DER MAGENSCHLEIMHAUT 13

auf. Übelkeit, Kopfschmerzen und Benommenheit sind ebenfalls beschrieben. Bei Schwangeren kann es zu einer Fehlgeburt kommen; mißbräuchlich wurde es in hohen Dosen nach fehlgeschlagenen Abtreibungsversuchen eingenommen, wobei es zu Mißbildungen des Kindes kam. Es darf daher in der Schwangerschaft nicht verwendet werden. Diese Nachteile legen nahe, daß Misoprostol nicht als erstes Mittel bei einem Geschwür verordnet werden sollte. Es ist allenfalls für die Patienten vorteilhaft, die aufgrund einer rheumatischen Erkrankung dauerhaft mit Schmerzmitteln behandelt werden müssen und die unter Zwölffingerdarm-Geschwüren leiden.

Helicobacter und Magengeschwüre

Mehrfach wurde in den obigen Abschnitten die Bedeutung des Bakteriums Helicobacter erwähnt. Dieser Keim nistet sich in der Magenwand ein und ist, wie man mittlerweile weiß, für Entstehung und Rückfallhäufigkeit von Zwölffingerdarm- und wahrscheinlich auch Magengeschwüren verantwortlich. Man vermutet auch einen Zusammenhang zwischen der Entstehung von Magenkrebs und diesem Krankheitskeim. Neuere Untersuchungen zeigen, daß bei der Therapie von Geschwüren im Magen und Zwölffingerdarm die Rückfallrate deutlich zurückgeht, wenn es gelingt, diesen Keim aus dem Magen zu vertreiben. Um eine optimale Wirkung zu erzielen, ist jedoch offenbar immer eine Kombination mehrerer Mittel erforderlich. Gute Resultate hat man beispielsweise mit einer Tablettenkur über zwei Wochen mit Wismut (siehe oben) und mehreren bakterienabtötenden Arzneimitteln (Antibiotika) erreicht. Daher ist Wismut in den letzten Jahren wieder vermehrt eingesetzt worden, nachdem es zuvor kaum noch Verwendung fand. Leider kommt es bei recht vielen Patienten, die diese Kombination einnehmen, zu Nebenwirkungen. Oft werden Durchfälle und Bauchschmerzen berichtet. Eine andere Möglichkeit ist die Verwendung des Säureblockers Omeprazol mit einem Antibiotikum ebenfalls über vierzehn Tage. Meist wird Ampicillin, ein Antibiotikum aus der Gruppe der Penicilline (siehe Kapitel 20), verwendet. Diese Therapie ist nebenwirkungsärmer, eventuell aber weniger gut wirksam. Welche Kombination letztendlich am günstigsten ist, wird derzeit noch erforscht. Wundern Sie sich aber nicht, wenn Ihnen Ihr Arzt zur Behandlung eines Magengeschwürs Mittel verschreibt, die sonst bei Lungenentzündungen oder anderen Infektionserkrankungen gegeben werden; dies stellt eine sinnvolle, nützliche Behandlung dar.

13 MITTEL GEGEN MAGENLEIDEN

Mittel, die die Magenentleerung beschleunigen

> **Metoclopramid** (Paspertin, MCP-ratiopharm, Gastrosil),
> **Domperidon** (Motilium), **Cisaprid** (Alimix, Propulsin)

Die meisten Menschen, die unter Magenbeschwerden (Völlegefühl, Magendruck, Sodbrennen, Übelkeit) leiden, haben kein Ulkus. Häufig findet man auch nach eingehenden Untersuchungen keine organische Ursache der Beschwerden heraus. Für diese Symptome haben sich zahlreiche Begriffe eingebürgert, man spricht zum Beispiel von einem »Reizmagen« oder von einem »nervösen Magen«. Vielfach wird in einem solchen Fall zu einem säurebindenden Mittel gegriffen, häufig ohne daß dadurch die Beschwerden besser werden. Offenbar hängt nur bei einem Teil der Patienten die Magensäure mit der Entstehung der Beschwerden zusammen. Unter der Vorstellung, daß eine Störung der Magenentleerung vorliegt, werden vielfach auch die hier besprochenen Medikamente verordnet. Sie leiten sich von bestimmten Psychopharmaka, den Neuroleptika, ab und sollen die Magenentleerung beschleunigen. Domperidon und Metoclopramid werden darüber hinaus auch als Mittel gegen Übelkeit (siehe Kapitel 14) eingesetzt. Die Symptome eines »Reizmagens« lassen sich tatsächlich in einem Teil der Fälle bessern, ohne daß man jedoch eine Heilung erreicht. Das bedeutet, daß die Beschwerden meist wiederkehren, sobald man die Medikamente absetzt. Bei dreißig Prozent der Patienten mit »Reizmagen« bilden sich im übrigen die Beschwerden auch unter einer Gabe von Scheinmedikamenten zurück!

Die Wirksamkeit der drei genannten Mittel ist als etwa gleichwertig einzuschätzen. Als Nebenwirkungen treten häufig Durchfälle auf. Insbesondere Metoclopramid (seltener auch Domperidon und Cisaprid) kann zu neurologischen und psychischen Nebenwirkungen führen. Es kann zu Schwindel, Bewegungsstörungen, Angstzuständen und Depressionen kommen, wie sie auch in der Behandlung mit Psychopharmaka auftreten (siehe Kapitel 4).

Mittel gegen krampfartige Schmerzen

> **Atropin** (Atropinum sulfuricum, Spasyt), **N-Butylscopolaminiumbromid** (Buscopan, BS-ratiopharm), **N-Methylscopolaminiumbromid** (in: Ichthospasmin), **Trospiumchlorid** (Spasmex, Spasmo-urgenin), **Mebeverin** (Duspatal), **Pipoxolan** (Rowapraxin), **Glycopyrronium** (Robinul), **Papaverin** (Papaverin Tabletten)

Diese Arzneimittel sollen krampfartige Schmerzen des Magens und des Darmes dämpfen. Die meisten dieser Präparate leiten sich vom Atropin (Belladonna) ab, einem Mittel, das das parasympathische Nervensystem hemmt. Prinzipiell gehört auch das Pirenzepin, das wir als Ulkusmittel kennengelernt haben, in diese Wirkstoffgruppe.

Durch die Hemmung des parasympathischen Nervensystems werden Magen und Darm schlaffer, Krämpfe sollen sich lösen, die Magensaftproduktion soll geringer werden. Während nach Injektionen in die Vene oder in den Muskel eine gewisse krampflösende Wirkung nachgewiesen werden kann, ist die Wirksamkeit all dieser Mittel nach Einnahme als Zäpfchen oder als Tabletten umstritten. Die Aufnahme der Stoffe aus dem Darm ist gering und schlecht kalkulierbar.

Nebenwirkungen treten jedoch regelmäßig auf, da das parasympathische Nervensystem an vielen Stellen im Körper gehemmt wird. Mundtrockenheit, schneller Herzschlag und Sehstörungen sind häufige Nebenwirkungen. Impotenz und neurologische Störungen können aber auch auftreten. Bei einer vergrößerten Prostata und bei einem erhöhten Augeninnendruck dürfen diese Mittel nicht eingenommen werden.

Vergleicht man den Nutzen mit den potentiellen Nebenwirkungen, so schneiden all diese Mittel nicht besonders gut ab und verlieren angesichts der anderen gut wirksamen Medikamente für Magenerkrankungen zunehmend an Bedeutung.

Das Papaverin wirkt direkt muskelerschlaffend, hat jedoch unakzeptable Nebenwirkungen (Leberschädigungen), so daß es nicht mehr verschrieben werden sollte.

Eine Alternative bei kolikartigen Beschwerden, beispielsweise Gallenkoliken und Harnleiterkoliken (Nierensteine), stellen Calciumantagonisten und Nitrate dar, die wir als Herzmedikamente kennengelernt haben (siehe Kapitel 9). Sie führen zu einer Entspannung der Muskelfasern nicht nur an den Herzgefäßen, sondern auch an den Gallenwegen und den Harnwegen. Eine Kapsel Nitro oder Nifedipin wirkt also auch bei derartigen Schmerzen.

Mittel gegen Darmgase

> **Simethicon** (Lefax, sab simplex, Paractol), **Dimeticon** (Meteosan, Aegrosan)

Eine krankhafte Ansammlung von Gasen im Magen oder Darm wird Blähsucht oder Meteorismus genannt. Simethicon und Dimeticon wirken als »Entschäumer«, das heißt, die Oberflächenspannung von Flüssigkeiten wird so verändert, daß Luft eindringen kann. Dadurch sollen Darmgase aufgelöst und das Gefühl der Blähungen vermindert werden. Eine wichtige Rolle spielt das Simethicon als Gegengift bei Spülmittelvergiftungen, wie sie nicht selten bei Kleinkindern vorkommen, die unbeobachtet die falsche Flasche in die Hände bekommen.

Die Gefahr bei derartigen Vergiftungen liegt in der Schaumbildung des Spülmittels. Der Schaum kann in die Lunge geraten und zu lebensgefährlichen Lungenentzündungen führen. Hier kann das Simethicon lebensrettend sein. Hinsichtlich des Beschwerdebildes »Blähsucht« leisten die Mittel hingegen nur wenig. Sinnvoller ist es, auf die Ernährung zu achten, gut zu kauen und für ausreichende Bewegung zu sorgen. Auch die angebotenen Kombinationen mit Aluminiumhydroxid oder Siliciumdioxid bieten keinerlei Vorteile und sind nicht zu empfehlen.

… 14

Mittel gegen Übelkeit, Erbrechen und Schwindel

Erbrechen ist ein Reflex des Körpers, der uns vor der Aufnahme von giftigen Stoffen schützen soll. Irritierende, schädigende Stoffe, sei es bei Magen-Darminfektionen oder Vergiftungen, werden so ausgestoßen. In diesem Fall ist das Erbrechen also ein nützlicher Mechanismus und die Bekämpfung des Brechreizes durch Medikamente daher nicht selten fragwürdig.

Neben Erkrankungen des Magens führen Reizungen des Gleichgewichtsorgans (Reise- oder Seekrankheit) und des Gehirns (bei Geschwülsten des Gehirns häufig), aber auch zahlreiche Medikamente (z. B. sogenannte Zellgifte bei der Chemotherapie) zum Erbrechen. Eine Reihe wirksamer Substanzen zur Bekämpfung des Erbrechens ist verfügbar. Fortschritte gab es in den letzten Jahren vor allem bei der Verhinderung des Erbrechens bei der Verabreichung von Zellgiften (Zytostatika). Ein Teil des Schreckens, der bei manchen dieser Mittel durch nahezu unstillbares Erbrechen ausgelöst wurde, konnte durch die Entwicklung neuer Arzneimittel beseitigt werden. Doch nicht in jedem Fall stellt die Verhinderung des Erbrechens eine sinnvolle Maßnahme dar.

Das Erbrechen ist ein sehr komplexes Ereignis, das von zahlreichen Zentren im Gehirn gesteuert wird. Dabei spielt sowohl das autonome Nervensystem eine Rolle als auch eine Vielzahl von Überträgersubstanzen, die Nervenimpulse im sogenannten »Brechzentrum« im Gehirn steuern (Histamin, Serotonin, Dopamin, Acetylcholin).

Mit dem Erbrechen verbunden ist meist das Gefühl der Übelkeit, im Falle der Reise- oder Seekrankheit kommt es durch Reizung des Gleichgewichtsorgans im Innenohr zu heftigem Schwindel und dadurch zu Erbrechen.

Kinder sind in dieser Hinsicht anfälliger als Erwachsene. Eine Karussellfahrt nach einem Glas Limonade kann als Grund ausreichen. Auch manche Säuglinge geben nach dem Trinken einen Teil der Milch wieder von sich. Nur in seltenen Fällen liegt eine ernsthafte Erkrankung zugrunde.

Der Gebrauch von Arzneimitteln bei geringer See- oder Reisekrankheit ist fragwürdig. Man verwendet potentiell nebenwirkungsreiche Medikamente für harmlose Beschwerden. Die Mittel gegen Erbrechen

14 MITTEL GEGEN ÜBELKEIT, ERBRECHEN UND SCHWINDEL

können gerade bei Kindern erhebliche Begleiteffekte haben, zum Beispiel Benommenheit, Bewegungsstörungen und Auswirkungen auf das autonome Nervensystem. Die Vorteile einer Behandlung, zumal aufgrund harmloser Beschwerden, müssen gegen die Risiken abgewogen werden.

Wenn man auf Medikamente nicht verzichten möchte, stellen die Histamin-1-Rezeptorenblocker die Mittel der Wahl dar (siehe weiter unten in diesem Kapitel). Ein billiges und harmloses Mittel gegen Reisekrankheit ist daneben Ingwerpulver; der Wirkmechanismus ist allerdings nicht bekannt. In Geschäften für asiatische Spezialitäten erhält man Ingwerpulver unter der indonesischen Bezeichnung »Jahé«. Das Präparat »Zintona« ist in der Apotheke erhältlich und hat ebenfalls Ingwer als Wirkstoff. In der Schwangerschaft und bei Kindern unter sechs Jahren sollte es jedoch nicht angewendet werden.

In manchen Situationen sind Mittel gegen Übelkeit und Erbrechen äußerst hilfreich und wichtig. Als Beispiel seien Patienten genannt, die wegen einer Krebserkrankung mit einer Chemotherapie behandelt werden. Ein Teil der dabei angewandten Cytostatika (Zellgifte, siehe Kapitel 24) verursachen starke Übelkeit und Erbrechen. Diese Nebenwirkung ist mittlerweile durch neu entwickelte Mittel weitgehend zu verhindern. Auch nach Operationen im Bauchbereich ist Erbrechen ungünstig, da die Operationswunde einem hohen Druck ausgesetzt wird. In diesem Fall sollte der Patient ein Mittel gegen Erbrechen bekommen.

Etwa fünfzig Prozent aller schwangeren Frauen leiden in den ersten drei Monaten unter häufiger, meist morgendlich auftretender Übelkeit. Die Ursachen dafür sind nicht vollständig geklärt. Zum Teil werden sie der hormonellen Umstellung zu Beginn der Schwangerschaft zugeschrieben, aber auch psychosomatische Gründe sollen eine Rolle spielen. Die medikamentöse Behandlung dieser Beschwerden ist nicht einfach, da eine Schädigung des heranwachsenden Embryos auf keinen Fall riskiert werden darf. Wenn irgend möglich, sollte daher auf jegliche Arzneimittel verzichtet werden. Oft hilft schon der Verzicht auf fettreiches Essen, und auch der Hinweis auf die Harmlosigkeit der Beschwerden wirkt manchmal Wunder. Übelkeit in der Frühschwangerschaft ist sogar ein gutes Zeichen. Davon betroffene Frauen haben, statistisch gesehen, im weiteren Verlauf der Schwangerschaft weniger Komplikationen als werdende Mütter ohne diese Beschwerden. Nur in seltenen Fällen wird aufgrund starker Übelkeit und andauernden Erbrechens ein Krankenhausaufenthalt nötig, damit der Verlust an Körperflüssigkeit und Salzen ausgeglichen werden kann.

MITTEL GEGEN ÜBELKEIT, ERBRECHEN UND SCHWINDEL

Grundsätzlich aber sollten schwangere Frauen versuchen, gänzlich ohne Medikamente auszukommen. Falls die Beschwerden dennoch den Wunsch nach einer medikamentösen Hilfe erwecken, stellen bei dieser Form der Übelkeit bestimmte Histamin-1-Blocker (Dimenhydrat, Meclozin) gut erprobte und nach den bisherigen Erfahrungen sichere Mittel dar.

Auch bei Menschen, die unter einer Migräne (anfallsartige, äußerst starke, halbseitige Kopfschmerzen, verbunden mit Lichtscheu) leiden, treten sehr häufig Übelkeit und Erbrechen auf. Hier kann man durch frühzeitige Einnahme von Migränemitteln und einem Mittel gegen Übelkeit (Metoclopramid, siehe unten) den Anfall abschwächen und verkürzen.

Wir haben bereits erwähnt, daß das Erbrechen ein sehr komplizierter Vorgang ist, in den zahlreiche Steuerungsvorgänge eingreifen. Dementsprechend vielfältig sind auch die Möglichkeiten, auf das Erbrechen einzuwirken. Wir wollen im folgenden mehrere Medikamentegruppen unterschiedlicher chemischer Zusammensetzung und Wirkungsweise betrachten.

(1) Histamin-1-Rezeptorenblocker

Promethazin (Atosil, Eusedon mono), **Dimenhydrinat** (Vomex A, Vomacur), **Meclozin** (Bonamine, Peremesin), **Diphenhydramin** (Emesan, Stada Reise Kapseln), **Doxylamin** (Mereprine)

Den Histaminrezeptorenblockern sind wir bereits bei anderen Beschwerden begegnet. Es sind regelrechte »Chamäleonmittel«, die bei unterschiedlichsten Beschwerden verschrieben werden, beispielsweise zur Behandlung allergischer Reaktionen oder bei Schlafstörungen. Promethazin ist ein Psychopharmakon, das hauptsächlich zur Beruhigung gegeben wird. Der Hauptnachteil dieser Mittel ist es, daß sie Müdigkeit erzeugen, was aber unter Umständen, zum Beispiel bei schwerer Seekrankheit, eine wohltuende Begleiterscheinung sein kann. Doxylamin und Meclozin stellen gut erprobte Mittel bei der Behandlung der Schwangerschaftsübelkeit dar.

(2) Phenothiazine

> **Perphenazin** (Decentan), **Promazin** (Protactyl), **Thiethylperazin** (Torecan), **Triflupromazin** (Psyquil)

Die Phenothiazine leiten sich chemisch von den Histaminblockern ab. Sie wirken jedoch hemmend auf Empfängermoleküle im Gehirn, bei denen der Botenstoff Dopamin eine impulsübertragende Funktion hat. Die meisten dieser Substanzen (Ausnahme: Thiethylperazin) werden als sogenannte Neuroleptika bei psychiatrischen Erkrankungen eingesetzt. Gegen das Erbrechen sind sie wirksamer als die Histaminblocker, haben allerdings auch mehr Nebenwirkungen.

Neben der auch bei diesen Mitteln auftretenden Müdigkeit kann es nach längerer Einnahme zu ausgeprägten, unter Umständen nicht mehr zu beseitigenden Bewegungsstörungen kommen. Eine längerfristige Verschreibung dieser Mittel ist daher nicht vertretbar. Kindern unter 15 Jahren darf Thiethylperazin überhaupt nicht gegeben werden.

(3) Butyrophenone

> **Haloperidol** (Haldol, Haloperidol ratiopharm, Sigaperidol)

Auch dieses Mittel ist ein Psychopharmakon, das zur Behandlung von Psychosen verschrieben wird. Eine seiner »Begleitwirkungen« ist es, daß es den Brechreiz vermindert, und daher kann es bei schwerwiegendem Erbrechen, zum Beispiel bei Chemotherapien oder nach Operationen, kurzfristig eingesetzt werden, wenn andere Therapiemöglichkeiten nicht durchführbar sind oder nicht erfolgreich waren. Da dieser Stoff wie die Phenothiazine ebenfalls zu erheblichen Bewegungsstörungen führen kann, soll er nicht langfristig gegeben werden.

(4) Metoclopramid und Domperidon

> **Metoclopramid** (Paspertin, Gastrosil, MCP-ratiopharm), **Domperidon** (Motilium)

MITTEL GEGEN ÜBELKEIT, ERBRECHEN UND SCHWINDEL 14

Diese Mittel haben wir schon im Kapitel 13 kennengelernt. Sie sollen die Magenentleerung beschleunigen und werden beim »Reizmagen« verschrieben. Beide Stoffe, insbesondere Metoclopramid, werden auch sehr oft zur Behandlung der Übelkeit und des Erbrechens eingesetzt. Sie sind gut erprobte und wirksame Mittel bei Erbrechen durch Zytostatika. Ihre Wirkung beruht auf der Hemmung der Empfängermoleküle des Botenstoffs Dopamin; Metoclopramid beeinflußt in höheren Dosen jedoch auch die sogenannten Serotoninrezeptoren, die eine große Rolle beim Erbrechen spielen. Bei Migräne ist Metoclopramid ein bewährtes Mittel, das die obligatorische Übelkeit und das Erbrechen weitgehend unterdrücken kann. Wenig Wirkung zeigen beide Mittel allerdings bei See- und Reisekrankheit.

Vor allem Metoclopramid gelangt in das Gehirn und führt bei etwa einem Prozent der Fälle zu Bewegungsstörungen. Häufig sind davon jüngere Menschen betroffen. Auch beim Domperidon, das in geringeren Mengen ins Gehirn gelangt, sind derartige Nebenwirkungen beschrieben, und gerade bei kleineren Kindern ist daher Zurückhaltung geboten.

(5) Serotonin-Antagonisten

Ondansetron (Zofran), **Tropisetron** (Navoban), **Granisetron** (Kevatril)

Diese neuen Substanzen stellen vor allem für Patienten, die sich aufgrund eines Krebsleidens einer Chemotherapie unterziehen müssen, einen entschiedenen Fortschritt dar. Bestimmte, bei der Krebsbehandlung eingesetzte Zytostatika (Mittel zur Verminderung des Zellwachstums) verursachen eine starke Übelkeit (vor allem das Cisplatin), die mit den anderen Mitteln oft nur unzureichend zu unterdrücken war. Ondansetron und Granisetron hemmen nun die Wirkung eines »Botenstoffes«, des Serotonins, an ganz bestimmten Stellen (Rezeptoren) im Gehirn, die für die Auslösung des Brechreizes verantwortlich sind. Die Wirkung ist zum Teil besser und zuverlässiger als die der anderen hier besprochenen Medikamente. Für die Behandlung der Magen-Darmgrippe, der Migräne und in der Schwangerschaft ist es nicht zugelassen.

Als Nebenwirkungen treten vorwiegend Kopfschmerzen, Schwindel und Verstopfung oder Durchfälle auf.

(6) Scopolamin

> Scopolamin (Scopoderm TTS)

Scopolamin ist ein Mittel, das das parasympathische Nervensystem hemmt, stammt also aus der Gruppe, die wir als Mittel gegen krampfartige Magenbeschwerden kennengelernt haben. Das Scopolamin wird als echtes Pflaster eingesetzt und wird zur Vorbeugung gegen die Symptome der Reise- bzw. Seekrankheit eingesetzt.
Die in das Blut aufgenommene Menge des Wirkstoffs kann schwanken, so daß die genaue Wirkung nicht in jedem Fall vorhersagbar ist. Manche klagten zudem nach Anwendung des Pflasters über eine sogenannte »Rebound-Übelkeit«. Sie litten also nachträglich unter den Symptomen einer Seekrankheit – allerdings ohne Seegang! Andere Nebenwirkungen sind Mundtrockenheit, Benommenheit und Sehstörungen.

(7) Kombinationspräparate

Eine Vielzahl von Mitteln zur Behandlung des Erbrechens werden als Kombinationen angeboten. Häufig wird Vitamin B6 mit einem Histaminblocker kombiniert, ohne daß bisher ein günstiger Effekt der Vitaminkomponente auf das Erbrechen nachgewiesen wurde. Auch für andere Zugaben (z. B. Coffein) gibt es keine rationale Begründung.

Mittel gegen Schwindel

> **Cinnarizin** (Stutgeron, Cinnacet, Cinnarizin forte ratiopharm), **Thiethylperazin** (Torecan), **Flunarizin** (Sibelium), **Betahistin** (Melopat, Aequamen), **Sulpirid** (Arminol, Dogmatil, Meresa)

Schwindelgefühle entstehen bei einer Reizung des Gleichgewichtsorgans. Hierfür kommen viele Ursachen in Frage: See- und Reisekrankheit haben wir als Grund für Schwindel und Erbrechen bereits im letzten Abschnitt kennengelernt. Sehr häufig tritt Schwindelgefühl bei älteren Menschen auf, das wahrscheinlich von Durchblutungsstörungen des Gehirns ausgelöst wird. Viel seltener ist dagegen die Menière-Krankheit, die mit Schwindel, heftigem Erbrechen und Ohrgeräuschen einhergeht und bereits bei jüngeren Menschen entstehen kann. Als Ursache nimmt man vorübergehende Durchblutungsstörungen im Gleichgewichtsorgan an.

Schwindel ist ein generell schlecht zu beeinflussendes Symptom, und die Wirksamkeit der verschriebenen Mittel ist umstritten.

Cinnarizin und Flunarizin sind chemisch eng verwandte Arzneistoffe, die urprünglich als Histaminblocker entwickelt wurden. Später haben die Hersteller dann andere Wirkmechanismen in den Vordergrund gerückt. Sie werden vielfach gegen Durchblutungsstörungen und auch gegen Schwindelgefühl bei älteren Menschen verschrieben. Ihr Nutzen bleibt jedoch fraglich, während die Nebenwirkungen sehr unangenehm sein können: Zunächst in Spanien, wo diese Mittel sehr häufig Anwendung fanden, später auch in anderen europäischen Ländern, wurden Bewegungsstörungen und Symptome ähnlich denen der Parkinson-Krankheit, aber auch depressive Verstimmungen beobachtet. Diese Erscheinungen kennt man von bestimmten Psychopharmaka (siehe Phenothiazine, Kapitel 4) her.

Chemisch betrachtet, zeigen Cinnarizin und Flunarizin eine gewisse Verwandtschaft mit diesen Psychopharmaka, so daß die Nebenwirkung erklärlich ist. Die Anwendung von Flunarizin wurde daher 1991 vom Bundesgesundheitsamt wesentlich eingeschränkt. Vorher als »Durchblutungsförderer« bei älteren Menschen angewendet, darf es seitdem nur noch zur Behandlung von Gleichgewichtsstörungen verschrieben werden. Ob Flunarizin allerdings hierbei wirksam ist, steht auch noch nicht fest. Gegenwärtig sind weitere Untersuchungen im Gang, die diese Frage klären sollen.

Sulpirid ist ein Psychopharmakon, das auch zur Behandlung psychiatrischer Erkrankungen verschrieben wird (Neuroleptikum). Es soll insbesondere Schwindelattacken im Zusammenhang mit der Menière-Krankheit unterdrücken. Nebenwirkungen sind Mundtrockenheit, aber auch vermehrter Speichelfluß, Übelkeit, Bewegungsstörungen, Kopfschmerzen und Müdigkeit.

Auch das Betahistin soll laut Hersteller bei der Menière-Krankheit gut wirken, indem es die Durchblutung in den kleinen Gefäßen des Innenohrs verbessert. Aber auch der Nutzen dieses Mittels ist nicht nachgewiesen. Als Nebenwirkungen können Magenschmerzen, Nesselsucht und Herzklopfen auftreten, Patienten mit Asthma oder Magengeschwüren dürfen es nicht einnehmen.

Die Pharmaka gegen Schwindel zeigen die allgemeine Problematik der medikamentösen Therapie wie durch ein Vergrößerungsglas. Denn diese Mittel wirken sehr unspezifisch, und das heißt, daß gegen ganz be-

MITTEL GEGEN ÜBELKEIT, ERBRECHEN UND SCHWINDEL

stimmte Störungen im Gleichgewichtsorgan Medikamente eingesetzt werden, die auf viele Körper- und Gehirnregionen einwirken und teilweise zu lästigen Nebenwirkungen führen. Da der Einfluß all dieser Mittel auf das eigentliche Symptom, den Schwindel, recht gering zu veranschlagen ist, fallen die Nebenwirkungen um so mehr ins Gewicht. Aber gerade Schwindel und Gleichgewichtsstörungen können mit gutem Willen und einiger Geduld oftmals ausgeglichen werden. Auch wenn nach Entzündungen oder durch Geschwülste ein Gleichgewichtsorgan völlig ausfällt, stellt sich normalerweise innerhalb weniger Wochen das alte Gleichgewichtsgefühl wieder her.

Mittel gegen Durchfall, Verstopfung und andere Darmbeschwerden

Dieses Kapitel handelt von schnellen Läufen und von langen Sitzungen. Die Verdauungsgewohnheiten der Menschen unterscheiden sich ganz erheblich voneinander. Was für den einen noch normal ist, wird von anderen bereits als krankhaft erlebt. Auch die Mediziner tun sich mit einer Definition von Durchfall und Verstopfung schwer. Auf jeden Fall gilt, daß zwei bis drei Stuhlgänge pro Woche ebenso normal sein können wie zwei bis drei Sitzungen pro Tag.

Viele verschiedene Erkrankungen des Darmes können sich durch Verstopfung oder Durchfall äußern. Das Symptom Verstopfung behandelt man mit Mitteln, die in hoher Dosierung Durchfall verursachen, die Behandlung des Durchfalls wiederum geschieht mit Mitteln, die zu Verstopfung führen.

Wichtigstes Mittel zur Behandlung des Durchfalls ist zunächst einmal der Ersatz von Flüssigkeit und Salzen. Bei Verstopfung sollten vor Anwendung irgendwelcher Mittel die Lebens- und Eßgewohnheiten überprüft werden. Hier hilft oft eine Umstellung auf schlackenreiche Kost und ausreichende Bewegung.

Mittel gegen Durchfall

Wir gehen zunächst auf Medikamente ein, die bei Durchfallerkrankungen gegeben werden. Wir beschränken uns dabei vorwiegend auf akute Durchfälle, die häufig infektbedingt sind (meist durch Viren, seltener durch Parasiten oder Bakterien), aber auch durch Vergiftungen (Arsen, Quecksilber), Medikamente (Magnesium, Eisenpräparate, Chemotherapie) und allergisch entstehen können.

Dauern Durchfälle länger als vier Wochen an, sind sie als »chronisch« zu bewerten und können andere Ursachen haben. Neben nichtinfektiösen chronischen Darmentzündungen (bei jüngeren Menschen) muß an Geschwülste im Dickdarm (bei älteren Menschen) gedacht werden. So können bestimmte Stoffwechselerkrankungen (zum Beispiel Schilddrüsenüberfunktion), aber auch ein häufiger Gebrauch von Abführmitteln zu anhaltenden Durchfällen führen. Chronische Durch-

15 MITTEL GEGEN DURCHFALL, VERSTOPFUNG

fälle müssen durch ausführlichere Untersuchungen abgeklärt werden, und die Behandlung hängt dann von der Grunderkrankung ab, die diese Durchfälle verursacht. Wir werden hier jedoch auf die häufig auftretenden akuten Durchfallerkrankungen eingehen.

Weltweit gesehen stellen akute infektiöse Durchfälle eine enorme Gefährdung dar. Laut Weltgesundheitsorganisation sterben in den Entwicklungsländern jährlich 4,6 bis 6 Millionen Kinder an einer akuten Durchfallerkrankung. Das erscheint um so tragischer, da diese Erkrankungen meist ohne besondere Therapien, sondern allein durch rechtzeitigen und ausreichenden Flüssigkeitsersatz behandelbar wären. Selbst die Cholera ist bei Beachtung dieser einfachen Behandlungsmaßnahmen nicht lebensgefährlich.

In den Industrieländern treten bei jedem Menschen im Schnitt zweimal jährlich akute Durchfallepisoden auf. Oft sind Kinder betroffen. In einer Untersuchung in Kindertagesstätten stellte sich ein Virus (Rotavirus) als die häufigste Ursache von akuten Durchfällen heraus (bei 30 bis 60 Prozent). Dieses Rotavirus führt zu meist harmlosen Durchfällen, die in 90 Prozent der Fälle innerhalb von drei bis fünf Tagen von selbst vorübergehen. Manchmal tritt anfangs gleichzeitig Erbrechen auf. Daneben gibt es noch andere Viren, die Durchfälle bewirken. Viruserkrankungen sind also insgesamt die häufigste Ursache sogenannter Magen-Darmgrippen im Kindesalter.

Eine häufig auftretende Situation, in der es zu kurz dauernden Durchfällen kommen kann, sind Fernreisen. Viele Tropenreisende (30 bis 50 Prozent) leiden in den ersten Tagen unter »Montezumas Rache«, da sie den Grundsatz »*cook it, boil it, peel it, or forget it*« (koche es, siede es, pelle es oder vergiß es) mißachten. Nicht abgekochtes Leitungswasser, Obst oder Salat sind häufig die Verursacher dieser Durchfälle.

Normalerweise lebt man mit den »vertrauten« Krankheitserregern, die einen umgeben und auch in der Nahrung enthalten sind, in einem Gleichgewicht. Die körpereigene Abwehr wird mit diesen Erregern ohne Probleme fertig. Bei Fernreisen kommen wir aber mit neuen Krankheitskeimen in Berührung, auf die sich unser Körper erst einstellen muß und gegen die noch keine ausreichende Abwehr besteht. Dies ist der Grund für die regelmäßig auftretenden Reisedurchfälle. Durch eine frühzeitige Vorbeugung mit Antibiotika kann die Häufigkeit derartiger Durchfälle zwar vermindert werden. Doch ist dieses Vorgehen aus mehreren Gründen nicht empfehlenswert. Würde man alle Fernreisenden mit Antibiotika behandeln, träten innerhalb kürzester Zeit unempfindliche Erregerstämme auf, gegen die herkömmliche Antibiotika nicht mehr wirken. Käme es dann tatsächlich bei einigen Reisenden zu

MITTEL GEGEN DURCHFALL

schweren Krankheitsverläufen, die antibiotisch behandelt werden müssen, hätte man sich die Therapie wesentlich erschwert. Auf diese Problematik bei der antibiotischen Therapie gehen wir im Kapitel 20 ein. Erfahrungen mit unempfindlichen Keimen haben übrigens bereits die amerikanischen Soldaten machen müssen, die in Saudi-Arabien stationiert waren. Das üblicherweise wirksame Mittel gegen Reisedurchfälle, Cotrimoxazol, versagte bei gut 40 Prozent der Behandlungen den Dienst, und es mußte in schweren Fällen auf sogenannte Reservemittel zurückgegriffen werden.

Der zweite Grund, warum man auf den vorbeugenden Einsatz von Antibiotika bei Reisen verzichten sollte, sind die möglichen Nebenwirkungen, die von harmlosen Hautausschlägen bis zum schweren Kreislaufschock reichen können. Die Behandlung mit Antibiotika sollte daher ausschließlich schweren Fällen vorbehalten bleiben, die mit blutigen Durchfällen, hohem Fieber und Erbrechen einhergehen.

Das eigentlich Gefährliche an akuten Durchfällen ist der erhebliche Flüssigkeits- und Salzverlust. Bei Kindern können bereits geringere Verluste eine gefährliche Austrocknung bewirken. Ältere Menschen sind wiederum gefährdet, weil bei ihnen das Durstempfinden meist geringer ist, weswegen sie die verlorengegangene Flüssigkeit oftmals nicht ausreichend ersetzen. Daher ist es die wichtigste und einfachste Maßnahme bei Durchfallerkrankungen, für einen genügenden Flüssigkeits- und Salzersatz zu sorgen. Während man früher annahm, daß dies am besten durch Infusionen (Flüssigkeitsgabe in eine Vene) geschehe, weiß man mittlerweile, daß durch ausreichendes Trinken die Verluste in den meisten Fällen genausogut ausgeglichen werden können.

Da über den Durchfall nicht nur Wasser, sondern auch Salze verloren werden, sollte man sich ein Getränk herstellen, das von der Weltgesundheitsorganisation als »WHO-Lösung« propagiert wird und das wahrscheinlich mehr Menschenleben retten könnte als alle sonstigen medizinischen Maßnahmen. Der Fachbegriff für diese Art der Behandlung lautet »orale Rehydratation«.

Die Herstellung für den Hausgebrauch ist denkbar einfach: Man löst einen halben bis einen Teelöffel Salz und acht Teelöffel Traubenzucker in einem Liter Wasser, Tee oder Fruchtsaft. Da diese Lösung kein Kalium enthält, das ebenfalls mit dem Durchfall verloren geht, sollte man gleichzeitig Obst essen (zum Beispiel Bananen). Man sollte das Getränk in kleinen Portionen zu sich nehmen, bis das Durstgefühl verschwindet und der Urin, der bei Austrocknung ja dunkel (»konzentriert«) ist, wieder seine normale Farbe annimmt.

Es gibt auch fertige Präparate im Beutel, die nur noch aufgelöst werden müssen, doch reicht in der Regel die selbstgefertigte »WHO-Lösung« aus. Selbst wenn zu den Durchfällen Erbrechen hinzukommt, kann man in aller Regel noch ausreichend Flüssigkeit zuführen. Nur selten ist tatsächlich die Krankenhausaufnahme und Flüssigkeitsgabe in die Vene (Infusion) notwendig. In der medizinischen Wochenschrift *The Lancet* wurde 1978 diese Form der Therapie akuter Durchfallerkrankungen als »wahrscheinlich wichtigster medizinischer Fortschritt dieses Jahrhunderts« bezeichnet (*Lancet II(1978), 300 bis 301*). Bezeichnenderweise mußte aber 1990 immer noch moniert werden, daß der Flüssigkeitsersatz in den Industrieländern nach wie vor viel zu wenig praktiziert wird (*N Engl J Med 1990; 323: 891*). Offenbar werden häufiger fraglich wirkende Medikamente verschrieben und darüber die wichtige Flüssigkeitstherapie vergessen.

Die Pharmaproduzenten haben natürlich ein großes Interesse am Verkauf der von ihnen hergestellten Durchfallmedikamente, für die sie auch entsprechend werben. Die Verschreibung von Tee mit Salz und Zucker ist hingegen kein großes Geschäft. Hinzu kommt, daß diese Art der Behandlung wegen ihrer Einfachheit von Ärzten und Patienten in ihrer Wirkung unterschätzt wird. Demgegenüber sind viele der häufig verschriebenen Durchfallmittel umstritten, und einige der Substanzen können, insbesondere bei Kindern, gefährliche Nebenwirkungen hervorrufen. So führt gerade in den Entwicklungsländern der unkritische Gebrauch unwirksamer oder schädlicher Durchfallmittel bei Kindern zu häufigen Komplikationen mit Todesfolge, ganz zu schweigen davon, daß bei dieser fehlerhaften Behandlung der lebensnotwendige Flüssigkeitsersatz unterbleibt.

Grundsätzlich gibt es vier Behandlungsprinzipien:
1. Mineralstoffpräparate zur Herstellung der »WHO-Lösung«
2. Opioide: Diese Mittel stellen den Darm ruhig. Dadurch wird die Frequenz der Durchfälle zwar geringer, der Flüssigkeitsverlust bleibt aber im wesentlichen unbeeinflußt, die Symptomatik wird also nur »maskiert«.
3. Andere Medikamente absorbieren Flüssigkeit und führen dadurch zu festerem Stuhl. Der Flüssigkeitsverlust aber bleibt bei dieser Therapie der gleiche.
4. Die vierte Gruppe von Durchfallmitteln soll die natürliche Darmflora regenerieren. Die Wirksamkeit dieser Präparate ist jedoch sehr fragwürdig.

(1) Mineralstoffe

(Oralpädon, Elotrans, Saltadol)

Bei einem Durchfall ist der Ersatz der verlorengegangenen Salze neben der Flüssigkeitsaufnahme die wichtigste Maßnahme. Die Rolle der sogenannten »WHO-Lösung« bei der Behandlung des akuten Durchfalls haben wir in der Einführung ausführlich besprochen. Falls man sich bei der eigenen Herstellung des Getränks in den Mengen unsicher ist, können die fertigen Präparate, die nur noch in Wasser aufgelöst werden müssen, ebenso verwandt werden. Sie enthalten neben Kochsalz und Traubenzucker noch Kalium und Bicarbonat, die im Salzhaushalt ebenfalls eine wichtige Rolle spielen. Viele traditionelle Rezepte zur Behandlung des Durchfalls, beispielsweise das Reiswasser, beruhen auf diesem Prinzip. Ähnlich sollen die Elektrolytgetränke für Sportler funktionieren, für die seit einiger Zeit intensiv geworben wird. Der Sinn dieser Getränke bei normalen sportlichen Betätigungen ist allerdings äußerst fragwürdig. Die Salzverluste hierbei sind meist kurzfristig und gering und können in aller Ruhe durch die normale Ernährung ausgeglichen werden. Aber auch bei Extremsportarten (Marathonlauf, Triathlon) ist die Überlegenheit der teuren Spezialgetränke gegenüber der einfachen Apfelsaftschorle nicht belegt. Damit sich heute jeder als Top-Sportler fühlen kann, sind Elektrolytgetränke in Dosenform sogar schon in der Kantine des Tennisclubs zu finden.

(2) Opioide

Loperamid (Imodium, Lopedium, Loperamid-ratiopharm, Aperamid), **Diphenoxylat/Atropin** (Reasec)

Opiate sind stark wirkende Schmerzmittel, die einen festen Platz in der Behandlung chronischer Schmerzzustände, zum Beispiel bei Krebspatienten, haben. Eine Nebenwirkung aller Opiate ist die Darmlähmung, die zu einer erheblichen Verstopfung führen kann. Krebspatienten, die dauerhaft Opiate zur Schmerzstillung benötigen, müssen tatsächlich regelmäßig Abführmittel einnehmen. Diese Nebenwirkung der Opiate macht man sich bei der Behandlung der Durchfälle zunutze. Lange Zeit wurde Codein, ein Opiat, das hauptsächlich als Hustenmittel eingesetzt wird, auch als Durchfallmittel verschrieben. Der Hauptnachteil der Opiate ist jedoch, daß sie stark euphorisierend wirken und daher eine große Suchtgefahr besteht. Die Bestrebung ging also dahin, die Substanzen chemisch so zu verändern, daß ausschließlich die stopfende Wirkung übrig blieb. Dies ist mit dem Loperamid weitgehend gelungen, während das Diphenoxylat immer noch in das Gehirn eindringt und suchterzeugend sein kann. Um einem Mißbrauch vorzubeugen, wird Diphenoxylat mit Atropin kombiniert, einem Stoff, der das parasympathische Nervensystem hemmt (siehe Kapitel 19) und bei zu hoher Dosierung zu unangenehmen Nebenwirkungen führt. In Deutschland hat das Diphenoxylat in seiner Verschreibungshäufigkeit weniger Bedeutung als das Loperamid.

Das Loperamid schien nach seiner Entwicklung zunächst ein ideales Durchfallmittel zu sein. Es hatte wenig Nebenwirkungen und senkte zuverlässig die Stuhlfrequenz. Besonders beliebt ist das Mittel beim Reisedurchfall. Aus mehreren Gründen ist jedoch Vorsicht angebracht. Der Durchfall wird zu einem erheblichen Teil nur »maskiert«, das bedeutet, daß der Körper weiterhin zu viel Flüssigkeit an den Darm abgibt, die dann in ihm verbleibt und nicht mehr an der Menge der Durchfälle gemessen werden kann. Von Nachteil ist das vor allem dann, wenn man die Flüssigkeit aufgrund dieser »Besserung« nicht ausreichend ersetzt. (Vor allem ältere Menschen haben kein ausgeprägtes Durstempfinden mehr.) Bei Durchfällen, die durch bakterielle Infekte entstanden sind, und das ist nicht selten beim Reisedurchfall der Fall, verschlimmert sich das Krankheitsbild unter Umständen durch die Stillegung des Darmes. Der Durchfall hat nämlich auch eine Reinigungsfunktion, indem er Krankheitskeime so schnell wie möglich aus dem Körper entfernt. Wird der Darm nun künstlich beruhigt, ist die Kontaktzeit der Krankheitserreger mit dem Darm naturgemäß länger: Die Erkrankung dauert länger, und der Verlauf ist schwerer (*Lancet 1990; 336: 874*). Daher sollte man auf keinen Fall Opioide bei Fieber über 38 Grad Celsius und bei blutigen Durchfällen einnehmen. Aber auch bei milderen Durchfällen ist die Einnahmedauer auf zwei Tage zu beschränken.

Die gleichen Erwägungen gelten für das Diphenoxylat. Auch für diese Substanz sind Vergiftungen bei Kleinkindern beschrieben worden. Durch die Beimischung des Atropins im Präparat Reasec kommen noch potentielle Nebenwirkungen hinzu (siehe unten).

Opioide: Nebenwirkungen
Loperamid kann auch bei Erwachsenen zu Nebenwirkungen führen. Es kann Bauchschmerzen, Benommenheit, Kopfschmerzen, Hautaus-

schläge und Müdigkeit hervorrufen. Bei Kindern sind schwere Darmentzündungen und Bilder eines Darmverschlusses gesehen worden. Loperamid darf nicht an Kinder unter zwei Jahren gegeben werden. In der Schwangerschaft sowie in der Stillzeit soll das Mittel ebenfalls nicht eingenommen werden. Zur Behandlung von Durchfällen, die durch Bakterien verursacht sind, ist Loperamid nicht sinnvoll, da die Bakterien durch die Ruhigstellung des Darms länger im Körper bleiben.

Diphenoxylat dringt stärker als Loperamid in das Gehirn ein und kann, zumindest in hoher Dosierung, Stimmungsschwankungen, Verwirrtheitszustände, Müdigkeit und Unruhezustände verursachen. Durch die Atropin-Beimischung sind dessen typische Nebenwirkungen ebenfalls möglich: Harnverhaltung, vor allem bei Männern mit Prostatavergrößerung, aber auch bei Kindern, trockene Haut, Sehstörungen und Beschleunigung des Herzschlags. Difenoxin (in Lyspafena) ist der Hauptabbaustoff des Diphenoxylats und generell geich zu bewerten.

(3) Absorbierende Stoffe

> **Tanninalbuminat** (Tannalbin, Albutannin), **Tanninalbuminat/ Etharidinlactat** (Tannacomp), **Absorbierende Kohle** (Kohle Compretten, Kohle pulvis, Kohle Hevert), **Kaolin/Pectin** (Kaoprompt H)

Diese Mittel sollen Flüssigkeit und jene darmreizenden Stoffe binden, die den Durchfall verursachen. Die Wirksamkeit all dieser Mittel wurde allerdings bisher niemals überzeugend nachgewiesen. Kohle (sogenannte Aktivkohle) ist gleichwohl ein unentbehrliches Arzneimittel, da es bei Medikamentevergiftungen die Giftstoffe im Darm binden kann und so die Aufnahme der Stoffe in den Blutkreislauf vermindert. Die Bindung von Bakterien oder deren Giften ist hingegen nicht gesichert. Was für die Verwendung von Kohle spricht, ist die Harmlosigkeit des Mittels. Wer jedoch daneben andere Arzneimittel einnimmt, muß sich im klaren darüber sein, daß die Kohle auch deren Wirkstoffe teilweise absorbieren kann.

Eine Untersuchung in Guatemala bei 80 Kindern mit Durchfällen zeigte bereits 1976 die Nutzlosigkeit der Durchfallmittel. Die Anzahl der Durchfälle, der Flüssigkeitsverlust und der Verlauf der Durchfälle blieben gleich, egal ob die Kinder eines der echten Mittel erhielten oder ein Scheinmedikament (Placebo). Der einzige Effekt von Kaolin/Pectin war ein »ästhetischeres Aussehen« der Stühle.

MITTEL GEGEN DURCHFALL, VERSTOPFUNG

(4) Mikrobielle Mittel

> **Milchsäurebildende Bakterien oder deren Stoffwechselprodukte** (Acidophylus Zyma, Hylak, Imbak, Omniflora N, Omnisept Durchfallkapseln), **Stoffwechselprodukte von Colibakterien** (Colibiogen), **Colibakterien** (Mutaflor), **Hefezellen** (Perenterol)

Das Therapieprinzip all dieser Mittel beruht auf der Vorstellung, daß die natürliche Darmflora beim Durchfall gestört ist und durch die Gabe von Stoffwechselprodukten bestimmter Bakterien oder Pilze beziehungsweise durch die Keime selbst das Gleichgewicht wieder hergestellt werden kann. Der Nutzen auch dieser Mittel konnte jedoch bisher nicht überzeugend belegt werden. Ein Grund hierfür ist die Tatsache, daß ein Großteil der Mikroorganismen bereits im Magen von der Säure zerstört wird. Diese Mittel müssen als äußerst teure Scheinmedikamente eingestuft werden.

(5) Wismut

Wir wollen in diesem Zusammenhang nochmals auf das Wismut eingehen, das bereits im Kapitel 13 als Mittel gegen Magen- und Zwölffingerdarm-Geschwüre besprochen wurde. Es wird recht häufig zur Behandlung des Reisedurchfalls verwandt, und sein Effekt beruht wahrscheinlich auf der bakterientötenden Wirkung. Daher bietet sich eine Behandlung mit Wismut nur für Reisedurchfälle an. Wenn man sich zu Wismut entschließt, sollte man tunlichst auf Kombinationspräparate verzichten, die neben dem Wismut meist nutzlose Stoffe enthalten. In Deutschland ist das Wismutpräparat Jatrox 600 für Durchfälle zugelassen.

Welche Maßnahmen sollte man im Falle einer Durchfallerkrankung ergreifen? Eine Wertung der zur Verfügung stehenden Mittel haben wir im Prinzip schon in der Einleitung abgegeben. Wichtig ist in jedem Fall der frühzeitige Flüssigkeits- und Salzersatz, der mit der selbst hergestellten »WHO-Lösung« oder mit fertigen Mineralstoffpräparaten erfolgen kann. Alle übrigen Medikamente haben bestenfalls eine symptomatische Wirkung, die vorübergehend erleichternd sein kann und die Anzahl der Toilettengänge reduziert. Man muß sich jedoch im klaren darüber sein, daß der Verlauf der Erkrankung nicht beeinflußt wird

MITTEL GEGEN DURCHFALL

und im Falle schwerer infektiöser Durchfälle symptomatische Maßnahmen sogar schädlich sein können.

Die Ernährung kann im Fall reiner Durchfälle normal bleiben, nur wenn Erbrechen dazukommt, muß man das Essen entsprechend anpassen. Antibiotika sind nur in wenigen Fällen notwendig und wirkungsvoll; es handelt sich dann um schwere, teilweise blutige Durchfälle mit Fieber.

Abführmittel (Laxantien)

Bei den Mitteln gegen Darmerkrankungen stehen die Abführmittel am anderen Ende der Skala. Sie sollen im Falle von Verstopfung für einen leichteren Stuhlgang sorgen. Tatsächlich gibt es eine Reihe von Situationen, in denen Abführmittel sicherlich sinnvoll sind. Patienten, die aufgrund schwerer Schmerzzustände dauerhaft Opiate (z. B. Morphium) einnehmen müssen, leiden unter chronischer Verstopfung, die häufig nur durch den regelmäßigen Gebrauch von Abführmitteln behoben werden kann. Auch bei Menschen, die lange Zeit im Bett liegen müssen, und bei Schwangeren in den letzten Wochen der Schwangerschaft können vorübergehend Abführmittel notwendig sein. Nach Operationen im Bauchbereich wiederum ist festes Pressen nicht gut für die Operationswunde, weshalb ebenfalls beim Stuhlgang nachgeholfen werden kann.

Es nehmen aber weitaus mehr Menschen Abführmittel ein, als nach dieser Aufzählung zu erwarten wäre. Sehr häufig werden sie als rezeptfrei erhältliche Präparate in der Apotheke erstanden und in Eigenregie, oft genug ohne triftigen Grund, eingenommen. Frauen nehmen dreimal so häufig Abführmittel ein wie Männer. Mehrere Motivationen stehen hinter diesem Verhalten. Viele Menschen meinen, täglich ihre Sitzung abhalten zu müssen. Dies führt besonders bei älteren Menschen nicht selten zu einer »Fixierung« auf dieses Thema, die in einen Dauergebrauch von Abführmitteln mündet.

In Alten- und Pflegeheimen erhalten etwa 60 Prozent der alten Menschen regelmäßig Abführmittel. Bei bettlägerigen, pflegebedürftigen Menschen entstehen häufig Abführprobleme, die sich manchmal tatsächlich nur durch entsprechende Mittel lösen lassen. Allerdings herrscht in vielen Heimen ein gedankenloser Automatismus, wobei ein Großteil der Bewohner regelmäßig zweimal wöchentlich für ihren »Abführtag« mit Laxantien behandelt wird.

MITTEL GEGEN DURCHFALL, VERSTOPFUNG

Ebenfalls üblich ist ein Mißbrauch von Abführmitteln als »Schlankmacher«.

Verstopfung ist ein Problem, das hauptsächlich in den Industriestaaten existiert. Man schätzt, daß etwa zehn Prozent der westeuropäischen Gesamtbevölkerung unter regelmäßiger Verstopfung leidet (drei Prozent der jungen Erwachsenen, zwanzig Prozent der alten Menschen). Daß Verdauungsprobleme einen derartig großen Stellenwert bekommen haben, liegt zu einem nicht unerheblichen Teil an unserer Ernährung. Der Anteil an Faserstoffen (also unverdaulichen Ballaststoffen) in der gebräuchlichen Nahrung ist in den letzten hundert Jahren von etwa vierzig Gramm pro Tag auf fünfzehn bis zwanzig Gramm pro Tag gesunken. Ballaststoffe aber sind notwendig, weil sie den Darm füllen und seine Tätigkeit anregen. Dazu kommt eine Bewegungsarmut im Beruf und in der Freizeit, die ebenfalls zur Darmträgheit führt.

Probleme entstehen auch durch die Hektik des Alltags. Wird der natürliche Drang zum Stuhlgang unterdrückt, weil ein Besuch auf der Toilette ungelegen kommt, verdickt sich der Darminhalt. Wer erst Stunden später Zeit für seine Sitzung findet, wird mit seinem Geschäft weit mehr Mühe haben, als nötig wäre.

Schließlich können eine Reihe von Arzneimitteln (zum Beispiel bestimmte Ulkusmittel, Psychopharmaka, Schlafmittel) zu Verstopfung führen.

Die sinnvollste Therapie läßt sich leicht aus diesen Erklärungen ableiten: Umstellung auf eine ballaststoffreiche Ernährung, ausreichende Flüssigkeitszufuhr und viel Bewegung. So einfach diese Empfehlung klingt, so schwer ist sie in die Tat umzusetzen.

Eigentlich wäre nichts dagegen einzuwenden, daß jeder seine Verdauungsprobleme auf die eigene Art löst. Leider sind jedoch die verfügbaren Mittel keineswegs harmlose Ergänzungen zu unseren Mahlzeiten. Der einmalige Gebrauch von Abführmitteln ist meist ohne größere Folgen, sieht man einmal davon ab, daß bestimmte Mittel zu Bauchkrämpfen führen können. Nimmt man die Mittel jedoch regelmäßig ein, gerät man in einen regelrechten Teufelskreis, aus dem man sich nur schwer wieder befreit. Durch den Gebrauch von Abführmitteln wird der Darm träge, so daß der weitere Bedarf vorprogrammiert ist. Die Darmträgheit wird noch dadurch verschlimmert, daß der Körper infolge der Abführmittel Kalium verliert. Ein Kaliummangel wiederum schwächt die Bewegungen des Darmes. So kann es passieren, daß aus einer vorübergehenden Verdauungsproblematik eine dauerhafte Störung wird, die nur mühselig zu beheben ist – natürlich wieder mit kräftig wirkenden Arzneimitteln.

ABFÜHRMITTEL (LAXANTIEN)

Der bei dauerhaftem Gebrauch der Abführmittel häufig auftretende Kaliumverlust kann bei gleichzeitiger Einnahme anderer Medikamente gefährlich sein. Die Giftigkeit der Herzglycoside (siehe Kapitel 9), die zur Stärkung des Herzens eingenommen werden, wird durch einen Kaliumverlust deutlich verstärkt. Diese Situation sehen wir häufig bei älteren Menschen, die neben herzkräftigenden Mitteln auch Abführmittel einnehmen. Keinesfalls darf man sich dadurch täuschen lassen, daß eine Reihe von Präparaten als »rein pflanzlich« angepriesen wird und sich den Anschein des »Natürlichen« und daher Unschädlichen gibt. Eine beträchtliche Anzahl pflanzlicher Abführmittel hat nämlich die gleichen dramatischen Nebenwirkungen wie chemische.

Eine Übersicht der auf dem deutschen Markt erhältlichen Abführmittel ist schwierig, da es zahlreiche verschiedene Mittel mit unterschiedlicher Zusammensetzung gibt. Viele von ihnen sind frei verkäuflich und müssen nicht vom Arzt verschrieben werden.

Nach der Art ihrer Wirkung lassen sich die Abführmittel in fünf Gruppen einteilen. Diese Einteilung ist umstritten, da sich manche Substanzen nicht streng in eine der Gruppen einordnen lassen. Der besseren Übersicht halber halten wir uns jedoch an diese Ordnung.

Sogenannte osmotische Abführmittel sind Salze, die große Mengen Flüssigkeit binden und somit den Darm gefüllt halten. Eine weitere Gruppe regt den Darm zu größerer Beweglichkeit an (Darmstimulanzien). Zudem existieren noch Quellmittel, die ebenfalls Wasser im Darm binden, dabei aufquellen und somit zu einer Auffüllung des Darmes beitragen. Eine Gruppe von Abführmitteln steigert die Gleitfähigkeit des Darminhaltes und soll dadurch den Stuhlgang erleichtern. Schließlich gibt es Abführmittel, die als Klistiere direkt in den Enddarm eingebracht werden und über ähnliche Mechanismen wie die osmotischen Mittel wirken.

(1) Osmotisch wirkende Abführmittel

> **Magnesiumsulfat** (Bittersalz), **Natriumsulfat** (Glaubersalz), **Mischung verschiedener Salze** (Karlsbader Salz), **Lactulose** (Bifiteral, Lactulose Neda, Eugalac, Laevilac, Lactofalk)

Die genannten Salze müssen in recht großen Mengen eingenommen werden (zwölf bis zwanzig Gramm je Anwendung). Sie werden vom Darm nur schlecht aufgenommen und binden dort große Mengen Flüssigkeit. Dadurch wird der Darminhalt weich, die Darmbewegungen werden verstärkt. Der Erfolg ist nach etwa sechs bis acht Stunden zu erwarten. Prinzipiell kann man eine ähnliche, wenn auch schwächere Wirkung durch das Trinken von zwei bis drei Gläsern Wasser auf nüchternen Magen erreichen. Das Wasser gelangt schnell in den Darm, wo es sich mit dem Darminhalt vermengt und ihn weicher macht. Menschen mit einem schwachen Herzen oder mit hohem Blutdruck müssen mit dem Gebrauch des Glaubersalzes vorsichtig sein, da eine gewisse Menge des Natriums in den Blutkreislauf aufgenommen wird und zu einer Erhöhung des Blutdrucks und zur Verschlechterung des Herzzustandes führen kann. Patienten mit einer fortgeschrittenen Nierenerkrankung sollten wiederum kein Magnesiumsalz in derart hoher Dosierung einnehmen. Auch das Magnesium wird zu einem gewissen Teil in die Blutbahn gelangen und kann bei schlechter Nierenleistung zu dramatischen Anstiegen des Magnesiumwertes im Blut führen. Durch die Anwendung dieser Mittel geht dem Körper Kalium verloren, was bei gleichzeitiger Benutzung anderer Mittel mit diesem Effekt (zum Beispiel wasserausschwemmende Medikamente) von Bedeutung sein kann.

Lactulose ist kein Salz, sondern ein Zucker, der im Dickdarm von Bakterien in Milchsäure und Essigsäure gespalten wird. Die beiden Säuren binden ebenfalls Wasser und regen die Darmmotorik an. Dieses Mittel wird auch bei schweren Lebererkrankungen eingesetzt, da es die Entgiftungsfunktion der Leber erleichtert. Es führt im Gegensatz zu den Salzen zu weniger Veränderungen im Salzhaushalt des Körpers. Blähungen treten jedoch recht häufig nach Lactulose-Einnahme auf, ebenso Bauchschmerzen und Appetitlosigkeit.

(2) Darmreizende Abführmittel (Darmstimulantien)

> **Rizinusöl** (Laxopol mild), **Senna** (X-Prep, Kneipp Abführwürfel), **Aloe-Extrakt** (Laxatan, Janssens Teebohnen), **Bisacodyl** (Bisacodyl-ratiopharm, Dulcolax, Florisan), **Natriumpicosulfat** (Laxoberal)

Die genannten Mittel stimulieren die Darmbewegungen und erzwingen dadurch den Transport des Darminhaltes und den Stuhlgang. Eines der ältesten und bekanntesten (pflanzlichen) Mittel ist das Rizinusöl. Es hat einen unangenehmen Geschmack und wirkt sehr stark reizend. Häufig entleert sich der Darm unter heftigen Krämpfen. Es sollte daher nicht mehr angewandt werden.

ABFÜHRMITTEL (LAXANTIEN)

Auch Senna ist ein pflanzliches Produkt. Extrakte der Faulbaumrinde, der Rhabarberwurzel und Aloe zählen zu dieser Gruppe. Die Mittel sind entweder Pflanzenextrakte oder werden in gereinigter und standardisierter Form verkauft. Etwa sechs bis zehn Stunden nach der Einnahme wird der Dickdarm zu einer gesteigerten Tätigkeit gezwungen, Flüssigkeit wird vermehrt im Darm gehalten, was die Beweglichkeit des Darmes steigert. Senna gilt, kurzfristig angewandt, als unbedenklich. Bei langdauernder Einnahme jedoch sind schwere Veränderungen des Darmes beobachtet worden. Offenbar werden Nervenbahnen im Dickdarm direkt geschädigt, so daß der Darm völlig unbeweglich wird. Auch vermutet man eine krebsauslösende Wirkung aller Anthrachinone. Das sind Substanzen, wie sie zum Beispiel in Sennesfrüchten enthalten sind. Diese Untersuchungsergebnisse wurden in letzter Zeit angezweifelt, doch sollte man auf jeden Fall einen langfristigen Gebrauch solcher Mittel vermeiden.

Aloe (auch enthalten in Laxherba und Lipozet) wirkt ausgesprochen drastisch. Leber- und Nierenschäden sind berichtet worden. Aloehaltige Abführmittel sollten daher nicht angewandt werden. Auch Bisacodyl ist ein die Darmwand reizendes Abführmittel, das ausschließlich im Dickdarm wirkt. Es ist ein synthetisch hergestellter Stoff. Das Natriumpicosulfat ist ein Stoffwechselprodukt des Bisacodyl, das ähnlich zu bewerten ist. Es gibt Zubereitungen als Dragees, Tabletten und Zäpfchen. Reizungen des Enddarms durch die Zäpfchen sind möglich. Auch unter Bisacodyl und Natriumpicosulfat können Bauchkrämpfe auftreten.

Phenolphthalein wirkt ähnlich wie Bisacodyl, hat jedoch mehr Nebenwirkungen. Neben den Bauchkrämpfen beobachtet man häufiger Hautreaktionen, teilweise schwerer Natur. Bei hoher Dosis sind auch Nierenschäden und Entzündungen der Bauchspeicheldrüse beschrieben worden.

Bisacodyl, Natriumpicosulfat und sennahaltige Mittel können, kurzfristig angewandt, sinnvoll sein. Die Betonung muß aber hierbei, wir wiederholen uns, auf »kurzfristig« liegen.

(3) Quellmittel

Plantag. ovatae semen (Metamucil, Agiocur), **Leinsamen** (Linusit), **Karaya Gummi** (Decorpa Granulat, Granamon Granulat)

MITTEL GEGEN DURCHFALL, VERSTOPFUNG

Welche Bedeutung faserreiche Kost für die Verdauung hat, war schon Hippokrates bekannt. Er bemerkte 430 v. Chr.: »Vollkornbrot reinigt die Därme und verläßt den Körper als Exkrement, weißes Brot nährt mehr und gibt weniger Stuhl.« Die einfachste Möglichkeit, die Verdauung günstig zu beeinflussen, liegt also in einer Kostveränderung. Ballaststoffreiche Kost (Vollkornbrot, Müsli, Verzicht auf Weißbrot), kombiniert mit viel Bewegung, wird als Lösung vieler Verdauungsprobleme ausreichen, ohne daß auch nur einmal der Apotheker bemüht werden muß. Auch bei verschiedenen Stoffwechselerkrankungen ist eine derartige Ernährung sinnvoll (Zuckerkrankheit, Fettstoffwechselstörungen). Fällt die Umstellung zunächst schwer, können der faserarmen Kost täglich zwanzig bis dreißig Gramm Kleie zugesetzt werden. Dazu muß ausreichend getrunken werden, da Kleie sonst im Darm verklumpen kann und dann das Gegenteil der erwünschten Wirkung verursacht. Kleie wie auch Leinsamen sind somit keine Abführmittel im strengen Sinn, sondern können als Kostergänzung gelten.

Im Prinzip können die Mittel dieser Gruppe als wirksame und insgesamt harmlose »Abführmittel« gelten. Für alle Quellmittel gilt wie bei der Kleie, daß die Trinkmenge ausreichend sein muß, um ein Verklumpen im Darm zu verhindern.

(4) Gleitmittel

> **Glycerol** (Glycilax, Babylax, Milax), **Paraffin** (in: Agarol, Sanato-Lax-forte, Obstinol), **Docusat-Natrium** (in: Norgalex, Otowaxol, Tirgon-Tube)

Mittel, die die Gleitfähigkeit des Stuhls erhöhen und dadurch den Stuhlgang erleichtern sollen, sind in dieser Gruppe aufgeführt. Glycerol, als Zäpfchen angewandt, ist als gut verträgliches Mittel akzeptabel.

Paraffin hingegen muß als bedenkliches Medikament angesehen werden. Es kann zu einem gewissen Grad in den Körper aufgenommen und in verschiedene Körpergewebe eingelagert werden, was zu Entzündungsreaktionen führt. Wenn man sich verschluckt und das Mittel in die Luftröhre gelangt (dies passiert nicht selten bei älteren Menschen und Kindern), kann es zu schweren Lungenentzündungen kommen.

Auch Docusat-Natrium, das in einigen Kombinationspräparaten enthalten ist, sollte nicht eingenommen werden. Es hat offensichtlich keine Wirkung, beeinflußt jedoch die Wirksamkeit anderer Medika-

ABFÜHRMITTEL (LAXANTIEN)

mente. So wird die Aufnahme vieler Arzneistoffe vermehrt (zum Beispiel Herzglycoside), andere Mittel werden in ihrer Wirkung wiederum abgeschwächt (zum Beispiel Mittel gegen Herzrhythmusstörungen).

(5) Rektale Zubereitungen

> (1 x Klysma salinisch, Tirgon-Tube, Microclist, Practo-Clyss, Klyxenema salinisch)

Neben Zäpfchen, die Glycerol als Gleitmittel enthalten, gibt es andere Mittel, die direkt in den Enddarm verabreicht werden, sogenannte Klistiere, die meist Natriummonophosphat enthalten, das ähnlich wie die Salze in Gruppe 1 wirkt: Wasser wird im Darm vermehrt zurückgehalten, der Stuhl dadurch weicher und die Stuhlmenge größer. Vorteil der rektalen Verabreichung ist, daß das Mittel direkt an Ort und Stelle gelangt und Auswirkungen auf den Gesamtorganismus verringert werden können. Bei Kindern muß man jedoch beachten, daß diese Maßnahmen unangenehm sein können und mit der Angst, die dadurch ausgelöst wird, das Problem vergrößern. Bei älteren Menschen, bei denen der Stuhl häufig eingedickt ist, stellen Klistiere hingegen eine gute und praktikable Lösung dar.

Das Angebot an Abführmitteln auf dem deutschen Markt ist unüberschaubar. Welches Mittel sollte man im Falle eines Falles wählen? Zunächst am besten erst einmal gar keines. Die beste und auf Dauer auch sicherste Methode besteht in einer Kostumstellung und in ausreichender Bewegung. Gegebenenfalls kann durch die Quellmittel, vorzugsweise Kleie oder Leinsamen, die Ernährung ballaststoffreicher gemacht werden. Allerdings dauert es dann einige Tage, bis sich der gewünschte Effekt einstellt. Zusätzlich Wasser auf nüchternen Magen zu trinken kann ebenfalls vereinfachend wirken. Wenn in bestimmten Situationen tatsächlich stärkere Mittel nötig erscheinen, können kurzfristig Senna, Bisacodyl oder eventuell Klistiere für raschen Erfolg sorgen. Egal, welches der drastischer wirkenden Mittel man anwendet: es sollte in jedem Fall nur vorübergehend geschehen. Die Schäden, die man bei einem Dauergebrauch davonträgt, überwiegen meist den Nutzen.

Abmagerungsmittel

Vermutlich beschäftigte sich der Mensch zu keiner Zeit mehr mit seinem Körper als heute. Durch die Auswahl ideal gebauter Männer und Frauen für den Film und die Fernsehreklame werden wir ständig mit einer Art Idealbild konfrontiert. Und wenn bei sportlichen Ereignissen junge Menschen ihre schön gebauten Körper zeigen, schauen Millionen zu. Das führte schließlich zu bestimmten Vorstellungen, wie der Mensch auszusehen hat: Muskulös muß er sein und keinesfalls zu dick.

Wir kennen das Krankheitsbild der Bulimie (anfallsweise Brech-Freßsucht) und der Anorexia nervosa (Magersucht). Diese Störungen kommen auffallend häufig und auch gemeinsam vor, und es sieht sogar aus, als würde ihre Zahl weiter zunehmen. Junge Mädchen sind bisweilen mit sich selbst und ihrem Aussehen so sehr beschäftigt, daß ihnen ein normales Leben nicht mehr möglich ist.

Viele sind ihr Leben lang so intensiv mit ihrem Körpergewicht beschäftigt, daß sie eigentlich fortwährend hungern. Sie verlieren anfänglich ein paar Kilo, doch nach einiger Zeit sind sie wieder da. Wie bei einem Jojo schnellt das Gewicht in die Höhe und fällt wieder ab. Große Gewichtsschwankungen sind aber schädlich für die Gesundheit und können zu Herzerkrankungen führen.

Die Faustregel, daß das Körpergewicht nicht größer sein darf als die Anzahl der Zentimeter über einem Meter Körperlänge, trifft nicht immer zu. Oft kommt auf diese Weise ein rechtes Schwergewicht zustande. Wer 1,87 Meter groß ist, sollte demnach nicht über 87 Kilo wiegen. Die Regel stimmt auch deswegen nicht, weil sich sehr viele Menschen zu wenig bewegen. Für das Auge bleiben sie ziemlich schlank, aber sie haben fast keine Muskeln, sondern überwiegend Fett.

Dicke unterliegen tatsächlich einem höheren Gesundheitsrisiko. Bei einer großen Untersuchung verfolgte man das Leben übergewichtiger Kinder vierzig Jahre lang. Es stellte sich heraus, daß dicke Kinder zu übergewichtigen Erwachsenen werden. Das Leben verkürzt sich durch Übergewicht um durchschnittlich zehn Jahre (*Lancet 1989 (II): 491*). Zuerst bereitet die Körperfülle dem Herzen und den Blutgefäßen Probleme, dann müssen auch andere Organe darunter leiden. Die Gelenke zum Beispiel werden besonders belastet und verschleißen daher früher. Das Herz hat mehr Arbeit; somit erhöht sich das Risiko eines Infarkts oder eines Bluthochdrucks. Man fühlt sich auch bei der Atmung schneller beengt. Die Gefahr einer Zuckerkrankheit ist viel höher, auch Gallensteine stellen sich häufiger ein. Daneben bringt Übergewicht – wie oben dargestellt – auch viele psychosoziale Probleme mit

ABMAGERUNGSMITTEL

sich. Es gibt also durchaus Gründe genug, den Körper auf sein »Normalgewicht« zurückzubringen. Wenn man aber von den Vorteilen, die eine Gewichtsreduktion mit sich bringt, nicht so richtig überzeugt ist, werden alle Schlankheitsbemühungen über kurz oder lang scheitern.

Man hat versucht, die Kosten, die das Übergewicht für die Gesellschaft mit sich bringt, zu berechnen. So sollen sich die finanziellen Folgen des zu hohen Körpergewichts in den Niederlanden auf jährlich 1,2 Milliarden Gulden belaufen.

Um nur ein Kilogramm Körpergewicht zu verlieren, müssen wir auf die eine oder andere Weise 7000 kcal einsparen. Das ist möglich, indem wir entweder weniger essen oder den Kalorienverbrauch erhöhen. Diäten, bei denen man pro Tag 800 kcal weniger aufnimmt, nützen meistens nicht viel. Man muß mehr einsparen und dauernd auf die Nahrung achtgeben. Körperliche Betätigung dagegen ist sehr wirksam beim Abnehmen. An einem Abend mit Sport verbrauchen wir ungefähr 1500 kcal. Das entspricht einem Tag mit sehr mäßigem Essen. Es gibt viele Kalorienlisten, auf denen angegeben ist, wieviele Kalorien oder Joule in den Nahrungsmitteln enthalten sind. Mit einem Wurstbrötchen kann man bereits ein Sechstel des Tagesbedarfs an Nahrungsenergie aufnehmen. Ein halber Liter Bier oder zwei Gläser Wein entsprechen schon einer einfachen Mahlzeit. Rohkost und Tomaten können wir hingegen in fast unbeschränkten Mengen zu uns nehmen.

Abgesehen von körperlicher Betätigung und Fasten gibt es noch andere Verfahren, um das Gewicht zu reduzieren. Das Abnehmen ist ein Geschäft geworden; hiervon überzeugt ein Blick in ein paar Zeitschriften. Bekannte Figuren des öffentlichen Lebens, die oft in übergroßen Kleidern posieren, verraten uns, wieviel Gewicht sie mit Hilfe eines neuen Mittels verloren haben.

Gewichtsreduktion gelingt nur, wenn man es wirklich will. Um ernährungsbedingtes Übergewicht zu verlieren, brauchen wir nur wenige Hilfsmittel. Die im Handel erhältlichen Abmagerungsmittel sind in jedem Fall überflüssig. Sinnvoller ist die langfristige Ernährungsumstellung. Hilfe bietet zum Beispiel die Ernährungsberatung der AOK.

(1) Abführmittel

Abführmittel werden oft als Hilfsmittel zum Abnehmen genommen. Wenn wir ein Pfund durch den Stuhlgang verlieren, passiert die Nahrung schneller den Darm, so daß weniger Nährstoffe in den Körper aufgenommen werden. Viel Wirkung wird das nicht haben, und überdies verlassen auch die Vitamine und Mineralstoffe den Körper schneller und werden ebenfalls unvollständig aufgenommen.

Wie schon gesagt, diese Mittel wirken entweder zu wenig oder sie haben zu viele Nebenwirkungen. Bei einer ernsthaften Verstopfung kann das Abwägen der Vor- und Nachteile noch zugunsten eines – allerdings kurzen – Einsatzes von Abführmitteln ausfallen, beim Abnehmen wird es das niemals.

(2) Hormonelle Abmagerungsmittel

Schilddrüsenhormone werden gelegentlich zum Abnehmen mißbraucht. In Deutschland sind sie für diesen Zweck nicht zugelassen, da die gesundheitlichen Risiken in keinem Verhältnis zum Nutzen stehen. Was jedoch in Deutschland verboten ist, ist zum Beispiel in Belgien möglich. Das Bundesgesundheitsamt hat wiederholt vor Abmagerungscocktails gewarnt, die aus Belgien stammen. Dies hindert jedoch einige Wochenblätter nicht, für diese Mischungen zu werben. Schilddrüsenhormone, wie sie sich in Rezepturen belgischer Abmagerungsmittel finden, versetzen die Anwender in einen Zustand, der dem eines Schilddrüsenkranken entspricht. Das kann Auswirkungen auf das Herz haben. 1988 druckte das *New England Journal of Medicine* den Brief eines Arztes ab. Er schilderte darin die traurige Geschichte einer 37jährigen Frau, die abnehmen wollte und Schilddrüsenhormone schluckte. Sie starb an einem Herzinfarkt. Die belgischen Ärzte warnen denn auch davor, diese Mittel bei Bluthochdruck zu verwenden. Aber auch andere Patienten können Probleme mit dem Herz bekommen. Wer Schilddrüsenhormone nimmt, fühlt sich anfangs etwas nervös und gejagt, doch das geht mit der Zeit vorbei.

Auch wer Urlaub in Spanien macht, sollte sich nicht von der Werbung für allerlei obskure Abmagerungsmittel übertölpeln lassen. Da gibt es Mittel, die bei näherer Untersuchung Mafepramon, Diazepam (Valium, Diazepam Hexal, Fenproporex), Chlordiazepoxid (Librium, Radepur), Schilddrüsenextrakte, Hypothalamusextrakte (Remedium Antidepressivum N EKF) und Bauchspeicheldrüsenextrakte (Cotazym forte, FegaCoren-Solubile) enthalten (*Scrip 14.Juni 1989, Nr. 1420*).

Bei Pregnylkuren nach Doktor Simeons – einer anderen Roßkur – werden an sechs Tagen pro Woche Hormone eingespritzt. Sie sollen mehr Energie liefern, so daß die Geplagten weniger Nahrung brauchen. Da ist es wirklich leichter, eine 500-Kalorien-Diät zu befolgen. Auch die Injektion einer einfachen Kochsalzlösung zeigte bei einer Untersuchung sehr gute Ergebnisse, das heißt, wenn man nur an den Erfolg glaubt, ist die Motivation zur Gewichtsreduktion deutlich besser. Das Pregnyl wird aus dem Urin schwangerer Frauen gewonnen. Es wirkt nur kurze Zeit.

(3) Appetitzügler

> **Fenfluramin** (Ponderax), **DL-Norephedrin** (Recatol N), **Fenproporex** (Fenproporex), **Levopropylhexedrin** (Eventin), **Mefenorex** (Rondimen), **Amfepramon** (Regenon, Tenuate ret.)

Mit den Aufputschmitteln glaubte man ideale Schlankmacher gefunden zu haben. Der Appetit verschwindet, und doch hat man scheinbar grenzenlose Energien. Das Dopingmittel Amphetamin ist ein solcher Stoff, aber es macht auf Dauer süchtig. In Deutschland sind deshalb die amphetaminhaltigen Mittel aus dem Handel genommen worden.

Es gibt aber einige Appetitzügler, die chemisch mit Amphetamin verwandt sind. Diese Mittel verringern das Hungergefühl zuverlässig und sind somit geeignet, die Kalorienzufuhr zu stoppen. Allerdings nimmt ihre Wirksamkeit nach ein bis zwei Wochen ab, und es wächst die Gefahr einer Abhängigkeit. Als weitere schwere Nebenwirkungen können Benommenheit, Leistungsschwäche, Nervosität, Erregung, Tremor, Schlafstörungen, Unruhe, Wahnvorstellungen und Verhaltensstörungen auftreten. Nach dem Absetzen entstehen häufig Depressionen. Die das Herz-Kreislaufsystem betreffenden Nebenwirkungen sind normalerweise weniger erschreckend. Hierzu gehören Herzrhythmusstörungen, Angina pectoris und pulmonale Hypertonie.

Aufgrund des ungünstigen Nutzen-Risiko-Verhältnisses sollten Appetithemmer, wenn überhaupt, nur kurzfristig und unter strenger ärztlicher Kontrolle eingenommen werden. Eine Umstellung der Ernährungsweise können sie nicht ersetzen.

In der BRD ist das DL-Norephedrin der gebräuchlichste Appetitzügler, weil dieser Stoff als einziger rezeptfrei ist. Dies ist besonders befremdlich, da sich die Anwendung der ärztlichen Kontrolle entzieht.

Die Wirkungen und Nebenwirkungen der übrigen hier genannten Appetitzügler sowie ihre negative Nutzen-Risiko-Bewertung entsprechen im wesentlichen dem eingangs Gesagten.

Die Gefährlichkeit der Appetitzügler läßt sich auch an einer niederländischen Untersuchung verdeutlichen: In den Jahren 1974 bis 1987

dokumentierte sie dreizehn Fälle psychischer Störungen nach Anwendung von Fenfluramin (*Ned Tijdschr Geneeskd 1988: 2114*).
Bei fast der Hälfte dieser Patienten traten die Störungen bereits in der ersten Anwendungswoche auf. Auch nach Absetzen des Mittels stellten sich Nebenwirkungen wie Depression, Angstanfälle und Depersonalisation ein.
Das Dexfenfluramin soll etwas spezifischer wirken. Bei Untersuchungen erwies sich das Dexfenfluramin als wirksame Hilfe beim Abnehmen (*Lancet 1989 (II): 1142*). Die Nebenwirkungen des Dexfenfluramins sind Müdigkeit, Durchfall, Mundtrockenheit, häufiges Urinieren und Schwindel. In einem Beitrag über diese Mittel in der *Nederlands Tijdschrift voor Geneeskunde* steht: »Die Nebenwirkungen des Fenfluramins und die sehr beschränkte Erfahrung mit den neuesten Mitteln zwingen zur Vorsicht beim Verschreiben.« (*Ned Tijdschr Geneeskd 1991; 135: 700*)

(4) Andere Schlankheitsmittel

Es gibt noch eine ganze Palette merkwürdiger Verfahren zum Abnehmen. Man legt sich eine Nylonschnur um den Bauch, um sich seinen Umfang ständig bewußt zu machen. Es gibt Magenballons, die im Magen ein Völlegefühl verursachen sollen. In den Niederlanden untersuchten die Gesundheits- und Ernährungsbehörden den Nutzen kalorienarmer Fertigdiäten. Sie fanden, daß diese Präparate nicht gefährlich sind, aber auch nicht zum Gewichtsverlust beitragen.
Populäre Zeitschriften propagieren oft allerlei Schlankmacher. So soll die Kombination von L-Tryptophan und Glucomannan innerhalb kurzer Zeit zu einer enormen Gewichtsverminderung führen. Einige Studien belegen die Wirksamkeit dieser Kombination. In Deutschland ruht allerdings die Zulassung des L-Tryptophans, das meist als Schlafmittel und als Antidepressivum eingesetzt wurde, seit einigen Jahren. Dies geschah auf Veranlassung des Bundesgesundheitsamtes, nachdem starke Nebenwirkungen mit der Einnahme des L-Tryptophans in Verbindung gebracht worden war.
Das Fluoxetin (Fluctin), das gegen Depressionen eingesetzt wird, scheint ebenfalls als Nebenwirkung das Körpergewicht zu beeinflussen. Die Pharmafirma versucht deswegen auch in verschiedenen Ländern, seine Zulassung als Schlankheitsmittel zu erwirken. Wer aber die Probleme mit dem Fluoxetin verfolgt hat (siehe das Kapitel über die Antidepressiva), wird größte Vorsicht dabei walten lassen.

Mittel gegen chronische Darmentzündungen

> **Salazosulfapyridin** (Azulfidine, Colo-Pleon), **Mesalazin** (Claversal N, Salofalk), **Olsalazin** (Dipentum)

Darminfektionen machen sich meist durch einen Durchfall bemerkbar. Häufiger als Bakterien sind Viren der Auslöser. Im Kapitel über die Durchfallmittel haben wir bereits darauf hingewiesen, daß antibiotische Wirkstoffe bei virusbedingten Durchfällen unsinnig sind und auch bei den bakteriell bedingten Durchfällen meistens keinen Nutzen haben, dagegen aber zu einer Verlängerung der Krankheit führen können. Hier wollen wir uns auf Arzneimittel beschränken, die bei chronischen Darmentzündungen eingesetzt werden.

Die beiden bekanntesten Krankheitsbilder sind die Crohnsche Erkrankung (Morbus Crohn) und die Colitis ulcerosa. Bis heute ist nicht bekannt, wodurch die beiden chronisch-entzündlichen Darmkrankheiten ausgelöst werden. Man geht zumindest für die Colitis ulcerosa davon aus, daß eine familiär vererbte Veranlagung und eine bisher nicht näher definierte Umweltbelastung zwei wichtige Faktoren für den Ausbruch der Krankheit sind. Colitis ulcerosa heißt übrigens soviel wie geschwürige (ulcerosa) Dickdarmerkrankung (Colitis).

Während beim Morbus Crohn meistens das Ende des Dünndarms und der Anfang des Dickdarms befallen ist, die beide rechts im Bauchraum liegen, ist bei der Colitis ulcerosa vorwiegend der Dickdarm und vor allem dessen Endteil (das Rektum) betroffen. Bei der Colitis ulcerosa leidet der Patient während der akuten Phase unter blutig-eitrigen Durchfällen mit bis zu dreißig Stuhlgängen pro Tag, die häufig mit krampfartigen Schmerzen einhergehen. Bei dem Morbus Crohn sind die Durchfälle eher breiig und ohne Blutbeimengungen und gehen oft mit Schmerzen im rechten Bauch einher. Eine unangenehme Komplikation des Morbus Crohn sind die Fisteln, bei denen es zu Kanalbildungen zwischen den befallenen Darmabschnitten und dem Afterbereich kommen kann.

Bei einem Dickdarmbefall bei Morbus Crohn und bei der Colitis ulcerosa gehört der Arzneistoff Salazosulfapyridin, auch Sulfasalazin genannt, seit langem zur Standardbehandlung. Dieser Arzneistoff wurde ursprünglich, nämlich vor fast fünfzig Jahren, zur Behandlung rheumatischer Erkrankungen entwickelt, weil man damals annahm, daß rheumatische Erkrankungen Folge bakterieller Infektionen sind. Deshalb hat man damals einen antibakteriell wirkenden Vertreter aus der Gruppe der Sulfonamide mit einem antientzündlichen Stoff aus der Gruppe der Salicylsäurederivate zusammengekoppelt. Aus der Kombination von 5-Aminosalicylsäure (5-ASA) und dem Sulfonamid Sulfapyridin entstand so das Salazosulfapyridin. Erst später hat man dann erkannt, daß dieser in der Rheumatherapie enttäuschende Arzneistoff eine Besserung bei chronisch-entzündlichen Darmerkrankungen herbeiführt. Bei schweren Verläufen wird heute in der Regel eine Kombinationsbehandlung mit einem Cortisonpräparat empfohlen. Die eigentliche Bedeutung von Salazosulfapyridin liegt in der Vorbeugung neuer akuter Schübe bei den chronisch-entzündlichen Darmerkrankungen.

Salazosulfapyridin gelangt nach der Einnahme unverändert über den Dünndarm in den Dickdarm. Erst in den untersten Abschnitten des Dünndarms, vor allem aber im Dickdarm, wird die Substanz dann von Bakterien in 5-Aminosalicylsäure (5-ASA) und Sulfapyridin aufgespalten. Man hat lange geglaubt, daß der Sulfonamidanteil im Salazosulfapyridin für die Wirksamkeit mit entscheidend sei. Erst vor etwas mehr als zehn Jahren hat man dann erkannt, daß vor allem der 5-ASA-Anteil, den man inzwischen auch mit dem Namen Mesalazin bezeichnet, für die therapeutische Wirksamkeit von entscheidender Bedeutung ist. Dies ist deshalb wichtig, weil Salazosulfapyridin während der Behandlung nicht selten zu schwereren Nebenwirkungen führt. Diese sind aber weitgehend identisch mit den Nebenwirkungen, die von den Sulfonamiden her bekannt sind. Es lag deshalb nahe, neue Arzneistoffe ohne einen Sulfonamidanteil zu entwickeln, die im therapeutischen Erfolg dem Salazosulfapyridin vergleichbar sind.

Unverträglichkeitsreaktionen während einer Salazosulfapyridin-Behandlung treten bei etwa sechzig Prozent der Patienten auf, vor allem bei höheren Dosierungen. Übelkeit, Erbrechen, Appetitlosigkeit, Druck- und Völlegefühl im Oberbauch und migräneartige Kopfschmerzen sind häufige Beschwerden. Aber auch die übrigen, vor allem allergisch bedingten und zum Teil schwerwiegenden Reaktionen der Sulfonamide können auch beim Salazosulfapyridin auftreten.

Heute weiß man, daß der Sulfonamidanteil nur eine Trägerfunktion für den 5-ASA-Anteil hat. Ohne einen solchen Träger würde nämlich 5-ASA (Mesalazin) bereits im oberen Teil des Dünndarms in den Körper aufgenommen und gar nicht mehr an die entzündeten Stellen in den unteren Abschnitten des Darmtrakts gelangen. Die Kombination mit Sulfapyridin verhindert diese frühzeitige Resorption. Nachdem dies erkannt war, suchten die Forscher nach Alternativen für das Trägersulfonamid Sulfapyridin.

MITTEL GEGEN CHRONISCHE DARMENTZÜNDUNGEN

Mesalazinhaltige Tabletten werden zur Verhinderung einer vorzeitigen Aufnahme im oberen Darmabschnitt mit einer magensaftresistenten Schicht überzogen. Diese Tabletten geben den Wirkstoff erst in den unteren Dünndarmabschnitten frei. Mesalazin wird nach der Freisetzung aber gleich resorbiert, so daß im Verlauf des Dickdarms nur noch geringere Konzentrationen nachweisbar sind. Dieses Freisetzungsverhalten für Mesalazin legt die Annahme nahe, daß Mesalazin-Präparate vorwiegend bei Befall der unteren Dünndarmabschnitte eingesetzt werden sollten. Mit einem Kunstgriff haben es die Arzneimittelforscher bei dem Arzneistoff Olsalazin geschafft, die Freisetzung von Mesalazin in den Dickdarm selbst zu verlagern. Olsalazin ist nichts anderes als die spezielle Verbindung von zwei Molekülen. Diese Doppelung verhindert wie beim Salazosulfapyridin eine Resorption von Mesalazin im Dünndarm. Erst im Dickdarm werden die Moleküle von Bakterien getrennt, und Mesalazin wird nun als antientzündlicher Arzneistoff frei. Deshalb beschränkt sich die Anwendung von Olsalazin auf solche chronisch-entzündlichen Darmerkrankungen, bei denen der Befall des Dickdarms im Vordergrund steht. Ist nur der Enddarm befallen, dann sind Mesalazin-Zäpfchen oder -klistiere die sicherste Methode, den Wirkstoff in hoher Konzentration an die entzündeten Stellen zu bringen.

Die ursprüngliche Hoffnung, mit Mesalazin-Präparaten nun besonders verträgliche Arzneimittel zur Verfügung zu haben, hat sich nicht uneingeschränkt bestätigen lassen. Allergische Reaktionen wie zum Beispiel eine Bauchspeicheldrüsenentzündung, für die in der Vergangenheit der Sulfonamidanteil verantwortlich gemacht wurde, sind inzwischen auch bei reinen Mesalazin-Präparaten beobachtet worden. Für Salicylsäureabkömmlinge typische Nebenwirkungen wie Hautausschläge und spastische Verengungen der Bronchien können auch während einer Behandlung mit Mesalazin auftreten. Für Olsalazin sind typische weiche Stühle und Durchfälle bekannt geworden, die bei ausgedehntem und aktivem Befall des Dickdarms besonders häufig auftreten.

Mittel für die Gallenblase

22 Prozent der Männer über siebzig haben Gallensteine; bei den Frauen dieses Alters liegt der Prozentsatz bei 33. Welche Faktoren das Entstehen von Gallensteinen beeinflussen, wissen wir noch nicht genau. In Japan ist diese Erkrankung wenig verbreitet, und auch in Entwicklungsländern soll sie seltener vorkommen. Die Entstehung

von Gallensteinen hat offensichtlich zumindest teilweise mit unserer Zivilisation und ihrer verschwenderischen Ernährungsweise zu tun. Gesichert ist, daß Vegetarier weniger unter Gallensteinen leiden. Die Hormone haben einigen Einfluß, vor allem weibliche Hormone können das Entstehen von Gallensteinen fördern. Die Pille steht schon seit jeher in Verdacht, bei der Gallensteinbildung eine Rolle zu spielen, doch scheinen die leichten Pillen wenig Probleme zu verursachen. Bis vor kurzem bestand die einzige Methode zur Behandlung von Gallensteinen in einer Operation. Dabei wird die gesamte Gallenblase entfernt. Einer von sieben Patienten mit Gallensteinen hat eine solche Operation nötig. Inzwischen wurden aber einige Medikamente entwickelt, die eine Operation überflüssig machen. Sie wirken allerdings nur bei dreizehn Prozent der Patienten mit Gallensteinen.

Wenn Sie Gallensteine haben, muß nicht unbedingt sofort etwas unternommen werden. Gefährlich wird es erst, wenn ein Stein den Gallenausgang verschließt und die Galle nicht mehr in den Darm abfließen kann. Dann bekommt man eine Gelbsucht und leidet unter anderen Beschwerden.

Es gibt beträchtliche Unterschiede zwischen den Gallensteinen. 80 Prozent bestehen überwiegend aus Cholesterin, 20 Prozent überwiegend aus Pigmenten. Oft enthalten sie auch Calciumcarbonat. Diese Unterschiede sind wichtig für die Behandlung. Vor allem die Cholesterinsteine sind, abhängig von ihrem Gehalt an Calciumsalzen, einer medikamentösen Therapie zugänglich.

Einige hier genannte Mittel stimulieren die Gallenblase zur Abgabe der Galle, so daß nicht viel davon in der Blase verbleibt. Dem Hersteller zufolge sollen durch den kräftigen Gallenfluß auch Steine mittransportiert werden. Das ist Unsinn, und diese Mittel verdienen eigentlich keinen Platz im Medikamenteangebot. Daneben gibt es die Chenodeoxycholsäure und die Ursodeoxycholsäure, welche die Cholesterinsättigung in der Galle vermindern und somit die Bildung von Cholesterin-Gallensteinen hemmen. Sie führen bei Cholesterinsteinen zu guten Ergebnissen, vor allem wenn der Gallenstein zertrümmert wird.

Ferner wurde versucht, Gallensteine mit »tertiärem Methyl-Butylether« (MTBE) aufzulösen, und die ersten Untersuchungen sprechen von einer Erfolgsquote von 96 Prozent (*N Engl J Med 1989; 320: 633*). Natürlich muß dieses Verfahren noch näher untersucht werden. Wenn aber die Resultate so gut bleiben und keine lästigen Nebenwirkungen auftreten, wird es bald noch weniger Menschen geben, die an der Gallenblase operiert werden müssen.

MITTEL FÜR DIE GALLENBLASE   15

(1) Mittel zur Anregung der Gallenproduktion

Monopräparate:
Hymecromon (Cholspasmin forte), **Schöllkrautextrakt** (Panchelidon N), **Ursodesoxycholsäure** (Ursofalk), **Curcuma** (Bilagit mono)

Kombinationspräparate:
(Aristochol Konzentrat, Carduokatt, Chol-Kugeletten neu, Cholagogum N, Hepaticum-Medice N, Rowachol, Spasmo Gallo Sanol N)

Inhaltstoffe, die unter anderen in Kombinationspräparaten enthalten sind:
Aloe-Extrakt, Bisacodyl, Borneol, Camphen, Cineol, Cortex Chinae (Chinarinde), Ethaverin, Extractum Chelidonii (Schöllkrautextrakt), Extractum Curcumae (Javanischer Gelbwurzextrakt), Extractum Cortex Frangulae (Faulbaumrindenextrakt), Fel tauri (Ochsengalle), Fruct. Cardui mariae (Mariendistel), Guajazulen, Löwenzahnextrakt, Menthol, Menthon, Ol.Menthae pip., Pankreatin, Pfefferminzöl, Radix Gentianae, Ruhrkrautblütenextrakt, Schafgarbenkrautextrakt, Wermutkrautextrakt, Xenytropiumbromid

Die hier genannten Wirkstoffe sollen den Gallenfluß stimulieren und dadurch die »Gallenblase reinigen«. Zwar kann die Gabe einiger Wirkstoffe auf nüchternem Magen die Gallenabsonderung erhöhen, allerdings nicht in dem Maße, wie es die alleinige Nahrungszufuhr bewirkt. Aus diesen Gründen wird der Einsatz der gallenfördernden Mittel als nicht notwendig betrachtet, in der Fachliteratur werden diese Mittel auch nicht mehr erwähnt.

Das Curcuma ist ursprünglich eine der vielen Gewürzpflanzen aus Indien und Indonesien. Seine Wirkung wurde nie richtig bewiesen, und einige Experten sind der Meinung, daß ihm keine Bedeutung zukommt. Es gibt allerdings auch Wissenschaftler, die von der Wirkung der Curcuma-Präparate überzeugt sind. Sie verweisen auf die jahrhundertelange Erfahrung mit diesem Medikament.

Hymecromon hat krampflösende und gallenflußsteigernde Eigenschaften. Die therapeutische Zweckmäßigkeit ist allerdings nicht bewiesen (*Kuschinsky 1987*). Panchelidon ist ein pflanzliches Arzneimittel mit einem Extrakt aus Schöllkraut, das krampflösende Eigenschaften besitzen soll. Auf der Suche nach passenden Indikationen ist es früher zur Linderung von Magen- und Darmschmerzen sowie Krämpfen der Bronchialmuskulatur bei Asthma bronchiale benutzt worden. Die momentane Indikation wird von einigen Herstellern zur Behandlung von Entzündungen und Spasmen der Gallenwege sowie bei Gallensteinkoliken angegeben. In den meisten Kombinationspräparaten sind abführend wirkende Inhaltsstoffe in Form von Pflanzenextrakten (Aloe, Faulbaumrinde) oder Gallensäuren (Dehydrocholsäure, Ochsengalle, Schweinegalle) oder des Abführmittels Bisacodyl enthalten. Man könnte diese Mittel deshalb als verkappte Abführmittel bezeichnen.

Die Dauereinnahme von Abführmitteln kann zu erheblichen Störungen führen, so daß von einer längeren Einnahme (mehr als ein bis zwei Wochen) abgeraten werden muß. Weitere Inhaltsstoffe sind ätherische Öle, auch sie sollen krampflösend wirken. Einige Präparate enthalten Krampflöser wie Ethaverin, Xenytropiumbromid und Atropin. Wegen der intensiv gelben Farbe einiger Pflanzenextrakte (Javanische Gelbwurz oder Curcuma, Schöllkraut) sind diese wohl früher in der Volksmedizin bei Gallenkrankheiten angewandt worden. Nicht vergessen werden sollte, daß einige dieser Mittel über fünfzig (!) Prozent Alkohol enthalten. Dem *Arzneiverordnungsreport* zufolge wurden 1994 für Gallenwegstherapeutika erneut Kosten von rund 100 Millionen DM verursacht. Der Verzicht auf diese fragwürdigen Mittel wäre also ein guter Beitrag zur Senkung der Arzneimittelausgaben.

(2) Medikamentöse Auflösung von Gallensteinen

> Chenodiol (Chenodeoxycholsäure) (Chenofalk, Cholit, Chenosan), Ursodeoxycholsäure (Cholacid, Cholit-Ursan)

Das Chenodiol oder die Chenodeoxycholsäure war das erste Mittel, das die Sättigung der Galle mit Cholesterin verringerte. Diese Mittel wurden vor ungefähr zwanzig Jahren entwickelt, doch es verging viel Zeit, bis man begriff, wie sie am besten einzusetzen waren. Weniger Cholesterin in der Galle bedeutet, daß sich Cholesterinsteine langsam auflösen. Seit kurzem gibt es auch die Ursodeoxycholsäure in den Mitteln Ursochol und Ursofalk. Sie ist wirksam bei der Behandlung von Gallensteinen, die ganz aus Cholesterin aufgebaut sind. Damit sind aber nur dreizehn Prozent aller Gallensteine erfaßt, denn in den meisten Stei-

MITTEL FÜR DIE GALLENBLASE

nen findet sich neben dem Cholesterin auch Calciumcarbonat. Überdies hat es den Anschein, daß nach dem Ende der Therapie wieder viel Cholesterin in die Galle gelangt und sich die Steine erneut bilden. Eine sorgfältige Auswahl der Patienten, die für die Behandlung mit diesen Mitteln in Frage kommen, führte aber zu einer Verbesserung. Inzwischen weiß man auch besser, wie diese Mittel einzusetzen sind. Man schaut nach vier bis sechs Wochen, ob die Behandlung Wirkungen zeigt. Hat sich nach sechs Monaten nichts gebessert, muß man die Therapie aufgeben. Zeigen sich aber Veränderungen, so hält man die Therapie zwei Jahre lang durch. Patienten, die unter Gallenkoliken leiden, kommen als erste für eine Operation in Frage.

Ganz neue Perspektiven eröffnet das Zertrümmern von Gallensteinen. Bei Nierensteinen verfügt man schon über reichlich Erfahrung, doch ist das Verfahren auch bei Gallensteinen möglich. Es funktioniert aber nur bei einem von fünf Gallensteinpatienten. Untersuchungen zeigen, daß eine Kombination zwischen Ursodeoxycholsäure-Therapie und Steinzertrümmerung doppelt so gute Ergebnisse liefert wie die Zertrümmerung allein (N *Engl J Med 1990; 323: 1239* und *Ned Tijdschr Geneeskd 1991; 135: 696*). Dennoch ist die Behandlung nicht sehr einfach. Es kommen nur 15 bis 25 Prozent der Patienten mit Gallensteinbeschwerden dafür in Frage; die Behandlung dauert sehr lange. Neuentwicklungen bei der Behandlung von Gallensteinen sind deswegen vielleicht eher bei den Operationstechniken zu erwarten (N *Engl J Med 1990; 323: 1273*).

Es können auch andere Medikamente zum Einsatz kommen, um zu verhindern, daß sich nach der Zertrümmerung des Steins neue bilden. Acetylsalicylsäure (Aspirin), andere nicht hormonelle entzündungshemmende Rheumamittel (NSAID) und der Cholesterinsyntheseblocker Simavastatin (Denan, Zocor) können dabei eine Rolle spielen.

Eine Nebenwirkung des Chenodiols ist Durchfall. Ferner ist bei vielen Anwendern eine Erhöhung des Cholesteringehalts im Blut festzustellen. Das ist natürlich nicht sehr günstig für die Blutgefäße. Dieser erhöhte Cholesterinspiegel verschwindet, sobald man das Mittel absetzt. Als dritte Nebenwirkung kann das Chenodiol auch die Leber schädigen. Die Ursodeoxycholsäure weist diese Nebenwirkungen nicht auf und sollte deshalb vorgezogen werden, obwohl sie etwas teurer ist.

15 MITTEL GEGEN DURCHFALL, VERSTOPFUNG

Verdauungsfördernde Arzneimittel (Digestiva und Enzyme)

> **Betain/Pepsin** (Unexym MD), **Pancreatin** (Bilipeptal mono, Fermento duodenal), **Pankreatin** (Kreon, Pankreatan, Pankreon, Panzytrat)
>
> *Enzym-Kombinationspräparate*:
> (Enzym-Lefax, Enzynorm Bohnen, Enzynorm forte, Helopanflat N, Meteozym, Nortase, Pankreaplex, Pankreoflat, Pankreon compositum/forte)

In jedem Land gibt es Arzneimittel, die nur dort auffallend beliebt sind und besonders gern verschrieben werden. Die Niederlande haben keine sehr ausgeprägte Eßkultur, und daher war der Konsum von Arzneimitteln, die die Verdauung fördern, nie groß im Schwange. Anders liegt das bei Ländern in unserer Nachbarschaft. Besonders die Franzosen kennen viele Mittelchen, die ihnen bei der Verdauung helfen sollen. In asiatischen Ländern, vor allem Japan, ist das ähnlich.

Was auch immer man von solchen Mitteln halten mag; manchmal sind sie notwendig, nämlich wenn bei Erkrankungen des Magen-Darmkanals bestimmte Verdauungssäfte ersetzt werden müssen. Bei Funktionsstörungen der Bauchspeicheldrüse (Pankreas-Insuffizienz) zum Beispiel fehlen Enzyme, die für die Verdauung gebraucht werden. Doch sind solche Krankheiten relativ selten und können den hohen Konsum dieser Arzneimittel nicht erklären.

Wer bei Funktionsstörungen der Bauchspeicheldrüse Enzyme ersetzen muß, ist auf das eine oder andere der obengenannten Mittel angewiesen. Sie sollten in Granulatform eingenommen werden, Tabletten und Dragees sind weniger geeignet, das Arzneimittel intensiv mit der Nahrung zu vermischen. Weil der Mageninhalt sehr sauer ist, wird ein großer Teil der Enzym-Ersatzstoffe schon abgebaut, bevor sie überhaupt wirksam werden können. Deshalb sind die meisten Präparate unempfindlich gegen Magensaft, sie entfalten ihre Wirkung erst im Darm. Um eine ausreichende Aktivität zu gewährleisten, sollten die Arzneimittel hoch genug dosiert sein. Hochdosierte Präparate sind zum Beispiel Kreon Granulat, Pankreon Granulat, Pankreatan oder Panzytrat. Einige Kombinationspräparate bestehen aus Enzymen der Bauchspeicheldrüse und Gallensalzen. Diese Kombination mit Gallensalzen hat

VERDAUUNGSFÖRDERNDE ARZNEIMITTEL (DIGESTIVA UND ENZYME)

aber keine Vorteile. Der therapeutische Nutzen der meisten Kombinationspräparate mit Pankreas-Enzymen ist zweifelhaft, da bei den erheblich zu niedrigen Enzymmengen 4 bis 60 Einzeldosen pro Mahlzeit eingenommen werden müßten, um einen ausreichenden Ersatz der fettspaltenden Enzyme zu erreichen. Es ist daher wahrscheinlich, daß diese Mittel eher bei diffusen Oberbauchbeschwerden eingesetzt werden und nicht als Folge eines wirklichen Enzymmangels. Da in einigen Kombinationspräparaten auch abführende Wirkstoffe enthalten sind, besteht die Gefahr einer mißbräuchlichen Daueranwendung mit gesundheitlichen Risiken.

Wurmmittel (Anthelminthica)

Mebendazol (Vermox), **Niclosamid** (Yomesan), **Praziquantel** (Cesol Tabl., Cysticide Tabl.)

Mindestens die Hälfte der Menschheit leidet unter Wurmkrankheiten; den Angaben der WHO zufolge sind es zwei Milliarden. In der dritten Welt gibt es vor allem aufgrund mangelhafter Hygienebedingungen mehr gefährliche Wurmkrankheiten als etwa in Mitteleuropa. Der Hakenwurm kam früher auch in Mitteleuropa vor, vor allem bei Bergleuten, weshalb er heute noch Grubenwurm heißt. Auf Java leiden 90 Prozent der Landkinder unter ihm. Auch die Schistosomiasis, eine Infektion mit dem Pärchenegel, ist eine ernsthafte Wurmkrankheit vieler Entwicklungsländer. Bei uns kommt sie nicht vor, es sei denn, daß sie jemand beim Baden in verseuchten tropischen Gewässern aufgelesen hat. In unseren Breiten gibt es nur eine beschränkte Anzahl von Mitteln gegen Wurmkrankheiten, während sie in den Entwicklungsländern natürlich in größerer Vielfalt zu finden sind.

Wurmart	Mittel	Dosierung	Dauer der Behandlung
Madenwurm	Mebendazol	Tabl. 100 mg	2 Tabl./14 Tage
Spulwurm	Mebendazol	Tabl. 100 mg	6 Tabl./3 Tage
Bandwürmer	Mebendazol	Tabl. 100 mg	18 Tabl./3 Tage
Bandwurm	Niclosamid	Tabl. 500 mg	4 Tabl./1 Tag
Pärchenegel (Schistosoma)	Praziquantel	Tabl. 600 mg	4-9 Tabl.

MITTEL GEGEN DURCHFALL, VERSTOPFUNG

Massenhaft verbreitet ist hierzulande eigentlich nur noch der Madenwurm. Das sind sehr dünne, bis zwölf Millimeter lange Fadenwürmer, die sich im Dickdarm und im Dünndarm entwickeln. Die ausgewachsenen Würmer wandern zum After, um dort Eier zu legen. Diese verursachen einen starken Juckreiz. Besonders Hunde und Katzen sind davon geplagt. Wenn die Eier etwa in einen Sandkasten auf dem Spielplatz gelangen, werden sie von Kindern aufgenommen. Die Würmer entwickeln sich dann in den Körpern der Kinder. So beginnt der Kreislauf wieder von vorn: Die Würmer legen ihre Eier in der Aftergegend ab. Wenn sich das Kind, geplagt vom Juckreiz, dann kratzt, können die Eier anschließend wieder in den Mund geraten. Kinder infizieren sich also oft selbst immer von neuem. Man muß Kindern, die vom Madenwurm befallen sind, die Fingernägel gut schneiden, die Hände gut und gründlich waschen und auch die Unterwäsche oft wechseln.

Die Wahl des Wurmmittels richtet sich in erster Linie nach der Art des Parasiten. Die obige Tabelle bietet eine Übersicht.

Neben den genannten Wurmarten gibt es natürlich eine ganze Reihe anderer, die aber in Mitteleuropa praktisch nicht vorkommen.

Gegen Madenwürmer braucht man nur zwei Tabletten Mebendazol. Zwischen der Einnahme dieser beiden Tabletten müssen vierzehn Tage vergehen. Mebendazol ist das bekannteste Mittel und hat fast keine Nebenwirkungen. Frauen können es auch während der Schwangerschaft einnehmen.

Man kann das Mebendazol auch gegen Spulwürmer einsetzen. Doch muß der Patient dann drei Tage lang einmal täglich je zwei Tabletten schlucken. Der Spulwurm ist häufig bei Hunden, und die Eier finden sich nicht selten in den Sandkästen von Kinderspielplätzen. Eine Selbstinfektion wie beim Madenwurm ist jedoch nicht möglich, weil die Eier des Spulwurms zwei Wochen im Freien reifen müssen, um infektiös zu werden. Der ausgewachsene Spulwurm wird bis zu dreißig Zentimeter lang.

Die Bandwürmer werden dank der Fleischbeschau bei uns immer seltener. Sie können bis zwei Meter lang werden. Mit Hilfe von Widerhaken an seinem Kopf heftet sich der Bandwurm im Dünndarm fest. Wenn man den Parasiten loswerden will, muß unbedingt auch der Kopf nach außen gelangen. Als Mittel nimmt man Niclosamid-Kautabletten. Eier oder Larven des Bandwurms sitzen in rohem Schweine- oder Rindfleisch. Selbst bei genauer Fleischbeschau können Bandwurm-Trichinen nicht immer entdeckt werden. Der Verzehr von rohem Fleisch (Gehacktem) ist daher dennoch die häufigste Ursache für den Bandwurmbefall.

Mittel gegen Hämorrhoiden

Hämorrhoiden sind eine Folge der Vergrößerung der Blutgefäße am Enddarm, die man als »Krampfadern« bezeichnen könnte. Wenn diese Blutgefäße schlaff sind, auf sie aber hoher Druck ausgeübt wird, kann es zu einem Blutstau kommen. Das bezeichnen wir dann als Hämorrhoiden. Im wesentlichen entstehen Hämorrhoiden durch Stuhlverstopfung. Besonders wer eine überwiegend sitzende Beschäftigung ausübt, ist anfällig für gelegentliche oder auch dauerhafte Hämorrhoidalleiden. Die Basistherapie besteht in ballaststoffreicher Ernährung mit ausreichender Flüssigkeitszufuhr, damit die Verstopfung vorübergeht. Hierbei können Abführmittel kurzfristig eingesetzt werden.

Im Frühstadium können die Hämorrhoiden verödet werden, in späteren Stadien sind Ligaturen (das Abklemmen der betroffenen Blutgefäße) oder chirurgische Eingriffe angesagt. Zur Verödung werden Chinin oder Polidocanol-Lösungen verwendet.

Die nachfolgenden Mittel dienen der Linderung der Symptome. Sie können auf keinen Fall solche Vorkehrungen wie ballaststoffreiche Ernährung ersetzen.

Zur lokalen Therapie sind eine Vielzahl von Kombinationspräparaten auf dem Markt, deren Nutzen zweifelhaft ist. Hierzu gehört auch das Präparat Sperti, das aus Bierhefe-Extrakt und Haifischleber-Öl besteht. Auch die Anwendung von Venenmitteln ist nicht sinnvoll, da es sich bei den Hämorrhoiden nicht um venöse Abflußstörungen handelt.

Wenn der Stuhl aber Blut enthält, kann das auch ein Zeichen für andere Erkrankungen sein. Dann ist es immer nötig, den Arzt um Rat zu fragen. Blutende Hämorrhoiden erkennen wir an hellroten Flecken auf dem Toilettenpapier. Ein weiteres Anzeichen ist Juckreiz am After. Er entsteht durch den Schleim, der aufgrund der Reizung abgesondert wird.

(1) Einfache Mittel gegen Hämorrhoiden

Wismut (Anusol, Proctoparf, Sagittaproct), **Zinkoxid** (Anusept Salbe, Anusol Supp.), **Perubalsam** (Haemo Lichtenstein Salbe), **Hamamelisextrakt**

Hamamelisextrakt, Zinkoxid und Wismutoxid dienen zur Behandlung nässender Ekzeme im Analbereich. Sie wirken leicht adstringierend und desinfizierend, dringen aber nicht in tiefere Gewebeschichten ein. Perubalsam, der ebenfalls die Wundheilung unterstützen soll, kann Allergien auslösen.

Für diese Mittel gibt es in bezug auf Hämorrhoiden keine überzeugenden Wirksamkeitsnachweise.

(2) Mittel gegen Hämorrhoiden mit lokal betäubender Wirkung

> **Benzocain** (Anaesthesin N, Anusept Salbe), **Lidocain** (Rectoparin Salbe, Proctoparf), **Cinchocain** (Faktu), **Polidocanol** (Hexamon)

Die meisten Arzneimittel gegen Hämorrhoiden enthalten unter anderen einen Wirkstoff zur lokalen Schmerzbetäubung. Der Patient spürt dann die Hämorrhoiden nicht mehr, eine Einwirkung auf die Hämorrhoiden selbst ist von diesen Mitteln natürlich nicht zu erwarten. Oft enthalten sie auch einen Wirkstoff gegen Juckreiz. Zäpfchen verwenden wir gegen innere Hämorrhoiden, Salbe ist für die äußere Anwendung da. Diese Produkte sollten nicht bei blutenden Hämorrhoiden verwendet werden. Weitere Informationen über örtliche Betäubung finden Sie im Kapitel 1.

Die allerwichtigste Maßnahme gegen Hämorrhoiden besteht, wie schon erwähnt, darin, einen großen Druck auf den Enddarm zu vermeiden. Beim Stuhlgang sollte man also nicht mitpressen, und der Stuhl selbst sollte infolge ballaststoffreicher Ernährung so weich sein, daß er dem empfindlichen Gewebe des Enddarms nichts anhaben kann. Vermieden werden sollte bei Hämorrhoiden die Verwendung von Toilettenpapier. Viel schonender und hygienischer ist Wasser.

Im Alter können Hämorrhoiden auch dann entstehen, wenn sich ein Dickdarmkrebs entwickelt hat. Wer also Hämorrhoiden in fortgeschrittenem Alter bekommt, sollte unbedingt den Arzt aufsuchen, auch wenn die Wahrscheinlichkeit eines solchen Zusammenhangs gering ist. Aber sicher ist sicher.

Bisweilen werden die Hämorrhoiden so groß und so lästig, daß man radikalere Maßnahmen ergreifen muß. Oft geschieht dies, wie gesagt, durch eine Operation. Die ist in der Folge sehr schmerzhaft, wie sich jeder denken kann. Vielleicht ist das ein Grund für die Beliebtheit all dieser Präparate, die höchstens lindern, aber nicht heilen können. Heute verödet der Arzt hartnäckige Hämorrhoiden. Das ist etwas weniger schmerzhaft.

MITTEL GEGEN HÄMORRHOIDEN

(3) Cortisonhaltige Mittel gegen Hämorrhoiden

> **Clocortolon** (Procto-Kaban), **Hydrocortison** (Posterisan forte Salbe), **Prednisolon** (Alferm Salbe, Anumedin Salbe, Scheriproct), **Triamcinolonacetonid** (Mykoproct)
>
> *Cortisonhaltige Kombinationsmittel gegen Hämorrhoiden:* **Prednisolon/Allantoin** (Alferm), **Prednisolon/Cinchocain** (Anumedin), **Prednisolon/Wismut** (Bismolan corti), **Fluocortolon/ Lidocain/Chlorquinaldol** (Doloproct), **Fluocinolonacetonid/ Lidocain** (Procto-Jellin), **Clocortolon/Cinchocain** (Procto-Kaban), **Prednisolon/Cinchocain** (Scheriproct)

Eine Reihe von Mitteln enthält neben den bereits genannten Wirkstoffen auch noch ein Nebennierenrindenhormon. Diese Glucocortikoide werden verwendet, wenn zusätzlich zu den Hämorrhoiden Analekzeme auftreten. Sie sind auch dann angebracht, wenn der Juckreiz (Pruritus) durch andere Maßnahmen nicht behoben werden kann.

Bei langfristiger Anwendung können Glucocortikoide eine Reihe unerwünschter Wirkungen entfalten. Dies gilt vor allem dann, wenn die Mittel innerlich angewendet werden.

Auch wer cortisonhaltige Salben auf blutende Hämorrhoiden aufträgt, muß mit solchen Wirkungen rechnen. Mit Sicherheit gilt das für den blutgefäßreichen After, über den die meisten Heilmittel gut aufgenommen werden – sonst würden wir ja auch keine Zäpfchen verwenden. Zur Behandlung der Hämorrhoiden sind Analtampons den Zäpfchen vorzuziehen. Von einem langfristigen Gebrauch dieser cortisonhaltigen Mittel ist denn auch nachdrücklich abzuraten. Wer sie länger als zehn Tage verwendet, muß mit dem Arzt darüber reden und abklären, ob die Beschwerden auch von der Art sind, daß man ein solches Mittel einsetzen sollte. Es geht bei diesem Gespräch auch um die Frage, ob es keine bessere Lösung für das Problem des Patienten gibt. Weitere Informationen über die Corticosteroide finden Sie im Kapitel 22.

Mittel zur Empfängnisverhütung

Es gibt heute eine ganze Reihe verschiedener Methoden zur Empfängnisverhütung, und zwar sowohl medikamentöse als auch nicht-medikamentöse Verfahren. Unter den medikamentösen Verhütungsmitteln ist die »Pille« am weitesten verbreitet. Die anderen Methoden besprechen wir weiter unten.

Die Pille

Wie die Pille wirkt
Bei der Wirkungsweise der Pillen muß man unterscheiden zwischen den Minipillen und allen anderen Präparaten. Die Minipillen, die nur Gestagen enthalten, verdicken den Schleim vor dem Muttermund und machen ihn damit undurchlässig für die männlichen Spermien. Darüber hinaus wird auch der Aufbau der Gebärmutterschleimhaut behindert, die für die Einnistung eines befruchteten Eies unentbehrlich ist. Über die Minipillen werden wir weiter unten ausführlicher sprechen.
  Alle anderen Pillen unterdrücken zusätzlich den Eisprung. Der Fachbegriff für Eisprung ist Ovulation, daher werden diese Pillen auch Ovulationshemmer genannt. Normalerweise wird der Eisprung von den Hormonen der Hirnanhangsdrüse gesteuert. Diese Hormone sorgen für die Produktion der weiblichen Geschlechtshormone, der Östrogene und Gestagene. Die Pillen enthalten synthetische Abwandlungen dieser weiblichen Geschlechtshormone und blockieren so die Produktion der natürlichen Geschlechtshormone. Dadurch reifen in den Eierstöcken keine Eizellen heran.

Die Zusammensetzung der Pillen
Die Pillen (mit Ausnahme der Minipille) enthalten immer sowohl Östrogene als auch Gestagene, wobei die Dosierung und auch die Zusammensetzung unterschiedlich sein können. Daher werden die Pillen in verschiedene Gruppen eingeteilt.

MITTEL ZUR EMPFÄNGNISVERHÜTUNG

(1) Hochdosierte Einphasenpräparate

> Norgestrel/Ethinylestradiol (Eugynon, Stediril), Lynestrenol/Ethinylestradiol (Anacyclin, Ovoresta, Pregnon, Lyndiol, Lyn-ratiopharm), Levonorgestrel/Ethinylestradiol (Ediwal, Gravistat, Neo-Stediril, Neo Gynon, Stediril D), Norethisteron/Mestranol (Ortho-Novum), Norethisteronacetat/Ethinylestradiol (Non-Ovlon, Orlest, Etalontin)

Bei den Einphasenpillen ist die Dosierung der Östrogen/Gestagen-Kombination über den gesamten Zyklusverlauf gleichbleibend.

Fast alle Präparate enthalten das Ethinylestradiol als Östrogen-Anteil. Sie unterscheiden sich also hauptsächlich in der Art und Menge der Gestagen-Komponente. Sowohl der Östrogen- wie auch der Gestagen-Anteil sind hochdosiert, und noch vor fünfzehn Jahren hatten diese Präparate die größte Bedeutung für die hormonale Empfängnisverhütung. Heute werden bevorzugt die niedriger dosierten Mittel (s. u.) eingesetzt. Die hochdosierten Präparate sollten nur dann eingesetzt werden, wenn die Frau mit den niedriger dosierten Mitteln Zyklusstörungen hat (Zwischenblutungen) oder zusätzlich Medikamente einnimmt, die den Abbau der Hormone im Körper beschleunigen (s. u.).

(2) Niedrig dosierte Einphasenpräparate

> **Lynestrol/Ethinylestradiol** (Ovoresta, Yermonil), **Levonorgestrel/Ethinylestradiol** (Femranette micro, Microgynon, Stediril), **Norethisteron/Ethinylestradiol** (Conceplan M, Ovysmen 0,5/35, Ovysmen 1/35), **Desogestrel/Ethinylestradiol** (Marvelon, Lovelle), **Gestoden/Ethinylestradiol** (Femovan, Minulet), **Norgestimat/Ethinylestradiol** (Cilest)

Diese Präparate enthalten zwischen 20 und 35 Mikrogramm Östrogen pro Tablette und sind damit erheblich niedriger dosiert als die älteren Präparate. Bei gleichzeitiger Einnahme von Medikamenten, die den Abbau der Hormone im Körper beschleunigen, muß mit einer Verminderung des Empfängnisschutzes gerechnet werden. Mehr darüber lesen Sie im Abschnitt über die Zuverlässigkeit der Pille.

DIE PILLE

(3) Zweiphasenpräparate

> **Lynestrol/Ethinylestradiol** (Lyn-ratiopharm Sequenz, Nuriphasic, Ovanon), **Desogestrel/Ethinylestradiol** (Oviol), **Norethisteronacetat/Ethinylestradiol** (Sequostat)

Zweiphasenpillen enthalten für die ersten sieben Einnahmetage nur ein Östrogen, erst in den Tabletten oder Dragees für die zweite Zyklushälfte ist zusätzlich auch ein Gestagen enthalten. Auch diese Präparate sind mit 50 Mikrogramm Östrogen pro Tablette oder Dragee hoch dosiert.

Durch den Wegfall des Gestagen-Anteils in den ersten sieben Tagen sind diese Präparate nicht so zuverlässig wie die Kombinationspräparate, die durchgängig Gestagen enthalten, da das Gestagen den Schleim vor dem Muttermund verfestigt und für die Spermien undurchlässiger macht und auch den Aufbau der Gebärmutterschleimhaut behindert.

(4) Zweistufen-Präparate

> **Levonorgestrel/Ethinylestradiol** (Perikursal, Sequilar), **Norethisteronacetat/Ethinylestradiol** (Sinovula)

Bei den Zweistufen-Pillen ist (im Gegensatz zu den Zweiphasen-Pillen) zwar schon in der ersten Zyklusphase ein Gestagen enthalten, allerdings in geringerer Dosierung als in den folgenden Zyklusphasen.

(5) Dreistufen-Präparate

> **Levonorgestrel/Ethinylestradiol** (Trisiston, Trinordiol, Triquilar, Triette, Tristep), **Norethisteron/Ethinylestradiol** (Trinovum, Synphasec)

An der Vorsilbe »Tri« läßt sich schnell erkennen, daß es sich um dreistufige Präparate handelt. Bei diesen Mitteln wurde versucht, die Hormongabe noch besser dem weiblichen Zyklus anzupassen. Die Dreistufen-Pillen sind ältere Präparate und werden heute nicht mehr so häufig eingesetzt.

(6) Pillen, die ein Anti-Androgen enthalten

> Cyproteronacetat/Ethinyestradiol (Diane 35), **Chlormadinon-acetat/Ethinylestradiol** (Neo-Eunomin)

Die männlichen Sexualhormone werden Androgene genannt. Anti-Androgene sind also solche Stoffe, die die Wirkung der männlichen Sexualhormone hemmen. Cyproteron und Chlormadinon sind solche Anti-Androgene. Sie wirken daher auch gegen Akne und verstärkten Körperhaarwuchs.

Es besteht der Verdacht, daß das Cyproteron, das im Präparat Diane 35 enthalten ist, zur Entstehung von Leberkrebs führen kann. Daher hat das Bundesinstitut für Arzneimittel und Medizinprodukte 1995 die Anwendung für cyproteronhaltige Arzneimittel eingeschränkt. Der therapeutische Einsatz von Diane ist danach beschränkt auf Patientinnen mit ausgeprägten Vermännlichungserscheinungen, so bei ausgeprägter Akne, die mit deutlicher Narbenbildung einhergeht, wenn sowohl eine örtliche wie auch eine Antibiotikatherapie mit Tabletten versagt haben oder nicht vertragen wurden. Zu den weiteren Anwendungsgebieten zählen noch bestimmte Formen und Stadien des Ausfalls des Kopfhaares bei der Frau.

Ziel dieser Maßnahme ist es, die Anwendungshäufigkeit auf das medizinisch unverzichtbare Maß zu reduzieren. Es wurde auch die Durchführung weiterer Untersuchungen zur Abschätzung des Tumorrisikos angeordnet. Als Mittel zur Empfängnisverhütung kommt Diane 35 nicht mehr in Betracht.

(7) Die Minipille

> **Lynestrenol** (Exlutona), **Levonorgestrel** (Micro-30, Microlut), **Norethisteron** (Micronovum)

Die Minipille enthält keinen Östrogen-Anteil, sondern nur Gestagen. Im Gegensatz zu den anderen Pillen wird also nicht der Eisprung gehemmt, sondern nur der Schleim vor dem Muttermund verdickt, so daß er für die männlichen Samenfäden undurchlässig wird und den Aufbau der Gebärmutterschleimhaut behindert.

Die Minipille wird ohne mehrtägige Einnahmepause eingenommen,

DIE PILLE 16

auch dies unterscheidet sie von den anderen Pillen. Sie muß immer zur gleichen Stunde eingenommen werden, weil schon bei einer Verschiebung um zwei Stunden die Zuverlässigkeit der empfängnisverhütenden Wirkung in Frage gestellt ist. Die Minipille setzt also ein hohes Maß an Disziplin bei der strikten Einhaltung des festen Einnahmezeitpunktes voraus.

Als Nebenwirkungen treten vor allem unregelmäßige Regelblutungen und Zwischenblutungen auf, was von vielen Frauen als sehr störend empfunden wird.

Insgesamt ist die Minipille nicht so sicher wie die anderen Pillen. Sie ist vorwiegend für solche Frauen geeignet, die aus medizinischen Gründen keine Kombinationspräparate mit Östrogen nehmen sollten.

Die Zuverlässigkeit der Pille

Für die meisten Pillen gilt, daß sie sehr zuverlässig sind. Nach der Sterilisation ist die Pille die sicherste Verhütungsmethode. Dennoch kommt es in einigen Fällen trotzdem zu einer Schwangerschaft. Wie kommt das? Die Zuverlässigkeit einer Verhütungsmethode hängt ganz entscheidend von der Motivation ab, sie konsequent durchzuführen. Im Fall der Pille steht an erster Stelle der Ursachen für ungewollte Schwangerschaft die Tatsache, daß viele Frauen schlicht vergessen, die Pille zu nehmen. Etwa 75 Prozent aller Frauen passiert das mehr oder weniger häufig. Je nach Art der Pille hat das unterschiedliche Konsequenzen. Da die Minipille, die nur Gestagen enthält, jeden Tag strikt zur gleichen Uhrzeit genommen werden muß und schon bei einer Verschiebung um zwei Stunden die Zuverlässigkeit nicht mehr gewährleistet ist, müssen zusätzliche Verhütungsmaßnahmen getroffen werden, wenn die Einnahme der Minipille vergessen wurde.

Vergißt man die Einnahme eines Einphasenpräparates weniger als 12 Stunden, nimmt die vergessene Pille aber dann sofort und braucht den Rest der Packung wie vorgesehen auf, besteht auch weiterhin ein sicherer Empfängnisschutz.

Vergehen allerdings mehr als zwölf Stunden nach der gewohnten Einnahmezeit, ist der Empfängnisschutz erst dann wieder zuverlässig, wenn die Pille an sieben aufeinanderfolgenden Tagen genommen wurde. In der Zwischenzeit müssen dann zusätzliche Verhütungsmittel wie zum Beispiel Kondome benutzt werden.

Wird die Pille in der dritten Einnahmewoche vergessen, kann die Frau gegen Ende der einwöchigen Einnahmepause schwanger werden, weil die Verhütung insgesamt länger als sieben Tage unterbrochen ist. In diesem Fall sollte keine Einnahmepause gemacht und sofort mit der nächsten Packung begonnen werden.

Bei Zweistufen-, Zweiphasen und der Dreistufenpille gilt ebenfalls die »Zwölfstundenfrist«.

Auch Wechselwirkungen mit anderen Medikamenten können die Ursache für einen verringerten Empfängnisschutz sein. Frauen sollten daher ihren Arzt danach fragen, welche der anderen Arzneimittel, die sie zusätzlich einnehmen, die Wirkung der Pille beeinträchtigen können. Beispiele dafür sind Antibiotika, das Nitrofurantoin (ein Mittel gegen Harnwegsinfektionen), das Colestyramin (ein Mittel gegen bestimmte Fettstoffwechselkrankheiten), Medikamente gegen die Epilepsie, das Rifampicin (ein Tuberkulosemittel) und das Pilzmittel Griseofulvin.

Ernsthafter Durchfall kann eine weitere Ursache für den Verlust der empfängnisverhütenden Wirkung der Pille sein. Bei Durchfall passiert der Magen- und Darminhalt den Körper schneller als gewöhnlich. Das gilt dann auch für die Pille, deren Inhaltsstoffe dann möglicherweise nur teilweise und nicht in ausreichender Menge ins Blut aufgenommen werden können.

Auch eine Pillenpause kann der Grund für eine ungewollte Schwangerschaft sein. Nach Meinung vieler Experten sind solche Pausen allerdings nicht nötig.

Nebenwirkungen der Pille
Die Nebenwirkungen der Pille sind vielfältig. Am gefährlichsten sind die Auswirkungen auf das Herz-Kreislauf-System. Durch Einflüsse auf die Blutgerinnung kann es zur Bildung von Blutgerinnseln kommen, die dann mit dem Blutstrom zum Beispiel in die Lunge gelangen und dort eine Lungenembolie auslösen können. Solche Ereignisse sind zwar selten, können aber schwere gesundheitliche Folgen haben und sogar zum Tode führen. Daher sollte dem geringsten Verdacht auf eine Thrombose immer sofort nachgegangen werden.

Übergewicht und Rauchen sind bekannte Risikofaktoren für das Entstehen von Thrombosen. Die Thrombosegefahr ist aber auch abhängig von der Dosis des Östrogens und von der Art und Dosis des Gestagens. So hat das Bundesinstitut für Arzneimittel und Medizinprodukte Ende 1995 Anwendungsbeschränkungen für solche Pillen verfügt, die als Gestagen-Bestandteil Desogestrel oder Gestoden enthalten, da verschiedene Studien eine deutliche Erhöhung des Thromboserisikos gegenüber anderen niedrigdosierten Pillen zeigen. Danach dürfen desogestrel- oder gestodenhaltige Präparate nicht mehr an Frauen unter 30 Jahre, die zum erstenmal eine Pille nehmen wollen, verordnet werden. Der Arzt muß vor der Verschreibung sorgfältig familiäre Veranlagungen ermitteln, die für das Auftreten von Thrombosen wichtig sind. Die Anordnung des Bundesinstituts wurde zunächst befristet bis Ende Juni 1996. Bis dahin sollen die Studien abschließend beraten werden. Die weitere Entwicklung muß also abgewartet werden.

Auch ein hoher Blutdruck kann durch die Pille verursacht werden. Daher ist die Pille nicht geeignet für Frauen, die schon Bluthochdruck haben oder dazu neigen. Bei den Kontrolluntersuchungen muß daher immer auch eine Blutdruckmessung durchgeführt werden. Steigt der Blutdruck stärker an, muß die Pille abgesetzt werden.

Auch Leberveränderungen können durch die Einnahme der Pille auftreten. Daher sollten Frauen, die schon einmal eine Gelbsucht hatten, die Pille besser nicht nehmen.

Weitere Nebenwirkungen sind Gewichtszunahme durch Wassereinlagerungen und größeren Appetit, Übelkeit (die aber meist nach der ersten Zeit wieder verschwindet), Spannungsgefühl in den Brüsten, Kopfschmerzen, Nachlassen des sexuellen Verlangens (Libidoverlust), Zwischenblutungen, vermehrte Scheideninfektionen.

Wer sollte die Pille besser nicht nehmen?
Die Nebenwirkungen der Pille haben wir bereits kennengelernt. Für manche Frauen ist die Pille deshalb eher ungeeignet, zum Beispiel für
- starke Raucherinnen
- Frauen, die unter Herz-Kreislauf-Erkrankungen leiden (hoher Blutdruck, Angina pectoris, Herzinfarkt, Schlaganfall, Thrombosen, Embolien)
- Frauen, die an der Zuckerkrankheit (Diabetes) leiden,
- Frauen, die eine Lebererkrankung hatten oder haben (z. B. Hepatitis)
- Frauen, die an bestimmten Krebsformen erkrankt sind
- Epileptikerinnen
- Frauen, die Migräne haben.

Die Pille muß sofort abgesetzt werden, wenn
- eine Schwangerschaft eingetreten ist,
- der Blutdruck stärker ansteigt,
- erstmals migräneartige oder häufig ungewohnt starke Kopfschmerzen auftreten,
- akute Seh- oder Hörstörungen auftreten,
- ein Lebertumor auftritt,
- Venenentzündungen auftreten,
- Thrombosen auftreten,
- eine Hepatitis auftritt,
- starker Juckreiz am ganzen Körper auftritt.

Wenn Operationen geplant sind, die mit einem höheren Risiko einer Thrombose einhergehen, sollte die Einnahme der Pille sechs Wochen vorher unterbrochen werden. Auch bei längerer Bettlägerigkeit (z. B. nach Unfällen) sollte man die Einnahme zunächst abbrechen.

Dreimonatsspritze

> **Medroxyprogesteronacetat** (Depo-Clinovir), **Norethisteronacetat** (Noristerat)

Die Dreimonatsspritze enthält eine große Menge des Gestagens Medroxyprogesteron, der in den Muskel gespritzt wird. Der Wirkstoff sitzt dann wie ein Vorrat (Depot) im Muskel und wird über einen Zeitraum von etwa drei Monaten nach und nach freigesetzt. Blutungen finden in dieser Zeit nicht statt.

Zwar ist die Dreimonatsspritze zuverlässig, nachteilig sind aber ihre ausgeprägten Nebenwirkungen. Sie sollte daher nur in Ausnahmefällen zur Empfängnisverhütung eingesetzt werden.

Andere Verhütungsmittel

(1) Sterilisation

Ein sehr sicheres Verfahren ist die Sterilisation. Sie ist, im Gegensatz zu den anderen Verfahren, nicht – oder zumindest in den meisten Fällen nicht – mehr rückgängig zu machen. Daher erfordert die Entscheidung für eine Sterilisation ein sorgfältiges Abwägen und Überlegen. Sie kann insbesondere dann problematisch sein, wenn
- man noch relativ jung ist,
- sich nicht die Zeit nimmt für gründliche Überlegungen,
- keine eigenen Kinder hat,
- zu depressiven Verstimmungen neigt,
- man damit bewußt oder unbewußt andere Probleme lösen will (z. B. Karriere- oder Partnerschaftsprobleme)

Beim Mann kann die Sterilisation von niedergelassenen Urologen oder Chirurgen ambulant durchgeführt werden. Bei dem Eingriff, der normalerweise unter örtlicher Betäubung erfolgt und etwa eine halbe Stunde

ANDERE VERHÜTUNGSMITTEL

dauert, werden die Samenleiter, die direkt unter der Haut liegen, durchtrennt.

(2) Die Spirale

Die ursprüngliche Spirale sah tatsächlich aus wie eine Spirale. Heute hat sie meist die Form eines nach oben gerichteten Pfeiles, eines T's oder einer Sieben. Kupferspiralen erkennt man am Namenszusatz Cu, der chemischen Bezeichnung für dieses Metall. Die Spirale wird vom Arzt in die Gebärmutter eingelegt und verhindert so die Einnistung des befruchteten Eies. Die Spirale eignet sich vor allem für Frauen, die bereits geboren haben. Darüber hinaus ist sie eine sichere Alternative für Frauen, die aus gesundheitlichen Gründen auf die Pille verzichten müssen.

Die Monatsblutungen sind mit einer Spirale oft schwerer und schmerzhafter. Diese Probleme sind für die Spirale typisch und verschwinden im allgemeinen bereits in den ersten Monaten. Bei anhaltenden schweren Blutungsstörungen sollte die Entfernung der Spirale erwogen werden. Es kann auch zu Entzündungen der Eileiter oder Eierstöcke kommen, die im schlimmsten Fall zur Unfruchtbarkeit der Frauen führen können.

(3) Kondom

Das Kondom ist, wenn es richtig und konsequent angewendet wird, eine relativ sichere Verhütungsmethode, die allerdings von vielen Paaren als umständlich und störend empfunden wird. Neben dem empfängnisverhütenden Effekt bietet es zusätzlich den Vorteil, vor sexuell übertragbaren Krankheiten zu schützen. Durch das Auftreten von Aids hat das Kondom inzwischen einen hohen Stellenwert erlangt.

(4) Diaphragma

Das Diaphragma gehört wie auch das Kondom zu den sogenannten Barrieremethoden, die nur bei Bedarf angewendet werden. Es ist eine an den Rändern verdickte Gummikappe, die vor den Muttermund gelegt wird. Damit das Diaphragma, das es in verschiedenen Größen gibt, gut sitzt, muß es vom Arzt angepaßt werden. Vor dem Einsetzen wird eine spermienabtötende Creme auf das Diaphragma aufgetragen, so

MITTEL ZUR EMPFÄNGNISVERHÜTUNG

daß die Samenfäden nicht zur Eizelle gelangen und sie befruchten können. Nach dem Geschlechtsverkehr muß es noch einige Stunden vor dem Muttermund liegenbleiben.

(5) Natürliche Verhütungsmethoden

Mit Hilfe der Temperatur- und der Schleimstrukturmethode kann man den Zeitpunkt des Eisprungs, der im allgemeinen etwa in der Zyklusmitte liegt, und damit die fruchtbaren Tage der Frau, bestimmen.

Dazu mißt die Frau jeden Morgen vor dem Aufstehen ihre Körpertemperatur und führt darüber sorgfältig Buch. Um den Zeitpunkt des Eisprungs steigt die Temperatur um bis zu 0,5 Grad Celsius an. Zwar ist eine Eizelle nur etwa einen Tag lang befruchtungsfähig, jedoch sollte man noch einen »Sicherheitsabstand« von einigen Tagen einhalten und in dieser Zeit entweder auf den Geschlechtsverkehr verzichten oder andere Verhütungsmethoden anwenden.

Die Temperaturkurve kann allerdings schon durch eine Erkältung oder zu wenig Schlaf nach einer durchfeierten Nacht verändert werden.

Die Schleimstrukturmethode dient ebenfalls dazu, die fruchtbaren Tage zu erkennen. Im Verlauf des Zyklus' ändert sich die Beschaffenheit des Schleims. Zur Zeit des Eisprungs ist er flüssiger als zuvor. Danach wird er wieder fester und etwas trüb. Man nimmt etwas Muttermundschleim zwischen zwei Finger und sieht, ob er Fäden zieht. Zur Zeit des Eisprungs ist dies etwas leichter möglich. Auch diese Methode erfordert einige Übung. Nach gutem Training sind die meisten Frauen imstande, den Zeitpunkt des Eisprungs festzustellen.

Diese Methoden kann man natürlich auch dann anwenden, wenn man den günstigsten Zeitpunkt für ein Wunschkind ermitteln möchte. Wendet man sie zur Verhütung einer Schwangerschaft ein, so setzen sie viel Disziplin und Motivation voraus und sind insgesamt unsicherer als die anderen Verfahren.

Mittel bei gynäkologischen Erkrankungen

Arzneimittel, die bei gynäkologischen Problemen verschrieben werden, umfassen ein breites Spektrum. Viel verordnet werden Hormone, zum Beispiel als Ersatztherapie in den Wechseljahren. Durch den Ausgleich der fehlenden Östrogene werden körperliche Auswirkungen der Wechseljahre zum Teil gut beeinflußt. Auch zum Schutz vor Knochenschwund (Osteoporose) werden diese Hormone nach Ausbleiben der Regelblutungen gegeben; allerdings sollte diese Behandlung nur wirklich gefährdeten oder bereits betroffenen Frauen gegeben werden. Ob darüber hinaus der Hormonersatz sogar vor Herzerkrankungen schützt, wird derzeit diskutiert.

Andere Mittel, die in der gynäkologischen Praxis eine wichtige Rolle spielen, sind antimikrobielle Mittel, also Antibiotika, die bei bestimmten Infekten der Scheide oder der Eierstöcke sinnvoll sind. Antibiotika werden darüber hinaus im Kapitel 20 ausführlich besprochen.

Mittel für die Wechseljahre

In diesem Abschnitt gehen wir intensiver auf die Rolle der weiblichen Geschlechtshormone ein oder genauer: auf die Symptome, die entstehen, wenn diese Hormone nicht mehr produziert werden. Während nämlich beim Mann im Laufe des Lebens die männlichen Geschlechtshormone (Testosteron) langsam versiegen, endet die Herstellung der weiblichen Geschlechtshormone bei der Frau schlagartig im mittleren Lebensalter. Zwischen dem 45. und 55. Lebensjahr reduzieren die Eierstöcke ihre Aktivität und produzieren schließlich keine Hormone mehr. Wenn wir von weiblichen Geschlechtshormonen sprechen, so spielen zwei Hormone die wesentlichen Rollen: Östrogene und Gestagene.

Östrogene werden hauptsächlich in den Eierstöcken produziert, in geringerem Ausmaß auch in der Nebennierenrinde. Bei einer Schwangerschaft werden sie auch im Mutterkuchen (Placenta) gebildet. Sie sind für die Entwicklung der weiblichen Geschlechtsmerkmale wesentlich, erfüllen darüber hinaus aber auch andere Aufgaben im Organismus (Vergrößerung des Unterhautfettgewebes, Einlagerung von Calcium in die Knochen). Es gibt insgesamt dreißig verschiedene Östrogenvarianten beim Menschen, von denen drei biologisch bedeutsam sind: Östradiol, Östrion und Östriol.

Auch das Gestagen Progesteron wird in den Eierstöcken, und zwar in der zweiten Hälfte des weiblichen Zyklus, gebildet, also nach dem Eisprung. Die wichtigste Aufgabe besteht darin, die Aufnahme und Erhaltung eines befruchteten Eies zu ermöglichen. Gestagene erhalten die Schwangerschaft aufrecht und fördern die Entwicklung des Milchgangsystems in der Brust. Im Klimakterium kommt es zum allmählichen Versiegen dieser Hormonproduktion. Ein Teil der Frauen hat aber auch dann noch geringe Mengen Östrogene im Blut, bei anderen verschwinden die Hormone völlig. Für diesen Zeitraum wurde eine Reihe von Begriffen geprägt: Wechseljahre, Klimakterium oder – nicht ganz korrekt – Menopause. Die hormonelle Umstellung bewirkt zahlreiche körperliche Veränderungen, die zum Teil mit Beschwerden verbunden sind. Berechnungen zufolge gehen fast vierzig Prozent der Frauen zwischen vierzig und sechzig Jahren einmal pro Vierteljahr mit diesen Problemen zum Hausarzt. Unregelmäßige, später dann gänzlich ausbleibende Monatsblutungen sind die normale Folge dieser Hormonumstellung. Sehr oft beklagen Frauen in dieser Phase Hitzewallungen und Schweißausbrüche, Nervosität, Schlafstörungen, Depressionen. Es kommt zu einer generellen Austrocknung der Haut und – oftmals mit Juckreiz und Schmerzen verbunden – der Schleimhäute im Genitalbereich. Gleichfalls kommt es zu einer Veränderung des Knochenumbaus mit einer vermehrten Gefahr des Knochenschwunds (Osteoporose). Auf die Behandlung der Osteoporose gehen wir in diesem Zusammenhang weiter unten ausführlicher ein. Es ist jedoch wichtig zu bedenken, daß die sogenannten Wechseljahre nicht nur eine hormonelle Umstellung bedeuten, sondern meist auch mit erheblichen sozialen und psychischen Belastungen einhergehen. Das Altern wird deutlich spürbar, die körperliche Leistungsfähigkeit läßt nach, die Kinder werden erwachsen und ziehen von zu Hause fort. Ein großer Teil des bisherigen Lebensinhaltes kann dadurch verloren gehen. Allein durch diese mannigfachen Probleme ist ein Teil der häufig beklagten Symptome erklärbar. Vor allem die psychischen Beschwerden dürfen nicht allein auf die hormonelle Änderung zurückgeführt werden, sondern müssen vor diesem Hintergrund betrachtet werden.

Das wichtigste Hormon, das in dieser Zeit zu fehlen beginnt, ist das Östrogen. Es lag daher nahe, für die Behandlung klimakterischer Beschwerden Östrogene einzusetzen. Diese Hormone sind denn auch in

MITTEL FÜR DIE WECHSELJAHRE

Deutschland die am meisten verschriebenen Geschlechtshormone. Mit welchen Argumenten wird die Einnahme der Östrogene in den Wechseljahren empfohlen? Zunächst einmal lassen sich die Beschwerden, die durch die Hormonumstellung entstehen, vermindern. Während sich jedoch die rein körperlichen Auswirkungen recht gut beeinflussen lassen (Trockenheit von Haut und Schleimhäuten, Hitzewallungen), sind die psychischen Symptome weit weniger gut zu unterdrücken. Das ist nach dem oben Gesagten verständlich, sind Stimmungsschwankungen doch auch Folge einer in dieser Phase stattfindenden sozialen Umstellung. Ein weiteres gewichtiges Argument, das für die Östrogeneinnahme ins Feld geführt wird, ist die Verhütung des Knochenschwundes (Osteoporose). Nach dem Wegfall der Östrogene im Klimakterium entwickelt sich bei Frauen leichter eine Osteoporose. Dies ist dadurch zu erklären, daß nun im Knochenstoffwechsel der Abbau des Knochens überwiegt. Durch einen Östrogenersatz läßt sich dieser Abbau in einem gewissen Maß verhindern. Mittlerweile scheint das Argument der Osteoporose das wichtigste in der Diskussion zu sein, ob Östrogene im Klimakterium einzunehmen sind oder nicht.

Viel diskutiert wird in Fachkreisen die Frage, ob alle Frauen während der Wechseljahre Östrogene einnehmen sollten oder ob dies nur für die Frauen mit erhöhtem Risiko gelte. Zu bedenken ist dabei, daß es neben der Hormontherapie noch andere Methoden gibt, einer Osteoporose vorzubeugen. Der Entkalkung der Knochen kann man beispielsweise durch ausreichende Bewegung, eine ausgewogene, calciumreiche Ernährung und genügend Sonnenbestrahlung (zur Vitamin-D-Herstellung) begegnen.

Seit einigen Jahren wird ein weiterer Grund genannt, warum ein Hormonersatz günstig sein soll: Er scheint nämlich auch das Risiko von Herzerkrankungen (Angina pectoris und Herzinfarkt) zu vermindern. Das mutet zunächst einmal unlogisch an, denn man weiß, daß Frauen, die die Pille nehmen, einem höheren Risiko von Gefäßerkrankungen (Thrombosen und Embolien) unterliegen. Der wichtige Unterschied liegt in der Art der verwendeten Hormone. Für die Pille werden starkwirkende synthetische Östrogene benutzt, während für die Behandlung im Klimakterium natürliche Östrogene verschrieben werden.

Angesichts dieser Vorteile scheint für nahezu jede Frau in den Wechseljahren eine Hormontherapie sinnvoll zu sein. Aber es sind potentielle Risiken mit einer derartigen Therapie verbunden, die die Entscheidung nicht so einfach machen. Östrogene sind für den Aufbau der Schleimhaut in der Gebärmutter verantwortlich. Gibt man nun dauerhaft Östrogene, so kommt es zu einem ständigen Wachstumsreiz der

Schleimhaut. Man hat festgestellt, daß hierdurch das Risiko für die Entstehung eines Gebärmutterkrebses deutlich erhöht wird. Um diese Gefahr zu bannen, ist die Hinzunahme der anderen Geschlechtshormone, der Gestagene, erforderlich. Sie können beispielsweise an zehn bis zwölf Tagen im Monat zusätzlich zu den Östrogenen eingenommen werden. Eine Reihe von Präparaten enthält zu einem Teil, der farblich von den nur östrogenhaltigen Tabletten unterschieden ist, diese Kombination. Ein Nachteil dieser Therapie wird manchmal darin gesehen, daß es bei vielen Frauen (nicht bei allen) zu monatlichen Blutungen kommt, die allerdings meist weniger stark sind als die normalen Regelblutungen.

Ein weiteres Risiko, das mit einer dauerhaften Östrogeneinnahme verbunden sein könnte, wird seit Jahren in Medizinerkreisen kontrovers diskutiert: Besteht bei der Hormontherapie ein erhöhtes Brustkrebsrisiko? Einige Untersuchungen scheinen das zu bestätigen, während andere keinerlei Hinweise auf ein solches Risiko erbracht haben. Daher gilt auch hier, daß derart potente und eventuell auch nebenwirkungsbelastete Medikamente nicht ohne Not verordnet werden sollten. Es ist also nicht gerechtfertigt, jeder Frau, die in die Wechseljahre kommt, einen Hormonersatz zu verschreiben. Unter welchen Bedingungen ist es aber nun sinnvoll, diese Therapie durchzuführen?

Folgende Punkte sollten Sie sorgfältig bedenken und mit Ihrem Arzt besprechen:
1. Die typischen klimakterischen Beschwerden lassen sich teilweise durch einen Hormonersatz bessern. Das trifft allerdings weniger auf Stimmungsschwankungen und andere psychische Symptome zu. Klimakterische Beschwerden sind jedoch nicht gefährlich und verringern sich im Laufe der Zeit von selbst.
2. Die Einnahme von Östrogenen ist für den Knochenerhalt günstig, wenn bereits Symptome eines Knochenschwunds (Osteoporose) bestehen oder die Gefahr groß ist, daß es zur Entstehung einer solchen Osteoporose kommt. Ein erhöhtes Risiko besteht bei bestimmten Krankheiten (Nierenstörungen, Aufnahmestörungen des Darms), bei der Einnahme von Cortison, bei frühem Eintritt des Klimakteriums vor dem 45. Lebensjahr, leichtem Körperbau, Bewegungsmangel, Vitamin-D-Mangel oder wenn nahe Verwandte bereits an Osteoporose leiden. Mit der Einnahme sollte in solchen Fällen schon zu Beginn des Klimakteriums begonnen werden. Über die Dauer der Behandlung besteht noch Unklarheit, doch scheint eine Therapie über mindestens acht bis zwölf Jahre empfehlenswert.
3. Es gibt zunehmend Hinweise, daß Östrogene auch vor Herz- und

Kreislauferkrankungen schützen können. Doch sind sie nicht gesichert genug, um eine generelle Empfehlung zur Einnahme von Östrogenen allein aus diesem Grunde zu rechtfertigen.
4. Frauen, die an Brustkrebs leiden, sollen keine Östrogene einnehmen, da das Wachstum des Brustkrebses oft hormonabhängig ist und durch die Östrogene gefördert wird. Auch wenn nahe Angehörige an Brustkrebs erkrankt waren oder sind, sollte das Risiko ernstgenommen werden.
5. In aller Regel ist eine Kombination von Östrogenen und Gestagenen zu empfehlen (meist werden Gestagene über zehn bis zwölf Tage im Monat hinzugegeben). Lediglich Frauen, denen aus anderen Gründen die Gebärmutter operativ entfernt wurde, können sich auf Östrogene beschränken.

(1) Östrogene

> **Estradiol** (Progynova, Estraderm TTS), **Estriol** (Ovestin, Synapause), **Konjugierte Östrogene** (Presomen Dragees, Oestrofeminal)
>
> *Kombinationspräparate mit Gestagenen*:
> **Konjugierte Östrogene/Medrogeston** (Presomen comp. Drag.), **Estradiol/Estriol/Norethisteron** (Kliogest), **Estradiol/Prasteron** (Gynodian Depot), **Estradiol/Estriol/Levonorgestrel** (Cyclo-Monorette), **Estradiol/Norgestrel** (Cyclo-Progynova), **Estradiol/Estriol/Norethisteron** (Trisequens)

Auf einige Östrogenpräparate wollen wir genauer eingehen: Eine Neuentwicklung sind die Estradiol-Pflaster, in Deutschland als Estraderm TTS auf dem Markt. Das Estradiol wird von der Haut aufgenommen und muß dann im Gegensatz zu Mitteln, die geschluckt werden, nicht die Leber passieren. Bei der Behandlung klimakterischer Beschwerden erwies sich dieses Pflaster als brauchbar, und auch zur Behandlung der Osteoporose scheint es geeignet zu sein, wenngleich die Erfahrungen hiermit noch nicht sehr groß sind. Die Nebenwirkungen waren gering: Häufiger kommt es zu einer leichten Rötung oder zu Juckreiz unter dem Pflaster.

Östrogene sollten aber wegen ihrer Risiken mit Gestagenen (siehe Nebenwirkungen) kombiniert werden, so daß für zehn bis zwölf Tage im Monat gleichzeitig ein Gestagen in Tablettenform verschrieben werden muß. Gestagen-Östrogen-Kombinationen in Pflasterform gibt es nämlich in Deutschland noch nicht zu kaufen, sind allerdings andernorts schon in der Erprobung. Das Östrogenpflaster Estraderm TTS muß zweimal pro Woche erneuert werden. Ansonsten gelten die gleichen Vorteile und Bedenken wie bei den östrogenhaltigen Tabletten.

Wenn Tabletten bevorzugt werden, stellt sich die Frage, welche Östrogene in welcher Dosis eingenommen werden sollen. Gegen klimakterische Symptome sind alle oben aufgeführten Östrogene wirksam. Falls jedoch gleichzeitig ein Osteoporoseschutz bewirkt werden soll, muß man auf die sogenannten natürlichen »konjugierten Östrogene« und auf Estradiol zurückgreifen, während Estriol hier nicht wirksam ist. Die Dosis soll angesichts der potentiellen Risiken so gering wie möglich gewählt werden. Nach gängigen Empfehlungen sind 0,6 Milligramm konjugierter Östrogene (z. B. Presomen 0,6 comp.) und zwei Milligramm der Estradiolpräparate (z. B. Cyclo-Progynova) pro Tag sinnvoll und verträglich.

(2) Mittel gegen Entkalkung der Knochen (Osteoporose)

> **Calcium** (Calzium Sandoz fortissimum, Calcitrans, Frubiase), **Natriumfluorid** (Ossin, Koreberon), **Calcitonin** (Karil, Cibacalcin, Calsynar), **Anabole Steroide** (Primobolan, Deca-Durabolin)
>
> *Biphosphonate*:
> **Etidronat** (Diphos), **Pamidronat** (Aredia), **Clodronat** (Bonefos, Ostac)

Im obigen Abschnitt sind wir bereits auf die Rolle einer Hormontherapie mit Östrogenen bei der Behandlung und der Prophylaxe der Osteoporose eingegangen. Wir stellen nun der Vollständigkeit halber noch andere medikamentöse Möglichkeiten einer Osteoporose-Therapie dar, auch wenn diese Mittel nicht unter die Kategorie der weiblichen Geschlechtshormone fallen. Wir behandeln diese Mittel in diesem Kapitel, da vor allem Frauen aufgrund der Hormonumstellung im Klimakterium unter Osteoporose leiden, während bei Männern diese Krankheit seltener zu finden ist (Verhältnis Männer zu Frauen: eins zu drei bis eins zu acht je nach Lebensalter). Schätzungen zufolge leiden 35 Prozent aller Frauen über fünfzig an einer Osteoporose. Osteoporose bedeutet einen Verlust an Knochensubstanz mit einer vermehrten

Brüchigkeit. Die dramatische Folge einer Osteoporose ist denn auch das Brechen der betroffenen Knochen, zum Teil, ohne daß ein Unfall oder Sturz vorausgegangen ist (sogenannte Spontanfrakturen). Der Knochen ist dann so porös, daß er ohne Gewalteinwirkung bricht. Am häufigsten treten diese Brüche im Bereich der Wirbelsäule auf. Ebenso bedeutsam sind jedoch Brüche im Bereich des Oberschenkels, die nach ansonsten harmlosen Stürzen auftreten. Allein für die alten Bundesländer wird jährlich mit zirka 50 000 derartiger Oberschenkelfrakturen unter Mitwirkung einer Osteoporose gerechnet. Die Konsequenzen sind gerade für die zumeist betroffenen älteren Menschen fatal: Der Bruch heilt schlecht oder gar nicht, es können sich Thrombosen und Embolien entwickeln, die nicht selten tödlich ausgehen. Dank der Östrogentherapie ließ sich die Zahl der durch Osteoporose bedingten Knochenbrüche halbieren. Welche Rolle spielen andere Mittel?

Calcium: Auf die Rolle des Calciums für den Knochenbau gehen wir in Kapitel 23 ein. Ein Mindestmaß an Calcium (800 Milligramm bei Erwachsenen, 1200 Milligramm bei Heranwachsenden pro Tag) soll schon in jungen Jahren in der Nahrung enthalten sein, um die Knochen bereits früh in einen stabilen Zustand zu bringen. Man spricht von der maximalen Knochenmasse, die um das dreißigste Lebensjahr erreicht wird und durch ausreichende Kalkzufuhr optimiert werden kann. Große Mengen Calcium sind in Milchprodukten wie Käse, Quark und Joghurt enthalten, sie sollten also eine wichtige Rolle in unserem Speiseplan spielen. Wahrscheinlich ist es aber sinnvoll, bei jeder Osteoporose-Behandlung Calcium in Tablettenform hinzuzugeben, da gerade bei älteren Menschen die Mengen, die über das Essen aufgenommen werden, nicht ausreichen.

Auch das **Natriumfluorid** wird in Kapitel 23 gründlicher behandelt. In einer Untersuchung wurde gezeigt, daß die Zahl der Frakturen bei einer Behandlung mit Natriumfluorid zu- statt abnahm. Mittlerweile wird behauptet, daß dies nur ein Dosisproblem sei und eine geringere Dosis Natriumfluorid günstige Auswirkungen habe. Trotzdem halten wir diese Therapie derzeit nicht für empfehlenswert, zumal ein Drittel der Patienten unter Nebenwirkungen wie Darmbeschwerden, Knochen- und Gelenkschmerzen leidet.

Calcitonin ist ein Hormon, das in der Nebenschilddrüse gebildet wird und den Calciumhaushalt mitsteuert. Synthetische Präparate werden vom Lachs gewonnen, aber es gibt mittlerweile gentechnisch hergestelltes menschliches Calcitonin. Es kann als Nasenspray oder als Spritze unter die Haut verabreicht werden, nicht jedoch als Tablette, da das Calcitonin im Magen sofort von der Magensäure zerstört würde. Der genaue Wert dieser Behandlung ist jedoch nicht klar, insbesondere weiß man bisher nicht, ob Calcitonin vor den bedrohlichen Knochenfrakturen schützen kann.

Anabole Steroide haben zwar eine Wirkung auf die Osteoporose, die Nebenwirkungen sind jedoch so gravierend, daß sie keinen Platz in der Therapie haben (siehe Kapitel 22).

Biphosphonate sind relativ neue Substanzen, die den Abbau des Knochens hemmen. Für Etidronat gibt es mittlerweile Untersuchungen, die einen Einfluß auf die Osteoporose zeigen. Biphosphonate dürfen nicht kontinuierlich eingenommen werden, da sonst nicht nur der Abbau von Knochensubstanz, sondern auch der Neuaufbau gestoppt wird. Sie werden daher zyklisch eingesetzt: Einer Einnahmephase von zwei Wochen folgen etwa drei Monate ohne Biphosphonate. Der wirkliche Nutzen dieser Mittel ist zur Zeit aber noch nicht genau abzuschätzen.

Mittel gegen Menstruationsbeschwerden

Der Monatszyklus der Frau zeigt eine große Schwankungsbreite. Zwar haben neunzig Prozent der Frauen einen Menstruationszyklus zwischen 24 und 35 Tagen, doch bedeutet ein kürzerer oder längerer Zyklus nicht automatisch eine krankhafte Veränderung. Auch die Menge des Blutverlustes schwankt von Frau zu Frau erheblich, kann aber in einzelnen Fällen so gravierend sein, daß eine regelrechte Blutarmut entsteht. Generell wird ein Blutverlust von über achtzig Millilitern während der Regelblutung als zu hoch angesehen. Wenn die Menstruationsblutung zu stark ausfällt, sprechen die Ärzte von einer »Hypermenorrhoe«. Ursache kann zum Beispiel eine Spirale sein, aber auch ein Myom oder eine Wucherung der Gebärmutterschleimhaut (Endometriose). Der Begriff »Menorrhagie« wurde für zu lange anhaltende Regelblutungen geprägt, im Gegensatz dazu kommt es bei der Amenorrhoe über mehr als drei Monate nicht zu einer Regelblutung. Ursachen der Amenorrhoe können hormonelle Störungen sein, aber auch die Schwangerschaft und der Beginn der Wechseljahre. Als Dysmenorrhoe schließlich bezeichnet man eine schmerzhafte Monatsblutung. Die Behandlung all dieser Menstruationsbeschwerden und -störungen hängt natürlich von deren Ursache

MITTEL GEGEN MENSTRUATIONSBESCHWERDEN

ab. Beschwerden, die aufgrund einer Spirale auftreten, werden am wirksamsten dadurch bekämpft, daß man die Spirale entfernt. Schleimhautwucherungen in der Gebärmutter behandelt man durch eine Ausschabung (Kürettage). Und die beste Therapie eines Myoms besteht darin, daß man diese gutartige Geschwulst entfernt. Oftmals lassen sich jedoch die Ursachen der Menstruationsbeschwerden nicht herausfinden. In diesen Fällen muß man gegebenenfalls auf eine sogenannte symptomatische Behandlung zurückgreifen, die zwar die Ursachen nicht beseitigen kann, aber die Beschwerden lindert. Medikamente, die hierbei helfen sollen, reichen von Hormonpräparaten über Rheumamittel bis hin zu Mitteln, die auf das Gerinnungssystem einwirken.

(1) Orale Kontrazeptiva (Pille)

Bei vielen Menstruationsstörungen ist die Pille ein wirksames Mittel. Große Blutverluste können durch sie begrenzt werden, auch Schmerzen während einer Menstruation werden durch sie vermindert. Die Pille bietet sich insbesondere für Frauen an, die gleichzeitig einen sicheren Konzeptionsschutz wünschen. Die Nebenwirkungen allerdings sind die gleichen – egal, ob man die Pille nun als Verhütungsmittel benutzt oder ob man sie als Medikament gegen Menstruationsbeschwerden einnimmt. Kurzfristig genommen, ist sie ein verhältnismäßig sicheres Mittel, doch muß man sein Augenmerk auf mittel- und langfristige Auswirkungen richten. Durch Einnahme der Pille verändert sich zum Beispiel der Blutfettspiegel, so daß das Risiko einer Herz- und Gefäßerkrankung steigt. Über sehr lange Zeit hinweg sollte man die Pille deswegen nach Möglichkeit nicht einnehmen. Sind die Menstruationsbeschwerden aber dermaßen hinderlich, daß eine langfristige Behandlung trotz allem angebracht ist, dann muß man die Vorteile und die Nachteile gegeneinander abwägen. Frauen, die gleichzeitig anderen Risiken für die Entstehung von Gefäßerkrankungen unterliegen, sollten auf die Pille verzichten. Hierzu gehören Raucherinnen, Frauen mit hohem Blutdruck und ältere Frauen. Es gibt ausreichende Alternativen zu einer Behandlung mit der Pille.

(2) Rheumamittel

Ibuprofen (Brufen, Contraneural, Dolgit), **Diclofenac** (Voltaren, Diclofenac ratiopharm, Effekton), **Naproxen** (Proxen, Apranax)

Bei zu langer und zu starker Regelblutung sind Rheumamittel wirksam. Sie werden im Kapitel 2 eingehend besprochen. Es sollte Sie deswegen nicht erstaunen, wenn Sie vom Arzt bei Menstruationsstörungen ein Mittel verschrieben bekommen, das sich bei näherem Hinsehen als Rheumamittel entpuppt. Rheumamittel wirken hemmend auf die Herstellung der Prostaglandine. Dies sind Stoffe, die nicht nur bei der Schmerzentstehung eine Rolle spielen, sondern auch die Durchblutung der Organe regeln. Man nimmt an, daß eine gestörte Balance der Prostaglandine in der Schleimhaut der Gebärmutter zu den verstärkten Blutungen führt. Durchschnittlich vermindert die Einnahme von Rheumamitteln den Blutverlust um 20 bis 45 Prozent.

Günstig ist bei diesen Mitteln noch, daß sie Schmerzen, die mit der Menstruation einhergehen, lindern können. Naproxen, Ibuprofen und Diclofenac scheinen für diesen Zweck geeignet, doch fehlen Untersuchungen, die verschiedene dieser Rheumamittel miteinander vergleichen, so daß man keines als besonders günstig herausstellen kann. Häufigste Nebenwirkungen betreffen den Magen: Übelkeit, Magenschmerzen und Erbrechen kommen oft vor. Weitergehende Informationen über die Vor- und Nachteile dieser Mittel finden Sie im Kapitel über Rheumamittel.

(3) Gestagene

> **Lynestrenol** (Orgametril), **Medroxyprogesteron** (Clinofen, Clinovir, Farlutal), **Norethisteron** (Norethisteron Jenapharm, Primolut Nor), **Dydrogesteron** (Duphaston), **Hydroxyprogesteron** (Proluton Depot), **Medrogeston** (Prothil), **Levonorgestrel** (Norgestrel Jenapharm), **Progesteron** (Jephagynon), **Megestrolacetat** (Megestat)

Einen wichtigen Grund für eine Therapie mit Gestagenen haben wir bereits kennengelernt. Die Hormontherapie mit Östrogenen in den Wechseljahren sollte in den meisten Fällen durch Gestagene ergänzt werden, um das potentielle Risiko des Gebärmutterkrebses zu senken. Gestagene werden aber auch häufig bei Menstruationsbeschwerden eingesetzt. Allerdings gibt es kaum Untersuchungen, die ihre Wirksamkeit überzeugend belegen. Verschiedene Behandlungsarten mit Gestagenen sind üblich, aber generell müssen die Gestagene dauerhaft eingenommen werden, wobei die Dosis bei den verschiedenen Methoden

MITTEL GEGEN MENSTRUATIONSBESCHWERDEN

schwankt. Auch mit Gestagenen beschichtete Spiralen werden benutzt, die das Hormon an die Schleimhaut der Gebärmutter abgeben. Nebenwirkungen aller Gestagene sind Kopfschmerzen, Akne, Wasseransammlungen in den Beinen (Ödeme) und vermutlich ungünstige Auswirkungen auf den Fettstoffwechsel. Unbewiesen ist die Wirksamkeit der Gestagene zur Verhütung einer drohenden Fehlgeburt aufgrund eines Mangels an Gelbkörperhormon. Gestagene werden für diesen Zweck daher nicht empfohlen.

(4) Tranexamsäure

Tranexamsäure (Anvitoff, Cyclokapron, Ugurol)

Auch die Tranexamsäure wird bei starken Regelblutungen verschrieben. Sie fördert gewissermaßen die Blutgerinnung und vermindert über diesen Mechanismus den Blutverlust um etwa fünfzig Prozent. Leider treten häufig Nebenwirkungen auf, die den Nutzen des Mittels deutlich reduzieren. Übelkeit, Schwindel und Durchfälle treten in einem hohen Prozentsatz auf.

(5) Danazol

Danazol (Winobanin)

Dieses synthetisch hergestellte Hormon ähnelt den männlichen Geschlechtshormonen und kann entsprechende Nebenwirkungen haben. Es führt zu einem teilweisen Untergang der Schleimhaut in der Gebärmutter und verringert dadurch den Blutverlust während der Menstruation um bis zu 60 Prozent. Die bereits angesprochenen Nebenwirkungen machen aber auch Danazol zu keinem empfehlenswerten Arzneimittel. Es kann zu Akne, Kopfschmerzen, Depressionen und Gewichtszunahme kommen. Zudem werden auch unter Danazol wie bei den Gestagenen die Blutfette ungünstig beeinflußt.

Welche Empfehlungen können nun gegeben werden? Rheumamittel haben den Vorteil, daß sie nur während der Menstruation eingenommen werden müssen, was die Nebenwirkungsrate senkt. Sie sollten daher als erstes Mittel ausprobiert werden. Die Pille wiederum stellt eine gute Wahl für Frauen dar, die ohnehin ein sicheres Verhütungsmittel nehmen wollen und die keine weiteren Risiken hinsichtlich Herz- und Gefäßerkrankungen haben. Die anderen Mittel stellen wegen der doch häufigen Nebenwirkungen Mittel der zweiten Wahl dar. In jedem Fall ist die Behandlung mit Tabletten eine symptomatische, nicht auf das Grundübel abgestimmte Therapie. Wie oben erwähnt, müssen in erster Linie eventuell vorhandene Ursachen beseitigt werden.

Hormone zur Behandlung der Unfruchtbarkeit

> **Epimestrol** (Stimovul), **Clomiphen** (Clomiphen ratiopharm, Dyneric, Clostilbegyt), **Choriongonadotropin** (Primogonyl, Pregnesin, Predalon)

Die Pille ist ein Mittel, das den Eisprung hemmt. Eine Befruchtung ist somit unmöglich. Umgekehrt gibt es auch Stoffe, die den Eisprung fördern. Die Blockierung des Eisprungs durch die Pille geschieht durch eine winzige Menge synthetischen Östrogens. Sie reicht gerade aus, um die Bildung von Hormonen in der Hirnanhangsdrüse zu hemmen. Diese Hormone stimulieren ihrerseits die natürliche Östrogenproduktion und damit den Eisprung. Um also den Eisprung zu begünstigen, kann man umgekehrt ein Hormon der Hirnanhangsdrüse einnehmen. In den meisten Fällen wird ein synthetischer Stoff verschrieben, der diesem Hormon sehr ähnlich ist. Clomiphen und Epimestrol sind solche Mittel, die bei bestimmten Formen der Unfruchtbarkeit eingesetzt werden, nämlich dann, wenn es zu keinem Eisprung kommt. Sie müssen diese Tabletten fünf Tage lang einnehmen, und zwar vom fünften bis einschließlich neunten Tag des Menstruationszyklus. In dieser Zeit muß der Eisprung erfolgen und die Eizelle befruchtet werden. Gleichzeitig ist die Gebärmutterschleimhaut imstande, die befruchtete Eizelle einzunisten. Wie lange versucht werden sollte, mit Clomiphen einen Eisprung zu erzwingen, ist nicht eindeutig geklärt. Zwischen drei und sechs Behandlungszyklen erscheinen sinnvoll. Danach ist nicht mehr mit einem Erfolg zu rechnen.

Nebenwirkungen: Leberschäden sind beobachtet worden, auch können die Eierstöcke sehr groß werden und Zysten ausbilden. In diesen

HORMONE ZUR BEHANDLUNG DER UNFRUCHTBARKEIT

Fällen muß das Mittel abgesetzt werden. Es können auch Bauch- und Kopfschmerzen, Schwindel, schwerer Juckreiz und Haarausfall auftreten. Eine wichtige Nebenwirkung besteht darin, daß es öfter zu Mehrlingsgeburten kommt. Es kommt immer wieder vor, daß nach einer solchen Kur Drillinge, Vierlinge oder sogar Fünflinge geboren werden. Nicht selten verlieren die behandelten Frauen das Kind in der ersten Phase der Schwangerschaft. Das weniger benutzte Epimestrol ist zwar besser verträglich, allerdings auch schwächer wirksam als Clomiphen. Falls die Ursache der Unfruchtbarkeit ein Mangel an Gelbkörperhormon (Choriongonadotropin) ist, das ebenfalls in den Eierstöcken gebildet wird und zum Erhalt einer Schwangerschaft notwendig ist, wird dieses Hormon ersetzt. Die Nebenwirkungen sind eine deutliche Wassereinlagerung (Ödeme) und eine Vergrößerung der Eierstöcke. Auch durch die Gabe von Gelbkörperhormonen wird die Wahrscheinlichkeit von Mehrlingsschwangerschaften deutlich erhöht. Durch welche Mittel auch immer eine Schwangerschaft zustande kommt, es ist in jedem Fall eine sogenannte Risikoschwangerschaft, die während des gesamten Verlaufes intensiver Überwachung bedarf. Die hier beschriebenen Mittel gehören ausschließlich in die Hände von erfahrenen Spezialisten, die mit den Anwendungsgebieten und Nebenwirkungen gut vertraut sind.

Arzneimittel gegen Wucherungen der Gebärmutterschleimhaut (Endometriose)

Danazol (Winobanin), **Buserelin** (Suprecur), **Nafarelin** (Synerela)

Ungefähr fünf Prozent der Frauen leiden unter einer Wucherung der Gebärmutterschleimhaut (Endometriose). Man spricht von einer Endometriose, wenn sich Schleimhaut der Gebärmutter außerhalb der Gebärmutterhöhle bildet. Dies kann im Bereich des Darmes, der Blase oder der Eierstöcke geschehen. Offensichtlich hängt diese Erkrankung vom Östrogen im Körper ab, denn Mädchen vor der Menstruation, Frauen nach den Wechseljahren und Frauen mit niedrigem Östrogengehalt im Blut leiden nie darunter. Die Beschwerden bestehen aus Schmerzen im Unterbauch, Rückenschmerzen, Schmerzen während der Menstruation, die häufig auch verlängert und verstärkt verläuft. Auffällig ist, daß viele der Frauen, die unter einer Endometriose leiden, unfruchtbar sind (30 bis 40 Prozent).

MITTEL BEI GYNÄKOLOGISCHEN ERKRANKUNGEN

Die Behandlung erfolgt durch Mittel, die den Östrogenen entgegenwirken. Das Danazol hemmt unter anderem die Produktion von Östrogenen und führt dadurch zu einer Rückbildung von Endometrium-Herden. Bei 90 Prozent der Frauen, die Danazol einnehmen, ist eine objektive Besserung der Beschwerden festzustellen. Leider hat Danazol auch eine vermännlichende Wirkung, es kommt zu unerwünschter Behaarung (Hirsutismus), Akne, Tieferwerden der Stimme. Andere Nebenwirkungen sind Gewichtszunahme (bis zu zehn Kilogramm!), Flüssigkeitsansammlungen in den Beinen (Ödeme), Abnahme der Brustgröße. Bei immerhin 85 Prozent der Frauen, die dieses Mittel einnehmen, treten derartige Nebenwirkungen auf. Viele Frauen setzen das Mittel deswegen von sich aus ab – einer Untersuchung zufolge jede zweite.

Auch Abkömmlinge bestimmter Hormone, die im Gehirn gebildet werden (Gonadorelin), sind bei der Behandlung der Endometriose wirksam. Es sind Steuerungshormone, die die Freisetzung der Sexualhormone regulieren. Gibt man diese Steuerungshormone dauerhaft, wird die Produktion der Östrogene vermindert. Es wurden Varianten der natürlich vorkommenden Hormone entwickelt, die wesentlich stärker wirken und eine ähnliche Erfolgsrate wie das Danazol haben. In Deutschland ist das Buserelin und Nafarelin auf dem Markt, andere Substanzen befinden sich noch in der Prüfung. Die Nebenwirkungen sind vor allem durch das Absinken der Östrogenspiegel zu erklären. Die Symptome ähneln sehr denen des Klimakteriums: Es kommt zu Hitzewallungen, Schwitzen, Trockenheit von Haut und Schleimhäuten. Wie im Klimakterium führt die verminderte Östrogenwirkung zu einer Abnahme der Knochenmasse, eine Osteoporose kann also entstehen. Die Behandlung sollte daher nicht länger als sechs Monate durchgeführt werden.

Arzneimittel gegen Erkrankungen der Scheide

Jede Frau kann einmal unter Fluor leiden. Dabei handelt es sich um einen Ausfluß aus der Scheide. Nicht in jedem Fall steckt eine Erkrankung hinter diesem Phänomen, denn auch Frauen mit einer völlig normalen »Scheidenflora« klagen gelegentlich darüber. Manchmal sind allein übertriebene hygienische Vorstellungen Auslöser für die Beschwerden; beispielsweise kann die Anwendung von Desinfektionsmitteln im

ARZNEIMITTEL GEGEN ERKRANKUNGEN DER SCHEIDE

Genitalbereich zu Ausfluß führen; psychosomatische Gründe werden ebenfalls als Ursachen vermutet. Einen Krankheitswert erhält der Ausfluß jedoch dann, wenn gleichzeitig Juckreiz auftritt oder der Fluor übelriechend ist. In diesen Fällen liegt häufig eine Entzündung vor, aber auch Geschwülste oder Veränderungen am Muttermund können Fluor verursachen. Meist ist der Ausfluß durchsichtig oder milchähnlich und zäh. Sieht er weiß und bröckelig aus, so kann der Schimmelpilz Candida albicans beteiligt sein. Sieht der Ausfluß grün aus, kann es sich um eine echte Bakterieninfektion handeln. Ein häufiger Erreger von Scheidenentzündungen ist aber auch der einzellige Parasit Trichomonas.

(1) Hormonelle Mittel

> **Estriol** (Oekolp, Ortho-Gynest, Ovestin), **Estradiol** (Linoladiol N)

Besonders während der Wechseljahre verändert sich das Milieu in der Scheide, weil Östrogene vermindert gebildet werden. Dadurch wird die Scheide trockener, es kann zu Juckreiz kommen, und insbesondere beim Geschlechtsverkehr treten Schmerzen auf. Deswegen wurden mehrere Cremes mit Hormonen entwickelt. Die Dosierungsempfehlungen für diese Präparate sollten sorgfältig eingehalten werden.

(2) Mittel gegen den Pilz Candida albicans

> **Clotrimazol** (Canesten, Canifug, Mycofug), **Isoconazol** (Travogen), **Miconazol** (Daktar, Gyno-Daktar, Epi-Monistat), **Econazol** (Epi Pevaryl, Gyno Pevaryl), **Ketoconazol** (Nizoral, Terzolin), **Fluconazol** (Diflucan, Fungata), **Nystatin** (Candio-Hermal, Moronal, Nystatin-Lederle), **Amphotericin B** (Ampho-Moronal)

Candida albicans ist der wissenschaftliche Name des Pilzes, der oft, ohne Krankheitssymptome zu verursachen, in der Scheide der Frau nistet, zuweilen aber zu Juckreiz und Ausfluß führen kann. Man schätzt, daß 75 Prozent aller Frauen im Laufe ihres Lebens einmal eine Pilzinfektion durchmachen. Candida-Infektionen werden zum Beispiel begünstigt, wenn Frauen einige Zeit mit Antibiotika behandelt wurden:

Wenn die Bakterien durch Antibiotika abgetötet werden, können sich Schimmelpilze ungehindert ausbreiten. Auch die Pille begünstigt die Ansiedlung von Candidapilzen. Bei einer Candida-Infektion ist der Ausfluß weiß und in der Menge meist gering, die Konsistenz dick und bröckelig. Die Behandlung erfolgt am günstigsten mit Cremes oder Vaginalzäpfchen. Eine Behandlungszeit von einer Woche (jeweils nächtliche Anwendungen) genügt in den meisten Fällen (Ausnahme: eine Behandlung mit Nystatin sollte über zwei Wochen durchgeführt werden). Ketoconazol und Fluconazol sind neuere Pilzmittel, die als Tabletten eingenommen werden müssen und genauso wirksam sind wie die alten Mittel, aber potentiell mehr Nebenwirkungen haben. Sie gelangen über den Magen-Darm-Trakt in den ganzen Körper, während die Zäpfchen und Cremes fast ausschließlich lokal wirken. Unter Ketoconazol sind beispielsweise schwere Leberschäden vorgekommen. Ein großes Problem stellen immer wiederkehrende Infektionen dar. Die Ursachen dafür sind vielfältig. Eine Möglichkeit liegt darin, daß der Sexualpartner ebenfalls mit Candida infiziert ist, ohne Krankheitssymptome zu entwickeln (immerhin in drei bis zehn Prozent der Fälle). Die Lösung des Problems liegt dann natürlich in einer gleichzeitigen Behandlung des Partners.

Andererseits tritt bei Einnahme der Pille gehäuft eine Candida-Infektion auf. Falls es immer wieder zu Rückfällen kommt, ist zu überlegen, ob die Pille abgesetzt werden muß. Da auch die Zuckerkrankheit eine Pilzbesiedlung begünstigt, ist ein Zuckertest bei häufig auftretenden Infektionen angebracht. Falls es jedoch ohne erkennbare Ursache immer wieder zu Pilzinfektionen kommt, ist die Behandlung schwierig; ein Patentrezept gibt es dafür leider nicht. Auch eine Tablettenbehandlung mit Fluconazol oder Ketoconazol scheint gegenüber Cremes oder Zäpfchen keine Vorteile hinsichtlich der Verhütung von Rückfällen zu haben.

(3) Mittel gegen Infektionen durch Bakterien oder Trichomonas

> **Metronidazol** (Clont, Flagyl, Arilin), **Tinidazol** (Simplotan, Sorquetan), **Nimorazol** (Esclama)

Von den Mitteln dieser Gruppe wird ohne Zweifel das Metronidazol am häufigsten verwendet. Es wirkt gegen die meisten bakteriellen Ent-

ARZNEIMITTEL GEGEN ERKRANKUNGEN DER SCHEIDE

zündungen im Bereich der Scheide ebenso wie gegen Infektionen mit Trichomonas. Trichomonas-Infektionen sind die häufigste Ursache für infektiösen Ausfluß. Zur Behandlung muß man Tabletten einnehmen und das Metronidazol als Zäpfchen in die Scheide bringen. Eine Behandlung des Partners empfiehlt sich in jedem Fall, da häufig bei ihm die Infektion ebenfalls vorliegt und völlig ohne Symptome ablaufen kann. Trichomonas-Infektionen werden meist sexuell übertragen, sehr viel seltener kommen andere Infektionswege in Betracht; immerhin kann der Keim längere Zeit auch außerhalb des Körpers überleben (zum Beispiel in der Wäsche). Die Behandlung mit Metronidazol kann als Stoßtherapie über ein bis zwei Tage durchgeführt werden, alternativ wird in geringerer Dosis über sieben Tage therapiert. Die anderen Mittel gelten als Reservemittel, falls Metronidazol nicht vertragen wird oder die Infektion sich nicht auskurieren ließ.

Nebenwirkungen: Häufig sind Unverträglichkeitsreaktionen des Magens (Übelkeit, Magenschmerzen). Während der Therapie mit Metronidazol sollte auf Alkohol in jeder Form verzichtet werden, da es zu Schweißausbrüchen, Brustschmerzen, Hitzegefühl kommen kann. Diese Symptome ähneln denen des Disulfiram, eines Mittels, das zur Alkoholentwöhnung eingesetzt wird, und mit dem es chemisch verwandt ist.

Medikamente für die Haut

Die Haut ist ein hochkomplexes Körperorgan, das einerseits den Körper gegen eine Unzahl von Außenreizen abschirmt, andererseits selbst sehr sensibel ist: Es gibt in unserer Umwelt ungefähr 350 000 Stoffe, auf die unsere Haut überempfindlich reagieren kann. Fünfzehn bis zwanzig Prozent aller Menschen entwickeln Allergien gegen bestimmte Stoffe oder Außenreize.

Je größer die Zahl der Stoffe ist, mit denen wir in Berührung kommen, mit um so mehr allergischen Reaktionen müssen wir rechnen. Allergien können sich auf der Haut, in den Lungen oder im Darm zeigen. Neben den Allergien gibt es noch viele andere Formen der Hautreaktionen. Auch Krankheiten der inneren Organe wirken sich auf die Haut aus. Für den erfahrenen Betrachter ist sie ein Spiegelbild des Allgemeinzustands eines Menschen.

Da die Schönheitsvorstellungen unserer Zivilisation dem Erscheinungsbild der Haut große Bedeutung zumessen, ist es nicht erstaunlich, daß es Dutzende kosmetischer Präparate gibt, die behaupten, sie würden die Haut glatt und geschmeidig und für immer jung erhalten. Ein schöner Traum, aber insgeheim wissen wohl die Anwender(innen) recht gut, daß es sich um leere Werbeversprechen handelt.

Wenn ein Medikament richtig wirkt, hat es auch Nebenwirkungen. Tretinoincreme soll beispielsweise die Haut wieder jung machen. Seit zwanzig Jahren weiß man, daß eine Behandlung mit 0,05prozentiger Tretinoincreme die Haut elastischer macht und Fältchen, wie sie durch Sonnenbestrahlung entstehen, zum Verschwinden bringt. Allerdings bekamen 92 Prozent der Anwender während der Behandlung neben anderen Beschwerden eine rote, trockene, schilfrige Haut (*JAMA 1988; 259: 569*).

Bevor man also zu solchen Mitteln greift, sollte man durch Beherzigung einiger einfacher Regeln den Alterungsprozeß der Haut, der mit der Geburt beginnt, zu verlangsamen versuchen. So ist ultraviolette Strahlung, von der Sonnenhungrige gar nicht genug bekommen können, maßgeblich am Altern der Haut beteiligt. Die modische Bräune, auch die im Solarium erworbene, verheißt daher nicht ewige Jugend und glatte Haut bis ins hohe Alter, sondern das genaue Gegenteil.

18 MEDIKAMENTE FÜR DIE HAUT

In diesem Kapitel wollen wir aber nicht über die Schönheit und ihre mehr oder weniger fragwürdigen Hilfsmittel reden, sondern wir konzentrieren uns auf die Arzneimittel.

Gegen Rezept kann man in der Apotheke eine Vielzahl verschiedenartiger Cremes und Salben erhalten. Dem Angebot steht eine ebenfalls große Zahl von Hauterkrankungen gegenüber – Wunden, Ekzeme, Infektionen, Schuppenflechte und andere. Leider aber gibt es nicht für jede Hautkrankheit das ideale Mittel. Bei vielen von ihnen können nur die Symptome bekämpft und die Beschwerden gelindert werden.

Das Ekzem ist eine der lästigsten Hauterkrankungen und kommt sehr häufig vor. Bei dieser Unverträglichkeitsreaktion wehrt sich der Organismus zu heftig gegen bestimmte körperfremde Stoffe. Es kann sich um Blütenstaub, Hausstaub oder Katzenhaare handeln, die in die Atemwege gelangen, oder wir nehmen Reizstoffe mit der Nahrung auf. Kuhmilch kann zum Beispiel bei Babys Milchschorf auslösen. Die Hautärzte kennen eine endlose Liste solcher potentiellen Reizstoffe, die ständig durch Neuzugänge bereichert wird. Wer allergische Veranlagungen aufweist, wird sich den Reizstoffen in einer vielfältig verunreinigten Umwelt kaum entziehen können, und nur in wenigen Fällen läßt sich der verursachende Stoff eindeutig eingrenzen und aus der Umgebung des Patienten entfernen.

Allergien erzeugen Ekzeme, Asthma oder Heuschnupfen, bisweilen alles zusammen. Seelische Spannungen und Streß können die Symptome aktivieren oder verstärken. Das gilt auch für die Schuppenflechte (Psoriasis) und überhaupt für die meisten Hauterkrankungen.

Ebenfalls häufig sind Infektionskrankheiten der Haut. Oft sind Pilze die Ursache. Auch Medikamente oder die in ihnen enthaltenen Hilfsstoffe können zu Hautausschlägen führen. Gründe zum Gebrauch von Salben und Cremes gibt es also reichlich.

Bei Hautkrankheiten gibt es sehr viele Erscheinungsformen, die einander zum Verwechseln ähneln. Eine Überweisung zum Hautarzt kann also angebracht sein. Auch ihm fällt es oft schwer, auf Anhieb eine genaue Diagnose zu treffen. Bei einer vorübergehenden und begrenzten Hautreizung ist es wohl das Beste, Geduld zu üben und nur etwas gegen lästige Begleiterscheinungen zu unternehmen.

Vor allem Salben und Cremes mit Nebennierenrindenhormonen, den Cortisonen, werden oft verschrieben. Sie sind so beliebt, weil sie bei vielen Hauterkrankungen schnell zu eindrucksvollen Ergebnissen führen. Leider kehren aber einige Krankheiten wie die Schuppenflechte nach der Behandlung ebenso schnell zurück.

Die anderen Mittel gegen Hautkrankheiten, die zum Teil schon sehr alt sind, können kaum mit spektakulären Wirkungen aufwarten. Da die Ursachen einer Erkrankung nicht immer klar zu erkennen sind, bieten die Pharmafirmen viele Kombinationspräparate an, in der Hoffnung, daß einer der darin enthaltenen Wirkstoffe vielleicht helfen wird.

Cortisonpräparate sind wichtig in der Behandlung von Hauterkrankungen, aber sie sollten zurückhaltend eingesetzt werden. Die möglichen Nebenwirkungen besprechen wir im Kapitel 22.

Von den altbewährten Medikamenten für die Haut können wir meist nur annehmen, daß sie günstige Auswirkungen haben. Einige von ihnen wurden daraufhin untersucht, und es erwies sich, daß sie eigentlich nicht viel Nutzen bringen. Das früher viel gebrauchte Quecksilber ist sogar giftig.

Die Wirkung einer Salbe kann man überprüfen, indem man sie auf der rechten Körperseite aufträgt und auf der linken nicht. Wenn sich dann Unterschiede zwischen den beiden Hautpartien zeigen, ist ein Beweis für die Wirksamkeit der Creme gegeben. Auf diese Weise kann man auch eventuellen Nebenwirkungen auf die Spur kommen. Sie hängen zu einem großen Teil davon ab, in welchem Maße die Wirkstoffe der Creme in das Blut aufgenommen werden.

Die Aufnahme durch die Haut hängt natürlich von der Wirkstoffmenge in der Salbe ab. Decken wir die eingecremte Hautpartie mit Kunststoff ab, gelangt mehr von dem Wirkstoff ins Blut. Bei der Anwendung von Pflastern ist genau dies der Zweck. Wieviel Wirkstoff in das Blut aufgenommen wird, hängt auch von der Größe der eingecremten Fläche ab. Man muß diese Faktoren also berücksichtigen, wenn es um die Beurteilung der Nebenwirkungen geht.

Nebenwirkungen ergeben sich nicht nur dadurch, daß der Wirkstoff ins Blut gelangt, sie können auch an Ort und Stelle auftreten. In erster Linie sind die allergischen Reaktionen zu nennen. Im Prinzip können sie von jedem Stoff ausgelöst werden, wenn man nur einmal kurz mit ihm in Berührung gekommen ist. Bisweilen zeigt sich die Reaktion erst nach Jahren.

Manche Patienten reagieren empfindlich auf die Trägercreme, in der der Wirkstoff aufgelöst ist, oder auf ein Konservierungsmittel darin. So soll das Konservierungsmittel Isothiazolinon, das in verschiedenen Feuchtigkeitscremes enthalten ist, eine wichtige Ursache für Kosmetika-Allergien sein (*Lancet 1989 (I): 314*). Aus diesem Grunde ist es sinnvoll, daß neben den Wirkstoffen auch die Trägersubstanzen und die Hilfsstoffe auf der Packungsbeilage vermerkt sind.

Umgekehrt ist oft nicht klar, ob nun der Wirkstoff oder die Trägersubstanz für die günstigen Auswirkungen einer Salbe verantwortlich ist. Bisweilen tut eine Zinksalbe, die den Wirkstoff Schwefel enthält, mehr Gutes als der Schwefel selbst.

Es gibt verschiedene Arten von Trägerstoffen, denen die eigentlichen Wirkstoffe hinzugefügt werden. Die Basis eines Puders etwa besteht aus Zinkoxid oder Talkpulver oder einem Gemisch aus beidem. Puder, die Talk enthalten, dürfen auf keinen Fall bei offenen Wunden angewendet werden, da sich sonst entzündliche Einschlüsse in der Haut bilden können.

Schüttelmixturen enthalten das Puder in einer wäßrigen Aufschlämmung.

Salben bestehen aus Fett, in dem sich auch Anteile von Puder befinden können. Das Fett schließt die Haut gut ab, so daß die Feuchtigkeit in ihr festgehalten wird.

Eine Paste ist eine zähe Salbe mit einem höheren Puderanteil. Wir kennen die berühmte Zinkpaste für rote Babypopos. Es handelt sich um Vaseline oder Wollwachsderivate mit Zinkoxid. Zinkpaste oder Zinköl wirken trocknend. Deshalb werden sie bei feuchtender Haut angewandt.

Als Emulsionen bezeichnen wir die innige Vermischung zweier Flüssigkeiten, die sich nicht ineinander lösen. Es gibt zum Beispiel Emulsionen von Wasser in Öl, die sogenannten kühlenden Salben, etwa Unguentum leniens. Das Wasser dieser Emulsion verdunstet, und durch die Verdunstungskälte kühlt die Haut ab. Damit wird der Schmerz oder der Juckreiz als nicht mehr so unangenehm empfunden.

Wird das Öl in Wasser verteilt, so bekommen wir »unsichtbare« Cremes. Sie dringen leicht in die Haut ein, fühlen sich nicht fettig an und geben auch kein Fett an die Haut ab. Bei trockener, abschilfernder Haut bringen sie keinen Nutzen. Unter den Kosmetika werden sie als Tagescremes geführt.

Der Wirkstoff kann auch in Alkohol eingebracht werden. Das ist zum Beispiel bei Haarwässern der Fall.

Eine Reihe von Salben, Schüttelmixturen und Pudern enthalten keine aktiven Wirkstoffe. Diese neutralen Präparate werden gelegentlich verschrieben, um die Haut entweder zu fetten oder etwas austrocknen zu lassen.

Solche Basis-Cremes ohne Wirkstoff sind unter anderen: Asche Basis Creme/Salbe, Dermatop Basis, Linola Emulsion, Linola-Fett Emulsion, Neribas Creme/Salbe, pH5-Eucerin; dazu zählen auch Salben und Cremes wie Nivea und Penaten.

Alle diese Präparate sind neutral, haben aber bisweilen doch eine Heilkraft. Zinkoxidpaste und Zinkoxidsalbe etwa wirken sehr gut bei

Windelausschlag, da sie Feuchtigkeit fernhalten. Kühlende Salben verwenden wir als Mittel gegen Juckreiz.

Nebennierenrindenhormone zur äußerlichen Anwendung

Die meistverordneten Salben und Cremes enthalten Nebennierenrindenhormone (Corticosteroide). Sie bewirken in der Tat, daß Hautausschläge in verblüffend kurzer Zeit verschwinden. Leider gilt das nicht für jeden Hautausschlag. Die Schuppenflechte verschwindet zwar schnell, aber nur vorübergehend.

Nebennierenrindenhormone können wir auch in Tablettenform einnehmen. Mehr darüber im Kapitel 22. Bei der Anwendung von Cremes und Salben sind im Prinzip dieselben Nebenwirkungen zu erwarten, allerdings müssen die Hormone in die Blutbahn gelangen, um eine systemische Wirkung zu entfalten. Das ist möglich, wenn wir die Salben lange Zeit verwenden, große Flächen damit behandeln oder wenn die Salbe mit einer Kunststoffhaut abgedeckt ist. Natürlich kommt es auch auf den Cortisongehalt der Creme an. Von Cortisonmitteln ist das Hydrocortison 0,5 % in bezug auf die systemischen Nebenwirkungen relativ harmlos.

Daneben bewirken alle Cortisonpräparate Nebenwirkungen an der Haut selbst. Sie wird bei zu langer oder unsachgemäßer Anwendung dünn, und es entwickelt sich eine sogenannte Papierhaut. Die elastischen Gefäße in der Haut werden beeinträchtigt. Das kann man sehen, wenn sich Striae oder Streifen bilden. Ähnliche Streifen bleiben gelegentlich auch nach der Schwangerschaft auf dem Bauch der Mutter als lebenslange Erinnerung zurück. Bei der Anwendung corticosteroidhaltiger Salben rund um die Augen muß man große Vorsicht walten lassen. Gelangt das Mittel in die Augen, kann der Augendruck steigen oder eine Virusinfektion verursacht oder verstärkt werden. Als Nebenwirkung zeigen sich auch rote Flecken, vor allem rund um den Mund.

Ein weiterer Nachteil corticosteroidhaltiger Salben und Cremes besteht darin, daß sie durch ihre prompten Wirkungen auf die Symptome die wahre Natur einer Hauterkrankung maskieren. Das ist zum Beispiel bei der Krätze der Fall. Die verursachenden Milben wachsen und vermehren sich munter weiter, während der Juckreiz und die Hautveränderungen buchstäblich weggeschmiert werden.

Gelegentlich kommt es bei den Nebennierenrindenhormonen zu

MEDIKAMENTE FÜR DIE HAUT

einer allergischen Reaktion der Haut. Insbesondere zeigt sich das, wenn in den Corticosteroiden Fluor-Atome gebunden sind. Diese wirken offensichtlich stark allergisierend.

Jede Pharmafirma, die auf sich hält, bietet eine Cortisonsalbe oder -creme an. Daneben gibt es Lotionen, Gele, Schäume und Tinkturen und dasselbe Mittel auch noch in verschiedener Dosierung und in Kombination mit anderen Wirkstoffen. Dann folgt auf den Markennamen die Bezeichnung »forte«, »simplex« oder »gamma«. Sehr oft werden diese Nebennierenrindenhormone kombiniert mit Antibiotika und desinfizierenden Stoffen.

Es sieht also so aus, als sei jeder mit diesen corticosteroidhaltigen Cremes und Salben glücklich. Der Produzent ist zufrieden, weil er gut verkauft. Der Arzt ist froh, weil er das richtige Mittel traf, das Genesung brachte. Und der Patient ist enthusiastisch, denn er hat keine Beschwerden mehr. Wer macht sich da noch Sorgen, ob diese Wirkung auch mit einem anderen Mittel zu erreichen gewesen wäre? Auf jeden Fall dauert das immer etwas länger.

Die folgenden Erkrankungen können mit Nebennierenrindenhormonen behandelt werden:
- verschiedene Formen des Ekzems
- bestimmte juckende Hautkrankheiten
- in extremen Fällen Windelausschlag, Schuppenflechte und einige seltenere Hauterkrankungen.

Cortisonhaltige Salben sind aber verhältnismäßig teuer und haben bei langem Gebrauch viele Nebenwirkungen. Es gibt sie in verschiedenen Stärken. Am leichtesten sind jene Cremes und Salben, die Hydrocortison enthalten. In den Vereinigten Staaten und in Großbritannien ist Hydrocortison 0,5 % sogar ohne Rezept zu bekommen.

Das Auftragen einer cortisonhaltigen Salbe sollte nicht immer mit dem selben Finger erfolgen, da sonst Hautschäden auftreten können. Zum Auftragen kann ein Papiertaschentuch genommen werden, die Salbenreste müssen mit Wasser und Seife von den Fingern entfernt werden.

(1) Salben und Cremes mit Nebennierenrindenhormonen (Corticosteroide)

Schwachwirkende Corticosteroide:
Dexamethason (Tuttozem N), **Fluocortin** (Vaspit), **Hydrocortison**

NEBENNIERENRINDENHORMONE ZUR ÄUßERLICHEN ANWENDUNG

(Alfason, Sanatison Mono), **Prednisolon** (Linola H N, Prednisolon-Creme/Salbe)

Mittelstarke Corticosteroide:
Alclometason (Delonal), **Clobetason** (Emovate), **Clocortolon** (Kaban Creme/Salbe, Kabanimat), **Fludroxycortid** (Sermaka Creme), **Flupredniden** (Decoderm Creme), **Hydrocortisonaceponat** (Retef), **Hydrocortisonbutyrat** (Alfason Creme, Pandel), **Prednicarbat** (Dermatop), **Triamcinolon** (Kortikoid-ratiopharm, Volon A antibiotikafrei, Volonimat N)

Starkwirkende Corticosteroide:
Amcinonid (Amciderm), **Betamethason** (Betnesol-V Creme, Celestan-V Creme, Cordes Beta, Diprosis, Diprosone Creme/Salbe), **Desoximetason** (Topisolon Salbe/Lotio), **Diflucortolon** (Nerisona/forte), **Fluocinolon** (Jellin), **Fluocinonid** (Topsym-Lösung/F-/Salbe), **Fluocortolon** (Ultralan Creme)

Sehr stark wirkende Corticosteroide:
Clobetasol (Dermoxin Creme/Salbe, Dermoxinale)

Wie aus der obigen Aufstellung ersichtlich wird, unterscheiden wir vier Klassen von Wirkungsstärken, wobei die Zuordnung nicht immer einheitlich vorgenommen wird.

Klasse I: schwachwirkende Nebennierenrindenhormone
Hydrocortison, das auch unter diesem generischen Freinamen von vielen Firmen angeboten wird, wirkt sehr gut gegen allerlei leichtere Beschwerden der Haut, und es ist für eine längere Therapie und zur Anwendung am Gesicht geeignet. Das Dexamethason wird vor allem bei längerer Anwendung mit stärkeren Nebenwirkungen in Zusammenhang gebracht, da dieser Wirkstoff gut von der Haut aufgenommen wird und somit unerwünschte systemische Wirkungen entfaltet.

Klasse II: mittelstark wirkende Nebennierenrindenhormone
Diese Mittel kommen zur Anwendung, wenn mit einem Corticosteroid aus der Klasse I keine Wirkungen erzielt werden. Das kann etwa bei einem chronischen Ekzem der Fall sein. Die Wirkstoffe Hydrocortisonaceponat und Prednicarbat sind mit relativ wenigen Nebenwirkun-

gen behaftet, da diese Cortisone schon beim Eindringen in die Haut abgebaut werden. Systemische Nebenwirkungen sind damit weitgehend ausgeschlossen. Aus demselben Grund sind die beiden Stoffe für die in tieferen Hautschichten ablaufenden Entzündungsprozesse weniger geeignet.

Klasse III: starkwirkende Nebennierenrindenhormone
Auch die Mittel aus der Klasse III kommen erst zur Anwendung, wenn schwächere Mittel versagt haben. Bei Schuppenflechte finden diese Mittel gelegentlich Anwendung.

Klasse IV: sehr stark wirkende Nebennierenrindenhormone
Diese Mittel werden nur selten gebraucht, zum Beispiel bei einer hartnäckigen Schuppenflechte (Psoriasis). Mit ernsthaften Nebenwirkungen muß gerechnet werden.

Meistens erreichen wir den gewünschten Effekt, wenn wir die Salbe einmal täglich auftragen. Einige Beipackzettel raten zu wesentlich häufigeren Anwendungen. In der Regel sind sie überflüssig und bewirken nur, daß die Tube schneller leer wird und eine neue verschrieben werden muß.

Es liegt auf der Hand, daß man angesichts der vielen verschiedenen Nebennierenrindenhormone einiges wissen muß, um die richtige Salbe oder Creme auszuwählen. Dabei gilt der Grundsatz, daß die Behandlung mit einem stärkeren Cortison begonnen werden kann, die weitere Therapie sollte dann mit dem schwächsten, gerade noch wirksamen Cortisonpräparat erfolgen. Die Behandlung wird schließlich als Intervalltherapie im Wechsel mit einer cortisonfreien Salbe fortgeführt und damit beendet.

Eine Sonderstellung nimmt der entzündungshemmende Wirkstoff Bufexamac (Malipuran, Parfenac, Bufexamac) ein, der nicht aus der Gruppe der Corticoide stammt. Die Firma Lederle behauptet in der Werbung für ihr Produkt Parfenac: »Mit Parfenac können Sie über 70 Prozent aller Ekzemfälle erfolgreich behandeln. Ohne Kortikoide.« Dazu meinte Prof. Dr. M. Hundeiker aus der Fachklinik Hornheide in Münster, daß diese Zahl, bezogen auf die Gesamtheit der Ekzeme, übertrieben erscheint. Vielmehr kann auch Bufexamac, insbesondere die Cremeform, Kontaktekzeme auslösen. Dies deckt sich mit anderen Erkenntnissen, und 1991 sind entsprechende Hinweise auf lokale Reizerscheinungen und Verschlechterungen der Hautkrankheit in den Beipackzettel aufgenommen worden. Durch das unklare Verhältnis von

NEBENNIERENRINDENHORMONE ZUR ÄUßERLICHEN ANWENDUNG

Nutzen und Risiko sollte vor Therapiebeginn eine sorgfältige Abwägung erfolgen.

(2) Kombinationspräparate mit einem Nebennierenrindenhormon und einem penetrierenden Mittel

> **Betamethason/Salicylsäure** (Diprosalic Lösung/Salbe), **Betamethasondipropionat/Salicylsäure** (Betadermic), **Clocortolon/Salicylsäure** (Crino Kaban N), **Flumetason/Salicylsäure** (Locasalen Salbe/Tinktur), **Fluprednien/Salicylsäure** (Sali-Decoderm), **Hydrocortison/Harnstoff** (Hydrodexan), **Prednisolon/Salicylsäure** (Alpicort-N)

Werden die Nebennierenrindenhormone mit Salicylsäure oder Harnstoff kombiniert, dringen sie besser in die Haut ein. Sie sollen damit stärker wirken, ohne daß die Nebenwirkungsrate erhöht wird. Aus diesem Grund können diese Kombinationspräparate durchaus sinnvoll sein.

(3) Kombinationspräparate mit Nebennierenrindenhormonen und Wirkstoffen gegen Krankheitskeime

> **Betamethason/Gentamicin** (Diprogenta Creme/Salbe, Sulmycin mit Celestan-V), **Fluocinolon/Neomycin** (Jellin Neomycin), **Fluocinolon/Neomycin/Nystatin** (Jellin polyvalent), **Fluprednien/Gentamicin/Cloxiquin** (Decoderm trivalent), **Hydrocortison/Fusidinsäure** (Fucidine plus Salbe), **Hydrocortison/Natamycin/Neomycin** (Pimafucort), **Hydrocortison/Oxytetracyclin/Polymyxin** (Terracortril), **Triamcinolon/Neomycin/Gramicidin** (Volon A antibiotikahaltig), **Triamcinolonacetonid/Nystatin** (Volonimat Plus Salbe N)

Die cortisonhaltigen Kombinationspräparate mit einem Antibiotikum und/oder einem Wirkstoff gegen Pilzerkrankungen (Antimykotikum) werden gerne eingesetzt, da sie scheinbar schnell zu spektakulären Erfolgen führen. Eine bakterielle oder pilzinfizierte juckende Hautstelle ist nach kurzer Behandlung beschwerdefrei. Der Schein trügt aber: Das

MEDIKAMENTE FÜR DIE HAUT

Cortison kann gegen bakterielle oder pilzinfizierte Erkrankungen natürlich nichts ausrichten. Wird die Therapie zu früh beendet, kehrt die Grunderkrankung zurück. Und bei längerer Therapie ist das Cortison nicht nur überflüssig, sondern wegen der Nebenwirkungen auch problematisch, da die Grunderkrankung wirksam nur mit einem Antibiotikum beziehungsweise Antimykotikum behandelt werden kann.

Daher bestehen berechtigte Zweifel am Sinn derartiger Kombinationspräparate. Zugestanden wird eventuell eine kurzzeitige Einstiegsbehandlung, die aber nicht zu einer Langzeit- oder Dauertherapie werden darf.

Die Bewertung der externen Antibiotika und Antimykotika erfolgt weiter unten.

Äußerlich anzuwendende Arzneimittel gegen Juckreiz und Allergien

Allergische Reaktionen äußern sich meistens durch Rötung der Haut und Juckreiz. Aus Untersuchungen wissen wir, daß 15 bis 29 Prozent aller Menschen gelegentlich unter einem juckenden Hautausschlag leiden. Der Arzt spricht von Urticaria oder Nesselsucht. Sie wird dadurch verursacht, daß auf die eine oder andere Weise Histamin in der Haut frei wird. Das Histamin gehört zu jenen Stoffen, die bei der Abwehr körperfremder Stoffe eine Schlüsselrolle spielen. So ist es auch nicht verwunderlich, daß zahlreiche Medikamente entwickelt wurden, die auf das Histamin einwirken. In neun von zehn Fällen geht der Hautausschlag innerhalb kurzer Zeit wieder zurück. Meistens ist nicht einmal deutlich zu erkennen, was die eigentliche Ursache gewesen ist. Es kommen nämlich viele dafür in Frage: Lebensmittel (Erdnüsse, Haselnüsse, Garnelen, Fisch oder Ei, Erdbeeren), Sonnenlicht, Arzneimittel, emotionale Spannungen, Hitze und vieles andere mehr.

Auch das Ekzem ist eine allergische Reaktion. Es gibt hier verschiedene Formen. Beim atopischen Ekzem reagiert der Patient allergisch auf bestimmte Reize, zum Beispiel Blütenstaub, Hausstaub, Haare von Katzen und Hunden und vieles andere. Den Anfang macht ein juckender Hautausschlag mit roten Bläschen. Nachts kratzt der Patient die Stellen auf, auch wenn er sich tagsüber beherrscht; Entzündungen können die Folge sein. Das Kratzen selbst kann einen neuen Juckreiz erzeugen, und so halten sich die Beschwerden lange Zeit.

Das Kontaktekzem entsteht bei regelmäßigem Kontakt mit einem

ÄUßERLICH ANZUWENDENDE ARZNEIMITTEL GEGEN JUCKREIZ

bestimmten Stoff; es folgt eine Hautreaktion, zum Beispiel am Ohrläppchen wegen eines nickelhaltigen Ohrrings. Wir können auch allergisch auf die Metallnieten in Jeans oder auf bestimmte Stoffe reagieren, die in Brillenrahmen verarbeitet werden. Als besonders allergen, also Überempfindlichkeitsreaktionen auslösend, gelten Metalle, insbesondere Nickel im Modeschmuck. Aber auch bestimmte Farbstoffe und kosmetische Produkte wie Lippenstift, Maskara, Haarlack oder Grundierungscreme.

Wie wir bereits in der Einführung zu diesem Kapitel gesagt haben, gibt es in unserer Umwelt rund 350 000 verschiedene Stoffe, die allergische Reaktionen hervorrufen können. Durch Einatmen, Berührung, Aufnahme in den Körper kommen wir mit diesen Stoffen in Kontakt. Wir können überempfindlich auf Lebensmittel oder – was viel häufiger vorkommt – auf Arzneimittel reagieren. Vor allem bei Antibiotika kommt das vor. Diese Antibiotika-Allergie kann sich gelegentlich als eine allergische Hautreaktion darstellen.

Bei einem Befall mit Krätzmilben oder Läusen und bei Insektenbissen steht ebenfalls der Juckreiz im Vordergrund. Unter Juckreiz leiden auch schwangere Frauen, ebenso Zuckerkranke oder Patienten mit Leber-, Nieren- und Gallenerkrankungen. Der Juckreiz unterliegt starker suggestiver Einwirkung. Man muß nur darüber sprechen oder ein wenig daran denken, und schon bekommt man ihn. Der Einsatz von Heilmitteln gegen Juckreiz ist daher fragwürdig. Mehrere Untersuchungen verglichen juckreizstillende Heilmittel mit Scheinmedikamenten (Placebos) und fanden keinen großen Unterschied. Dennoch werden Mittel gegen Juckreiz und Allergien sehr viel verwendet. Den innerlich anzuwendenden Antihistaminika sind wir schon öfter begegnet, zum Beispiel als Asthmamittel, als Hustenmittel, als Mittel gegen Übelkeit und Schwindel (einige Präparate aus dieser Familie werden gegen Reisekrankheit eingesetzt) und als Mittel in der Psychiatrie.

(1) Antihistaminika für die äußerliche Anwendung

> **Bamipin** (Bamipin, Soventol), **Bamipin/Hydrocortison** (Soventol Hydrocortison Creme), **Chlorphenoxamin** (Systral), **Clemastin** (Tavegil), **Clemastin/Clocortolon** (Corto-Tavegil), **Dimetinden** (Fenistil), **Diphenhydramin/Zinkoxid** (Palacril Lotio), **Pheniramin** (Avil), **Tripelennamin** (Azaron)

MEDIKAMENTE FÜR DIE HAUT

Die vor allem in den Sommermonaten beworbenen Antihistaminika werden häufig als Salbe, Gel oder Creme angewendet. Es fehlen allerdings Untersuchungen, die klar bewiesen hätten, daß antihistaminhaltige Cremes und Salben wirklich die gewünschten Wirkungen erzielen. Aus medizinischer Sicht können sie eigentlich nicht funktionieren. Die Einbildungskraft, die Suggestion, bewirkt natürlich eine Menge, und was das anbelangt, kann man durchaus der Ansicht sein, daß ein solches Mittel auf dem Markt bleiben soll, denn »wenn es nichts nützt, schadet es auch nichts«. Die Behandlung von Insektenstichen, Schmerz, Schwellung oder Juckreiz mit antihistaminhaltigen Salben ist aufgrund fehlender Eindringtiefe der Substanzen in die Haut weitgehend sinnlos. Die kühlende Wirkung, die am ehesten noch mit Gels erreicht wird, läßt sich mit Eis oder fließendem kalten Wasser schneller und effektiver erreichen (*Pharmaz. Ztg. Nr. 35, 1986, S. 2035*). Sogar eine Allergie ist nach längerfristiger lokaler Anwendung nicht ausgeschlossen.

Eine sehr lästige Allergie ist die gegen Sonnenlicht. Sie wird weiter unten ausführlich behandelt. Die hier genannten Mittel werden gern in den Urlaub mitgenommen, wo sie gegen die Sonne schützen sollen. Aber ihre Vorteile (keine oder vielleicht nur suggestive Wirkung) wiegen die möglichen Nachteile (Allergie und vor allem Überempfindlichkeit gegenüber Sonnenbestrahlung) längst nicht auf, und so darf man sich fragen, ob man das Geld für diese Mittel nicht besser spart.

Die verschreibungspflichtige Kombination eines Antihistaminikums mit einem Cortison (Clocortolon/Hydrocortison) wirkt wegen ihres Cortisongehalts. Ob das Antihistaminikum einen Sinn hat, ist mehr als fraglich. Immerhin mußten die Krankenkassen 1991 über 3,4 Millionen DM Versichertengelder für diese fragwürdigen Kombinationen ausgeben.

(2) Weitere Mittel gegen Juckreiz

> **Ammoniumbituminosulfonat** (Ichtholan), **Benzocain** (Anaesthesin Creme/Salbe/N Puder), **Bufexamac** (Parfenac, duradermal), **Gerbstoff** (Tannosynt Lotio/ Puder/flüssig, Tannolact Creme/Pulver), **Isoprenalin** (Ingelan Gel), **Isoprenalin/Salicylsäure** (Ingelan Puder), **Steinkohlenteer** (Berniter)

Ein einfaches Verfahren, um den Juckreiz zu mildern, besteht darin, daß wir die Haut kühlen. Schmerz und Juckreiz verringern sich dann.

ÄUßERLICH ANZUWENDENDE ARZNEIMITTEL GEGEN JUCKREIZ

Das kann mit stark wasserhaltigen Cremes geschehen. Wenn das Wasser verdampft, kühlt sich die Haut ab, und der Juckreiz geht zurück. Es gibt auch Cremes, die größere Wassermengen enthalten, zum Beispiel die Kühlsalbe. Harnstoffhaltige Präparate werden ebenfalls empfohlen.

Bei starkem Juckreiz kann man sich auch kalt duschen, wobei sich die Haut abkühlt. Früher nahm man oft ein Kleiebad: zweimal am Tag für zwanzig Minuten mit 500 Gramm Kleie im Badewasser.

Zunächst müssen wir natürlich ergründen, was den Juckreiz verursacht. Ist der Übeltäter ein Brillengestell aus Metall, so muß man wohl darauf verzichten. Auch eng sitzende Kleider können Juckreiz verursachen. Medikamente zu nehmen, wäre sicher keine kluge Lösung des Problems.

Leider ist es aber nicht immer möglich, die Ursache des Juckens festzustellen. Es kann auch sein, daß die Ursache bekannt ist und daß man ihr im täglichen Leben nicht aus dem Weg gehen kann.

Die Pharmaindustrie bietet eine Reihe von Salben und Cremes an, die örtlich aufgetragen den Juckreiz nehmen sollen. Sie haben bei Juckreiz wenig Wirkung. Ist die Haut unversehrt, gelangt der Wirkstoff gar nicht an seinen Bestimmungsort. Wir können dann ebensogut auf ihn verzichten. Ist die Haut hingegen verletzt, so wirkt das Mittel zwar gut, wird aber gefährlich, da es zu einer sehr ernsthaften Allergie kommen kann. Das Ganze wird dann eher schlimmer als besser. Der Wirkstoff Bufexamac wurde weiter oben beschrieben. Isoprenalin hat eine Indikation bei der Behandlung von Windpocken. Als Nebenwirkungen treten gelegentlich Unverträglichkeitsreaktionen auf. Präparate, die Gerbstoff, Ammoniumbituminosulfonat oder Steinkohlenteer enthalten, haben bei juckenden und entzündlichen Hautprozessen eine gewisse Wirksamkeit.

Mittel gegen Akne

Die Akne ist eine wahre Plage. Und man kann kaum etwas dagegen tun. Die Annahme, die Entstehung von Pickeln hänge von der Ernährung ab, ist längst überholt. Fettes Essen, Mayonnaise und Schokolade sind zwar für die Ernährung nicht unbedingt zu empfehlen, aber auf die Akne haben sie wenig Einfluß. Pickel entwickeln sich aus den Talgdrüsen, die an den Haarwurzeln sitzen und die Haut mit ihrer fettartigen Substanz versorgen. Wenn sich Pickel bilden, sind meistens mehrere Faktoren im Spiel. Es beginnt mit einer verstärkten Talgpro-

MEDIKAMENTE FÜR DIE HAUT

duktion. Ist der Ausgang der Talgdrüse verstopft oder verhornt, staut sich der Talg. In diesem Stadium kann die Sauna Gutes bewirken, denn durch die Wärme öffnen sich die Poren, und der Pickel verschwindet. Richtig unangenehm wird es erst, wenn Bakterien in die verstopfte Drüse eindringen und eine Entzündung auslösen.

Es gibt verschiedene Möglichkeiten, diesen Prozeß zu beeinflussen: Wir können versuchen, die Talgproduktion zu verringern. Wir können etwas gegen die Verhornung der Haut tun, und auch die bakterielle Infektion kann bekämpft werden.

Im folgenden begegnen wir mehreren Wirkstoffen, die auch gegen andere Hauterkrankungen eingesetzt werden. Salicylsäure, Tretinoin und Benzoylperoxid dienen dazu, die Hornhaut zu erweichen.

Das Benzoylperoxid war der erste Stoff, der sich gegen Pickel als wirksam erwies. Neue Stoffe werden oft damit verglichen.

Das Tretinoin ist nahe verwandt mit dem Vitamin A und heißt auch Vitamin-A-Säure (siehe unten). Vom Tretinoin sind wieder weitere Wirkstoffe abgeleitet. Einer von ihnen ist das Acitretin, das im Oktober 1990 in die Schlagzeilen geriet, weil es bei schwangeren Frauen Nebenwirkungen erzeugt hat. Das Acitretin wird gegen Schuppenflechte eingenommen. Mehr darüber im betreffenden Abschnitt.

Ein etwas drastisches Verfahren ist der Versuch, das hormonelle Gleichgewicht des Körpers so zu beeinflussen, daß weniger Talg produziert wird. Das geschieht mit hormonartigen Heilmitteln, etwa Östrogenen und Anti-Testosteronen. Frauen, die mit der Einnahme der Pille beginnen, werden oft auf einen Schlag alle ihre Pickel los – ein hübscher Nebeneffekt. Einige Pillenproduzenten spekulieren sogar auf diesen Markt und geben ihrem Präparat noch ein Anti-Testosteron bei.

Wir sollten uns an harmlosere Verfahren zur Bekämpfung von Pickeln halten und hormonartige Heilmittel für Extremfälle reservieren.

Um die bakteriellen Infektionen zu verringern, werden häufig Antibiotika verwendet. Meistens handelt es sich um eine Tetracyclinkur. Doch auch diese ist nur unter besonderen Umständen angebracht. Das Benzoylperoxid, das der Verstopfung der Talgdrüse entgegenwirkt, hilft auch gegen Entzündungen.

Wer mit seinem Latein am Ende ist, kann noch an Wirkstoffe denken, die eine Infektion nicht bekämpfen, sondern unterdrücken. Gemeint sind die Nebennierenrindenhormone, die bereits behandelt wurden. Erfahrene Ärzte vermeiden jedoch die Behandlung einer Akne mit Corticosteroiden.

MITTEL GEGEN AKNE

(1) Vom Vitamin A abgeleitete Stoffe

> Tretinoin (Airol Roche, Cordes VAS Creme/Gel, Epi-Aberel),
> Isotretinoin (Roaccutan)

Die Wirkungen des Vitamins A sind schon lange bekannt; hohe Dosen dieses Vitamins haben aber auch Nebenwirkungen. Die obengenannten, vom Vitamin A abgeleiteten Stoffe sind weniger giftig. Sie haben starke Auswirkungen auf die Haut und werden deswegen bei Hautkrankheiten eingesetzt.

Vor allem die Talgproduktion der Haut verringert sich nach einer Behandlung mit diesen Mitteln um 70 bis 90 Prozent, was bei bestimmten Akne-Arten und auch bei der Behandlung der Schuppenflechte von Bedeutung ist. Bei hoher Dosierung kann die Krankheit sogar vollständig geheilt werden, bei niedrigeren Dosen zeigen sich noch gute Resultate. Das Tretinoin wird mit dem Finger, einem Wattestäbchen oder einem Wattebausch dünn auf die befallenen Stellen aufgetragen.

Auch in diesem Fall gilt die goldene Apothekerregel: Jedes wirksame Arzneimittel hat seine Nebenwirkungen. Bei diesen Stoffen sind sie ziemlich ernsthaft. Schleimhäute können austrocknen, was Folgen hat für den gesamten Körper. Alle Patienten leiden unter trockenen Lippen. Trockene Nase, trockener Mund und Juckreiz kommen sehr oft vor. Auch die Augen werden trocken, was wiederum schlimm ist für Patienten mit Kontaktlinsen. Drei Viertel der Patienten zeigen abschilfernde Haut, besonders an den Handinnenflächen. Selbst Haarausfall tritt bei zehn Prozent der Anwender auf. Ferner sind zu nennen: Kopfschmerzen, Müdigkeit, verringerter Appetit, Magen- und Darmstörungen.

Das Isotretinoin ist mehr noch als das Tretinoin der Behandlung von schweren und hartnäckigen Formen der Akne vorbehalten. Während der Anwendung sollen UV-Bestrahlungen und intensive Sonnenbäder vermieden werden. Die gleichzeitige Einnahme von Vitamin A und von Tetracyclinen sowie die lokale Anwendung von Aknemitteln sollten unterbleiben.

Das Etretinat schädigt offensichtlich das Skelett. Wer über lange Zeit mit einem solchen Mittel behandelt wird, muß sich vor derartigen Folgen hüten. Die Herstellerfirma riet allen Ärzten, jedes Jahr Röntgenbilder von den Langzeit-Anwendern machen zu lassen, um Abweichungen rechtzeitig festzustellen.

MEDIKAMENTE FÜR DIE HAUT

Damit ist aber die Liste der Probleme noch nicht zu Ende. Weil das Mittel auch den Fettstoffwechsel beeinflußt, bekommt die Leber mehr zu tun. Menschen, die bereits unter Leberstörungen leiden, geraten dadurch in Schwierigkeiten. Daher dürfen Leber- und Nierenpatienten dieses Mittel nicht nehmen. Vor der Behandlung sowie in monatlichen Abständen während der Behandlung müssen die Blutfett- und Leberwerte überprüft werden. Wenn eine Verschlechterung der Laborwerte eintritt, ist die Therapie abzubrechen.

Ein noch größeres Problem scheinen die Wirkungen auf das ungeborene Kind zu sein. Daher muß vor Beginn der Behandlung eine Schwangerschaft ausgeschlossen werden. Während der Therapie und vier Wochen nach Absetzen des Medikaments muß für eine wirksame Empfängnisverhütung gesorgt werden. Es wird sogar empfohlen, alle sechs Wochen einen Schwangerschaftstest durchzuführen. Sollte während der Behandlung trotzdem eine Schwangerschaft eintreten, entsteht das Risiko schwerster Mißbildungen beim Kind. Der Hersteller warnt davor in den Beipackzetteln und inzwischen befindet sich die Warnung auch auf der Packung! Doch hier zeigt sich wieder einmal, daß diese Information nicht ausreicht, um Patienten die Vor- und Nachteile von Medikamenten nahezubringen. Übrigens sind auch die Ärzte nicht immer ausreichend über die Gefahren dieser Mittel informiert. 1988 war in der *New York Times* ein Bericht zu lesen, demzufolge das Isotretinoin bereits 900 bis 1300 Fehlgeburten verursacht habe. Bei näherer Überprüfung dieser Fakten durch die amerikanische Arzneimittelbehörde FDA zeigte sich, daß die Zahl etwas niedriger lag. Dennoch ist größte Vorsicht geboten. Die Firma Roche, die dieses Mittel produziert, veranstaltet in den Vereinigten Staaten spezielle Kurse für Ärzte, damit sie das Mittel nicht leichtsinnig verschreiben. Sidney Wolfe von der *Public Citizen Health Research Group* bezweifelt aber, daß diese Kurse eine Garantie gegen die falsche Verwendung des Mittels bieten, das bei einem Viertel aller schwangeren Anwenderinnen zu Mißbildungen beim Kind führt.

Begreiflicherweise suchen die Pharmafirmen nach einer problemlosen Anwendungsform dieses Mittels. Deswegen wird das Roaccutan auch als Creme oder Gel auf den Markt gebracht. Wissenschaftliche Untersuchungen lassen jedoch erkennen, daß das Mittel in dieser Anwendung nicht wirkt. Es bleibt wirklich nur die Einnahme übrig. Bei einem Medikament mit solchen Nebenwirkungen muß man sehr sorgfältig abwägen, ob die Anwendung überhaupt zu verantworten ist.

MITTEL GEGEN AKNE

(2) Übrige Aknemittel

> **Benzoylperoxid** (Aknefug-oxid Gel, Akneroxid, Cordes BPO Gel, Klinoxid, Oxy Fissan, PanOxyl, Sanoxit), **Erythromycin** (Aknefug-EL, Akne-mycin Lösung, Inderm Lösung), **Clindamycin** (Sobelin Akne-Lösung), **Hexachlorophen** (Aknefug simplex), **Minocyclin** (Klinomycin)

Einige dieser Medikamente wirken, weil sie einen Stoff enthalten, der die Hornhaut weicher und durchlässiger macht. Dadurch verstopfen weniger Talgdrüsen. Zu diesen Wirkstoffen gehören Benzoylperoxid, Resorcinol und Salicylsäure. Auch Schwefel wurde früher viel gebraucht, um die Hornhaut zu erweichen, doch zweifeln die meisten Spezialisten an der Wirksamkeit. In einigen Medikamenten gegen Pickel befinden sich Antibiotika (Clindamycin, Erythromycin oder Tetracyclin).

Das Benzoylperoxid erweicht die Hornhaut, es kann aber die Haut irritieren und zu einem Kontaktekzem führen, wie wir es in der Einleitung dieses Kapitels beschrieben haben. Im Tierversuch löste das Benzoylperoxid sogar Krebs aus. Bei Untersuchungen an Menschen wurde das bisher noch nicht festgestellt. Das Medikament ist nun ungefähr 25 Jahre alt, und diese Zeitspanne ist nötig für verläßliche Aussagen über ein Krebsrisiko. Dies ist der Zeitraum, in dem sich eine bösartige Geschwulst entwickeln kann. Das Minocyclin ist ein Tetracyclin, das besonders teuer ist. Da Tetracycline ein sehr ähnliches Wirkspektrum haben, kann die Aknetherapie zum Beispiel auch mit dem wesentlich preiswerteren Doxycyclin durchgeführt werden.

Die lokale Therapie der Akne mit Antibiotika wie Erythromycin und Clindamycin ist zwar wirksam, muß aber wegen möglicher Resistenzentwicklungen kritisch betrachtet werden.

Das Antiseptikum Hexachlorophen gilt in der Aknetherapie als überholt, nicht zuletzt wegen möglicher Nebenwirkungen auf das Nervensystem.

MEDIKAMENTE FÜR DIE HAUT

Hautmittel gegen Mikroorganismen

(1) Antibakterielle Mittel

> *Einstoffpräparate*:
> **Chlortetracyclin** (Aureomycin Salbe), **Framycetin** (Sofra-Tüll), **Fusidinsäure** (Fucidine Gel etc.), **Gentamicin** (Refobacin Creme/Puder, Sulmycin Creme/Salbe), **Sulfadiazin-Silber** (Flammazine)
>
> *Mehrstoffpräparate*:
> **Bacitracin/Neomycinsulfat** (Cicatrex Puder), **Chloramphenicol/Kollagenase** (Iruxol), **Chloramphenicol/Natriumbituminosulfat** (Ichthoseptal), **Neomycin/Bacitracin** (Nebacetin Puder/Salbe), **Oxytetracyclin/Polymyxin B** (Terramycin Salbe/Puder)

Gegen bakterielle Infektionen der Haut gibt es viele Salben und Cremes, die Antibiotika enthalten. Doch sollten sie sparsam oder bei harmlosen Entzündungen besser gar nicht eingesetzt werden. Bei Furunkulose, Wundrose, Rotlauf, Hautmilzbrand, fortschreitenden eitrigen Entzündungen sind antibiotische Salben ohnehin wirkungslos (*Simon-Stille Antibiotikatherapie, 1985*), weil sie nicht tief genug in die Haut eindringen und höchstens erreichen, daß die Bakterien, die abgetötet werden sollten, eine Resistenz gegen das Antibiotikum und seine Verwandten entwickeln. In solchen Fällen empfiehlt es sich also, ein Antibiotikum zu schlucken (siehe Kapitel 20).

Bei harmlosen Infektionen (Rötung und leichte Schwellung), wie sie bei kleineren Hautverletzungen auftreten können, reicht eine neutrale Creme. Sollte die Infektion nicht nach einigen Tagen verschwinden oder sich gar verschlimmern, müssen Sie den Arzt aufsuchen.

Wenn Sie eine antibiotische Salbe verwenden wollen, zum Beispiel bei der Entzündung eines offenen Ekzems, sollte das Präparat nur solche Wirkstoffe enthalten, die für die orale Anwendung nicht in Frage kommen. Hat der Körper nämlich geringe Mengen des Antibiotikums in die Haut aufgenommen, kann es bei Einnahme desselben Wirkstoffes noch Jahre später zu heftigen allergischen Reaktionen kommen. Daher sollten Antibiotika wie Chloramphenicol, Fusidinsäure oder Gentamicin, die es auch in Tablettenform gibt, nicht lokal angewendet werden. Als Alternative empfehlen sich Antibiotika wie Neomycin und

HAUTMITTEL GEGEN MIKROORGANISMEN

Bacitracin. Neomycin ist zur Einnahme kaum geeignet, weil es leicht zu Allergien führt. Weniger bedenklich ist die Anwendung auf der Haut.

Einige Ärzte verschreiben antibiotische Salben »auf Verdacht« – vielleicht hilft sie, und wenn nicht, dann schadet sie nicht. Doch damit verkennen sie die Gefahr allergischer Reaktionen, die sich sofort oder später bei Wiederverwendung des Mittels einstellen können. Wer allergisch auf Neomycin reagiert, verträgt oft auch andere Antibiotika aus derselben Familie nicht, zum Beispiel Kanamycin, Gentamicin, Tobramycin und Framycetin. Leider geht aus den Handelsnamen der antibiotischen Salben zumeist nicht hervor, welchen Wirkstoff sie enthalten. Auch dem Arzt entgeht das oft. Wer vermutet schon, daß in Sofra-Tüll Framycetin verarbeitet ist? Dieses Mittel sollte also nicht auftragen, wer gegen Neomycinsalbe allergisch geworden ist.

Auch Tetracycline (näheres siehe im Kapitel über die Antibiotika) werden oft in Form von Cremes und Salben verordnet. Sie haben den Vorteil, daß sich nicht so schnell Allergien ausbilden.

Die verschiedenen Wirkstoffe aus der Tetracyclin-Familie ähneln sich einander sehr, wobei das Tetracyclin ebensogute Dienste leistet wie das sehr viel teurere Chlortetracyclin. Dasselbe läßt sich über die Kombination von Oxytetracyclin und Polymyxin B sagen. Überhaupt lehnen erfahrene Fachleute die Antibiotika-Kombinationen ab. Glücklicherweise verschwinden diese langsam vom Markt.

Bei der Anwendung von tetracyclinhaltigen Cremes und Salben kann es zu gelben Flecken auf der Haut kommen.

Antibiotikahaltige Cremes und Salben dürfen nicht wahllos bei jeder Gelegenheit eingesetzt werden. Es könnte sonst passieren, daß sie bei einer wirklich ernsthaften Infektion nicht mehr helfen. Nur durch mäßigen Gebrauch sorgen wir dafür, daß nicht alle Bakterien eine Resistenz gegen Antibiotika entwickeln.

Das Silbersulfadiazin, ein Sulfonamid, wird auf Brandwunden gestreut, um Infektionen zu verhindern. Wegen der Gefahr einer Sensibilisierung wird aber vor der lokalen Anwendung von sulfonamidhaltigen Präparaten gewarnt (*Simon-Stille, Antibiotikatherapie, 1985*).

(2) Mittel gegen Viren

> **Aciclovir** (Zovirax Creme, Acic), **Idoxuridin** (Virunguent Salbe), **Melissenblätterextrakt** (Lomaherpan), **Tromantadin** (Viru-Merz Creme/-Serol Gel)

MEDIKAMENTE FÜR DIE HAUT

Viruserkrankungen der Haut reichen von Windpocken (eigentlich eine Infektion der Luftwege, die sich auch auf der Haut äußert) über die Gürtelrose und die Fieberbläschen an den Lippen bis zum Herpes der Geschlechtsteile. Es wäre ein Segen, wenn es ein wirklich hilfreiches Heilmittel gegen diese schmerzhaften Erkrankungen gäbe.

Die Viren sitzen in den Zellkernen zwischen dem Erbmaterial und richten unter normalen Bedingungen keinen Schaden an. Unter bestimmten Umständen werden sie jedoch aktiviert. So entstehen die Fieberbläschen bei Ansteigen der Körpertemperatur. Ist der Anfall vorbei, verhalten sich die Viren wieder ruhig – bis zum nächsten Fieber.

Es wurde lange nach geeigneten Mitteln gegen Viruserkrankungen geforscht, und die heute zur Verfügung stehenden sind keineswegs ideal. Bei innerer Anwendung helfen sie zwar gegen bestimmte Viruserkrankungen, doch weisen sie auch Nebenwirkungen auf, und deswegen werden sie nicht leichtfertig eingesetzt. Sind die Wirkstoffe wie bei den obengenannten Mitteln in Cremes und Salben enthalten, gelangen sie natürlich nicht so leicht in die Blutbahn.

Besonders das Aciclovir wird als wirksames Mittel gegen Fieberbläschen gepriesen und auch in großem Maßstab angewendet. Die meisten Untersuchungen können aber nicht bestätigen, was die Herstellerfirma behauptet. Entscheidend ist wohl der rechtzeitige Einsatz der Salbe: Sobald man zum Beispiel ein Brennen auf der Lippe verspürt, muß man mit der Salbe zur Hand sein. Haben sich bereits Bläschen gebildet, ist es wahrscheinlich zu spät. In jedem Fall sollte man Aciclovir sparsam verwenden, denn es besteht die Befürchtung, daß die Viren dagegen resistent werden, bevor wir dieses Mittel wirklich effizient einsetzen können.

Rückfälle werden durch Aciclovir nicht verhindert. Von den äußerlich anzuwendenden Mitteln gegen Viren wird aber das Aciclovir noch am günstigsten beurteilt. Nachdem jetzt einige Neuanbieter Aciclovir auf den Markt gebracht haben, hat sich das Preisniveau deutlich nach unten verschoben. Diese Mittel sind jetzt auch ohne Rezept in der Apotheke zu bekommen.

Die Wirksamkeit des pflanzlichen Melissenextraktes wird stark angezweifelt (*Fricke und Klaus, 1985*).

Durch das Tromantadin entwickelt sich häufig eine allergische Reaktion, und es wird aus diesem Grund auch nicht günstig beurteilt, von der Anwendung ist eher abzuraten.

HAUTMITTEL GEGEN MIKROORGANISMEN

(3) Heilmittel gegen Hautpilze

Einstoffpräparate:
Bifonazol (Mycospor), **Ciclopiroxolamin** (Batrafen Creme/Lsg./Pdr.), **Clotrimazol** (Antifungol Creme etc., Canesten Creme etc., Canifug Creme/Lösung, Clotrimazol von ct, Fungizid-ratiopharm Creme, Mycofug, Myko Cordes), **Econazol** (Epi Pevaryl), **Ketoconazol** (Nizoral Creme), **Miconazol** (Daktar Creme etc.), **Naftifin** (Exoderil), **Tioconazol** (Fungibacid Creme etc.), **Tolnaftat** (Tonoftal)

Mehrstoffpräparate:
Bifonazol/Harnstoff (Mycospor Nagelset), **Econazolnitrat/Zinkoxid** (Epi Pevaryl Heilpaste)

Corticosteroidhaltige Kombinationen:
Clotrimazol/Dexamethason (Baycuten N), **Clotrimazol/Betamethason** (Lotricomb), **Econazolnitrat/Triamcinolon** (Epipevisone), **Isoconazol/Diflucortolon** (Travocort Creme), **Nystatin/Fluprednniden** (Candio-Hermal E comp), **Isoconazol/Fluocortinbutyl** (Bi-Vaspit)

Von den 100 000 bis 250 000 geschätzten Pilzarten werden etwa 180 Arten mit Erkrankungen bei Mensch und Tier in Verbindung gebracht. Pilzinfektionen (Mykosen) können sich als sehr hartnäckig erweisen. Wenn Sie einen Pilz auf der Haut haben, sind Sie meistens nicht ernsthaft krank. Es handelt sich dabei nur um eine sozusagen naturübliche Symbiose. Ist allerdings die körperliche Abwehrkraft geschwächt, kann der Pilz die Oberhand gewinnen und sehr viel Schaden anrichten. Besonders schwer betroffen davon sind Aids-Patienten. Neben anderen Erkrankungen haben sie auch immer ernsthafte Pilzinfektionen.

Nicht nur aus ästhetischen Gründen empfiehlt es sich, etwas gegen Pilzinfektionen zu unternehmen. Sie sehen oft nicht sehr angenehm aus, machen die Haut spröde und rissig und damit auch anfälliger für bakterielle Infektionen.

Es gibt sehr viele Mittel, die gegen Pilze wirken. Schwefelhaltige Präparate, Jod und Steinkohlenteere waren früher häufig gebrauchte Pilzmittel (Antimykotika), ebenso die Salicylsäure. Mittlerweile gibt es synthetische Stoffe mit guter Wirksamkeit. Den meisten sind wir schon im Abschnitt über die Erkrankungen der Scheide (Kapitel 17) begegnet.

18 MEDIKAMENTE FÜR DIE HAUT

Am bekanntesten und verbreitetsten ist der Fußpilz. Er lauert in Schwimmbädern, Saunen und Turnhallen. Man kann ihm am besten entgehen, wenn man die Füße gründlich mit Seife wäscht und danach gut abtrocknet.

Am stärksten wirken die Imidazolderivate: Miconazol, Econazol, Clotrimazol oder Bifonazol. Trotz großer Preisunterschiede ist ihre Wirkung etwa gleichwertig.

Wenn sich ein Pilz als sehr hartnäckig erweist, müssen wir von Pudern und Salben auf Mittel zu Einnehmen übergehen. Diese packen dann das Problem von innen an, weil sie über die Blutbahn an die Stelle gelangen, wo der Pilz sitzt. Das Ketoconazol hat weite Verbreitung bei der Behandlung von Pilzen auf der Haut, an den Nägeln und in der Scheide gefunden. 1985 warnte die britische Kommission für die Sicherheit der Arzneimittel vor leichtfertigem Gebrauch des Ketoconazols. Seit der Markteinführung wurden nämlich 82 Fälle von Leberschäden gemeldet, und fünf Menschen starben daran. In den Niederlanden waren 1983 die ersten Leberschäden aufgetreten, und bis 1985 stieg die Zahl auf dreißig. Durch Berechnungen konnte man schätzen, daß ungefähr einer von tausend Patienten betroffen ist. Jüngere Schätzungen sprechen bereits von einem Patienten auf zweihundert, während andere behaupten, nur einer von 10 000 sei betroffen. Aber auch diese geringere Zahl gibt Anlaß zur Sorge. In Großbritannien und später auch in Irland wurde dazu geraten, das Ketoconazol nicht gegen Haut- und Nagelpilze oder gegen vaginale Pilze einzusetzen, sondern es für die Behandlung tiefer Pilzerkrankungen zu reservieren, die auf keine andere Weise zu behandeln sind. Untersuchungen hingegen zeigten, daß für die innere Behandlung von Pilzerkrankungen das Itraconazol (Sempera) genauso wirksam ist wie das Ketoconazol, aber hinsichtlich der Nebenwirkungen günstiger beurteilt wird. Wer also Ketoconazol für den inneren Gebrauch verschrieben bekommt, sollte den Arzt fragen, ob er nicht eine Alternative empfehlen kann.

Corticosonhaltige Kombinationspräparate gegen Pilze werden in der Fachliteratur zunehmend kritisch beurteilt. Die bei Pilzerkrankungen auftretenden Hauterscheinungen sind meist als normale Abwehrmaßnahmen des Körpers anzusehen. Da Entzündungsreaktionen eher minimal sind und eine antimykotische Behandlung eine Ursachenbehandlung ist, die automatisch auch die Entzündung zum Abklingen bringt, sollte auf diese Kombinationspräparate verzichtet werden.

19

Arzneimittel gegen Erkrankungen des Auges

Bei der Behandlung von Augeninfektionen werden vielfach dieselben Wirkstoffe verwendet wie bei Hauterkrankungen, Bluthochdruck oder Heuschnupfen. Das Auge, ein hochsensibles Sinnesorgan, reagiert bereits auf geringste Störungen sehr empfindlich. Daher dürfen nur Substanzen ausgewählt werden, die das Auge nicht schädigen können. Medikamente, die die Haut reizen, sind natürlich ungeeignet. Wirkstoffe, die die Hornschicht der Haut erweichen, etwa die Salicylsäure, dürfen nicht in das Auge gelangen, denn das könnte äußerst unangenehme Folgen haben.

Daß die Augen und die empfindlichen Schleimhäute nicht gereizt werden dürfen, ist die wichtigste Vorbedingung für alle Medikamente, die im Bereich des Auges eingesetzt werden sollen. Das gilt nicht nur für den Wirkstoff allein, sondern auch für den Grundstoff oder Träger, in dem der Wirkstoff gelöst ist. An die sachgemäße Herstellung und die Sterilität der Augentropfen werden deshalb hohe Anforderungen gestellt. Da das Auge selbst schlecht durchblutet ist, können die Abwehrkräfte des Körpers nicht voll zum Zuge kommen. Deshalb könnte eine bakterielle Verunreinigung der Augenarzneien schlimme Folgen haben und unter Umständen zur Erblindung führen.

Der Wirkstoff in den Augenarzneien ist meist in Wasser gelöst und kann dadurch leicht bakteriell verunreinigt werden. Deshalb sind industriell hergestellte Augentropfen zur Mehrfachanwendung mit Konservierungsmitteln vor bakteriellen Verunreinigungen geschützt. Diese Konservierungsmittel können gelegentlich Probleme verursachen. Einige Patienten reagieren überempfindlich auf sie. Wer weiche Kontaktlinsen trägt, läuft Gefahr, daß sich die Konservierungsmittel in der Kontaktlinse anreichern und eine schädigende Wirkung am Auge entfalten.

Für Kontaktlinsenträger gilt grundsätzlich: Vor Gebrauch von Augentropfen den Apotheker oder Arzt fragen, ob das Mittel mit Kontaktlinsen verträglich ist. Im Zweifelsfall sollte während der Anwendung von Augentropfen eine Brille getragen werden.

Als Konservierungsmittel für Augentropfen werden Zusätze wie Chlorhexidin, Chlorbutanol oder Thiomersal, eine Quecksilberverbin-

ARZNEIMITTEL GEGEN ERKRANKUNGEN DES AUGES

dung, eingesetzt. Auch Benzalkoniumchlorid wird verwendet. Die Konservierungsmittel sind im Beipackzettel der Arzneien aufgeführt. Wenn diese Stoffe Unverträglichkeitsreaktionen hervorrufen, müssen sie weggelassen werden. Allerdings ist damit gelegentlich auch eine Verminderung der Wirksamkeit der Arzneimittel verbunden, da die Konservierungsmittel oft die Aufnahme der Wirkstoffe verbessern.

Bei Überempfindlichkeit gegen die Konservierungsstoffe kann der Arzt Augenarzneien in konservierungsfreien Einzeldosen verordnen oder Mittel, die in der Apotheke hergestellt werden und keine Konservierungsmittel enthalten. Mit diesen Arzneimitteln muß man sehr vorsichtig umgehen, da bakterielle Verunreinigungen bei der Anwendung vermieden werden müssen. Daher sollte die Tropfflasche das Auge nicht berühren, sondern etwa einen Zentimeter über das Auge gehalten werden, so daß der Tropfen aus der Flasche in das Auge fällt. Üblicherweise sind Augentropfen nach Anbruch nur einen Monat haltbar. Die Augenarzneien ohne Konservierungsstoffe sind dagegen oftmals nur eine Woche haltbar. Die angegebenen Fristen sollten auf keinen Fall überschritten werden.

Im Gegensatz zu einer Salbe, die man auf der Haut verstreicht und die dort so lange bleibt, bis sie eingezogen ist, geht von der flüssigen Augenarznei ein Teil verloren. Die Tropfen fließen, nachdem sie ins Auge gegeben wurden, zu etwa achtzig Prozent über die Tränenwege in die Nasenhöhle und werden dort schnell von der Nasenschleimhaut aufgenommen. So ist es erklärlich, daß Augentropfen systemische, das heißt den ganzen Körper einbeziehende Nebenwirkungen entfalten. Nur die restlichen zwanzig Prozent werden direkt am Auge wirksam, jedoch früher oder später auch vom Körper aufgenommen. Um eine längere Wirkdauer am Auge zu erzielen, werden häufig ölige Lösungen eingesetzt. Dies ist allerdings mit Nachteilen verbunden, denn durch die ölige Flüssigkeit wird der Blick schlierig und leicht getrübt. Wäßrige Augentropfen wirken etwa drei bis sechs Stunden lang und werden vorzugsweise am Tag eingesetzt, Salben oder ölige Augentropfen wirken bis zu zwölf Stunden und sind meistens für die Nachtanwendung gedacht.

Augeninfektionen können durch Viren, Bakterien oder Pilze ausgelöst werden und müssen entsprechend unterschiedlich behandelt werden. Ein weiteres Einsatzgebiet für Augenarzneien ist der erhöhte Augeninnendruck (Glaukom). Auch hier gibt es wirksame Mittel. Daneben gibt es noch Augenleiden, die allerdings mit weniger guten Erfolgen medikamentös behandelt werden.

Augentropfen gegen Infektionen

Augeninfektionen kommen häufig vor. Jeder Teil des Augenbereiches kann sich entzünden und braucht seine eigene Therapie. Rote Augen, die etwas trübe Flüssigkeit absondern, hat schon jeder einmal gehabt. Hier handelt es sich um eine Entzündung der Bindehaut des Auges, eine sogenannte Conjunctivitis. Die Erscheinungen reichen von einer allergischen Reaktion des Auges, wie etwa bei Heuschnupfen, bis zu einer echten Infektion durch Viren oder Bakterien.

Die Conjunctivitis ist die bei weitem häufigste Erkrankung des Auges. Es können sich aber auch zum Beispiel die Iris und der Augapfel entzünden; der Arzt spricht dann von einer Uveitis.

Die Augentropfen, auf die wir im folgenden eingehen, werden besonders bei Entzündungen der Augenbindehaut eingesetzt.

(1) Antiseptika (keimtötende Mittel) für das Auge

> **Silbernitrat** (Mova Nitrat Pipette), **Cetalkoniumchlorid/Ethacridin** (Biseptol simplex), **Polyvidon/Cetrimoniumchlorid** (Vidisept N), **Zinkborat/Naphazolin** (Ophtopur), **Zinksulfat/Naphazolin** (Oculosan)

Diese Stoffe werden vor allem zur Vorbeugung von Infektionen gebraucht. So bekommt jedes Kind direkt nach der Geburt bei der gesetzlich vorgeschriebenen Credé-Prophylaxe ein Tröpfchen Silbernitrat ins Auge, um eine Gonorrhoe-Infektion zu verhindern, die es sich möglicherweise während der Geburt zugezogen hat. Aus Untersuchungen geht übrigens hervor, daß ein Tröpfchen Tetracyclin vorzuziehen ist, weil dieser Stoff weniger Nebenwirkungen hat.

Der Effekt der anderen antiseptisch wirkenden Augentropfen ist wenig selektiv. Eine dauerhafte Wirkung ist durch diese Arzneien nicht zu erwarten, deshalb eignen sie sich auch nicht für die Behandlung einer bakteriellen Entzündung des Auges. Die Wirkungsweise des Naphazolins wird weiter unten besprochen. Die in einigen Kontaktlinsen-Aufbewahrungslösungen enthaltenen antiseptisch wirkenden Substanzen wie Chlorhexidin (Combisol, Flex-Sol, Hexidin, Viskoset) können auf das Auge auch irritierend wirken, wenn die Kontaktlinsen vor der Anwendung nicht sorgfältig abgespült werden.

ARZNEIMITTEL GEGEN ERKRANKUNGEN DES AUGES

(2) Augenmittel auf der Grundlage von Antibiotika oder Sulfonamiden

Antibiotika:
Chloramphenicol (Aquamycetin Augentropfen, Chloramphenicol, Thilocanfol C), **Fusidinsäure** (Fucithalmic), **Gentamicin** (Duragentam, Gentamicin-POS, Gentamytrex, Refobacin Augensalbe/Tropf.), **Kanamycin** (Kanamycin, Kanamytrex)

Tetracycline:
Chlortetracyclin (Aureomycin), **Oxytetracyclin** (Oxytetracyclin, OTC)

Gyrasehemmer:
Norfloxacin (Chibroxin), **Ofloxacin** (Floxal)

Sulfonamide:
Sulfacetamid (Albucid), **Sulfisomidin** (Aristamid), **Natamycin** (Pima-Biciron N)

Antibiotika-Kombinationen:
Polymyxin B/Neomycin/Gramicidin (Polyspectran Augentropfen), **Erythromycin/Colistin** (Ecolicin), **Polymyxin B/Bacitracin/Neomycin** (Polyspectran Augensalbe), **Neomycin/Bacitracin** (Nebacetin Augensalbe)

Antibiotikahaltige Augentropfen werden oft verschrieben, obwohl längst nicht immer sicher ist, ob eine bakterielle Infektion vorliegt. Doch können solche Mittel und die darin enthaltenen Konservierungsmittel möglicherweise zu allergischen Reaktionen führen. Antibiotika sollten also vermieden werden, wenn eine bakterielle Infektion nicht gesichert ist. Gegen solche bakteriellen Infektionen werden nur bestimmte örtlich anwendbare Antibiotika wie Polymyxin B, Colistin, Bacitracin, Gramicidin und, mit Einschränkungen, Neomycin empfohlen (*Frauenfelder, 1989; Bartlett und Jaanus, 1989*). Das Neomycin ist deshalb bedenklich, weil es auf das Auge stark irritierend wirkt.

Genauso wie in Hautcremes und Salben sind auch in Augentropfen und Augensalben die unterschiedlichsten Antibiotika und Chemotherapeutika enthalten. Für das Auge sollten jedoch andere Antibiotika verordnet werden als diejenigen, die gegen innere Infektionen eingesetzt

AUGENTROPFEN GEGEN INFEKTIONEN

werden. Es wäre nämlich sehr schade, wenn man über Augentropfen eine Überempfindlichkeit oder eine Resistenz gegen bestimmte Antibiotika entwickeln würde. Bei innerlicher Anwendung dieser Mittel kann es dann vorkommen, daß man einen allergischen Schock erleidet oder daß das Antibiotikum unwirksam ist. Der Körper nimmt glücklicherweise nicht sehr große Mengen von Antibiotika aus Augentropfen auf, und so entwickelt sich auch nicht so leicht eine Überempfindlichkeit. Allerdings führten das Neomycin oder auch das Erythromycin gelegentlich zu allergischen Reaktionen. Im Kapitel über die Hautcremes und Hautsalben, die Antibiotika enthalten, war schon die Rede davon, daß eine Überempfindlichkeit gegenüber Neomycin sich oft auch auf die mit dem Neomycin verwandten Antibiotika erstreckt.

Kanamycin kann als Mittel der Wahl gelten, da es ein weites Wirkspektrum besitzt und nur für eine lokale Behandlung eingesetzt wird.

Die Gyrasehemmer Norfloxacin und Ofloxacin sind seit 1991 als Augentropfen erhältlich. Diese Mittel sollten sehr zurückhaltend eingesetzt werden, um keine Resistenzen aufkommen zu lassen. In der Regel sind andere gleich gut wirkende Mittel vorzuziehen. Weiteres zu Gyrasehemmern findet sich im Kapitel über Antibiotika.

Das Tetracyclin (Dispatetrin, in Achromycin und anderen) führt selten zu allergischen Reaktionen, hat aber insofern einen Nachteil, als die tetracyclinhaltigen Augentropfen im geöffneten Zustand nur eine beschränkte Haltbarkeit aufweisen. Bei Zimmertemperatur sind es höchstens ein bis drei Tage, im Kühlschrank kann man sie eine Woche aufbewaren. Wer die Augentropfen schon längere Zeit besitzt, sollte sie wegwerfen. Tetracyclinhaltige Augensalbe hält sich viel länger, doch beim Auftragen empfinden wir gelegentlich ein brennendes Gefühl. Die Tetracycline haben, da sie schnell Resistenzen ausbilden, heute in der Therapie keinen hohen Stellenwert mehr.

Das Chloramphenicol wird in unserem Land nicht mehr innerlich angewandt. Dafür ist es in vielen Augentropfen oder Hautsalben zu finden. Das Antibiotikum Chloramphenicol besitzt ein ähnliches Wirkungsspektrum wie die Tetracycline. Wegen der besonders schwerwiegenden unerwünschten Wirkungen (vor allem Knochenmarkschädigung bis hin zur Blutbildstörung) muß Chloramphenicol als Mittel der letzten Wahl gelten: Es sollte nur bei solchen Infektionen eingesetzt werden, die auf andere Antibiotika nicht genügend ansprechen (*ASP, 1981; Transparenz-Telegramm 1985/86*). Auch aus Augentropfen oder Augensalben kann der Körper so iel Chloramphenicol aufnehmen, daß die gefürchteten Nebenwirkungen nicht ausgeschlossen werden können. Das ist sogar noch Wochen nach dem Absetzen des Mittels zu beobachten.

ARZNEIMITTEL GEGEN ERKRANKUNGEN DES AUGES

Es zeigt sich dabei zusätzlich, daß eine Reihe von Patienten, die Chloramphenicol verwenden, allergisch auf diesen Stoff reagieren und Ekzeme um die Augen und Ohren entwickeln. Die Augentropfen sollten nie länger als ein paar Tage gebraucht werden. Weil es sicherere Augentropfen und -salben mit gleich guter Wirkung gibt, sollte ein Wirkstoff wie Chloramphenicol eigentlich nicht mehr Mittel der ersten Wahl sein und nur noch eingesetzt werden, wenn kein anderes Antibiotikum mehr wirkt.

Die sulfonamidhaltigen Augentropfen haben nach Ansicht des Bundesgesundheitsamtes keinen Platz in der Therapie des infizierten Auges, da Daten über die Wirksamkeit am Auge fehlen. Zudem besteht die Gefahr einer Überempfindlichkeitsreaktion. Aus diesen Gründen ist von einer Anwendung dieser Mittel abzusehen.

Das Natamycin wird zur Behandlung von Pilzerkrankungen am Auge mit gutem Erfolg eingesetzt. Eine Aufnahme des Wirkstoffes in den Körper findet nicht statt, es hat ausschließlich örtliche Wirkung.

Die Kombinationspräparate mit Bacitracin, Neomycin, Polymyxin und Gramicidin sind in der Verordnungstendenz rückläufig. Dies mag daran liegen, daß schon durch die einzelnen Wirkstoffe, besonders bei längerer und häufigerer Anwendung, vermehrt mit allergischen Reaktionen gerechnet werden muß. Die meisten Augenärzte verhalten sich mit Recht zurückhaltend gegenüber solchen kombinierten Mitteln.

(3) Augenmittel gegen Viren

> **Aciclovir** (Zovirax), **Idoxuridin** (Synmiol), **Trifluridin** (TFT Thilo, Triflumann), **Vidarabin** (Vidarabin)

Es geht in diesem Abschnitt um die Virustatika, die bereits im Kapitel über die Hautmittel behandelt wurden. Die Viruserkrankung wird nicht immer gleich entdeckt und mit einer lokalen Reizung des Auges verwechselt. Die Behandlung wird dann nicht mit der sinnvollen Therapie der antiviralen Mittel, sondern den bei dieser Indikation falschen Cortisonpräparaten (siehe weiter unten) durchgeführt. Vor allem Herpesinfektionen des Auges können schmerzhaft sein und Schäden anrichten. Die Virustatika wurden erst vor kurzer Zeit entwickelt, und man hat noch nicht viel Erfahrung mit ihnen. Längst nicht immer führt die Behandlung zu Erfolgen.

Das mit starken Zuwachsraten am häufigsten verordnete Virustatikum ist das Aciclovir (Zovirax). Bei der Behandlung der Herpes am Auge kann es als Mittel der Wahl angesehen werden.

Die anderen Virusmittel Idoxuridin, Trifluridin und Vidarabin spielen in der Therapie nur eine untergeordnete Rolle und werden eher als Reservemittel eingesetzt.

Wenn neben der Viruserkrankung noch eine bakterielle Begleitinfektion vorliegt, muß zusätzlich eine antibiotische Therapie durchgeführt werden.

Augenmittel, die Nebennierenrindenhormone enthalten

Nebennierenrindenhormonen begegnen wir an verschiedenen Stellen dieses Buches. Es sind sehr wirksame Mittel. Das ist auch nicht verwunderlich, wenn wir uns vor Augen halten, daß diese Hormone entzündliche Reaktionen des Körpers hemmen. Eine Entzündung verläuft unter ihrem Einfluß weniger schwer. Durch die hemmende Wirkung der Hormone ist es möglich, Schädigungen der Gewebe zu verhindern – und das ist ideal. Andererseits geht die Entzündung weiter. Die Hormone bringen sie nicht zum Stehen, sondern bewirken nur, daß die Reaktion darauf weniger stark ausfällt. Das kann wichtig sein. Denken Sie zum Beispiel an rheumatische Entzündungen, die mit der Zeit das ganze Gelenk zerstören. Corticosteroide können solche Schädigungen dann möglicherweise verhindern.

Die schädlichen Nebenwirkungen, die mit dem Gebrauch von Corticosteroiden im Auge zusammenhängen, werden leider noch zu oft unterschätzt. 1987 schrieb ein Augenarzt einen Brief an die Redaktion des *New England Journal of Medicine*. Er berichtete darin, daß er innerhalb einer Woche zwei Patienten zu sehen bekam, die etwas corticosteroidhaltige Salbe oder Augentropfen verwendet und sich dadurch eine Pilzinfektion zugezogen hatten. Durch die Wundermittel waren die ursprünglichen Symptome verschwunden, doch in der Zwischenzeit konnte die Pilzinfektion Schaden anrichten.

Danach können Nebennierenrindenhormone in Augentropfen oder -salben gerade bei Langzeitanwendung auch zum Entstehen eines Glaukoms (erhöhter Augeninnendruck, Grüner Star) oder eines Grauen Stars (Katarakt) beitragen.

Die für Arzt und Patient eindrucksvolle Wirkung der Cortisone macht ihren Einsatz so beliebt. Das Auge sieht gesund aus, doch die

ARZNEIMITTEL GEGEN ERKRANKUNGEN DES AUGES

Entzündung floriert unsichtbar weiter. Und erst dadurch wird ein wirksames Arzneimittel gefährlich.

Alle Mittel, die in das Auge gebracht werden, werden auch sehr leicht vom Körper aufgenommen. Das geschieht leichter als bei jenen Mitteln, die man auf die Haut aufträgt. Die Schleimhaut des Auges ist sehr aufnahmefähig; das Mittel gelangt auch in die Nase und von dort leicht über die Nasenschleimhaut in die Blutbahn. Augentropfen und Augensalben haben deswegen öfter als Hautmittel sogenannte systemische Effekte. Sie lösen also öfter Nebenwirkungen im ganzen Körper aus.

So sinnvoll eine Cortisontherapie am Auge sein kann, so gefährlich wird sie bei falscher Anwendung. Grundsätzlich dürfen Cortisone am Auge nicht angewandt werden, wenn die Hornhaut nicht intakt ist. Ferner wird die Verordnung von cortisonhaltigen Augentropfen durch Nicht-Augenärzte als Kunstfehler betrachtet (*Straub, W. D.Ä. 1986, 2935*).

(1) Corticosteroide in Monopräparaten

Prednisolon (Inflanefran, Ultracortenol), **Dexamethason** (Totocortin), **Hydrocortison** (Ficortril Augensalbe), **Fluorometholon** (Efflumidex), **Medryson** (Ophtocortin, Spectramedryn)

Auch in Augentropfen und Augensalben können Nebennierenrindenhormone eine wichtige Rolle spielen. Ihr Nutzen ist in der Augenheilkunde jedoch beschränkt. Wenn Entzündungen zu Ansammlungen von Flüssigkeit führen, welche die Funktion des Auges bedrohen, sind Corticosteroide angebracht. Bei nichtbakteriellen und nichtviralen Entzündungen des vorderen Auges und bei starken allergischen Reaktionen kann mit einer kurzfristigen Cortisongabe Linderung erzielt werden. Vor jeder Cortisonverordnung muß eine Infektion mit Bakterien, Viren oder Pilzen durch den Arzt ausgeschlossen werden. Wenn ein Cortison verordnet werden muß, sind das Hydrocortison und das Prednisolon vorzuziehen.

Die Nebennierenrindenhormone unterdrücken entzündliche Reaktionen. Virusinfektionen, Pilzinfektionen und tuberkulöse Augeninfektionen (hierzulande äußerst selten) können sich aber unter dem Einfluß der Nebennierenrindenhormone ungehindert entwickeln. Eine Cortisonbehandlung ist bei einer bakteriellen oder Pilz-Erkrankung nicht nur nutzlos, sondern sogar gefährlich.

AUGENMITTEL, DIE NEBENNIERENRINDENHORMONE ENTHALTEN

Nebennierenrindenhormone stören die natürliche Abwehr des Auges und hemmen überdies die Genesung des Epithels, also der obersten Gewebeschicht des Auges. Werden diese Hormone dazu noch in den Körper aufgenommen, können sie zu einer Erhöhung des Augeninnendrucks (Glaukom) und zur Trübung der Augenlinse (Katarakt) führen. Des weiteren kann die Tränensekretion herabgesetzt sein.

(2) Kombinationen von Corticosteroiden und Antibiotika

Chloramphenicol/Prednisolon (Aquapred Augentropfen), **Dexamethason/Chloramphenicol/Tetryzolin** (Spersadexolin), **Dexamethason/Gentamicin** (Dexa-Gentamicin), **Dexamethason/Neomycin/Polymyxin B** (Isopto-Max), **Dexamethason/Neomycin** (Chibro-Cadron), **Gentamicin/Dexamethason** (Dexamytrex), **Oxytetracyclin/Hydrocortison/Polymyxin B** (Terracortril Augensalbe/Tr.), **Polymyxin B/Neomycin/Dexamethason** (Dexa-Polyspectran N)

Sulfonamid-Kombinationen:
Sulfacetamid/Prednisolon (Blephamide Augensalbe/Tr.)

Wieder einmal können wir eine endlose Liste von Mitteln bewundern, von denen keines wirklich beeindruckend ist. Sie unterscheiden sich nicht stark voneinander in der Qualität und Sicherheit, sind aber nur für ein ganz bestimmtes Anwendungsgebiet gedacht. Im vorigen Abschnitt haben wir schon deutlich gemacht, daß man mit Corticosteroiden vorsichtig umgehen muß. Augeninfektionen, die durch Corticosteriode überdeckt wurden, können schließlich zur Blindheit führen. Auch Glaukom und Grauer Star sind Folgen, die durch den unkritischen Gebrauch von Corticosteroiden hervorgerufen werden können. Natürlich wird nicht jeder, der Corticosteroide nimmt, daran erkranken. Das Risiko ist aber nicht zu leugnen, und deshalb muß es nach Möglichkeit vermieden werden. In Kauf kann man es nur dann nehmen, wenn es um wirklich ernsthafte Beschwerden geht, die auf keine andere Weise mehr zu behandeln sind. Nehmen wir einmal an, dieser Fall tritt bei ein paar tausend Patienten pro Jahr ein. Für die Produzenten wäre das, zumal bei der Vielzahl von Konkurrenzprodukten, kein interessanter Markt. Ganz anders sieht es aus, wenn die Ärzte häufiger Corticosteroide verschreiben, als es sinnvoll wäre. Und tatsächlich sind diese Mittel sehr beliebt, weil sie schnell zu sichtbaren Erfolgen führen. Ist dann im selben Mittel auch noch ein Antibiotikum enthalten, verschreiben es unsichere Ärzte um so lieber, denn dann kann der Erfolg nicht ausbleiben. Diesen Anschein einer eindrucksvollen Besserung der Augeninfektion kann man noch aufpolieren, wenn man ein Präparat wie zum Beispiel Spersadexolin verwendet. Es enthält einen Stoff, der die Durchblutung des Auges herabsetzt und so das Auge weiß erscheinen läßt.

Um es ganz deutlich zu sagen: Diese immer noch in erheblichem Umfang angewendeten Kombinationen von Antibiotika und Glucocorticoiden sind abzulehnen. Bei Infektionen verwendet man antibiotikahaltige Augentropfen. Wenn sich innerhalb von drei Tagen keine Besserung zeigt, sollte der Hausarzt seinen Patienten an den Augenarzt überweisen. Die Augenärzte Polak und Henkes schreiben darüber: »Wenn sich die Hausärzte an diese einfache Regel halten, wird die Zahl der Fälle, bei denen Augen aufgrund unfachmännischer Corticosteroidtherapie erblinden oder nicht mehr richtig sehen, deutlich zurückgehen.« (*Ned Tijdschr Geneeskd 1987: 2254*)

Die ungezielte Verwendung sollte unterlassen werden, auch deshalb, weil einige Kombinationsarzneien immer noch Chloramphenicol enthalten, dessen schwerwiegende Nebenwirkungen oben erwähnt wurden. Die Risiken einer kombinierten Cortison/Antibiotika-Therapie können daher in den meisten Fällen nicht begründet werden.

Mittel gegen Glaukom

Ein erhöhter Augeninnendruck und die daraus resultierenden Krankheiten mit der Sammelbezeichnung Glaukom entstehen dadurch, daß die Abflußwege für die Augenflüssigkeit verlegt sind. Der Druck im Innern des Auges erhöht sich und hat zur Folge, daß das Sehvermögen langsam zurückgeht. Diese auch Grüner Star genannte Krankheit ist nicht mit dem Grauen Star, der weiter unten besprochen wird, zu verwechseln. Das Glaukom ist deshalb gefährlich, weil es sich meist unbemerkt entwickelt. Bleibt es unbehandelt, verschlechtert sich das Sehvermögen immer mehr. Mit Medikamenten läßt sich die Entwicklung eines Glaukoms meist aufhalten. Seit Einführung der Glaukommittel konnte die Zahl der augeninnendrucksenkenden Operationen deutlich gesenkt werden. Die Arzneitherapie muß kontinuierlich durchgeführt werden, auch dann, wenn die Betroffenen keine Beschwerden oder andere Symptome wahrnehmen. Ein sehr großer Prozentsatz der Bevöl-

MITTEL GEGEN GLAUKOM

kerung hat einen etwas erhöhten Augeninnendruck. Wird die Zirkulation der Augenflüssigkeit plötzlich vollständig unterbunden, so kann daraus ein akutes Problem entstehen. Vor allem Frauen leiden unter dem Glaukom. Augenärzte messen regelmäßig den Augeninnendruck ihrer festen Patienten, um möglichen Problemen vorzubeugen.

Es gibt verschiedene Formen des Glaukoms und auch verschiedene Arten von Arzneimitteln dagegen. Einige bremsen die Flüssigkeitsproduktion der Augenkammern (Beta-Rezeptorenblocker, Sympathomimetika). Andere Mittel stimulieren den Abfluß dieser Flüssigkeit (Cholinergika). Die Wirkstoffe beeinflussen dabei das unwillkürliche Nervensystem.

Wir können beim unwillkürlichen Nervensystem im Prinzip einen aktivierenden und einen hemmenden Teil unterscheiden: Wir nennen sie sympathisches und parasympathisches System. Für die Behandlung des Glaukoms eignen sich offensichtlich Stoffe, die sowohl den Sympathikus wie den Parasympathikus stimulieren. Das Ziel ist in jedem Fall die Senkung des Augeninnendrucks.

Arzneimittel, die den Innendruck des Auges senken

Cholinergika:
Aceclidin (Glaucotat), **Carbachol** (Isopto-Carbachol), **Pilocarpin** (Pilocarpol, Pilomann, Spersacarpin)

Cholinergika/Sympathomimetika:
Pilocarpin/Neostigmin/Naphazolin (Syncarpin)

Sympathomimetika:
Clonidin (Isoglaucon), **Dipivefrin** (Glaucothil), **Guanethidin/Dipivefrin** (Thilodigon)

Beta-Rezeptorenblocker:
Befunolol (Glauconex), **Betaxolol** (Betoptima), **Carteolol** (Arteoptic), **Levobunolol** (Vistagan), **Metipranolol** (Betamann), **Timolol** (Chibro-Timoptol, Dispatim, Timohexal, Timosine)

19 ARZNEIMITTEL GEGEN ERKRANKUNGEN DES AUGES

Beta-Rezeptorenblocker/Cholinergika:
Pilocarpin/Metipranolol (Normoglaucon)

Carboanhydrasehemmer:
Acetazolamid (Diamox)

Zur Zeit sind vor allem die Betablocker Standardarzneimittel zur Senkung des Augeninnendrucks. Metipranolol, Befunolol, Levobunolol und Timolol gehören zu den Betablockern. Sie haben sich in den letzten zwanzig Jahren als Standardtherapie des Glaukoms durchgesetzt. Wie sie genau wirken, wissen wir nicht. Sie legen einen Teil des sympathischen Nervensystems lahm. Wahrscheinlich reduzieren sie die Kammerwasserproduktion. Das Betaxolol soll noch spezifischer wirken und daher weniger Nebenwirkungen haben. Wir verfügen aber über noch zu wenig Erfahrung mit diesem neuen Mittel, um dies mit Sicherheit behaupten zu können. In der Regel werden die Betablocker zweimal täglich angewendet. Die augeninnendrucksenkende Wirkung ist zuverlässig, kann aber im Einzelfall nach wenigen Tagen oder auch im Verlauf von Wochen nachlassen. Die Wirkung der verschiedenen Betablocker ist prinzipiell gleich.

Nebenwirkungen haben Augentropfen mit Sicherheit. Sie gelangen schnell in die Blutbahn, nicht nur über die Schleimhaut des Auges, sondern auch über die Nasenschleimhaut. Im Blut können die Betablocker zu den typischen Nebenwirkungen führen. Glücklicherweise treffen sie nicht jedermann. Zu den Nebenwirkungen gehören Halluzinationen, nächtliche Unruhe, Depressionen und Potenzstörungen. Dazu kommen Auswirkungen auf Herz und Luftwege. Durch Betablocker aus den Augentropfen kann es zur Herzinsuffizienz kommen, und Asthmapatienten können Probleme durch Verengung der Luftwege bekommen, so daß sie im Regelfall Betablocker meiden sollten. In seltenen Fällen kann es zu allergischen Augenentzündungen kommen.

Menschen mit Asthma oder Herzkrankheiten sollten besser andere Augentropfen verwenden. Die Auswahl ist groß. Das Guanethidin wirkt übrigens gleichzeitig gegen hohen Blutdruck. Kopfschmerzen können als Nebenwirkungen auftreten.

Clonidin und Dipivefrin hemmen die Produktion der Augenkammerflüssigkeit und begünstigen deren Abfluß. Diese Mittel haben als Nebenwirkung eine lästige, besonders ausgeprägte Durchblutung des Auges, das dadurch rot wird. Menschen mit hohem Blutdruck sollten

ARZNEIMITTEL, DIE DEN INNENDRUCK DES AUGES SENKEN

diese Mittel besser nicht verwenden. Es wurden nämlich Komplikationen am Herzen bekannt, die tödlich verliefen. Glücklicherweise gibt es noch andere Mittel. Diese Augentropfen sollte niemand über längere Zeit verwenden, da sie auf Dauer zu Pigmentablagerungen im Weißen des Auges und in der Bindehaut führen.

Aceclidin, Carbachol und Pilocarpin können Sehprobleme verursachen, da sie die Pupille verengen. Die Patienten klagen über dunkles Sehen und Kopfschmerzen. Weitere Nebenwirkungen sind Schmerzen über den Augen, starker Speichelfluß, Verwirrtheit, Erbrechen und Zittern der Hände. Wegen dieser schweren Nebenwirkungen werden die Mittel nur noch selten eingesetzt. Das Pilocarpin ist wahrscheinlich stärker wirksam als die Betablocker, die Nebenwirkungen wie verschlechtertes Nachtsehen, insbesondere bei Autofahrern, setzen der Anwendung Grenzen. Bei Unwirksamkeit der Betablocker ist das Ausweichen auf Pilocarpin allein oder in Kombination mit Betablockern (Normoglaucon) sinnvoll. Kritisch zu beurteilen ist die schlechte Stabilität der Pilocarpin-Tropfen, wie 1988 die *Pharmazeutische Zeitung* feststellte. Demnach war bei elf Prozent der untersuchten pilocarpinhaltigen Augentropfen der Wirkstoffgehalt unter die erlaubte Menge gesunken; diese Mittel hatten keine zuverlässige Wirkung mehr.

Das Acetazolamid (Diamox) beeinflußt den Kohlensäurestoffwechsel, was zu einer Drucksenkung führt. Es wird beim akuten Glaukomanfall eingesetzt oder als Reservemittel, wenn Betablocker nicht geeignet sind. Dieser sogenannte Carboanhydrasehemmer bremst die Produktion der Augenkammerflüssigkeit, hat aber keinen Einfluß auf deren Abfluß. Da eine lokale Therapie mit diesem Mittel unwirksam ist, wird der Carboanhydrasehemmer als Tablette oder als Injektion gegeben. Die Nebenwirkungen sind lästig: Übelkeit, Magenschmerzen, Appetitlosigkeit, Durchfall, Schwindel, Nierensteine, wassertreibend und Depressionen. Es können auch Störungen des Geschmackssinns auftreten.

Übrige Augenarzneimittel

Die richtige Wahl aus dem großen Angebot von Augenarzneimitteln hängt natürlich von der Ursache der Beschwerden ab. Arzneimittel ohne deutliche Zielwirkung sind die Decongestiva, die zu einem Abschwellen der Schleimhaut des Auges führen. Man setzt sie bei allerlei Reizungen des Auges ein. Reizung bedeutet nun einmal, daß sich Blutgefäße öffnen. Damit gelangt mehr Blut in die Schleimhaut, und sie schwillt an. Das Weiße im Auge rötet sich. Will man diese Symptome bekämpfen, träufelt man sich Decongestiva ein. Gleichzeitig muß man natürlich versuchen, den Ursachen der Beschwerden auf den Grund zu gehen.

(1) Mittel gegen Schwellungen und Rötungen der Schleimhaut des Auges (Decongestiva)

Sympathikomimetika:
Naphazolin (Vistalbalon), **Phenylephrin** (Visadron), **Tetryzolin** (Cleer, Yxin), **Tramazolin** (Biciron), **Xylometazolin** (Otriven Augentropfen)

Kombinationspräparate:
Antazolin/Tetryzolin (Spersallerg, Allergopos N), **Hydrastinin/ Oxedrin** (Dacrin), **Naphazolin/Antazolin/Oxedrin** (Ophtalmin), **Zinkborat/Naphazolin** (Ophtopur N), **Zinksulfat/ Naphazolin** (Oculosan N),

Antiallergika:
Cromoglicinsäure (Allergocrom Augentropfen, Cromohexal-Augentropfen, Opticrom, Vividrin Augentropfen)

Phenylephrin, Naphazolin, Xylometazolin, Tramazolin, Oxedrin und Tetryzolin sind sogenannte Sympathikomimetika, das heißt, sie stimulieren den sympathischen Teil des unwillkürlichen Nervensystems. Alle obengenannten Mittel sorgen dafür, daß sich Blutgefäße verengen. Sie werden häufig eingesetzt, um unspezifische Augenreizungen, zum Beispiel durch Zug, zu behandeln. Eine Schwellung der Schleimhaut im Auge geht zurück, das rote Auge wird durch diese Mittel wieder weiß. Daher werden sie auch als »Weißmacher« bezeichnet. Gefährlich werden diese Mittel, wenn nicht eine leichte Reizung die Rötung des Auges verursacht, sondern ein ernsteres Krankheitsgeschehen. Deshalb darf eine Anwendung nur kurzfristig erfolgen. Wenn eine Rötung nur an einem Auge vorliegt, sollte ein Augenarzt die Ursache abklären. Daß viele Menschen diese »Weißmacher« aus Gewohnheit verwenden, kann nur als Mißbrauch bezeichnet werden. Die Tropfen gelangen auch in die Nasenhöhle, und die Nasenschleimhaut nimmt den Wirkstoff in die Blutbahn auf. Wer nachgelesen hat, wie diese Decongestiva auf die

ÜBRIGE AUGENARZNEIMITTEL

Nase wirken (siehe Kapitel 6), kann sich ausmalen, was bei langfristigem Gebrauch geschieht. Die Nasenschleimhaut kann auch durch diese Augentropfen geschädigt werden.

Der Cromoglicinsäure sind wir schon in verschiedenen anderen Kapiteln begegnet. Sie kann allergische Anfälle verhindern. Deswegen spielt sie bei Heuschnupfen und Asthma eine Rolle. Auch bei allergischen Augenreaktionen kann man das Mittel mit gutem Erfolg einsetzen, zum Beispiel bei Blüten- und Gräserpollen-Allergien. Die Beschwerden am Auge können durch Cromoglicinsäure vermindert werden. Voraussetzung ist, daß die Cromoglicinsäure frühzeitig angewendet wird, da der vorbeugende Effekt erst nach Tagen oder Wochen einsetzt. Die Spagluminsäure (Naaxia), die ebenfalls zur Behandlung der allergischen Bindehautentzündung eingesetzt wird, hat gegenüber der Cromoglicinsäure keine Vorteile (*Fricke, Neue Arzneimittel, 1986/87*).

(2) Mittel zur Erweiterung der Pupille (Parasympathicolytica)

> **Atropin** (Atropin), **Scopolamin** (Scopolamin), **Cyclopentolat** (Cyclopentolat), **Tropicamid** (Mydriatikum), **Homatropin** (Homatropin), **Phenylephrin** (Neosynephrin)

Medikamente, die das parasympathische Nervensystem beeinflussen, sorgen für eine Erweiterung der Pupille und haben nur ein kleines Anwendungsgebiet. Ein bekannter Stoff aus dieser Gruppe ist Belladonna. In früheren Zeiten tröpfelten sich die Frauen Belladonna in die Augen, damit sich die Pupille erweiterte und sie »schöner« aussahen. Leider sahen diese »schönen Frauen« dann etwas verschwommen. Atropin, Cyclopentolat, Homatropin und Scopolamin sind solche Mittel. Der Augenarzt tröpfelt sie in die Augen, wenn er durch die Pupille die Netzhaut im Augenhintergrund betrachten will. Menschen mit erhöhtem Augeninnendruck oder der Neigung dazu sollten diese Tropfen nicht bekommen, weil sie zu einer anfallsweisen Druckerhöhung führen können.

Die oben aufgeführten Mittel wirken alle ähnlich, unterscheiden sich aber in ihrer Wirkzeit. Atropin wirkt bis zu zwölf Tage und verhindert das Scharfstellen des Auges (Akkomodation), Phenylephrin wirkt ein bis zwei Stunden, ohne die Akkomodation zu beeinflussen. Phenylephrin hat aber starke Nebenwirkungen. Tropicamid wirkt zwei bis sechs Stunden mit relativ geringen Nebenwirkungen.

ARZNEIMITTEL GEGEN ERKRANKUNGEN DES AUGES

Diese Arzneimittel, die das unwillkürliche Nervensystem beeinflussen, wirken sich immer nur an begrenzten Stellen aus. Teilweise gelangen sie auch ins Blut und stellen damit eine Extrabelastung für das Herz dar. Menschen mit Herzbeschwerden sollten solche Tropfen nur mit größter Vorsicht verwenden.

(3) Anästhesierende und schmerzstillende Augentropfen

> **Oxybuprocain** (Benoxinat), **Tetracain** in Kombination (Ophtocain)

Tetracain und Oxybuprocain sind Mittel für die örtliche Betäubung. Der Arzt verwendet sie, wenn er im Auge diagnostiziert oder operiert, so daß der Patient nichts davon spürt. Ein schmerzendes Auge darf nicht mit solchen Tropfen behandelt werden. Innerhalb eines Tages können diese lokalen Betäubungsmittel bereits die Hornhaut schädigen. Sind sie abgebaut, kehrt in der Regel der Schmerz zurück, oft noch ärger als zuvor. Der Mediziner spricht dann von einer Anaesthesia dolorosa. Weil sich die schmerzfreie Periode ständig verkürzt, gelangt der Patient in einen Teufelskreis und braucht immer mehr solcher Tropfen, bis die Hornhaut des Auges zerstört wird. Die Tropfen vermindern die Empfindlichkeit des Auges und blockieren die Genesung. Damit ist deutlich, daß solche Tropfen niemals für einen breiten Gebrauch gedacht sind. Die Patienten würden zugunsten einer kurzfristigen Schmerzlinderung ihre Augen irreparabel schädigen. Daher dürfen solche Tropfen nur bei Eingriffen am Auge für die örtliche Betäubung verwendet werden.

Die Rheumamittel Indometacin und Flurbiprofen werden von der Augenheilkunde nach Star- oder anderen Operationen verwendet.

(4) Filmbildner

> **Carbomer/Mannitol** (Thilo-Tears), **Dexapanthenol/Polyvinylalkohol** (Dispatenol, Siccaprotect), **Dextran/Hydroxypropylmethylcellulose** (Isopto-Naturale), **Paraffin/Vaseline/Amerchol CAB** (Coliquifilm), **Polyacrylsäure/Sorbit** (Vidisic), **Polyvidon** (Protagent, Vidisept), **Polyvinylalkohol** (Liquifilm), **Retinolpalmitat** (Oculotect)

ÜBRIGE AUGENARZNEIMITTEL 19

Wer wenig Tränenflüssigkeit produziert, muß diesen Mangel auf irgendeine Weise wettmachen, sonst werden die Augen trocken und schmerzen. Dieses kann verschiedene Gründe haben, zum Beispiel Klimaanlagen, Staub und industrielle Gase, Nikotin, Kontaktlinsen, hormonale Veränderungen in den Wechseljahren, Beruhigungs- und Schlafmittel, blutdrucksenkende Mittel (Betablocker), Vitamin-A-Mangel, rheumatische Beschwerden, freiverkäufliche Augenmittel (»Weißmacher«). Es versteht sich von selbst, daß zuerst die Ursachen beseitigt werden müssen. Wenn das nicht ausreicht, gibt es einige künstliche Tränenflüssigkeiten oder Filmbildner. Dabei muß bedacht werden, daß eine medikamentöse Therapie zur Verbesserung der Tränensekretion noch nicht zur Verfügung steht, die aufgeführten Mittel also nur einen Ersatz der Tränenflüssigkeit darstellen können. Eine erhebliche Verbesserung des Befindens läßt sich erreichen, wenn man sich durch bewußtes Training eine höhere Lidschlaghäufigkeit angewöhnt.

(5) Mittel zur Behandlung des Grauen Stars (Antikataraktika)

(Antikataraktikum N, Conjunctisan-A, Katarakton, LentoNit, Pherajod, Vidirakt, Vidirakt N, Vitreolent, Vitreolent N)

Vitaminpräparate:
(Bepanthen Augen-/Nasensalbe, Ophtol, Regepithel, Vitamin A-POS)

Daß die Antikataraktika am Schluß dieses Kapitels stehen, hat nichts mit ihrer Anwendungshäufigkeit zu tun. Gegen den Grauen Star, eine altersbedingte Linsentrübung des Auges, wurden 1991 über 220 Millionen Tagesdosierungen dieser sogenannten Antikataraktika verordnet. Wir erwähnen sie ganz am Ende des Kapitels, weil die Antikataraktika pharmakologisch ausgesprochen schlecht bewertet werden. Nach Angaben der Hersteller sollen sie die krankheitsbedingte Verminderung des Sehvermögens aufhalten. Doch ist die Trübung der Linse altersbedingt und durch kein Arzneimittel zu verhindern. Der degenerative Alterungsprozeß wird durch ultraviolette und infrarote Strahlungen (im Sonnenlicht enthalten), Mangelernährung und das Fehlen der Vitamine A, C und E verstärkt, aber auch durch das Rauchen.

19 ARZNEIMITTEL GEGEN ERKRANKUNGEN DES AUGES

Die Trübung der Linse schreitet langsam fort und wird vom Patienten erst sehr spät bemerkt. Die Umwelt erscheint unscharf, matt, verschleiert und verzerrt. Die Kontraste verlieren ihre Schärfe, Farben die Leuchtkraft. Die Linsentrübung erfolgt nicht gleichmäßig, sondern eher in Schüben, dann gibt es wieder Zeiten, in denen keine Änderungen zu bemerken sind.

Gegen den Grauen Star hilft nur eine Methode: die Operation. Die Kataraktoperation ist heutzutage eine der sichersten überhaupt. In der Bundesrepublik werden jährlich etwa 150 000 Menschen am Grauen Star operiert. Dabei wird die eingetrübte Linse entfernt und durch eine Ersatzlinse ausgetauscht. Obwohl die Augenärzte wissen, daß es zur Operation keine Alternative gibt, verordnen sie in großem Ausmaß Präparate von zweifelhafter Wirksamkeit. Diese enthalten Vitamine und Pflanzenextrakte in Kombinationen mit bis zu dreizehn Inhaltsstoffen. Antikataraktika sind auch deshalb problematisch, weil sie Konservierungsstoffe enthalten, die das Auge schädigen können. Von der Anwendung dieser Mittel kann daher nur abgeraten werden. Die medikamentöse Therapie kann eine Staroperation nicht ersetzen.

Antibiotika

Zu Beginn dieses Jahrhunderts kam der berühmte Arzt und spätere Nobelpreisträger Paul Ehrlich auf die Idee, es müsse chemische Stoffe geben, die die Erreger von Infektionskrankheiten zerstören können, ohne dem Menschen dabei Schaden zuzufügen. Die folgenden Jahre waren dann eine Zeit der intensiven Suche nach solchen Arzneistoffen. Die ersten Stoffe, die diese Wirkungen tatsächlich zeigten, waren Arsen- und Antimonverbindungen. Sie wurden anfangs bei der Bekämpfung der Geschlechtskrankheit Syphilis eingesetzt. Für die Patienten aber waren sie, wie sich bald herausstellte, alles andere als harmlos. So suchte man weiter nach sichereren Arzneimitteln.

Zu Beginn der dreißiger Jahre wurde von der Arbeitsgruppe um Gerhard Domagk, der das Institut für experimentelle Pathologie bei den IG Farben in Elberfeld leitete, erstmals ein Stoff entwickelt, der in Tierversuchen eine therapeutische Wirkung bei Infektionen zeigte. Wie bei vielen anderen Arzneimitteln standen auch hier die sogenannten Azofarbstoffe aus der Farbenindustrie Pate bei der Entwicklung. Wegen seiner roten Färbung wurde der Arzneistoff »Prontosil Rubrum« genannt. 1935 schließlich fanden Forscher eines Pariser Labors, daß ein farbloses Stoffwechselprodukt dieser Substanz der eigentliche Träger der antimikrobiellen Wirkung war. Als Namen erhielt der neue Arzneistoff die Bezeichnung Sulfanilamid. Er wurde zur Grundsubstanz aller Sulfonamide.

In den folgenden Jahren wurden weitere Sulfonamide entwickelt. Eine neue Periode in der Medizin war angebrochen. Es gab nun Arzneimittel, die Bakterien wirksam bekämpften. Da damals Infektionskrankheiten noch weit verbreitet und für einen großen Teil der Todesfälle verantwortlich waren, setzten sich diese Medikamente in kurzer Zeit durch. Aber auch bei den ersten Sulfonamiden gab es noch lästige Nebenwirkungen, wie sich bald nach der Einführung zeigte. Erst später wurden besser verträgliche Sulfonamide entwickelt, und noch heute zählen Vertreter dieser Antibiotika-Gruppe zu den wichtigsten Arzneimitteln für die Bekämpfung von Infektionskrankheiten, zum Beispiel der Harnwegsinfekte.

1928 entdeckte Alexander Fleming durch Zufall die bakterientö-

ANTIBIOTIKA

tende Wirkung des Schimmelpilzes Penicillium, der gelegentlich auf Orangen oder der Oberfläche von Marmeladen wächst. In Anlehnung an den Namen des Schimmelpilzes wurde der Stoff, der für diese Wirkung verantwortlich war, später Penicillin genannt. Welche Bedeutung diese zufällige Entdeckung für die Medizin hatte, wurde aber erst in den vierziger Jahren erkannt.

Die Antibiotika revolutionierten die Medizin. Erstmals verfügte man über hochwirksame Medikamente, mit denen die Ursache der Erkrankung beseitigt werden konnte und die zu einer vollständigen Heilung führten. Früher war eine Lungenentzündung eine lebensgefährliche Krankheit. Mit Penicillin ist sie nach ein paar Tagen überstanden. Insgesamt gibt es heute um die hundert verschiedene Antibiotika, und ihre Zahl nimmt ständig zu.

Wogegen helfen Antibiotika?
Das Penicillin symbolisiert die scheinbar unbeschränkten Möglichkeiten der modernen Medizin. Überall auf der Welt ist das Penicillin von der Aura des »Wundermittels« umgeben. Besonders in den Ländern der dritten Welt ist der Glaube an die Allmacht des Penicillins und der anderen Antibiotika nach wie vor ungebrochen. Vielfach herrscht der Glaube vor, daß man mit Antibiotika jede Art von Erkrankung heilen kann, sich sogar vor einem möglichen Kräfteverfall schützen kann. Weitverbreitet ist auch die Überzeugung, daß man mit einem Antibiotikum jede Art von Infektion behandeln kann.

Tatsächlich sind Antibiotika aber nicht in der Lage, alle Infektionen erfolgreich zu bekämpfen. Anders als Bakterien sind nämlich Viren unempfindlich gegen Antibiotika. Die Kunst besteht darin, zu unterscheiden, gegen welche Infektionen Antibiotika helfen und wann sie versagen müssen. Die meisten Infektionskrankheiten, vor allem bei Kindern, sind allerdings Viruserkrankungen. Glücklicherweise aber heilen sie meistens von selbst aus, da das Abwehrsystem des Körpers ihrer Herr wird. Eine hochfiebrige Grippe, unter der man schwer leiden kann, muß man »ausschwitzen«. Die Grippe ist eine häufige Viruserkrankung, und Penicillin oder ein beliebiges anderes Antibiotikum können nicht helfen, besser mit ihr fertig zu werden.

Manchmal sind auch bakterielle Infektionen nur schlecht durch Antibiotika zu beeinflussen. So ist bei einer Mittelohrentzündung die Therapie mit einem Antibiotikum meistens sinnlos. Weil die Infektion in einem höhlenartigen Raum – dem Mittelohr – vor sich geht, kommt das Antibiotikum nicht gut dagegen an.

ANTIBIOTIKA

Antibiotika zur Vorbeugung gegen Infektionen
Antibiotika werden manchmal eingesetzt, um bei verminderter Körperabwehr Komplikationen zu verhindern.

Alte Menschen mit einer schweren Herzschwäche oder Patienten mit fortgeschrittenen Lungenerkrankungen leiden häufig sehr unter einer bakteriellen Infektion. Nach einer einfachen virusbedingten Erkältung oder Grippe können sie leicht eine von Bakterien ausgehende Lungenentzündung bekommen, wenn ihre Körperabwehr nicht gut funktioniert. Die Mediziner nennen solche bakteriellen Zweitinfektionen, die sich auf eine virusbedingte Erstinfektion aufpflanzen, Superinfektion. Auch Aids-Patienten, deren Abwehrkräfte geschwächt sind, sind für Infektionskrankheiten anfällig. So kann ein Bakterienstamm leicht eine Infektion verursachen, die so schwer verläuft, daß sie zum Tode führt. Diesen Menschen ist mit einem vorbeugenden Schutz durch Antibiotika geholfen.

In manchen Krankenhäusern bekommen so gut wie alle Patienten vor oder nach Operationen ein Antibiotikum, weil man sie vor einer eventuellen Infektion schützen will. Heute weiß man, daß diese Infektionsvorbeugung (Prophylaxe) mit Antibiotika in vielen Fällen unnötig ist. Leider haben unnötig verabreichte Antibiotika aber durchaus ihre negativen Folgen. Sie erleichtern nämlich die Ausbreitung von Bakterien im Körper, die resistent sind gegen diese Antibiotika. Und ein geschwächter Körper ist für Bakterien eine ideale Brutstätte.

Unnötig gegebene Antibiotika können auch dazu führen, daß nur Bakterien mit besonderer Angriffslust überleben. Kommt es aber zu einer Infektion durch diese aggressiven Bakterien, sind die Chancen ihrer erfolgreichen Bekämpfung weitaus schlechter.

Antibiotika sollten zur Vorbeugung nur bei jenen operativen Eingriffen gegeben werden, bei denen durch klinische Untersuchungen der Beweis erbracht wurde, daß die spätere Infektionsrate auch tatsächlich gesenkt werden kann. Dies gilt zum Beispiel für Operationen am Gelenk oder dem Herzen und bei Eröffnung der Darmwand. Sinnvoll ist es im übrigen auch nur, das Antibiotikum kurz vor und eventuell auch während der Operation zu geben. Leider werden aber in vielen chirurgischen Krankenhausabteilungen immer noch Antibiotika »vorbeugend« auch nach der Operation gegeben, bis zu zwei Tagen danach.

Erfahrene Mediziner machen sich große Sorgen über den übermäßigen Gebrauch oder gar Mißbrauch der Antibiotika und haben deshalb Richtlinien für deren korrekte Verwendung aufgestellt. Solche Richtlinien gelten aber nicht zwingend, und viele Ärzte nehmen sie leider auch gar nicht zur Kenntnis.

ANTIBIOTIKA

Der englische Spezialist für Infektionskrankheiten Professor A. M. Geddes hat eine Liste von Situationen veröffentlicht, in denen eine prophylaktische Gabe eines Antibiotikums angebracht ist:
- bei rheumatischem Fieber,
- bei infektiöser Entzündung der Herzinnenhaut,
- zur Vorbeugung gegen Malaria,
- bei Personen, die Kontakt hatten mit einem an einer Hirnhautentzündung (durch Meningokokken) erkrankten Menschen,
- zur Vorbeugung von Pneumokokken-Infektionen nach Entfernung der Milz,
- in bestimmten Fällen nach Kontakt mit Tuberkulose, Lepra oder Diphtherie,
- in bestimmten Fällen von Wundstarrkrampf,
- in besonderen Fällen bei Infektionen des Harntrakts,
- bei Aids-Patienten gegen bestimmte Lungeninfektionen

(Lancet I, 286; 1988).

Die Zahl der Menschen, die von einer vorbeugenden Gabe von Antibiotika Vorteile erwarten darf, ist also eher klein. Trotzdem verschreiben viele Ärzte ihren Patienten häufig Antibiotika, um »sicherzugehen«. So sollen allein dreißig Prozent der in Krankenhäusern verabreichten Antibiotika der Prophylaxe dienen. Wohin ein so unkritischer Umgang mit Antibiotika führen kann, werden wir weiter unten sehen.

Die Kunst des Verschreibens
Die korrekte Verschreibung von Antibiotika zur Behandlung von Infektionen und – soweit sinnvoll – zu ihrer Vorbeugung ist die einzige Möglichkeit, die unerwünschten medizinischen und ökonomischen Folgen eines Mißbrauchs zu vermeiden.

Übermäßige Verordnung von Antibiotika ist in höchstem Maße unerwünscht, weil sie eine Reihe von Nebenwirkungen mit sich bringt und dazu beiträgt, daß sich resistente Stämme immer weiter ausbreiten. Wo liegen die Ursachen für die übermäßige Verordnung von Antibiotika?

Die Entscheidung, wann man Penicillin geben soll und wann nicht, ist oft sehr schwierig, und in den Arzt werden große Erwartungen gesetzt. Tatsächlich haben Untersuchungen bei Hausärzten zeigen können, daß unsichere Ärzte auch häufiger Antibiotika verordnen als diejenigen, die sich gut mit Infektionskrankheiten auskennen. Je mehr theoretische Kenntnisse die Ärzte besaßen, um so weniger Antibiotika verschrieben sie. In einer amerikanischen Untersuchung wurden Ärzten verschiedener Fachrichtungen achtzehn verschiedene Krankheitsbilder vorgestellt. Allgemeinärzte verschrieben im Mittel in vierzehn Fällen ein Antibiotikum. Kinderärzte meinten, in sieben Fällen sei ein solches Arzneimittel notwendig. Und andere Spezialisten waren noch zurückhaltender, denn sie verschrieben Antibiotika nur in vier Fällen.

Bei einer Untersuchung fand man heraus, daß vor allem junge Hausärzte oft zu Unrecht Breitband-Antibiotika verschreiben. Wie der Name schon andeutet, wirken diese Antibiotika »breit« gegen eine Vielzahl unterschiedlicher Bakterienarten. Meistens aber läßt sich aufgrund des Krankheitsbildes mit hoher Treffsicherheit vermuten, welches Bakterium im vorliegenden Krankheitsfall die Infektion bewirkt hat. Dann ist es nicht nur besser, sondern auch billiger, ein Antibiotikum ohne »breites« Wirkspektrum einzusetzen. Antibiotika mit einem »breiten« Wirkspektrum bekämpfen nämlich nicht nur den Krankheitsauslöser, sondern auch zahlreiche andere Bakterien, die dem menschlichen Organismus wertvolle Dienste leisten.

In der schon erwähnten Untersuchung wurde nun festgestellt, daß etwa ein Drittel der verschriebenen Medikamente völlig unnötig war. Manche Spezialisten glauben aufgrund ihrer Erfahrungen sogar, daß die Zahl der unnötig verordneten Antibiotika noch höher liegt. Ein weiterer Grund für die Überverordnung von Antibiotika dürfte in dem Druck zu suchen sein, den die Eltern eines kranken Kindes manchmal auf den verschreibenden Arzt ausüben. Die Sorge um ihr Kind äußert sich in der Forderung an den Arzt, er solle das »beste« Medikament verschreiben. Eltern bitten oft ausdrücklich um ein Antibiotikum. Von anderen Eltern haben sie gehört, daß deren Arzt häufig eine »Penicillinkur« verschreibt. Dann entsteht schnell der falsche Eindruck, daß der eigene Arzt mit seiner zögerlichen Haltung ein unverantwortliches Risiko eingeht.

Schließlich spielt auch hier die pharmazeutische Industrie eine bedeutsame und negative Rolle. Sie stellt Krankheiten meist dramatischer dar, als sie es in Wirklichkeit sind. Statt von einer harmlosen Erkältung sprechen die Vertreter der Pharmafirmen eher von einer komplizierteren Infektion, und in ihrer ganzen Werbung legen sie den Nachdruck auf die Verantwortung, die auf den Schultern des Arztes lastet. Auf diese Weise verstärken sie noch das Gefühl der Unsicherheit. Ein Antibiotikum, das alle möglichen Bakterien sicher abtötet und nur sehr selten geringe Nebenwirkungen hat, scheint dann das richtige Mittel zu sein. Ein solches Arzneimittel macht die Eltern glauben, der Arzt habe das denkbar Beste für ihr Kind getan.

Die Pharmaindustrie unternimmt im übrigen starke Anstrengungen, Infektionskrankheiten und ihre Bekämpfung so kompliziert wie möglich erscheinen zu lassen. Die Botschaft dieser Werbeaussagen: Es sei doch sehr gut, daß die jeweilige Pharmafirma eine relativ einfache Lösung bereithalte. Die zahlreichen Markennamen für Antibiotika sorgen für weitere Verwirrung. Sie geben nämlich nur in seltenen Fällen Hinweise auf die Antibiotikagruppe, zu der das jeweilige Antibiotikum gehört. Die mit diesen Werbepraktiken verstärkte Unübersichtlichkeit macht den Arzt um so abhängiger von den einseitigen Informationen, die ihm die Arzneimittelproduzenten liefern.

Folgen des überhöhten Antibiotika-Verbrauchs

Der Antibiotika-Verbrauch hat in den vergangenen Jahren immer weiter zugenommen. Diese Entwicklung hat zwei unerwünschte Auswirkungen.

Die vielen Erkältungen und kurzfristigen Fieberzustände, zu denen Kinder neigen, sind notwendig und kein Zeichen von Kränklichkeit. In jungen Jahren begegnen sie vielen Keimen, mit denen sie bisher noch keinen Kontakt hatten. Bei jeder Begegnung mit diesen Keimen wird das Abwehrsystem in Gang gesetzt – das Kind bekommt Fieber. So lernt der Organismus, Abwehrstoffe herzustellen, die ihn später weitgehend vor diesen Keimen schützen. Die vorschnelle Gabe von Antibiotika sorgt nun dafür, daß das Abwehrsystem des Kindes nicht im vollen Maße gefordert wird. Wenn das Kind später einem solchen Krankheitserreger abermals begegnet, so ist seine Abwehrkraft gegen diesen Erreger wahrscheinlich nicht sehr gut entwickelt, weil es damals Antibiotika bekommen hat.

Die zweite unerwünschte Folge des hohen Antibiotika-Verbrauchs ist die Entwicklung einer Resistenz. Leider preisen Pharmafirmen ihre Antibiotika so irreführend an, daß auf der ganzen Welt ein weitverbreiteter Mißbrauch entstanden ist, der die Entwicklung von Resistenzen stark befördert.

Resistenz

Als Resistenz bezeichnen wir das Phänomen, daß Bakterien ihrerseits eine Abwehr gegen Antibiotika besitzen. Gegen resistente Bakterien können Antibiotika nicht mehr wirken. Penicillin beispielsweise löst die Wand der Bakterienzelle auf, so daß die Bakterie abstirbt. Viele Bakterien sind aber mittlerweile imstande, einen Stoff herzustellen, der seinerseits Penicillin abbaut. Diese Fähigkeit entwickeln sie, wenn sie mit Penicillin in Berührung kommen. Aber nicht allein gegen Penicillin entwickeln Bakterien eine Resistenz. In einem Artikel einer angesehenen amerikanischen Fachzeitschrift hieß es zu diesem Problem: »Früher oder später entwickeln Bakterien eine Resistenz gegen fast jedes Mittel, das Mikroorganismen abtötet. Infiziert sich ein Patient mit einem solchen resistenten Organismus, steigt das Risiko, daß er ins Krankenhaus aufgenommen werden muß und daß er dort länger verbleiben muß als ein Patient mit einem nicht resistenten Krankheitserreger. Auch ein tödlicher Verlauf tritt häufiger auf. Die Resistenz zwingt überdies zu einer Therapie mit nebenwirkungsreicheren und teureren Medikamenten.« (*New England Journal of Medicine 1991; 324: 601*)

Der Stoff, mit dem die Bakterien das Penicillin für sich unschädlich machen, wurde Penicillinase genannt. Penicillinasen gehören zu den Eiweißstoffen. Sobald die Krankheitserreger diese Eiweiße produzieren, hilft dem Kranken das einstige Wundermittel nicht mehr. Es gibt zwar seit vielen Jahren zahlreiche andere Antibiotika, die man in solchen Fällen einsetzt, aber leider können Bakterien auch gegen diese Antibiotika Abwehrstoffe entwickeln.

Die so entstehende Resistenz der Krankheitserreger gegen Antibiotika ist in den letzten Jahren zu einem immer größeren Problem geworden. Schon wird befürchtet, daß in absehbarer Zeit einzelne Keime gegen alle verfügbaren Antibiotika Resistenzen entwickelt haben. Heute gelingt es noch, durch die Entwicklung neuer Antibiotika bestehende Resistenzen zu überwinden. Doch sind sie viel teurer als die bisher verwendeten.

Nehmen wir als Beispiel eine leicht zu bekämpfende Krankheit wie den Tripper (Gonorrhoe). Durch Aufklärung, Kontrollen der Risikogruppen und mit Hilfe von Penicillin gelang es, die Krankheit erfolgreich zurückzudrängen, so daß sie kein Problem für die öffentliche Gesundheit mehr bildete. Die Zahl der Penicillinase produzierenden Gonokokkenstämme – die Gonokokken führen zur Tripper-Infektion – nahm aber in manchen Regionen mit hoher Promiskuität (häufige sexuelle Kontakte mit unterschiedlichen Partnerinnen bzw. Partnern) zu, vor allem in Südostasien zur Zeit des Vietnamkriegs. Bei einer Untersuchung in Bangkok waren 42 Prozent der Patienten mit einem Tripper mit Gonokokken infiziert, die sich nicht mehr mit Penicillin bekämpfen ließen. Die guten alten Zeiten, in denen eine einzige Penicillin-Injektion das Problem beseitigte, scheinen tatsächlich vorbei zu sein. Inzwischen wurden bereits in vierzig Ländern penicillinresistente Gonokokken gefunden. In Fällen, wo sich die Patienten mit resistenten Gonokokken infiziert haben, ist eine Injektionsbehandlung mit dem viel teureren Spectinomycin (Stanilo) notwendig. Die Behandlung des Trippers wurde dadurch aber komplizierter. Doch damit sind wir

ANTIBIOTIKA

noch nicht am Ende der Geschichte angelangt. Aus den Philippinen und Korea kamen inzwischen Berichte, daß die Bakterien auch gegen das teurere Mittel bereits resistent geworden sind. Bei diesen resistenten Bakterienstämmen müssen nun die noch teureren Cephalosporin-Antibiotika eingesetzt werden.

Die Weltgesundheitsorganisation erklärte 1986 die herkömmliche Behandlung des Trippers mit Penicillin aufgrund der Resistenzentwicklungen für überholt. In Afrika sind im Durchschnitt 60 Prozent der Trippererkrankungen resistent gegenüber Penicillin. In Asien liegt die Zahl bei rund 30 Prozent, in Europa und in den Vereinigten Staaten noch etwas günstiger. 1982 erwiesen sich hier elf Prozent der Gonorrhoefälle als resistent, zwei Jahre darauf waren es aber bereits rund siebzehn Prozent. Gegen ein anderes Antibiotikum, das Tetracyclin, zeigte sich in zwanzig Prozent der Fälle eine Resistenz. In Amsterdam stellten die Ärzte fest, daß der Anteil der Bakterien, die gegen Penicillin und Cephalosporine resistent waren, von 26 Prozent im Jahr 1989 auf 30 Prozent im Jahr 1990 angestiegen war. Die Zahl der gegen Tetracycline resistenten Stämme stieg im selben Zeitraum von 7,5 Prozent auf zwölf Prozent.

Zu Beginn der Aids-Epidemie ging infolge eines vorsichtigeren Sexualverhaltens die Zahl der Geschlechtskrankheiten in den Industrieländern deutlich zurück. Diese Vorsicht hat aber inzwischen nachgelassen, und zur Zeit breitet sich der Tripper wieder aus.

Forscher untersuchten auch die Resistenz gewöhnlicher Darmbakterien (Escherichia coli). Dabei zeigte sich, daß zur Resistenzentwicklung Faktoren beitragen können, an die man normalerweise nicht denkt. Bei einer Untersuchung in Holland hatte ein großer Teil der Bevölkerung resistente Colibakterien im Darm. Bei näherem Hinsehen zeigte sich, daß dies nicht nur Menschen betraf, die gerade eine Antibiotika-Therapie durchlaufen hatten, sondern auch solche, die in der Viehhaltung arbeiteten. Vermutlich besteht ein Zusammenhang mit der Verwendung von Antibiotika als Futterzusatz, wovon eine höhere Fleischausbeute erwartet wird. Allerdings muß durch entsprechende Forschungen noch geklärt werden, ob derartige Resistenzentwicklungen zu gesundheitlichen Problemen bei Menschen führen.

Auch die gewöhnlichen Staphylokokken, die auf der Haut eines jeden Menschen siedeln und unter besonderen Bedingungen schwere und lebensbedrohliche Infektionserkrankungen auslösen können, haben schon frühzeitig die Fähigkeit entwickelt, Penicillinasen gegen Penicillin zu bilden. Durch abgewandelte Penicilline gelang es dann für lange Zeit, diese Resistenzmechanismen zu überwinden. Inzwischen haben

ANTIBIOTIKA

an verschiedenen Orten Staphylokokkenstämme die Eigenschaft erlangt, auch gegen die speziellen Staphylokokken-Penicilline resistent zu werden. Ganze Krankenhausabteilungen mußten vorübergehend geschlossen werden, weil sie mit solchen resistenten Staphylokokken verseucht waren. Zum Glück stehen aber auch für diese mehrfach resistenten Staphylokokken noch Antibiotika zur Verfügung. Allerdings sind sie nicht nur nebenwirkungsreicher, sondern auch sehr teuer.

Überhaupt verursacht der falsche Gebrauch von Antibiotika und die dadurch beschleunigte Zunahme von Resistenzproblemen den Krankenkassen beträchtliche Mehrkosten, für die letzten Endes die Versicherten aufkommen müssen.

Bisweilen zeigt die Resistenz merkwürdige geographische Unterschiede. Die Resistenz gegen Gentamicin beträgt in Finnland und Schweden zum Beispiel drei bis vier Prozent, in Großbritannien und der Schweiz sieben bis fünfzehn, in Italien, Griechenland und Österreich zwanzig bis dreißig Prozent. Auch die Resistenz gegen Amikacin ist im Norden Europas bedeutend geringer als im Süden.

Besonders gravierend ist die Resistenzentwicklung von Bakterien gegen Antibiotika in den Entwicklungsländern. Dies wird mit dem weitverbreiteten Mißbrauch der Antibiotika in Zusammenhang gebracht, die überall ohne ärztliches Rezept erhältlich sind. Aus Asien wurde in einer angesehenen medizinischen Fachzeitschrift berichtet: »In Indonesien werden nahezu alle Erkrankungen mit Antibiotika behandelt. Man kann sie entweder auf Rezept, ohne Rezept oder auch auf Straßenmärkten erhalten.« Ein anderer Grund ist die aggressive Werbung für Arzneimittel in diesen Ländern, wobei in Einzelfällen sogar falsche Gebrauchsinformationen verbreitet werden.

Da es sich hierbei um vergleichsweise billige Antibiotika handelt, ist ihr schwindender Nutzen aufgrund von Resistenzbildungen für die armen Länder besonders problematisch. Während in Deutschland vor wenigen Jahren nur ein bis zwei Prozent der Tuberkulosebakterien gegen Isoniazid resistent waren, haben in einigen Entwicklungsländern schon 35 bis 45 Prozent aller Tuberkuloseinfektionen diesem kostengünstigen Arzneistoff widerstanden. Betroffen von Resistenzentwicklungen in den armen Ländern sind fast sämtliche ältere, aber auch viele neuere Antibiotika. In den letzten drei Jahrzehnten hat es in mehreren Regionen Epidemien von Infektionskrankheiten gegeben, die nicht mehr mit den früher so wirksamen Antibiotika einzudämmen waren, und denen Tausende von Menschen zum Opfer fielen.

Eine der wahrscheinlichen Ursachen, warum immer mehr Bakterienstämme unempfindlich gegenüber Antibiotika werden, liegt darin, daß die Züchter ihren Jungtieren Antibiotika ins Futter mischen. Vor diesem Problem haben seit den späten sechziger Jahren zahlreiche nationale und internationale Institutionen und Gruppen immer wieder gewarnt, unter ihnen die Deutsche Forschungsgemeinschaft, die Weltgesundheitsorganisation und die Kommission für öffentliche Gesundheit des Europarates. Behördliche Maßnahmen können hier eine Menge verbessern. So zeigt sich in Holland, daß die Zahl der resistenten Salmonellenstämme (Bakterien, die Darminfektionen, unter anderem auch Typhus, verursachen) stark abnimmt, seit vor einigen Jahren verboten wurde, dem Schweinefutter das Antibiotikum Tetracyclin beizumischen.

Im Jahr 1991 enthielt das Viehfutter in den Niederlanden aber immer noch Antibiotika, und die holländische Stiftung *Natuur en Milieu* forderte eine Untersuchung darüber, wie sich der freie Gebrauch von Antibiotika auf die Umwelt auswirkt. Jährlich schlucken die Hühner und Schweine der Bioindustrie mit ihrem Futter ungefähr 850 Tonnen Antibiotika. Schätzungen zufolge gelangen 50 bis 75 Prozent davon in den Mist und damit in die Umwelt. Die Stiftung *Natuur en Milieu* berechnete, daß ein Quadratmeter landwirtschaftlich genutzter Boden jährlich um 130 Milligramm Antibiotika zu verarbeiten hat. Für unsere Gesundheit und für die der Umwelt wäre es besser, wenn es strengere Richtlinien auf diesem Gebiet gäbe. Die Antibiotika, die an Tiere verfüttert werden und die im Schlachtfleisch dann zu uns gelangen, können im übrigen auch dazu führen, daß wir überempfindlich auf ein verordnetes Antibiotikum reagieren, obwohl wir es zu einem früheren Zeitpunkt noch nicht eingenommen hatten.

Sollten wir noch lange die großartige medizinische Entdeckung der Antibiotika in so großem Umfang mißbrauchen, wird sie uns möglicherweise in absehbarer Zeit nichts mehr nützen. Um diese Gefahr zu vermeiden, werden bestimmte Antibiotika nur dann eingesetzt, wenn die krankheitsauslösenden Bakterien auf die zuvor verwendeten Mittel nicht mehr reagieren. Die bereits genannten Cephalosporine sind ein Beispiel für solche Reserve-Antibiotika. Da wir nicht darauf bauen können, daß sich auch weiterhin immer neue Antibiotika finden, mit denen wir Resistenzen überwinden können, ist ein zurückhaltender Umgang mit diesen noch leistungsstarken Antibiotika im Interesse unserer Zukunft von großer Bedeutung.

Doch für die pharmazeutische Industrie sind die neuen, patentierten und deshalb teuren Cephalosporine ein gutes Geschäft. Da ein Patent aber nur zwanzig Jahre andauert, unternehmen die Firmen alles, um die Verordnungen durch die Ärzte und damit ihre Umsätze zu steigern. Wie man den Verkaufsstatistiken entnehmen kann, sind die Cephalosporine richtige Renner geworden. Niedergelassene Ärzte werden heute für moderne Cephalosporine mit Werbeslogans wie »Präparat X – das Praxis-Antibiotikum« überschüttet und durch eine einseitige Auswahl von Literatur, die sie von den Firmen erhalten, dazu verleitet, diese Reserve-Antibiotika ohne jede Not zu verordnen. Auch in den Krankenhäusern wurde festgestellt, daß die sehr teuren Cephalosporine viel zu häufig eingesetzt werden.

Überempfindlichkeit gegenüber Antibiotika

Eine wichtige und sehr häufig auftretende Nebenwirkung von Medikamenten ist die Überempfindlichkeit oder Allergie. Wir können im Prinzip auf jeden körperfremden Stoff allergisch reagieren. Das bedeutet, daß sich der Körper gegen den fremden Stoff wehrt. Bei Antibiotika kommt eine solche Allergie sehr häufig vor.

Wie schon gesagt, können wir eine Allergie auf Antibiotika bereits entwickeln, wenn wir Fleisch von Tieren essen, die mit Antibiotika versetztes Futter erhielten. Antibiotika können auch in die Milch gelangen, wenn Kühe zum Beispiel gegen eine Infektion behandelt wurden.

Es gibt ziemlich viele Menschen mit einer chronischen Allergie: ständiger Juckreiz und gerötete Quaddeln, die sich noch verstärken, wenn die Betroffenen unter Spannungszuständen leben.

Auch die Überempfindlichkeit gegenüber Licht kommt häufiger vor. Über 25 Prozent dieser Fälle beruhen offensichtlich auf einer Penicillin-Allergie, auch wenn sie selten mit der Einnahme von Penicillin in Verbindung gebracht werden. Und es ist durchaus denkbar, daß diese Patienten Antibiotika mit ihrer fleischlichen Nahrung aufnehmen, ohne es zu wissen.

Üblicherweise aber werden Antibiotika auf Anraten eines Arztes eingenommen. Es gibt wohl kaum Kinder, die noch nie einen penicillinhaltigen Saft bekommen haben. Jeder Erwachsene ist schon einmal so krank gewesen, daß der Arzt ein Antibiotikum für geboten hielt.

Eine weitere Möglichkeit, mit Antibiotika in Kontakt zu kommen, ist der Gebrauch von Cremes und Salben. Viele enthalten nämlich Antibiotika. Auf den ersten Blick erscheint das harmlos, denn was sich auf der Haut befindet, ist noch nicht im Körper. Die Blutgefäße der Haut nehmen aber einen Teil davon auf, und auf diese Weise gerät der Wirkstoff dann doch in den Körper. Glücklicherweise werden in solchen Cremes meist Antibiotika verwendet, die wir nicht so oft einnehmen. Darunter sind aber auch Stoffe, auf die der Arzt zurückgreifen muß, wenn er mit den üblichen Mitteln nicht weiterkommt. Allergische Reaktionen gegen Antibiotika könnte man verringern, wenn die medizinisch meistens unsinnige Anwendung von antibiotikahaltigen Salben und Cremes drastisch reduziert würde.

Ein weiteres Problem ist die Tatsache, daß eine Allergie gegen ein bestimmtes Antibiotikum sich auch auf andere, ähnliche Mittel erstrecken kann. Wir sprechen dann von einer Kreuzreaktion und einer Kreuzallergie. Wer beispielsweise gegen das Antibiotikum Gentamicin allergisch ist, könnte auch beim Kanamycin allergisch reagieren, auch wenn er das Mittel nie zuvor eingenommen hat.

Die Fachleute unterscheiden bei der Kreuzallergie vier verschiedene Typen. Beim Typ I reagiert die Körperabwehr sofort, nachdem das Antibiotikum ins Blut gelangt ist, vorzugsweise bei Injektionen. In neunzehn Prozent der Fälle äußert sich die Reaktion als lebensbedrohlicher Schock, in 33 Prozent der Fälle als juckender Ausschlag und bei neun Prozent in Form geschwollener Schleimhäute der Nase und der Augen.

Die Reaktion vom Typ II wird durch die Blutzellen verursacht, und in vier Prozent der Fälle kommt es zu einer Blutarmut, weil die roten Blutkörperchen abgebaut werden. Eine andere Form ist die Neutropenie. Dabei nimmt die Zahl der weißen Blutkörperchen ab, was die Bekämpfung von Krankheitserregern sehr erschwert, denn gerade dies ist die Aufgabe der weißen Blutkörperchen. Wer Penicilline oder Cephalosporine über längere Zeit in hohen Dosierungen einnimmt, läuft am ehesten Gefahr, an einer Neutropenie zu erkranken. Eine besonders schwere Folge der Neutropenie ist der septische Schock. Dabei gelangen die Bakterien in großen Mengen ins Blut.

Beim Typ III reagiert das Immunsystem. Serumkrankheit (vierzehn Prozent) oder juckender Hautausschlag (acht Prozent) sind die Folgen.

Typ IV ist eine verzögerte Überempfindlichkeitsreaktion, die sich zum Beispiel in Form eines Kontaktekzems (fünf Prozent) äußert.

Die Prozentzahlen geben an, welchen Anteil die betreffenden Formen an den gesamten allergischen Reaktionen auf Antibiotika haben. Diese Nebenwirkungen sind so ernst zu nehmen, daß Sie sofort mit dem Arzt sprechen sollten, wenn Sie während einer Antibiotikumtherapie ungewohnte Symptome wahrnehmen. Wenn Sie schon einmal eine allergische Reaktion gezeigt haben, müssen Sie das dem Arzt mitteilen, bevor er ein Antibiotikum verschreibt. Er kann dann nach einer passenden Alternative suchen. Natürlich tritt ein echter Überempfindlichkeits-Schock sehr selten auf und führt überdies nicht immer zum Tode. 85 Prozent der Menschen, die überempfindlich auf Penicillin reagierten, können nach Ablauf einer bestimmten Zeit das Mittel wieder einnehmen.

Die Freinamen aller Penicilline enden auf -cillin, doch wie erkennt man den Wirkstoff in Namen wie Binotal, Clamoxyl, Pen-Bristol oder Amblosin? Die Arbeit des Arztes würde erleichtert ohne diesen Wildwuchs von Markennamen.

Andere unerwünschte Wirkungen von Antibiotika

Es gibt noch einige weitere allgemeine Probleme mit den Antibiotika, die wir behandeln sollten, bevor wir die einzelnen Wirkstoffe gesondert besprechen.

In unserem Darm leben Bakterien, die wir zur Verdauung bestimmter Nahrungsbestandteile benötigen und mit denen wir friedlich zusammenleben. Natürlich werden auch diese nützlichen Bakterien abgetötet, wenn wir ein Antibiotikum schlucken. Durch die Zerstörung der sogenannten Darmflora kann es zu Durchfall kommen. Andere Bakterienarten bekommen darüber hinaus die Chance, sich ungehindert zu entwickeln, und darunter sind gelegentlich Arten, mit denen wir nicht in besten Beziehungen stehen. So kann es zu einer schweren Darmentzündung kommen, die nicht leicht zu behandeln ist.

Antibiotika können auch ganz unerwartete Auswirkungen haben. Sie beeinflussen zum Beispiel oft die Wirkung anderer Arzneimittel. Wie die Pille zur Empfängnisverhütung beeinflußt wird, ist bereits zur Sprache gekommen.

Auch die Blutgerinnung kann betroffen werden. Nach der Einnahme von Breitband-Antibiotika beobachten wir oft längere Blutungszeiten. Sie sind durch Injektionen von Vitamin K zu bekämpfen. Dieses Vitamin spielt beim Gerinnungsprozeß eine wichtige Rolle. Die Erklärung für diese verlängerte Blutung ist wahrscheinlich im Darm zu finden: Weil das Gleichgewicht der Darmflora gestört ist, wird weniger Vitamin K aus der Nahrung aufgenommen.

Penicilline

Die verschiedenen Gruppen von Antibiotika unterscheiden sich von den im Labor entwickelten Sulfonamiden dadurch, daß sie ursprünglich biologischen Ursprungs sind und von Schimmelpilzen abstammen. Unter ihnen sind die Penicilline ohne Zweifel am bekanntesten. Überdies scheinen sie noch immer die brauchbarsten zu sein. Auch die Tetracycline sind sehr bekannt, und in den Krankenhäusern spielen die Aminoglycoside eine wichtige Rolle. Sehr bekannt und ebenso sicher wie die Penicilline, dafür aber sehr teuer, sind die Cephalosporine. Wir

ANTIBIOTIKA

wissen heute viel besser als früher, wie die Körperabwehr funktioniert und was die verschiedenen Arzneimittel bewirken. So wurde geklärt, daß einige Antibiotika auch das Abwehrsystem und dessen Immunfunktionen beeinflussen und nicht allein Bakterien abtöten oder ihre Vermehrung blockieren. Die Penicilline und die meisten Cephalosporine wirken sich nicht auf die Immunfunktionen des Körpers aus, während die Tetracycline sie unterdrücken und die Makrolide und die Chinolone sie verstärken. Letzteres gilt auch für einige Cephalosporine. Es ist noch nicht ganz klar, was das bedeutet. Weitere Untersuchungen müssen zeigen, welche Vor- und Nachteile damit verbunden sind (*Lancet 1991; 337: 400*).

Zuerst wollen wir die Penicilline vorstellen. Sie sind noch immer die meistgebrauchten Antibiotika.

(1) Schmalspektrum-Penicilline für die Injektion

> **Benzylpenicillin** (Penicillin G), **Procain-Benzylpenicillin** (Jenacillin), **Benzylpenicillin-Benzathin** (Pendysin, Tardocillin), **Benzylpenicillin-Clemizol** (Clemizol-Penicillin)

Flemings Entdeckung aus dem Jahr 1928 konnte erst ab 1943 in großem Maßstab genutzt werden. Das erste Produkt war das Penicillin G. Alle anderen Wirkstoffe sind davon abgeleitet. Sie töten Bakterien mit einer bestimmten Zellwandstruktur ab. Diese Bakterien nennen wir grampositiv, weil sich ihre Zellwand mit Hilfe eines speziellen Färbeverfahrens, der Gramfärbung, sichtbar machen läßt. Bei einer mikroskopischen Untersuchung ist das deutlich zu sehen. Das Penicillin zerstört die Zellwand der Bakterien. Gegen gramnegative Bakterien ohne diese Zellwandstruktur hilft Penicillin nicht. Dazu gehören vor allem fast alle Darmbakterien, die zu Infektionen der Harnwege führen können.

Viele gewöhnliche Hautbakterien sind gegenüber Penicillin resistent geworden, obwohl sie zur Gruppe der grampositiven Bakterien zu zählen sind. Dies gilt vor allem für die auf der menschlichen Haut beheimatete Bakterienart Staphylococcus aureus, die schwere Infektionen verursachen kann. Eine nahezu komplette Resistenz gegen Penicillin und verwandte Antibiotika hat diese Art in den Krankenhäusern entwickelt. Gelegentlich sind die Resistenzprobleme mit Staphylococcus aureus so schwerwiegend, daß ganze Abteilungen von Kliniken vorübergehend geschlossen werden müssen.

PENICILLINE

Während Penicillin V als Tablette oder Kapsel geschluckt wird, wird Penicillin G injiziert. Man verwendet Penicillin G gelegentlich noch bei Geschlechtskrankheiten. Der Patient bekommt dann auf einmal eine hohe Dosis. Wer den Abschnitt über die Resistenz gelesen hat, weiß aber nun, daß die Tripperbehandlung mit Penicillin in großen Teilen der Welt ihre Wirkung weitgehend eingebüßt hat.

Wenn Menschen mit Magen- und Darmstörungen Antibiotika brauchen, werden sie ihnen injiziert. Das Risiko, daß das oral verabreichte natürliche Benzylpenicillin (Penicillin G) sein Ziel nicht erreicht, ist dann nämlich zu groß.

Patienten, die an einem akuten rheumatischen Fieber leiden, werden oft über längere Zeit mit Penicillin behandelt. Man verwendet dazu ein langfristig wirksames Depot-Penicillin, um die lästige tägliche Injektion zu vermeiden. Depot-Penicilline sind Procain-Benzylpenicillin, Benzylpenicillin-Benzathin und Benzylpenicillin-Clemizol. Eine Expertengruppe, die *International Rheumatic Fever Study Group*, untersuchte in elf Ländern, ob die Vorteile einer Prophylaxe mit Penicillin deren Nachteile aufwiegen. Unter 1790 Patienten gab es nach 32 430 Injektionen 57 allergische Reaktionen, von denen eine zum Tode führte. Im Vergleich zu den Komplikationen des akuten Rheumas, die bei Menschen ohne Penicillinbehandlung auftreten, sind diese Nachteile zu vernachlässigen (*Lancet 1991; 337: 1308*).

(2) Schmalspektrum-Penicilline in Tablettenform

> **Phenoxymethylpenicillin** bzw. **Penicillin V** (Antibiocin, Arcasin, Durapenicillin, Infectocillin, Isocillin, Megacillin)

Eine der wichtigsten Entwicklungen der Antibiotikaforschung war die Herstellung von Penicillinen, die beim Schlucken nicht von der Magensäure zerstört werden. Bei weiteren Entwicklungen stieß man auch auf Penicilline, die neben den grampositiven auch gramnegative Bakterien abtöten. Solche Stoffe bezeichnen wir als Breitband- oder Breitspektrum-Antibiotika. Die Antibiotika, die wir in diesem Abschnitt besprechen wollen, widerstehen zwar der Magensäure, töten aber nicht alle Bakterienformen ab. Deswegen sprechen wir von oralen Schmalspektrum-Antibiotika. Es handelt sich hierbei um das Phenoxymethylpenicillin (Penicillin V), das im Labor aus dem natürlichen Penicillin hergestellt werden kann. Solche künstlichen Stoffe, die aus natürlichen Substanzen entwickelt werden, nennt man halbsynthetisch.

Penicillin V verwendet man bei einer echten Mandelentzündung (Tonsillitis). Die Mandeln sind dann feuerrot und weisen weiße Beläge auf. Schlucken ist nur unter Schmerzen möglich. Für die Entzündung ist ein Bakterium verantwortlich, das mit dem Schmalspektrumantibiotikum Penicillin V abgetötet werden kann. Die Mandelentzündung selbst müßte eigentlich nicht mit einem Antibiotikum behandelt werden. Der Arzt verschreibt es aber wegen der Komplikationen, die eine Mandelentzündung mit sich bringen kann. Dazu gehören Schäden an den Herzklappen, Gelenkentzündungen und Nierenerkrankungen. Das Risiko ist ziemlich gering, doch solche Folgekrankheiten sind gefährlich.

Es gibt aber auch Spezialisten, die behaupten, Antibiotika hätten bei einer Entzündung der Gaumenmandeln wenig Sinn. In siebzig Prozent der Fälle sei dafür nämlich eine Virusinfektion verantwortlich. Wie eigentlich immer beim Verschreiben von Arzneimitteln gilt auch hier: Wenn sich ein Arzt auskennt, weiß er auch, was im betreffenden Fall verschrieben werden muß. Ärzte, die wissen wollen, was zu tun ist, lesen die Fachliteratur, statt sich mit dem Geplauder der Pharmareferenten oder deren Werbeveranstaltungen zu begnügen.

(3) Staphylokokken-Penicilline

> **Dicloxacillin** (Dichlor-Stapenor), **Flucloxacillin** (Staphylex), **Oxacillin** (Stapenor)

Im Jahr 1945 entdeckten Forscher die chemische Struktur des Penicillins. Das chemische Grundgerüst ist ein sogenannter Beta-Laktam-Ring. Er ist in jedem Penicillinpräparat, auch in den Cephalosporinen und einigen weiteren Antibiotika enthalten. Die Antibiotika, die diesen Ring enthalten, werden als Beta-Laktam-Antibiotika bezeichnet.

Wenn Bakterien gegen Beta-Laktam-Antibiotika resistent geworden sind, dann heißt das, daß diese Mikroorganismen Enzyme herstellen, die den Beta-Laktam-Ring aufbrechen. Diese Enzyme werden Beta-Laktamasen genannt. Eine der wichtigsten Beta-Laktamasen ist die Penicillinase. Die Endsilbe -ase bedeutet, daß es sich um ein Enzym handelt, das den betreffenden Stoff abbaut.

Die Staphylokokken-Penicilline, um die es hier geht, sind unempfindlich gegenüber der Penicillinase. Es handelt sich bei ihnen ebenfalls um Schmalspektrum-Antibiotika, und vom ursprünglichen Penicillin unterscheiden sie sich nur darin, daß in ihre Molekülstruktur einzelne Halogen-Atome (Chlor, Fluor) eingefügt worden sind. Diese Halogen-Atome machen es der Penicillinase unmöglich, den Beta-Laktam-Ring aufzubrechen.

Da Dicloxacillin und Flucloxacillin besser als Oxacillin vom Darm in den Körper aufgenommen werden, sollten sie für die orale Anwendung bevorzugt werden.

(4) Breitbandpenicilline

> **Amoxicillin** (Amagesan, Amoxypen, Clamoxyl, Jephoxin), **Ampicillin** (Amblosin, Binotal, Jenampin, Pen-Bristol), **Bacampicillin** (Ambacamp, Penglobe)

Nach der Entwicklung der Breitband-Penicilline, die neben den grampositiven auch einige gramnegative Bakterien abtöten, wurde die antibiotische Therapie für den Arzt sehr viel leichter. Er mußte nun nicht mehr genau wissen, wo die Grenzen der antibakteriellen Wirkung einzelner Präparate lagen, und er brauchte in vielen Fällen keine komplizierten Kombinationen verschiedener Antibiotika mehr. Nun konnte er ein einziges Präparat verschreiben, das bei einer bakteriellen Infektion so gut wie immer half.

Vielen Patienten aber, die nun ein Breitband-Antibiotikum erhielten, hätte auch ein Schmalspektrum-Antibiotikum geholfen. Die Behandlung mit einem Breitspektrum-Antibiotikum ist wesentlich teurer als eine Penicillin-Behandlung und begünstigt zudem die Entwicklung resistenter Bakterien im Körper des Patienten.

Die wichtigsten Anwendungen (»Indikationen«) für diese Gruppe der Antibiotika sind sogenannte Haemophilus-Infektionen, wie sie bei eitrigen Schüben einer chronischen Bronchitis und bei einem Teil der Hirnhautentzündungen vorkommen. Auch im Falle von Harnwegsinfektionen, Nasennebenhöhlenentzündungen und Mittelohrentzündungen werden die mutmaßlichen Erreger zumeist von diesen Antibiotika erfaßt.

Dagegen ist die Behandlung von Infektionskrankheiten, die typischerweise von grampositiven Bakterien (Ausnahme: Enterokokken) ausgehen, mit einem Breitbandpenicillin weniger wirksam als mit Penicillin.

20 ANTIBIOTIKA

Falsche Anwendungen für die Breitband-Penicilline sind auch die Angina, unklares Fieber, Wundinfektionen und die äußerliche Anwendung auf der Haut.

Amoxicillin-Präparate haben, als Tablette oder Kapsel eingenommen, deutliche Vorteile gegenüber den Ampicillin-Präparaten. Sie können auch mit den Mahlzeiten eingenommen werden. Beim Ampicillin ist dies zu vermeiden, denn im Beisein von Nahrung, aber auch sonst, wird Ampicillin schlechter vom Körper aufgenommen (resorbiert). Deshalb muß die Dosierung von Ampicillin stets höher angesetzt werden. Wenn nicht resorbierte Ampicillin-Mengen durch den Darm wieder ausgeschieden werden, töten sie auf ihrem Weg entsprechend viele nützliche Darmbakterien ab. Aus diesem Grunde kommt es bei oralen Ampicillin-Präparaten leicht zu einem Durchfall. Beim Amoxicillin soll das seltener geschehen.

Die Vorzüge des Amoxicillins gegenüber dem Ampicillin bei oraler Einnahme – es kann während des Essens eingenommen werden, wird besser resorbiert und führt seltener zu Durchfall – sind also offenkundig. Im Preis sind sich die Mittel ungefähr gleich. Deswegen fällt die Wahl meistens leicht. Bei der Injektion dagegen sind diese Vorteile des Amoxicillins ohne Bedeutung.

Für Kinder unter drei Jahren gibt es diese Antibiotika als Saft, den man mit einer Pipette oder einem kleinen Meßbecher dosiert. Kinder zwischen drei und neun Jahren benötigen eine höhere Dosis, die mit einem Meßlöffel abgemessen wird. Schließlich gibt es Kapseln oder Tabletten für Erwachsene. Die einzelnen Präparate sind in verschiedenen Wirkstoffstärken erhältlich. Ampicillin-Tabletten oder -Kapseln gibt es in Stärken von 250, 500 oder 1000 Milligramm. Amoxicillin-Tabletten enthalten entweder 500, 750 oder 1000 Milligramm. Die jeweils richtige Dosierung hängt nicht nur vom Alter ab, sondern auch von der Art und Schwere der Infektion. Wer dreimal täglich eine Kapsel oder Tablette einnimmt, hat in der Regel genügend antibiotischen Wirkstoff im Blut, um die bakterielle Infektion zu bekämpfen. Nach ungefähr einer Woche sind fast immer alle Krankheitskeime beseitigt.

Allgemeinärzte setzen Antibiotika in vielen Fällen anders ein als Spezialisten und Krankenhausärzte. Der Hausarzt weiß, daß nach einer einwöchigen Therapie die Krankheitskeime fast immer abgetötet sind. Seit einiger Zeit ist es erwiesen, daß bei den meisten Harnwegsinfektionen und Blasenentzündungen eine zweitägige Antibiotika-Therapie völlig ausreicht. Der Krankenhausarzt entscheidet sich dagegen häufiger für eine zweiwöchige Behandlung, denn in der Tat sind Krankenhausbakterien hartnäckiger als die, die wir in unserer gewöhnlichen Umgebung antreffen. Wenn der Facharzt ein Rezept für seine ambulanten Patienten ausstellt, sollte er bedenken, daß er es dann zumeist nicht mit den »schweren Jungs« aus der Klinik zu tun hat und daß eine einwöchige Therapie völlig ausreicht.

Breitbandpenicilline: Nebenwirkungen

Die häufigste Nebenwirkung dieser Antibiotika ist die Überempfindlichkeit, die sich mit juckendem Hautausschlag oder mit Kreislaufschwierigkeiten bemerkbar macht. Wenn derartige Symptome auftreten, muß das Mittel sofort abgesetzt werden. Bei einer Behandlung mit Ampicillin-Präparaten kommt es ungefähr bei jedem zehnten Patienten zu einem Hautausschlag mit roten Flecken und kleinen Bläschen. Wenn Patienten wegen einer Gicht mit einem Präparat behandelt werden, das den Wirkstoff Allopurinol enthält, verdoppelt sich die Wahrscheinlichkeit eines allergischen Hautausschlags unter Ampicillin. Bei Amoxicillin-Präparaten kann es fünf bis elf Tage nach Behandlungsbeginn zu einem Hautausschlag kommen, der den Masern sehr ähnelt. Vor allem bei ampicillinhaltigen Präparaten gibt es gelegentlich einen Durchfall, der ein paar Tage anhalten kann, aber nicht besorgniserregend ist. Das Medikament muß deshalb nicht abgesetzt werden. Bis zu vier Prozent der Patienten klagen über Appetitlosigkeit, Übelkeit und Erbrechen. Eine weitere lästige Nebenwirkung können Blähungen sein.

Einigen Untersuchungen zufolge bekommen Kinder unter zwei Jahren nach der Einnahme von Amoxicillin des öfteren einen Windelausschlag. Das soll ungefähr eines von sechs Kindern betreffen.

(5) Übrige Penicilline

> **Amoxicillin/Clavulansäure** (Augmentan), **Sultamicillin-tosilat** (Unacid), **Mezlocillin** (Baypen), **Azlocillin** (Securopen), **Piperacillin** (Pipril), **Piperacillin/Tazobactam** (Tazobac), **Ticarcillin** (Betabactyl)

Ampicillin und Amoxicillin sind die beliebtesten Breitband-Antibiotika. Ihr häufiger Einsatz hat im Laufe der letzten Jahre leider dazu geführt, daß einige wichtige Bakterienarten nicht mehr so empfindlich sind wie zuvor. Einige Vertreter unter ihnen haben nämlich die Eigenschaft erworben, ein Beta-Laktamase-Enzym zu bilden, mit dem sie das Antibiotikum zerstören können.

Inzwischen ist es gelungen, Stoffe herzustellen, die diese Beta-Laktamase-Enzyme der Bakterien vorher abfangen und neutralisieren. Zu diesen Stoffen gehören die bereits im Markt befindlichen Clavulansäure, Sulbactam und Tazobactam, eine Reihe ähnlicher Stoffe befindet sich in der klinischen Erprobung. Durch die Kombination mit einem dieser Stoffe gelingt es dem Penicillin-Antibiotikum wieder, die bereits resistent gewordenen Bakterien abzutöten.

Sinnvolle Anwendungsgebiete für diese Kombinationspräparate sind Nasennebenhöhlenentzündungen, Mittelohrentzündungen, eitrige Bronchitis und Harnwegsinfektionen, wenn die mikrobiologische Austestung der Krankheitserreger eine Resistenz gegen Ampicillin oder Amoxicillin nachwies, die mit dem Zusatz der Hemmstoffe behoben werden konnte.

Die übrigen hier genannten Mittel eignen sich besonders für die Behandlung gramnegativer Bakterien. Diese Bakterien können sehr hartnäckige und schwere Infektionen verursachen und sind besonders bei Klinik-Infektionen von Bedeutung. Azlocillin und Piperacillin sind auch wirksam gegen Infektionen durch Pseudomonas-Bakterien, die man unter anderem für schwere Entzündungen in den Harnwegen verantwortlich macht.

Cephalosporine

Eine andere Familie in der Gruppe der Antibiotika bilden die Cephalosporine. Sie ähneln sehr stark den Penicillinen, weil auch sie den Beta-Laktam-Ring als Grundgerüst haben. Wie Penicillin hemmen sie den Aufbau der Zellwände von Bakterien und töten sie während der Wachstumsphase ab.

In Deutschland wurden die ersten oral einnehmbaren Cephalosporine vor mehr als 30 Jahren eingeführt. Während dann in den Jahren von etwa 1975 bis 1985 zahlreiche neue Cephalosporine für die intravenöse Injektion entwickelt wurden, standen die letzten Jahre unter dem Zeichen der Entwicklung und Markteinführung mehrerer neuer oraler Cephalosporine mit einem erweiterten Wirkspektrum gegen Bakterien. Werden die älteren Cephalosporine durch Beta-Laktamase produzierende Bakterien in ihrer antibiotischen Wirkung häufig eingeschränkt, kann den neueren Cephalosporinen die Beta-Laktamase nichts mehr anhaben. Diese neueren Cephalosporine bezeichnet man deshalb auch als Beta-Laktamase-stabil.

Orale Cephalosporine sollten nicht ohne guten Grund eingesetzt werden. Einerseits sind zahlreiche Bakterien gegen sie resistent, andererseits sind sie vergleichsweise teuer. Alle heute erhältlichen Cephalosporine versagen gegen die Enterokokken-Bakterien, die vor allem Harnwegsentzündungen verursachen können.

Interessant sind die neuen Oralcephalosporine vor allem im Rahmen der sogenannten »Switch-Therapie«. Wenn eine schwere bakterielle Infektion mit einem intravenösen Cephalosporin behandelt werden muß, dann erlauben einige der neuen Oralcephalosporine nun den frühen Wechsel von der intravenösen auf die orale Zufuhr des Antibiotikums.

(1) Cephalosporine, bei denen häufiger mit Resistenzproblemen zu rechnen ist

Cefazolin (Elzogram, Gramaxin), **Cefalexin** (Cephalexin, Ceporexin, Oracef), **Cefaclor** (Panoral), **Cefadroxil** (Bidocef)

Diese Antibiotika werden vor allem gegen grampositive Bakterien (siehe Beginn des Kapitels) eingesetzt. Gegen gramnegative Bakterien sind sie häufig wirkungslos. Während Bakterien, die gegen Penicillin G eine Resistenz entwickelt haben, mit diesen Cephalosporinen gut zerstört werden können, sind Bakterien, die gegen Antibiotika der Ampicillin-Gruppe resistent sind, häufiger auch gegen diese Cephalosporine resistent.

Patienten, die auf Penicillin allergisch reagiert haben, vertragen meistens die Cephalosporine ohne Probleme. Allerdings kommt es bei einem bis vier von hundert Patienten zu allergischen Reaktionen, die sich vor allem in Fieber und einem Hautausschlag äußern.

Die Cephalosporine sind gute Antibiotika für besondere Infektionen, und sinnvoll eingesetzt werden können sie vor allem als Reserve-Antibiotika, nämlich dann, wenn die Bakterien gegen Penicilline resistent geworden sind.

Bis auf Cefazolin, das nur in die Blutbahn gespritzt werden kann, liegen die übrigen genannten Cephalosporine auch in Form von Tabletten oder Kapseln vor.

ANTIBIOTIKA

(2) Cephalosporine, bei denen seltener mit Resistenzproblemen zu rechnen ist

> **Cefixim** (Cephoral, Suprax), **Cefpodoxim** (Orelox, Podomexef), **Cefuroxim** (Elobact, Zinnacef, Zinnat), **Cefamandol** (Mandokef), **Cefotiam** (Spizef), **Ceftibuten** (Keimax), **Loracarbef** (Lorafem)

Diese Cephalosporine werden durch den Resistenzvermittler Beta-Laktamase nur selten zerstört. Ihr wichtigster Vorteil liegt in der guten Wirksamkeit gegen die Bakterienart Haemophilus influenzae, die häufig Ursache einer von den Bronchien ausgehenden Lungenentzündung sowie von Mittelohr- und Nasennebenhöhlenentzündungen ist. Sie können immer dann eingesetzt werden, wenn der Erreger Haemophilus influenzae gegen die Standard-Antibiotika Ampicillin oder Amoxicillin eine Resistenz entwickelt hat. Da einige Darmbakterien, die Harnwegsentzündungen auslösen können, in unterschiedlichem Maß gegen die genannten Cephalosporine resistent sind, sollten diese Mittel nur dann bei Entzündungen der Harnwege eingesetzt werden, wenn zuvor die Resistenzverhältnisse getestet wurden.

Nur Cefuroxim ist neben der Injektionsform auch in Form von Tabletten und Saft erhältlich. Das erleichtert den Einsatz in der ärztlichen Praxis. Es ist besonders bedauerlich, daß eine der beiden Herstellerfirmen das Mittel mit dem aggressiven Slogan »Das Praxis-Antibiotikum« anpreist und damit den Eindruck erweckt, als handelte es sich hier um ein Universalmittel gegen alle Entzündungen. Ohne daß dies Vorteile für die Patienten hätte, werden damit nur die Behandlungskosten erheblich höher. Der einzige Nutznießer ist der Hersteller, dessen Gewinn allerdings die Versicherten durch ihre Beiträge finanzieren müssen.

(3) Cephalosporine, gegen die nur schwer eine Resistenz entsteht

> **Cefotetan** (Apatef), **Cefoxitin** (Mefoxitin), **Cefotaxim** (Claforan), **Cefsulodin** (Pseudocef), **Ceftriaxon** (Rocephin), **Ceftazidim** (Fortum)

Gegen diese Cephalosporine können sich Beta-Laktamase produzierende Bakterien nicht oder nur sehr schwer schützen. Nur in Ausnahmefällen sind sie Mittel der ersten Wahl, unter anderem wegen ihres

CEPHALOSPORINE

hohen Preises. Sie bieten sich als Alternativen an, wenn andere Antibiotika nicht verwendet werden können. Deshalb ist es in der Hausarztpraxis nur ausnahmsweise notwendig, eines dieser Cephalosporine zu verschreiben.

Resistenzen sind im allgemeinen nicht zu erwarten, aber dennoch nicht ausgeschlossen. Auf Intensivstationen, wo diese Antibiotika bei Schwerkranken häufig eingesetzt werden müssen, haben Resistenzentwicklungen schon manches Behandlungsproblem mit sich gebracht.

Nebenwirkungen
Cephalosporine sind in der Regel gut verträglich. Bei oraler Einnahme klagen fünf bis zehn Prozent der Patienten über Bauchschmerzen und Durchfall. Injektionen sind oft sehr schmerzhaft. Man kann auch auf Cephalosporine überempfindlich reagieren. Das kommt bei einem bis vier Prozent der Patienten vor und äußert sich vor allem als Fieber und/oder Hautausschlag. Man sollte dann sofort mit der Einnahme aufhören und den Arzt aufsuchen. Problematisch ist bei einigen Cephalosporinen eine gleichzeitige Behandlung mit dem harntreibenden Mittel Furosemid, da es bei dieser Kombination zu einer schädlichen Wirkung auf die Nieren kommen soll.

Wer mit Cefamandol oder Cefotetan behandelt wird, kann bei Alkoholgenuß Probleme bekommen. Noch bis zu drei Tagen nach der letzten Einnahme kann es zur Rötung der Haut, zu Schweißausbruch, Blutdruckabfall, Herzrasen, Erbrechen, Kopfschmerzen und Schwindel kommen. Deshalb sollte während und einige Tage nach der Behandlung Alkohol gemieden werden.

Wenn Cephalosporine in ein Blutgefäß injiziert werden, kann sich dort unter Umständen eine Entzündung bilden.

(4) Andere Antibiotika mit einem Beta-Laktam-Ring

Imipenem/Cilastatin (Imipenem), **Aztreonam** (Azactam)

Diese Antibiotika sind erst vor wenigen Jahren entwickelt worden. Sie sind zwar keine Cephalosporine und auch keine Penicilline, da ihr Grundgerüst aber ebenfalls der Beta-Laktam-Ring ist, zählen sie zu der wichtigen Gruppe der Beta-Laktam-Antibiotika.

Imipenem/Cilastatin und Aztreonam sind typische Krankenhaus-Antibiotika, die für die Behandlung von schweren, lebensbedrohlichen

ANTIBIOTIKA

Infektionen eine gewichtige Rolle spielen und nur auf Intensivstationen eingesetzt werden sollten. Leider wird auch hier ein hoher Werbeaufwand betrieben, und man kann in manchen Krankenhäusern beobachten, daß diese sehr teuren Antibiotika auch dann eingesetzt werden, wenn eines der älteren Antibiotika sinnvoller ist.

Tetracycline

> **Tetracyclin** (Achromycin, Hostacyclin, Supramycin), **Doxycyclin** (Azudoxat, Doxyhexal, Duradoxal, Jenacyclin, Vibramycin), **Minocyclin** (Klinomycin, Minocyclin), **Oxytetracyclin** (Duratetracyclin, Macocyn), **Chlortetracyclin** (Aureomycin)

Eine weitere Gruppe der Antibiotika stellen die Tetracycline dar, die in den vierziger Jahren entdeckt wurden. Sie töten Bakterien nicht ab wie die Penicilline und die Cephalosporine, sondern hemmen deren weiteres Wachstum. Der Körper räumt dann mit den Bakterien selber auf. Tetracycline haben ein breites Wirkungsspektrum und können gegen fast alle Bakterien eingesetzt werden. Wird die Dosis erhöht, kommt es allerdings auch häufiger zu Nebenwirkungen.

Im Vergleich mit den übrigen Tetracyclinen haben Chlortetracyclin, Demeclocyclin und Oxytetracyclin dasselbe Wirkungsspektrum, weisen aber mehr Nebenwirkungen auf. Minocyclin ist häufig noch gegen Staphylokokken-Stämme wirksam, die gegen andere Tetracycline bereits resistent geworden sind. Staphylokokken sind Erreger von eitrigen Hauterkrankungen.

Chlortetracyclin zerfällt ziemlich schnell und büßt dabei einen Teil seiner Wirkung ein. Deswegen wird von diesem Wirkstoff abgeraten. Er ist nur als Hautsalbe und Augentropfen lieferbar. Demeclocyclin kann zu nur teilweise rückbildungsfähigen Nierenschäden führen und sollte deshalb nicht mehr angewandt werden.

Das gut verträgliche Doxycyclin ist das günstigste Mittel innerhalb der Tetracycline. Wegen seiner langen Verweildauer im Körper reicht eine einmalige Einnahme pro Tag. Während die anderen Tetracycline eine bereits bestehende Nierenstörung verschlechtern können, ist Doxycyclin für die Nieren unproblematisch.

Wenn Tetracycline mit einer Mahlzeit, vor allem aber mit Milch oder mit Antazida (siehe Kapitel 13) eingenommen werden, wird die Aufnahme ins Blut erheblich gestört. Nur Doxycyclin kann ohne Schwierigkeiten mit Milch und Milchprodukten eingenommen werden. Auch mit eisenhaltigen Arzneimitteln, wie man sie bei der Behandlung der Blutarmut einsetzt, sollte man die Tetracyclin-Therapie nicht kombinieren.

Probleme verursacht auch die gleichzeitige Behandlung mit blutzuckersenkenden Tabletten, da es zu einer verstärkten Blutzuckersenkung kommen kann. Diabetiker, die vor Behandlungsbeginn mit einem Tetracyclin eine gute Blutzuckereinstellung hatten, können so in eine Unterzuckerung geraten. Bei Patienten, die wegen einer Herzschwäche mit einem Digoxin-Präparat behandelt werden, kommt es bei gleichzeitiger Behandlung mit Tetracyclinen zu einer Erhöhung der Digoxin-Spiegel im Blut. Da die Tetracyclin-Behandlung nur wenige Tage dauert, ist aber nicht mit den Problemen einer Digoxin-Vergiftung zu rechnen.

Tetracycline: Nebenwirkungen
Möglich sind Magen- und Darmstörungen mit Übelkeit und Erbrechen. Auch Blähungen und Durchfälle können auftreten.
Sehr selten kommt es nach Abtötung der Darmbakterien zu einer Darmentzündung, die durch die Giftausscheidung des Bakteriums Clostridium difficile ausgelöst wird. Dieses Bakterium wird von den Antibiotika verschont und kann deshalb den Platz der abgetöteten Bakterien besetzen und sein Gift in vermehrtem Maße produzieren. Diese Darmentzündung macht sich durch häufigere Stuhlabgänge mit Schleimbeimengungen bemerkbar. Für diesen Fall steht mit Vancomycin ein weiteres Antibiotikum zur Verfügung, vor dem auch Clostridium difficile die Waffen strecken muß.

Ob während einer Behandlung mit Tetracyclinen auftretende Magen-Darm-Störungen tatsächlich auf eine Überwucherung mit Schimmelpilzen zurückzuführen sind, erscheint zweifelhaft. In klinischen Studien konnte jedenfalls kein Vorteil einer Kombination von Tetracyclinen mit Mitteln gegen Schimmelpilze nachgewiesen werden. Deshalb sollte man auf Präparate, die gleichzeitig ein Mittel gegen Schimmelpilze enthalten, verzichten. In Deutschland ist ein solches Mittel unter dem Namen Mysteclin im Handel.

Auch auf Tetracycline kann man überempfindlich reagieren, was sich durch Fieber und Hautausschlag bemerkbar macht. Gelegentlich entwickelt ein Patient während einer Tetracyclin-Behandlung eine Überempfindlichkeit gegen Sonnenlicht: Auf den Hautpartien, die der Sonne ausgesetzt waren, bildet sich ein Ausschlag. Besonders häufig beobachtet man dies bei Demeclocyclin. Die Schwellung und Rötung der Haut bildet sich nur langsam, in zwei bis vier Wochen, zurück.

ANTIBIOTIKA

Dabei kann es auch zu Nagelablösungen kommen. Deshalb sollten Sie während einer Behandlung mit einem Tetracyclin-Antibiotikum grundsätzlich auf Sonnenbäder verzichten.

Bei Kleinkindern verfärben sich die Milchzähne gelb, wenn sie Tetracycline nehmen. Auftretende Defekte des Zahnschmelzes können zu einer höheren Kariesanfälligkeit führen. Dieselbe Erscheinung kann auch bei Kindern vorkommen, deren Mütter nach dem vierten Schwangerschaftsmonat Tetracycline eingenommen haben. Deshalb sollten Infektionskrankheiten bei Kindern unter acht Jahren grundsätzlich nicht mit Tetracyclinen behandelt werden. Noch besser wäre es, bis zu einem Alter von zwölf Jahren mit Tetracyclinen zurückhaltend zu sein. Kleinkinder sollten nur mit Tetracyclinen behandelt werden, wenn andere Antibiotika unwirksam sind.

Die Tetracycline gehören zu den am meisten gebrauchten Antibiotika. Vor allem das Doxycyclin (Vibramycin) der Firma Pfizer, das ziemlich teuer ist, wurde viel verordnet. Seit einigen Jahren sind nach dem Ablauf des Patentschutzes zahlreiche andere Arzneimittel mit Doxycyclin im Handel, die weit billiger sind. So kosteten 1995 nach Angaben der *Roten Liste* acht Tabletten Vibramycin 30,11 DM, während zahlreiche andere Hersteller die gleiche Menge für unter 10 DM anboten.

Ein Problem besteht darin, daß die Kapseln, in denen Doxycyclin enthalten ist, gelegentlich in der Speiseröhre steckenbleiben und dort zu einer Wunde führen. Die heilt zwar wieder ab, ist aber sehr unangenehm. Dies geschieht vor allem dann, wenn die Kapsel in liegender Haltung eingenommen wird. Besser ist es, sich aufrecht hinzusetzen, die Kapsel einzunehmen und mit einem Glas Wasser hinunterzuspülen. Bei Tabletten kommt es seltener zu solchen Problemen, da sie nicht so leicht in der Speiseröhre festkleben.

Sinnvolle Anwendungsgebiete sind von Mund und Rachen ausgehende leichtere Mischinfektionen (mit mehreren Erregern) wie vor allem die Nasennebenhöhlenentzündungen, die chronische Bronchitis und die akute Bronchitis von Erwachsenen. Dazu kommen unter anderem auch Tropen-Infektionen.

Chinolone

Ciprofloxacin (Ciprobay), **Ofloxacin** (Tarivid), **Enoxacin** (Enoxor), **Norfloxacin** (Barazan), **Nalidixinsäure** (Nogram), **Pipemidsäure** (Deblaston), **Cinoxacin** (Cinobachin), **Pefloxacin** (Peflacin)

CHINOLONE

Chinolon-Antibiotika werden auch Gyrasehemmer genannt. Ihre antibakterielle Wirkung beruht darauf, daß sie bei der Vermehrung der Bakterien nach deren Zellteilung die für das Überleben der Bakterien notwendige Spiralisierung des Kernmaterials durch das Enzym Gyrase blockieren. Unterscheiden muß man die neueren Gyrasehemmer von den älteren, zu denen die Nalidixinsäure, die Pipemidsäure und das Cinoxacin zählen.

Die älteren Gyrasehemmer sind den neueren in bezug auf ihre antibakterielle Aktivität und ihr Wirkspektrum deutlich unterlegen. Vor allem bei Behandlung mit der Nalidixinsäure kommt es zudem schnell zu Resistenzentwicklungen. Aus diesen Gründen sollte man heute auf die Behandlung mit den älteren Gyrasehemmern verzichten.

Einen rasanten Anstieg der Verordnungen haben die neueren Gyrasehemmer in den letzten Jahren erlebt. Diese Erfolgsstory ist vor allem das Ergebnis eines enorm aggressiven Marketings durch die Herstellerfirmen und nicht Folge einer Überlegenheit der neueren Gyrasehemmer. Die Firmen haben dabei auf das breite Wirkspektrum dieser Antibiotika und die Angst vieler Ärzte gesetzt, mit einem Schmalspektrum-Antibiotikum möglicherweise den Krankheitskeim nicht zu erwischen.

Tatsache ist aber, daß die neueren Gyrasehemmer bei den wichtigen grampositiven Bakterien, die für die meisten Infektionen außerhalb der Krankenhäuser verantwortlich sind, den alten Antibiotika aus der Penicillin- und Ampicillin-Gruppe klar unterlegen sind. Trotzdem wird vielen Patienten bei banalen Infektionen ein neuer Gyrasehemmer verordnet. Für die Patienten ist das von Nachteil, da die Infektion effektiver behandelt werden könnte.

Chinolone: Nebenwirkungen

Die häufigsten Nebenwirkungen der Gyrasehemmer betreffen den Magen-Darm-Bereich. Im Vordergrund stehen Übelkeit, Erbrechen, Magenschmerzen und Durchfälle. Je höher die Dosis, desto wahrscheinlicher kommt es zu diesen Störwirkungen. Weniger häufig sind Schwindel, Kopfschmerzen, Müdigkeit, Ängstlichkeit und Sehstörungen. In Einzelfällen kam es zu Erregungszuständen, die sich über Verwirrtheit bis zu akuten Psychosen steigerten. Das Reaktionsvermögen im Straßenverkehr oder bei der Bedienung von Maschinen kann beeinträchtigt sein. Auch Krampfanfälle wurden beobachtet. Überempfindlichkeitsreaktionen auf der Haut mit Ausschlag, Juckreiz und Gesichtsschwellungen können auftreten.

Es wäre wünschenswert, wenn die neueren Gyrasehemmer auf die

Behandlung von Infektionen im Krankenhaus beschränkt würden und nur in begründeten Einzelfällen – nach Empfindlichkeitstestung der Krankheitserreger – in der ambulanten Praxis zum Einsatz kämen.

Chloramphenicol

Chloramphenicol, das die Eiweißherstellung der Bakterien blockiert, hat ein breites Wirkungsspektrum. Trotz dieser günstigen Eigenschaft wird es heute bei uns nur noch in wenigen Fällen eingesetzt. Es sind weniger die üblichen Nebenwirkungen wie Magen-Darm-Störungen, Mundtrockenheit, Übelkeit, Erbrechen und Durchfall, die seine breite Anwendung unmöglich machen, sondern die (allerdings seltene) schwere Schädigung der Blutbildung im Knochenmark. Dazu kommt eine besondere Gefährdung von Säuglingen. Bei ihnen kann es wegen der noch nicht vollständig ausgereiften und funktionsfähigen Leber schnell zu giftigen Anreicherungen von Chloramphenicol kommen, deren Folgen als Gray-Syndrom erkennbar werden.

Das Gray-Syndrom besteht aus Erbrechen, Blähbauch, niedrigen Körpertemperaturen, Atemstörungen, grauer Hautverfärbung und Kreislaufkollaps. Kommt es unter einer Chloramphenicol-Behandlung von Säuglingen zu solchen Krankheitszeichen, dann muß schon nach wenigen Stunden mit dem Tod gerechnet werden. Besonders häufig wurde diese schwere Vergiftung bei Säuglingen in den USA beobachtet, wo das Mittel auch bei banalen Entzündungen in großem Maßstab verschrieben wurde.

Die gefährlichste Nebenwirkung des Chloramphenicols ist aber die Schädigung der Blutbildung im Knochenmark. In schwersten Fällen kommt es zu einem völligen Zusammenbruch der Bildung von roten oder weißen Blutkörperchen oder auch beider. Auch die Bildung der Blutplättchen, die für die Stillung von Blutungen wichtig sind, kann zusammenbrechen. In der Mehrzahl der Fälle führt diese schwere Nebenwirkung zum Tode. Auch wenn in den meisten Fällen die betroffenen Patienten mit einer relativ hohen Gesamtdosis behandelt worden waren, kann es zu dieser schweren Nebenwirkung auch schon nach relativ kurzer Behandlungsdauer kommen. Man muß damit rechnen, daß es erst einige Wochen nach Behandlungsende zu einem Zusammenbruch der Blutbildung kommt.

Deshalb ist die Behandlung mit Chloramphenicol (Tabletten und Injektionen) heute nur noch für schwere Infektionen durch Salmonellen sowie lebensbedrohliche Augen-Infektionen empfehlenswert. Auch

CHLORAMPHENICOL

Hirnabszesse und eitrige Hirnhautentzündungen werden weiterhin mit Chloramphenicol behandelt, weil das Mittel das Gewebe gut durchdringt.

Da die Giftigkeit von Chloramphenicol mit steigender Dosis zunimmt, sollte auf keinen Fall eine Gesamtdosis von zwanzig bis dreißig Gramm überschritten werden. Diese Gesamtdosis wird in der Regel bereits nach vierzehn Tagen erreicht.

Unproblematisch ist dagegen die Behandlung mit chloramphenicolhaltigen Haut- und Augensalben sowie Augen- und Ohrentropfen. Die Behandlung mit Salben oder Tropfen führt in vereinzelten Fällen zu allergischen Reaktionen im Bereich der Anwendung.

Im Ausland können Sie die Entdeckung machen, daß Chloramphenicol mancherorts ein sehr beliebtes Antibiotikum ist. Dies gilt vor allem in Entwicklungsländern. Regeln gegen einen Mißbrauch von Chloramphenicol gibt es nicht, oder sie werden nicht beachtet. In Hongkong wird Chloramphenicol zum Beispiel fast 450mal sooft verwendet wie in England, wenn man die Verschreibungen pro 100 000 Einwohner vergleicht. Der Grund für diese Popularität besteht darin, daß es ein Antibiotikum mit besonders großem Wirkungsspektrum und im Vergleich zu vielen anderen Antibiotika besonders preisgünstig ist.

Aminoglycoside

> Neomycin, Amikacin, Gentamicin, Netilmicin, Paromomycin, Sisomicin, Tobramycin

Es gibt verschiedene Sorten von Aminoglycosiden, die sich wesentlich voneinander unterscheiden. Ihr wichtigstes gemeinsames Merkmal ist ihre Giftigkeit für Ohren und Nieren. Die medizinischen Fachwörter dafür lauten ototoxisch beziehungsweise nephrotoxisch. Es handelt sich bei den Aminoglycosiden durchweg um Antibiotika, die mehr Nebenwirkungen haben als die Penicilline. Da sie eine gute Wirkung gegen einige Bakterien haben, die zu schweren Entzündungen mit Blutvergiftung führen können, sind einige von ihnen heute in Krankenhäusern ein wichtiger Kombinationspartner für andere Antibiotika in der Behandlung von Blutvergiftungen. Diese Kombination mit einem Aminoglycosid hat für die anderen Antibiotika noch den besonderen Vorteil, daß ihre eigene antibakterielle Wirkung dadurch noch verstärkt wird. Man bezeichnet dieses Phänomen auch als synergistischen Effekt.

Streptomycin, das ebenfalls zu den Aminoglycosiden zählt, ist ein besonderer Fall. Als es noch keine Breitband-Penicilline gab, wurde es des öfteren eingesetzt. Seit langem ist es nur noch als Mittel zur Behandlung der Tuberkulose im Gebrauch.

Neomycin ist so giftig für die Ohren und die Nieren, daß von einer Injektion ins Blut unbedingt abgeraten werden muß. Bei der Einnahme von Tabletten oder Kapseln kommt es zu keiner oder nur zu einer geringfügigen Aufnahme ins Blut. In dieser Form wird es manchmal noch zur »Darm-Sterilisation« vor Darmoperationen, bei Leukämie oder Leberkoma eingesetzt. Auch der Einsatz von Paromomycin beschränkt sich im wesentlichen auf diese Anwendungsgebiete.

Bei Leberkoma sind längere Behandlungszeiten üblich. Da diese Patienten häufig auch eine gleichzeitige Störung der Nierenfunktion haben, kann die Behandlung mit Neomycin zur Ertaubung führen. Zur Behandlung von bakteriellen Darminfektionen sollte es nicht mehr eingesetzt werden, da die Wirkung von Antibiotika dabei umstritten und die Gefahr von Nebenwirkungen zu hoch ist.

Neomycin ist heute vor allem in allerlei Salben und Cremes zu finden. In dieser Anwendung wird der Arzneistoff häufig auch Framycetin genannt. An der Haut kann Neomycin weniger Schaden anrichten, obwohl Fälle bekannt wurden, in denen Menschen durch das Auftragen einer Neomycin-Salbe Hörstörungen entwickelten. In diesen Fällen wurde allerdings eine große Körperoberfläche mit den Salben behandelt.

Da immer mehr bakterielle Erreger von Hautinfektionen gegen Neomycin resistent werden, ist eine Anwendung dieser Salben und Cremes nicht mehr zu befürworten. Gegen die Anwendung spricht auch die Tatsache, daß es nicht selten zu einer allergischen Hautreaktion (Kontakt-Dermatitis) kommt. Obwohl von dem Gebrauch neomycinhaltiger Salben und Cremes aus medizinischen Gründen abgeraten werden muß, sind immer noch zahlreiche solcher Mittel im Handel.

Makrolide

Erythromycin, Azithromycin, Clarithromycin, Roxithromycin, Spiramycin

Auch die Makrolide stören das Wachstum der Bakterien durch Hemmung ihrer zum Überleben notwendigen Eiweißsynthese. Standardsubstanz dieser Antibiotikagruppe ist das Erythromycin. Da für diesen

AMINOGLYCOSIDE

Arzneistoff seit langem der Patentschutz abgelaufen ist, befinden sich zahlreiche verschiedene erythromycinhaltige Medikamente im Angebot. In den letzten Jahren sind einige neue, patentgeschützte und deshalb teure Makrolid-Antibiotika auf den Markt gekommen, für die eine aufwendige Werbung betrieben wird. Dies hat dazu geführt, daß die Umsätze dieser neuen Antibiotika einen erstaunlichen Aufschwung erlebt haben, der nicht durch medizinische Vorteile erklärt werden kann. Zu den neuen Makrolid-Antibiotika gehören Azithromycin, Clarithromycin und Roxithromycin.

Erythromycin wird häufig von Kinderärzten verordnet und älteren Patienten vor allem dann verschrieben, wenn sie auf Penicilline allergisch reagieren. Es wirkt gut auf die meisten grampositiven Bakterien, die bei außerhalb von Krankenhäusern erworbenen Infektionskrankheiten die wichtigsten Erreger sind. Mit Erythromycin kann der Arzt sinnvoll akute Entzündungen der Bronchien und Lungen sowie des Mittelohrs behandeln. Auch Entzündungen der Haut sowie die Akne lassen sich mit diesem Antibiotikum meistens gut behandeln. Kinderärzte sollten Erythromycin immer dann verschreiben, wenn eine Penicillinbehandlung wegen einer Allergie bei Scharlach und Diphtherie nicht möglich ist. Auch zur Prophylaxe von Keuchhusten ist eine Behandlung mit Erythromycin angezeigt.

Makrolide: Nebenwirkungen
Erythromycin ist bei normaler Dosierung gut verträglich. Zu den Nebenwirkungen gehören Magen- und Darmstörungen mit Leibschmerzen, Übelkeit und dünnen Stühlen. Diese bei etwa fünf Prozent der mit Tabletten oder Saft behandelten Patienten auftretenden Störwirkungen sind meistens leicht und treten vor allem bei höherer Dosierung auf. Kommt es zu anhaltenden Durchfällen mit krampfartigen Schmerzen im Bauch, dann sollten Sie die Therapie abbrechen und Ihren Arzt aufsuchen. Wie auch bei anderen Antibiotika kann es sich dann nämlich um eine Darminfektion mit Clostridium difficile handeln, die durch die Abtötung der normalen Darmbakterien ermöglicht wurde.

Allergische Reaktionen an der Haut sind sehr selten. Gelegentlich kann es zu Leberstörungen kommen. Dies ist besonders häufig bei Erythromycin-Zubereitungen, die als »Estolat« angeboten werden. Bei diesen Zubereitungen kann es zur Gelbsucht mit krampfartigen Leibschmerzen kommen, vor allem bei solchen Patienten, die schon vor der Behandlung an einer Lebererkrankung litten. Die Leibschmerzen können so heftig sein, daß die Ärzte eher an eine Entzündung der Bauchspeicheldrüse, an eine Gallenkolik oder an ein durchgebrochenes Geschwür im Magen oder Zwölffingerdarm glauben. Alle diese Krankheitszeichen bilden sich aber schnell zurück, wenn man die Einnahme des Erythromycin-Estolats beendet. Je länger übrigens die Therapie mit Erythromycin-Estolat erfolgt, um so größer wird die Gefahr von Leberstörungen. Man sollte aus diesen Gründen ganz auf den Gebrauch von Erythromycin-Estolat verzichten. Tatsächlich liegen die weitaus meisten Erythromycin-Arzneimittel auch in anderen Zubereitungen vor.

Selten kommt es zu vorübergehenden Hörstörungen, vor allem bei älteren Menschen, die mit hohen Dosierungen behandelt werden und an einer Schwäche der Nieren leiden.

Wird Erythromycin in die Venen injiziert, kommt es häufig zu Venenschmerzen, zu Erbrechen und Übelkeit sowie Kreislaufstörungen. Da die Injektion in den Gesäßmuskel oft schmerzhaft ist, sollte man darauf verzichten. Für Kinder sind auch Zäpfchen im Handel. Da im Darm die Aufnahme von Erythromycin ins Blut aber nur sehr schlecht und unzuverlässig erfolgt, ist dieser Behandlungsweg abzulehnen.

Roxithromycin, das ein ähnliches Wirkspektrum wie Erythromycin besitzt, hat auch in den Nebenwirkungen gegenüber Erythromycin keine erkennbaren Vorteile. Im Vergleich zu anderen Erythromycin-Präparaten ist die Behandlung mit Roxithromycin aber teurer. Auch beim Azithromycin sind wesentliche Vorteile gegenüber Erythromycin nicht erkennbar. Tatsächlich ist die Wirkung des Azithromycins gegen die wichtigen grampositiven Bakterien schwächer. Nur Clarithromycin scheint bei Patienten mit chronischer Bronchitis, die unter wiederholten eitrigen Entzündungsschüben leiden, therapeutische Vorteile gegenüber Erythromycin zu bieten. Abgesehen von diesem Sonderfall bietet auch Clarithromycin keine erkennbaren Vorzüge.

Weitere Antibiotika

Clindamycin, Lincomycin, Vancomycin, Colistin, Fusidinsäure, Fusafungin

Es ginge im Rahmen dieses Buches zu weit, wenn wir alle Gruppen von Antibiotika streng systematisch behandeln wollten. In diesem Abschnitt werden daher einige verschiedene Antibiotika zusammengefaßt.

Lincomycin und Clindamycin gehören derselben Gruppe an. Obwohl sie sich in ihrem chemischen Aufbau deutlich von den Makrolid-Antibiotika unterscheiden, haben sie mit diesen therapeutisch doch sehr viele Gemeinsamkeiten. Da schwere Nebenwirkungen aber häufiger sind, sollten sie nicht eingesetzt werden, wenn die Behandlung auch mit Erythromycin erfolgen kann. Die einzigen sinnvollen Indikationen für die Behandlung mit den beiden Antibiotika sind schwere Infektionen mit sogenannten anaeroben Bakterien (Bakterien, die ohne Luftsauerstoff leben) und Infektionen mit resistenten Staphylokokken. Da Clindamycin stärker wirksam ist und bei oraler Einnahme besser ins Blut aufgenommen wird, sollte heute ganz auf Lincomycin verzichtet werden. Unverständlicherweise aber ist dieses Mittel in zahlreichen südamerikanischen Ländern eines der populärsten Antibiotika. Sie sollten deshalb bei Reisen nach Südamerika aufpassen, daß Ihnen im Krankheitsfall nicht ein Lincomycin-Präparat verordnet wird.

Fusidinsäure sollte nur bei Infektionen durch Staphylokokken eingesetzt werden, und nur dann, wenn andere Staphylokokken-Antibiotika versagen oder wegen allergischer Reaktionen ausscheiden. Auch Vancomycin hat in der Behandlung von Staphylokokken-Infektionen mit Resistenzproblemen einen wichtigen Platz. Da es während der Therapie zu Hörstörungen kommen kann, ist Vancomycin nur als Reservemittel einsetzbar. Eine zuverlässige Wirkung hat Vancomycin bei Durchfällen, die nach einer antibiotischen Behandlung infolge Darmentzündung durch das Bakterium Clostridium difficile entstanden sind.

Colistin und Polymyxin B gehören zu den Polymyxinen. Wegen ihrer giftigen Nebenwirkungen auf das Nervensystem und die Nieren sollten sie nicht mehr in die Venen injiziert werden. Die Anwendung sollte sich heute auf die Sterilisation des Darms, zum Beispiel bei Patienten mit Leukämie, sowie auf die antibakterielle Behandlung von Haut- und Augeninfektionen beschränken.

Häufiger verordnet wird auch das Antibiotikum Fusafungin, obwohl sein therapeutischer Wert unter den Experten sehr umstritten ist.

Sulfonamide

> **Sulfadiazin** (in Sterinor), **Suflaethidol** (in Harnosal), **Sulfaguanol** (Enterocura), **Sulfalen** (Longum), **Sulfamerazin** (Berlocombin), **Sulfamethizol** (in Harnosal), **Sulfamethoxazol** (in Bactrim, in Eusaprim), **Sulfametrol** (in Lidaprim)

Bevor das Penicillin den Ärzten zur Verfügung stand und die Behandlung der Infektionskrankheiten revolutionierte, hatten bereits die Sulfonamide einen Vorgeschmack auf die neue Ära der Medizin geliefert. Die Sulfonamide waren die ersten chemisch hergestellten Stoffe, die Krankheitskeime abtöten konnten. Wir haben bereits in der Einleitung des Kapitels kurz darüber berichtet, wie die Suche nach wirksamen antibakteriellen Stoffen zur Entdeckung der Sulfonamide führte. Eine entscheidende Rolle bei dieser Suche spielte das Team um den Wissenschaftler Gerhard Domagk, der das Institut für experimentelle Pathologie bei den IG Farben in Elberfeld leitete. Domagk erhielt für seine Leistungen 1939 den Nobelpreis. Da ihm die Nazis die Reise nach Stockholm verwehrten, konnte er ihn erst 1947 in Empfang nehmen.

Die ersten Sulfonamide waren alles andere als ideale Arzneimittel, da sie ernsthafte Nebenwirkungen hatten. Bevor man die Verträglichkeit und Sicherheit der Sulfonamide verbessern konnte, wurden bereits die Penicilline eingeführt, die Infektionen weit wirksamer und sicherer bekämpften als die Sulfonamide. Als diese dann soweit verbessert waren, daß ihre Anwendung vertretbar wurde, hatten sich die Penicilline schon durchgesetzt, so daß die Sulfonamide nicht mehr richtig populär wurden. Sie blieben deshalb immer Mittel der zweiten Wahl. Zudem stellte sich heraus, daß auch gegen Sulfonamide viele Bakterien eine Resistenz entwickelten.

Die Sulfonamide spielen in der Behandlung von Infektionskrankheiten nur noch eine sehr begrenzte Rolle. *The Lancet* schrieb im Februar 1985: »Heutzutage beschränkt sich der Einsatz der Sulfonamide auf die Behandlung von Blasenentzündungen und die Bekämpfung von Bakterien, die eine Gehirnhautentzündung auslösen können, und zwar bei solchen Patienten, die noch keine Gehirnhautentzündung hatten, die diese Bakterien aber in ihrem Rachen beherbergen. Dazu kommt das mit den Sulfonamiden verwandte Dapson für die Behandlung der Lepra. Bei all diesen Anwendungen sorgte die Resistenzentwicklung der Bakterien dafür, daß der Nutzen dieser Mittel nachließ.«

In den letzten Jahren aber lebte das Interesse an den Sulfonamiden wieder auf, vor allem die Kombination mit anderen Chemotherapeutika. Diese Kombinationen sind von Vorteil, wenn sich gegen sie noch keine Resistenz gebildet hat. Die bekannteste Kombination ist die von Sulfamethoxazol mit Trimethoprim, die häufig auch als Cotrimoxazol bezeichnet wird.

Sulfonamide sind neben anderen Arzneistoffen auch in Malariamitteln enthalten, das Sulfadoxin zum Beispiel in Fansidar. Deshalb hat dieses Mittel auch die für Sulfonamide typischen Nebenwirkungen.

Den größten Erfolg erzielten Sulfonamide als Arzneimittel zur Behandlung von Harnwegsinfektionen. Populär waren sie auch bei Infektionen der Atemwege. Die Resistenzprobleme und das besondere Nebenwirkungsspektrum der Sulfonamide haben dazu geführt, daß sie heute eher zurückhaltend eingesetzt werden. Bei den Harnwegsinfektionen hat nur das Cotrimoxazol noch einen festen Platz in der antibiotischen Behandlung.

Auch bei den Sulfonamiden ist es ein Problem, daß die phantasievollen Handelsnamen der Herstellerfirmen keinen Hinweis mehr darauf geben, um welche Gruppe von Arzneimitteln es sich handelt. Freinamen wie Sulfadiazin, Sulfaguanol, Sulfamerazin, Sulfamethizol und Sulfametrol lassen unmittelbar darauf schließen, daß es sich um Sulfonamide handelt. Handelsnamen wie Longum, Bactrim und Eusaprim geben aber keinerlei Hinweis auf die Natur der in ihnen enthaltenen Arzneistoffe. Eine solche Willkür bei der Namensgebung muß immer wieder dazu führen, daß Verwirrung entsteht. Der Arzneimittelsicherheit ist damit sicher nicht gedient.

Da Sulfonamide allein nicht über eine ausreichende Wirksamkeit verfügen und sich schnell Resistenzen ausbilden, werden sie heute fast nur noch in Kombination mit Folsäuregegenspielern wie Trimethoprim eingesetzt. Diese Kombination führt zu einer deutlichen Steigerung der Wirksamkeit. Auch die Sulfonamide hemmen die Bildung der Folsäure in den Bakterien. Da die Bakterien über einen gewissen Vorrat an Folsäure verfügen, dauert es immer einige Zeit, bis die Hemmung der Folsäurebildung einen Folsäuremangel in den Bakterienzellen auslöst. Deshalb tritt die Wirkung der Sulfonamide verzögert ein. Bei schweren Infektionen ist ein solcher Zeitverlust nicht wünschenswert. Arzneimittel, die ausschließlich ein Sulfonamid enthalten, sollten deshalb eigentlich vom Markt verschwinden. Es gibt heute keine Gründe mehr, sie zu verordnen.

Nebenwirkungen der Sulfonamide

Etwa jeder fünfte bis zehnte Patient klagt über Nebenwirkungen während einer Sulfonamid-Therapie. Bei einem von hundert Patienten sind diese so schwer, daß die Behandlung abgebrochen werden muß. Besonders häufig finden sich schwere Nebenwirkungen bei Sulfonamiden mit äußerlicher Anwendung und bei Sulfonamiden mit langer Verweildauer im Körper (vor allem Sulfalen!).

Vor 1940 litt einer von fünf Patienten, die mit Sulfonamiden behandelt wurden, unter schwerwiegenden Nebenwirkungen. Diese beruhten auf der Bildung von Kristallen in den Nieren, die zu kolikartigen Schmerzen und blutigem Urin führten. Mit der Entwicklung von besser löslichen Substanzen konnte dieses Problem so gut wie beseitigt

ANTIBIOTIKA

werden, und heute kommt eine Kristallbildung nur noch selten vor. Bei den heutigen Sulfonamiden ist nur noch bei dem schlechter löslichen Sulfadiazin mit einer Kristallbildung zu rechnen. In jedem Fall sollte man während einer Sulfonamid-Behandlung aber dafür sorgen, daß man genug Flüssigkeit zu sich nimmt, um eine Konzentration des Urins zu vermeiden. Konzentrierter Urin begünstigt nämlich die Auskristallisation von Sulfonamiden. Auch bei Patienten mit einer Niereninsuffizienz und bei Neugeborenen, deren Nierenfunktion noch unreif ist, sollte man mit Sulfonamiden sehr vorsichtig sein.

Patienten, die mit einem Sulfonamid behandelt werden, leiden häufiger unter allergischen Reaktionen. Etwa einer bis drei von einhundert Patienten entwickeln Fieber mit einer Rötung der Augenbindehaut (Konjunktivitis) und einem Hautausschlag. Meist kommt es dazu zwischen dem fünften und neunten Behandlungstag. Solche Reaktionen sind bei den Sulfonamiden mit langer Verweildauer im Körper (Sulfadoxin, Sulfalen) schwerer als bei denen mit einer kürzeren Verweildauer. Selten kommt es zu schwersten Hautreaktionen, die auch tödlich ausgehen können.

Allergische Reaktionen gegen ein Sulfonamid bedeuten, daß auch bei den anderen Sulfonamiden mit allergischen Reaktionen gerechnet werden muß (Parallelallergie). Auch gegen die verwandten Thiaziddiuretika (siehe Kapitel 8) und Sulfonylharnstoffe (siehe Kapitel 22) kann es zu parallelallergischen Reaktionen kommen. Besonders häufig reagieren Patienten mit einer Aids-Erkrankung allergisch auf Sulfonamide.

Oft kommt es zu einer Übelkeit bis hin zum Erbrechen. Auch die Gasansammlung im Darm und eine durchfallartige Darmstörung sind dosisabhängig. Solche Magen-Darmbeschwerden sind aber kein Grund, das Medikament abzusetzen. Bei schwerem Erbrechen und Durchfall muß man jedoch sofort mit der Sulfonamid-Behandlung aufhören, da sich daraus bedrohliche Störungen entwickeln können.

Seltene Nebenwirkungen sind Schwindel, Kopfschmerzen, Reizbarkeit, Halluzinationen und Sehstörungen. Vereinzelt wurde auch über Entzündungen der Bauchspeicheldrüse berichtet. Eine weitere schwere Nebenwirkung ist die Auflösung der roten Blutkörperchen (Hämolyse), die meist auf dem Mangel eines bestimmten Enzyms beruht. Dieser angeborene Mangel ist besonders bei Afrikanern häufiger anzutreffen. Bei Europäern ist dagegen eher mit einer toxischen oder allergischen Knochenmarkschädigung zu rechnen, die sich in einer Blutarmut entweder der roten (aplastische Anämie) oder der weißen (Agranulozytose) Blutzellen äußert. Sie tritt meistens erst nach einer Behandlung von drei Wochen auf.

Trimethoprim in Kombination mit Sulfonamiden

> Trimethoprim/Sulfamethoxazol (Bactrim, Eusaprim), Trimethoprim/Sulfametrol (Lidaprim), Trimethoprim (Trimanyl)

Bereits vor Jahren merkte man, daß Kombinationen von Sulfonamiden mit anderen antibakteriellen Stoffen weniger schnell zu Resistenzen führten. Was der eine Arzneistoff nicht abtötete, schaffte dann eben der zweite. Beim Cotrimoxazol ist das Sulfonamid Sulfamethoxazol kombiniert mit dem Chemotherapeutikum Trimethoprim. Wie schon die Sulfonamide erschwert auch Trimethoprim die Herstellung von Folsäure in den Bakterien. Da beide Stoffe die Bildung der Folsäure blockieren, verstärken sie sich gegenseitig in ihrer Wirksamkeit. Tatsächlich liegt die antibakterielle Aktivität der Kombination um ein Vielfaches über derjenigen der beiden Substanzen allein. Allerdings ist das Ausmaß der Wirkungssteigerung der Kombination von Bakterienart zu Bakterienart unterschiedlich groß.

Als erste entdeckte die Pharmafirma Wellcome die günstige Wirkung der Kombination von Sulfamethoxazol und Trimethoprim. Auf Anraten von Antibiotika-Spezialisten beschloß das Unternehmen aber, die neue Kombination Eusaprim nicht mit aller Kraft in den Markt zu drücken. Man wollte vermeiden, daß sich auch mit dieser Kombination eine Erfahrung wiederholte, die man zuvor schon mit den Sulfonamiden selbst gemacht hatte, nämlich die rasche Entwicklung von Resistenzen. Man erhoffte sich mit dieser Zurückhaltung, daß auch in Zukunft ein Mittel gegen Harnwegsinfektionen übrigbliebe für den Fall, daß die Bakterien einmal resistent würden gegen alle anderen Medikamente.

Der Schweizer Arzneimittelkonzern Roche unternahm dagegen große Anstrengungen, sein Bactrim, wie er die Kombination im Markt nun nannte, bei den Ärzten bekannt zu machen. Heute sind zahlreiche Arzneimittel von den unterschiedlichsten Herstellern mit identischer Wirkstoffkombination im Handel und erfreuen sich großer Beliebtheit bei den Ärzten.

Schon seit einiger Zeit wissen wir, daß die Nebenwirkungen, die Cotrimoxazol aufweist, vornehmlich auf den Sulfonamid-Anteil zurückgehen. Die Nebenwirkungsprobleme des Trimethoprim sind dagegen ausgesprochen gering. Cotrimoxazol unterscheidet sich deshalb nicht von dem Nebenwirkungsspektrum der Sulfonamide selbst. Interessant sind neuere Beobachtungen, nach denen mit Trimethoprim allein –

ohne den zusätzlichen Sulfonamidanteil – bei Harnwegsinfektionen genauso gute Resultate erzielt werden können wie mit der Kombination Cotrimoxazol.

1986 widmete *The Lancet* dem Cotrimoxazol gleich zweimal einen redaktionellen Kommentar. Es wurde die These vertreten, Trimethoprim sei allein eigentlich genauso wirksam wie die Trimethoprim-Kombination Cotrimoxazol, mit Ausnahme einer speziellen Lungenentzündung, unter der häufig Aids-Patienten leiden. Demnach wäre zu überlegen, ob in der Regel nicht die Kombination Cotrimoxazol durch Trimethoprim ersetzt werden sollte. Bis 1984 wurden in England immerhin fünfzig Todesfälle durch Bluterkrankungen und vierzehn Todesfälle durch schwere Hautreaktionen während einer Behandlung mit Cotrimoxazol gemeldet. Das ist nicht wenig für ein Arzneimittel, das meistens bei einer Blasenentzündung verordnet wird. Diese schweren Nebenwirkungen waren dabei stets die Folge des Sulfonamids Sulfomethoxazol und nicht von Trimethoprim.

Wie sieht es nun mit dem Problem der Resistenz gegen die Kombination von Trimethoprim und Sulfamethoxazol (Cotrimoxazol) aus? Daten aus Europa zeigen, daß Colibakterien, die in weit über der Hälfte der Harnwegsinfekte eine zentrale Rolle spielen, in vier bis fünfzehn Prozent der Fälle resistent sind. Wenn man bedenkt, daß die Resistenz gegen Ampicillin bei 40 Prozent liegt, dann ist dies gar kein schlechter Wert. Darf man daraus schließen, daß Cotrimoxazol ruhig häufiger eingesetzt werden sollte? Bei der Beantwortung dieser Frage muß man bedenken, daß ein häufiger Gebrauch die Resistenzentwicklung fördert. Untersuchungen in Chile, Thailand, Brasilien, Honduras und Costa Rica, wo Cotrimoxazol in großem Umfang verwendet wird, haben eine Resistenzrate bei Colibakterien von ungefähr vierzig Prozent offengelegt. Dies ist ein weiteres Beispiel, daß der Nutzen eines Antibiotikums nur dann vorhält, wenn man es vorsichtig, nur in begründeten Fällen einsetzt. Im Februar 1986 empfahl *The Lancet* deshalb: »Zukünftig muß die Kombination zwischen Trimethoprim und einem Sulfonamid reserviert bleiben für Infektionskrankheiten, die in der Klinik behandelt werden.«

Was also tun bei Entzündungen der Harnwege? 50 bis 60 Prozent der Erwachsenen bekommen Untersuchungen zufolge jedes Jahr eine solche Infektion. Bemerkbar macht sie sich dadurch, daß man oft (und häufig vergeblich) zur Toilette muß und Schmerzen beim Wasserlassen hat, manchmal auch Schmerzen im Unterleib.

Auch wenn man nichts unternimmt, sind die Beschwerden meist nach zwei bis drei Tagen verschwunden. Wegen einer Blasenentzündung

WEITERE ANTIBIOTIKA

muß man sich nicht gleich ins Bett legen. Erst, wenn man beim Urinieren unter brennenden Schmerzen leidet und trotz Entleerung der Blase der Harndrang anhält, ist eine medikamentöse Behandlung angezeigt. Bei Fieber und Schmerzen in der rechten und/oder linken Flanke besteht der Verdacht auf eine Entzündung der oberen Harnwege mit Beteiligung der Nierenbecken. In diesem Falle muß der Urin unbedingt auf Erreger untersucht und ärztlich entschieden werden, was zu tun ist.

Früher hat man geglaubt, daß eine antibiotische Behandlung mindestens zehn bis vierzehn Tage durchgeführt werden muß, heute sieht man dies differenzierter. Inzwischen weiß man, daß fast alle unkomplizierten Entzündungen der unteren Harnwege (zwischen Blase und Harnwegsausgang) und bei jüngeren Frauen auch ein Teil der Entzündungen der oberen Harnwege (zwischen Nieren und Blase) durch eine einzige Dosis (Einmal-Therapie) erfolgreich behandelt werden können.

Geht eine Harnwegsinfektion mit einer Abflußstörung des Urins einher, zum Beispiel bei älteren Frauen wegen einer Senkung der Gebärmutter oder nach operativen Eingriffen an den Harnwegen, dann reicht eine Einmal-Therapie meistens nicht, und eine mehrtägige Behandlung ist erforderlich. Für chronische Nierenbeckenentzündungen und für Harnwegsinfektionen bei Männern ist meistens sogar eine Behandlungsdauer über die früher empfohlenen vierzehn Tage hinaus sinnvoll, um den Heilerfolg zu sichern. Nach dem Ende der Behandlung sollte der Arzt mehrmals den Urin auf Bakterien untersuchen lassen, um eine Wiedererkrankung durch denselben oder einen anderen Erreger frühzeitig aufzudecken. Nach einer akuten Nierenbeckenentzündung darf man erst dann von einer Heilung sprechen, wenn auch zwei Wochen nach dem Ende der antibiotischen Behandlung im Urin keine neuen Erreger mehr gefunden werden können.

In der Praxis wird vor allem Trimethoprim in Kombination mit einem Sulfonamid, Ampicillin oder Chinolon verschrieben. Die Behandlung mit einem Chinolon ist fast immer unnötig und im Vergleich zu den anderen geeigneten Antibiotika viel zu teuer. Chinolone sollten für Fälle reserviert werden, in denen eine Behandlung mit Ampicillin oder Cotrimoxazol wegen Resistenzbildung nicht mehr möglich ist. Werden auch weiterhin die teuren Chinolone so häufig verordnet wie in den letzten Jahren, dann muß man auch bei ihnen immer mehr mit Resistenzproblemen rechnen. Und für die Behandlung von Harnwegsinfektionen würde ein weiteres wirksames Mittel verlorengehen. Ein intelligenter Umgang mit Antibiotika ist also eine Investition in unsere medizinische Zukunft.

Während der antibiotischen Behandlung einer Harnwegsinfektion

ANTIBIOTIKA

kann es dazu kommen, daß der ursprüngliche Erreger zwar beseitigt wurde, inzwischen aber ein anderes Bakterium, das gegen das bisher eingesetzte Antibiotikum resistent ist, entzündliche Wirkung entfaltet. In solchen Fällen von »Mischinfektionen« muß dann später auf ein anderes Antibiotikum gewechselt werden, das gegen das resistente Bakterium wirksam ist.

Andere Medikamente gegen Harnwegsinfekte

> **Methionin** (Acimethin), **Nitroxolin** (Nicene forte), **Nitrofurantoin** (Furadantin), **Phenazopyridin** (in Urospasmon), **Methenamin**

Der Hersteller eines nitrofurantoinhaltigen Präparates warb jahrelang für den breiten Einsatz seines Produktes bei Harnwegsbeschwerden. Heute wissen wir, daß Nitrofurantoin zu den Arzneimitteln mit einem ungünstigen Nutzen-Risiko-Verhältnis zählt. Nitrofurantoin ist ein Antibiotikum, das sehr schnell über die Niere wieder ausgeschieden wird. Daher konzentriert sich die Wirkung des Mittels auf die Harnwege.

Das Problem von Nitrofurantoin sind aber seine unerwünschten Wirkungen. Je nach der Höhe der Dosis muß bei jedem fünften bis zehnten Patienten mit einer Nebenwirkung gerechnet werden. Häufig sind Magen- und Darmstörungen wie Übelkeit, Appetitlosigkeit und Erbrechen. Diese Störungen resultieren nicht so sehr aus einer direkten Wirkung auf Magen und Darm, vielmehr aus der Einwirkung der Substanz auf das Gehirn.

Immer wieder kommt es während einer Behandlung mit nitrofurantoinhaltigen Arzneimitteln zu allergischen Reaktionen, die sich in Hautausschlägen mit Fieber und Blutveränderungen äußern. Atemnot, Husten und Fieber weisen auf eine allergische Reaktion des Lungengewebes hin, die bei Fortsetzung der Behandlung zum Tode führen kann. Wird die Behandlung dagegen sofort nach Eintritt der Lungenbeschwerden unterbrochen, bilden sich kurze Zeit später die Atemnot, der Husten und das Fieber zurück.

Von dieser akuten Lungenreaktion muß man schwere, anhaltende Lungenveränderungen unterscheiden, die sich schleichend während einer Langzeitbehandlung mit nitrofurantoinhaltigen Arzneimitteln ent-

ANDERE MEDIKAMENTE GEGEN HARNWEGSINFEKTE

wickeln. Darüber hinaus werden vor allem Schädigungen der Nervenbahnen (Nitrofurantoin-Polyneuropathie) gefürchtet, bei denen es zu anfänglich noch rückbildungsfähigen Störungen der Reizempfindung kommt, bei Fortführung der Behandlung aber zu bleibenden Störungen der Bewegungsfähigkeit.

Wegen dieser Nebenwirkungen hat die Arzneimittelkommission der Deutschen Ärzteschaft im September 1993 den Ärzten mitgeteilt: »Die begrenzte Wirksamkeit von Nitrofurantoin und das breite Spektrum von zum Teil schweren unerwünschten Wirkungen erfordern eine sorgfältige Nutzen-Risiko-Abwägung und die Klärung der Ursachen vor der Gabe nitrofurantoinhaltiger Fertigarzneimittel. Dieser Arzneistoff sollte nur angewendet werden, wenn risikoärmere Chemotherapeutika nicht eingesetzt werden können. Bei Langzeittherapie ist eine Überwachung der Patienten erforderlich. Bei älteren Patienten (über 60 Jahre) sollte Nitrofurantoin nicht mehr verordnet werden.«

Nitrofurantoin ist nicht nur in Monopräparaten, sondern auch in einigen Kombinationen enthalten. Das Kombinationspräparat, das am häufigsten verordnet wird, ist das Urospasmon. Leider verordnen zahlreiche Ärzte Urospasmon im Glauben, dieses Arzneimittel wirke gegen krampfartige (spastische) Blasenbeschwerden, obwohl das Mittel gar keinen krampflösenden Arzneistoff enthält. Unbekannt ist dagegen vielen Ärzten, daß in ihm Nitrofurantoin enthalten ist. Deshalb kommt es immer wieder zu Verordnungen, die nicht den aktuellen Empfehlungen und dem heutigen Erkenntnisstand der Medizin entsprechen. Das Arzneimittel Urospasmon ist ein weiteres Beispiel dafür, daß die Namensgebung gefährliche Mißverständnisse über den pharmakologischen Charakter des Arzneimittels auslösen kann.

Ein weiterer, nur noch selten eingesetzter antibakteriell wirkender Arzneistoff ist das Nitroxolin. Diese ältere Substanz hat nur eine relativ schwache antibakterielle Wirkung und ist zudem nicht in dem Umfang untersucht worden, wie man dies heute für Arzneimittel fordert. Seine Wirksamkeit bei Harnwegsinfekten ist deutlich schlechter als die anderer Antibiotika. Nitroxolin kann zu Erbrechen, Übelkeit und anderen Magenbeschwerden führen. Für diesen Arzneistoff gibt es heute eigentlich keinen Platz mehr. Nur unser liberales Arzneimittelgesetz kann erklären, weshalb er überhaupt noch angeboten wird.

Einige Kombinationspräparate enthalten Phenazopyridin. Früher hat man geglaubt, daß auch dieser Arzneistoff antibakterielle Wirkungen hätte. Heute weiß man, daß Phenazopyridin ausschließlich eine leichte schmerzstillende Wirkung in den ableitenden Harnwegen ausübt. Der Nachteil einer Kombination von wirksamen Antibiotika mit

ANTIBIOTIKA

Phenazopyridin ist, daß seine schmerzstillende Wirkung es dem Arzt erschwert, zu beurteilen, ob das Antibiotikum tatsächlich die Erreger der Infektion wirksam bekämpft. Die Schmerzlinderung täuscht nämlich eine Besserung der Infektion vor, und der Arzt bemerkt es erst später, wenn das verordnete Antibiotikum doch nicht das richtige war. So wird die Krankheitsdauer insgesamt verlängert.

Einfache Reizungen der Blase und leichte Entzündungen lassen sich selbst behandeln. Die wichtigste Regel heißt: viel trinken. Ein natürlicher Abwehrmechanismus der Blase gegen Infektionen besteht darin, daß der Urin sauer gehalten wird. Ist die Ansäuerung des Urins unzureichend, wächst das Risiko einer Blasenentzündung. Manchmal wird der Urin auch medikamentös angesäuert, um ein Wiederauftreten der Infektion bei Patienten zu erschweren, die regelmäßig unter ihr leiden. Dies geschieht mit Arzneimitteln, die Methionin enthalten. Methionin ist eine natürlich vorkommende Aminosäure, die auch als Gegengift bei Vergiftungen mit dem schmerzstillenden Arzneistoff Paracetamol eingesetzt werden kann. Ein anderes Anwendungsgebiet von Methionin ist die Vorbeugung von Phosphat-Steinbildungen in den ableitenden Harnwegen.

Antibiotika gegen anaerobe Infektionen

Metronidazol (Clont, Flagyl), **Clindamycin** (Sobelin), **Lincomycin** (Albiotic)

Die weitaus meisten Infektionen werden von aeroben Bakterien hervorgerufen, die – wie fast alle Lebewesen – auf Sauerstoff zum Lebenserhalt angewiesen sind. Infektionen durch anaerobe Bakterien entwickeln sich ohne Sauerstoffzufuhr, da diese Bakterien für ihren Stoffwechsel keinen Sauerstoff benötigen.

Einige antibakterielle Medikamente haben eine spezifische Wirkung gegen anaerobe Infektionen. Über diese Wirkung hinaus sind sie auch bei einigen Infektionen durch aerobe Bakterien einzusetzen. Metronidazol ist ein gut wirkendes Mittel gegen anaerobe Infektionen. Es ist darüber hinaus sehr wirksam gegen Erkrankungen durch bestimmte Parasiten, zum Beispiel gegen die von Amöben verursachte Durchfallerkrankung.

Die Substanz wird auch bei vaginalem Ausfluß aufgrund eines Befalls mit Trichomonaden eingesetzt. Patienten klagen während der Be-

ANTIBIOTIKA GEGEN ANAEROBE INFEKTIONEN

handlung häufiger über meist harmlose Beschwerden im Magen-Darmbereich. Wissen muß man, daß die Kombination mit Alkohol zu Übelkeit führt. Hin und wieder kommt es zu entzündlichen Veränderungen an der Zunge und an den Schleimhäuten der Mundhöhle. Auch Geschmacksstörungen sind bekannte Nebenwirkungen von Metronidazol.

Selten, vor allem bei hohen Dosen, kommt es zu Nervenschädigungen mit Schwindel, Koordinationsstörungen der Hände, Gefühlsstörungen in der Haut und auch zu Verwirrtheitszuständen. Schwangere sollten nicht mit Metronidazol behandelt werden, da es im Tierversuch zu Krebsentwicklungen kam.

Weitere anaerobe Antibiotika sind Clindamycin und Lincomycin. Die beiden Antibiotika gehören zur Gruppe der Lincosamide. Sie wirken auf anaerobe Bakterien und auch auf die sogenannten grampositiven Erreger. Bei diesen sollten aber grundsätzlich die gleich gut wirkenden Penicilline oder Erythromycin eingesetzt werden, da sie weitaus billiger und weniger gefährlich in bezug auf Nebenwirkungen sind.

Nur bei Infektionen durch Staphylokokken, die gegen Penicillin und auch die Staphylokokken-Penicilline resistent sind, ist der Einsatz eines Lincosamids angebracht. Lincomycin ist im Vergleich zum Clindamycin schwächer antibakteriell wirksam und wird bei oraler Anwendung nicht zuverlässig umgesetzt. Deshalb sollte Lincomycin nicht mehr verordnet und durch Clindamycin ersetzt werden.

Erstaunlicherweise ist Lincomycin in Lateinamerika immer noch eines der am häufigsten verwendeten Antibiotika. Das Hauptproblem der Behandlung mit einem Lincosamid ist die sogenannte pseudomembranöse Enterocolitis. Darunter versteht man eine schwere geschwürige Entzündung des Darms durch das Bakterium Clostridium difficile. Bis auf dieses Bakterium werden nämlich die anderen Darmbakterien abgetötet, so daß es sich nun ungehindert im Darm ausbreiten kann. Diese Überwucherung führt dann zu der schweren geschwürigen Darmentzündung. Ohne effektive Behandlung sterben viele Patienten daran.

Mittel der Wahl ist in diesem Fall das Antibiotikum Vancomycin. Neuere Untersuchungen haben gezeigt, daß man auch ein Chinolon-Präparat einsetzen kann. Weitaus häufiger aber kommt es während einer Lincosamid-Behandlung zu weichen Stühlen, die mit Übelkeit, Erbrechen und Bauchschmerzen einhergehen können. Etwa fünf bis zwanzig Prozent der Patienten sind davon betroffen. Allergische Reaktionen sind dagegen selten.

ANTIBIOTIKA

Mittel gegen Tuberkulose

> **Isoniazid** (Isozid), **Rifampicin** (Eremfat, Rifa, Rimactan), **Ethambutol** (Myambutol, EMB-Fatol), **Pyrazinamid** (Pyrafat, Pyrazinamid Lederle), **Streptomycin** (Strepto-Fatol, Streptomycin Hefa, Streptomycin Heyl)
>
> *Kombinationen*:
> **Isoniazid/Ethambutol** (Myambutol-INH), **Isoniazid/Vitamin B6** (Tebesium), **Isoniazid/Rifampicin** (Rifinah), **Isoniazid/Rifampicin/ Pyrazinamid** (Rifater)

Eine Sonderform der bakteriellen Entzündung stellt die Tuberkulose (kurz: Tbc) dar, die nach wie vor weltweit eine der häufigsten tödlich verlaufenden Infektionskrankheiten ist. Jährlich kommt es zu ungefähr zehn Millionen Neuerkrankungen, drei bis vier Millionen Menschen sterben jährlich an dieser Erkrankung. Hauptsächlich breitet sich die Tuberkulose in den ärmeren Ländern aus, wo ihr Unterernährung und schlechte hygienische Bedingungen den Nährboden bereiten.

In Deutschland ist die Tbc nach dem Zweiten Weltkrieg dank Reihenuntersuchungen und verbesserter Lebensbedingungen deutlich zurückgegangen. Während 1949 von 100 000 Einwohnern 344 an Tuberkulose erkrankten, sind es zur Zeit nur noch 20 Neuerkrankungen jährlich.

Allerdings breitet sich die Tbc seit einigen Jahren auch in den Industriestaaten wieder aus. Mehrere Faktoren spielen dabei eine Rolle: Die Tuberkulose ist eine der Erkrankungen, die sich bei Aids-Patienten aufgrund der geschwächten Körperabwehr leicht entwickelt. Betroffen sind auch Mitbürger aus Ländern, in denen Tuberkulose ohnehin verbreitet ist, und schließlich tritt die Tbc auch gehäuft bei alten Menschen auf. So gewinnt diese hierzulande schon fast in Vergessenheit geratene Krankheit wieder an Bedeutung.

Die Tbc wird durch Bakterien verursacht (Mycobakterium tuberculosis), kurz Tuberkelbakterien genannt. Die Keime werden durch eine Tröpfcheninfektion übertragen. Patienten mit einer offenen Lungentuberkulose husten Tuberkelbakterien in großer Zahl ab, die von Kontaktpersonen dann eingeatmet werden. Hierdurch wird die Infektion übertragen.

MITTEL GEGEN TUBERKULOSE

Die Lunge ist bei der Tbc das am häufigsten betroffene Organ, seltener kann sich die Erkrankung aber auch an anderen Stellen des Körpers zeigen, zum Beispiel an den Nieren, im Knochen oder im Darm. Anfangs sind die Symptome unauffällig, die Erkrankung verläuft schleichend mit Schwäche, Gewichtsverlust, geringem Fieber, Nachtschweiß. Besonders Patienten, die Cortisonpräparate einnehmen, zeigen wenig Symptome, so daß die Tbc häufig erst spät entdeckt wird.

Vor der Einführung von wirksamen Medikamenten starb die Hälfte der Erkrankten an der Tuberkulose. Mit den derzeitigen Mitteln können über neunzig Prozent der Tuberkulosekranken geheilt werden. Wirksame Mittel zur Behandlung der Tuberkulose sind seit Anfang der vierziger Jahre bekannt. Früher wurde die Therapiedauer auf zwei Jahre festgelegt, mittlerweile hat sich die »Kurzzeittherapie« über sechs oder neun Monate als wirksam und sinnvoll erwiesen und durchgesetzt.

Die Therapie bedient sich mehrerer Mittel, wobei es verschiedene Empfehlungen bezüglich ihrer Kombination gibt. Nachgewiesenermaßen wirksam ist eine gleichzeitige Gabe von vier Mitteln über zwei Monate (Isoniazid, Rifampicin, Pyrazinamid und Ethambutol oder Streptomycin), gefolgt von einer Zweifachkombination von Isoniazid und Rifampizin über weitere vier Monate (Gesamtbehandlungsdauer sechs Monate).

Alternativ hierzu kann man zunächst mit drei Mitteln behandeln (Isoniazid, Rifampicin und Pyrazinamid), wird dann aber über sechs Monate die Zweifachkombination mit Isoniazid und Rifampicin fortsetzen. Die wöchentliche Gesamtdosis der Mittel kann auf zwei oder drei Tage in der Woche verteilt werden; auch dieses Behandlungsschema ist wirksam und wahrscheinlich sogar besser verträglich als eine tägliche Einnahme. Die gleichzeitige Gabe mehrerer Mittel erfolgt deshalb, weil die Tuberkelbakterien rasch resistent werden, wenn man nur mit einem einzigen Medikament behandelt.

Leider wird die Unempfindlichkeit der Tuberkuloseerreger zunehmend zu einem Problem. Es gibt Keime, die auf einzelne der genannten Präparate nicht mehr ansprechen, vereinzelt wurden in den USA auch schon Fälle berichtet, bei denen keines der eingesetzten Medikamente mehr eine ausreichende Wirkung zeigte. Man spricht in diesen Fällen von einer »Multiresistenz«. Die Behandlung derartiger Erkrankungen ist außerordentlich schwierig und muß von Spezialisten durchgeführt werden, die dann auf weniger bekannte Mittel zurückgreifen.

Isoniazid (abgekürzt: INH) ist eines der wichtigsten Tuberkulosemittel und wird zusammen mit Rifampicin über die gesamte Behandlungsdauer von sechs oder neun Monaten gegeben. Auch als Vorbeugung wird es bei gefährdeten Personen, die mit Tuberkulosekranken in Kontakt waren, empfohlen. In der erforderlichen Dosis ist das Mittel recht gut verträglich und führt nur selten zu Nebenwirkungen. Allerdings kommt es in zehn bis zwanzig Prozent der Fälle zu einem Anstieg der Leberwerte. Dies ist vorerst kein Grund, das Isoniazid abzusetzen, wohl aber müssen die Laborwerte häufiger überprüft werden, und bei Anzeichen für ernsthafte Leberschäden muß das Mittel weggelassen werden.

Das Risiko für echte Leberschäden ist vom Alter abhängig: nur 0,3 Prozent der Patienten zwischen 20 und 34 erleiden eine solche Nebenwirkung, hingegen 2,3 Prozent der 50- bis 65jährigen. Auch die gleichzeitige Einnahme von Rifampicin (die ja generell empfohlen wird) steigert die Wahrscheinlichkeit für das Auftreten derartiger Leberschäden. Patienten mit vorgeschädigter Leber, zum Beispiel Alkoholkranke, erleiden natürlich viel häufiger Leberschäden. Auch aus einem anderen Grund ist vom Alkoholgenuß während einer Isoniazidtherapie abzuraten: Die Alkoholtoleranz ist vermindert, die Wirkung des Alkohols tritt also schneller und schwerer in Erscheinung.

Eine zweite wichtige Nebenwirkung betrifft das Nervensystem. Besonders bei höheren Dosen kommt es zu schmerzhaften Entzündungen der Nerven (Neuropathie), auch zu psychischen Erscheinungen wie Benommenheit, Depressionen, Gedächtnisstörungen, Krampfanfällen und Kopfschmerzen. Offenbar lassen sich die Auswirkungen des Isoniazids auf das Nervensystem durch das Vitamin B6 vermindern. Es ist daher empfehlenswert, zeitgleich mit dem Tuberkulosemittel Vitamin B6 als Prophylaxe einzunehmen. Es gibt auch Zubereitungen des Isoniazids, in denen dieses Vitamin bereits enthalten ist (Tebesium). Mit zahlreichen Medikamenten ergeben sich Wechselwirkungen, als Beispiele seien Mittel bei Zuckerkrankheit, Asthma-Medikamente und Mittel gegen Epilepsie genannt. Wenn Sie daher zum Isoniazid noch andere Mittel einnehmen müssen, fragen Sie unbedingt nach, ob es zu einer veränderten Wirksamkeit kommen kann.

Rifampicin ist neben Isoniazid das zweite wichtige Tuberkulosemittel und soll ebenfalls über den gesamten Behandlungszeitraum eingenommen werden. Es ist ein Antibiotikum, das in seltenen Fällen auch bei anderen Infektionen eingesetzt wird. Zusammen mit Isoniazid führt Rifampicin oft zu Leberproblemen. Auch hier sind es am häufigsten lediglich Anstiege der Laborwerte, wesentlich seltener kommt es zu gravierenden Leberschäden (unter einem Prozent der Fälle).

MITTEL GEGEN TUBERKULOSE

Überempfindlichkeitsreaktionen kommen ebenfalls häufiger vor, meist äußern sie sich als Hautausschläge, seltener mit Fieber, Schüttelfrost und Blutbildveränderungen. Rifampicin kann eine Verfärbung aller Körpersekrete bewirken. So sieht der Urin rotorange aus, Kontaktlinsen verfärben sich ebenfalls. Diese Erscheinungen sind zwar irritierend, aber harmlos. Wie Isoniazid hat auch Rifampicin zahlreiche Wechselwirkungen mit anderen Arzneimitteln, beispielsweise ist die Wirkung der »Pille« vermindert, auch bestimmte Herzmittel, Gerinnungshemmer und Asthmamittel wirken bei Einnahme des Rifampicins schlechter, weil Rifampicin den Abbau der anderen Mittel in der Leber beschleunigt.

Ethambutol wird ebenfalls vielfach bei der Tbc-Therapie angewandt, im Gegensatz zu Isoniazid und Rifampicin allerdings nur in den ersten zwei Monaten der Behandlung. Allergische Reaktionen sind auch bei Ethambutol möglich, in seltenen Fällen kann es zu schwersten Hauterscheinungen kommen (sogenanntes Lyell-Syndrom).
Eine besondere Nebenwirkung betrifft die Sehkraft. Durch eine Schädigung der Sehnerven kann es zu einer bleibenden Störung des Sehvermögens kommen. Sie äußert sich zu Beginn durch eine Störung des Farbensehens. Regelmäßige Untersuchungen beim Augenarzt sind daher notwendig. Falls Sie eine Sehverschlechterung bei der Therapie mit Ethambutol bemerken, sollten Sie das Mittel sofort absetzen. Geschieht dies rechtzeitig, sind die Schäden reparabel. Wird die Behandlung hingegen fortgesetzt, können die Sehstörungen nicht mehr rückgängig gemacht werden.

Pyrazinamid ist ebenfalls ein Standardmedikament bei der Behandlung der Tuberkulose. Kombinationen mit Pyrazinamid führten nachweislich zu einer schnelleren Heilung, so daß es in den ersten zwei Monaten mit verwendet wird. Die häufigsten Nebenwirkungen betreffen die Leber. Sie reichen von einfachen Leberwerterhöhungen bis zu schwerer Gelbsucht und Leberversagen. Da es aber in aller Regel zusammen mit Rifampicin und Isoniazid gegeben wird, ist im Einzelfall schwer zu entscheiden, welches dieser drei Medikamente zu dem Leberschaden geführt hat.

Streptomycin ist ein Antibiotikum, das zu der Reihe der Aminoglycoside gehört (siehe weiter vorn in diesem Kapitel). Es war eines der Mittel, die bereits zu Anfang der vierziger Jahre eingesetzt wurden. Seit es besser verträgliche Mittel gibt, ist seine Bedeutung hierzulande zurückgegangen.

ANTIBIOTIKA

Ein ernst zu nehmendes Risiko liegt in der Giftigkeit für das Innenohr, so daß es zu bleibenden Hörschäden kommen kann. Auch die Nieren können geschädigt werden. Die Risiken sind bei Patienten mit bereits geschwächten Nieren besonders groß. Schwangere dürfen dieses Mittel nicht bekommen, da Schäden am Innenohr des ungeborenen Kindes auftreten.

Die Tuberkulose ist heute dank wirksamer Arzneimittel in den meisten Fällen heilbar. Unabdingbare Voraussetzung ist allerdings eine regelmäßige Einnahme der Medikamente. Die Therapie dauert mindestens ein halbes Jahr, und bei zu frühem Absetzen drohen rasche Rückfälle. Eine enge Zusammenarbeit zwischen Arzt und Patient ist dringend erforderlich, damit eventuelle Nebenwirkungen rechtzeitig erkannt werden und die Behandlung dann mit anderen Präparaten fortgesetzt werden kann.

Mittel gegen Parasitosen, Pilz- und Viruserkrankungen

Neben den bakteriellen Entzündungen gibt es Erkrankungen durch andere Erreger, die wir in diesem Kapitel besprechen wollen. Parasiten sind definitionsgemäß Pflanzen oder Tiere, die sich im oder auf dem Körper eines anderen Lebewesens und auf dessen Kosten ernähren. Wichtige parasitäre Erkrankungen sind Infektionen durch einzellige sogenannte »Protozoen«. Hierzu gehören zum Beispiel die Erreger der Malaria und der Amöbenruhr, weltweit außerordentlich verbreitete Erkrankungen, auf die wir hier eingehen werden.

Auch Pilze können zu Krankheitsbildern führen, die vom harmlosen Hautbefall bis zu lebensbedrohlichen Infektionen innerer Organe reichen. Diese schweren Erkrankungen treten vor allem bei Menschen mit einer verminderten Körperabwehr auf. Die Ausbreitung der erworbenen Immunschwäche Aids hat derartige Infekte verstärkt auftreten lassen. In den letzten Jahren sind einige neue Medikamente zur Behandlung von Pilzinfekten entwickelt worden, auf die wir ebenfalls eingehen werden.

Viruserkrankungen sind die häufigsten Infektionen in Mitteleuropa. Die Krankheitsbilder reichen vom harmlosen Schnupfen über Kinderkrankheiten bis hin zu gefährlichen Entzündungen des Gehirns. Nicht zuletzt ist Aids die Folge einer Virusinfektion. Auch auf dem Gebiet der Virusbekämpfung gab es in den letzten Jahren Fortschritte, und es stehen mittlerweile einige Mittel zur Verfügung, mit denen bedrohliche Viruserkrankungen wirksam behandelt werden können.

Mittel gegen Malaria

> **Chloroquin** (Resochin, Weimerquin, Chlorochin), **Mefloquin** (Lariam), **Proguanil** (Paludrine), **Chinin** (Chininum hydrochloricum »Buchler«), **Halofantrin** (Halfan), **Aminochinolin** (Primaquin – nur im Ausland zu beziehen), **Pyrimethamin/Sulfadoxin** (Fansidar – in Deutschland nicht mehr zugelassen)

21 MITTEL GEGEN PARASITOSEN, PILZ- UND VIRUSERKRANKUNGEN

Malaria ist weltweit die häufigste Infektionskrankheit. Jährlich treten nach Schätzungen der Weltgesundheitsorganisation WHO 200 Millionen Neuerkrankungen auf, zwei bis drei Millionen Menschen sterben an dieser Erkrankung. Der Name Malaria geht auf das italienische *mal aria* (schlechte Luft) zurück, da man einen Zusammenhang mit der schlechten Luft in Sumpfgebieten vermutete. Andere Namen für Malaria sind Sumpffieber und Wechselfieber.

Malaria wird durch einzellige Parasiten verursacht, die Plasmodien, die durch den Stich einer bestimmten Mücke (der weiblichen Anophelesmücke) übertragen werden. Eine Ansteckung von Mensch zu Mensch, zum Beispiel durch Tröpfcheninfektion, kommt nicht vor. Die Plasmodien vermehren sich zunächst in der Leber und werden dann in die Blutbahn ausgeschwemmt. Sie nisten sich in den roten Blutkörperchen ein und vermehren sich dort. Nach einer gewissen Zeit zerplatzen die Blutkörperchen, und die Erreger schwemmen erneut in die Blutbahn aus. Dann kommt es zu einem der Hauptsymptome der Malaria, zum Fieberanstieg.

Vier verschiedene Formen der Plasmodien sind bekannt. Die schwerste und lebensgefährliche Form der Malaria wird vom Plasmodium falciparum ausgelöst und heißt Malaria tropica. Sie hat eine Sterblichkeit von zwei bis drei Prozent. Die anderen drei Malariaformen führen zwar auch zu schweren Krankheitsbildern, sind aber nicht so bedrohlich wie die Malaria tropica. Nur bei diesen Formen gibt es den typischen Fieberverlauf, der zu dem Namen »Wechselfieber« geführt hat: In einem regelmäßigen Rhythmus kommt es jeden zweiten oder dritten Tag (je nach Erreger) zu einem heftigen Fieberanstieg. Die Zeit dazwischen ist fieberfrei. Diesen Rhythmus gibt es bei der Malaria tropica nicht, hier ist das Fieber völlig unregelmäßig.

Noch zu Anfang dieses Jahrhunderts lebten zwei Drittel der Weltbevölkerung in Regionen, in denen Malaria übertragen wurde. In den fünfziger Jahren startete die Weltgesundheitsorganisation ein Programm zur Bekämpfung der Malaria, das die Ausrottung des Überträgers, also der Anophelesmücke, zum Ziel hatte. In Europa, Nordamerika, Japan und großen Teilen Südamerikas konnte die Malaria gebannt werden. Nach wie vor stellt sie jedoch ein großes Problem in weiten Teilen Afrikas, Lateinamerikas (Amazonasgebiet) und Ozeanien dar.

Der Ferntourismus in tropische Paradiese macht die Malaria aber auch für uns wieder aktuell. In Deutschland hat sich die Zahl der Malariafälle seit 1973 verzehnfacht, derzeit treten jährlich etwa 1000 importierte Malariafälle auf, nicht gerechnet diejenigen, die im Reiseland behandelt werden. Meist handelt es sich um die gefährliche Malaria tropica, die zu drei Vierteln in Afrika erworben wird.

Selten können auch Menschen erkranken, die keine Reise gemacht haben, aber in der Nähe eines Flughafens wohnen oder zum Flughafenpersonal gehören. Schuld daran sind in Flugzeuge eingeschleppte Anophelesmücken. Diese Malariafälle werden dann häufig verspätet erkannt.

Man unterscheidet die Behandlung einer bestehenden Malariaerkrankung von der Vorbeugung, die bei Reisen in gefährliche Gebiete durchgeführt werden sollte. Auf beide Probleme wollen wir im folgenden genauer eingehen.

(1) Zur Vorbeugung gegen Malaria

Es wird zwar nach einem Impfstoff zum Schutz vor der Malaria geforscht, allerdings ist in den nächsten Jahren nicht mit einem Erfolg zu rechnen. Die wichtigste Maßnahme bleibt daher die Vermeidung von Mückenstichen. Die Mücken, die Malaria übertragen, treten vor allem in der Dämmerung und nachts in Erscheinung. Also sollte man abends möglichst hautbedeckende Kleidung tragen: lange Ärmel, lange Hosen, geschlossene Schuhe. Freie Hautstellen sollten mit einem Mückenabwehrmittel eingerieben werden (für Kleinkinder nicht immer geeignet). Die Räume sollten durch Fliegengitter gesichert werden. Moskitonetze über dem Bett stellen einen wirksamen Schutz dar. In Regionen mit einem geringen Infektionsrisiko können diese Maßnahmen ausreichen. In gefährlichen Gebieten sollte jedoch eine medikamentöse Vorbeugung hinzukommen.

Für diese sogenannte Chemoprophylaxe lassen sich keine einfachen Regeln aufstellen. Zum einen schwankt das Risiko von Region zu Region, zum anderen ist die Situation dadurch kompliziert, daß sich zunehmend unempfindliche Plasmodien entwickeln, gegen die man mit den bisher üblichen Mitteln nichts ausrichten kann. Wenn Sie daher eine Reise in ein tropisches Land planen, erkundigen Sie sich bei einem Arzt, der ausreichend Erfahrung mit diesem Problem hat, nach der sinnvollsten Prophylaxe.

Früher war das Chloroquin das Standardmedikament zur Prophylaxe und Therapie der Malaria. Aber besonders der Erreger der gefährlichen Malaria tropica ist in vielen Regionen unempfindlich gegen dieses Mittel geworden, so daß es nur noch in wenigen Gebieten als einzige Prophylaxe ausreicht.

Zur Zeit kann man sich nördlich von Panama, auf Haiti, in Ägyp-

21 MITTEL GEGEN PARASITOSEN, PILZ- UND VIRUSERKRANKUNGEN

ten, im Irak und der Türkei noch ausreichend mit Chloroquin schützen. Die Einnahme der Tabletten erfolgt dabei einmal wöchentlich (500 Milligramm bei Erwachsenen) und muß bereits zwei Wochen vor der Reise begonnen und vier Wochen lang nach der Heimkehr fortgesetzt werden.

Häufigste Nebenwirkung des Chloroquin sind Magenbeschwerden (Übelkeit, Völlegefühl), vor allem Farbige klagen über Juckreiz, eine bestehende Schuppenflechte kann sich verschlechtern. Chloroquin kann die Netzhaut der Augen schädigen, wobei dieses Risiko bei der kleinen wöchentlichen Dosis in der Prophylaxe recht gering ist.

In Gebieten, in denen mit Malariaerregern zu rechnen ist, die unempfindlich gegen Chloroquin geworden sind (hierzu zählen das Amazonasgebiet, das tropische Afrika, weite Teile Asiens), kann durch eine zusätzliche Einnahme von Proguanil der Schutz verbessert werden. Proguanil wird generell gut vertragen, häufigste Nebenwirkung sind auch bei diesem Mittel Völlegefühl und Übelkeit. Es muß in Kombination mit Chloroquin eingenommen werden. Die Dosis beträgt dann 200 Milligramm täglich. Da Proguanil jeden Tag eingenommen werden muß, wird es des öfteren von Reisenden vergessen.

Mefloquin ist ein relativ neues Mittel, das sehr wirksam gegen die gefährliche Malaria tropica ist. Allerdings gibt es bereits Berichte über Resistenzen auch gegenüber Mefloquin in einigen Regionen Tansanias, Malawis und Thailands. Der Nachteil des Mefloquin besteht in den möglichen neurologischen Nebenwirkungen. Sie können sich als Kopfschmerzen äußern, aber es sind auch Fälle von schwerster Verwirrtheit und Halluzinationen beschrieben. Zwar ist das Risiko offenbar gering, wenn das Mittel in der niedrigen, für die Prophylaxe ausreichenden Dosis eingenommen wird. Dennoch wird von der Deutschen Tropenmedizinischen Gesellschaft empfohlen, Mefloquin nur bei Reisen mit einer Dauer von maximal vier Wochen einzunehmen, da bei längerer Anwendung die Gefahr für solche Nebenwirkungen steigt.

Bei der Behandlung einer bestehenden Malaria müssen höhere Dosen eingenommen werden, und hierbei kommt es wesentlich häufiger zu derartigen neurologischen Defekten. Flugzeugpersonal zum Beispiel sollte Mefloquin aus diesen Gründen auf keinen Fall einnehmen.

Auch Mefloquin muß bereits eine Woche vor Reisebeginn genommen werden, die Erwachsenendosis beträgt 250 Milligramm einmal pro Woche. Die Einnahme muß vier Wochen nach Beendigung der Reise fortgesetzt werden.

Eine häufige Nebenwirkung unter Mefloquin sind darüber hinaus Durchfälle (10 bis 20 Prozent). Seltener sind schwere Hauterscheinungen und Knochenmarkschädigungen.

MITTEL GEGEN MALARIA

Die Kombination von Sulfadoxin und Pyrimethamin (Fansidar) ist zwar als Chemoprophylaxe geeignet, hat jedoch eine große Zahl von schweren (allergischen) Nebenwirkungen, so daß sie nicht mehr angewandt werden soll. In Deutschland ist das Mittel nicht mehr erhältlich.

(2) Die Therapie der Malaria

Eine bestehende Malaria wird im wesentlichen mit den gleichen Mitteln behandelt, die auch bei der Prophylaxe eine Rolle spielen, allerdings müssen dabei höhere Dosen eingenommen werden, was die Häufigkeit von Nebenwirkungen natürlich steigert. Wenn während einer Tropenreise trotz korrekter Einnahme der vorbeugenden Medikamente eine Malaria auftritt, ist davon auszugehen, daß der Malariaparasit gegen das bisherige Mittel unempfindlich ist. Man muß in diesem Fall auf ein anderes Medikament umsteigen. Reist man in gefährliche Gebiete, in denen eine ärztliche Versorgung unsicher ist, sollte man ein Reservemittel mitnehmen, das bei unklaren Fieberzuständen eingenommen werden kann, bis man die nächste Krankenstation erreicht. Wird also eine Prophylaxe mit Chloroquin und Proguanil durchgeführt, kann man Mefloquin als Reservemittel für den Notfall mitnehmen. Ein neues Reservemittel ist Halofantrin, das ebenfalls als »Stand-by«-Medikament benutzt werden kann. Es ist nach bisherigen Erfahrungen gut verträglich und führt selten zu Hautausschlägen und Durchfällen.

Falls Sie also später als eine Woche nach Eintreffen in einem Malariagebiet Fieber von 38 Grad oder mehr bekommen (mit oder ohne Beschwerden wie Kopf- oder Muskelschmerzen, Übelkeit, Erbrechen), müssen Sie an eine Malaria denken. Ist keine ärztliche Versorgung am gleichen Tag erreichbar, sollten Sie das mitgenommene Reservemedikament in der vorgeschriebenen Dosis einnehmen. Suchen Sie aber in jedem Fall so rasch wie möglich einen Arzt auf.

Bei schweren Erkrankungen wird im Krankenhaus bei der Malaria tropica häufig Chinin gegeben, das die Malariaparasiten rasch aus dem Blut entfernt. Chinin kann als Tablette oder als Spritze verabreicht werden. Mögliche Nebenwirkungen sind Übelkeit, Sehstörungen, Herzrhythmusstörungen und allergische Reaktionen. Recht häufig kommt es zu einer Verminderung der Blutplättchen.

Neben den aufgeführten Mitteln gibt es noch andere, seltener verwendete Medikamente, weitere sind in der Erprobung. Interessant ist die Entwicklung eines Malariamittels aus der chinesischen Heilpflanze

Qing hao. Eine endgültige Bewertung ist allerdings bisher nicht möglich.

Bei der Erkrankung an einer der drei weniger gefährlichen Formen der Malaria stellt sich ein anderes Problem: Zwar lassen sich diese Malariaparasiten in den meisten Fällen mit Chloroquin gut bekämpfen. Nach der Behandlung verbleiben jedoch zahlreiche dieser Erreger in der Leber und können nach Monaten oder nach vielen Jahren einen erneuten Ausbruch der Erkrankung verursachen. Daher muß im Anschluß an die »Malariakur« mit einem Medikament nachbehandelt werden, das die in der Leber verbliebenen Parasiten abtötet. Dies wird durch eine vierzehntägige Behandlung mit Aminochinolin (Primaquin) erreicht.

Primaquin war das erste synthetisch hergestellte Malariamittel überhaupt, hat aber jetzt nur noch in der Nachbehandlung eine Bedeutung. Es ist generell recht gut verträglich. Häufigste Nebenwirkungen betreffen den Magen-Darm-Trakt: Es kann zu Magenschmerzen und Übelkeit kommen. Seltener sind Blutbildschäden mit Blutarmut und Verminderung der weißen Blutkörperchen. Bei Schwangeren stellt eine Malaria sowohl für die Mutter als auch für das Kind eine besondere Gefahr dar. Die Reiseplanung sollte daher Malariagebiete nach Möglichkeit aussparen. Wenn eine Prophylaxe dennoch erforderlich ist, scheint Chloroquin in Kombination mit Proguanil möglich zu sein.

Bei einer bestehenden Malaria muß eine optimale Behandlung durchgeführt werden, ungeachtet der möglichen Nebenwirkungen, da die Malaria das größere Risiko für das ungeborene Kind darstellt.

Mittel gegen Amöbenruhr

Metronidazol (Clont, Flagyl, Metronidazol Artesan), **Paromomycin** (Humatin)

Ein anderer Parasit ist der Einzeller Entamoeba histolytica, der heftige Durchfälle hervorrufen kann und weltweit verbreitet ist. Schätzungen gehen dahin, daß zehn Prozent der Weltbevölkerung mit diesem Keim infiziert sind. 50 Millionen Erkrankungen treten Jahr für Jahr auf und führen zu 100 000 Todesfällen. Besonders häufig finden sich diese Amöben in ärmeren Ländern, vor allem in überbevölkerten Gegenden mit schlechten sozialen und hygienischen Gegebenheiten, während Krankheitsfälle in Deutschland selten sind.

MITTEL GEGEN AMÖBENRUHR

Auch wenn längst nicht alle infizierten Personen erkranken, sorgen sie doch für die Verbreitung der Amöben. Betroffen sind dann vor allem abwehrgeschwächte Menschen. Im Vordergrund der Erkrankung stehen Durchfälle, die mit großen Blutverlusten einhergehen können. Die Parasiten können aber über die Blutbahn in die Leber gelangen, wo sich ein Eiterherd bilden kann.

Die Behandlung ist davon abhängig, welche Form der Erkrankung behandelt werden soll, ob beispielsweise Durchfälle vorliegen oder nur die Ausscheidung der Erreger beendet werden soll. Das Mittel, das die wichtigste Rolle in der Behandlung der Amöbeninfektion spielt, ist das Metronidazol, ein Antibiotikum, das wir bereits an anderer Stelle kennengelernt haben.

Eine Metronidazol-Behandlung über zehn Tage führt in den meisten Fällen zur Heilung. Manchmal muß mit einem anderen Antibiotikum (Paromomycin) nachbehandelt werden, um verbleibende Parasiten im Darm abzutöten. Metronidazol führt häufig zu Übelkeit und Magenschmerzen, vor allem in den hohen Dosen, die zur Behandlung der Amöbenruhr notwendig sind.

Mittel gegen Pilzerkrankungen

Zur lokalen Anwendung:
Clotrimazol (Canesten, Canifug, Fungizid ratiopharm), **Econazol** (Epi Pevaryl, Gyno Pevaryl), **Tioconazol** (Fungibacid, Mykontral), **Oxiconazol** (Myfungar, Oceral), **Miconazol** (Daktar, Epi-Monistat, Gyno-Daktar), **Amorolfin** (Loceryl)

Kombinationen mit Cortisonabkömmlingen:
Clotrimazol/Dexamethason (Baycuten), **Clotrimazol/Hydrocortison** (Canesten HC), **Miconazol/Hydrocortison** (Daktar-Hydrocortison), **Econazol/Triamcinolon** (Epipevisone)

Andere Kombinationen:
Clotrimazol/Zinkoxid (Myko cordes plus)

Pilzmittel zum Einnehmen:
Amphotericin B (Ampho-Moronal, Amphotericin B), **Nystatin** (Candio-Hermal, Moronal, Nystatin-Lederle), **Griseofulvin** (Fulcin, Gricin, Likuden), **Ketoconazol** (Nizoral, Terzolin), **Fluconazol** (Diflucan, Fungata), **Itraconazol** (Sempera, Siros)

21 MITTEL GEGEN PARASITOSEN, PILZ- UND VIRUSERKRANKUNGEN

Auch Pilze können bekanntermaßen zu Erkrankungen führen. Dabei gibt es wie bei den Bakterien eine große Anzahl verschiedener Pilzarten, die unterschiedliche Krankheitsbilder hervorrufen können. Sie äußern sich zumeist an der Haut, zum Beispiel an Nägeln oder im Fußbereich. Spezifisch gegen Pilze wirkende Mittel werden als Antimykotika bezeichnet.

Hautpilze kann man vielfach durch das Auftragen von Pilzmitteln auf die betroffenen Stellen kurieren. In sehr ausgedehnten Fällen und bei Befall von Fuß- oder Fingernägeln reicht dies allerdings manchmal nicht aus, so daß Tabletten eingenommen werden müssen. Seltener sind Pilzerkrankungen, die sich in den Organen ausbreiten und zu Lungenentzündungen, zu Entzündungen im Magen-Darmtrakt oder im Nervensystem führen. Von diesen sehr schwer verlaufenden Erkrankungen sind vor allem abwehrgeschwächte Menschen betroffen, zum Beispiel Krebs- oder Aidspatienten, aber auch alte Menschen. Diese Erkrankungen werden dann mit Pilzmitteln behandelt, die als Tabletten oder als Infusionen verabreicht werden.

Die ersten fünf genannten Mittel kommen im wesentlichen als Salben oder Cremes bei einem Hautbefall mit Pilzen zur Anwendung. Die Nebenwirkungen dieser Zubereitungen sind gering, da sie kaum in den Blutkreislauf gelangen. Es kann allerdings zu Hautreizungen und zum Austrocknen der Haut kommen.

Meist unsinnig sind hingegen Kombinationen von Pilzmitteln mit Cortisonabkömmlingen, die häufig verordnet werden. Der Cortisonanteil in den Salben oder Cremes führt nämlich zu einer Hemmung der körpereigenen lokalen Abwehr, so daß mehr Schaden als Nutzen angerichtet werden kann. Andere Kombinationen, zum Beispiel mit Zink oder Harnstoffzubereitungen, können hingegen sinnvoll sein.

Das Miconazol gibt es auch als Infusionen und Tabletten bei Befall innerer Organe, spielt jedoch in der Therapie dieser ernsthaften Pilzformen keine große Rolle mehr, da wirksamere Mittel gefunden wurden.

Griseofulvin ist ein älteres Mittel, das sich in den Nägeln und Haaren anreichert und daher gegen einen ausgedehnten Pilzbefall der Haut und der Nägel geeignet ist. Leider ist ein rascher Erfolg mit Griseofulvin nicht zu erreichen, so daß das Mittel über Wochen bis Monate eingenommen werden muß. Nebenwirkungen betreffen den Magen, es kann zu Kopfschmerzen und Hautausschlägen kommen. Griseofulvin steht auch im Verdacht, sehr schwere Hauterscheinungen auszulösen (Lyell-Syndrom). Es wird daher in den letzten Jahren weniger verordnet. Zudem gibt es Wechselwirkungen mit anderen Medikamenten. Wichtig ist, daß die Pille als Verhütungsmittel nicht mehr zuverlässig

MITTEL GEGEN PILZERKRANKUNGEN

ist, da ihre Wirkstoffe bei einer gleichzeitigen Griseofulvin-Therapie rascher abgebaut werden.

Schwangere sollen dieses Mittel nicht einnehmen, da der Verdacht besteht, daß das Kind geschädigt werden kann. Auch Männern wird empfohlen, während der Behandlung mit Griseofulvin bis sechs Monate danach kein Kind zu zeugen, da auch in diesem Fall Mißbildungen möglich sind.

Eine alternative Behandlung von Nagelpilzen steht mit Amorolfin (Loceryl) zur Verfügung. Dieses Mittel kann als Nagellack einmal pro Woche auf die betroffenen Stellen aufgetragen werden und führt in etwa siebzig Prozent der Anwendungen zu einer Besserung. Auch Ciclopirox wird als Nagellack (Nagel Batrafen) zur Behandlung von Pilzerkrankungen der Nägel eingesetzt.

Ketoconazol, Fluconazol und Itraconazol sind neuere Mittel, die chemisch einer Gruppe angehören (»Azole«). Zu den Azolen gehören auch Miconazol, Clotrimazol und andere. Ketoconazol wurde als erstes dieser drei neuen Medikamente entwickelt und als Fortschritt in der Pilztherapie gefeiert, da es gegen viele Pilzarten wirksam war und gut verträglich schien. Es wird in Tablettenform eingenommen. Es stellte sich jedoch heraus, daß Ketoconazol zu sehr schweren Leberschäden führen kann. Dies ist eine zwar seltene, aber bedrohliche, potentiell tödliche Nebenwirkung und sollte Grund genug sein, sehr vorsichtig mit diesem Mittel umzugehen. Keinesfalls sollte man mit Kanonen auf Spatzen schießen und bei einem Hautpilz, der ebensogut mit Salben behandelt werden kann, Ketoconazol einnehmen.

Fluconazol und Itraconazol scheinen demgegenüber besser verträglich, allerdings gibt es Berichte über schwere Leberschäden und Hautreaktionen nach Fluconazol, was zur Vorsicht auch mit diesem Mittel mahnt.

Amphotericin B ist das erste Pilzmittel, das gegen ausgedehnte (sogenannte »systemische«) Pilzinfektionen eingesetzt wurde und in diesem Bereich immer noch das Standardmedikament ist. Diese schweren Pilzinfektionen treten bei abwehrgeschwächten Menschen auf. Amphotericin B muß bei diesen Erkrankungen als Infusion verabreicht werden, da es im Darm nicht aufgenommen wird. Amphotericin-B-Zubereitungen, die geschluckt werden, sind ausschließlich für einen Pilzbefall im Mund- und Rachenbereich, in der Speiseröhre und im Magen-Darmtrakt geeignet, wo sie lokal wirken können. Diese Verabreichung hat kaum unerwünschte Effekte. Das in die Vene verabreichte Amphotericin B führt demgegenüber zu sehr schweren Nebenwirkungen, es ist insgesamt schlecht verträglich. Fast immer treten Fieber und Schüttelfrost auf, die Nieren können schwer geschädigt werden, es kommt zu einer erheblichen Verschiebung der Balance der Blutsalze.

Trotz dieser schweren Nebenwirkungen bleibt das Amphotericin nach wie vor ein wichtiges Mittel; die Infektionen, die damit bekämpft werden, sind lebensbedrohlich, und man hat mit Amphotericin die größten und besten Erfahrungen. Ob Fluconazol oder Itraconazol das Amphotericin B einmal ablösen können, muß noch ausgiebig untersucht werden.

Mittel gegen Virusinfektionen (Virustatika)

Amantadin (Viregyt), **Aciclovir** (Zovirax), **Ganciclovir** (Cymeven), **Foscarnet** (Foscavir)

Viruserkrankungen sind in Mitteleuropa die häufigsten Infektionen. Auf der harmlosen Seite stehen der durch Viren verursachte Schnupfen und Husten. Viren sind für die meisten Durchfallerkrankungen ebenso verantwortlich wie für Leberentzündungen (Hepatitis A, B und C). Viele Kinderkrankheiten (Mumps, Röteln, Windpocken, Masern) sind durch Viren verursacht. Wesentlich gefährlicher sind Viren, die die Kinderlähmung (Polio) auslösen, auch bei der Entstehung bestimmter bösartiger Tumoren spielen Viren eine Rolle. Schließlich und endlich ist auch Aids die Folge einer Virusinfektion.

Amantadin (Viregyt) ist ein Beispiel für eine Substanz, die in ganz verschiedenen Bereichen zur Anwendung kommt. Einerseits wird es bei der Grippe als Virushemmstoff eingesetzt, andererseits hilft es auch in der Behandlung der Parkinsonschen Erkrankung (siehe Kapitel 5), einem neurologischen Krankheitsbild. Mit Amantadin kann man eine bestimmte Grippeform, die Influenza A behandeln. Am besten sind die Erfolge, wenn das Mittel prophylaktisch gegeben wird, also vor Ausbruch der Erkrankung. Für eine solche prophylaktische Behandlung kommen zum Beispiel ältere, gefährdete Menschen in Frage, die nicht geimpft wurden, sich aber wahrscheinlich angesteckt haben. Sind erst einmal Krankheitssymptome aufgetreten, muß Amantadin sehr früh gegeben werden, um noch eine Wirkung zu zeigen.

Nebenwirkungen betreffen vor allem das Nervensystem und sind

MITTEL GEGEN VIRUSINFEKTIONEN (VIRUSTATIKA)

psychischer Natur. Es kann zu Angstzuständen, Depressionen, Alpträumen und Unruhe kommen (Häufigkeit ein bis fünf Prozent). Übelkeit und Appetitlosigkeit treten bei bis zu zehn Prozent der behandelten Patienten auf.

Aciclovir ist ein Mittel, das vor allem bei Entzündungen durch das Herpesvirus wirksam ist. Zu den Herpesinfektionen zählen zum Beispiel die Gürtelrose, bestimmte Entzündungen im Genitalbereich (Herpes genitalis), im Mundbereich (Herpes labialis) und Windpocken. Sehr gefürchtet ist die Herpes-Enzephalitis, eine Entzündung des Gehirns, die in 50 Prozent der Fälle zum Tode führt. Mit der rechtzeitigen Anwendung von Aciclovir kann die Sterblichkeit auf knapp 20 Prozent reduziert werden.

Auch beim Herpes genitalis ist eine Behandlung mit Aciclovir hilfreich. Diese Herpesinfektion äußert sich mit Schmerzen, Brennen beim Wasserlassen, Fieber und Kopfschmerzen. Insbesondere die erste Infektion dauert lange an und ist sehr unangenehm. Aciclovir kann, als Tabletten eingenommen, die Krankheitsdauer verkürzen und die Schmerzen verringern. Als Creme kann das Mittel lokale Linderung bringen, aber dem Fieber und allgemeinem Krankheitsgefühl des Patienten nicht abhelfen. Leider neigen derartige Herpesinfektionen zu einer regelmäßigen Rückkehr. Im Wiederholungsfall verlaufen sie zwar meist weniger schwer, allerdings zeigt auch das Aciclovir dann nur noch wenig Wirkung. Menschen, die sehr häufige (sechs- bis achtmal im Jahr) oder schwere Rückfälle haben, können versuchen, sich durch eine Dauerbehandlung mit Aciclovir-Tabletten zu schützen. Diese Behandlung muß dann aber kontinuierlich über mindestens ein Jahr durchgeführt werden.

Auch beim Herpesbefall der Augen ist Aciclovir (als Tablette oder Salbe) wirksam. Da ein Befall der Augen immer bedrohlich ist, kann auf Aciclovir nicht verzichtet werden.

Anders sieht es beim Herpes der Lippen (Fieberbläschen) aus, die häufig bei Erkältungen auftreten und unter denen manche Menschen (schätzungsweise 0,3 Prozent der Bevölkerung) mit steter Regelmäßigkeit leiden. Der Nutzen des Aciclovir bei diesem Symptom ist äußerst bescheiden; es wirkt kaum besser als ein Scheinmedikament. Aber ausgerechnet diese Anwendung bietet einen großen Absatzmarkt für die Herstellerfirma, die entsprechend aggressiv für das Aciclovir wirbt. Es gibt sogar eine Salbenzubereitung des Mittels, die rezeptfrei erhältlich ist. Damit sichert sich die Firma kräftige Umsätze mit Aciclovir in einem äußerst fragwürdigen Anwendungsbereich. Wir raten dringend von der routinemäßigen Anwendung des Aciclovir bei »Fieberbläschen« ab.

21 MITTEL GEGEN PARASITOSEN, PILZ- UND VIRUSERKRANKUNGEN

Auch bei Windpocken, einer typischen Kinderkrankheit, zeigt Aciclovir wenig Effekt. Bei Menschen mit einer Abwehrschwäche, die zu einem schweren Krankheitsverlauf neigen, kann eine Aciclovir-Therapie allerdings angebracht sein.

Wer einmal Windpocken durchgemacht hat, trägt für den Rest seines Lebens Herpesviren in sich. Sie nisten sich in Nervenbahnen ein und können Jahre oder Jahrzehnte später zu einer Zweiterkrankung führen: der Gürtelrose (Herpes zoster), die vor allem im hohen Alter häufig ist. Diese Erkrankung führt zu Bläschenbildung in dem Hautbereich, der von dem betroffenen Nerv versorgt wird. Die Gürtelrose ist extrem schmerzhaft. Aciclovir zeigt auch bei dieser Erkrankung nur geringe Wirkung und kann daher nicht empfohlen werden. Eine Ausnahme stellen die Patienten dar, bei denen ein Befall der Augen vorliegt oder zu befürchten ist (ein Augenbefall ist immer gefährlich). Wie bei den Windpocken sollten auch diejenigen behandelt werden, die aufgrund einer Abwehrschwäche besonders gefährdet sind. Bei diesen Patienten droht eine Ausbreitung der Erkrankung auf weitere Körperteile.

Aciclovir ist ein relativ gut verträgliches Mittel. Bei rascher Infusion sind Schäden an der Niere festgestellt worden, die aber nach Ende der Behandlung zurückgingen. Übelkeit und Brechreiz treten recht häufig auf (bei bis zu neun Prozent), Hautausschläge mit Juckreiz bei zwei Prozent. Müdigkeit, Kopfschmerzen (sechs Prozent) und Niedergeschlagenheit (ein Prozent) sind mögliche neurologische Störungen.

Es zeigt sich ein zusätzliches Problem, dessen Dimension noch nicht abgeschätzt werden kann: die Entwicklung von Herpesviren, die unempfindlich gegen Aciclovir sind. Solche Virusmutationen sind in Zellkulturen nachweisbar, und gerade bei immungeschwächten Patienten hat man in fünf Prozent der Fälle resistente Herpesviren finden können. Diese Tatsache sollte ein weiterer Grund sein, Aciclovir nur dann einzusetzen, wenn ein Nutzen tatsächlich zu erwarten ist. Beim Herpes der Lippen (Fieberbläschen), der Gürtelrose und bei Windpocken ist ein solcher Nutzen nicht zu erwarten.

Der Erfolg des Aciclovir führte zur Erforschung weiterer, chemisch ähnlicher Virusmittel. Das Ganciclovir war das erste Mittel, das gut wirksam gegen lebensbedrohliche Infektionen mit dem »Cytomegalie-Virus« war. Diese schweren Infektionen treten bei abwehrgeschwächten Menschen auf (Aids-Patienten, nach Nierentransplantationen). Die Nebenwirkungen sind zahlreich und so erheblich, daß die Gabe dieses Mittels nur bei bedrohlichen Infektionen gerechtfertigt ist. Häufig treten Fieber auf, Schwindel, Blutbildveränderungen, neurologische Störungen und Bauchschmerzen. Schwangerschaften müssen bis sechs

MITTEL GEGEN VIRUSINFEKTIONEN (VIRUSTATIKA)

Monate nach der Therapie verhütet werden, dies betrifft auch behandelte Männer!

Ähnlich wie Ganciclovir ist Foscarnet ein wirksames, aber auch sehr nebenwirkungsreiches Medikament bei der Behandlung von gefährlichen Cytomegalie-Infektionen. Die Liste der Nebenwirkungen ist auch bei Foscarnet endlos. Häufig sind Bauchschmerzen, Durchfälle (bei 30 Prozent), Fieber (65 Prozent), Angstzustände, Halluzinationen, Sehstörungen, Nierenversagen. Wie bei Ganciclovir ist eine Schwangerschaftsverhütung auch bei behandelten Männern bis sechs Monate nach Behandlungsende dringend geboten. Auch bei diesen beiden Mitteln sind bereits unempfindliche Virusstämme gefunden worden. Ganciclovir und Foscarnet sind Medikamente, die aufgrund des Einsatzgebietes und der Nebenwirkungen nur im Krankenhaus von Bedeutung sind.

Interferone

Interferon alpha (Roferon, Intron, Glucoferon), **Interferon beta** (Fiblaferon), **Interferon gamma** (Polyferon)

Interferone sind körpereigene Stoffe, die 1957 erstmals beschrieben wurden. Schon damals konnte der hemmende Einfluß der Interferone auf die Vermehrung von Viren nachgewiesen werden. Lange Jahre war die Untersuchung dieser Substanzen schwierig, bis die Gentechnologie auch diesen Bereich erfaßte und die Herstellung und Erforschung der Interferone möglich machte. Bei den gentechnologischen Verfahren wird jener Abschnitt des Erbguts (DNS), der für die Produktion des Interferons verantwortlich ist, in Bakterien eingeschleust. Die Bakterienzellen beginnen dann mit der Produktion dieses Stoffes, der isoliert und weiterverwendet werden kann.

Drei Gruppen von Interferonen sind bekannt: Interferon alpha, Interferon beta und Interferon gamma. Man fand heraus, daß bestimmte Interferone nicht nur die Virusvermehrung, sondern auch die Entwicklung mancher Tumorarten hemmen. Die Forschung richtete sich daher auf beide Ziele. Während vor Jahren die Erwartungen noch sehr hoch gesteckt waren, ist mittlerweile eine gewisse Ernüchterung eingetreten.

Bei einigen Erkrankungen sind Interferone jedoch zu Standardmedikamenten geworden. In Deutschland sind bislang die Interferone alpha, beta und gamma zugelassen. Eine gute Wirkung zeigt Alpha-Interferon bei der Behandlung der Haarzell-Leukämie, einer seltenen bösartigen Erkrankung der weißen Blutzellen. Früher mußte bei dieser Erkrankung oftmals die Milz entfernt werden. Durch die Interferon-Therapie kann man in neunzig Prozent der Fälle die Krankheit unterdrücken. Auch bei einigen anderen Leukämieformen zeigt dieses Interferon eine Wirkung (zum Beispiel bei den beiden chronischen Leukämieformen). Bestimmte bösartige Hautwucherungen (Melanom, Basaliom) scheinen zu einem gewissen Grad auf Interferon zu reagieren. In Deutschland ist Alpha-Interferon allerdings für diese Erkrankungen noch nicht zugelassen.

Eine häufige Krebsform bei Aids-Kranken stellt das sogenannte Kaposi-Sarkom dar. Mit Interferon alpha kommt es in etwa vierzig Prozent der Fälle zu einer Rückbildung dieser Krebsform. Bei zahlreichen anderen bösartigen Erkrankungen hat man bisher jedoch keine Erfolge mit Interferonen erzielen können.

Welche Virusinfektionen sprechen auf eine Behandlung mit Interferonen an? Gute Ergebnisse zeigen sich bei der Behandlung der sogenannten Feigwarzen, die durch Viren verursacht werden. Feigwarzen zeigen sich häufig im Genitalbereich und jucken stark. Hier scheint die Interferon-Therapie allen anderen Maßnahmen überlegen zu sein.

Eine mäßige Wirksamkeit zeigt sich in der Therapie chronischer Leberentzündungen. Die zwei wichtigsten durch Viren verursachten chronischen Leberentzündungen sind die Hepatitis B und Hepatitis C. Die Gefahr dieser Erkrankungen liegt darin, daß sich im Laufe der Jahre eine Schrumpfleber (Leberzirrhose) entwickeln kann. Eine dauerhafte Therapie mit Interferon alpha führt in fünfzig Prozent der Fälle (bei der Hepatitis B) beziehungsweise dreißig Prozent (bei der Hepatitis C) zu einer Besserung. Leider kommt es nach Absetzen des Mittels recht häufig zu einem Rückfall. Bisher gibt es allerdings keine besseren Mittel bei diesen Lebererkrankungen. In Deutschland ist Interferon alpha zur Behandlung dieser Leberentzündungen zugelassen. Lebererkrankungen, die nicht durch Viren verursacht wurden, sondern zum Beispiel alkoholbedingt sind oder aufgrund von Stoffwechseldefekten entstanden, können natürlich nicht mit Interferon behandelt werden.

Ein weiterer Anwendungsbereich für Interferon sind durch Viren verursachte Schleimhautwucherungen im Rachenbereich (Papillomatose). Hier zeigt sich Interferon allen anderen Behandlungsmaßnahmen überlegen.

Eine Wirksamkeit zeigt sich im übrigen auch auf ganz schlichte Erkältungskrankheiten mit Schnupfen und Husten, die häufig durch den Rhinovirus verursacht werden. Doch hieße eine Behandlung von Schnupfen mit Interferon mit Kanonen auf Spatzen schießen. Die Nebenwirkungen sind nämlich nicht unerheblich. Interferon alpha muß in den Muskel oder unter die Haut gespritzt werden. Fast regelmäßig entwickelt sich unter einer derartigen Behandlung ein grippeähnliches Gefühl mit Kopf- und Gliederschmerzen. Auch Müdigkeit, Stimmungsschwankungen, Nervenentzündungen, Blutbildveränderungen, Herzversagen und Durchfälle sind mögliche Begleiterscheinungen einer Interferon-Therapie. In Einzelfällen sind sogar epileptische Anfälle aufgetreten. Dies führt vor Augen, daß Interferone nur in ernsten Fällen eingesetzt werden sollten und eine Ausweitung des Gebrauchs auf harmlose Beschwerden wie den gewöhnlichen Schnupfen nicht sinnvoll ist.

Aids (Erworbenes Immundefektsyndrom)

Die Bezeichnung Aids steht nicht für ein einheitliches Krankheitsbild, sondern für zahlreiche Erkrankungen, die als Folge einer HIV-Infektion im Endstadium auftreten. HIV ist die Abkürzung für Human-Immundefizienz-Virus. Das Virus gehört zur Gruppe der Lentiviren. Dies sind Viren, die sich sehr langsam im Körper vermehren. Daher können sie lange Zeit im Körper vorhanden sein, ehe Krankheitssymptome auftreten. Infolge einer HIV-Infektion kommt es im Laufe mehrerer Jahre (meist zwischen fünf und fünfzehn Jahren) zu einer Schwächung des Immunsystems. Es entwickeln sich schwere Infektionen und bösartige Geschwulste, die letztendlich zum Tod führen.

Vereinzelte Fälle von Aids wurden in den Jahren 1960 bis 1970 beschrieben, erste gesicherte Aids-Fälle in Deutschland wurden in den Jahren 1982 und 1983 berichtet. Seither ist die Zahl der Aids-Erkrankten stark angestiegen. Weltweit sind nach Schätzungen der WHO bereits über 13 Millionen Menschen mit HIV infiziert. Erkrankt oder verstorben sind etwa 2,5 Millionen Menschen. In einigen Regionen Afrikas (zum Beispiel Ruanda) liegt die Infektionsrate bei ungefähr dreißig Prozent der Bevölkerung.

In Deutschland wurden von 1982 bis März 1992 annähernd 8000 Fälle einer manifesten Erkrankung gemeldet, davon sind neunzig Prozent Männer. Jährlich ist mit 1500 bis 2000 Neuerkrankungen zu rechnen. Die Zahl der mit dem Virus Infizierten liegt aber weitaus höher, schätzungsweise bei 50 000 bis 60 000.

Die Diagnose einer HIV-Infektion wird mit dem »HIV-Test« gestellt. Im Körper bilden sich nach der Ansteckung mit dem Virus Anti-

21 MITTEL GEGEN PARASITOSEN, PILZ- UND VIRUSERKRANKUNGEN

körper, die durch den Test erfaßt werden. Bei der Untersuchung findet man also nicht das Virus selbst.

»HIV-Positiv« heißt dementsprechend, daß sich spezifische Antikörper im Blut befinden, die als Abwehrmaßnahme gegen das Virus gebildet werden. Bis diese Antikörper nachweisbar sind, vergehen unter Umständen mehrere Monate, in Einzelfällen sogar Jahre. Nach drei Monaten ist die Infektion in den meisten Fällen erfaßbar, bis dahin kann aber eine Lücke klaffen, in der sich die Ansteckung nicht nachweisen läßt.

Die Infektion breitet sich hauptsächlich durch sexuelle Kontakte aus, etwa achtzig Prozent der HIV-Infektionen wurden auf diese Weise weitergegeben. Dabei sind in Deutschland zwar nach wie vor homosexuelle Kontakte unter Männern wichtigster Infektionsweg (siebzig Prozent aller Infektionen), zunehmend bedeutsam werden aber auch heterosexuelle Kontakte (derzeit zehn Prozent aller Infektionen). In anderen Ländern ist die Verbreitung über heterosexuelle Kontakte bereits viel bedeutsamer, in Afrika beispielsweise ist dies der wichtigste Infektionsweg.

Ein Fünftel der HIV-Infektionen tritt bei Drogensüchtigen auf, die gemeinsam Spritzbestecke benutzen. Etwa zwanzig Prozent aller Drogenabhängigen sind auf diesem Weg mit HIV infiziert worden. Eine Übertragung ist auch durch die Transfusion infizierter Blutprodukte möglich, also von Blutkonserven, Plasma oder Gerinnungsfaktoren. Bis 1985 wurden Blutprodukte nicht generell auf HIV getestet und teilweise mit Verfahren behandelt, die das Virus nicht beseitigten. Besonders betroffen sind Bluter, Menschen also, die einen erblichen Mangel an bestimmten Gerinnungsfaktoren haben. Sie sind aus diesem Grund auf die Transfusion von Plasmaprodukten angewiesen, die aus dem Blut einer Vielzahl von Blutspendern hergestellt werden. Über Jahre sind infizierte Gerinnungsfaktoren aus den USA importiert worden und führten bis 1985 zu einer HIV-Übertragung bei schätzungsweise 2000 Blutern. Auch Menschen, die aufgrund schwerer Operationen oder nach Unfällen kurzfristig derartige Plasmapräparate erhalten haben, können angesteckt worden sein. Da sich erste Krankheitssymptome erst nach Jahren zeigen, werden viele dieser Fälle erst in nächster Zeit offenbar.

Der im Oktober 1993 bekanntgewordene Skandal, daß über 370 Personen vermutlich durch Blutprodukte infiziert wurden, hat das Problem einer breiten Öffentlichkeit bewußtgemacht. Dabei sind die Zahlen in Fachkreisen seit langem bekannt. Das eigentlich Skandalöse ist das Verhalten der Verantwortlichen im Bundesgesundheitsamt, wo die

AIDS (ERWORBENES IMMUNDEFEKTSYNDROM)

Liste der Verdachtsfälle offenbar unter Verschluß gehalten wurde. Zudem wurden Anfang der achtziger Jahre Maßnahmen versäumt, die zu einer Minderung des Übertragungsrisikos geführt hätten (z. B. die Prüfung des Spenderbluts mit dem sogenannten Core-Test, der viele HIV-positive Spender identifiziert hätte, sowie die Hitzebehandlung des Spenderplasmas). Als der heute übliche HIV-Test dann verfügbar war, wurden bereits ausgegebene und vermutlich verseuchte Chargen von Gerinnungspräparaten nicht zurückgerufen. Die Auflösung des Bundesgesundheitsamtes ist der vorläufige Höhepunkt dieses Skandals.

Wie ist das derzeitige Risiko abzuschätzen, daß man sich bei einer Blutübertragung mit dem Aids-Erreger infiziert? Die Sicherheit ist nach der Einführung des HIV-Tests und nach der nun strengeren Auswahl der Spender recht hoch. Man schätzt die Wahrscheinlichkeit einer Infektion durch übertragenes Blut auf eins zu 500 000 bis zu drei Millionen. Das heißt, daß höchstens eine von 500 000 Blutkonserven mit den HIV-Virus verseucht ist. Um die Sicherheit noch weiter zu erhöhen, wird eine Quarantäne für bestimmte Blutprodukte erwogen: Die Konserven werden tiefgefroren und erst freigegeben, nachdem der Spender nach drei bis sechs Monaten nochmals auf HIV-Antikörper untersucht wurde. Auch die Einführung eines weiteren Bluttests ist möglich (und in Hessen bereits vorgeschrieben). Dabei wird nicht nach Antikörpern gegen das HIV-Virus gesucht, sondern nach Bestandteilen des Virus (»Virusantigen«).

Wie soll man sich verhalten, wenn, zum Beispiel bei einer Operation, eine Bluttransfusion zu erwarten ist? Eine lebensnotwendige Operation sollte keinesfalls aus diesem Grunde aufgeschoben werden. Das Risiko einer HIV-Infektion ist zwar nicht gleich Null, aber etwa mit der Wahrscheinlichkeit eines Flugzeugabsturzes zu vergleichen. Bei aufschiebbaren Eingriffen sollte man mit dem Arzt besprechen, ob eine Eigenblutspende in Frage kommt. Man schafft sich dann gewissermaßen seinen eigenen Blutvorrat, der im Bedarfsfall übertragen wird.

Ein anderer Übertragungsweg ist die Ansteckung des ungeborenen Kindes einer infizierten Schwangeren. Zahlenmäßig ist dies vor allem in Afrika ein erhebliches Problem, wo in einigen Regionen fünf Prozent der schwangeren Frauen HIV-positiv sind.

Zwar können sich Aids-Erreger in allen Körpersekreten befinden, aber Ansteckungen über andere, weniger enge Kontakte spielen keine Rolle. Infektionen über Berührungen oder über Mückenstiche kommen nicht vor.

MITTEL GEGEN PARASITOSEN, PILZ- UND VIRUSERKRANKUNGEN

Therapeutische Möglichkeiten

Will man die Ausbreitung der HIV-Infektion eindämmen, steht die Prävention an erster Stelle. Medikamente können hier keinen Ersatz bieten, auch ein Impfstoff steht nicht zur Verfügung. Prävention bedeutet Änderung des sexuellen Verhaltens. Wichtig ist die konsequente Benutzung von Kondomen bei wechselnden sexuellen Kontakten. Die »Safer-sex«-Kampagnen der deutschen Aids-Hilfen zielen auf eine Bewußtmachung des Problems und eine Änderung der sexuellen Praktiken. Für Drogenabhängige gilt entsprechend, daß Spritzbestecke nicht mit anderen geteilt werden sollen. Durch bereits eingetretene Verhaltensänderungen besonders unter homosexuellen Männern breitet sich die Erkrankung mittlerweile langsamer als befürchtet aus.

Ist eine Infektion mit dem Virus erfolgt, kommt es nach mehreren Jahren zu einem Ausbruch der Aids-Erkrankung. Sie zeigt sich mit bestimmten Infektionen und bösartigen Tumoren. Die Infektionen werden häufig durch Krankheitserreger verursacht, mit denen gesunde Menschen spielend fertig werden, die sich aber aufgrund der mangelnden Immunabwehr bei den Erkrankten ausbreiten können. In Deutschland ist beispielsweise eine Lungenentzündung mit dem Krankheitskeim »Pneumocystis carinii« sehr häufig. Daneben gibt es jedoch zahlreiche andere Entzündungen durch Pilze, Viren und Parasiten. Auch die Tuberkulose breitet sich gehäuft aus. Tumoren, die häufig bei Aids-Kranken vorkommen, sind das sogenannte Kaposi-Sarkom, ein bösartiger Tumor der Haut, und Krebsformen der weißen Blutzellen (Leukämien).

Zwei Behandlungsprinzipien mit Medikamenten sind bei Aids zu unterscheiden: Zum einen wird versucht, die Vermehrung des Virus im Körper zu bremsen, nach Möglichkeit zum Stillstand zu bringen. Hierbei spielen verschiedene Virushemmstoffe eine Rolle, von denen das bekannteste das Zidovudin ist, auf das wir im folgenden eingehen werden. Auf der anderen Seite stehen die Medikamente, die bei Ausbruch eines Aids-spezifischen Krankheitsbildes gezielt eingesetzt werden müssen, also beispielsweise bestimmte Antibiotika bei Lungenentzündungen, Pilzmittel, Tuberkulosemittel oder Zytostatika, je nach Art der Erkrankung. Schwerpunkt dieses Kapitels sind diejenigen Medikamente, die zur Bekämpfung des Aids-Erregers eingesetzt werden.

Wie sehr wirtschaftliche und gesellschaftliche Interessen die Wissenschaft beeinflussen, läßt sich am Beispiel der Erforschung antiviraler Substanzen zur HIV-Bekämpfung ablesen. Für die Pharmazeutische Industrie stellt die Aids-Behandlung einen »zukunftsträchtigen« Markt dar. Die Therapie mit dem bekanntesten Mittel Zidovudin (Retrovir)

AIDS (ERWORBENES IMMUNDEFEKTSYNDROM)

ist beispielsweise sehr teuer. Pro Monat belaufen sich die Kosten auf mindestens 800 DM, je nach Dosis. Die Preispolitik wird von der Herstellerfirma Wellcome mit der kostspieligen Forschung begründet. Man muß sich jedoch vor Augen halten, daß das Mittel bereits Mitte der sechziger Jahre synthetisiert wurde, gewissermaßen also aus der Schublade gezogen wurde.

Die Firma Wellcome wurde aus diesen Gründen von verschiedenen Seiten heftig kritisiert. In einer Ausgabe eines Verbandsblatts der pharmazeutischen Industrie *Scrip* fand sich ein Bestellformular für die Marketing-Publikation *The Aids Market in Western Europe*, die 3400 Dollar kostet und in der sich Ratschläge für Pharmaproduzenten finden. Aber nicht nur für diese: Auf dem »Aids-Markt« tummeln sich auch Wissenschaftler, für die »der Weg zum Nobelpreis über die Aids-Forschung« führt. In dieser nahezu hysterischen Atmosphäre sind mehrfach Teilergebnisse wissenschaftlicher Untersuchungen in die Massenmedien geraten, noch bevor sie in wissenschaftlichen Zeitschriften veröffentlicht und diskutiert wurden. Dies führt zu hohen Erwartungen bei Betroffenen, die sich dann nicht erfüllen lassen.

Ein Wundermittel gibt es für die Aids-Infektion nach wie vor nicht, obwohl in vielen Richtungen geforscht wird. In den USA sind 77 Mittel in der Entwicklung, von denen achtzig Prozent der Infektionsbekämpfung dienen. Darunter sind vielversprechende Mittel, aber auch Präparate, an denen große Zweifel bestehen. Wir besprechen im folgenden ausschließlich solche, für die bereits gewisse Erfahrungen vorliegen und die in Deutschland verfügbar sind.

(1) Mittel gegen Aids

Zidovudin (Retrovir), **Didanosin** (Videx), **Zalcitabin** (Hivid)

Zidovudin ist eine alte Substanz. Sie wurde bereits 1964 als Zytostatikum (Tumormittel) unter dem Namen Azidothymidin (AZT) entwickelt, als solches allerdings niemals angewandt. 1985 entdeckte man in Laborversuchen die Wirksamkeit dieses Mittels gegenüber HIV. Innerhalb weniger Monate begannen klinische Studien, die eine überraschend gute Wirksamkeit bei Aids zeigten. Bereits nach sieben Monaten wurde die erste Studie abgebrochen, da sich eine deutliche Reduktion in der Sterblichkeitsrate bei Aids-Kranken zeigte. Daraufhin wurde das Mittel quasi im Schnellverfahren 1987 in mehreren Län-

MITTEL GEGEN PARASITOSEN, PILZ- UND VIRUSERKRANKUNGEN

dern (unter anderem in Deutschland) als erstes zur Behandlung Aids-Kranker zugelassen. Mit Zidovudin kann Aids allerdings nicht (ebensowenig wie mit den anderen verfügbaren Mitteln) geheilt werden. Es gelingt jedoch für einen gewissen Zeitraum, die Symptome zu bessern und Krankheitsausbrüche zu verhindern. Leider ist die Wirksamkeit des Zidovudins zeitlich begrenzt. Nach sechs bis zwölf Monaten kommt es oftmals wieder zu einer Verschlechterung der Blutwerte und auch der Symptome. Die Viren werden offenbar im Verlaufe der Therapie resistent gegenüber dem Zidovudin. Häufig wird dann die Therapie auch schlechter vertragen, so daß es viele Patienten absetzen müssen.

Zidovudin ist also kein Wundermittel in der Aids-Therapie, aber bisher die am besten untersuchte und am zuverlässigsten wirksame Substanz. Nach wie vor Gegenstand von Untersuchungen ist die Frage, zu welchem Zeitpunkt man die Therapie mit Zidovudin beginnen soll.

Um dieses Problem zu verstehen, muß etwas genauer auf die Art der Schädigung eingegangen werden, die das Virus im Körper verursacht. Der Aids-Erreger schädigt die weißen Blutzellen, die für die Immunabwehr wichtig sind. Insbesondere nistet sich das Virus in den sogenannten T-Helferzellen ein, Blutzellen, die im Immunsystem des Menschen eine wichtige Rolle spielen. Im Verlauf von Monaten und Jahren verschwinden diese Helferzellen allmählich aus dem Blut. Man weiß, daß bei weniger als 200 Helferzellen je Mikroliter Blut die Gefahr schwerer Infektionen sehr groß wird.

Der Streit um die Zidovudin-Therapie dreht sich nicht darum, ob das Mittel eingesetzt werden soll, sondern wann der Behandlungsbeginn am sinnvollsten ist. Es gab Untersuchungen, die zeigten, daß Patienten von Zidovudin profitierten, wenn sie noch keine fortgeschrittenen Krankheitssymptome aufwiesen, sondern lediglich einen Abfall der Helferzellen im Blut zeigten. Die Sterblichkeit der behandelten Patienten war deutlich geringer als bei Einnahme eines Scheinpräparates.

Seither sind mehrere Studien mit dieser Fragestellung durchgeführt worden, die allerdings nicht zu einheitlichen Ergebnissen kamen. Erst kürzlich (1993) sind widersprüchliche Ergebnisse aus zwei großen Untersuchungen bekannt geworden. In Deutschland gibt es daher im Augenblick kein einheitliches Behandlungskonzept. Soll bereits bei einer Reduktion der Helferzellen behandelt werden, und wenn ja, ab welchem Wert erscheint dies sinnvoll? Ist es vielleicht doch besser, erst dann zu behandeln, wenn echte Krankheitssymptome auftreten? Ist es vorteilhaft, das Zidovudin mit anderen Mitteln zu kombinieren? Diese Fragen müssen zum Teil in derzeit laufenden klinischen Untersuchungen geklärt werden.

Vielerorts wird bei weniger als 250 Helferzellen und auch ohne

Krankheitssymptome mit einer Zidovudin-Therapie begonnen. Man hofft, dadurch eine Verlangsamung des Krankheitsablaufs und eine Besserung des Allgemeinzustandes erreichen zu können. Vorteil dieser frühen Behandlung ist, daß einige Nebenwirkungen seltener auftreten und es länger dauert, bis die Viren gegenüber dem Mittel resistent werden. Unabhängig von der Zahl der Helferzellen soll eine Therapie aber immer dann begonnen werden, wenn Krankheiten auftreten, die im Zusammenhang mit Aids stehen.

Die Überlebenszeit bei Aids-Kranken konnte mit der Zidovudin-Therapie von 6 auf 21 Monate verlängert werden, so daß wir nicht von einer optimalen, aber doch wirkungsvollen Behandlung sprechen können.

Ebenfalls strittig war die Dosis, in der das Zidovudin verabreicht werden sollte. Es scheint, daß geringere Dosen als ursprünglich angewandt ebenfalls wirksam sind und weniger Nebenwirkungen zeigen. So reichen Tagesdosen von 500 Milligramm in vielen Fällen offenbar aus, während man anfangs 1200 Milligramm nahm. Untersucht wird auch noch die Möglichkeit der Kombination verschiedener Virushemmstoffe. Man möchte einerseits die Nebenwirkungsrate senken, andererseits verhindern, daß sehr schnell unempfindliche Viren auftreten. Endgültige Ergebnisse zu dieser Kombinationsbehandlung liegen aber noch nicht vor.

Nebenwirkungen des Zidovudins
Häufig gerade zu Beginn der Therapie sind Übelkeit und Kopfschmerzen, die sich jedoch oft von selbst bessern. Zidovudin kann ernsthafte Veränderungen des Blutbildes hervorrufen. Es kann zu Blutarmut, zum Abfall der Blutplättchen und der weißen Blutkörperchen kommen. Diese Blutbildveränderungen werden durch eine Schädigung des Knochenmarks, wo die Blutzellen gebildet werden, verursacht und treten innerhalb der ersten vier bis sechs Wochen nach Behandlungsbeginn auf. Die Blutbildschäden werden unter einer niedrigdosierten Therapie (500 Milligramm) seltener gesehen als bei hohen Dosen (1200 Milligramm). Bei gleichzeitiger Anwendung des Schmerzmittels Paracetamol sind Blutbildschäden häufiger. Möglich sind auch Überempfindlichkeitsreaktionen mit Hautrötungen, Juckreiz und Fieber. Selten werden meist kurzfristige Leber- und Nierenschäden beobachtet.

Die zweite in Deutschland seit 1992 zugelassene Substanz zur Bekämpfung des Aids-Erregers ist das Didanosin (DDI). Dieses Mittel ist allerdings noch nicht so gut untersucht wie Zidovudin. Seine Wirkungsweie ist der des Zidovudins vergleichbar. Der Stellenwert der Substanz in

21 MITTEL GEGEN PARASITOSEN, PILZ- UND VIRUSERKRANKUNGEN

der Aids-Therapie steht noch nicht endgültig fest. Es laufen derzeit vergleichende Untersuchungen mit Zidovudin, die herausfinden sollen, welches Mittel überlegen erscheint. Man hat mit Didanosin aber ein zweites Arzneimittel zur Verfügung, das beispielsweise dann sinnvoll werden kann, wenn die Wirksamkeit des Zidovudins nachläßt oder dieses nicht vertragen wird. Die Nebenwirkungen unterscheiden sich von denen des Zidovudins: Blutbildveränderungen sind seltener als bei Zidovudin. Es kann aber zu Entzündungen der Bauchspeicheldrüse kommen, eine schwere, unter Umständen bedrohliche Nebenwirkung. Unangenehm sind auch schmerzhafte Entzündungen der Nerven (bei zwei Prozent). Kopfschmerzen, Benommenheit, psychische Veränderungen (dreizehn Prozent) und selten Krampfanfälle sind ebenfalls beschrieben worden.

Das Mittel Zalcitabin wirkt ebenfalls ähnlich wie das Zidovudin und ist mittlerweile auch in Deutschland zugelassen. An Nebenwirkungen wurden bisher beobachtet: Krankheitsgefühl und Fieber, Hautrötungen, Durchfälle. Recht häufig treten schmerzhafte Entzündungen der Nerven, vor allem an den Beinen auf. Seltener als unter Zidovudin kommt es zu Blutbildschäden, dann insbesondere zu einem Abfall der Blutplättchen.

Zahlreiche andere Hemmstoffe des Aids-Erregers sind in der Erforschung, werden aber zum Großteil erst experimentell erprobt.

(2) Impfstoffe gegen Aids

Impfstoffe sollen das Immunsystem zur Bildung von Antikörpern anregen, die bestimmte Krankheitserreger bekämpfen können. Dank einer verbesserten Abwehr sollen die Krankheitserreger nach Möglichkeit sofort nach Eintritt in den Körper eliminiert werden. Wirksame Impfstoffe gibt es zur Verhütung bestimmter Kinderkrankheiten, der Kinderlähmung, Tuberkulose und anderer. Es existiert zur Zeit jedoch kein Impfstoff, der zur Behandlung oder Verhütung von HIV-Infektionen eingesetzt werden kann. Gleichwohl wird in diesem Bereich intensiv geforscht. Bisher entwickelte Impfseren werden in Tierversuchen und in kleinen Studien an ausgewählten Patienten untersucht. Die Ergebnisse dieser Testreihen müssen jedoch abgewartet werden.

Wahrscheinlich wird es sehr bald zu Änderungen in der Aids-Therapie kommen. Bisher ist und bleibt Zidovudin das Standardmedikament, an dem sich andere Mittel zu messen haben. Ob Kombinationen verschiedener Mittel, das Einlegen von Therapiepausen oder abwechselnder Einsatz unterschiedlicher Virushemmstoffe Vorteile bringen, läßt sich zur Zeit nicht abschließend beurteilen.

Hormone

Hormone sind körpereigene Stoffe, die alle wichtigen Körperfunktionen steuern, von der Regelung des Blutzuckers über Streßreaktionen bis hin zur Geschlechtsdifferenzierung. Seit langem werden sie in verschiedenen Bereichen therapeutisch angewandt, sei es, daß fehlende Hormone ersetzt werden müssen (z. B. Insulin bei der Zuckererkrankung) oder daß bestimmte Wirkungen der Hormone Erkrankungen günstig beeinflussen können (z. B. Cortison bei Asthma, Hauterkrankungen usw.).

Durch gentechnische Verfahren können einige Hormone in unbegrenzten Mengen hergestellt werden, was die Behandlung in manchen Fällen vereinfacht (zum Beispiel die Behandlung von Kindern mit einem Mangel an Wachstumshormon). Aber auch der Mißbrauch von Hormonen (z. B. zu Dopingzwecken) greift um sich.

Die Bezeichnung »Hormon« geht auf das griechische Wort für »bewegen« und »antreiben« (horman) zurück. Das ist, kurz gefaßt, auch die Wirkung dieser Stoffe. Sie werden in bestimmten Drüsen gebildet und steuern Stoffwechselvorgänge in vielen Organen. Der Körper verfügt über beeindruckende natürliche Mechanismen, die uns vor einem Mangel oder einem Überschuß an Hormonen bewahren. Die Freisetzung einiger Hormone wird von einer Zentrale im Gehirn aus gesteuert, der Hirnanhangsdrüse. Dort werden aufgrund von Signalen aus dem Gehirn eine Reihe von Substanzen gebildet, die ihrerseits wieder Hormondrüsen stimulieren. Je nach Bedarf gelangen mehr oder weniger Hormone in die Blutbahn.

Wenn ein bestimmtes Hormon gebildet wird, gelangt es in die Blutbahn und kann seine Wirkung an verschiedenen Stellen im Körper entfalten. Dies geschieht über Empfängermoleküle, sogenannte Rezeptoren. Derartige Empfängermoleküle haben wir auch an anderer Stelle kennengelernt, zum Beispiel bei der Erklärung des unwillkürlichen Nervensystems (siehe Kapitel 7). Das Hormon bindet sich an diese Stellen, dadurch wird dann der erwünschte Effekt ausgelöst, etwa die Herstellung bestimmter Eiweißstoffe oder die Aufnahme des Blutzuckers in die Zellen (beim Insulin). Die Hormone sind also »Botenstoffe«, die in bestimmten Drüsen gebildet werden, ihre Wirkung aber weit entfernt in

HORMONE

Hormon	Bildungsstätte	Wirkung
männliche Geschlechtshormone (Androgene)	Hoden	Reifung der Samenzellen, Geschlechtstrieb, Eiweißaufbau u.a.
weibliche Geschlechtshormone (Östrogene, Gestagene)	Eierstöcke	Erhaltung der Schwangerschaft, Knochenaufbau, Steuerung des Menstruationszyklus
Glucocorticoide (Cortison, Hydrocortison)	Nebennierenrinde	»Streßhormon«, Blutzuckererhöhung, Eiweißabbau, Erhöhung der Zahl weißer Blutkörperchen im Blut
Schilddrüsenhormon (Thyroxin)	Schilddrüse	Wachstumsförderung, Reifung des zentralen Nervensystems
TSH, ACTH, LH, FSH	Hirnanhangsdrüse	Steuerung der Ausschüttung von Hormonen aus Schilddrüse, Nebenniere, Geschlechtshormonen
Prolaktin	Hirnanhangsdrüse	Milchbildung, Wirkung beim Mann unklar
Wachstumshormon	Hirnanhangsdrüse	Wachstumsförderung, Muskelaufbau
Insulin	Bauchspeicheldrüse	Senkung des Blutzuckers, Eiweißaufbau

anderen Organen entfalten. Die folgende Tabelle gibt eine Auswahl einiger Hormone wieder, den Ort ihrer Entstehung und ihre Wirkungen.

Daneben gibt es noch zahlreiche andere Hormone, die in vielen Organen gebildet werden. Relativ neu ist die Entdeckung von Hormonen, die die Bildung der Blutkörperchen regeln. Das Erythropoetin wird beispielsweise in der Niere gebildet und steuert die Bildung der roten Blutkörperchen im Knochenmark.

Hormone können in zwei Situationen eingesetzt werden:
1. Bei einem Hormonmangel kann man das Defizit durch die Zufuhr in Tablettenform oder als Spritze ausgleichen. Wenn also beispielsweise das Schilddrüsenhormon fehlt, weil die Schilddrüse erkrankt

NEBENNIERENRINDENHORMONE ODER CORTICOSTEROIDE

ist, kann man diesen Mangel durch Einnahme von synthetisch hergestellten Hormonen beheben. Dies gilt im Prinzip für jedes Hormon. Im Fachjargon wird der Ersatz von fehlenden Hormonen als »Substitution« bezeichnet.
2. Ein Teil der Hormone wird zur Behandlung von krankhaften Zuständen angewandt, die nicht auf einen Hormonmangel zurückzuführen sind. Breite Anwendung haben hier die Corticosteroide gefunden, die wir noch ausführlich besprechen werden. Auch Geschlechtshormone werden in unterschiedlichen Situationen als Medikamente benutzt, zum Beispiel beim Knochenschwund (Osteoporose), als Verhütungsmittel und bei der Krebstherapie.
Wir gehen nun auf therapeutisch wichtige Hormone genauer ein.

Nebennierenrindenhormone oder Corticosteroide

Die Funktion der Nebenniere war bis zu Anfang dieses Jahrhunderts unbekannt. In den dreißiger Jahren konnten erstmals Wirkstoffe aus der Nebennierenrinde isoliert werden, und Ende der vierziger Jahre wurde zum ersten Mal Cortison in der Therapie eingesetzt. Seither werden cortisonähnliche Stoffe bei einer Vielzahl von Erkrankungen therapeutisch genutzt.

Bei den Nebennierenrindenhormonen unterscheiden wir Mineralocorticoide und Glucocorticoide.

Die Mineralocorticoide spielen eine wichtige Rolle beim Salzstoffwechsel des Körpers. Kochsalz und Wasser werden durch die Wirkung der Mineralcorticoide im Körper zurückgehalten. Dadurch werden indirekt der Blutdruck und das Blutvolumen gesteuert. Das Aldosteron ist das wichtigste Mineralocorticoid. Es wurde 1952 erstmalig synthetisch hergestellt. Im allgemeinen wird in der Dauertherapie ein synthetisch abgewandeltes Hormon, das Fludrocortison, als Tablette eingenommen.

(1) Mineralocorticoide

Fludrocortison (Astonin H, Fludrocortison Squibb)

HORMONE

In aller Regel werden Mineralocorticoide nur beim Ausfall der Nebennierenrinde als Ersatz für die körpereigenen Hormone eingenommen. Selten werden sie bei niedrigem Blutdruck verschrieben und nur bei einer ausgeprägten Symptomatik, da die Nebenwirkungen einer solchen Therapie zu schwer sind (siehe Kapitel 8). Daneben werden sie bei sehr seltenen Erkrankungen, die ebenfalls mit einem niedrigen Blutdruck einhergehen, verwendet.

(2) Einige Glucocorticoide

In Tablettenform:
Cortison (Cortison CIBA), **Hydrocortison** (Hydrocortison Hoechst, Hydrocortison Jenapharm), **Prednison** (Decortin, Prednison Dorsch, Prednison ratiopharm), **Prednisolon** (Decortin H, Decaprednil, duraprednisolon), **Methylprednisolon** (Urbason, Medrate), **Dexamethason** (Decadron, Fortecortin), **Betamethason** (Betnesol, Celestan, Celestamine), **Fluocortolon** (Ultralan-oral, Doloproct-Zäpfchen), **Triamcinolon** (Delphicort, Volon, Berlicort), **Cloprednol** (Syntestan), **Prednyliden** (Decortilen)

Glucocorticoide zur Anwendung auf der Haut:
Hydrocortison (Certisol, Hydrocortison Wolff, Ficortril), **Fluocortinbutylester** (Vaspit), **Clocortolonpivalat** (Kaban, Kabaminat), **Betamethasonvalerat** (Betnesol, Betamethason Wolff), **Amcinonid** (Amciderm), **Fluocinolonazetonid** (Jellin), **Hydrocortisonbutyrat** (Alfason)

Augentropfen/Augensalben:
Cortison (Cortison Augensalbe Dr. Winzer), **Dexamethason** (Dexa sine Augentropfen, Spersa-Dex-Augentropfen), **Medryson** (Spectramedryn-Augentropfen, Ophtocortin)

Rektale Verabreichungen:
Hydrocortisonacetat (Colifoam), **Betamethason** (Betnesol-Rectalinstillation)

Die Liste ließe sich noch fortsetzen. Es gibt glucocorticoidhaltige Ohrentropfen, Lösungen zur Injektion in Gelenke oder in die Vene, Nasentropfen und Sprays für Asthmatiker (siehe Kapitel 7). Ein Teil dieser Medikamente wird in den entsprechenden Kapiteln besprochen.

Die Glucocorticoide nehmen Einfluß auf Stoffwechselvorgänge im ganzen Körper. Der Name wurde gewählt, weil Glucocorticoide in erster Linie auf den Zuckerstoffwechsel (Glukosestoffwechsel) einwirken. Zucker wird gebildet, Körpereiweiß wird abgebaut, weiße und rote Blutzellen im Blut werden vermehrt. Zugleich besitzen die Glucocorticoide in abgeschwächter Form Wirkungen der Mineralocorticoide (Zurückhaltung von Wasser und Salz). All diese Vorgänge dienen dazu, in Streßsituationen (Unfälle, körperliche Belastungen, Fieber und ähnliches) Energie bereitzustellen. Es sind somit lebenswichtige »Streß-Hormone«.

Ersatz von Glucocorticoiden

Wenn die Nebennieren nicht mehr arbeiten, kommt es zu einem Krankheitsbild, das »Addison-Krankheit« genannt wird (Addison war der Arzt, der als erster diese Erkrankung beschrieb). Diese Patienten sind schwach und müde, es kommt zu schweren Störungen im Salzhaushalt. Treten noch andere Erkrankungen, zum Beispiel Infekte auf, kann es zu lebensgefährlichen Krisen mit Blutdruckabfällen kommen.

Diese Erkrankung läßt sich durch einen Ersatz der fehlenden Hormone behandeln. Man gibt als Glucocorticoid das Cortisol (Hydrocortison) und als Mineralocorticoid das Fludrocortison. Diese Mittel können als Tabletten eingenommen werden. Da der Körper einen biologischen Rhythmus besitzt, in dem er die Hormone der Nebennierenrinde benötigt, sollen die Glucocorticoide auch nicht in drei gleichen Dosen eingenommen werden. Morgens (sechs bis acht Uhr) soll der größte Teil des Hydrocortisons eingenommen werden (zehn bis fünfzehn Milligramm Hydrocortison), mittags (zwölf bis vierzehn Uhr) fünf bis zehn Milligramm und abends eventuell noch einmal fünf Milligramm (je nach körperlicher Aktivität). Das Fludrocortison wird einmal morgens eingenommen. In diesem Rhythmus gibt auch eine normale Nebennierenrinde ihre Hormone ab. Der Ersatz soll so durchgeführt werden, daß sämtliche Symptome der Erkrankung verschwinden. Für die Patienten ist es wichtig, daß der Hormonersatz lebenslang erfolgen muß. Auch wenn andere Erkrankungen hinzukommen, zum Beispiel Infekte, darf das Cortison niemals weggelassen werden, da der Körper dringend auf die Streßhormone angewiesen ist. Im Gegenteil: Die Cortisondosis muß dann sogar erhöht werden. Dasselbe gilt für

Operationen, denn auch dann benötigt der Körper große Mengen des Streßhormons.

Therapie anderer Erkrankungen mit Glucocorticoiden

Die Addison-Krankheit ist eigentlich sehr selten und erklärt nicht den massenhaften Einsatz von Glucocorticoiden. An manchen Stellen in diesem Buch ist bereits auf die Behandlung mit diesen Hormonen eingegangen worden. Die breite Verwendung ist auf die Tatsache zurückzuführen, daß Glucocorticoide Entzündungen im Körper unterdrücken können. Wenn durch Entzündungen eine Krankheit entsteht oder unterhalten wird, kann dieser Prozeß mit Glucocorticoiden unterdrückt werden. Das Wort »unterdrücken« zeigt bereits eine Schwäche der Cortisontherapie auf: Der Krankheitsprozeß wird zwar im Zaum gehalten, eine Heilung jedoch in den meisten Fällen nicht erreicht.

Welche Erkrankungen können durch Glucocorticoide beeinflußt werden?

Asthma: Bereits im Kapitel 7 sind wir auf die Behandlung des Asthmas mit Corticoiden eingegangen. Sie unterdrücken die Entzündung in den Bronchien und können daher der Luftnot bei Daueranwendung abhelfen. Allerdings sollten als Inhalation nach Möglichkeit nur Corticoide genommen werden, da sie sich weniger auf den Gesamtorganismus auswirken und gezielt dort ansetzen, wo die Wirkung auch erwünscht ist, nämlich in der Lunge. Möglichst nur vorübergehend, bei akuten Verschlechterungen des Asthmas und dann mit rascher Reduktion der Dosis, sollen die Corticoide als Tabletten gegeben werden.

Rheuma: Lange Zeit galten die Cortisonpräparate als Wundermittel beim »echten« Gelenkrheuma. Diese Erkrankung ist durch eine chronische Entzündung in den Gelenken gekennzeichnet, die sich im Krankheitsverlauf deformieren und versteifen. Aufgrund der zahlreichen Nebenwirkungen bei einer Dauereinnahme werden die Glucocorticoide nur noch selten verschrieben. Sie gelten jetzt als Reservemittel, die bei schweren Verläufen gegeben werden können, wenn man mit anderen Mitteln nicht auskommt.

Autoimmunerkrankungen: Diese Krankheiten entstehen dadurch, daß sich die Immunabwehr gegen den eigenen Körper richtet. Praktisch alle

THERAPIE ANDERER ERKRANKUNGEN MIT GLUCOCORTICOIDEN

Organe können von körpereigenen Antikörpern angegriffen werden. Häufig sind Nierenschäden, Hauterscheinungen, Gelenkentzündungen und Blutbildveränderungen. Die Ursache dieser Erkrankungen ist oft nicht bekannt, und Corticoide dienen auch hier vor allem zur unspezifischen Unterdrückung der Entzündungsreaktion. Häufig werden sie zusammen mit anderen Mitteln eingesetzt, zum Beispiel Zytostatika (Endoxan).

Entzündungen des Darmes: Auch chronische Darmentzündungen (Morbus Crohn, Colitis ulcerosa) können mit Corticoiden unterdrückt werden. Man setzt sie im akuten Schub ein, sie sollen nach Möglichkeit rasch reduziert und abgesetzt werden. In der Krebstherapie, vor allem bei bestimmten Formen des Blutkrebses, haben Corticoide ihren Platz. Sie sind in vielen Schemata der Krebsbehandlung enthalten.

Allergische Reaktionen (zum Beispiel nach Insektenstichen oder nach Medikamenten) werden häufig auch mit Corticoiden behandelt. Allerdings muß man sich im klaren darüber sein, daß die Wirkung erst spät eintritt. Bei einem bedrohlichen Krankheitsbild (etwa mit Blutdruckabfall und Luftnot) nützen Corticoide allein nichts.

Viele **Hauterkrankungen** werden mit cortisonhaltigen Salben, Pasten, teilweise auch mit Tabletten behandelt. Auch hier haben sie meist nur einen unterdrückenden Effekt, das heißt, Erkrankungen kehren wieder, wenn man die Corticoide absetzt.

Darüber hinaus gibt es eine Vielzahl weiterer Erkrankungen, die ebenfalls mit Glucocorticoiden behandelt werden. Die obige Auflistung ist daher nur ein Ausschnitt.

Glucocorticoide: Nebenwirkungen

Es gibt eine breite Palette von Nebenwirkungen, die besonders dann auftreten, wenn Corticosteroide dauerhaft verabreicht werden. Kurzfristig gegeben sind auch hohe Dosen gut verträglich und führen sehr selten zu Zwischenfällen. Bei chronischer Einnahme ist die Liste möglicher Nebeneffekte jedoch lang:

Häufig kommt es zu einem Schwund der Knochenmasse (Osteoporose); nach einjähriger Gabe ist bei 40 Prozent, nach drei Jahren bei 80 bis 90 Prozent der Patienten mit einem derartigen Knochenschwund zu rechnen. Ob die Dosis dabei eine Rolle spielt, ist umstritten. Diese Nebenwirkung kann auch bei Kindern auftreten und ist deswegen besonders gefährlich, weil sie nicht rückgängig zu machen ist. Seltener kommt es zum regelrechten Absterben von Knochenpartien, meist im Hüftbereich.

Glucocorticoide erhöhen den Blutzuckergehalt. Wer also zu erhöhten Zuckerwerten neigt, muß mit dem Ausbruch einer Zuckererkrankung (Diabetes mellitus) rechnen. Bei Diabetikern verschlechtern sich unter Umständen die Zuckerwerte. Einflüsse auf die Blutsalze sind ebenfalls häufige Begleiteffekte, beispielsweise die Verschiebung der Natrium- und der Kaliumwerte im Blut.

Eine weitere Nebenwirkung ist das sogenannte Vollmondgesicht und die »Stammfettsucht«, während die Extremitäten durch einen Muskelschwund immer dünner werden. Alle Glucocorticoide können zu einem Wachstumsstopp führen. Sie sollen daher gerade Kindern nur gegeben werden, wenn sie dringend erforderlich sind, und dann so kurz wie möglich.

An den Augen kann es zu einer Erhöhung des Augeninnendrucks kommen (Grüner Star) sowie zu Linsentrübungen (Grauer Star).

Die Haut wird durch langfristigen Gebrauch der Glucocorticoide dünn, Akne kann entstehen. Insbesondere bei Verwendung von Salben oder Cremes sind Auswirkungen auf die Haut zu erwarten.

Die entzündungshemmende Wirkung der Glucocorticoide ist bei manchen Erkrankungen durchaus erwünscht, wie wir im Abschnitt über die therapeutische Anwendung dieser Mittel gesehen haben. Wenn sich der Körper jedoch mit einer Infektion durch Krankheitskeime auseinandersetzen muß, kann das Mittel schädlich sein, denn im Falle einer Infektion ist die Entzündung eine sinnvolle Abwehrreaktion gegen die Krankheitskeime. Wird die Entzündung dann unterdrückt, können sich die Keime um so besser im Körper ausbreiten. Häufig wird das zu spät bemerkt, da das Krankheitsgefühl bei Infekten erst durch die Entzündungsreaktion des Körpers entsteht, und gerade diese wird ja unterdrückt. Dann können sich Infekte unbemerkt ausbreiten. So gab es Fälle, in denen sich bei Patienten, die dauerhaft Glucocorticoide einnahmen, unbemerkt eine Tuberkulose entwickelte, manchmal mit tödlichem Ausgang.

Bei anderen Infektionen haben sich Glucocorticoide jedoch als nützlich erwiesen. Bakterielle Hirnhautentzündungen sind gefürchtete Infektionen, die auch zu neurologischen Langzeitschäden führen können. Es hat sich herausgestellt, daß bei Kindern die frühe Gabe eines bestimmten Cortisonpräparates (Dexamethason) zusammen mit Antibiotika günstig war. Bei den so behandelten Kindern traten weniger Folgeschäden auf (bei Erwachsenen sind entsprechende Untersuchungen noch nicht durchgeführt worden).

THERAPIE ANDERER ERKRANKUNGEN MIT GLUCOCORTICOIDEN

Glucocorticoide können den Blutdruck steigern und somit Patienten zu schaffen machen, die ohnehin unter einem erhöhten Blutdruck leiden.

Auch mit psychischen Nebenwirkungen ist zu rechnen. Oft machen Glucocorticoide euphorisch, oder sie bewirken gelegentlich das Gegenteil: tiefe Depressionen und Wahnvorstellungen.

Es galt auch lange Zeit als sicher, daß »Cortison auf den Magen schlägt«. Man nahm an, daß das Mittel Magengeschwüre und Magenblutungen verursachen könne. Dieses Risiko scheint nach neueren Untersuchungen jedoch geringer als befürchtet und sich im wesentlichen auf Patienten zu begrenzen, die gleichzeitig ein Rheumamittel einnehmen.

Wichtig, obwohl keine Nebenwirkung im strengen Sinne, ist der Umstand, daß bei einer dauerhaften Einnahme der Glucocorticoide die Nebennierenrinde mit ihrer eigenen Cortisonproduktion aufhört. Wenn man das Medikament abrupt absetzt, hat der Körper keinerlei Glucocorticoide mehr. Das ist gefährlich, denn diese Hormone sind lebenswichtig! Glucocorticoide müssen daher langsam abgesetzt werden (man spricht von »ausschleichen«), insbesondere dann, wenn sie über längere Zeit eingenommen wurden.

Wichtig ist ebenfalls, daß all diese Nebenwirkungen beim Hormonersatz nicht auftreten, also bei Menschen, deren Nebennierenrinde ausgefallen ist und die auf einen lebenslangen Ersatz mittels Tabletten angewiesen sind.

Angesichts der zahlreichen, teilweise dramatischen Nebenwirkungen ist eine genaue Nutzen-Risiko-Abwägung bei der Anwendung dieser Mittel dringend notwendig. Lassen Sie sich daher vom Arzt genau die Gründe für die Einnahme erklären. Klären Sie auch die Therapiedauer, denn die Nebenwirkungsrate steigt mit der Dauer der Anwendung.

Falls man tatsächlich zu einer langfristigen Einnahme gezwungen ist, können einige Regeln helfen, die Nebenwirkungen so gering wie möglich zu halten:
1. Die Dosis sollte morgens eingenommen werden; wenn tatsächlich mehrere Einzeldosen notwendig sind, sollte der Großteil (zwei Drittel) morgens, der Rest (ein Drittel) abends eingenommen werden.
2. Man sollte eine eiweißreiche Kost (Fisch, Fleisch, Milchprodukte) zu sich nehmen. Glucocorticoide bauen körpereigenes Eiweiß ab.
3. Reichliche Calciumzufuhr (Milch, Milchprodukte) ist zur Vermeidung des Knochenschwundes unerläßlich.
4. Bei Zucker ist Zurückhaltung geboten (Glucocorticoide erhöhen die Zuckerwerte im Blut).

5. Ebenfalls wird zur Zurückhaltung mit Salz geraten (zur Vermeidung von Wasseransammlungen im Körper).

Hydrocortison und Cortison werden fast ausschließlich als Ersatzmittel bei einem Ausfall der Nebennierenrinde gegeben. Da sie den Salzhaushalt des Körpers beeinflussen, wurden in den fünfziger Jahren diese Stoffe chemisch so verändert, daß ihre entzündungshemmende Wirkung und der Einfluß auf den Zuckerstoffwechsel verstärkt, die Beeinträchtigung des Salzhaushalts jedoch reduziert wurde. Diese ersten synthetischen Substanzen waren das Prednison und das Prednisolon. Beide Stoffe gelten nach wie vor als Standardmittel in der Langzeittherapie mit Glucocorticoiden. In den letzten Jahrzehnten versuchten die Forscher, Substanzen zu finden, die immer stärker entzündungshemmend wirkten, ohne in irgendeiner Weise den Salzhaushalt zu beeinflussen. Seither sind eine unüberschaubare Zahl von abgewandelten Glucocorticoiden auf dem Markt erschienen. Eine stärkere Wirkung ist aber keineswegs immer ein Vorteil. Es stellte sich nämlich heraus, daß die stärkeren Glucocorticoide mehr Nebenwirkungen entwickeln als ihre Vorgänger Prednisolon und Prednison.

Nebenwirkungen fallen geringer aus, wenn man die Glucocorticoide lokal anwendet. Beim Asthma zur Inhalation, bei Hauterkrankungen als Salbe und Creme, bei Darmentzündungen als Einlauf und so weiter. Dennoch ist auch bei der lokalen Anwendung eine Auswirkung auf den ganzen Körper möglich. Bei Cremes und Salben kommt es beispielsweise darauf an, wie stark das Glucocorticoid ist, wie dick die Haut ist und wo man das Mittel anwendet. Während an Händen und Armen sehr wenig in die Blutbahn aufgenommen wird, gelangen aus dem Genitalbereich große Mengen in die Blutbahn und somit in den Körper.

Gefährlich ist das Einspritzen von Glucocorticoiden in die Gelenke. Es gibt nur wenige Gründe, die ein solches Vorgehen rechtfertigen, zum Beispiel bei echtem Gelenkrheumatismus mit stark entzündeten Gelenken. Beim Einspritzen der Corticoide besteht eine hohe Infektionsgefahr, der Gelenkknorpel kann geschädigt werden, Verkalkungen können im Gelenk entstehen, die Gelenkhaut kann sich entzünden. Mit Auswirkungen auf den ganzen Körper und entsprechenden Nebenwirkungen muß ebenfalls gerechnet werden. Sicherlich sind es insgesamt sehr wenig Fälle, in denen eine derartige Verabreichung gerechtfertigt ist, aber sie wird trotz des hohen Risikos weiterhin oft durchgeführt.

Männliche Hormone (Androgene)

> **Testosteron** (Testoviron, Andriol), **Mesterolon** (Proviron, Vistimon), **Testolacton** (Fendestrin)

Das typisch Weibliche und das typisch Männliche (in Medizinerdeutsch: die weiblichen und männlichen Geschlechtsmerkmale) werden durch die Wirkung von Geschlechtshormonen geprägt. Die weiblichen Geschlechtshormone (Östrogene und Gestagene) werden in den Eierstöcken gebildet. Im Kapitel über Frauenkrankheiten gehen wir ausführlich darauf ein.

Androgene werden vorwiegend im Hoden, in geringem Ausmaß auch in der Nebenniere gebildet. Der Körper stellt es – wie viele andere Hormone auch – aus Cholesterin her.

Das bekannteste Androgen ist das Testosteron. Unter dem Einfluß der Androgene werden die typisch »männlichen« Merkmale ausgeprägt: Ausbildung der männlichen Geschlechtsorgane, Bartwuchs, Reifung der Samenzellen. Auch die Glatzenbildung bei Männern geschieht unter dem Einfluß von Androgenen. Über einen vermehrten Eiweißaufbau kommt es zu einer Zunahme der Muskelmasse. Ein stärkeres Aggressionsverhalten soll durch die Androgene verursacht werden. Bei Frauen führt die Verabreichung von Androgenen zu einer Vermännlichung: Es kommt zum Bartwuchs, einer tieferen Stimme und einem Wachstum der Muskulatur. Bei Frauen verstärken Androgene auch den Sexualtrieb. Bei Männern hingegen bewirkt die Androgenzufuhr keine Potenzsteigerung, die Anzahl der reifen Samenzellen nimmt sogar ab.

Androgene, insbesondere das Testosteron, können bei einem Mangel an körpereigenen Hormonen als Ersatz gegeben werden. Das ist zum Beispiel der Fall, wenn wegen einer Erkrankung (Tumor) oder eines Unfalls die Hoden operativ entfernt werden müssen oder wenn die Geschlechtsorgane unterentwickelt sind. Dann ist eine lebenslange Ersatztherapie notwendig. Eine Behandlung der Impotenz mit Androgenen hat nur Sinn, wenn die Impotenz tatsächlich auf einen Mangel an natürlichem Hormon zurückzuführen ist. Bei normalem Testosteronspiegel hat die zusätzliche Gabe von Androgenen keinen Erfolg.

Frauen wurden früher Androgene zur Behandlung des Brustkrebses verschrieben. Das Wachstum der bösartigen Zellen ist in einem gewissen Grad von Hormonen abhängig. Östrogene stimulieren das Wachstum, Androgene hemmen es. Da die typischen Nebenwirkungen der

Androgene bei Frauen sehr häufig auftreten, werden andere Hormonbehandlungen bevorzugt. So wird sehr oft Tamoxifen gegeben, ein Mittel, das die Wirkung der Östrogene aufhebt, ohne selbst androgene Eigenschaften zu besitzen. Es kommt mit diesem Mittel also nicht zu einer Vermännlichung.

Anabolika (Anabole Steroide)

> **Nandrolon** (Deca-Durabolin), **Metenolon** (Primobolan), **Clostebol** (Megagrisevit mono)

Die Entwicklung der Anabolika hatte eigentlich zum Ziel, die eiweiß- und muskelaufbauenden Eigenschaften der Androgene zu isolieren und die anderen, »vermännlichenden« Eigenschaften des Testosterons (Bartwuchs, Glatzenbildung, tiefere Stimme) zu eliminieren. Das ist jedoch bei keinem der Mittel vollständig gelungen. Unter anderem wird das an den Nebenwirkungen deutlich, die man bei manchen Spitzensportlerinnen bewundern kann. Anabole Wirkungen, also der Muskelaufbau, lassen sich von den übrigen androgenen Wirkungen nicht trennen.

Der Mißbrauch anaboler Steroide, vor allem bei Sportlern, ist sehr verbreitet. Männliche und weibliche Bodybuilder versuchen so, ihre Figur zu verbessern. Hochleistungssportler (Leichtathleten, Schwimmer, Radfahrer) mißbrauchen Anabolika zur Leistungssteigerung. Anabolika werden dabei in vier- bis zwölfwöchigen »Kuren« angewandt, und nicht selten werden verschiedene Anabolikasorten zur gleichen Zeit eingenommen. Die beim Doping angewandten Dosierungen übersteigen bei weitem die Mengen, die zu medizinischen Zwecken benötigt werden. So wird häufig das Zehn- bis Hundertfache der normalen Dosis eingenommen. In den Vereinigten Staaten schätzt man die Zahl der Athleten und Bodybuilder, die anabole Steroide zum Muskelaufbau einnehmen, auf eine Million. Über vierzig Prozent der Bodybuilder verwenden Anabolika. Der Mißbrauch in den USA ist bereits bei Oberschülern festzustellen. In Deutschland sieht es nicht viel besser aus. Die Skandalberichte über entlarvte Hochleistungssportler stellen nur die Spitze des Eisberges dar. Für ein athletisches Aussehen werden die hohen Risiken der Anabolika von zahllosen Hobbysportlern, vor allem von Bodybuildern, leichtfertig in Kauf genommen.

Erhebliche psychische Nebenwirkungen entstehen regelmäßig wäh-

ANABOLIKA (ANABOLE STEROIDE)

rend des hochdosierten Gebrauchs von Anabolika als Dopingmittel. In einem Brief an die medizinische Wochenzeitung *The Lancet* im Jahre 1987 berichtete ein Arzt über eine kleine Untersuchung an 32 Schülern einer Sportschule, die anabole Steroide einnahmen. Drei von ihnen zeigten echte psychotische Bilder (einer hörte Stimmen, einer glaubte, in seinem Kopf sei ein Radio, einer litt an Wahnzuständen in Form krankhaften Mißtrauens). Vier hatten einen Realitätsverlust; einer glaubte beispielsweise, es würde ihm nichts passieren, wenn er vom dritten Stock auf die Straße fiele. Vier junge Männer hatten manische Perioden, einer kaufte während der Einnahme anaboler Steroide zum Beispiel zweimal ein neues Auto. Fünf litten unter ernsthaften Depressionen.

In einer amerikanischen Untersuchung an 41 Menschen, die anabole Steroide einnahmen, hatten fünf ernsthafte psychotische Syndrome (Wahnbilder, krankhaftes Mißtrauen oder Größenwahn). Vier zeigten leichte psychotische Bilder, fünf hatten manische Perioden und acht waren Grenzfälle. Nach dem Absetzen des Mittels schwanden die psychotischen Erscheinungen, doch fünf der Untersuchten durchlitten eine Depression (*Am J Psychiatry 1988; 145/4: 487*).

Es ist schwierig, genaue Angaben über die Nebenwirkungen beim Doping zu erhalten, da die Einnahme illegal erfolgt und sich somit jeder Kontrolle entzieht. Aufgrund der oben zitierten Untersuchungen wird jedoch geschätzt, daß es bei etwa zwanzig Prozent der Fälle zu depressiven Verstimmungen oder manischen Zuständen kommt, in mehr als zehn Prozent sind Wahnvorstellungen zu erwarten.

An körperlichen Schäden riskiert man Leberveränderungen bis hin zum Leberkrebs, Hautveränderungen (Akne), bei Männern Impotenz, Unfruchtbarkeit und Wachstum der Brust. Wie bei den Androgenen bereits angesprochen, sind Frauen von Vermännlichungserscheinungen betroffen, es kommt zu Menstruationsstörungen. In der Schwangerschaft dürfen auf keinen Fall Anabolika gegeben werden, da das Kind geschädigt werden kann.

Medizinische Gründe zur Verordnung von Anabolika stehen in keinem Verhältnis zum massiven Mißbrauch als Dopingmittel. Eine Reihe von Erkrankungen hoffte man mit diesen Mitteln behandeln zu können. Dazu gehörten der krankhafte Knochenschwund (Osteoporose), extreme Abmagerungen bei schweren Erkrankungen (Krebs), bestimmte Blutkrankheiten. Stets aber sind die Risiken der Anabolika höher als ihr Nutzen, so daß es im Prinzip keinen einzigen vernünftigen Grund für die Anwendung gibt. In Schweden sind daher bereits seit 1988 alle Anabolika verboten.

Antiandrogene

> **Cyproteron** (Androcur), **Cyproteron/Ethinylestradiol** (Diane 35), **Flutamid** (Fugerel)

Das Cyproteron ähnelt in seiner chemischen Struktur dem weiblichen Hormon Progesteron. Es bindet sich an den Empfängerstellen (Rezeptoren) für das Testosteron, ohne allerdings wie dieses Hormon zu wirken. Da die Bindungsstellen für das Testosteron belegt sind, kann dieses also seine Funktion nicht erfüllen. Auf diese Weise wirken die Antiandrogene dem Testosteron entgegen. Cyproteron wird eingesetzt, um männlich wirkende Merkmale bei Frauen zu unterdrücken (Bartwuchs, Haarausfall). Zusammen mit einem Östrogen wird das Cyproteron zur Behandlung der Akne bei Frauen eingesetzt (Diane 35).

Flutamid ist ebenfalls ein Antiandrogen und wird wie Cyproteron beim Prostatakrebs eingesetzt. Wie der Brustkrebs der Frau wird auch das Wachstum des Prostatakrebses durch Hormone beeinflußt. Das Testosteron spielt beim Wachstum dieser Geschwulst eine wichtige Rolle, und durch die Hemmung der Testosteronwirkung erhofft man sich ein langsameres Fortschreiten der Erkrankung.

An Nebenwirkungen sind depressive Verstimmungen beschrieben. Bei Männern kann es zu einem Wachstum der Brust kommen, Frauen klagen über Spannungsgefühle in der Brust. Auch bei den Antiandrogenen können Leberschäden auftreten.

Heilmittel gegen Schilddrüsenerkrankungen

Die Schilddrüse liegt wie ein Schild vor dem Kehlkopf. Hier entsteht eine Reihe von Hormonen, unter anderem die beiden eigentlichen Schilddrüsenhormone, die das Aktivitätsniveau des Körpers regeln: Thyroxin (T4) und Trijodthyronin (T3). Diese Hormone haben Auswirkungen auf Stoffwechselvorgänge im gesamten Körper, sie sind für Wachstum und Reifung wichtig. Kinder, deren Schilddrüse nicht entwickelt ist, können keine normale Intelligenz entwickeln, da das Gehirn nicht ausreifen kann (Kretinismus). Bei Erwachsenen mit zu geringem Schilddrüsenhormonspiegel im Blut zeigen sich andere Folgen: Der Grund-

HEILMITTEL GEGEN SCHILDDRÜSENERKRANKUNGEN

stoffwechsel wird auf ein Minimum reduziert. Das Herz schlägt langsamer, Haare und Nägel wachsen langsam, die Haare werden struppig. Patienten mit dieser Erkrankung fühlen sich müde und lethargisch. Sie sind kälteempfindlich und tragen selbst bei sommerlichen Temperaturen warme Kleidung. Wasseransammlungen im Gesicht und an den Beinen können auftreten. Der Zustand kann sich bis hin zum Koma verschlechtern.

Wenn umgekehrt zuviel Schilddrüsenhormon im Blut zirkuliert (Schilddrüsenüberfunktion), werden die Zellen des Körpers zu einem erhöhten Grundstoffwechsel angeregt. Das bedeutet, daß der Körper mehr Energie braucht und das Herz schneller schlägt. Der Mensch fühlt sich gejagt. Es kommt zu einer Gewichtsabnahme und zu Haarausfall. Menschen mit einer derartigen Überfunktion der Schilddrüse halten Wärme nicht gut aus. Auch die Schilddrüsenüberfunktion kann sich im Extremfall bis zum Koma verschlimmern.

Die häufigste Erkrankung der Schilddrüse ist jedoch der Kropf. Hierbei kommt es zu einem Wachstum der Schilddrüse, die in Einzelfällen grotesk groß werden kann, ohne daß ein Mangel oder ein Überschuß an Schilddrüsenhormon entsteht.

Grund für diese Veränderung ist Jodmangel, der in Deutschland vor allem im Alpenraum weithin verbreitet ist. Zehn Prozent der Bevölkerung in Deutschland weisen ein derartiges Wachstum der Schilddrüse auf. Jod ist ein wichtiger Baustein für das Schilddrüsenhormon, und einen Jodmangel versucht die Schilddrüse durch ihre Vergrößerung auszugleichen. So kann der Hormonspiegel trotz Jodmangels normal bleiben, allerdings um den Preis eines Wachstums der Schilddrüse. Zur Behandlung von Schilddrüsenerkrankungen gibt es mehrere Arten von Medikamenten:
1. Synthetisches Schilddrüsenhormon bei Vergrößerung oder Unterfunktionen der Schilddrüse.
2. Jodtabletten gegen Jodmangel.
3. Mittel gegen die Überfunktion der Schilddrüse.

(1) Schilddrüsenhormone und Jodtabletten

> **Levothyroxin** (L-Thyroxin Henning, Euthyrox, Eferox), **Levothyroxin/Liothyronin** (Novothyral, Prothyrid), **Kaliumjodid** (Jodetten, Jodid 100, Thyrojod depot), **Levothyroxin/Kaliumjodid** (Jodthyrox)

22 HORMONE

Im Jahr 1883 entdeckten zwei Chirurgen nach einer Operation, daß die Entfernung der gesamten Schilddrüse schwere Krankheitsfolgen hatte. Die Betroffenen leiden unter Kältegefühl, Trägheit, Gewichtszunahme, langsamem Herzschlag, Verstopfung. Diese Erscheinungen, die Ausdruck einer Schilddrüsenunterfunktion sind, zeigen sich auch bei anderen Erkrankungen, zum Beispiel nach Entzündungen, bei denen ein Teil der Schilddrüsenfunktion verlorengeht. Im Jahr 1891 spritzte Professor George Murray einer Patientin, die an einer solchen Schilddrüsenunterfunktion litt, Schilddrüsenextrakt ein. Der Zustand der Patientin besserte sich rasch, und sie konnte mit Hilfe dieser Behandlung ein normales Leben führen. Das war die erste Ersatzbehandlung mit Schilddrüsenhormonen. Seit langem gibt es die synthetischen Schilddrüsenhormone Levothyroxin und Liothyronin. Mit ihnen läßt sich die gewünschte Dosierung viel genauer einstellen. Die Behandlung mit dem altmodischen Schilddrüsenpulver ist völlig überholt.

Levothyroxin und Liothyronin dienen zur Substitutionstherapie bei fehlender oder nicht mehr funktionstüchtiger Schilddrüse. Diese Erkrankung ist nicht selten: sieben Prozent der Frauen über sechzig haben eine »träge« Schilddrüse und können ihr Wohlbefinden durch Schilddrüsenhormon wieder herstellen (*Lancet 1990; 336:1352*).

Generell sollten ältere Menschen die Ersatztherapie mit Schilddrüsenhormon bei einer sehr niedrigen Dosis beginnen und allmählich auf die erforderliche Menge steigern. So können Nebenwirkungen, die sich häufig am Herzen äußern (Herzschmerzen, Herzrasen), vermieden werden.

Ein Hormonersatz ist keine medikamentöse Therapie im strengen Sinne. Man ersetzt in diesem Fall wie auch schon bei den anderen Hormonmangelzuständen eine dem Körper fehlende Substanz, ohne die es zu schweren Symptomen käme. Trotzdem gibt fast die Hälfte aller Menschen mit einer Schilddrüsenunterfunktion im Laufe der Jahre die Behandlung von selber auf.

Der Ersatz des fehlenden Hormons muß aber lebenslang erfolgen!

Schilddrüsenhormone werden und wurden auch häufig beim Kropf, also dem Wachstum der Schilddrüse, verschrieben. Wie wir in der Einleitung schon erfahren haben, entsteht ein Kropf durch Jodmangel. Die Hormongabe kann die Schilddrüse entlasten, die sich daraufhin zurückbildet. Erfolgreich ist das allerdings nur dann, wenn der Kropf noch nicht zu lange besteht. Nach einigen Jahren bilden sich nämlich in einer vergrößerten Schilddrüse narbige und knotige Veränderungen, die nicht mehr verschwinden.

Nebenwirkungen einer Thyroxinbehandlung sind zu Beginn der Behandlung Hitzewallungen, vermehrter Appetit, Herzklopfen, also

HEILMITTEL GEGEN SCHILDDRÜSENERKRANKUNGEN

Symptome einer leichten Überfunktion der Schilddrüse. Daher ist auch wichtig, die Dosis anfangs gering zu halten und im Laufe von Wochen langsam auf die erforderliche Dosis zu steigern.

Eine andere Möglichkeit, der Vergrößerung der Schilddrüse zu begegnen, ist die vermehrte Aufnahme von Jod. Man kann es zunächst einmal mit der Veränderung des Speisezettels versuchen. Viel Jod ist in Fisch enthalten, vor allem in Schellfisch, Seelachs und Scholle; von den Gemüsen enthält Spinat noch recht viel Jod. Es ist auch sinnvoll, jodiertes Speisesalz zu verwenden.

Ist es jedoch bereits zu einem Wachstum der Schilddrüse gekommen, reichen die mit dem Essen zugeführten Jodmengen meist nicht mehr aus. Alternativ zum Schilddrüsenhormon werden daher seit einigen Jahren auch Jod-Tabletten verschrieben, die den erhöhten Jodbedarf decken sollen. Es gibt Zubereitungen, die man täglich schlucken muß und andere Tabletten mit höheren Joddosen, bei denen die wöchentliche Einnahme ausreichend ist.

Beim Kropf ist die Jodtherapie etwa ebenso erfolgreich wie der Einsatz von Schilddrüsenhormon. Ob eine Kombination von beiden Stoffen Vorteile bringt, ist zu bezweifeln, doch auch derartige Kombinationspräparate sind erhältlich. Jod kann nur günstig wirken, wenn die Vergrößerung der Schilddrüse noch nicht zu lange besteht und sich noch keine narbigen Veränderungen gebildet haben.

In der Schwangerschaft besteht sogar ein noch höherer Bedarf an Jod, da es das ungeborene Kind ebenfalls für seine Hormonproduktion benötigt. Die Jodtherapie darf daher während einer Schwangerschaft nicht unterbrochen werden. Im Gegenteil: Unter Umständen muß die Dosis sogar erhöht werden. Im Zweifelsfall also auch hier bitte den Arzt fragen!

Mißbrauch mit dem Schilddrüsenhormon wird manchmal bei Abmagerungskuren betrieben: Durch hohe Dosen wird eine künstliche Überfunktion erzeugt, die unter anderem zu einer Gewichtsabnahme führt. Derartige Praktiken sind jedoch gefährlich. Es kommt neben der Gewichtsabnahme zu Herzrasen, bei gefährdeten Menschen zu Herzschmerzen, in manchen Fällen sogar zum Herzinfarkt. Es ist daher verwunderlich, daß einige belgische Ärzte Schilddrüsenmittel zur Abmagerung verschreiben. Die Risiken sind nicht zu verantworten!

Welches Schilddrüsenhormon sollte man nötigenfalls einnehmen? Levothyroxin entspricht dem menschlichen Thyroxin (T4), Liothyronin dem »T3«. Liothyronin ist das »aktivere« Hormon und kann, als Tablette zugeführt, leichter Beschwerden verursachen. Generell sind daher Mittel zu bevorzugen, die ausschließlich Levothyroxin enthalten.

(2) Mittel zur Hemmung der Schilddrüsentätigkeit

> **Carbimazol** (neo-morphazole, Carbimazol Henning, Neo Thyreostat), **Thiamazol** (Favistan, Thiamazol Henning, Thyrozol), **Propylthiouracil** (Propycil, Thyreostat II)

Wenn zuviel Schilddrüsenhormon in das Blut gelangt, entstehen Herzklopfen und Hitzewallungen, man wird nervös, nimmt ab, die Haare fallen aus. Besteht darüber hinaus eine Herzerkrankung, kann es zu Herzschmerzen, sogar zu einem Herzinfarkt kommen. Für eine solche Überfunktion der Schilddrüse gibt es mehrere mögliche Ursachen: Bestimmte Bezirke der Schilddrüse haben sich selbständig gemacht und produzieren ohne Rücksicht auf den Bedarf des Körpers unentwegt einen Überschuß an Schilddrüsenhormonen. In anderen Fällen bilden sich bestimmte Antikörper, die die Schilddrüse zu einer vermehrten Arbeit anregen. Schließlich kommt es auch bei einer übermäßigen Tabletteneinnahme von Schilddrüsenhormon zu einer solchen Symptomatik.

Zur Behandlung einer Überfunktion kommen mehrere Möglichkeiten in Betracht: Wenn eine übermäßige Einnahme von Schilddrüsenhormon die Ursache war, ist die einzige Maßnahme natürlich das sofortige Absetzen der Tabletten oder die Reduktion der Dosis. Die Symptome werden sich dann innerhalb kurzer Zeit bessern. Bei den anderen Erkrankungen muß man
a) operieren oder
b) Medikamente zur Hemmung der Schilddrüse einnehmen oder
c) eine Radiojodbehandlung (Zerstörung von Teilen der Schilddrüse durch radioaktives Jod) durchführen.

Was im Einzelfall sinnvoll ist, hängt von der Grunderkrankung und vom Alter der Betroffenen ab. Eine Radiojodtherapie wird vorzugsweise bei älteren Patienten durchgeführt, mit Medikamenten werden jüngere Menschen (unter 35 bis 40 Jahren) behandelt.

Zunächst zu den Medikamenten: Jod spielt eine wichtige Rolle bei der Herstellung des Schilddrüsenhormons. Daher sind Mittel, die den Einbau von Jod in das chemische Gerüst dieses Hormons verhindern oder erschweren, als Therapeutika gegen eine überaktive Schilddrüse zu gebrauchen.

Bis sich eine Wirkung dieser Mittel zeigt, vergehen ein bis drei Wochen. Nebenwirkungen sind Hautausschläge (drei bis fünf Prozent),

HEILMITTEL GEGEN SCHILDDRÜSENERKRANKUNGEN

Fieber und Gelenkschmerzen (ein bis drei Prozent), Erhöhung bestimmter Leberwerte, Nervenentzündungen. Gefährlich ist eine weitgehende Abnahme der weißen Blutkörperchen, die bei 0,1 bis 0,2 Prozent aller Patienten auftritt. Sie ist allergisch bedingt und entwickelt sich meistens in den ersten zwei Monaten der Behandlung. Gefährlich ist diese Nebenwirkung deshalb, weil die Infektabwehr des Körpers auf diese Blutzellen angewiesen ist. Es kann bei ihrem Verlust zu schweren Infektionen kommen. Eine weniger schwere Verminderung der weißen Blutzellen kommt unter der Einnahme der Schilddrüsenhemmer sogar wesentlich häufiger vor. Daher muß bei allen Patienten, die diese Mittel einnehmen, regelmäßig das Blutbild kontrolliert werden.

Eine besonders schwierige Situation entsteht in der Schwangerschaft. Einerseits kann eine Schilddrüsenüberfunktion der Mutter zu Schäden beim Kind führen, andererseits birgt die Einnahme dieser Medikamente die Gefahr einer Schilddrüsenunterfunktion beim Kind. Die Mittel sollen also so niedrig wie irgend möglich dosiert werden. Mißbildungen treten bei ihnen nicht auf.

Eine andere Methode zur Behandlung einer Überfunktion ist die Verabreichung radioaktiven Jods, das in der Schilddrüse für eine selektive Bestrahlung sorgt. Sie führt zu einer teilweisen Zerstörung der Schilddrüse, wodurch weniger Hormone produziert werden.

Auch bei dieser Behandlung ist ein Effekt erst nach längerer Zeit zu erwarten, meist vergehen mehrere Monate, bis die Symptome verschwinden.

Die Operation ist dann zu bevorzugen, wenn sich umschriebene Bezirke in der Schilddrüse selbständig gemacht haben und die Überfunktion verursachen. Auch bei einer insgesamt stark vergrößerten Schilddrüse ist eine Operation zu erwägen.

Für die Menschen, die zu einer Schilddrüsenüberfunktion neigen, ist wichtig zu wissen, daß eine vermehrte Zufuhr von Jod zu einer Verschlechterung des Zustandes führen kann. Die Schilddrüse wird dann gewissermaßen mit »Munition« versorgt und produziert Hormone im Überschuß. Viele Medikamente enthalten größere Mengen Jod und müssen daher vermieden werden. Das trifft auch auf eine Reihe freiverkäuflicher Mittel zu. Bitte sehen Sie daher stets die Packungsbeilage genau durch, ehe Sie andere Medikamente einnehmen. Wichtig ist, daß Kontrastmittel, die bei bestimmten Röntgenuntersuchungen (Untersuchung der Harnwege, Gefäßdarstellungen und anderes) eingesetzt werden, jodhaltig sind und zu einer deutlichen Überfunktion führen können.

Wachstumshormon

(Humatrope, Genotropin, Norditropin, Saizen)

Das Wachstumshormon wird in der Hirnanhangsdrüse gebildet und ist, wie der Name schon ausdrückt, für die Regelung des normalen Körperwachstums verantwortlich. Ein Mangel an diesem Hormon führt zu einem Wachstumsrückstand bei den betroffenen Kindern.

Das einzig allgemein anerkannte Anwendungsgebiet für dieses Hormon ist der Ersatz bei Kindern mit einem solchen Hormonmangel. Bis vor einigen Jahren war dieses Mittel sehr knapp, da es aus den Hirnanhangsdrüsen Verstorbener gewonnen werden mußte. Im Gegensatz zum Insulin wirken tierische Wachstumshormone beim Menschen nicht. So hatte sich die Anwendung des Wachstumshormons auf die Ersatztherapie dieser Kinder beschränkt. Seit kurzem wird Wachstumshormon gentechnisch produziert (Genotropin, Norditropin, Saizen) und ist somit unbegrenzt verfügbar.

Das von Verstorbenen gewonnene Wachstumshormon wurde in Verbindung mit dem Auftreten einer Virusentzündung des zentralen Nervensystems gebracht, der »Jacob-Creutzfeldt-Erkrankung«. Hierbei kommt es lange nach der Infektion zu einem fortschreitenden Verfall. Die Erkrankung endet Monate bis Jahre nach Ausbruch tödlich. Eine wirksame Behandlung gibt es nicht. Vor allem in Frankreich wurde vor kurzem von mehreren Fällen berichtet, in denen Kinder offensichtlich durch menschliches Wachstumshormon infiziert wurden.

Seit das Hormon gentechnisch hergestellt werden kann, suchen Produzenten und Forscher nach neuen Anwendungsmöglichkeiten.

So könnte man auch etwas klein geratene Kinder ohne einen Mangel an Wachstumshormon durch zusätzliche Gabe des Hormons ein paar Zentimeter länger werden lassen. Warum sollte man dem Wunsch von Eltern nicht nachkommen, die für ihre Kinder bessere Chancen im späteren Leben durch eine größere Körperlänge erhoffen? Hier muß man sich fragen, wo die Grenzen des Machbaren liegen. Es erscheint ethisch kaum vertretbar, ansonsten gesunde Kinder aufgrund eines sozialen Drucks (groß = erfolgreich?) mit einer teuren, unter Umständen mit Nebenwirkungen behafteten Therapie zu traktieren.

Großes Aufsehen erregte 1990 eine Arbeit in der medizinischen Zeitschrift *New England Journal of Medicine*. Zwölf gesunde Männer zwischen 61 und 81 Jahren, bei denen sich niedrige Spiegel des Wachstumshormons fanden, wurden mit diesem Hormon behandelt. Man verglich diese Männer mit neun Kontrollpersonen, die kein Wachstumshormon erhielten. Bei den behandelten Männer wurde die Haut dicker, die Knochendichte der Wirbelsäule nahm zu, es kam zu einem Wachstum der Muskelmasse bei gleichzeitiger Abnahme an Fett. Die Autoren des Berichtes schlossen aus den Ergebnissen, daß ein Teil der altersbedingten Veränderungen auf einen Mangel an Wachstumshormon zurückzuführen sei und daß sich diese Veränderungen durch Zufuhr des Hormons verzögern oder umkehren lassen. Diese Ergebnisse wurden auch in Deutschland reißerisch in der Presse aufgemacht (*Der Spiegel*: »Dicke Haut – ein Kunsthormon macht zwölf Greise jünger; *Die Bunte*: »Die Spritze, die jung macht«).

In einem Kommentar der medizinischen Wochenschrift *The Lancet* zu einer solchen Verwendung des Wachstumshormons wird kritisiert: »Bei der Behandlung mit Wachstumshormon mit dem Ziel, Anzeichen des Älterwerdens zu verhindern oder aufzuschieben, stellen sich einige ethische Fragen. Erst wenn nach gründlicher klinischer Untersuchung bewiesen ist, daß das Wachstumshormon das nützliche, aktive Leben verlängert, kann man von einer akzeptablen medizinischen Behandlung sprechen.« (*Lancet 1991; 337: 1131*)

Tatsächlich muß man sich die Frage stellen, mit welcher Berechtigung gesunde Menschen einer derartigen Therapie ausgesetzt werden, die auch hinsichtlich der Nebenwirkungen noch unsicher ist. Wachstumshormon wirkt beispielsweise auf den Blutzucker und kann bei langfristiger Verabreichung die Entstehung einer Zuckererkrankung fördern.

Im übrigen steigert auch körperliche Betätigung die Menge des Wachstumshormons im Blut, so daß man die Ergebnisse der Studie unter Umständen mit einem leichten Trainingsprogramm ebenfalls hätte erreichen können. Der Wert einer derartigen »Therapie« ist jedenfalls mehr als umstritten.

Es gibt ein weiteres Anwendungsgebiet des Wachstumshormons: das Doping. Seit Mitte der siebziger Jahre soll es bereits in Staaten des Ostblocks an Sportler ausgegeben worden sein. Angeblich sei in der ehemaligen DDR das gesamte zur Verfügung stehende Wachstumshormon (in Kanada drei Viertel) als Dopingmittel verbraucht worden! Das Muskelwachstum läßt sich offenbar besonders gut durch gleichzeitige Gabe von Anabolika steigern. Ein Kommentar zu diesem Thema erübrigt sich. Wie weit diese Praxis seit der Verfügbarkeit gentechnisch hergestellten Wachstumshormons zugenommen hat, bleibt im dunkeln. Eine Überwachung derartiger Dopingmethoden ist nahezu unmöglich, da sich bei Verwendung üblicher Dosen das Wachstumshormon nicht nachweisen läßt.

Stoffe, die die Blutbildung beeinflussen

> **Erythropoetin** (Erypo, Reconorm), **G-CSF** (Neupogen), **GH-CSF** (Leukomax)

Es gibt mehrere Stoffe, die bei der Blutbildung eine wichtige Rolle spielen. Ein Hormon, das Erythropoetin, fördert die Bildung der roten Blutkörperchen, andere Substanzen stimulieren das Wachstum der weißen Blutzellen oder der Blutplättchen. Mittlerweile sind einige dieser Stoffe als Pharmaka auf dem Markt, da sie in unbegrenzter Menge gentechnisch hergestellt werden können.

Bei dieser Produktionstechnik schleust man das Stück Erbmaterial (DNS), das für die Produktion dieses Hormons verantwortlich ist, in das Erbgut von Bakterien ein, und diese produzieren dann das entsprechende Eiweiß.

Erythropoetin fördert die Bildung der roten Blutzellen. Es wird in der Niere hergestellt und gelangt von dort in die Blutbahn und in die Produktionsstätten des Blutes, in das Knochenmark. Bei chronischen Nierenerkrankungen mit Verlust der Nierenfunktion wird weniger von diesem Hormon hergestellt. Die Folge ist eine verminderte Produktion der roten Blutkörperchen. Viele Menschen mit chronischen Nierenleiden haben dementsprechend auch eine ausgeprägte Blutarmut. Die Folgen von Blutarmut sind Schlappheit, Müdigkeit, Luftnot bei kleinen Anstrengungen. Durch die Gabe des Erythropoetins kann die Blutarmut bis zu einem gewissen Grad ausgeglichen werden. Man erreicht dadurch ein gesteigertes Wohlbefinden. Auch auf Bluttransfusionen wegen der schlechten Blutwerte kann weitestgehend verzichtet werden. Für diese Patienten mit Verlust der Nierenfunktion stellt die Erythropoetintherapie eine echte Hilfe dar. Man kann das Mittel in die Vene oder in die Haut spritzen. Meist sind drei Injektionen in der Woche notwendig. Da es sich häufig um Patienten handelt, die einer regelmäßigen Blutwäsche (Dialyse) unterzogen werden müssen, wird Erythropoetin meist während der Blutwäschebehandlungen gegeben. 1986 wurde das Hormon entwickelt und bereits 1988 in einigen europäischen Ländern und den Vereinigten Staaten zugelassen. Nebenwirkungen sind Kopfschmerzen, Knochen- beziehungsweise Glieder-

STOFFE, DIE DIE BLUTBILDUNG BEEINFLUSSEN

schmerzen, der Blutdruck steigt an, darüber hinaus kommt es gehäuft zu Thrombosen.

Nachdem nun fast beliebige Mengen dieses Stoffes verfügbar sind, suchen die Pharmafirmen nach weiteren Anwendungsgebieten. Es wird derzeit untersucht, ob Erythropoetin bei manchen bösartigen Erkrankungen sinnvoll ist, die ebenfalls mit einer erheblichen Blutarmut einhergehen.

Aber auch der Mißbrauch des Mittels ist möglich. Hier sind wir leider wieder beim Thema Doping angelangt. »Blutdoping« heißt in diesem Fall die Zauberformel; es soll durch die Gabe des Erythropoetins zu einer Zunahme der roten Blutkörperchen über das normale Maß hinaus kommen. Manche Sportler versprechen sich von dieser Maßnahme eine Leistungssteigerung. Der Wert dieses Dopingverfahrens ist allerdings umstritten. Aufgrund des beim Sport üblichen Flüssigkeitsverlustes durch Schwitzen kann es zu einer Eindickung des Blutes kommen, was eher nachteilig ist. Hinzu treten die bereits angesprochenen Nebenwirkungen, denen sich Sportler ohne Not aussetzen. Kontrolliert werden kann das Blutdoping ebensowenig wie Doping mit Wachstumshormon.

Andere hormonelle Stoffe, die beim Wachstum von Blutzellen eine Rolle spielen, sind das G-CSF und das GM-CSF. Diese Stoffe fördern das Wachstum von bestimmten weißen Blutzellen. Weiße Blutzellen sind für die körpereigene Abwehr wichtig. Nach vielen Krebstherapien kommt es zu einer starken Verminderung der Blutzellen, unter anderem auch der weißen Blutkörperchen (siehe Kapitel 24). Dies ist mit einem stark erhöhten Risiko von Infektionen verbunden, eine gefürchtete Komplikation bei der Krebstherapie mit Zytostatika. Man will damit die Krebstherapie sicherer machen. G-CSF und GH-CSF werden als Spritze in die Haut verabreicht. Als Nebenwirkungen können Knochenschmerzen, Hautrötungen, Erbrechen und Übelkeit auftreten. In bisherigen Untersuchungen stellte sich heraus, daß diese Stoffe tatsächlich die Fieberepisoden bei der Chemotherapie vermindern können; es konnte aber bisher nicht bewiesen werden, daß die Überlebenszeit durch dieses Mittel gesteigert werden kann.

Mittel gegen Zuckerkrankheit

Die Zuckerkrankheit (Diabetes mellitus) wird in diesem Kapitel besprochen, da im Mittelpunkt der Erkrankung das Hormon Insulin steht. Insulin wird in bestimmten Zellen der Bauchspeicheldrüse gebildet. Es reguliert die Menge des im Blut zirkulierenden Zuckers. Der Blutzucker (Glucose) ist ein wichtiger Energieträger, der für viele Stoffwechselvorgänge das »Brennmaterial« darstellt. Das Insulin sorgt nun dafür, daß ein Überschuß an Glucose vom Blut in die Körperzellen transportiert wird und die Höhe des Blutzuckerspiegels gleichbleibt.

Der Wert des Blutzuckers beträgt im nüchternen Zustand 70 bis 100 Milligramm je 100 Milliliter. Bei Werten über 120 Milligramm liegt ein Diabetes mellitus vor, Werte zwischen 100 und 120 Milligramm stellen einen Grenzbereich dar, der häufigere Kontrollen erforderlich macht. An einer Zuckerkrankheit leiden in Deutschland vier Prozent aller Menschen. Strenggenommen gibt es zwei Zuckerkrankheiten, die völlig unterschiedlich entstehen und deren Verlauf auch sehr verschieden ist: Der sogenannte Typ I (früher jugendlicher Diabetes genannt) entsteht dadurch, daß die Bauchspeicheldrüse kein Insulin mehr herstellt. Die Zellen, die für die Insulinproduktion zuständig sind, wurden zerstört. Wahrscheinlich handelt es sich dabei um eine Autoimmunerkrankung. Das heißt, daß das Immunsystem sich gegen körpereigenes Gewebe richtet und es zerstört. Erbliche Faktoren sind bei der Entstehung der Erkrankung ebenfalls von Belang. Man weiß, daß Kinder von Eltern, die beide jugendliche Diabetiker sind, mit einem Risiko von zwanzig Prozent behaftet sind, ebenfalls diese Form der Zuckerkrankheit zu bekommen.

Die Menschen, die an einem jugendlichen Diabetes erkrankt sind, benötigen zur Behandlung neben einer Diät in jedem Fall Insulin, Tabletten können hier nicht nützen. Man spricht daher in der Fachterminologie von einem insulinpflichtigen Diabetes. Nur einer von zehn Diabetikern hat jedoch einen Typ I (oder insulinpflichtigen Diabetes). Neunzig Prozent der Zuckerkranken leiden an einem sogenannten Typ II (früher Erwachsenendiabetes genannt). Bei dieser Form besteht zunächst eigentlich kein Mangel an Insulin. Die im Blut gemessenen Insulinwerte können sogar über das normale Maß hinausgehen. Daß es trotzdem zu erhöhten Zuckerwerten im Blut kommt, liegt daran, daß das Insulin seine Wirkung nicht mehr entfalten kann. Die Körpergewebe sind unempfindlich gegen das Insulin geworden, so daß der Blutzucker nicht in die Körperzellen aufgenommen wird. Hauptursache dieses Phänomens ist Übergewicht. Ungefähr neunzig Prozent der Typ-II-Diabetiker sind übergewichtig. Die Behandlung dieser Form der Zuckererkrankung besteht dann auch nicht in einer Zufuhr von Insulin, sondern primär in einer konsequenten Gewichtsabnahme. Das läßt sich nur durch eine kalorienarme Diabetesdiät zusammen mit körperlicher Bewegung erreichen. Häufig werden jedoch auch diesen Patienten zu früh und unnötig Medikamente oder gar Insulinspritzen verschrieben.

Die Zuckerkrankheit äußert sich bei ihrem Beginn häufig durch Müdigkeit, Durst, Gewichtsabnahme, Juckreiz und häufiges Wasserlassen. Ein Typ-I-Diabetes wird nicht selten durch eine schwere Stoffwechselentgleisung entdeckt, die bis zum Koma führen kann. Auf lange Sicht kommt es durch die Zuckererkrankung zu Schäden an den Blutgefäßen (Arteriosklerose), an den Nieren, den Augen und den Nerven. Diese Folgen werden Spätschäden genannt, da sie schleichend im Laufe von vielen Jahren entstehen.

In der Behandlung des Diabetes mellitus werden neben Insulin auch Medikamente eingesetzt, die auf unterschiedliche Weise wirken.

(1) Insulin

Kurzwirkende Insuline (fünf bis acht Stunden):
(Insulin Actrapid, Insulin Hoechst, Insulin Velasulin)

Mittellangwirkende Insuline (bis 24 Stunden):
(Depot H Insulin Hoechst, Insulin Actraphane, Insulin Mixtard)

Langwirkende Insuline (24 bis 36 Stunden):
(Insulin Ultratard, Insulin Novo Lente, Insulin Novo Ultralente)

Im Jahr 1889 entfernten zwei Ärzte an der Universität Straßburg in einem Tierversuch die Bauchspeicheldrüse eines Hundes. Der Hund wurde zuckerkrank und starb kurze Zeit darauf. Erst zwanzig Jahre später konnte man dieses Experiment besser einordnen. Die Forscher gaben einem Hund, dessen Bauchspeicheldrüse entfernt worden war, eine Injektion mit Bauchspeicheldrüsenextrakt und hielten ihn so am Leben.

1922 entdeckten die Forscher Banting und Best das Insulin, das 1931 erstmals zur Behandlung von zuckerkranken Menschen eingesetzt wurde. Insulin wirkt, indem es die Einschleusung des Blutzuckers in das Körpergewebe fördert. Es kommt zudem zu einem Eiweißaufbau und einer Bildung von Fettgewebe.

Insulin ist für Typ-I-Diabetiker ein unverzichtbares Medikament. Vor seiner Entdeckung hatten diese Patienten eine sehr geringe Lebenserwartung, während sie mit der Insulinbehandlung ein weitgehend normales Leben führen können.

Insulin wird in Spritzenform verabreicht. Als Tablette kann es nicht gegeben werden, da das Insulin im Magen sofort zerstört würde. Es werden zwar Versuche mit Insulintabletten durchgeführt, eine Anwendung ist jedoch nicht in Sicht.

Die Injektionen werden in das Unterhautfettgewebe verabreicht, in der Regel können dies geschulte Diabetiker selbständig erledigen. Es gibt Insuline mit unterschiedlicher Wirkdauer. Man unterscheidet kurzwirkende von mittellang und langwirkenden Insulinen. Insulin selbst ist immer kurzwirkend. Das bedeutet, daß es seine Wirkung schnell entfaltet (innerhalb von 30 Minuten) und dann für fünf bis acht Stunden aufrechterhält. Diese Insuline werden auch Normal-Insulin oder Alt-Insulin genannt. Man erreicht eine längere Wirkdauer des Insulins, wenn man es an andere Stoffe bindet (benutzt werden Zink oder der Eiweißkörper Protamin). Das Insulin bildet einen Komplex mit diesen Stoffen und wird aus dem Unterhautfettgewebe langsamer in das Blut abgegeben. Dadurch kann eine Wirkdauer bis zu 24 Stunden erreicht werden. Dies sind sogenannte Verzögerungsinsuline.

Bei einigen Insulinsorten werden kurzwirkende und langwirkende Insuline in einer Flasche gemischt. Somit beginnt die Wirkung früher als bei den reinen Depotinsulinen, hält aber länger an. Beispiel: Insulin Mixtard besteht zu 30 Prozent aus kurzwirkendem Altinsulin und zu 70 Prozent aus Verzögerungsinsulin.

Welche Diabetiker sollen überhaupt mit Insulin behandelt werden? Zunächst einmal sind alle Typ-I-Diabetiker auf die Behandlung mit Insulin angewiesen, da deren Bauchspeicheldrüse kein eigenes Insulin mehr herstellt. Die Patienten mit Typ-II-Diabetes hingegen haben zu einem Großteil ein erhebliches Übergewicht, so daß zunächst durch eine entsprechende Diät zusammen mit körperlicher Betätigung eine Gewichtsabnahme erreicht werden muß. Häufig normalisieren sich allein durch diese Maßnahme die Zuckerwerte.

Auch die Intensität der Behandlung kann variieren. Gefürchtet sind beim Diabetes die sogenannten Spätfolgen: Nach einer langjährigen Krankheitsdauer kann es zu schweren Schäden an den Augen (Netzhautschäden) bis hin zur Erblindung kommen. Die Nierenfunktion kann sich ebenfalls im Laufe der Jahre so verschlechtern, daß eine regelmäßige Blutwäschebehandlung (Dialyse) notwendig wird. Schmerzhafte Nervenentzündungen sind ein weiteres Merkmal dieser Spätschäden. Um diese Erkrankungen zu verhindern, strebt man bei jungen Diabetikern eine sehr »strenge« Blutzuckereinstellung an. Das heißt, daß die Blutzuckerwerte so normal wie nur irgend möglich sein sollen. Man hofft, daß sich die Spätschäden durch diese Normalisierung vermeiden lassen. Dieses Ziel läßt sich verständlicherweise nicht dadurch erreichen, daß man eine Insulinspritze täglich verabreicht. Für eine strenge Einstellung ist das mehrmalige Spritzen von Insulin am Tag notwendig. Bei diesen intensivierten Behandlungen wird vor jeder Mahlzeit eine bestimmte Insulinmenge (kurzwirkendes Insulin) injiziert, um die Blutzuckeranstiege durch die Mahlzeiten auszugleichen. Zusätzlich wird einmal täglich (meist in den späten Abendstunden) ein langwirkendes Insulin gespritzt, um eine Basisrate an Insulin zu erhalten. Mit diesem Vorgehen versucht man, die natürliche Arbeit der Bauchspeicheldrüse weitgehend zu imitieren.

Für die Diabetiker, die diese intensive Behandlung durchführen, gibt es seit einigen Jahren eine Neuerung, den Insulin-Pen. Es handelt sich um eine Art Füllfeder mit einer kurzen Nadel, die Insulin dosiert abgeben kann. Viele Zuckerkranke sind damit sehr glücklich, weil sie ein weniger patientenartiges Leben führen können. Der Pen kann in der Tasche getragen werden, die Verwendung von Spritzen, die jedesmal neu aufgezogen werden müssen, entfällt. Wenn man die Wirkungsweise des Pen und der Insuline richtig begreift, kann man die Dosis genau seinen Bedürfnissen anpassen. Auf der anderen Seite weisen Spezialisten auf die Tatsache hin, daß die Verwender von Insulin-Pens, wie Untersuchungen zeigen, nicht besser eingestellt sind. Allgemein gesehen sind die Meinungen über den Pen aber positiv, weil er die Lebensqualität von Diabetespatienten deutlich verbessert hat.

Die Alternative zu dieser intensiven Insulinbehandlung besteht in dem zweimal täglichen Spritzen (morgens und abends). Dieses Vorgehen hat den Vorteil einer geringeren Belästigung durch das Spritzen selbst, der Nachteil liegt in der geringeren Variabilität. Wenn man das morgendliche Insulin gespritzt hat, ist man für den Rest des Tages bezüglich der Eßmenge und der körperlichen Aktivität festgelegt. Vor allem ältere Menschen mit Typ-II-Diabetes kommen mit weniger Injektionen aus. Bei ihnen ist das erste Ziel auch nicht so sehr die Vermeidung von Spätschäden als vielmehr eine Verbesserung der Lebensqualität und ein Schutz vor gefährlichen Stoffwechselentgleisungen, wie sie bei schlecht eingestellten Zuckerwerten vorkommen können. Für dieses Ziel muß man nicht so strenge Maßstäbe wie bei jungen Typ-I-Diabetikern anlegen.

Insulin: Nebenwirkungen
Die wichtigste und teilweise unvermeidliche Nebenwirkung aller Insuline ist die Unterzuckerung. Da man das Insulin von außen zuführt, entspricht die Menge nicht unbedingt dem natürlichen Bedarf des Kör-

pers. Vor allem, wenn man eine Mahlzeit ausfallen läßt, kann es rasch zu einem Abfall der Blutzuckerwerte unter das normale Maß kommen. Dabei entstehen Symptome wie Schwitzen, Herzklopfen, Heißhunger. Im schlimmsten Fall führt die Unterzuckerung zu einer Bewußtlosigkeit. Zuckerkranke, die diese Symptome kennen, können meist rechtzeitig »gegensteuern«, indem sie etwas essen oder Apfelsaft trinken, um den Blutzucker wieder anzuheben. Geschieht der Abfall jedoch sehr rasch, kann es zu einer Bewußtlosigkeit kommen, ohne daß sich zuvor Warnsymptome einstellen. Auch in Zusammenhang mit den mittlerweile vielverwendeten menschlichen Insulinen wird eine verminderte Wahrnehmung dieser Warnsymptome diskutiert (siehe unten).

An den Stellen, in die das Insulin eingespritzt wird, können sich Hautreaktionen (Rötungen) ausbilden. Vor allem, wenn immer die gleiche Stelle zum Einspritzen des Insulins verwendet wird, kann es auch zu Verdickungen oder zum Schwund des Unterhautfettgewebes kommen.

Bis vor einigen Jahren wurde ausschließlich Insulin verwendet, das aus den Bauchspeicheldrüsen von Rindern oder Schweinen gewonnen wurde. Die Insuline dieser Tiere unterscheiden sich nur ganz gering vom menschlichen Insulin, so daß die Anwendung in den meisten Fällen völlig problemlos war. Mittlerweile ist es möglich, menschliches Insulin gentechnisch herzustellen. Dazu wird in das Erbgut von Bakterien jener DNS-Abschnitt des menschlichen Erbgutes eingeschleust, der das Insulin verschlüsselt. Die Bakterien produzieren dann das menschliche Insulin, das isoliert und verwertet werden kann.

Für die Zuckerkranken war die Entwicklung des Humaninsulins keine so gewaltige Neuerung, wie uns die Pharmaindustrie glauben machen will. Dieses Insulin hat im Vergleich zu Schweineinsulin wenig Vorteile. Allergien gegen die tierischen Insuline oder deren Unwirksamkeit (durch Antikörper gegen das tierische Insulin) waren sehr seltene Probleme. Erfahrene Ärzte waren deswegen gegenüber dem Humaninsulin reserviert. Dennoch ist es den Pharmafirmen gelungen, die Ärzte zum Verschreiben menschlichen Insulins zu bewegen, und zur Zeit wird es überwiegend verwendet. In Großbritannien stieg dessen Anteil seit 1985 von sechs auf fünfundsiebzig Prozent.

Bisweilen gingen die Aktivitäten von Pharmareferenten so weit, daß sie direkt mit den Patienten in Kontakt traten, um sie davon zu überzeugen, Humaninsulin zu verwenden (*Scrip 15. 12. 1989, Nr. 1473*).

Die Umstellung von tierischem auf Humaninsulin ist unter Umständen problematischer als zunächst angenommen. Es mehrten sich zwischenzeitlich Berichte darüber, daß die Humaninsuline die Sym-

ptome einer Unterzuckerung verschleiern können. Das ist insofern von Bedeutung, als die Warnsymptome für die rechtzeitigen Gegenmaßnahmen wichtig sind. Treten diese Symptome nicht auf, kann es zu einer plötzlichen Bewußtlosigkeit kommen. Zu dieser Fragestellung wurden in den letzten Jahren sehr kontroverse Untersuchungen veröffentlicht. Besteht die Zuckererkrankung bereits viele Jahre, verschwinden auch ohne Umstellung auf anderes Insulin die Warnsymptome einer Unterzuckerung bei vielen Patienten. Die Diskussion über die Rolle des Humaninsulins ist noch nicht abgeschlossen. Einige Regeln können hilfreich sein:
1. Wenn die bisherige Behandlung mit tierischem Insulin problemlos möglich ist, besteht kein Grund, auf Humaninsulin zu wechseln.
2. Wenn sich Schwierigkeiten mit tierischem Insulin ergeben (Allergien, schlechte Behandlungsergebnisse), kann die Umstellung auf Humaninsulin sinnvoll sein. Die Dosis des Humaninsulins ist jedoch gegenüber dem tierischen Insulin um zehn bis fünfundzwanzig Prozent zu reduzieren. Die Dosis sollte auf jeden Fall mit dem Arzt besprochen werden.
3. Wenn umgekehrt Probleme bei der Umstellung auf Humaninsulin auftreten, die nicht mit der Dosis erklärbar sind, sollte die Rückkehr zum tierischen Insulin erwogen werden.

(2) Tabletten zur Senkung des Blutzuckerspiegels

Sulfonylharnstoffe:
Glibenclamid (Euglucon N, Glibenclamid-ratiopharm, Duraglucon N), **Glibornurid** (Gluborid, Glutril), **Glisoxepid** (Pro Diaban), **Tolbutamid** (Artosin, Orabet, Rastinon), **Glipizid** (Glibenese), **Gliquidon** (Glurenorm), **Gliclazid** (Diamicron)

Biguanide:
Metformin (Glucophage)

Tabletten zur Behandlung der Zuckerkrankheit können generell nur bei Typ-II-Diabetikern eingesetzt werden. Sie sind in zwei große Gruppen einzuteilen:
1. Die Sulfonylharnstoffe regen die Bauchspeicheldrüse zu einer vermehrten Abgabe von Insulin an.
2. Die Biguanide (hiervon ist nur noch das Metformin zugelassen) ver-

bessern die Aufnahme des Zuckers vom Blut in das Gewebe und hemmen darüber hinaus die Kohlenhydrataufnahme aus dem Darm.

Wie wir bereits in der Einleitung gesehen haben, produziert die Bauchspeicheldrüse bei Typ-II-Diabetikern noch Insulin. Es kann jedoch nicht wirken, da die Körpergewebe unempfindlich gegenüber Insulin geworden sind. Es besteht also ein relativer Mangel an Insulin bei diesen Diabetikern. Ursache dieses Phänomens ist Übergewicht. Die Standardbehandlung muß daher vor Beginn einer Tablettentherapie die konsequente Gewichtsabnahme durch eine entsprechende Diät und körperliches Training sein. Tabletten kommen erst dann zum Zug, wenn sich durch diese Maßnahmen die Zuckerwerte nicht bessern. Häufig verschwindet der Diabetes allein durch die Normalisierung des Gewichts ohne weitere Maßnahmen.

Der Nutzen, den eine zusätzliche medikamentöse Therapie erbringt, darf nicht überschätzt werden. Es mag gelingen, die Blutzuckerwerte zu normalisieren; ob jedoch auch die Sterblichkeit an Herz- und Kreislauf-Erkrankungen gesenkt werden kann, ist bisher nicht erwiesen.

Die am häufigsten angewandten Mittel sind die Sulfonylharnstoffe. 1970 erschien in den USA eine Untersuchung zum Nutzen einer Behandlung mit diesen Mitteln. Zwar konnten die Blutzuckerwerte durch eine Tablettenbehandlung etwas besser gestaltet werden, die Sterblichkeit durch Herz- und Kreislauferkrankungen war in der Medikamentengruppe gegenüber nicht Behandelten jedoch erhöht. Diese Untersuchung ist zwar aus methodischen Gründen kritisiert worden, zeigt jedoch die Schwierigkeiten im Umgang mit Medikamenten. Der scheinbar logische Nutzen einer Behandlung löst sich bei seiner Überprüfung in klinischen Untersuchungen nicht selten in Luft auf.

Keinesfalls darf man eine Behandlung mit Tabletten als einen Ersatz für die bereits mehrfach besprochenen anderen Maßnahmen, also Diät und körperliche Bewegung, ansehen. Sie sind immer nur als Ergänzung sinnvoll. Wenn der Wille zu einer Änderung der Lebensweise nicht vorhanden ist, schaden Tabletten eher, als daß sie nutzen. Im *Drugs and Therapeutics Bulletin* war 1991 zu lesen: »Die medikamentöse Behandlung einer nicht insulinabhängigen Zuckerkrankheit soll erst dann einsetzen, wenn Diät und Sport nicht ausreichen, um die Symptome zu bekämpfen...« (*DTB 1991; 29: 13*).

Nebenwirkungen

Die Sulfonylharnstoffe regen die Bauchspeicheldrüse zu einer vermehrten Insulinproduktion an. Die wichtigste Nebenwirkung ist daher

MITTEL GEGEN ZUCKERKRANKHEIT

naturgemäß eine zu starke Insulinwirkung mit der Folge der Unterzuckerung. Diese Unterzuckerungen können über mehrere Tage anhalten. Schwere Unterzuckerungen sind schätzungsweise bei einem Prozent aller behandelten Patienten zu erwarten, fünf Prozent dieser Fälle enden tödlich. Bestimmte Gruppen sind besonders gefährdet: Sehr häufig treten Unterzuckerungen bei älteren Menschen (über 60 Jahre) auf. Die Ärzte sollten daher gerade bei alten Menschen größte Zurückhaltung mit diesen Mitteln üben. Auch Patienten, die an schweren Lebererkrankungen leiden, sind vermehrt betroffen, da die Medikamente in der Leber abgebaut werden. Schließlich kann es durch eine gleichzeitige Gewichtsreduktion zu einer (zunächst ja erwünschten) stärkeren Insulinwirkung kommen. Falls die Dosis beibehalten wird, besteht jedoch auch hier die Gefahr von Unterzuckerungen.

Weitere Nebenwirkungen sind Kopfschmerzen, Übelkeit und Schwindel.

Bei drei Prozent der Behandelten kommt es innerhalb von zwei bis sechs Wochen zu Hauterscheinungen (Juckreiz, Hautausschlag), sehr selten können schwere Hautreaktionen auftreten. Ebenfalls beschrieben wurden Verminderung der weißen Blutkörperchen und der Blutplättchen durch Knochenmarkschäden sowie Gelbsucht durch eine Leberschädigung.

Die einzelnen Mittel unterscheiden sich hauptsächlich hinsichtlich ihrer Wirkstärke. Glibenclamid ist am stärksten und sehr lange wirksam. Es hat dadurch allerdings den Nachteil, daß die Gefahr von Unterzuckerungen groß ist und daß diese sehr lange anhalten. Tolbutamid, das älteste Medikament dieser Reihe, ist schwach und kurz wirksam. Glibenclamid ist in Deutschland das am häufigsten verschriebene Diabetesmedikament. Besonders für ältere Menschen wäre es vorteilhafter, kürzer wirkende Mittel zu benutzen. Das Risiko gefährlicher Unterzuckerungen könnte dadurch vermindert werden.

In den letzten Jahren wurde eine Anzahl von Varianten der Sulfonylharnstoffe entwickelt, die keine besonderen Vorzüge besitzen.

Auch Sulfonylharnstoffe zeigen Wechselwirkungen mit anderen Medikamenten. Die Wirkung von gerinnungshemmenden Mitteln (Vitamin K-Gegenspieler, siehe Kapitel 9) wird verstärkt. Umgekehrt verstärken die Vitamin-K-Gegenspieler und bestimmte Antibiotika die Wirkung der Zuckermedikamente. Dies steigert die Gefahr von Unterzuckerungen! Viele Menschen, die Sulfonylharnstoffe einnehmen, entwickeln eine Unverträglichkeit für Alkohol (Übelkeit, Brechreiz).

In der Schwangerschaft dürfen keine Tabletten zur Behandlung des Diabetes eingenommen werden. Hier muß generell eine Insulintherapie durchgeführt werden, wenn man mit einer Diät allein nicht auskommt.

Die Biguanide sind in der Behandlung der Zuckererkrankung zurückgetreten, da sehr schwere Nebenwirkungen aufgetreten sind. Es kam gehäuft zu einer Ansammlung von Milchsäure im Blut. In der Hälfte der Fälle verlief diese Übersäuerung tödlich. Aus diesem Grund sind 1978 in Deutschland zwei dieser Präparate (Phenformin und Buformin) vom Markt genommen worden. Das verbliebene Metformin ruft diese Nebenwirkung deutlich seltener hervor und wurde mit strengen Auflagen versehen. Als Vorteil der Biguanide kann angesehen werden, daß sie keine Unterzuckerungen verursachen. Häufig sind jedoch Übelkeit, Erbrechen und Durchfall, gerade zu Beginn der Behandlung.

Auch für die Biguanide ist nicht bewiesen, daß sie am eigentlichen Krankheitsverlauf des Diabetes etwas ändern. In der bereits erwähnten Untersuchung über den Nutzen der medikamentösen Diabetestherapie wurden über fünf Jahre auch Biguanide untersucht. Patienten mit Gefäßverkalkungen hatten unter Einnahme von Biguaniden ein höheres Risiko, an einem Herzinfarkt zu sterben, als ohne Behandlung.

Auch Biguanide sollen erst zum Einsatz kommen, wenn andere Maßnahmen wirklich ausgeschöpft sind und man meint, um eine medikamentöse Therapie nicht herumzukommen.

Bei schweren Nieren-, Herz- oder Lebererkrankungen, vor Operationen und bei fieberhaften Erkrankungen sollen Biguanide nicht eingenommen werden, da das Risiko für eine Übersäuerung des Blutes bei diesen Begleiterkrankungen ansteigt. Dennoch sind Biguanide wieder zunehmend beliebt und werden bei bestimmten Patienten als erstes Medikament noch vor Verwendung der Sulfonylharnstoffe eingesetzt.

(3) Andere Diabetesmittel

Acarbose (Glucobay)

Acarbose verzögert die Spaltung von Kohlehydraten in den oberen Darmabschnitten und damit auch die Aufnahme von Zucker in das Blut. Dadurch soll der Zuckeranstieg nach den Mahlzeiten gebremst werden. Nachteilig sind die Nebenwirkungen: Blähungen, Durchfall und Bauchschmerzen treten bie der Hälfte der Patienten auf. Auch die Leberfunktion kann gestört werden. Insgesamt wird der therapeutische Stellenwert der Acarbose kontrovers beurteilt.

MITTEL GEGEN ZUCKERKRANKHEIT

Medikamente, die sich ungünstig auf eine Zuckererkrankung auswirken können

Vor allem ältere Diabetiker werden häufig mit mehreren Medikamenten zugleich behandelt, wobei Wechselwirkungen mit Diabetesmitteln oder gar Auswirkungen auf die Zuckererkrankung möglich sind. Auf einige potentielle Wechselwirkungen mit Diabetesmitteln sind wir schon eingegangen. Es existieren jedoch auch Medikamente, die den Zuckerstoffwechsel ungünstig beeinflussen können. Verschlechterte Zuckerwerte sieht man unter einer Einnahme von Glucocorticoiden (Cortison), Östrogenen (»Pille«), wasserausschwemmenden Mitteln (Diuretika) und Schilddrüsenhormonen.

Die Betablocker, die bei Herzerkrankungen und beim Hochdruck häufig verschrieben werden, führen zu einem anderen Problem: Sie unterdrücken die Symptome einer Unterzuckerung, so daß sie unter Umständen nicht rechtzeitig wahrgenommen werden. Die Problematik dieses Effektes haben wir bereits diskutiert.

Vitamine und Mineralstoffe

Vitamine sind lebensnotwendige Stoffe, die der Körper nicht selbst herstellen kann und die daher mit der Nahrung zugeführt werden müssen. Die Wortschöpfung »Vitamine« (Vita, lat.: Leben, Amine: Stickstoffverbindungen) geht auf den Biochemiker Funk zurück, der 1911 einige dieser Stoffe beschrieb, in der irrigen Annahme, daß alle Vitamine aus Stickstoffverbindungen bestehen.

Eine normale Ernährung reicht gewöhnlich aus, um unseren täglichen Vitaminbedarf zu decken. Dennoch kann es aus vielfältigen Gründen zu Mangelerscheinungen kommen. Bei chronischen, das heißt über Monate und Jahre andauernden Darmentzündungen beispielsweise werden viele Nährstoffe nur ungenügend aus dem Darm aufgenommen, so daß sich eine Mangelsituation mit schweren Krankheitssymptomen ergeben kann. Auch bei einer einseitigen und nicht korrekt befolgten Diät treten derartige Mangelerscheinungen auf (z. B. strenge makrobiotische Diäten, Reduktionsdiäten). Häufig ist Vitaminmangel auch bei Alkoholkranken, die sich unzureichend, nicht selten ausschließlich »flüssig« ernähren – Alkoholika haben keine Vitamine. Nierenkranke, Schwangere und stillende Mütter haben einen höheren Vitaminbedarf, der durch die normale Ernährung nicht ganz gedeckt werden kann. Auch für starke Raucher wird ein erhöhter Vitaminbedarf angenommen. Ganz anders ist die Situation in den armen Ländern, wo Vitamindefizite und ihre Folgen vor allem durch Nahrungsmangel verursacht werden. So leiden weltweit etwa 125 Millionen Kinder unter einem Mangel an Vitamin A.

Hierzulande ist der Absatz von Vitaminpräparaten jedoch weit höher, als es die Häufigkeit der obengenannten Gründe für eine künstliche Vitaminzufuhr vermuten ließe. Gegen angebliche Mangelerscheinungen versuchen wir mit Vitamin- und Mineralstofftabletten anzukämpfen, von denen Jahr für Jahr Zehntausende geschluckt werden. Viele glauben, sie würden ohne diese Präparate ihre Gesundheit und ihr Wohlbefinden aufs Spiel setzen. Aus derselben Überzeugung werden massenhaft Bierhefepräparate, Ginseng-Elixiere und Kalktabletten konsumiert. Dabei herrscht gerade in ernährungsbewußten Kreisen der Glaube vor, daß große Mengen von Vitaminen und Mineralstoffen gut für die Gesundheit seien. Zumal die Vitamine erfreuen sich einer zunehmenden Beliebtheit. Sie werden in vielfältigen Kombinationen angeboten und in hohen Dosen konsumiert. Da in unseren Breiten ein echter Vitaminmangel eher selten ist, nähren diese Mittelchen lediglich die falsche Hoffnung, etwas Sinnvolles zur Steigerung der Leistungsfähigkeit und der Abwehrkraft getan zu haben. So gilt Vitamin A als Allheilmittel für Augen und Haut, Vitamin C als potenter Schutz vor Erkältungskrankheiten und als genereller »Gesundmacher«, Vitamin E als Elixier für Potenz und Fruchtbarkeit sowie als Mittel gegen Durchblutungsstörungen jeder Art. Sportler und Bodybuilder meinen, sie könnten überhaupt keine Leistungen erbringen, wenn sie nicht täglich hohe Dosen bestimmter Vitamine schlucken. Vitamine sollen uns gegen Krebs schützen oder unsere Intelligenz erhöhen. Dieser Glaube an die Allheilkraft der Vitamine beschert denen, die mit ihnen handeln, goldene Umsätze. Solide Untersuchungen, die den Nutzen der überreichlichen Vitaminzufuhr beglaubigen könnten, fehlen jedoch. Häufig werden zweifelhafte Studien in den Medien hochgespielt, bevor sie in den Fachzeitschriften veröffentlicht werden. Ein Beispiel dafür war eine Untersuchung über die Intelligenzzunahme von Schulkindern, die zusätzlich Vitamine nahmen (*Lancet 1988(I): 140*). Eine nur achtmonatige Therapie mit den richtigen Vitaminen und Mineralstoffen sollte ausreichen, um bestimmte intellektuelle Leistungen Zwölf- und Dreizehnjähriger zu erhöhen. So legten es die Forscher im britischen Fernsehen dar. Eine Diskussion über den Wert dieser Untersuchung fand nie statt. Als die Untersuchung andernorts mehrfach wiederholt wurde, fand sich jedoch überhaupt kein Effekt der Vitamintherapie. Das ernüchternde Fazit der Studien lautete: »... daß zusätzliche Vitamine und Mineralstoffe die Intelligenz von Kindern erhöhen, bleibt unbewiesen.« (*Lancet 1990; 337: 587*)

Nicht selten werden Vitamine in extrem hohen Dosierungen propagiert, mit der Vorstellung, diese würden vor Krebs schützen oder die Alterung aufhalten. Bekannt geworden ist diese »Megadosierung« Anfang der siebziger Jahre durch den Physiker Linus Pauling, der Vitamin C täglich grammweise empfahl, um sich vor grippalen Infekten lebenslang zu schützen. Diese These konnte jedoch in wissenschaftlichen Untersuchungen nie belegt werden.

Der unsinnige Gebrauch der Vitaminpräparate wäre vielleicht noch zu verschmerzen, wenn sich die Nebenwirkungen nur auf den Geldbeutel erstrecken würden. Leider kann jedoch die unkontrollierte Einnahme von hohen Vitamindosen auch schlimme Folgen für die Gesundheit haben. Am häufigsten werden derartige Schäden bei einer übermäßigen Aufnahme der fettlöslichen Vitamine A und D gesehen, da diese Stoffe im Körper gespeichert werden. Seltener zeigen sich Folgen bei einer Überdosis der wasserlöslichen B-Vitamine. Überschüsse dieser Stoffe werden rasch durch die Niere ausgeschieden. Wir gehen auf die »Hypervitaminosen« in den entsprechenden Abschnitten ein.

Die Vitaminmengen, die täglich mit der Nahrung aufgenommen werden sollten, sind schwer zu ermitteln, und dies ist ein Grund, warum die empfohlenen Werte in verschiedenen Ländern voneinander abweichen. Die in der folgenden Tabelle angegebenen Richtwerte sind von der amerikanischen Gesundheitsbehörde 1987 für gesunde Erwachsene berechnet worden. Der Bedarf kann in besonderen Situationen (Schwangerschaft, bestimmte Erkrankungen, Diät oder Einnahme anderer Medikamente) etwas größer sein.

Vitamine

(1) Vitamin A

> **Retinol** (A-Mulsin forte, Vitamin A 30.000 I.E. Jenapharm, Vitamin A Saar), **Isotretinoin** (Roaccutan)

Im Jahr 1904 beschrieb ein japanischer Augenarzt eine Krankheit, bei der die Schleimhäute in den Augen austrocknen und die bei einer bestimmten Ernährung auftrat. Bei Kindern von Fischern kam sie allerdings nie vor. Er behandelte die Krankheit erfolgreich mit Lebertran. Auch während des Ersten Weltkrieges kam es zu epidemischen Augenerkrankungen, die mit Lebertran geheilt werden konnten. Grund für die Augenerkrankungen war offensichtlich ein Mangel an Vitamin A in der Ernährung. Lebertran ist reich an diesem Vitamin und konnte das Defizit ausgleichen.

Der Mangel an Vitamin A führt zunächst zu Nachtblindheit. In der Dämmerung kann man Dunkel und Hell nicht mehr unterscheiden. In einer späteren Phase trocknet die Augenbindehaut aus und wird geschädigt (Keratomalazie). Bei weiterem Mangel folgt die Erblindung. Das Vitamin beeinflußt auch die Bildung der Zähne und spielt eine Rolle bei der Abwehr von Infektionskrankheiten. Ein echter Mangel kommt in Deutschland nur selten vor, um so häufiger aber in den Entwicklungsländern. Vitamin-A-Mangel ist weltweit die häufigste Ursache für Blindheit. Das Vitamin ist in Fleisch, Fisch, Eidotter, Leber und

VITAMINE

Vitamin	Tagesbedarf gesunder Erwachsener	Quellen	
Vitamin A (Retinol)	1 mg (ca. 3000 I.E.)	Leber, Fischöle, Eier	
Vitamin C	60 mg	Obst, Gemüse, (Ascorbinsäure) Kartoffeln	
Vitamin D	3 Mikrogramm (ca. 400 I.E.)	Fisch, Eier, Butter, (Calciferol) Milchprodukte	
Vitamin E	10 mg	pflanzliche Öle, Eier, (Tocopherol) (ca. 30 I.E.) Butter, Broccoli	
Vitamin K	0,1 mg	Milch, Kohl, (Phytomenadion) Tomaten	
Vitamin B1 (Thiamin)	1,5 mg	Vollkornbrot, Kartoffeln, Hülsenfrüchte, Fleisch	
Vitamin B2 (Riboflavin)	1,7 mg	Fisch, Leber, Niere	
Vitamin B3	20 mg	Vollkornbrot, (Nicotinsäure) Hülsenfrüchte, Leber, Niere	
Vitamin B5 (Pantothensäure)	2 mg	Leber, Kohl, Vollkornbrot, Milch	
Vitamin B6	10 mg	Leber, Vollkornbrot, (Pyridoxin) Fisch, Kartoffeln, Eier	
Biotin	0,3 mg	Milch, Eier, Innereien	
Folsäure	0,4 mg	Leber, Gemüse, Vollkornbrot, Milch	
Vitamin B12	6 Mikrogramm	Leber, Niere, (Cobalamin) Fleisch, Eier, Milch	

(I.E. = Internationale Einheiten)

Mangelerscheinung	Symptome bei Überdosierung
Nachtblindheit, Wachstumsstörungen, Hautveränderungen	Haarausfall, Leberschäden

VITAMINE 23

verzögerte Wundheilung, Skorbut, Harnsteine, Durchfälle   Blutarmut, neurolog. Störungen

Wachstumsstörungen, Knochen- Kalkablagerungen in Knochen, entkalkung, Rachitis   erhöhte Calciumwerte im Blut

leichte Blutarmut   Muskelschwäche, Störungen der   Blutgerinnung

Gerinnungsstörungen   Blutbildveränderungen

neurologische Störungen   Kopfschmerzen, Schwäche,   Krämpfe

Blutarmut, Entzündungen   bei sehr hohen Dosen: im Mundbereich
Nierenschäden

Durchfälle, neurologische Störungen   Hautrötung und Juckreiz

Nervenschäden   Nervenschäden

Hautschäden

Blutarmut, neurologische Störungen   Schlafstörungen, Reizbarkeit

Blutarmut, neurologische Störungen

VITAMINE UND MINERALSTOFFE

fetten Milchprodukten enthalten. Rohgemüse, vor allem Möhren und Tomaten, enthalten ferner die Vorstufe Karotin, aus dem der Körper Vitamin A herstellen kann. Vitamin-A-Mangel äußert sich also unter anderem in einer Verschlechterung der Sehkraft. Der Umkehrschluß, daß Vitamin A auch dann gut für die Augen sein muß, wenn kein Mangel besteht, ist leider falsch. Man bekommt keine besseren Augen, wenn man im Übermaß Vitamin A einnimmt.

Abwandlungen des Vitamin A werden auch gegen Hauterkrankungen eingesetzt. So wird Isotretinoin (Roaccutan) bei schweren Aknefällen mit Erfolg gegeben. Da Nebenwirkungen häufig sind (Frauen im gebärfähigen Alter dürfen dieses Mittel aufgrund seiner fruchtschädigenden Wirkung überhaupt nicht nehmen), sollte das Medikament nur von erfahrenen Spezialisten verordnet werden. Auch in der Behandlung bestimmter Blutkrebsformen spielen Vitamin-A-Abkömmlinge eine Rolle.

In armen Ländern, in denen aufgrund der schlechten Ernährungslage auch oft Mangel an Vitamin A herrscht, wurde versucht, durch Gabe von Vitamin A die Kindersterblichkeit zu senken. Mehrere Programme wurden von der Weltgesundheitsorganisation (WHO) mit diesem Ziel durchgeführt. Die Ergebnisse waren jedoch widersprüchlich. Sinnvoll scheint aber auf jeden Fall eine Vitamin-A-Gabe bei jenen Kindern in Entwicklungsländern zu sein, die an Masern erkranken. Im Falle einer Unterversorgung mit Vitamin A nimmt diese an sich harmlose Kinderkrankheit einen dramatischen Verlauf und endet oftmals tödlich. Um es aber nochmals zu betonen: Dies sind Probleme, die in Westeuropa selten auftreten.

Das Vitamin A ist ein fettlöslicher Stoff und wird im Körper über längere Zeit gespeichert. Bei regelmäßiger hoher Zufuhr können sich daher leicht Vergiftungserscheinungen zeigen. Das gilt im Prinzip auch für die fettlöslichen Vitamine D, E, K. Die anderen Vitamine sind wasserlöslich und werden zu einem Großteil über die Niere wieder ausgeschieden, wenn man zuviel von ihnen nimmt.

Vergiftungen mit Vitamin A können ernsthafte Probleme bereiten. Sie zeigen sich vor allem auf der Haut durch Austrocknung, Juckreiz und Abschilfern. Es kommt auch zu Haarausfall, Kopfschmerzen, Appetitlosigkeit, Knochenschmerzen, leichter Ermüdbarkeit und Blutungen. Auch schwere Leberschäden sind möglich. Neurologische Störungen können auftreten und ähneln Symptomen, die man bei einem Hirntumor haben kann. Derartige Vergiftungserscheinungen treten dann auf, wenn man über etwa acht Monate regelmäßig mindestens 25 000 bis 50 000 Einheiten Vitamin A täglich einnimmt. Glücklicherweise verschwinden die Vergiftungssymptome bei Beendigung der Vitamin-A-Zufuhr.

Schwangere Frauen sollten keine größeren Mengen Vitamin A schlucken, weil dadurch das Risiko einer Mißbildung beim Kind erhöht wird. Die winzigen Mengen, die der Mensch braucht, liegen bei etwa 3000 Internationalen Einheiten (I.E.). Im europäischen Essen sind im allgemeinen ungefähr 6000 I.E. enthalten. Das Bundesgesundheitsamt gab 1990 eine Empfehlung heraus, daß Schwangere nicht mehr als 10 000 Einheiten Vitamin A täglich zu sich nehmen sollen, um das Risiko angeborener Mißbildungen beim Kind zu beseitigen. Einige der Vitamin-A-Präparate sind jedoch sehr hoch dosiert und dürfen daher keinesfalls regelmäßig eingenommen werden. Der Vitamin-A-Gehalt kann auch in Lebergerichten sehr hoch sein: In Großbritannien wurden Werte zwischen 66 000 und 130 000 Einheiten (entsprechend 13 bis 39 Gramm) je 100 Gramm Leber bei Schlachttieren ermittelt. Allein der Genuß von 100 Gramm Leber führt also zum mehrfachen Überschreiten der empfohlenen Obergrenze.

(2) Vitamin D

> **Colecalciferol** (D-Mulsin, Vigantol, Vigantoletten), **Ergocalciferol** (in: Multivital, Omnival, Natabec)

Zusammen mit zwei Hormonen reguliert Vitamin D den Knochenstoffwechsel und den Calciumhaushalt. Darüber hinaus scheint es für wichtige Zellvorgänge nötig zu sein. Ein Mangel an Vitamin D verursacht bei Kindern Rachitis, bei Erwachsenen kommt es zur Knochenerweichung (Osteomalazie). Der Knochen rachitischer Kinder nimmt zu wenig Kalk auf, bleibt weich und verformt sich. In armen Ländern, wo Nahrungsmangel vorherrscht, sieht man dieses Krankheitsbild noch regelmäßig. Neben der richtigen Ernährung ist auch das Sonnenlicht eine Quelle des Vitamin D: Unter Einwirkung des UV-Lichtes kann unsere Haut Vitamin D herstellen. So gilt denn das Sonnenlicht im allgemeinen als beste Quelle für dieses Vitamin. Unter den Nahrungsmitteln enthalten die Leber und das Muskelfleisch fischfressender Tiere besonders viel Vitamin D.

Seit Einführung der Rachitis-Vorbeugung mit kleinen Mengen Vitamin D (meist kombiniert mit Fluor zur Kariesverhütung: Fluor-Vigantoletten) ist diese Erkrankung in Deutschland sehr selten geworden. In unseren Breiten kann es vor allem unter bestimmten Diäten zu einem Mangel an Vitamin D kommen. So sind Kinder in Familien mit makrobiotischer Ernährung manchmal unterversorgt, ebenso Alkoholkranke, die sich nicht mehr ausreichend ernähren. Alte Menschen sind ebenfalls gefährdet, wenn sie nicht auf eine ausgewogene Ernährung achten und selten das Haus verlassen. Eine amerikanische Untersuchung wies einen Zusammenhang zwischen Vitamin-D-Mangel und Oberschenkelfrakturen bei alten Menschen nach und schlug vor, Vitamin D zur Vorbeugung gegen Knochenschäden (Osteoporose) zu verabreichen.

Schwer nierenkranke Menschen wiederum leiden unter einem Stoffwechseldefekt des Vitamin D. In der Niere wird nämlich das Vitaminmolekül in die eigentlich aktive Form umgebaut. Bei einem Verlust der Nierenfunktion kann auch dieser Umbauschritt nicht mehr erfolgen, weshalb diese Patienten auf künstliches Vitamin D angewiesen sind.

Rascher als alle anderen Vitamine kann jedoch das Vitamin D bei zu hoher Dosierung zu Vergiftungen führen. Von der Normaldosis zur Überdosis ist es nur ein kleiner Schritt: Die täglich benötigte Menge an Vitamin D beträgt etwa 400 Internationale Einheiten (0,01 Milligramm). Nach einer täglichen Zufuhr von 10 000 Einheiten bei Erwachsenen treten regelmäßig Vergiftungserscheinungen auf, aber es wurden bereits Symptome bei Dosen von 2000 bis 3000 Einheiten gesehen. Eine solche Vergiftung äußert sich in Appetitlosigkeit, Erbrechen und Durchfall, Durst, Schläfrigkeit und Muskelschwäche. Es kann zu Verkalkungen in allen Organen kommen. Zur Beruhigung sei gesagt, daß, obgleich ja Sonnenlicht eine wichtige Quelle für Vitamin D ist, übertriebenes Sonnenbaden zwar zu Sonnenbrand und Hautschäden, nicht jedoch zu einer Vitamin-D-Vergiftung führt.

So bleiben als sinnvolle Anwendungsgebiete für Vitamin-D-Präparate:
1. Menschen mit nachgewiesenem Vitamin-D-Mangel (Rachitis, Osteomalazie).
2. Rachitisprophylaxe bei gestillten Säuglingen (Vorsicht bei Flaschenkindern: die Fertignahrung ist oft angereichert mit Vitamin D, so daß die zusätzliche Gabe schädlich sein kann).
3. Alte Menschen, die sich vermutlich unzureichend ernähren und aufgrund ihrer Gebrechlichkeit wenig aus dem Haus kommen.
4. Menschen mit fortgeschrittener Nierenschwäche.

(3) Vitamin E

Alpha-Tocopherol (Spondyvit)

Vitamin E ist ein fettlösliches Vitamin und befindet sich in Weizenkeimöl, in Getreideölen und im Gemüse. Mangelerscheinungen kommen so gut wie nicht vor. Sie treten allenfalls bei einer schweren Bauchspeicheldrüsen-Erkrankung auf, wenn im Darm nicht genügend Fette aufgenommen werden können. Vitamin E wird jedoch als Allheilmittel für alle erdenklichen Leiden angepriesen und verkauft. Der Einsatzbereich des Vitamins reicht nach Angaben der Hersteller von der »Leistungsschwäche« über Muskel- und Gelenkschmerzen, Schutz vor Krebserkrankungen bis zu Angina pectoris (Herzschmerzen) und Durchblutungsstörungen der Beine. Zudem kursiert immer noch das Gerücht, daß Vitamin E die Potenz und die Fruchtbarkeit erhöht. Dies wurde aus Versuchen abgeleitet, die zeigten, daß Ratten (!) durch eine Vitamin-E-freie Kost unfruchtbar wurden. Der Beweis für eine Wirksamkeit fehlt aber für sämtliche hier genannten Erkrankungen. Größere Untersuchungen zeigten, daß sich unter einer Dauereinnahme von Vitamin E die Leistungsfähigkeit nicht steigerte und das Wohlbefinden nicht besserte. Allerdings wurden kürzlich zwei große Beobachtungsstudien aus den USA veröffentlicht, in denen gezeigt wurde, daß sehr große Mengen von Vitamin E sowohl Männer wie Frauen vor einem Herzinfarkt schützen könnten. Acht beziehungsweise vier Jahre lang befragte man zahlreiche Versuchspersonen über ihre Eßgewohnheiten und ihren Arzneimittelverbrauch. Die Wirkung des Vitamin E war erst dann zu erkennen, wenn es über die Nahrungszufuhr hinaus als Tablette über einen langen Zeitraum eingenommen wurde. Sollte man jetzt allen Menschen empfehlen, große Mengen dieses Vitamins zu schlucken? Dazu besteht aus mehreren Gründen kein Anlaß. Es fehlen nach wie vor vergleichende Untersuchungen, die den Nutzen einer solchen Therapie schlüssig belegen. Außerdem ist bisher nicht geklärt, ob bei einer langdauernden hochdosierten Therapie nicht doch Nebenwirkungen auftreten können. Daß das Vitamin-E-Geschäft weiter floriert, zeigen die Verkaufszahlen. 1994 erzielten Vitamin-E-Präparate in Deutschland einen Zuwachs der Verordnungsmenge von 23 Prozent, allein das Präparat Spondyvit machte 1994 einen Umsatz von 16,1 Millionen DM.

(4) Vitamin K

Phytomenadion (Konakion)

Vitamin K wird von Darmbakterien produziert, in anderer Form aber auch mit pflanzlicher Nahrung aufgenommen. Es sorgt für die Herstellung von Eiweißkörpern, die für die Blutgerinnung notwendig sind. Der Mangel äußert sich deshalb bei Blutungen darin, daß sie schwer zu stillen sind. Da Neugeborene, insbesondere frühgeborene Kinder, häufig an Vitamin-K-Mangel leiden, unterliegen sie einem gewissen Risiko schwerer Blutungen. Diese Blutungen können in den ersten Lebenstagen, am häufigsten aber zwischen der dritten und siebten Lebenswoche auftreten. Besonders Hirnblutungen sind sehr gefürchtet. In Deutschland und vielen anderen Ländern wird daher seit einigen Jahren in den meisten Kliniken eine generelle Vitamin-K-Prophylaxe durchgeführt. Dabei wird allen neugeborenen Kindern 1 Milligramm Vitamin K in den Muskel gespritzt, um die Blutgerinnung zu verbessern und die Gefahr derartiger Blutungen abzuwenden. 1992 wurde jedoch eine Untersuchung aus England veröffentlicht, die für großes Aufsehen sorgte. Aus den dort erhobenen Daten ergab sich, daß bei Kindern, die eine derartige Prophylaxe erhielten, das Risiko, an einem Krebs im Kindesalter zu erkranken, auf das Zweifache erhöht war. Dies ist ein überraschender und beängstigender Zusammenhang. Sollten diese Daten stimmen, wäre ein großer Teil der Krebserkrankungen im Kindesalter durch die Gabe von Vitamin K bedingt. Man weiß jedoch nicht, worin dieser Zusammenhang besteht. Auch ist unklar, ob das Vitamin selbst schuld ist oder vielleicht das Lösungsmittel, in dem es gelöst ist. Nach dieser Untersuchung wurden die Empfehlungen für die Vitamin-K-Prophylaxe geändert. Da sich das erhöhte Risiko ausschließlich auf das Einspritzen des Vitamins in den Muskel bezog, sollen jetzt alle Neugeborenen das Vitamin als Tropfen zu trinken bekommen. Nur bei Kindern, die aufgrund von Erkrankungen nicht trinken können und bei denen eine erhöhte Blutungsgefahr besteht, wird weiterhin das Vitamin K gespritzt. Es bleibt abzuwarten, ob weitere Untersuchungen diesen Zusammenhang bestätigen und die Ursachen aufklären können.

Mit bestimmten Medikamenten wird die Wirkung des Vitamin K bewußt außer Kraft gesetzt. Es handelt sich um sogenannte Vitamin-K-Antagonisten (Gegenspieler), die die Blutgerinnung hemmen sollen. Das ist beispielsweise sinnvoll bei Patienten, die unter einer Thrombose leiden, also einem Blutgerinnsel in einer Vene, oder bei Menschen, die bestimmte künstliche Herzklappen erhalten. Auch bei einigen Herzrhythmusstörungen sind diese Mittel von Nutzen. Etwas ausführlicher gehen wir darauf im Kapitel 9 ein.

(5) B-Vitamine

Vitamin B1:
Thiamin (Betabion, Vitamin B1 ratiopharm, Aneurin)

Vitamin B2:
Riboflavin (Werdo 10, Vitamin B2 Jenapharm)

Vitamin B6:
Pyridoxin (Vitamin B6 ratiopharm, B6 Vicotrat, Hexobion)

Vitamin B12:
Cobalamin (Vitamin B12 ratiopharm, B12 Steigerwald, Cytobion)

Andere B-Vitamine:
Nicotinamid (Nicotinsäureamid Jenapharm, Nicobion)
Folsäure (Folsan, Folsäure Hevert)
Biotin (Bio-H-Tin, Medobiotin)
Panthotensäure (in: Multi-Sanostol Saft, Multi Sanosvit mit Eisensaft)

Vitamin-B-Kombinationen:
Neuro-ratiopharm Filmtabletten, Neurotrat S forte, Neurobion/forte)

Die große Gruppe der B-Vitamine gehört neben dem Vitamin C zu den wasserlöslichen Vitaminen (im Gegensatz zu den oben besprochenen fettlöslichen Vitaminen A, D, E, K). Vitamine der B-Gruppe kommen vor allem in Vollkornbrot, Kartoffeln, Hülsenfrüchten, Leber und Schweinefleisch vor. Die Entdeckungsgeschichte des Thiamins (Vitamin B1) ist interessant. Im Jahr 1886 entsandte die niederländische Regierung die Professoren Pekelharing und Winkler nach Batavia, dem heutigen Jakarta, um die Gründe für die beunruhigende Beriberi-Epidemie unter den holländischen Soldaten in ihren sumatranischen Kasematten herauszufinden. Beri-Beri (singhalesisch: große Schwäche) ist gekennzeichnet durch Muskelschwäche, Gefühlsstörungen und Lähmungen. Die Gelehrten kamen schnell zum Schluß, die Krankheit habe mit Bakterien zu tun. Ihr Assistent Eijkman blieb zurück, um diese Bakterien zu identifizieren. Eijkman führte Untersuchungen mit Hühnern durch, und durch Zufall entdeckte er einen Unterschied zwischen Hühnern, die mit geschältem Reis, und solchen, die mit ungeschältem Reis gefüttert wurden. Er vermutete, die Bakterien würden aus irgendeinem Grund im geschälten Reis sitzen und im ungeschälten Reis fehlen. Erst viel später merkte man, daß Thiamin, das Vitamin B1, ein Bestandteil des Reishäutchens war. Eijkman erhielt 1929 den Nobelpreis für seine Untersuchungen.

Vitamine der B-Gruppe werden ebenfalls gegen zahlreiche Gebrechen verschrieben, ohne daß ein Nutzen belegt wäre. Große Dosen von Vitamin B1, B6 und B12 werden bei schmerzhaften Nervenentzündungen gegeben, Vitamin B6 soll außerdem bei der Reisekrankheit helfen und das sogenannte prämenstruelle Syndrom lindern. Auch gegen Beinkrämpfe, ziehende Schmerzen im Brustbein und Schulterschmerzen werden Vitamin-B-Präparate eingesetzt. In all diesen Fällen ist das nicht sinnvoll. Im Gegenteil: Gerade in hohen Dosierungen können auch einige der B-Vitamine Nebenwirkungen verursachen. Während Thiamin- und Riboflavin-Vergiftungen sehr selten sind und erst bei extrem hohen Dosen auftreten, kommt es durch Vitamin B6 und Nicotinamid häufiger zu schweren Nebenwirkungen.

Die wichtigsten B-Vitamine seien etwas ausführlicher dargestellt:

Vitamin B1 (Thiamin)
Ein Mangel an Vitamin B1 kommt – zusammen mit anderen Mangelerscheinungen – bei Alkoholkranken vor, die sich einseitig (manchmal nur mit alkoholischen Getränken) ernähren. Die Folgen sind Herzschwäche und neurologische Störungen, bei ausgeprägtem Mangel kommt es zur Beri-Beri-Erkrankung. In solchen Fällen ist eine Behandlung mit hohen Dosen des Vitamins sinnvoll. Bei Nervenentzündungen aus anderen Ursachen ist ein Effekt dieses Vitamins jedoch nicht zu erwarten. Nach Einnahme extrem hoher Dosierungen (150 bis 200 Milligramm) kann es zu Nebenwirkungen kommen: Kopfschmerzen, Schwäche, manchmal auch Lähmungen.

Vitamin B2 (Riboflavin)
Auch ein Mangel an Riboflavin tritt meist nur in Zusammenhang mit einer generellen Unterernährung auf. Es kommt dann zu Entzündungen im Mund- und Rachenraum. Vergiftungserscheinungen sind dagegen sehr selten.

VITAMINE

Vitamin B6 (Pyridoxin)
Ein erhöhter Bedarf an Vitamin B6 ist in der Schwangerschaft gegeben, auch bestimmte Medikamente können den Bedarf unter Umständen steigern. So weiß man, daß ein Mittel, das zur Behandlung der Tuberkulose gegeben wird (Isoniazid), häufig Nervenschädigungen aufgrund einer Wechselwirkung mit Vitamin B6 verursacht. Hier ist die regelmäßige Einnahme dieses Vitamins sinnvoll. Auch die »Pille« soll zu einem Verlust an Vitamin B6 führen. Symptome eines Mangels sind Hauterscheinungen, Gefühlsstörungen und schmerzhafte Nervenentzündungen. Umgekehrt kann aber auch die Einnahme von hohen Dosen (über 500 Milligramm pro Tag) zu schweren Nervenschädigungen führen.

Nicotinamid
Die Mangelerscheinung von Nicotinamid heißt Pellagra. Diese Erkrankung ist gekennzeichnet durch Hauterscheinungen, Durchfälle und geistigen Abbau. Die Erkrankung ist in unseren Breiten selten, kommt allerdings noch häufig in einigen Regionen Afrikas mit unzureichender Ernährung vor. Dosen über 100 Milligramm können unangenehme Erscheinungen verursachen: Juckreiz, Magenschmerzen, einen roten Kopf, leichte Leberstörungen, Gelbsucht und eventuell sogar ein Magengeschwür. Die Weltgesundheitsorganisation rät, täglich 15 bis 20 Milligramm aufzunehmen, um einem Mangel vorzubeugen. In unserer Nahrung ist meist mehr enthalten. Nicotinamid wird therapeutisch verwandt, um den Cholesterinspiegel zu senken. Hierbei sind jedoch sehr hohe Dosen notwendig (etwa drei Gramm pro Tag), die häufig zu den beschriebenen Nebenwirkungen führen.

Vitamin B12 (Cobalamin)
ist bei der Bildung der Blutzellen von Bedeutung. Der Mangel führt daher zu einer Blutarmut, die auch als perniziöse Anämie bezeichnet wird. Häufig bestehen gleichzeitig Nervenschäden. Diese Erkrankung ist auch in Deutschland nicht ganz selten und kommt meist daher, daß das Vitamin vom Körper nicht mehr ausreichend aufgenommen wird. Auch streng lebende Vegetarier, die keine Milch oder Eier zu sich nehmen, können einen Mangel entwickeln. Die Therapie besteht in einer Gabe von Vitamin B12, verabreicht als Spritze. Der Wert des Vitamin B12 bei anderen Erkrankungen ist hingegen nicht gesichert. Die Hersteller der Vitamin-B12-Präparate propagieren jedoch völlig unsinnige Anwendungsbereiche, die von Wachstums- und Entwicklungsstörungen im Kindesalter bis zu Schwächezuständen alter Menschen reichen.

Folsäure

Auch ein Mangel an Folsäure (die wie die Nicotinamid zu den B-Vitaminen gehört) führt zu einer Blutarmut, nicht selten kommt dies bei chronischen Durchfallerkrankungen vor, wenn die Folsäure nicht ausreichend aus dem Darm aufgenommen wird. Auch bestimmte Medikamente wirken der Folsäure entgegen und erhöhen deren Bedarf. Zu den wichtigsten zählen Mittel gegen die Epilepsie, aber auch die »Pille«. Wer zuwenig Vitamin B12 hat, entwickelt meist auch einen Folsäuremangel. Bei der Behandlung der perniziösen Anämie muß daher meist auch Folsäure gegeben werden. In sehr hohen Dosen (100 Milligramm täglich) führt Folsäure zu Schlafstörungen, Reizbarkeit und Stimmungsschwankungen.

Vitamin-B-Kombinationen

Da, wie schon mehrfach erwähnt, Mangelzustände an Vitamin B äußerst selten sind, sind die meisten Verschreibungen von Vitamin-B-Kombinationen überflüssig. Neunzig Prozent der Verordnungen sind Kombinationspräparate aus Vitamin B1, B6 und B12. Sie gelten als »Nervennahrung« und werden bei neurologischen Schmerzzuständen verschrieben, allerdings ohne Nutzen. Manche dieser Kombinationspräparate sind so hoch dosiert, daß Nebenwirkungen zu erwarten sind (z. B. Neurobion/forte, PleomixB). Allein die Vitamin-B-Kombinationen erzielten 1991 einen Umsatz von 55 Millionen DM.

(6) Vitamin C

Ascorbinsäure (Ascorvit, Cebion, Cetebe)

Skorbut war früher vor allem unter Seeleuten anzutreffen, die lange auf See waren und ohne frisches Gemüse und Früchte auskommen mußten. Bereits im Jahr 1536 hatte der französische Entdeckungsreisende Jacques Cartier von den Indianern vom St. Lorenz-Strom ein Rezept dagegen bekommen. Es bestand aus einem Aufguß aus grünen Blättern und erwies sich als sehr wirksam. Dennoch gab es noch Anfang des 20. Jahrhunderts Skorbuterkrankungen. 1915 verbreitete sich die Nachricht einer rätselhaften Erkrankung auf dem deutschen Kriegsschiff »Kronprinz Wilhelm«. Obwohl die Mannschaft massenhaft erbeutete Vorräte an Bord hatte, klagten immer mehr Besatzungsmitglieder über Magenschmerzen, Luftnot, Nervenschmerzen, Gelenkschwellungen und Lähmungen. Schließlich stellte sich heraus, daß unter den Delikatessen an Bord etwas Wesentliches fehlte: frisches Obst und Gemüse. Als dieses dann auf den Speiseplan gesetzt wurde, kam es zu einer raschen Gesundung der Seeleute.

Auch Vitamin C wird als Mittel gegen Krankheiten angepriesen, die gar nichts mit einem Mangel an diesem Vitamin zu tun haben. Es gilt als Allheilmittel gegen Erkältungskrankheiten und soll vor Krebs, Gefäßverkalkung und psychischen Leiden schützen. In seinem Buch *Vitamine C and the Common Cold* (*Vitamin C und die Erkältungskrankheit*) behauptete bereits 1970 Professor Linus Pauling in den USA, daß die Einnahme großer Mengen von Vitamin C wirksam vor grippalen Infekten schütze. Es geht dabei um Mengen von zehn bis fünfzehn Gramm, also das Vielfache der normalen täglichen Aufnahme (empfohlene tägliche Aufnahme: 30 bis 60 Milligramm). Mehrfache, breit angelegte Untersuchungen konnten jedoch keinen Nutzen derartiger Megadosen verbuchen. Nebenwirkungen sind hingegen nicht ausgeschlossen: Magengeschwüre, Nierensteine und Durchfälle können bei einer derartig hochdosierten Einnahme auftreten. Durch langes Kochen wird das Vitamin C zerstört. Konservengemüse und lange gegarte Gerichte enthalten deswegen kein Vitamin C mehr. Auch das Essen von Großkantinen ist aus diesen Gründen oft arm an Vitamin C. Das zeigte sich, als eine Reihe von Kliniken den Vitamin-C-Gehalt ihres Essens untersuchen ließen. Es ist daher sinnvoll, Obst, Rohkost und Salate als Vitamin-C-Quellen zu nutzen.

(7) Multivitaminpräparate

Es gibt in Deutschland unzählige sogenannte Multivitaminpräparate, die eine bunte Mischung verschiedener Vitamine in unterschiedlichen Dosierungen enthalten. Manchen Präparaten sind noch Mineralstoffe beigefügt, um die Sache abzurunden. Im günstigsten Fall werden sie für Vitaminmangelzustände angepriesen, meist jedoch reichen die empfohlenen Anwendungsgebiete viel weiter. Nervosität wird ebenso genannt wie Leistungsabfall und Lebererkrankungen. Gegen all diese Erkrankungen sind die Vitamine jedoch nicht wirksam, den alleinigen Nutzen von diesen Präparaten haben die Hersteller. Vitamine sind bei den hierzulande seltenen Mangelzuständen sicher sinnvoll, hinzu kommen bestimmte schwere Erkrankungen und Medikamente, die zusätzliche Vitamingaben nötig machen. Auch in der Schwangerschaft kann das sinnvoll sein (siehe oben). Wer jedoch glaubt, durch das ungezielte

Schlucken hoher Dosen derartiger Multivitamine sein Befinden oder seine Leistungsfähigkeit zu verbessern, erliegt einem Irrtum.

Mineralstoffe

Mineralstoffe sind wie die Vitamine Nahrungsbestandteile, auf die unser Körper angewiesen ist. Sie sind Bausteine bei der Erzeugung von Hormonen und Eiweißkörpern, sie spielen eine Rolle bei der Blutgerinnung, im Knochenstoffwechsel und sind für die Muskelfunktion unentbehrlich. Wir gehen im folgenden auf einige wichtige Mineralstoffe ein.

(1) Eisen

Eisenfumarat (ferrolande, Ferrum Hausmann), **Eisensulfat** (Eryfer, Dreisafer, Ce Ferro 100), **Eisengluconat** (Lösferron, Ferroglukonat ratiopharm)

Das Eisen ist ein wichtiger Bestandteil des Hämoglobins, des roten Blutfarbstoffs. Das Hämoglobin sitzt in den roten Blutkörperchen und ist der Sauerstoffträger im Blut. Der in die Lunge aufgenommene Sauerstoff wird an das Hämoglobin der roten Zellen gebunden, durch den Körper transportiert und in den Körperorganen wieder abgegeben. Ein primärer Mangel an Eisen (selten) behindert die Herstellung des Hämoglobins. Umgekehrt kommt es durch dauerhafte Blutverluste auch zu einer Verminderung des Eisens. In beiden Fällen spricht man von einer Blutarmut (Anämie). Da eine Blutarmut den Sauerstofftransport beeinträchtigt, äußert sie sich durch schnellere Ermüdbarkeit, Luftnot und Schwindel. Aber nicht jeder, der blaß aussieht und schnell müde wird, leidet unter einem Eisenmangel.

Der menschliche Körper enthält vier bis fünf Gramm Eisen. Siebzig Prozent davon befinden sich im Hämoglobin der roten Blutkörperchen, der Rest wird in andere Eiweißkörper eingebaut oder wird gespeichert. Normalerweise sind die täglichen Verluste an Eisen sehr gering. Bei Männern betragen sie im Schnitt ein Milligramm pro Tag, bei Frauen liegen sie etwas höher aufgrund der Menstruationsblutungen (etwa zwei Milligramm).

Diese Verluste werden unter normalen Umständen durch die Er-

MINERALSTOFFE 23

nährung wieder ausgeglichen. Grünes Blattgemüse und Rohkost enthalten viel Eisen, ebenso Fleisch. Auch Brot ist ein wichtiger Eisenlieferant. Dauerhafte Blutverluste können bei Frauen auftreten, die unter starken Regelblutungen leiden, oder bei Blutspendern, die regelmäßig spenden. Gleiches gilt für Menschen, die unter einem Magengeschwür und entsprechenden Blutungen leiden. Der Blutverlust bringt auch einen Verlust an Eisen mit sich. Man spricht dann von einer Eisenmangelanämie.

Die Blutarmut muß immer anhand einer Blutuntersuchung festgestellt werden. Es gibt bestimmte Werte, die vom Hämoglobin nicht unterschritten werden sollten. Die Behandlung erfolgt zunächst, falls möglich, durch die Beseitigung der verursachenden Erkrankung. Falls man also wegen eines Magengeschwürs immer wieder kleine Mengen Blut verliert, muß dies auf jeden Fall kuriert werden. Zusätzlich wird man aber das verlorengegangene Eisen ersetzen, so daß sich das Blut wieder nachbilden kann. Auch bei einem vermehrten Eisenbedarf in der Schwangerschaft und bei Blutspendern kann eine vorbeugende Therapie mit Eisen sinnvoll sein.

Eisen kann in verschiedenen chemischen Verbindungen vorliegen. Für die Eisentherapie mit Tabletten sollte man auf jeden Fall das sogenannte zweiwertige Eisen verwenden, das vom Darm am besten aufgenommen wird. Alle obengenannten Präparate beinhalten zweiwertiges Eisen. Mischungen mit anderen Stoffen, also Kombinationspräparate, sind meist teurer als reine Eisenmittel und bieten keinen Vorteil. Ausnahme ist die Kombination von Eisen und Folsäure bei der Prophylaxe in der Schwangerschaft. Die Dosis sollte 200 Milligramm Eisen pro Tag nicht überschreiten, da größere Mengen schlecht vertragen werden. Die Nebenwirkungen einer Eisentherapie sind oft Übelkeit, Bauchschmerzen, Verstopfung und Durchfälle. Unter einer Eisentherapie färbt sich im übrigen der Stuhl schwarz. Dies ist deshalb wichtig, weil sich auch Blutverluste im Magen (etwa infolge der bereits erwähnten Magengeschwüre) durch eine solche Schwarzfärbung äußern.

Die Eisentherapie mit Spritzen ist mit mehr Risiken verbunden und sollte nur dann durchgeführt werden, wenn die Tabletten überhaupt nicht vertragen werden. Beim Spritzen von Eisen in die Vene kann es zu lebensbedrohlichen allergischen Reaktionen kommen.

Nicht jede Form der Blutarmut ist die Folge eines Eisenmangels. Auch der Mangel an anderen Stoffen kann dafür verantwortlich sein. Vor allem Vitamin-B12- und Folsäuremangel führen zu Blutarmut. Chronische Erkrankungen (z. B. Rheuma) und bösartige Tumoren führen ebenfalls oft zu einer Anämie. In aller Regel läßt sich durch einige Blutuntersuchungen herausfinden, welche Form der Blutarmut vorliegt.

Dies muß auf jeden Fall vor Beginn einer Therapie geschehen, damit der Arzt gezielt behandeln kann.

(2) Calcium

> **Calciumgluconat** (Dobo 600, Dreisacal Oblongtabletten), **Calciumlactogluconat** (in: Calcium Sandoz forte/fortissimum), **Calciumcarbonat** (Löscalon, Frubiase, Calcium Dago-Steiner Granulat), **Calciumcitrat** (in: Calcipot Pulver/Tabletten, Kalzan, Calcedon)

Im menschlichen Körper befinden sich ungefähr 1,2 Kilogramm Calcium. Calciumsalze bilden das Grundgerüst unserer Knochen, und 98 Prozent des gesamten Calciums finden sich im Skelett. Darüber hinaus ist das Calcium auch für zahlreiche Stoffwechselvorgänge wichtig, für die Muskeltätigkeit und die Blutgerinnung. Die Regulation des menschlichen Calciumhaushaltes erfolgt über das Vitamin D und zwei Hormone (Calcitonin und Parathormon). In unserer Nahrung ist genügend Calcium enthalten, vor allem in Milch, Milchprodukten und Gemüse. Sollte tatsächlich ein (bei normaler Ernährung seltener) Calciummangel auftreten, ist das Defizit am besten durch eine Ernährungsumstellung (also viel Milch, Quark, Gemüse) zu decken. Der Bedarf wird im Normalfall auf 0,8 bis 1,2 Gramm pro Tag geschätzt. Bei Schwangeren soll er höher, um 1,5 Gramm pro Tag, liegen.

Wahrscheinlich spielt das Calcium bei der Behandlung der Osteoporose (Knochenschwund) eine gewisse Rolle. Eine Osteoporose tritt oft bei Frauen nach Eintritt in die Wechseljahre auf. Ursache dafür ist der Mangel an Östrogenen infolge der hormonellen Umstellung. Generell sind aber viele alte Menschen davon betroffen. Bei Knochenschwund kann es leichter zu Knochenbrüchen kommen, meist treten diese in der Wirbelsäule auf. Die beste Vorbeugung gegen eine Osteoporose ist ausgewogene Ernährung mit ausreichenden Calciummengen und körperliche Bewegung. Ist der Knochenschwund einmal eingetreten, läßt er sich mit geeigneten Mitteln zwar aufhalten, aber nicht mehr rückgängig machen. So gilt es als sinnvoll, die gewohnte Ernährung durch Calciumtabletten zu ergänzen. Am besten geeignet ist Calciumcarbonat, da der Anteil an elementarem Calcium, das vom Körper verwertet wird, bei diesem am höchsten ist. Bei einer Dosis von maximal einem Gramm pro Tag kommen selten Nebenwirkungen vor. Manchmal können leichte Magenschmerzen und Übelkeit auftreten.

MINERALSTOFFE

Wenn gleichzeitig Vitamin D gegeben wird, können jedoch leicht Nierensteine entstehen. Manchmal trifft man auf die Besorgnis, daß Calciumtabletten die Verkalkung in den Blutgefäßen fördern könnten. Dem ist jedoch nicht so. Die »Verkalkung« der Blutgefäße kommt auf andere Weise zustande, und Calciumsalze spielen dabei eine untergeordnete Rolle. Bei Knochenschwund nach Eintritt in die Wechseljahre hat sich eine Hormonbehandlung als wirksam etabliert. Sehr umstritten ist mittlerweile die Therapie der Osteoporose mit Fluortabletten, die in den letzten Jahren häufig durchgeführt wurde. 1989 erschienen Untersuchungen, die zeigten, daß zwar mit den Fluortabletten der Knochen »dichter« wird, die Rate an Knochenbrüchen jedoch nicht vermindert wurde, im Gegenteil: In der mit Fluor behandelten Gruppe traten sogar tendenziell mehr Knochenbrüche auf. Offenbar wird durch die Fluorbehandlung minderwertiger Knochen gebildet, der weniger stabil ist. Zudem treten unter einer dauerhaften Fluorbehandlung oft Nebenwirkungen auf (Gelenkschmerzen, Übelkeit, Erbrechen).

Man kann auch zuviel Kalk im Blut haben. Die häufigste Ursache ist eine Krebserkrankung, die sich in den Knochen ausbreitet. Auch bestimmte hormonelle Erkrankungen, aber auch Medikamente (Anabolika, wasserausschwemmende Mittel, Vitamin D) können den Kalkspiegel im Blut erhöhen. Dies kann zu einem bedrohlichen Krankheitsbild führen. In diesen Fällen ist eine Krankenhausbehandlung unumgänglich.

(3) Kalium

Kaliumchlorid (Rekawan, Kalinor, KCl-retard Zyma)

Kalium ist in großen Mengen in den Körperzellen enthalten und für wichtige Zellfunktionen unentbehrlich. Ein Kaliummangel tritt bei der dauerhaften Einnahme von wasserausschwemmenden Mitteln (siehe Kapitel 8) und von Abführmitteln (Kapitel 15) auf. Auch heftige Durchfälle und Erbrechen münden in einem Defizit. Schwerer Kaliummangel kann zu gefährlichen Herzrhythmusstörungen führen. Bei Mangelzuständen durch Medikamente kann in manchen Fällen die Zufuhr von Kalium in Tablettenform notwendig werden, wenn durch die Ernährung (z. B. Obst) der Mangel nicht ausgeglichen werden kann. Aber bei weitem nicht jeder, der beispielsweise wasserausschwemmende Medikamente einnimmt, benötigt einen Kaliumersatz.

Der Bedarf muß durch entsprechende Blutuntersuchungen festgestellt werden.

(4) Magnesium

> **Magnesiumcarbonat** (Magnesium 100 Jenapharm), **Magnesiumcitrat** (Magnesium Diasporal, in: Magnesium Verla), **Magnesiumhydrogenaspartat** (Magium, Mg-ratiopharm Kautabletten, Magnesiocard), **Magnesiumbromidhydrogenglutamat** (Psychoverlan)

Auch Magnesium ist für den Ablauf bestimmter Stoffwechselvorgänge unentbehrlich. Ein Mangel kommt bei ausgeglichener Ernährung selten vor, kann allerdings bei Alkoholikern durch die Fehlernährung bedingt sein und bei chronischen Durchfallerkrankungen auftreten. Die Folge eines Magnesiummangels sind Verwirrtheitszustände, Zittern und Krämpfe. Ein Magnesiummangel muß durch Tabletten ausgeglichen werden, in schweren Fällen eventuell durch Infusionen (Tropf). Auch beim akuten Herzinfarkt haben sich in den letzten Jahren Hinweise ergeben, daß Magnesium, in die Vene gegeben, die Sterblichkeit vermindern kann. Für die dauerhafte Einnahme von Magnesiumtabletten ohne nachgewiesenen Mangel gibt es jedoch keine Gründe. Magnesiumtabletten werden von den Herstellern mit plakativen Werbeslogans angepriesen: »Wer läuft, läuft Gefahr Magnesium zu verlieren«, »Magnesium tut dem Herzen gut«. Sie sollen gegen alles mögliche helfen: gegen Erschöpfungszustände, Lärmempfindlichkeit und vieles andere bis zum Herzschutz. Die Ausgaben für diese Medikamente sind beträchtlich (1991: 192 Millionen DM), der Nutzen nicht erwiesen.

(5) Fluor

> **Natriumfluorid** *zur Karies-Prophylaxe* (Fluoretten, Duraphat, Zymafluor, in: Fluor-Vigantoletten), *bei Osteoporose* (Ossin, Ospur, Koreberon)

Fluor härtet die Zahnoberfläche und wird daher zur Vorbeugung gegen Zahnkaries an Säuglinge verabreicht, meist zusammen mit Vitamin D zur Rachitis-Prophylaxe (Fluor-Vigantoletten).

MINERALSTOFFE 23

Karies bleibt dennoch ein großes Problem. Allein bei zwölfjährigen Kindern sind im Schnitt vier Zähne an Karies erkrankt, bei Erwachsenen sogar durchschnittlich siebzehn Zähne. Der beste Schutz vor Karies ist nach wie vor Zurückhaltung bei Süßigkeiten und eine ausreichende Mundhygiene. Wer Kinder hat, weiß jedoch, wie schwer es ist, dies bei den Kleinen durchzusetzen.

Da der Fluorgehalt in der Nahrung recht gering ist, kann die zusätzliche Gabe in Form von Tabletten oder Tropfen sinnvoll sein. Aus größeren Untersuchungen weiß man, daß durch die Karies-Prophylaxe mit Fluor die Häufigkeit von Karies je nach Zuckerkonsum und Mundhygiene um 30 bis 70 Prozent gesenkt werden kann. Damit soll nicht gesagt werden, daß Fluor alle anderen Maßnahmen überflüssig macht. Wer gern und viel nascht und außerdem vergißt, sich regelmäßig die Zähne zu putzen, kann nicht auf die Schutzwirkung von Fluortabletten bauen. Seit 1992 gibt es in Deutschland fluoriertes Speisesalz zu kaufen. Wenn man es verwendet, sollte man auf andere Fluorpräparate verzichten. Das trifft auch dort zu, wo im Trinkwasser mehr als 0,7 Milligramm Fluor je Liter (zur Karies-Prophylaxe) enthalten sind. Den Fluorgehalt im Leitungswasser kann man beim zuständigen Wasserwerk erfragen. Zur Rolle des Fluors in der Behandlung der Osteoporose siehe oben, Abschnitt »Kalk«.

(6) Kombinationspräparate mit Vitaminen und Mineralstoffen

Natürlich werden in zahlreichen Arzneimitteln auch Vitamine und Mineralstoffe miteinander kombiniert. Für diese Kombinationen gilt das gleiche, was wir schon über die Multivitaminpräparate gesagt haben: Bei normaler Ernährung haben sie keinerlei Nutzen.

Mittel gegen Krebs

Krebs gilt generell als eine unheilbare Krankheit. Für viele Menschen stellt der Gedanke an eine Krebserkrankung eine große, ständig präsente Angst dar. Die Reaktion auf die Diagnose »Krebs« ist viel emotionaler als beispielsweise bei der Feststellung einer schweren Herzerkrankung – obwohl die Lebenserwartung mit einer fortgeschrittenen Herzerkrankung unter Umständen kürzer ist als bei bestimmten Krebsleiden.

Wir können im Rahmen eines Buches über Medikamente nicht alle Aspekte der Behandlung von Krebsleiden beleuchten. Wir werden auf die Prinzipien einer Krebstherapie mit den zur Verfügung stehenden Mitteln eingehen und wichtige Medikamente kurz beschreiben. Auch eine Diskussion um alternative Heilmethoden, auf die gerade bei Krebserkrankungen von vielen Menschen Hoffnungen gesetzt werden, können wir hier nicht führen.

Das Krebsleiden entsteht aus einer ungehemmten Teilung und damit Vermehrung von Körperzellen, die sich vom körpereigenen Kontrollmechanismus des Zellwachstums abgekoppelt haben. So entsteht allmählich eine Geschwulst aus entartetem Zellgewebe, die sich an keine Organgrenze hält und auch die Nachbargewebe durchwächst. Über Lymphbahnen und Blutgefäße können Krebszellen zudem in alle anderen Organe gelangen und auch dort mit ihrem ungehemmten Wachstum beginnen. Diesen Vorgang nennt man Metastasenbildung. Beim Krebsleiden ist die Grundlage allen Lebens, nämlich die Zellteilung und -vermehrung, durch ihren unkontrollierten Verlauf in eine tödliche Krankheit umgeschlagen.

Schätzungen zufolge wird im Jahr 2000 jeder Zweite (derzeit sind es etwa 30 Prozent der Bevölkerung) im Laufe seines Lebens an einer Krebsgeschwulst erkranken. Dabei spielt, wie auch bei anderen Erkrankungen (zum Beispiel Herzerkrankungen) die gestiegene Lebenserwartung eine Rolle. Krebs tritt zwar in jedem Lebensalter auf, seine Häufigkeit nimmt jedoch mit wachsendem Alter deutlich zu. Ihren Anteil daran haben auch äußere Faktoren, die die Entstehung eines Krebsleidens wahrscheinlicher machen: Das Rauchen begünstigt die Entstehung von Lungenkrebs, radioaktive Strahlung und bestimmte Viruserkrankungen führen zu Formen des Blutkrebses (Leukämie), ebenso können viele chemische Substanzen, die sich in der Umwelt, aber auch in der Nahrung und in Medikamenten finden, das Krebsrisiko steigern.

Drei hauptsächliche Behandlungsmöglichkeiten kommen bei Krebserkrankungen in Frage:
1. Operation
2. Strahlentherapie mit radioaktiven Strahlen
3. Medikamentöse Therapie mit Zytostatika, Hormonen und anderem.

Welche der Therapien angewendet wird, hängt von einer Vielzahl von Umständen ab:
1. Was für eine Art von Geschwulst liegt vor? Einen Tumor im Darm wird man operieren, Blutkrebs hingegen läßt sich natürlich nicht operieren, hier sind Zytostatika notwendig.
2. Wie ausgedehnt ist die Geschwulst?
3. Liegen schon Tochtergeschwulste (Metastasen) vor?
4. Wächst der Tumor langsam oder schnell?
5. Was für eine Einstellung hat der oder die Erkrankte zu dem Leiden? Wie stark ist der Wunsch nach einer Therapie, die meist sehr nebenwirkungsreich ist?

All diese Überlegungen müssen in die Entscheidung für eine Therapie eingehen. Bei bestimmten Krebsformen werden mehrere oder gar alle drei Behandlungsmöglichkeiten in Frage kommen. Da gerade eine Krebstherapie häufig eine schwere Belastung darstellt und viele Nebenwirkungen mit sich bringt, ist die enge und vertrauensvolle Kooperation zwischen Arzt und Patient dringend nötig. Die Patienten müssen genau wissen, was sie erwartet, warum sie sich auf eine derartige Therapie einlassen sollten, welche Chancen und Risiken damit verbunden sind.

Gemessen an dem riesigen Aufwand, mit dem nach Heilungsmöglichkeiten für den Krebs geforscht wird, sind die Erfolge bis jetzt recht gering. Einige Krebserkrankungen lassen sich jedoch mittlerweile gut behandeln. Bestimmte Formen des kindlichen Blutkrebses (Leukämie) können zu einem hohen Prozentsatz geheilt werden. Auch bestimmte Hodenkrebsformen und Lymphkrebs sind heilbar. Bei anderen Krebsformen gelingt es hingegen kaum, selbst mit aggressiven Behandlungsmethoden, den Krankheitsverlauf zu beeinflussen. Vielfach muß sich die Therapie auf das Ziel beschränken, das Leben des Patienten um einige Wochen oder Monate zu verlängern. In diesem Fall müssen die Vor- und Nachteile einer Behandlung besonders kritisch erwogen werden. Nicht immer wiegt der Vorteil eines geringfügig verlängerten Lebens die Nachteile einer anstrengenden und belastenden Chemotherapie auf.

Auch wenn im fortgeschrittenen Stadium eine Operation oder Chemotherapie nicht mehr in Frage kommen, ist die Behandlung des Leidens natürlich noch immer nötig und möglich. Starke Schmerzen, die häufig im Verlauf eines Krebsleidens auftreten, können durch eine sinnvoll angesetzte Schmerztherapie bekämpft werden. Dafür gibt es viele Möglichkeiten, und zunehmend spezialisieren sich Ärzte auf die Behandlung schwerer Schmerzzustände.

Bei Krebs spielen natürlich psychologische Faktoren eine gewichtige Rolle. Eine begleitende psychotherapeutische Behandlung kann den Patienten emotional stabilisieren, aber sie kann auch mehr: In einer zehnjährigen Untersuchung bei Frauen, die an Brustkrebs erkrankt waren, zeigte sich, daß die Frauen, die neben der »üblichen« Therapie eine Psychotherapie mitmachten, eine deutlich höhere Lebenserwartung hatten als diejenigen ohne Psychotherapie.

Zytostatika

Zytostatika sind »Zellgifte«, die die Zellteilung der bösartigen Zellen hemmen sollen. Man macht sich dabei den Umstand zunutze, daß die entarteten Zellen eines bösartigen Tumors empfindlicher auf Gifte reagieren als normale Zellen. Dennoch trifft man mit Zytostatika immer auch gesunde Zellen. Insbesondere sind die Körpergewebe betroffen, die sich schnell erneuerten. Das gilt vor allem für die Blutzellen, die im Knochenmark gebildet werden. Eine der gefährlichsten und häufigsten Nebenwirkungen vieler Zytostatika ist die drastische Verminderung aller Blutzellen: der roten Blutkörperchen, die den Sauerstofftransport besorgen, der Blutplättchen, die für die Gerinnung zuständig sind, und der weißen Blutkörperchen, die für die Körperabwehr gebraucht werden. Die Folgen für die Patienten hängen von dem Maß des Ausfalls ab. Eine Blutarmut führt zu körperlicher Schwäche und Luftnot. Die Verminderung der Blutplättchen bedeutet eine vermehrte Blutungsgefahr, und der gesteigerte Mangel an weißen Blutkörperchen macht die Patienten anfällig für Infekte.

Der Verminderung der weißen Blutkörperchen und damit der Gefahr lebensbedrohlicher Infektionen kann mit einem neuen Medikament begegnet werden, einem Hormon, das die Produktion der weißen Blutkörperchen anregt. Allerdings darf das Mittel bisher bei verschiedenen Formen des Blutkrebses (Leukämien) nicht angewandt werden.

MITTEL GEGEN KREBS

Leukämien entstehen durch entartete weiße Blutkörperchen, und es ist zu befürchten, daß dieses Hormon die Krankheit verschlimmert, weil neben den gesunden auch die bösartigen weißen Blutkörperchen vermehrt gebildet werden.

Eine besonders häufige und belastende Begleiterscheinung der Chemotherapie sind Übelkeit und Erbrechen. Vornehmlich das Mittel Cisplatin erzeugt heftigste Übelkeit, die aber neuerdings mit einem anderen Medikament, Ondansetron, recht gut unterdrückt werden kann. Bei leichteren Formen der Übelkeit stellt Metoclopramid, eventuell kombiniert mit Corticosteroiden, ein wirksames Mittel dar. Näheres dazu weiter unten. Andere bei vielen Zytostatika auftretende Nebenwirkungen sind Haarausfall, allergische Reaktionen, Fieber. Grundsätzlich gelten darüber hinaus alle Zytostatika selbst als krebserregend. Es können also Jahre nach einer zytostatischen Behandlung erneute Krebserkrankungen auftreten.

Jedes Mittel entwickelt daneben seine eigenen Nebenwirkungen, die in dem entsprechenden Abschnitt erwähnt werden.

Je größer die Aussicht auf Heilung, um so eher werden Patienten die Nebenwirkungen der verabreichten Medikamente in Kauf nehmen. Bei einem Krebsleiden steht man quasi mit dem Rücken zur Wand. Wenn die Hoffnung auf eine dauerhafte Heilung berechtigt ist, wird man auch eine »aggressive«, eine wirkungsvolle und damit nebenwirkungsreiche Therapie akzeptieren. Wenn lediglich eine geringfügige Lebensverlängerung zu erwarten ist, sind schwere Nebenwirkungen mit ihren Belastungen für den Patienten kaum zu vertreten, und die Nachteile wiegen dann oft schwerer als der Nutzen einer solchen Behandlung.

Um die größtmögliche Wirkung mit einem möglichst kleinen Grad an Nebenwirkungen zu verbinden, werden häufig Zytostatika-Kombinationen eingesetzt. Eine Chemotherapie besteht also meist aus mehreren, in einem sogenannten »Kurs« verabreichten Mitteln.

Zytostatika werden unter anderem nach ihrer Wirkungsweise eingeteilt. Im folgenden stellen wir die verschiedenen Gruppen kurz vor.

(1) Alkylierende Zytostatika

> **Busulfan** (Myleran), **Chlorambucil** (Leukeran), **Cyclophosphamid** (Endoxan, Cyclostin N), **Lomustin** (Cecenu), **Melphalan** (Alkeran), **Iphosphamid** (Holoxan)

ZYTOSTATIKA

Diese Substanzen stören die Zellteilung durch Verkleben der Erbsubstanz im Zellkern, der DNA. Die Zytostatika werden bei einer Vielzahl von Tumoren angewandt, häufig in Kombination mit anderen Wirkstoffen.

Cyclophosphamid wird auch bei anderen Erkrankungen eingesetzt, sogenannten Autoimmunerkrankungen.

Die typische Nebenwirkung des Cyclophosphamid und des Iphosphamid ist eine schwere Blasenentzündung. Busulfan kann zu Lungenschäden führen.

(2) Antimetabolite

> **Cytarabin** (Alexan, Udicil), **5-Fluorouracil** (Fluoroblastin), **Methotrexat** (Methotrexat Lederle, Formitrexat), **Mercaptopurin** (Puri-Nethol)

Antimetabolite sind bestimmten körpereigenen Substanzen sehr ähnlich. Sie werden im Stoffwechsel statt der echten Substanzen als »falsche Bausteine« eingesetzt und hemmen dadurch die Herstellung der Erbgrundstruktur DNS in den Zellen. Hierdurch wird die Zellvermehrung gestoppt.

Methotrexat wird mittlerweile auch beim Gelenkrheuma als sogenanntes Basistherapeutikum verwendet. Auch bei hartnäckigen Fällen von Schuppenflechte wird es ausprobiert. Häufige Nebenwirkungen des Methotrexat sind Entzündungen im Mundbereich und des Dickdarms. Seltener kann es zu schweren Lungenschäden kommen. Alle Stoffe dieser Gruppe können Leberschäden verursachen.

(3) Antibiotika

> **Doxorubicin** (Adriblastin), **Epirubicin** (Farmorubicin), **Daunorubicin** (Daunoblastin, Daunorubicin R. P.), **Mitomycin** (Mitomycin medac), **Bleomycin** (Bleomycinum Mack)

Antibiotika haben wir als Mittel zur Bekämpfung bakterieller Infekte kennengelernt. Die hier aufgeführten Mittel können jedoch nicht bei Infekten eingesetzt werden, sie sind ausschließlich zur Krebstherapie bestimmt. Auch sie hemmen das Zellwachstum durch Wechselwirkung mit der DNS.

Doxorubicin und Daunorubicin verursachen ab einer bestimmten Dosis regelmäßig Herzschäden, Bleomycin kann zu Lungenschäden führen.

(4) Vinca-Alkaloide

> **Vincristin** (Vincristin Bristol, Vincristin liquid Lilly), **Vinblastin** (Velbe, Vinblastin R. P.), **Vindesin** (Eldisine)

Diese Zellgifte pflanzlicher Herkunft hemmen die Zellvermehrung, indem sie sich an bestimmte Eiweißstoffe binden, die bei der Zellteilung eine Rolle spielen. Typische Nebenwirkung ist eine schmerzhafte Entzündung der Nerven.

(5) Andere Zytostatika

> **Cisplatin** (Cisplatin medac), **Carboplatin** (Carboplat), **Mitoxantron** (Novantron, Mitoxantron AWD), **Asparaginase** (Asparaginase medac), **Etoposid** (Vepesid), **Methotrexat**

In dieser Gruppe sind Mittel mit ganz unterschiedlicher Wirkungsweise zusammengefaßt. Cisplatin führt, wie bereits angesprochen, zu heftiger Übelkeit mit Erbrechen. Es kann darüber hinaus zu Nieren- und Nervenschäden kommen.

Einige der aufgeführten Zytostatika werden nicht nur in der Krebstherapie, sondern auch für andere Erkrankungen eingesetzt. Methotrexat beispielsweise wird in zahlreichen Untersuchungen als Rheumamittel verwendet. Auch bei Patienten mit schwerer Schuppenflechte ist Methotrexat versucht worden. Wenn man derart nebenwirkungsreiche Medikamente bei eigentlich »gutartigen« Erkrankungen einnehmen soll, muß man Nutzen und Risiko besonders sorgfältig abwägen.

Vom Bundesgesundheitsamt sind Medikamente nur für bestimmte Erkrankungen zugelassen. Diese »Indikationen« sind auf dem Beipackzettel vermerkt. Gegen andere Erkrankungen dürfen sie also strenggenommen nicht verschrieben werden. Geschieht das dennoch, muß man die Therapie als eine experimentelle bezeichnen. In einem solchen Fall ist ein ausführliches Gespräch zwischen Arzt und Patient notwendig, damit die Gründe für eine derartige Therapie und die Erfahrungen, die bereits vorliegen, erörtert werden können.

Nicht in jedem Fall ist ein solcher Therapieversuch abzulehnen. Die Erfahrungen mit Methotrexat beim Gelenkrheuma waren bei schweren Krankheitsverläufen so positiv, daß ein Behandlungsversuch mit diesem Mittel durchaus gerechtfertigt sein kann. Das Bundesgesundheitsamt hat eine entsprechende Zulassung erteilt.

Hormonelle Mittel

Verschiedene Krebserkrankungen werden durch hormonelle Vorgänge beeinflußt. So wird das Wachstum von Brustkrebs offensichtlich von Östrogenen gesteuert. Bösartige Tumoren der Vorsteherdrüse (Prostata) wiederum unterliegen einer Regulation durch das Testosteron, das männliche Geschlechtshormon.

Will man diese Tatsachen für die Therapie nutzen, ergeben sich unterschiedliche Möglichkeiten. Man kann die Produktion jenes Hormons, das das Wachstum der Geschwulst fördert, ausschalten. Beim Brustkrebs der Frau kann dies durch die operative Entfernung der Eierstöcke geschehen, denn in den Eierstöcken wird das Östrogen produziert. Beim Prostatakrebs müßten die Hoden entfernt werden, um die Testosteron-Produktion auszuschalten. Man kann aber auch versuchen, auf medikamentösem Weg die hormonelle Regulation zu beeinflussen: Verschiedene »Antihormone« können als Gegenspieler der körpereigenen Hormone eingesetzt werden. Während früher beim Brustkrebs auch männliche Hormone als Gegenspieler des Östrogens gab, wird mittlerweile sehr oft das »Anti-Östrogen« Tamoxifen verwendet. Dieses Mittel hebt die Östrogenwirkung auf, ohne als männliches Hormon mit seinen unerwünschten Begleiterscheinungen zu wirken. Mit gewissen Einschränkungen hilft es, die Lebenserwartung der betroffenen Patientinnen zu steigern. Nebenwirkungen sind Sehstörungen, depressive Verstimmungen, Hautausschläge und Hitzewallungen. Tamoxifen wird auch Männern verschrieben, bei denen sich eine weibliche Brust entwickelt hat.

Auch zur Bekämpfung des Prostatakrebses sind derartige Antihormone entwickelt worden. Cyproteron und Flutamid sind Beispiele von Gegenspielern des Testosterons, die das Wachstum der Geschwulst hemmen können. Als Nebenwirkungen können eine Verminderung des

Sexualtriebes, depressive Verstimmungen, Müdigkeit und Leberschäden auftreten (siehe auch Kapitel 22).

Mittel, die das Immunsystem beeinflussen

Ciclosporin (Sandimmun)

Wir gehen noch kurz auf eine Gruppe von Medikamenten ein, die zur Unterdrückung der Immunabwehr des Körpers eingesetzt werden.

Eine Reihe von Erkrankungen geht mit einer übersteigerten Reaktion unseres Immunsystems auf den eigenen Körper einher. Man nennt diese Erkrankungen Autoimmunerkrankungen: Antikörper, die normalerweise zur Abwehr von Krankheitserregern gebildet werden, führen zu Krankheiten in verschiedenen Organen (Niere, Haut, Lunge, Leber). Um diese Erkrankungen zu beeinflussen, versucht man das Immunsystem zu unterdrücken.

Auch in einer anderen Situation ist ein solches Vorgehen notwendig: Nach Transplantationen von Niere, Herz oder Leber wehrt sich der Körper gegen das fremde Organ. Man nennt diese Abwehr »Abstoßungsreaktion«. Das Immunsystem »erkennt« das eingepflanzte Organ als fremd und setzt Mechanismen in Gang, die diesen Fremdkörper beseitigen sollen – und natürlich unterdrückt werden müssen.

Die Glucocorticoide sind an anderer Stelle ausführlich beschrieben (Kapitel 22) und werden auch bei den Autoimmunerkrankungen sowie für kurze Zeit nach einer Transplantation eingesetzt. Ciclosporin ist ein Standardmedikament, das dauerhaft nach Transplantationen eingenommen werden muß. Um die Therapie effektiv und sicher zu machen, wird regelmäßig der Ciclosporin-Gehalt im Blut gemessen (sogenannte Spiegelmessungen) und dann die weitere Dosis bestimmt. Ciclosporin kann Nierenschäden verursachen, bei Überdosierung treten Krampfanfälle auf.

Register der Wirkstoffe und Medikamente

Die nachfolgende Liste dient dem Auffinden der Seiten, auf denen Ihr Medikament besprochen wird. Sie erfaßt die Wirkstoffe, die auf der Packung und auf dem Beipackzettel verzeichnet sind, sowie eine Auswahl von Markennamen häufig verschriebener Medikamente.

Es wird jedoch empfohlen, den ganzen Abschnitt oder das ganze Kapitel zu lesen, in dem der betreffende Arzneistoff behandelt wird. Auf diese Weise erfahren Sie mehr über die Wirkungsweise Ihres Medikaments, über mögliche Nebenwirkungen und Alternativen. Zur Orientierung dient das Inhaltsverzeichnis am Anfang des Bandes.

Aarane 235
ABC Wärmepflaster N 98
Abführmittel 7, 71, 291, 367, 371-377, 379, 388, 393
Acarbose 566
Accupro 258, 293
Acebutolol 255, 260, 275
Acecarbromal 121
Aceclidin 457, 459
Acesal 282
Acetazolamid 181, 458-459
Acetylcystein 47, 216
Acetyldigoxin 289
Acetylsalicylsäure 17, 27, 35, 39, 41, 43-45, 47-60, 62-68, 70-72, 78-79, 85-86, 92, 221-222, 282, 308-311, 332, 338, 389
Achromycin 451, 488
Aciclovir 443-444, 452-453, 522-524
Acidophylus Zyma 370
Acifugan 100-101
Acimethin 504

Acipimox 326, 328
Acitretin 23, 438
Actifed 201
Actilyse 281, 313
Actol 57-58
Actosolv 281, 313
Adalat 273-274
Adelphan-Esidrix 261
Adrenalin 74-75, 236, 294
Adriblastin 595
Adumbran 108, 113, 130-131
Aegrosan 354
Aequamen 360
Aerodur 235
Aescin 318-319
Aethoxysklerol 318
Afonilum 234
Afra 223
Agarol 376
Agiocur 375
Airol Roche 439
Ajmalin 284
Aknefug-EL 441
Aknefug-oxid 441
Aknefug simplex 441
Akne-mycin 441
Akneroxid 441

Aktren 58, 91
Aktren 58, 91
Alacetan N 62
Alantöl 139
Albiotic 506
Albucid 450
Albutannin 369
Alclometason 431
Aldactone 254
Aldactone Saltucin 254
Aldosteron 537
Alexan 595
Alfason 431, 538
Alferm Salbe 395
Algesal 98
Algesalona 98
Algesalona E 98
Alimemazin 145
Alimix 352
Alival 160
Alka-Seltzer 49, 51, 62
Alkeran 594
Alkohol (s. auch Ethanol)
Allergocrom 460
Allergopos N 460
Allgäuer Hustenpastillen 223
Allo comp. 100-101
Allomaron 100-101

599

REGISTER DER WIRKSTOFFE UND MEDIKAMENTE

Allopurinol 36, 100-101, 180, 483
Allo von ct 100
Allvoran 87, 89
Aloe 375, 388
Aloe-Extrakt 374, 387
Alphakinase 313
Alpha-Methyldopa 24, 247
Alpha-Tocopherol 577
Alpicort-N 433
Alprenolol 255, 275
Althaea 219
Altremat 343
Aludrox 341
Aluminium 23
Aluminiumhydroxid 341-343, 354
Aluminium-Magnesium-Silicathydrat 341
Aluminiumnatriumcarbonat 341
Alupent 236
Amantadin 185, 188, 190-191, 522
Ambene 89
Amblosin 477, 481
Ambrodoxy 217
Ambroxol 216-217, 225
Amciderm 431, 538
Amcinonid 431, 538
Amerchol CAB 462
Amfepramon 381
Amikacin 473, 493
Amilorid 254, 257
Aminocapronsäure 315
Aminochinolin 513, 518
Aminophyllin 134
Aminosalicylsäure 384
Amiodaron 284, 287-288
Amitriptylin 155-157, 162, 189
Ammoniumbituminosulfonat 436-437

Ammoniumcarbonat 221
Ammoniumchlorid 218, 221
Amorolfin 519, 521
Amoxicillin 481-484, 486
Amphetamin 125, 193, 381
Ampho-Moronal 212, 421, 519
Amphotericin B 37, 212, 421, 519, 521-522
Ampicillin 33, 351, 481-484, 486, 502-503
Amrinon 294
A-Mulsin forte 571
Amuno 26, 31, 36, 54, 82, 87, 100
Amylnitrit 270
Anabole Steroide 9, 412, 414, 546-547
Anabolika 9, 546-547, 555, 587
Anacyclin 398
Anaesthesin 209, 394, 436
Anaesthesin N 394
Anaflon 46
Analgin 40, 60-61
Ancrod 302
Andriol 545
Androcur 548
Androgene 9, 400, 536, 545-546
Anethol 218, 220
Aneurin 579
Anexate 137-138
Angass 349
Angelikaöl 139
Angionorm 264, 332
Anis 219, 221
Antagosan 315
Antazolin 460
Antelepsin 113, 181
Anthrachinone 375

Antiallergika 201, 232, 460
Antifungol 445
Antikataraktikum N 463
Antimetabolite 595
Antineuralgie Tabletten 62
Antra 347
Anumedin Salbe 395
Anusept Salbe 393-394
Anusol 393
Anusol Supp. 393
Anvitoff 315, 417
Anxiolytika 130
Aperamid 367
Apranax 54, 59, 415
Aprazolam 130
Aprotinin 315-316
Aptin 255, 275
Aquamycetin 206, 450
Aquapred 206, 455
Aquareduct 254
Aquaretik 294
Arbaprostil 95
Ardeysedon 139
Aredia 412
Arelix 253
Arilin 422
Aristamid 450
Aristochol 387
Arminol 150, 360
Arpha 218
Arteoptic 457
Arterenol 294
Arthaxan 84
Arthrex Cellugel 98
Arthrodestal N 98
Articain 74
Artisial 212
Artocoron 297
Artosin 563
Arubendol 235
Arylessigsäure 87
Asasantin 54
Asche Basis 428

600

REGISTER DER WIRKSTOFFE UND MEDIKAMENTE

Ascorbinsäure 62, 65, 221, 572, 582
Ascorvit 582
Asparaginase 596
Asparaginase medac 596
Aspecton 216
Aspecton N 216
Aspirin 17, 27, 35, 39, 43, 49-51, 53-54, 56, 62, 79, 85, 229, 233, 282, 310-311, 332, 338, 389
Aspirin forte 62
Aspirin Junior 56
Aspirin plus C 51, 62
Aspirin plus C Gerke 62
Aspirin plus C Opti Arznei 62
Aspirin 17, 27, 35, 39, 43, 49-51, 53-54, 56, 62, 79, 85, 229, 233, 282, 310-311, 332, 338, 389
Aspirin C 39
Aspro 49, 51
ASS 27, 35, 43, 49-54, 57-58, 62, 64-65, 85, 229, 282, 310-312, 333, 338
ASS, s. Acetylsalicylsäure
ASS C ratiopharm 62
ASS Kombi 62
ASS-Kombi ratiopharm 62
ASS plus C 51
ASS-ratiopharm 39, 49, 282
Astifat 232
Astonin H 264, 537
Atarax 137
Atehexal 255, 275
Atenolol 255, 260, 275, 277, 279
Atenolol ratiopharm 255, 275

Atenos 235
Atosil 121, 145, 357
Atropin 353, 367-368, 388, 461
Atrovent 237
Auranofin 95-96
Aureomycin 442, 450, 488
Aureotan 95
Aurothioglucose 95-96
Avil 435

Befunolol 457-458
Belladonna 219, 353, 461
Belladonna-Extr. 121
Bellaravil 121
Bellasthman 236
Belnif 260
Beloc 255, 257, 275, 334
Beloc comp 257
Bemetezid 254
Benadryl 216, 218-219, 222
Benadryl mit Codein 218
Benadryl N 219, 222
Benadryl N mit Codein 222
Benazepril 258
Bencyclan 297
Bendigon 261
Bendroflumethiazid 252, 255
Benfofen 87
Benoxaprofen 81
Benoxinat 462
Benperidol 149
Benproperin 218
Benserazid 185, 188
Benzalkoniumchlorid 448
Benzaron 319
Benzbromaron 100-101
Benzocain 73, 209, 394, 436

Benzodiazepine 31, 102, 108-110, 112-119, 121-122, 127-139, 142, 170, 175, 183
Benzoesäure 221
Benzoylperoxid 438, 441
Benzydamin 87-88
Benzylmandelat 121
Benzylpenicillin 478-479
Benzylpenicillin-Benzathin 478-479
Benzylpenicillin-Clemizol 478-479
ben-u-ron 39, 46, 332
Bepanthen 463
Bergkieferöl 215
Berlicort 538
Berlocombin 497
Berniter 436
Berotec 235, 237
Bespar 137
Beta-Acetyldigoxin ratiopharm 289
Betabion 579
Betadermic 433
Betadrenol 255, 275
Beta-Eucain 73
Betahistin 360-361
Betain 390
Betamann 457
Betamethason 431, 433, 445, 538
Betamethasondipropionat 433
Betamethasonvalerat 538
Betamethason Wolff 538
Betapressin 255, 275
Betarelix 257
Betasemid 257
Beta Tablinen 255, 275
Betaxolol 255, 275, 279, 457-458
Betnesol 538

601

REGISTER DER WIRKSTOFFE UND MEDIKAMENTE

Betnesol-Rectalinstillation 538
Betnesol-V 431
Betoptima 457
Bezafibrat 326-327
Bibernelle 219
Biciron 460
Bierhefe-Extrakt 393
Bifiteral 373
Bifonazol 445-446
Biguanide 563, 566
Bikalm 118
Bilagit Mono 387
Bilsenkraut 219
Binotal 477, 481
Biotin 572, 579
Biperiden 146-147, 185, 189, 191
Biphosphonate 412, 414
Bisacodyl 374-375, 377, 387-388
Bisacodyl-ratiopharm 374
Biseptol simplex 449
Bismut, s. Wismut
Bisolvon 216
Bisolvonat 217
Bisoprolol 255, 275, 279
Bittersalz 373
Bi-Vaspit 445
Blaustern 219
Bleomycin 595-596
Bleomycinum Mack 595
Blephamide 455
Bonamine 357
Bonatranquan 113
Bonefos 412
Bopindolol 255, 275
Bornaprin 185, 189
Borneol 387
Boxonal Schmerztabletten 62
Brachont 98
Brechwurzel 221
Brelomax 235

Bresben 260
Brevibloc 255, 275
Bricanyl 235
Brinaldix 251
Briserin 126, 261
Bromazanil 6 113
Bromazepam 108, 113, 130
Bromazepam-Neurax 6 113
bromazep 6 von ct 113
Bromhexin 216-217
Bromisoval 121
Bromocriptin 185, 188, 191
Bromperidol 149
Bronchialtee 221
Bronchicum 216, 221
Bronchipect N 223
Bronchocedin 221
Bronchoforton 215
Bronchospasmin 235
Broncho Spray 235
Broncho-Tyrosolvetten 218
Brotizolam 108, 113
Brufen 415
BS-ratiopharm 353
Budesonid 201-202, 238
Bufexamac 432, 436-437
Buformin 566
Bunetten 139
Bupivacain 74
Bupranolol 255, 275
Buprenorphin 70-71, 73
Buscopan 353
Buserelin 419-420
Buspiron 137
Busulfan 594-595
Butamirat 218
Butazolidin 36, 84, 89-90
Butizid 251, 254, 261
Butyrophenone 144, 149-150, 358
B6 Vicotrat 579

Calcedon 586
Calciferol 572
Calciparin 302
Calcipot 586
Calcitonin 412-414, 586
Calcitrans 412
Calcium 252, 274, 408, 412-413, 586
Calciumantagonisten 258, 260, 273-277, 279, 288, 293, 353
Calciumcarbonat 341, 386, 389, 586
Calciumcitrat 586
Calcium Dago-Steiner Granulat 586
Calciumdobesilat 297, 299, 318-319
Calciumgluconat 586
Calciumlactogluconat 586
Calcium Sandoz 586
Calmoserpin 261
Caltheon N 197
Camphen 387
Candida Lokalicid 212
Candio-Hermal 421, 445, 519
Candio-Hermal E 445
Canesten 421, 445, 519
Canesten HC 519
Canifug 421, 445, 519
Capozide 259
Captin 46
Captopril 258-259, 293-294
Capval 218
Carazolol 255, 275
Carbachol 457, 459
Carbamazepin 170, 176, 181-182, 184-185, 346
Carbasalat 85
Carbasalatcalcium 49
Carbidopa 185, 188
Carbimazol 552

REGISTER DER WIRKSTOFFE UND MEDIKAMENTE

Carbimazol Henning 552
Carbinoxamin 201, 220
Carbocistein 216
Carbomer 462
Carboplat 596
Carboplatin 596
Carbostesin 74
Carbromal 121
Carbuterol 235
Carduokatt 387
Carnigen 264
Carteolol 255, 275, 457
Catapresan 262, 334
CC-forte-Tabletten 62
Cebion 582
Cecenu 594
Cedur 326
Cefaclor 485
Cefadroxil 485
Cefamandol 486-487
Cefazolin 485
Cefotaxim 486
Cefotetan 486-487
Cefotiam 486
Cefoxitin 486
Cefsulodin 486
Ceftazidim 486
Ceftriaxon 486
Cefuroxim 486
Celestamine 538
Celestan 538
Celestan-V 431, 433
Celiprolol 255, 275
Cephaclor 217
Cephalexin 485
Cephalosporine 8, 472, 474-478, 484-488
Certisol 538
Cerumenex N 207
Cesol Tabl. 391
Cetalkoniumchlorid 449
Cetebe 582
Cetrimoniumchlorid 449

Cetylpyridinium 209
Cetylpyridiniumchlorid 210
Chenofalk 388
Chenosan 388
Chibroxin 450
Chibro-Cadron 455
Chibro-Timoptol 457
Chinarinde 49, 387
Chinidin 121, 284, 287, 291, 346
Chinidin duriles 284
Chinidinsulfat-2-Wasser 121
Chinin 35, 66, 96, 103, 121, 393, 513, 517
Chinindihydrochlorid 65
Chinolon 503
Chloraldurat 121
Chloraldurat rot 121
Chloralhydrat 121
Chlorambucil 594
Chloramphenicol 8, 24, 26, 36, 180, 206, 442, 450-452, 455-456, 492-493
Chlorazanil 251
Chlorazepinsäure 130
Chlorbutanol 447
Chlordiazepoxid 108, 113, 126-127, 130, 162, 380
Chlorhexamed 208
Chlorhexidin 208, 449
Chlorhexidindigluconat 208
Chlormezanon 102
Chlorochin 513
Chloroquin 95-96, 513, 515-518
Chlorphenamin 201, 220-221
Chlorphenoxamin 435
Chlorpromazin 126, 141, 149, 151
Chlorprothixen 145

Chlorquinaldol 395
Chlortalidon 26, 251, 261
Chlortetracyclin 442-443, 450, 488
Cholacid 388
Cholagogum N 387
Cholestabyl 326
Cholinergika 457-458
Cholit 388
Cholit-Ursan 388
Chol-Kugeletten 387
Cholspasmin forte 387
Choriongonadotropin 418-419
Cibacalcin 412
Cicatrex 442
Ciclopiroxolamin 445
Ciclosporin 83, 95, 180, 598
Cilastatin 487
Cilazapril 258
Cimetidin 180, 340, 343-346
Cinchocain 206, 394-395
Cinchonidin 121
Cinchonin 121
Cineol 216, 387
Cinnacet 360
Cinnarizin 360-361
Cinoxacin 490-491
Ciprofloxacin 490
Circanol 297
Cisaprid 352
Cisplatin 359, 594, 596
Clamoxyl 477, 481
Clarithromycin 494-496
Claudicat 297
Claversal 383
Clavulansäure 483-484
Cleer 460
Clemastin 26, 435
Clenbuterol 235
Clindamycin 441, 496-497, 506-507
Clinofen 416

603

REGISTER DER WIRKSTOFFE UND MEDIKAMENTE

Clinovir 416
Clobazam 108, 113, 130
Clobetasol 431
Clobetason 431
Clobutinol 218, 224-225
Clocortolon 395, 431, 433, 435-436
Clocortolonpivalat 538
Clodronat 412
Clofibrat 326-327
Clomiphen 418-419
Clomipramin 154, 156-157
Clonazepam 108, 113, 173, 175, 181, 183
Clonidin 262-263, 279, 334-335, 457-458
Clonidin ratio 262
Clonistada 262
Clont 422, 506, 518
Clopamid 251, 261
Clopenthixol 145
Cloprednol 538
Clorazepat 108, 113
Clostebol 546
Clostilbegyt 418
Clotiazepam 130
Clotrimazol 421, 445-446, 519, 521
Cloxiquin 433
Clozapin 36, 143-144, 150-152
Cobalamin 66, 572, 579, 581
Codein 70-73, 218-220, 222, 224-225
Codeinphosphat 64, 70, 220
Codeinum phosph. Compretten 218
Co-Dergocrin 297, 300
Codicaps 220
Codicompren 218
Codipront 220
Coffalon 62

Coffeemed N 62
Coffein 45-46, 48, 60, 62-65, 70, 73, 221, 234, 291, 360
Coffetylin 62
Coffo-Selt 62
Colchicin 100
Colchicum-Dispert 100
Colchysat 100
Colecalciferol 575
Colestid 326
Colestipol 326, 328
Colestyramin 326, 328, 402
Colibakterien 370, 472, 502
Colibiogen 370
Colifoam 538
Coliquifilm 462
Colistin 450, 496-497
Colo-Pleon 383
Combisol 449
Commotional 60
Complamin 297, 326
Complamin spez. 326
Comupren comp. 203
Conceplan M 398
Concor 255, 275
Conducton 255, 275
Confidol 264
Congrippin RR 62
Conjunctisan-A 463
Contac H 218
Contac 201, 218, 223
Contergan 22
Contradol 49
Contraneural 58, 63-64, 70, 415
Contraneural N 64
Contraneural 58, 63-64, 70, 415
Contraspasmin 235
Corangin 270
Cordarex 26, 284
Cordes Beta 431
Cordes BPO 441
Cordes VAS 439

Coric 258, 293
Corindocomp 257
Corindolan 255, 275
Coro Nitro 270
Corsodyl 208
Cortex Chinae 387
Corti-Dynexan 211
Cortisol 539
Cortison 25, 27-28, 202, 205-206, 227, 238, 338, 410, 432, 434, 436, 454, 456, 535-539, 543-544, 567
Cortison Augensalbe Dr. Winzer 538
Cortison CIBA 538
Corto-Tavegil 435
Corvaton 270
Cotazym forte 380
Cotrimoxazol 24, 365, 498-499, 501-503
Coumadin 53, 283, 305, 308
Coversum 258, 293
Crino Kaban N 433
Cromoglicinsäure 25, 201-203, 227, 230-233, 460-461
Cumarin 25, 302, 305, 306-310, 327
Curcuma 387-388
Cuvalit 334
Cuxaflex N 98
Cyanocobalamin 62
Cyclandelat 297
Cyclokapron 417
Cyclo-Monorette 411
Cyclopentolat 461
Cyclophosphamid 95, 97, 594-595
Cyclo-Progynova 411-412
Cyclopyrrolone 118
Cyclostin 594
Cyklokapron 315
Cymeven 522

604

REGISTER DER WIRKSTOFFE UND MEDIKAMENTE

Cynt 262
Cyproteron 400, 548, 597
Cyproteronacetat 400
Cysticide Tabl. 391
Cytarabin 595
Cytotec 23, 82, 86, 94, 350

Dacoren 297
Dacrin 460
Daktar 212, 421, 445, 519
Daktar-Hydrocortison 519
Dalmadorm 108, 113-114, 130
Danazol 417, 419-420
Dantrolen 102
Dapson 498
Darebon 261
Darob 255, 275, 284
Daunoblastin 595
Daunorubicin 595-596
Daunorubicin R.P. 595
DCCK 297
Decadron 538
Deca-Durabolin 412, 546
Decaprednil 538
Decentan 145, 358
Decoderm 431, 433
Decoderm trivalent 433
Decorpa Granulat 375
Decortilen 538
Decortin 538
Decortin H 538
Defluina 297
Dehydrocholsäure 388
dehydro tri mite 254
Delix 258
Delonal 431
Delphicort 538
Delphimix 84
Demeclocyclin 488-489
Demetrin 108, 113, 130
Demoplas 84, 89

Denan 325, 389
Dentiform 211
Dentigoa forte 58
Dentigoa N 60
Dentinox 211
Dentinox-Gel N 75
Depo-Clinovir 404
Deponit 270
Depot H Insulin Hoechst 559
Deprenyl 185
Depressan 263
Dequalinium 209, 212
Dequalinium salicylat 212
Dermatop 428, 431
Dermoxin 431
Dermoxinale 431
Deseril 334
Desipramin 154-156, 346
Desogestrel 398-399, 402
Desoximetason 431
DET MS 264, 332
Develin retard 70
Dexa-Gentamicin 455
Dexamethason 202-203, 206, 430-431, 445, 454-455, 519, 538, 542
Dexamytrex 455
Dexapanthenol 462
Dexa-Polyspectran 455
Dexa-Rhinospray 202-203
Dexa sine Augentropfen 538
Dexa-Siozwo 202-203
Dexa-Siozwo N 202-203
Dexfenfluramin 382
Dexium 297, 299, 318
Dextran 462
Dextroamphetamin 192
Dextromethorphan 218, 220, 223

Dextropropoxyphen 70-72
DHC Mundipharm 70
DHE-ratiopharm 264
Dialysekonzentrat aus Kälberblut 211
Diamicron 563
Diamox 181, 458-459
Diane 400, 548
Diazepam 20, 102, 108, 110, 113, 126-128, 130-131, 134, 170, 173-174, 181, 183, 380
Diazepam Desitin 113
Diazepam Hexal 380
Diazepam-Lipuro 113
Diazoxid 263
Dibenzepin 156-157
Diclac 82
Diclac-Gel 98
Diclofenac 36, 55, 62, 72, 82-83, 87-89, 92, 98, 100, 415-416
Diclofenac ratiopharm 55, 89, 415
Diclophlogont 87, 89
Dicloxacillin 480-481
Diclo ct 55
Dicton retard 218
Didanosin 531, 533-534
Dietic Schmerz Kapseln 62
Difenoxin 369
Diflucan 421, 519
Diflucortolon 431, 445
Diflunisal 49, 57
Digacin 289
Digimerck 289
Digitalis 29, 289-294
Digitalisglycoside 289
Digitoxin 289, 291
Dignodenum 349
Dignodolin 57-58, 98
Digotab 289
Digoxin 289, 291

605

REGISTER DER WIRKSTOFFE UND MEDIKAMENTE

Dihydergot 264
Dihydralazin 261, 263, 293
Dihydrocodein 70-71, 218, 220, 224
Dihydroergotamin 264, 332
Dihydroergotoxin 300
Dihyzin 263
Dilcoran 270
Diltiazem 273
Dilzem 273
Dimenhydrat 357
Dimenhydrinat 357
Dimeticon 354
Dimetinden 435
Dimidon 58
Dipentum 383
Diphenhydramin 121-122, 216, 219, 221, 357, 435
Diphenoxylat 367-369
Diphenylpyralin 201
Diphos 412
Dipivefrin 457-458
Diprogenta 433
Diprosalic 433
Diprosis 431
Diprosone 431
Dipyridamol 54, 297, 311-312
Dipyridamol ratiopharm 54
Dipyron 43, 62
Disalpin 261
Disalunil 251
Dismenol N 58
Disonorm 284
Disopyramid 284
Dispatenol 462
Dispatetrin 451
Dispatim 457
Distigmin 103
Disulfiram 423
Ditenate Retard 219, 222
diu-melusin 251

Diuretikum Verla 254
Diutensat 254, 257
Diutensat comp 257
Dixarit 334-335
Dl Kavain 139
DL-Norephedrin 381
D-Mulsin 575
DNCG Stada 232
Dobendan 209
Dobo 586
Dobutamin 294
Dobutamin Hexal 294
Dobutrex 294
Dociton 255, 275, 334
Docusat-Natrium 376
Dogmatil 150, 360
Dolantin 70
Dolarist 47
Dolgit 98, 415
Dolgit Creme 98
Dolo-Arthrosenex 98
Dolobasan 87
Dolobene 98
Dolo-Dobendan 209
Dolo-Menthoneurin 98
Dolo Mobilat 98
Dolomo N 70
Dolomo T 62, 70
Dolo Neurobion forte 62
Dolo Neurobion N 62
Doloproct-Zäpfchen 538
Dolormin 58
Domperidon 352, 358-359
Dopamin 186, 188-189, 294, 355, 358-359
Dopergin 185, 334
Doreperol N 208
Dorex 222-223
Dorithricin 209
Dormicum 108-109
Dormo Puren 113
Doxepin 155-156
Doxorubicin 595-596

Doxycyclin 217, 441, 488, 490
Doxylamin, 24, 219-221, 224, 357
Dreisacal Oblongtabletten 586
Dreisafer 584
Dropropizin 218
Drosera 219
Dulcolax 374
Duphaston 416
Duracebrol 297
duracoron 270
Duracralfat 348
duracroman 232
duradermal 436
duradiazepam 113
Duragentam 450
Duraglucon 563
Duralozam 113
duranifin 273
Duraphat 588
durapindol 255, 275
durapirenz 350
duraprednisolon 538
durarese 254
duraspiron 254
Durazanil 6 113
Durazepam 113
Duriles 284
Duropental 297
Durotan 261
Dusodril 297
Duspatal 353
Duvadilan 297
Dydrogesteron 416
Dynacil 258
Dyneric 418
Dynexan A Gel 75
Dynorm 258
Dysmenalgit 54, 59, 84, 92
Dytide H 254, 294

Eatan 108, 113, 130
Eatan N 113, 130
Echinacea 219

REGISTER DER WIRKSTOFFE UND MEDIKAMENTE

Ecolicin 450
Econazol 421, 445-446, 519
Econazolnitrat 445
Ediwal 398
Efektolol 334
Eferox 549
Efeu 219
Efeublätterextrakt 216
Effekton 62, 82, 87, 415
Efflumidex 454
Effortil 264
Eftapan 216
Eibisch 219
Eisen 22-23, 584-585
Eisenfumarat 584
Eisengluconat 584
Eisensulfat 584
Eisessig 221
Eldisine 596
Elkapin 253
Ellatun 197
Ellatun N 197
Elmetacin 98
Elotrans 367
EMB-Fatol 508
Emesan 357
Em-Eukal 197, 223
Em-eukal Husten/forte 223
Eminase 282
Emovate 431
Emsersalz 221
Emser Jod Nasenöl 200
Enalapril 258-259, 293-294
Encainid 286
Endak 255, 275
Endoxan 95, 541, 594
Enelfa 46
Energona 264
Enoxacin 490
Enoximon 294
Enprostil 95
Enterocura 497
Enzianwurzelöl 139

Enzym-Lefax 390
Enzym-Tyrosolvetten 209
Enzynorm 390
Epanutin parenteral 178
Ephedrin 220, 223-224, 236
Epi-Aberel 439
Epimestrol 418-419
Epi-Monistat 421, 519
Epinephrin 74-75
Epi Pevaryl 421, 445, 519
Epipevisone 445, 519
Epirubicin 595
Eprazinon 216
Eremfat 508
Ergocalm 113
Ergo-Kranit Mono 332
Ergont 264, 332
Ergotamin 26, 333
Ergotamintartrat 332-333
Erkältungsbalsam-ratiopharm 215
Eryfer 584
Erypo 556
Erythromycin 182, 217, 333, 441, 450-451, 494-497, 507
Erythromycin-Estolat 496
Erythropoetin 536, 556-557
Erythroxylon coca 73
Esclama 422
Escor 273
Eseral 103
Esidrix 251-252
Esimil 262
Esmalorid 254
Esmolol 255, 275
Essaven 98
Essig 221
Estolat 495
Estraderm TTS 411-412

Estradiol 411-412, 421
Estriol 411-412, 421
Estulic 262
Etacrynsäure 35, 253
Etalontin 398
Ethambutol 508-509, 511
Ethanol 205, 207
Etharidinlactat 369
Ethaverin 387-388
Ethenzamid 62, 67
Ethinylestradiol 398-400, 548
Ethosuximid 170, 180
Etidronat 412, 414
Etilefrin 201, 264
Eti-Puren 264
Etofibrat 326-327
Etoposid 596
Etozolin 253
Etrat 98
Etretinat 439
Eucerin 428
Eufibron 60
Eugalac 373
Euglucon 563
Eugynon 398
Eukalyptol 221
Eukalyptus 219
Eukalyptusöl 199, 215
Eu-Med S 62
Eusaprim 497, 499, 501
Eusedon 145, 357
Euthyrox 549
Eventin 381
Exlutona 400
Exoderil 445

Fagusan 216
Faktu 394
Falithrom 53, 283, 305
Famotidin 344, 346-347
Fansidar 498, 513, 517
Farlutal 416
Farmorubicin 595

607

REGISTER DER WIRKSTOFFE UND MEDIKAMENTE

Faulbaumrindenextrakt 387
Faustan 113
Favistan 36, 552
FegaCoren-Solubile 380
Felden 55, 83-84, 93, 98, 100
Felden Top 98
Felodipin 273
Fel tauri 387
Femovan 398
Femranette micro 398
Fendestrin 545
Fenfluramin 381-382
Fenistil 435
Fenofibrat 326-327
Fenoterol 235, 237
Fenproporex 380-381
Fermento duodenal 390
Ferroglukonat ratiopharm 584
ferrolande 584
Ferrum Hausmann 584
Fiblaferon 525
Fibraflex 58, 64
Fibraflex 58, 64
Ficortril 454, 538
Fineural N 62
Flagyl 422, 506, 518
Flammazine 442
Flavamed 209
Flecainid 284, 286
Flexocutan N 98
Flex-Sol 449
Florisan 374
Floxal 50
Flucloxacillin 480-481
Fluconazol 421-422, 519, 521-522
Fluctin 127, 160, 382
Fludilat 297
Fludrocortison 206, 264-265, 537, 539
Fludrocortison Squibb 264, 537

Fludroxycortid 431
Flufenaminsäure 57-58
Flumazenil 137-139
Flumetason 433
Flunarizin 334, 360-361
Fluniget 49, 57
Fluninoc 113
Flunisolid 201-202, 238
Flunitrazepam 108, 113, 116, 130-131
Flunitrazepam-Neurax 113
Fluocinolon 431, 433
Fluocinolonazetonid 538
Fluocinonid 431
Fluocortin 430
Fluocortinbutyl 445
Fluocortinbutylester 538
Fluocortolon 395, 431, 538
Fluor 420-421, 481, 575, 587-589
Fluoretten 588
Fluoroblastin 595
Fluorometholon 454
5-Fluorouracil 595
Fluor-Vigantoletten 588
Fluoxetin 160-161, 382
Flupentixol 145
Fluphenazin 143, 145
Flupredniden 431, 433, 445
Flurazepam 108, 113-114, 130
Flurazepam Riker 113
Flurbiprofen 86, 91-92, 462
Fluspirilen 150
Flutamid 548, 597
Fluvoxamin 160
Foligan 100
Folsäure 179, 499, 501, 572, 579, 582, 585

Folsäure Hevert 579
Folsan 579
Forapin E 98
Formitrexat 595
Fortecortin 538
Fortral 70
Foscarnet 522, 525
Foscavir 522
Fosinopril 258
Fosinorm 258
Fragmin 302
Framycetin 442-443, 494
Fraxiparin 302
Frisium 108, 113, 130
Froben 91-92
Frubiase 412, 586
Fruct. Cardui mariae 387
Fucidine 433, 442
Fucithalmic 450
Fugerel 548
Fulcin 519
Fungata 421, 519
Fungibacid 445, 519
Fungizid 519
Fungizid ratiopharm 519
Furadantin 504
Furosemid 35, 253-254, 257, 291, 293, 487
Furosemid Ratiopharm 253
Furosemid Stada 253
Fusafungin 217-218, 496-497
Fusidinsäure 433, 442, 450, 496-497

Gallopamil 273
Ganciclovir 522, 524-525
Ganor 343
Gastrax 343
Gastroloc 347
Gastrosil 352, 358

REGISTER DER WIRKSTOFFE UND MEDIKAMENTE

GastroTeknosal 341
Gastrozepin 350
Gaultheria 215
G-CSF 556-557
Gelomyrtol 216
Gelonida 63, 70
Gelonida NA 70
Gelusil 341
Gelusil-Lac 341
Gemfibrozil 323, 326-327
Genotropin 554
Gentamicin 433, 442-443, 450, 455, 473, 476, 493
Gentamytrex 450
Gepefrin 264
Gerbstoff 436-437
Gestagene 397, 407-408, 410-411, 416-417, 536, 545
Gestoden 398, 402
Gevilon 326
Gilurytmal 284
Gityl 6 113
Glandosane 212
Glaubersalz 373
Glauconex 457
Glaucotat 457
Glaucothil 457
Glibenclamid 563, 565
Glibenese 563
Glibornurid 563
Gliclazid 563
Glipizid 563
Gliquidon 563
Glisoxepid 563
Gluborid 563
Glucobay 566
Glucomannan 382
Glucophage 563
Glucose 74, 558
Glurenorm 563
Glutaminsäure 329
Glutisal 62
Glutril 563
Glycerin 207, 211, 222

Glycerol 207, 376-377
Glyceroltrinitrat 270
Glycilax 376
Glycin 62
Glycopyrronium 353
GM-CSF 557
Godamed 49
Godasal 62
Gonadorelin 420
Gramicidin 433, 450, 452
Granamon Granulat 375
Gravistat 398
Gricin 519
Griseofulvin 402, 519-521
Guajacol 216, 222
Guajazulen 387
Guanethidin 262, 457-458
Guanfacin 262
Gutron 264
Gynodian Depot 411
Gynofug 58
Gyno-Daktar 421, 519
Gynofug 58
Gyno Pevaryl 421, 519
Gyrasehemmer 26-27, 450-451, 491

Haemo Lichtenstein Salbe 393
Haifischleber-Öl 393
Halamid 232
Halcion 108, 113, 115, 130
Haldol 149, 358
Halfan 513
Halofantrin 513, 517
Haloperidol 143, 149-150, 152, 358
Haloperidol ratiopharm 358
Hamamelisextrakt 393
H-2-Antagonisten 343, 345

Harnosal 497
Harnstoff 433, 445
Harpagin 100-101
Haschisch 127
HA-Tablinen 62
H-2-Blocker 337, 343-346
Hefezellen 370
Helopanflat 390
Heparin 25, 301-304, 308-309, 319
Hepaticum-Medice N 387
Herbin-Stodin 62
Heroin 69, 71, 136
Herz plus Nerven 139
Heweneural 74
Hexachlorophen 441
Hexamon 394
Hexanicit 297
Hexetidin 208
Hexetidin-ratiopharm 208
Hexidin 449
Hexobion 579
Hexoral 209
Holoxan 594
Holunderbeeren 219
Homatropin 461
Hopfen 110, 139-140
Hovaletten N 139
Huflattich 219
Humatin 518
Humatrope 554
Husten- und Fieber ratio 223
Hydergin 297, 300
Hydrastinin 460
Hydrochlorthiazid 251-252, 254-255, 257, 259, 261
Hydrocomp-Tablinen 254
Hydrocortison 201, 203, 206, 395, 429-431, 433, 435-436, 454-455,

609

REGISTER DER WIRKSTOFFE UND MEDIKAMENTE

519, 536, 538-539, 544
Hydrocortisonaceponat 431
Hydrocortisonacetat 538
Hydrocortisonbutyrat 431, 538
Hydrocortison Hoechst 538
Hydrocortison Jenapharm 538
Hydrocortison Wolff 538
Hydrodexan 433
Hydro-long 251
Hydromedin 253
Hydrotalcit 341
Hydrotrix 254
Hydroxychloroquin 95
Hydroxyprogesteron 416
Hydroxypropylmethylcellulose 462
Hydroxyzin 137
Hygroton 251
Hylak 370
Hymecromon 387
Hyoscyamus 219
Hypertonalum 263

Ibu 54, 58
Ibuhexal 91
Ibuprofen 43-44, 49, 54-55, 58-60, 64-65, 67-68, 72, 78, 83-84, 86, 91-92, 98, 415-416
Ibuprofen 43-44, 49, 54-55, 58-60, 64-65, 67-68, 72, 78, 83-84, 86, 91-92, 98, 415-416
Ibutad 58
Ibutop Creme 98
Ibu-vivimed 54

Ibu Vivimed gegen Schmerz 58
Ichtholan 436
Ichthoseptal 442
Ichthospasmin 353
Idoxuridin 443, 452-453
Ilvico Erkältungs-Brause 62
Imbak 370
Imeson 108, 113, 130
Imidazolderivate 446
Imidazopyridine 118
Imigran 332-333
Imipenem 487
Imipramin 154, 156-157, 180, 189, 346
Imodium 367
Imposit N 209
Imurek 95
Indapamid 251
Inderm 441
Indobloc 334
Indomet 31
Indometacin 31, 36, 54, 73, 82, 86-88, 98, 100, 462
Indometacin-Generika 87
Indomet-ratiopharm 54, 98
Indo-Phlogont 54, 82, 87
Inflanefran 454
Ingelan 436
Ingweröl 139
Ingwerpulver 356
Inhacort 238
Inositolnicotinat 297, 299
Instillagel-Gel 75
Insektengel Scarabaeus 75
Insulin 19, 25, 27, 535-536, 554, 557-564
Insulin Actraphane 559

Insulin Actrapid 559
Insulin Hoechst 559
Insulin Mixtard 559-560
Insulin Novo Lente 559
Insulin Novo Ultralente 559
Insulin Ultratard 559
Insulin Velasulin 559
Intal 232
Interferon 95, 525-527
Interferon alpha 525-527
Interferon beta 525
Intron 525
IIphosphamid 594-595
Ipratropiumbromid 237
Iproniazid 154
Iromin 49, 85
Iruxol 442
ISDN Stada 270
Isla-Moos 216
Island-Moos 216
Ismo 270
Isoconazol 421, 445
Isoglaucon 457
Isoket 270, 272
Isoket retard 272
Isoniazid 473, 508-511, 581
Isoprenalin 236, 436-437
Isoprochin P 60
Isopropanol 205
Isoptin 273
Isopto-Carbachol 457
Isopto-Max 455
Isopto-Naturale 462
Isosorbiddinitrat 270, 272
Isosorbidmononitrat 270
Isothiazolinon 427
Isotretinoin 22-23, 439-440, 571, 574
Isoxsuprin 297, 300

REGISTER DER WIRKSTOFFE UND MEDIKAMENTE

Isozid 508
Iso Mack 270, 272
Iso Mack retard 272
Isradipin 273
Itraconazol 212, 446, 519, 521-522

Jahé 356
Janssens Teebohnen 374
Jatropur 254
Jatrox 349, 370
Javanischer Gelbwurzextrakt 387
Jellin 431, 433, 538
Jellin Neomycin 433
Jellin polyvalent 433
JJod 200, 445, 549, 551-553
Jodetten 549
Jodid 549
Jod-Jodid 318
Jodthyrox 549

Kabaminat 538
Kaban 431, 433, 538
Kabanimat 431
Kabikinase 281, 313
Kajaputiöl 215
Kaliforn. Mohn 139
Kalinor 587
Kalium 250, 253, 255, 294, 365, 367, 372, 374, 587
Kaliumchlorid 587
Kaliumjodid 549
Kalk 575, 587, 589
Kalzan 586
Kamille 200, 219
Kamillosan 211
Kamistad-Gel 75
Kampfer 199-200, 215, 222
Kanadabalsam 219
Kanamycin 443, 450-451, 476
Kanamytrex 450
Kaolin 369

Kaoprompt H 369
Karaya Gummi 375
Kardamomenöl 139
Karil 412
Karlsbader Salz 373
Karotin 574
Katarakton 463
Katecholamine 193, 289
KCl-retard Zyma 587
Kerlone 255, 275
Ketoconazol 212, 421-422, 445-446, 519, 521
Ketoprofen 91
Ketotifen 231-233
Ketotifen Stada 232
Kirschlorbeer 219
Klar Schmerztabletten 62
Kleie 376-377, 437
Klinomycin 441, 488
Klinoxid 441
Kliogest 411
Klosterfrau Melissengeist 139-140
Klysma salinisch 377
Klyxenema salinisch 377
Kneipp Abführwürfel 374
Kneipp Baldrian Pflanzendragees 139
Kohle 41, 369
Kohle Compretten 369
Kohle Hevert 369
Kohle pulvis 369
Kokain 73-74
Kollagenase 442
Kollateral 297
Kompensan 341
Konakion 308, 578
Koreberon 412, 588
Kortikoid-ratiopharm 431
Kreon 390
Kreuzkraut 219

Lactofalk 373
Lactulose 373-374
Lactulose Neda 373
Laevilac 373
Lakritze 221
Lamra 113
Lanicor 289
Lanitop 289
Lariam 513
Laringo 209
Larylin 197, 218
Lasix 253
Lasonil 98
Latschenkiefernöl 219
Laubeel 113
Laxatan 374
Laxherba 375
Laxoberal 374
Laxopol mild 374
L-Dopa 188-191
Lebic 102
Ledermix 211
Lefax 354
Legased 211
Leinsamen 375-377
Lemocin 208-209
Lemocin CX 208
Lendormin 108, 113
Lenoxin 289
LentoNit 463
Lepinal 119, 177
Lepinaletten 119
Lerchenspornwurzel 139
Leukeran 594
Levobunolol 457-458
Levodopa 185, 188
Levomepromazin 145
Levomethadon 71
Levonorgestrel 398-400, 411, 416
Levopropylhexedrin 381
Levothyroxin 549-551
Lexotanil 108, 113, 130-131
Lexotanil 6 113

611

REGISTER DER WIRKSTOFFE UND MEDIKAMENTE

Librium 108, 113, 126-127, 130-131, 380
Lidaprim 497, 501
Lidocain 74-75, 206, 209, 211, 284-285, 346, 394-395
Lidojekt 74
Likuden 519
Limptar 103
Limptar N 103
Lincomycin 496-497, 506-507
Lincosamide 507
Lindenblüten 139, 219
Lindofluid 98
Liniplant 221
Linola 428, 431
Linoladiol N 421
Linola H N 431
Linusit 375
Lioresal 102
Liothyronin 549-551
Lipanthyl 326
Lipocol-Merz 326
Lipo-Merz 326
Lipozet 375
Liprevil 325
Liquemin 302
Liquifilm 462
Lisinopril 258, 293
Lisurid 185, 188, 191, 334-335
Lithium 26, 66, 154, 158, 164-165
Lithiumcitrat 65
Locabiosol 217-218
Locasalen 433
Loceryl 519, 521
Löscalon 586
Lösferron 584
Löwenzahnextrakt 387
Lofepramin 156
Lomaherpan 443
Lomir 273
Lomupren compositum 201, 203

Lomustin 594
Longtussin Duplex 220
Longum 497, 499
Lonolox 263
Lopedium 367
Loperamid 367-369
Lopirin 258, 293
Loprazolam 108, 113, 130
Lopresor 255, 275, 334
Lorazepam 108, 113-114, 130-131, 134
Lorazepam-Neurax 113
Loretam 113
Lormetazepam 108, 113, 130
Lotricomb 445
Lovastatin 325-326
Lovelle 398
L-Polamidon 70
LSD 127
L-Thyroxin Henning 549
L-Tryptophan 382
Luctor 297
Lumbinon 10 98
Lungenkraut 219
Luret 253
Luvased 139
Lyndiol 398
Lynestrenol 398, 400, 416
Lyn-ratiopharm 398-399
Lyn-ratiopharm Sequenz 399
Lysozym 209
Lyspafena 369

Maalox 70 341
Mafepramon 380
Magaldrat 341
Magium 588
Magnesiocard 588
Magnesium 329, 363, 374, 588

Magnesiumbromidhydrogenglutamat 588
Magnesiumcarbonat 588
Magnesiumcitrat 588
Magnesium Diasporal 588
Magnesiumhydrogenaspartat 588
Magnesiumhydroxid 341, 343
Magnesiumsulfat 174, 373
Magnesiumtrisilikat 341
Magnesium Verla 588
Majoranöl 215
Makatussin forte 220
Makrolide 8, 478, 494-495
Malipuran 432
Maltyl 209
Malzextrakt 219
Mandrogripp 223
Manimon 257
Mannitol 462
Maprotilin 156-157, 169
Marcumar 53, 120, 283, 305-306, 308
Mariendistel 387
Marvelon 398
MCP-ratiopharm 332, 352, 358
Meaverin »A« 2% mit Adrenalin 74
Meaverin neural 74
Mebendazol 391-392
Mebeverin 353
Meclozin 24, 357
Medazepam 108, 113
Medrate 538
Medrogeston 411, 416
Medroxyprogesteron 404, 416
Medroxyprogesteronacetat 404

REGISTER DER WIRKSTOFFE UND MEDIKAMENTE

Medryson 454, 538
Mefenaminsäure 57-58
Mefenorex 381
Mefloquin 513, 516-517
Mefrusid 251, 261
Megagrisevit 546
Megaphen 141
Megestat 416
Megestrolacetat 416
Mel 220
Melabon plus C 62
Melisse 140
Melopat 360
Melperon 149
Melphalan 594
Melrosum 216, 220-221
Memoq 297
Menthol 199-200, 215-216, 222, 387
Menthon 387
Menthymin 216
Mepindolol 255, 257, 275
Mepivacain 74
Mepivastesin 74
Meprobamat 64, 121, 127-128, 137
Mercaptopurin 595
mereprine 357
Meresa 150, 360
Mesalazin 383-385
Mescalin 127
Mesterolon 545
Mestranol 398
Mesuximid 180
Metaclazepam 130
Metalcaptase 95
Metamizol 26, 36, 43-44, 60-62, 66, 89
Metamucil 375
Metapyron 255
Metaqualon 121
Metenolon 546
Meteosan 354
Meteozym 390

Metformin 563, 566
Methadon 69-70
Methenamin 504
Methionin 47, 504, 506
Methotrexat 95, 595-597
Methotrexat Lederle 595
Methyldopa 262, 279
Methyldopa Stada 262
Methylphenidat 125, 192-194
Methylprednisolon 538
Methysergid 334-335
Metildigoxin 289, 292
Metipranolol 457-458
Metixen 185, 189
Metoclopramid 144, 332-333, 352, 357-359, 594
Metolazon 251
Metopiron 255
Metoprolol 189, 255, 257, 260, 275, 277, 279, 334-335
Metronidazol 180, 422-423, 506-507, 518-519
Metronidazol Artesan 518
Mevinacor 325
Mexe 70
Mexiletin 284, 287
Mexitil 284
Mezlocillin 483
Mg-ratiopharm Kautabletten 588
Mianserin 36, 160-161
Miconazol 212, 421, 445-446, 519-521
Micro-30 400
Microclist 377
Microgynon 398
Microlut 400
Micronovum 400
Midazolam 108-109

Midodrin 264
Midysalb 98
Migräne 7, 66, 278, 331-335, 357, 359, 403
Migräne-Kranit mono 60
Migräne-Neuridal 332
Migränerton 332
Migränin 62
Milax 376
Milchpulver 341
Milchsäure 222, 374, 566
Milrinon 294-295
Minocyclin 441, 488
Minoxidil 263
Minulet 398
Miophen 70
Misoprostol 23, 82, 86, 94-95, 341, 350-351
Mitomycin 595
Mitomycin medac 595
Mitoxantron 596
Mitoxantron AWD 596
Mixtura Solvens 219, 221
Mobilat 58, 98
Mobilisin 98
Moclobemid 162-163
Modenol 261
Modip 273
Moducrin 257
Modu-Puren 254
Moduretik 254, 294
Mofesal 91
Mogadan 108, 113-114, 130
Mohnsirup 219
Molsidomin 270, 273
Molsi Hexal 270
Monapax 221
Monobal 273
Mono Demetrin 130
Mono-Embolex 302
Monoflam 82, 87
Mono Mack 270

REGISTER DER WIRKSTOFFE UND MEDIKAMENTE

Mono Praecimed 46
Moricizin 286
Moronal 212, 421, 519
Morphin 69-71, 73, 223
Morphium 43, 165, 371
Motilium 352, 358
Mova Nitrat Pipette 449
Moxaverin 297
Moxonidin 262-263
MSR 71
Muco Panoral 217
Mucotectan 217
Multi-Sanostol Saft 579
Multi Sanosvit mit Eisensaft 579
Multivital 575
Musaril 102, 108
Muskatnußöl 139
Mutaflor 370
Mutterkorn 265
Myambutol 508
Mycofug 421, 445
Mycospor 445
Myfungar 519
Mykontral 519
Mykoproct 395
Myko Cordes 445, 519
Myleran 594
Myogit 87
Myrtol 216-217
Mysteclin 489

Naaxia 461
Nabumeton 84
Nadolol 255, 275
Nafarelin 419-420
Naftidrofuryl 297
Naftifin 445
Naftilong 297
Nalbuphin 72
Nalidixinsäure 490-491
Naloxon 70
Nandrolon 546

Naphazolin 197, 199, 203, 449, 457, 460
Naproflex 92
Naproxen 54, 59, 91-92, 100, 415-416
Narcaricin 100
Nasenöl-ratiopharm 200
Nasivin 197
Nasivinetten 197
Natabec 575
Natamycin 212, 433, 450, 452
Natil 297
Natrilix 251
Natriumbenzoat 222
Natriumbituminosulfat 442
Natriumcitrat 222
Natriumdibunat 222
Natriumfluorid 412-413, 588
Natriummonophosphat 377
Natriumpicosulfat 374-375
Natriumsulfat 373
Natron 342
N-Butylscopolaminiumbromid 353
Nebacetin 442, 450
Nedocromil 231-233
Nedolon P 70, 72
Nelkenöl 139
Neobiphyllin 235
Neo-Eunomin 400
Neo Gynon 398
neo-morphazole 552
Neomycin 206-207, 433, 442-443, 450-452, 455, 493-494
Neo-Opt 113
Neo-Stediril 398
Neostigmin 103, 457
Neosynephrin 461
Neo Thyreostat 552

Neotigason 23
Neotri 254
Neo Tussan 218, 223
Nephral 254
Nepresol 263
Neptal 255, 275
Neribas 428
Nerisona 431
Nervipan 139
Nervosana 139
Netilmicin 493
Neupogen 556
Neuralgin 62
Neuramag sine 62
Neuranidal 62
Neurobion/forte 582
Neuro Effekton 62
Neurofenac 62
Neurolytril 113
Neuro-ratiopharm Filmtabletten 579
Nicene forte 504
Nicergolin 297
Niclosamid 391
Nicobion 579
Nicoplectal 297
Nicotinamid 579-582
Nicotinsäure 297, 299, 326, 328, 572
Nicotinsäureamid Jenapharm 579
Nicotinsäure-Ester 99
Nifedipin 260, 273-275, 354
Nifedipin ratiopharm 273
Nifluminsäure 57-58
Nif-Ten 260
Nimodipin 273
Nimorazol 422
Nimotop S 273
Nipruss 263
Nisoldipin 273
Nitradisc 270
Nitrate 270-271, 273, 276, 353
Nitratpflaster 270, 272

614

Nitrazepam 108, 113-114, 130
Nitrazepam-Neurax 113
Nitrendipin 273
Nitro 270-271, 280, 354
Nitroderm TTS 270
Nitrofurantoin 402, 504-505
Nitroglycerin 269
Nitrokapseln 20, 271, 275
Nitrolingual 270
Nitropflaster 272
Nitropräparate 271-272
Nitroprussidnatrium 263-264
Nitrospray 20, 271, 280
Nitroverbindungen 271
Nitroxolin 504-505
Nitro Mack 270
Nizatidin 343, 346-347
Nizax 343
Nizoral 421, 445, 519
N-Methylscopolaminiumbromid 353
Nobrium 108
Noctamid 108, 113, 130
Noctazepam 113
Nomifensin 160
Non-Ovlon 398
Noradrenalin 75, 160, 294
Nordazepam 130
Norditropin 554
Norephedrin 381
Norethisteron 398-400, 411, 416
Norethisteronacetat 398-399, 404
Norethisteron Jenapharm 416
Norfenefrin 264

Norfloxacin 450-451, 490
Norgalex 376
Norgestimat 398
Norgestrel 398, 411, 416
Norgestrel Jenapharm 416
Noristerat 404
Normi-Nox 121
Normoc 113, 130
Normoglaucon 458-459
Normorytmin 284
Normud 160
Norpace 284
Nortase 390
Nortriptylin 155-156
Noscapin 218, 220
Novadral 264
Novalgin 26, 36, 60-61, 89
Novaminsulfon 43, 60-61
Novaminsulfon-ratiopharm 60
Novaminsulfonsäure 43
Novanox 113, 130
Novantron 596
Novocain 74
Novodigal 289
Novodrin 236
Novothyral 549
Novo Petrin 62
Nuriphasic 399
Nystaderm Mundgel 212
Nystatin 212-213, 421-422, 433, 445, 519
Nystatin-Lederle 421, 519

Obstinol 376
Oceral 519
Ochsengalle 387-388
Octadon 62

Oculosan 449, 460
Oculosan N 460
Oculotect 462
Oekolp 421
Ölsäure-Polypeptid 207
Östradiol 408
Östriol 408
Östrion 408
Oestrofeminal 411
Östrogen 398-399, 401, 408, 419, 548, 597
Ofloxacin 450-451, 490
Olbemox 326
Olsalazin 383, 385
Olynth 197
Ol.Menthae pip. 387
Omegal 85
Omeprazol 340, 347-348, 351
Omniflora 370
Omnisept 370
Omnival 575
Ondansetron 359, 594
Ondrony 208
Ophtalmin 460
Ophtocain 462
Ophtocortin 454, 538
Ophtol 463
Ophtopur 449, 460
Opipramol 156-157
Opium 43, 69
Optalidon 26, 62, 64, 66
Opticrom 460
Optipect 218, 220-221
Optochinidin ret. 284
Orabet 563
Oralpädon 367
Orangenblüten 219
Orciprenalin 236
Orlest 398
Orphenadrin 102
Orphol 297
Orpidan 251
Orthocain 73

615

REGISTER DER WIRKSTOFFE UND MEDIKAMENTE

Ortho-Gynest 421
Ortho-Novum 398
Orudis 91
Ospur 588
Ossin 412, 588
Ostac 412
Ostochont 98
Osyrol 254
Osyrol-Lasix 254
Otalgan 207
OTC 450
Otitex 207
Otobacid 206
Otosporin 206
Otowaxol 207, 376
Otriven 197, 201, 460
Ovanon 399
Ovestin 411, 421
Oviol 399
Ovoresta 398
Ovysmen 398
Oxacillin 480-481
Oxa-10 L.U.T. 113
Oxa-Puren 113
oxa von ct 113
Oxazepam 54, 108, 113, 130-131
Oxedrin 460
Oxiconazol 519
Oxilofrin 264
Oxitropiumbromid 237
Oxprenolol 255, 275
Oxybuprocain 462
Oxymetazolin 197
Oxyphenbutazon 90
Oxytetracyclin 201, 203, 206, 217, 433, 442-443, 450, 455, 488
Oxy Fissan 441
Ozabran N 62
Ozothin 221

Pagavit 211-212
Palacril Lotio 435
Paludrine 513
Pamidronat 412
Panchelidon 387
Pancreatin 390
Pandel 431
Pankreaplex 390
Pankreatan 390
Pankreatin 387, 390
Pankreoflat 390
Pankreon 390
Panotile 206-207
PanOxyl 441
Pantothensäure 572
Panzytrat 390
Papaverin 353
Paracetamol 20, 27, 39, 41, 43-49, 55-59, 61-68, 70-72, 78-80, 86, 92, 172, 220, 222, 309, 332-333, 506, 533
Paracodin 218
Paracodin retard 218
Paractol 354
Paraffin 200, 376, 462
Parfenac 432, 436
Parkemed 57-58
Paromomycin 493-494, 518-519
Parsal 58
Pasconeural-Injektopas Amp. 74
Paspertin 332, 352, 358
Passiflora Cararina 139
Pectin 369
Pectox 216
Pemolin 192
Pen-Bristol 477, 481
Penbutolol 255, 257, 275
Penicillamin 95-97
Penicillin 33, 96, 210, 466, 468, 470-472, 475-476, 478-481, 484-485, 497, 507
Pentaerythrithyltetranitrat 270
Pentalong 270

Pentazocin 70-71
Pentoxifyllin 297, 299
Pentoxyverin 26, 218, 220
Pepdul 343
Pepsin 390
Perazin 145
Perdiphen 223
Peremesin 357
Perenterol 370
Perfan 294
Perikursal 399
Perindopril 258, 293
Perphenazin 145, 162, 358
Persantin 54, 297, 311
Persumbran 54
Perubalsam 393-394
Pethidin 70
Pfefferminz 219
Phardol 98
Phenacetin 43, 45, 48, 63-64
Phenazon 43, 60-64, 66, 207
Phenazopyridin 504-506
Phenformin 566
Phenhydan 178
Pheniramin 435
Phenobarbital 119, 121, 173, 175, 177-181
Phenolphthalein 375
Phenothiazin 144-150, 180, 358, 361
Phenoxymethylpenicillin 479
Phenprocoumon 283, 305, 308-309
Phenylbutazon 36, 84, 86-87, 89-91
Phenylephrin 63, 201, 220, 460-461
Phenylpropanolamin 201, 220
Phenyltoloxamin 220

REGISTER DER WIRKSTOFFE UND MEDIKAMENTE

Phenytoin 170, 173-174, 178-182, 346, 349
Pherajod 463
Pherarutin 318
Phlogont 98
Phosphorsäure 222
Physiotens 262
Phytogran 139
Phytomenadion 572, 578
Phytonoxon N 139
Pilocarpin 457-459
Pilocarpol 457
Pilomann 457
Pima-Biciron N 450
Pimafucin 212
Pimafucort 433
Pimozid 143, 150
Pinbetol 255, 275
Pindolol 255, 275
Pinimenthol 215, 218
Pipamperon 149
Pipazetat 218
Pipemidsäure 490-491
Piperacillin 483-484
Pipoxolan 353
Pirbuterol 235
Pirehexal 350
Pirem 235
Pirenzepin 341, 350, 353
Piretanid 253, 257
Piroxicam 55, 83-84, 93, 100
Pirprofen 84
Pizotifen 334-335
Plantag. ovatae semen 375
Planum 108, 113, 115, 130
Plasminogen-Aktivator 281
Plasminogen-Strepto- kinase-Komplex 281
PleomixB 582
Polidocanol 211, 318, 394

Polyacrylsäure 462
Polymyxin 201, 203, 206, 433, 442-443, 450, 452, 455, 497
Polymyxin-B 206
Polypharms Zahnungsgel 75
Polyspectran 450
Polyvidon 449, 462
Polyvinylalkohol 462
Pomeranzenschalenöl 139
Ponalar 57-58
Ponderax 381
Posterisan forte 395
Practo-Clyss 377
Praecimed N 70
Praecineural 70
Prasteron 411
Pravasin 325
Pravastatin 325-326
Praxiten 108, 130-131
Prazepam 108, 113, 130
Praziquantel 391
Prazosin 293
Predalon 418
Prednicarbat 431
Prednisolon 211, 395, 431, 433, 454-455, 538, 544
Prednison 538, 544
Prednyliden 538
Pregnesin 418
Pregnon 398
Pregnyl 381
Prelis 255, 275, 334
Prenalex 255, 275
Prent 26, 255, 275
Pres 258-259, 293
Presinol 262
Presomen 411-412
Pressionorm 264
Pres plus 259
Prilocain 74
Primaquin 513, 518
Primel 219

Primidon 177, 180-181
Primobolan 412, 546
Primogonyl 418
Primolut 416
Probenecid 100
Procadolor N Amp. 74
Procain 74-75, 207
Procainamid 284, 346
Procain-Amp. 74
Procain-Benzylpenicillin 478-479
Procain-HCl 121
Procainhydrochlorid Amp. 74
Procorum 273
Procto-Kaban 395
Proctoparf 75, 393-394
Progesteron 408, 416, 548
Proguanil 513, 516-518
Progynova 411
Prolixan 91
Proluton Depot 416
Promazin 145, 358
Promethazin 121, 145, 357
Propafenon 284, 287
Propionsäure 91
Propranolol 189, 255, 257, 275-276, 334-335, 346
Propulsin 352
Propycil 552
Propylenglycol 207
Propylthiouracil 552
Propyphenazon 26, 43-44, 60-64, 66-67
Prosadormal 121
Proscillaridin 292
Prospan 216
Prostaglandin 80, 82
Prostigmin 103
Protactyl 145, 358
Protagent 462
Protamin 303, 305, 560
Prothil 416

617

REGISTER DER WIRKSTOFFE UND MEDIKAMENTE

Prothyrid 549
Protriptylin 155
Proviron 545
Proxen 54, 59, 84, 91-92, 100, 415
Proxyphyllin 235
Pro Diaban 563
Pro Dorm 113, 130
Pseudoephedrin 201
Psilocybin 127
Psychoverlan 588
Psyquil 145, 358
Psyton 160
Pulmicort 201, 238
PulmiDur 234
Pulmoclase 216
Pulpovital 211
Punktyl 113
Puri-Nethol 595
Pyrafat 508
Pyralvex 211-212
Pyrazinamid 508-509, 511
Pyrazinamid Lederle 508
Pyrazol 60, 66-67, 89-90
Pyrazolone 60, 66-67
Pyridostigmin 103
Pyridoxin 66, 572, 579, 581
Pyridoxin-HCl 62
Pyrimethamin 513, 517

Quantalan 326
Quensyl 95
Quinapril 258, 293

Radedorm 113
Radepur 113, 380
Radix Gentianae 387
Ramipril 258
Ranitidin 343-344, 346, 348
Rastinon 563
Rauwolfia 126, 261
Reasec 367-368
Rebuso 121

Recatol N 381
Reconorm 556
Rectoparin 394
Refobacin 442, 450
Regelan N 326
Regenon 381
Regepithel 463
Rekawan 587
Remedacen 218
Remedium Antidepressivum 380
Remestan 108, 113, 115, 130
Remid 100
Renacor 259
Rengasil 84
Reproterol 235
Requiesan 139
Resaltex 261
Reserpin 6, 126, 187, 261, 279
Resochin 95, 513
Resorcinol 441
Retef 431
Retinol 571-572
Retinolpalmitat 462
Retrovir 530-531
Rhabarberextrakt 211
rheotromb 281
Rheuma-Salbe Lichtenstein 98
Rheumon 98
Rhinex S 197
Rhinocaps 201
Rhinopront 201
Rhinospray 197
Rhinotussal 218, 220, 223
Rhinovasogen 197
Rhino Vasogen 200
Riboflavin 572, 579-580
Ridaura 95
Rifa 508
Rifampicin 402, 508-511
Rifater 508

Rimactan 508
Ring N Tabletten 62
Rio-Josipyrin N 62
Riopan 341
Risicordin 255
Rivotril 108, 113, 173, 181
Rizinusöl 374
Roaccutan 22, 439-440, 571, 574
Robinul 353
Roferon 525
Rohypnol 105, 108, 113, 116, 119, 130-131
Rondimen 381
Rosenblätter 219
Rosenöl 219
Rowachol 387
Rowapraxin 353
Roxatidin 343
Roxit 343
Roxithromycin 494-496
Rubriment 98
Rudotel 113
Ruhrkrautblütenextrakt 387
Rythmodul 284
Rytmonorm 284

sab simplex 354
Sagittaproct 75, 393
Sagittaproct Gleitgel 75
Saizen 554
Salacetamid 67
Salazosulfapyridin 96, 383-385
Salbei 219
Salbulair 235
Salbutamol 235
Sali-Aldopur 255
Salicin 49
Salicylamid 62, 67
Salicylate 49, 57, 85
Salicylsäure 211, 310, 433, 436, 438, 441, 445, 447

REGISTER DER WIRKSTOFFE UND MEDIKAMENTE

Sali-Decoderm 433
Salistoperm 98
Salofalk 383
Saltadol 367
Saltucin 251, 254
Salviathymol 212
Sanasthmax 238
Sanasthmyl 238
Sanatison Mono 431
Sanato-Lax-forte 376
Sandimmun 598
Sandomigran 334
Sanopin 215
Sanoxit 441
Saridon Neu 62
Sastridex 58
Scandicain 74
Schachtelhalm 219
Schafgarbenkraut 139
Scheriproct 395
Schnupfen Endrine 197
Schöllkrautextrakt 387
Schwefel 428, 441
Schweinegalle 388
Scopoderm TTS 360
Scopolamin 360, 461
Seclodin 58
Sedalipid 329
Sedatruw 139
Sedotussin 26, 218, 220
Sedovegan 121
Selectol 255, 275
Selegilin 185, 188-190
Sembrina 262
Sempera 446, 519
Senna 374-375, 377
Sennesblütenöl 139
Sequilar 399
Sequostat 399
Sermaka 431
Sermion 297
Sibelium 334, 360
Siccaprotect 462
Sigacalm 130
Sigaperidol 149, 358
Sigura E plus 62

Silbernitrat 449
Silbersulfadiazin 443
Siliciumdioxid 354
Silomat 218, 224
Simavastatin 389
Simethicon 354
Simplotan 422
Simvastatin 325-326
Sinecod 218
Sinovula 399
Sinupret 216, 221
Siozwo N 197
Siros 519
Sisomicin 493
Sobelin 441, 506
Sofra-Tüll 442-443
Solcoseryl 211-212
Soledum 215-216
SSolgol 255, 275
Solosin 234
Solubifix N 221
Solugastril 341
Somagerol 113
Somnium forte 121
Sonin 108, 113, 130
Sonnentau 219
Soor Gel Amykon 212
Sorbit 462
Sorquetan 422
Sostril 54
Sotahexal 255, 275, 284
Sotalex 26, 255, 275, 284
Sotalol 255, 275, 284, 287-288
Soventol 435
Spagluminsäure 461
Spalt 39, 64, 66, 88
Spalt N 39, 64, 66
Spasmex 353
Spasmocyclon 297
Spasmo Gallo Sanol N 387
Spasmo-urgenin 353
SSpasyt 353
Spectinomycin 471

Spectramedryn 454
Spersacarpin 457
Spersa-Dex-Augentropfen 538
Spersadexolin 455-456
Spersallerg 460
Sperti 393
Spiramycin 494
Spiro-comp. 255
Spironolacton 254-255
Spironothiazid 255
Spiropent 235
Spirostada comp. 255
Spondyvit 577
Stanilo 471
Stas 215
Staurodorm Neu 130
Stediril 398
Steinkohlenteer 436-437
Sterinor 497
Stilnox 118
Stimovul 418
Streptase 281-282, 313-314
Strepto-Fatol 508
Streptokinase 281, 313-315
Streptomycin 494, 508-509, 511
Strodival 289
Strophantin 289, 292
Stutgeron 360
Succinimide 176, 180
Sucrabest 348
Sucralfat 341, 348-349
Süßholzwurzel 139
Suflaethidol 497
Sulbactam 484
Sulfacetamid 450, 455
Sulfadiazin 497, 499-500
Sulfadiazin-Silber 442
Sulfadoxin 498, 500, 513, 517
Sulfaguajacol 222
Sulfaguanol 497, 499
Sulfalen 497, 499-500

619

REGISTER DER WIRKSTOFFE UND MEDIKAMENTE

Sulfamerazin 497, 499
Sulfamethizol 497, 499
Sulfamethoxazol
 497-498, 501-502
Sulfametrol 497, 499,
 501
Sulfapyridin 384
Sulfasalazin 96-97, 383
Sulfisomidin 450
Sulfomethoxazol 502
Sulfonamid 384, 443,
 499-503
Sulfonylharnstoffe 500,
 563-566
Sulmycin 433, 442
Sulpirid 150, 360-361
Sultanol 235
Sumatriptan 332-334
Suprarenin 74, 294
Suprecur 419
Surgam 91-92
Synapause 411
Syncarpin 457
Synerela 419
Synergomycin 217
Synmiol 452
Synphasec 399
Syntaris 201
Syntestan 538
Systral 435

Tafil 130
Tagamet 343
Talcid 341
Talis 130
Talk 428
Taluvian 292
Talvosilen 70, 72
Tambocor 284, 286
Tamoxifen 546, 597
Tanderil 90-91
Tannacomp 369
Tannalbin 369
Tanninalbuminat 369
Tannolact 436
Tannosynt Lotio 436
Tantum 87-88

Target 98
Tarivid 26, 490
TTavegil 26, 435
Tavor 108, 113,
 130-131, 134
Tebesium 508, 510
Tegretal 181-182
Telen 349
Temagin ASS 49
Temazepam 108, 113,
 115, 130
Temazep von ct 113
Temgesic 70
TTenormin 26, 255,
 275
Tenoxicam 84, 93
Tensobon 258-259,
 293
tensobon comp 259
Tensoflux 254
Tenuate ret. 381
Terbutalin 235
Terelit 217
Terpentinöl 215
Terpin 222
Terpineol 222
Terracortril 201, 203,
 206, 433, 455
Terramycin 442
Tertatolol 255, 275
Terzolin 421, 519
Testolacton 545
Testosteron 407, 545,
 548, 597
Testoviron 545
Tetracain 462
Tetracyclin 441, 443,
 449, 451, 472, 474,
 488-489
Tetra-Gelomyrtol 217
Tetrazepam 102, 108
Tetrazyclinen 343
Tetryzolin 197, 455,
 460
TFT Thilo 452
Theolair 234
Theo-Lanitop 292

Theophyllin 180, 182,
 227, 230-231,
 234-235, 290-292,
 346, 349
Thermo Rheumon 98
Thermosenex 98
Thiamazol 36, 552
Thiamazol Henning
 552
Thiamin 66, 572,
 579-580
Thiaminnitrat 62
Thiethylperazin 358,
 360
Thilocanfol C 450
Thilodigon 457
Thilo-Tears 462
Thiomersal 447
Thioridazin 145
Thioxanthen 144-150
Thomapyrin 39, 62
Thymian 219
Thymipin 215
Thymol 222
Thyreostat II 552
Thyrojod depot 549
Thyrozol 552
Tiamon 218
Tiaprofensäure 91-92
Ticarcillin 483
Tiemoniumiodid 62
Tilade 232
Tilcotil 84, 93
Tilidin 70, 73
Timohexal 457
Timolol 257, 457-458
Timosine 457
Tinidazol 422
Tioconazol 445, 519
Tirgon-Tube 376-377
Tixocortol 202
Tizanidin 102
Tobramycin 443, 493
Tocainid 284, 287
Tocopherol 572
Tofranil 154, 156
Togal 58, 62, 65-66

REGISTER DER WIRKSTOFFE UND MEDIKAMENTE

Togal Caps 65-66
Togal Kopfschmerz-
 brause 62, 65
Togal N gegen Kopf-
 schmerzen 58, 65
Tolbutamid 563, 565
Tolectin 55, 87
Tolid 113
Tollkirsche 219
Tolmetin 55, 87
Tolnaftat 445
Tolubalsam 219
Tolupect 223
Tonoftal 445
Tonsilase N 209
Topinasal 201
Topisolon 431
Torecan 358, 360
Totocortin 454
Toximer C 62
t-PA 313, 315
Trachisan 209
Trachitol 209
Tramadol 70, 72
Tramal 70
Tramazolin 197, 203, 460
Trandolapril 258
Tranexamsäure 315-316, 417
Transbronchin 216
Transpulmin 215, 218, 221
Tranxilium 108, 113, 130
Tranylcypromin 162-163
Trasicor 255, 275
Trasylol 315
Trauma-Dolgit 98
Trauma-Puren 98
Traumasenex 98
Traumeel 98
Traumon 98
Travocort 445
Travogen 421
Trazodon 160-161

Trecalmo 130
Tredalat 260
Trental 297, 299
Tretinoin 438-439
Treupel 63, 70
Treupel comp. 70
Triamcinolon 431, 433, 445, 519, 538
Triamcinolonacetonid 211, 395, 433
Triamteren 254, 257, 261
Triazolam 108, 113, 115-116, 130
Trichlormethiazid 254
Triette 399
Trifluoperazin 145
Trifluperidol 149
Triflupromazin 145, 358
Trifluridin 452-453
Trigastril 341
Trihexyphenidyl 185, 189
Trimanyl 501
Trimethoprim 498-499, 501-503
Trimipramin 155-157
Trimoprostil 95
Trinordiol 399
Trinovum 399
Tripelennamin 435
Triprolidin 201
Triquilar 399
Trisiston 399
Tristep 399
TriThiazid 261
Trolovol 95
Tromantadin 443-444
Tropicamid 461
Trospiumchlorid 353
Troxerutin 318-319
Tryptophan 165
Tulobuterol 235
Tussafug 218
Tuss Hustenstiller 223
Tussidermil 215

Tussoretard 222
Tuttozem N 430
Tylenol 46
Tyrosolvetten 209
Tyzine 197

Ubistesin 74
Udicil 595
Udrik 258
Ugurol 315, 417
Ukidan 281, 313
Ulcogant 348
Ulkowis 349
Ultin 349
Ultracain 74
Ultracortenol 454
Ultralan 431
Ultralan-oral 538
Unguentum leniens 428
Urbason 538
Urem 58, 91
Uripurinol 100
Urokinase 281, 313, 315
Urokinase HS Kabi 281
Urospasmon 504-505
Ursodesoxycholsäure 387
Ursofalk 387-388
Urtias 100

Valdispert 139
Valiquid 113
Valium 102, 108, 113, 126-127, 129-131, 170, 173, 181, 380
Valoron N 70
Valproinsäure 170, 174, 181-183
Vancomycin 37, 489, 496-497, 507
Varigloban 318
Vascal 273
Vaseline 428, 462
Vaspit 430, 538
Velbe, Vinblastin R.P. 596

621

REGISTER DER WIRKSTOFFE UND MEDIKAMENTE

Venoplant 318
Venoruton 318
Venostasin 318
Ventilat 237
Vepesid 596
Veramex 273
Verapamil 273, 291-292
Verapamil ratiopharm 273
Vermox 391
Vesdil 258
Vibramycin 488, 490
Vibrocil 197
Vidarabin 452-453
Videx 531
Vidirakt 463
Vidirakt N 463
Vidisept 449, 462
Vidisept N 449
Vidisic 462
Vigabatrin 170, 176, 183-185
Vigantol 575
Vigantoletten 575
Vigravit 208
Viloxazin 156, 160-161
Vinblastin 596
Vinca-Alkaloide 596
Vincristin 596
Vindesin 596
Viregyt 522
Viru-Merz 443
Virunguent 443
Visadron 460
Visano-mini-N 137
Visano-N-Dragees 137
Visken 255, 275
Viskoset 449
Vistagan 457
Vistimon 545
Vitamin A 23, 438-439, 569-572, 574-575
Vitamin A-POS 463
Vitamin A Saar 571
Vitamin-A-Säure 438

Vitamin B1 66, 572, 579-580, 582
Vitamin B1 ratiopharm 579
Vitamin B2 572, 579-580
Vitamin B2 Jenapharm 579
Vitamin B3 572
Vitamin B5 572
Vitamin B6 66, 299, 329, 360, 508, 510, 572, 579-581
Vitamin B6 ratiopharm 579
Vitamin B12 66, 572, 579, 581-582
Vitamin-B-Kombinationen 579, 582
Vitamin C 45, 63, 66, 221, 570, 572, 579, 582-583
Vitamin D 572, 575-576, 586-588
Vitamin E 570, 572, 577
Vitamin K 283, 305-306, 308-309, 477, 572, 578
Vitreolent 463
Vitreolent N 463
Vividrin 201, 203, 460
Vivimed 55, 58, 62, 66
ViviRhin S 62
Volon 431, 433, 538
Volonimat 431, 433
Volon A 431, 433
Voltaren 36, 55, 82-83, 87-89, 98, 100, 415
Voltaren Emulgel 89, 98
Vomacur 357
Vomex A 357

Wacholderbeeren 219
Wacholderöl 215
Wandonorm 255, 275

Warfarin 283, 305, 308
Wasserstoffperoxidlösung 209
Weidenrinde 49, 219
Weimerquin 513
Weißdorn 139
Wero Ibuprofen 58
WHO-Lösung 365-367, 370
Wick Formel 44 218, 223
Wick Formel 44 plus 218
Wick Kinder Formel 44 223
Wick MediNait 219-220, 222-223
Wick Sinex 197
Wincoram 294
Winobanin 417, 419
Wintonin 264
Wismut 341, 349, 351, 370, 393, 395
Wismutaluminat 349
Wismutcarbonat 349
Wismutcitrathydroxid 349
Wismutnitrat 349
Wismutsalicylat 349

Xanef 258, 293
Xanthin 234
Xantinolnicotinat 297, 299
Xantinol-nicotinat ratiopharm 326
Xenytropiumbromid 387-388
Xipamid 251, 254, 261
X-Prep 374
Xylestesin-A 74
Xylestesin cento 74
Xylocain 74-75, 284-285
Xylometazolin 197, 199, 201, 203, 460

622

REGISTER DER WIRKSTOFFE UND MEDIKAMENTE

Xylonest 74
Xylonest mit Adrenalin 74
Xylotocan 284

Yermonil 398
Yomesan 391
Ysop 219
Yxin 460

Zalcitabin 531, 534
Zantic 343
Zaroxolyn 251
Zatiden 232

Zedernöl 215
Zeel 98
Zeisin 235
Zentragress Nestmann 62
Zidovudin 530-534
Zimeldin 160
Zimtöl 139
Zink 520, 560
Zinkborat 449, 460
Zinkoxid 393, 428, 435, 445, 519
Zinksulfat 449, 460
Zinnkraut 219

Zintona 356
Zitronensäure 62, 211, 215, 222
Zocor 325, 389
Zofran 359
Zolpidem 118
Zopiclon 118
Zovirax 443, 452-453, 522
Zuclopenthixol 145
ZUK Rheumagel 98
Zyloric 36, 100
Zymafluor 588
Zypressenöl 215

REGISTER DER WIRKSTOFFE UND MEDIKAMENTE

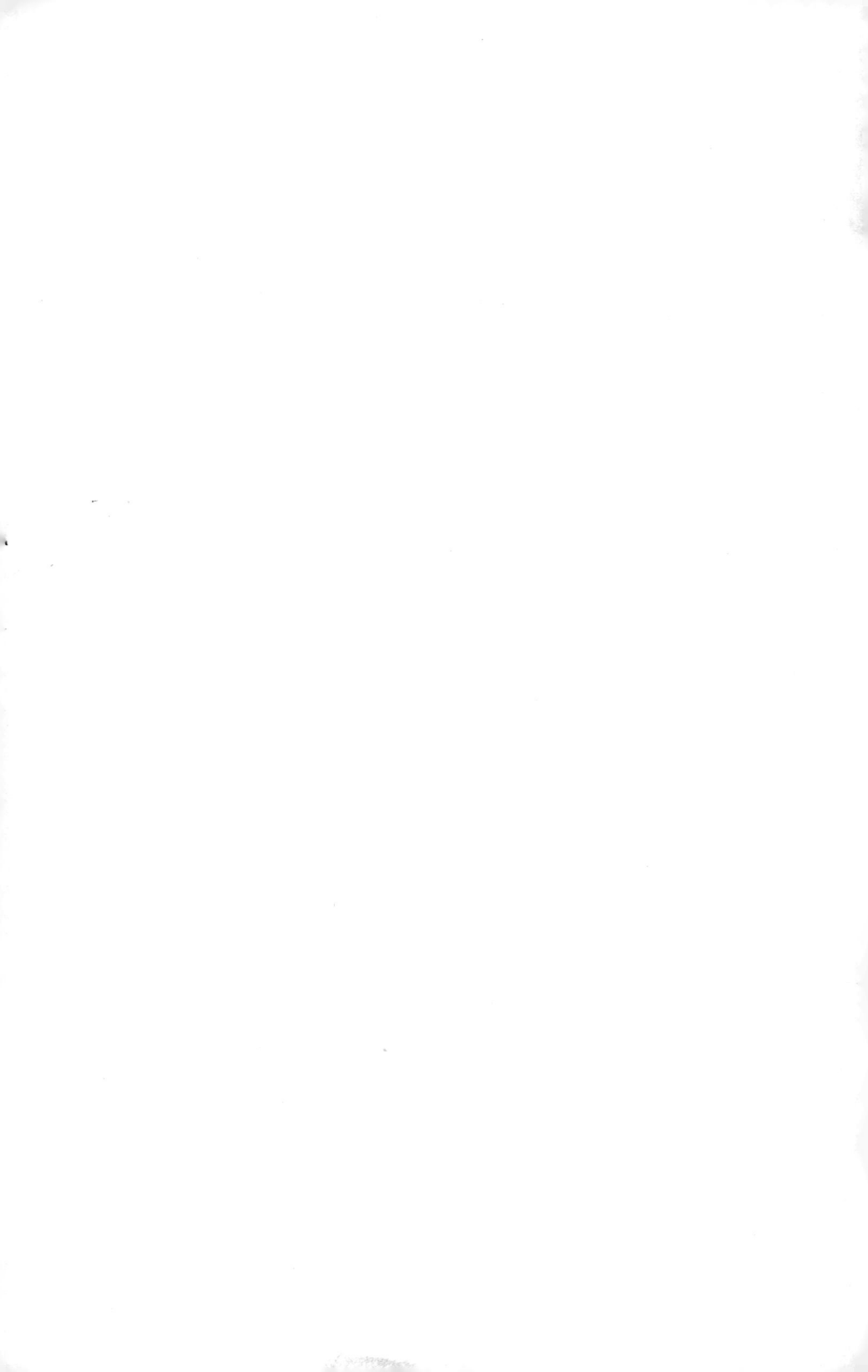